Combinações dos Pontos de Acupuntura

A Chave para o Êxito Clínico

Para minha mãe, que me deu um amor do mundo, cuja natureza tem me inspirado e sustentado pela vida

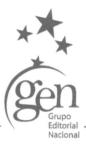

O GEN | Grupo Editorial Nacional – maior plataforma editorial brasileira no segmento científico, técnico e profissional – publica conteúdos nas áreas de ciências da saúde, exatas, humanas, jurídicas e sociais aplicadas, além de prover serviços direcionados à educação continuada e à preparação para concursos.

As editoras que integram o GEN, das mais respeitadas no mercado editorial, construíram catálogos inigualáveis, com obras decisivas para a formação acadêmica e o aperfeiçoamento de várias gerações de profissionais e estudantes, tendo se tornado sinônimo de qualidade e seriedade.

A missão do GEN e dos núcleos de conteúdo que o compõem é prover a melhor informação científica e distribuí-la de maneira flexível e conveniente, a preços justos, gerando benefícios e servindo a autores, docentes, livreiros, funcionários, colaboradores e acionistas.

Nosso comportamento ético incondicional e nossa responsabilidade social e ambiental são reforçados pela natureza educacional de nossa atividade e dão sustentabilidade ao crescimento contínuo e à rentabilidade do grupo.

Combinações dos Pontos de Acupuntura

A Chave para o Êxito Clínico

Jeremy Ross
Doutor em Acupuntura CAc(Nanjing) BSc CEd MNIMH TCM
Diretor do Instituto Sueco de Medicina Alternativa, Estocolmo, Suécia
Acupunturista em Clínica Particular, Seattle, EUA

PRÓLOGO
Dan Bensky
Doutor em Osteopatia Dipl. Oriental Med(Macau)
Diretor do Instituto de Medicina Oriental de Seattle, Seattle, EUA

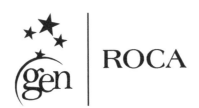

- O autor deste livro e a editora empenharam seus melhores esforços para assegurar que as informações e os procedimentos apresentados no texto estejam em acordo com os padrões aceitos à época da publicação. Entretanto, tendo em conta a evolução das ciências, as atualizações legislativas, as mudanças regulamentares governamentais e o constante fluxo de novas informações sobre os temas que constam do livro, recomendamos enfaticamente que os leitores consultem sempre outras fontes fidedignas, de modo a se certificarem de que as informações contidas no texto estão corretas e de que não houve alterações nas recomendações ou na legislação regulamentadora.

- O autor e a editora se empenharam para citar adequadamente e dar o devido crédito a todos os detentores de direitos autorais de qualquer material utilizado neste livro, dispondo-se a possíveis acertos posteriores caso, inadvertida e involuntariamente, a identificação de algum deles tenha sido omitida.

- **Atendimento ao cliente: (11) 5080-0751 | faleconosco@grupogen.com.br**

- Traduzido de:
  Acupuncture Point Combinations. The Key to Clinical Success, by Jeremy Ross
  Copyright © 1995 by Harcourt Publishers Ltd. All rights reserved.
  ISBN: 0-443-05006-6

- Direitos exclusivos para a língua portuguesa
  Copyright © 2003 by
  EDITORA ROCA LTDA.
  Uma editora integrante do GEN | Grupo Editorial Nacional
  Travessa do Ouvidor, 11
  Rio de Janeiro – RJ – CEP 20040-040
  www.grupogen.com.br

  Reservados todos os direitos. É proibida a duplicação ou reprodução deste volume, no todo ou em parte, em quaisquer formas ou por quaisquer meios (eletrônico, mecânico, gravação, fotocópia, distribuição pela Internet ou outros), sem permissão, por escrito, da editora Guanabara Koogan LTDA.

- **Tradução:**
  DRA. MARIA INÊS GARBINO RODRIGUES: Capítulos 5/6/9–34/Apêndice.
  DRA. MÁRCIA LIKA YAMAMURA: Capítulos 1-4/7/8.

CIP-Brasil. Catalogação na Fonte
(Sindicato Nacional dos Editores de Livros, RJ, Brasil)

R738c
Ross, Jeremy
   Combinações dos pontos de acupuntura : a chave para o êxito clínico / Jeremy Ross ; prólogo Dan Benski ; [tradução Maria Inês Garbino Rodrigues] . – [Reimpr.]. – São Paulo : Roca, 2023.

   Tradução de: Acupuncture point combinations
   ISBN: 978-85-7241-417-3

   1. Pontos de acupuntura. 2. Pontos de acupuntura – Classificação. I. Título.
02-1282.   CDD 615.892
                                  CDU 615.814.1

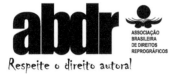

Índice

Prólogo   XI
Prefácio   XIII
Como este livro é organizado   XV
Nomenclatura   XVII
Tons   XIX
Agradecimentos   XX
Fontes   XXI

Parte I   Princípios teóricos da combinação de pontos

1 Introdução   3

Níveis de acupuntura   3
Análise, intuição e empirismo   4
Ocidente, Medicina Chinesa e teorias de energia   4
Acupuntura, trabalho de energia, meditação e aconselhamento   5

2 Corpo energético e centros de energia   7

Corpo energético   7
Centros de energia   8
Centros de energia e tratamento   10
Equilibrando os três centros principais   10

3 Origens das doenças   13

Introdução   13
Fatores Patogênicos Externos   15
Fatores Patogênicos Internos   15
Fatores do estilo de vida   15
Doenças que surgem de tratamentos   18
Acupuntura e auto-ajuda   19

4 Os dez tipos de personalidades   21

Introdução   21
Fogo   23
A natureza do fogo   23
Tipos Fogo-*Yin* e Fogo-*Yang*   25
Lições de vida dos tipos Fogo   26
Combinações de pontos   26

Terra   26
A natureza da terra   26
Tipos Terra-*Yin* e Terra-*Yang*   27
Lições de vida dos tipos Terra   28
Combinações de pontos   28

Metal   29
A natureza do metal   29
Tipos Metal-*Yin* e Metal-*Yang*   30
Lições de vida dos tipos Metal   31
Combinações de pontos   31

Água   32
A natureza da água   32
Tipos Água-*Yin* e Água-*Yang*   32
Lições de vida dos tipos Água   33
Combinações de pontos   33

Madeira   34
A natureza da madeira   34
Tipos Madeira-*Yin* e Madeira-*Yang*   35
Lições de vida dos tipos Madeira   35
Combinações de pontos   35

5 Como manter o equilíbrio entre *Yin* e *Yang*   37

Deficiência de *Yin* e Deficiência de *Yang*   37
Deficiência de *Yin* na sociedade moderna   37
Tratamento da deficiência de *Yin*   38
Tipos de personalidade *Yin* e *Yang*   39
Feminino e masculino   39
Crianças e *Yin-Yang*   40
Yin-Yang e o processo de envelhecimento   40
Tratamento da deficiência de *Yang*   41
Yin-Yang e as Quatro Desarmonias   41

6 Deficiência, Excesso, Estagnação e Irregularidade   43

Quatro principais desequilíbrios de *Qi*   43
Outros desequilíbrios   44
Combinações dos quatro principais desequilíbrios   45
Classificação das síndromes de órgãos   45

Resumo dos dez desequilíbrios 45
Classificação dos tipos de pontos 45
Aplicação do conceito dos Quatro Desequilíbrios 45

7 Como realizar combinações eficazes 49

Tratando causa e efeito 49
Diretrizes gerais 50
Tipos de pontos 55
Funções energéticas dos pontos 56
Harmonia 56
Empirismo 57
Modificações das combinações durante uma série de tratamentos 57

8 Tipos de pontos 61

Pontos Fonte 61
Pontos de Conexão 63
Pontos de Acúmulo 64
Pontos de Alarme 64
Pontos de Transporte Dorsais 65
Pontos Janela do Céu 66
Pontos Mar Inferior 68
Pontos de Influência 69
Pontos de Cruzamento 69
Cinco Pontos de Transporte 69
Pontos dos Cinco Elementos 74

9 Tratamentos com base nos Cinco Elementos 75

Teoria Básica 75
Nível mais simples: pontos de tonificação e de sedação 75
Tratamento com o elemento do mesmo canal e tratamento entre elementos 77
Combinações de excesso e deficiência e Ciclo de Promoção 80
Ciclo de Controle 82
Classificação crítica dos pontos de tonificação e de sedação 86

Quando usar o sistema dos Cinco Elementos 88
Introdução 88
Cinco elementos e Deficiência, Excesso, Estagnação e Irregularidade 90
Combinando o sistema dos Cinco Elementos com outros métodos 93
Exemplos de tratamentos fundamentados nos Cinco Elementos 95

Uso qualitativo dos pontos dos elementos 96

Equilibrando Fogo e Água 98

10 Oito Canais Extraordinários 101

Introdução 101
Geral 101
Classificação 101

Funções 102
Funções coincidentes dos pares de Canais Extraordinários 104
Canais Extraordinários e centros de energia 107

Classificação das síndromes dos Canais Extraordinários de acordo com Deficiência, Excesso, Estagnação e Irregularidade 108
Introdução 108
Vaso Governador + *Yang qiao mai* 109
Vaso Concepção + *Yin qiao mai* 111
Dai Mai + *Yang wei mai* 112
Vaso Penetrador + *Yin wei mai* 113

Uso clínico dos Canais Extraordinários 115
Introdução 115
Combinando os Pontos de Abertura com outros tipos de pontos 116
Métodos de utilização dos Pontos de Abertura 119

Parte II Combinações para os principais pontos de acupuntura

---

11 Concepção 127

Vaso Concepção 127
Conexões do canal 127
Vaso Concepção e centros de energia 128
Funções dos pontos do Vaso Concepção 128
Comparações do Vaso Concepção com outros sistemas 129
Cuidado ao usar os pontos do Vaso Concepção com Método de Dispersão 130
Síndromes do Vaso Concepção 130

Pontos do Vaso Concepção 130

Comparações e combinações dos pontos do Vaso Concepção 143

12 Governador 149

Vaso Governador 149
Conexões do canal 149
Vaso Governador e centros de energia 150
Funções dos pontos do Vaso Governador 150
Precauções ao usar os pontos do Vaso Governador com Moxa 151
Síndromes do Vaso Governador 151

Pontos do Vaso Governador 151

Comparações e combinações dos pontos do Vaso Governador 163

13 Rim 165

Canal do Rim 165
Conexões do canal 165
Canal do Rim e centros de energia 165

Funções dos pontos do Rim   166
Síndromes do Rim   167

Pontos do Rim   168

Comparações e combinações dos pontos do canal do Rim   175

14 Bexiga   177

Canal da Bexiga   177
Conexões do canal   177
Canal da Bexiga e centros de energia   178
Funções dos pontos da Bexiga   178
Síndromes da Bexiga   180

Pontos do canal da Bexiga   180

Comparações e combinações dos pontos do canal da Bexiga   201

15 Baço   205

Canal do Baço-Pâncreas   205
Conexões do canal   205
Centro de energia do Baço   206
Relações do Baço com outros órgãos   206
Funções dos pontos do Baço-Pâncreas   207
Síndromes do Baço   209

Pontos do Baço-Pâncreas   209

Comparações e combinações dos pontos do canal do Baço-Pâncreas   221

16 Estômago   225

Canal do Estômago   225
Conexões do canal   225
Relação do Estômago com o Baço   226
Relacionamento com o *Yang* Brilhante   226
Funções dos pontos do Estômago   226

Pontos do Estômago   228

Comparações e combinações de pontos do canal do Estômago   242

17 Fígado   245

Canal do Fígado   245
Conexões do canal   245
Trajeto do canal de conexão   245
Relações orgânicas do Fígado   245
Relação *Yin* Terminal   246
Canal do Fígado e do Vaso Concepção   246
Funções dos pontos do canal do Fígado   246
Síndromes do Fígado   247

Pontos do Fígado   247

Comparações e combinações dos pontos do canal do Fígado   258

18 Vesícula Biliar   261

Canal da Vesícula Biliar   261
Conexões do canal   261
Relação da Vesícula Biliar com o Fígado   262
Relação *Yang* Menor   262
Funções dos pontos do canal da Vesícula Biliar   262
Síndromes da vesícula biliar   263

Pontos do canal da Vesícula Biliar   263

Comparações e combinações dos pontos do canal da Vesícula Biliar   275

19 Coração   277

Canal do Coração   277
Conexões do canal   277
Sistema do órgão Coração e os centros de energia   277
Relação do Coração com outros órgãos   278
Funções dos pontos do canal do Coração   279
Síndromes do Coração   280

Pontos do Coração   280

Comparações e combinações de pontos do canal do Coração   288

20 Intestino Delgado   289

Canal do Intestino Delgado   289
Conexões do canal   289
Funções dos pontos do canal do Intestino Delgado   290
Síndromes do Intestino Delgado   291

Pontos do canal do Intestino Delgado   291

Comparações e combinações dos pontos do canal do Intestino Delgado   297

21 Pulmão   299

Canal do Pulmão   299
Conexões do canal   299
Funções dos pontos do Pulmão   299
Síndromes do pulmão   300

Pontos do Pulmão   300

Comparações e combinações dos pontos do canal do Pulmão   308

22 Intestino Grosso   309

Canal do Intestino Grosso   309
Conexões do canal   309
Relações do Intestino Grosso com os órgãos   309
Funções dos pontos do canal do Intestino Grosso   310
Síndromes do Intestino Grosso   310

Pontos do Intestino Grosso   311

Comparações e combinações dos pontos do canal do Intestino Grosso   319

23 Pericárdio 321

Canal do Pericárdio 321
Conexões do canal 321
Relações do Pericárdio 321
Funções dos pontos do Pericárdio 323
Síndromes do Pericárdio 324

Pontos do Pericárdio 324

Combinações e comparações dos pontos do canal do Pericárdio 331

24 Triplo Aquecedor 333

Canal do Triplo Aquecedor 333
Conexões do canal 333
Funções do Triplo Aquecedor como um sistema de órgão 334
Relações do Triplo Aquecedor com os órgãos 334
Funções dos pontos do Triplo Aquecedor 334
Comparação dos pontos do Intestino Delgado e do Triplo Aquecedor 335
Síndromes do Triplo Aquecedor 335

Pontos do Triplo Aquecedor 335

Comparações e combinações dos pontos do Triplo Aquecedor 342

Parte III   Combinações de pontos para o tratamento de doenças

---

25 Síndromes respiratórias 347

Síndromes do resfriado comum e da gripe 347
Etiologia 347
Síndromes 348
Tratamento 348

Síndromes da asma 349
Etiologia 349
Síndromes 350
Tratamento 350

Síndromes de tosse e bronquite 352
Etiologia 352
Síndromes 352
Tratamento 352

Síndromes de rinite e sinusite 353
Etiologia 353
Síndromes 353
Tratamento 354

Síndromes de dor de garganta e perda da voz 355
Etiologia 355
Síndromes 355
Tratamento 355

26 Síndromes circulatórias e associadas 357

Síndromes de dores de cabeça e hipertensão 357
Etiologia 357
Síndromes 359
Tratamento 359

Síndromes de dor no peito decorrentes de doença cardíaca 361
Etiologia 361
Síndromes 363
Tratamento 363

Síndromes de palpitação 365
Etiologia 365
Síndromes 365
Tratamento 365

Síndromes da circulação periférica 366
Etiologia 366
Síndromes 366
Tratamento 367

Síndromes de veias varicosas 367
Etiologia 367
Síndromes 367
Tratamento 367

27 Síndromes de locomoção 369

Síndromes de dor nas costas 369
Etiologia 369
Síndromes 370
Síndromes mistas 371
Pontos para dor nas costas 371

Síndromes de dor no quadril e dor ciática 374
Tratamento 374

Síndromes do pescoço 375
Etiologia 375
Síndromes 375
Pontos para síndromes do pescoço 376

Síndromes do ombro 377
Combinações de pontos 378

Síndromes de artrite 378
Etiologia 379
Tratamento da osteoartrite 379
Tratamento da artrite reumatóide 379

Hemiplegia 381
Etiologia e síndromes 381
Tratamento 382

Esclerose múltipla 382
Etiologia 382
Tratamento 383

28 Síndromes digestivas 385

Síndromes Gástricas 385
Sistemas de órgãos 385
Etiologia 385
Síndromes 386
Tratamento 386

Síndromes de alergias a alimentos **388**
Introdução 388
Reações alérgicas do tipo *Yin* e do tipo *Yang* 389
Etiologia 389
Síndromes 390
Tratamento 390

Distúrbios de alimentação e peso **390**
Tipos 390
Base do peso corporal 392
Origens psicológicas dos distúrbios da alimentação 392
Obesidade 393
Anorexia 394
Tratamento 394

Síndromes de constipação **394**
Etiologia e síndromes 394
Tratamento 396
Prolapso retal e hemorróidas 396

Síndromes de diarréia e disenteria **396**
Geral 396
Importância 396
Síndromes 396
Tratamento 396

Síndrome do colo irritável e distensão abdominal **396**
Geral 396
Síndrome do colo irritável e emoções 398
Síndromes 398
Tratamento 398

Centros de Energia e síndromes digestivas **399**

29 Síndromes urinárias e de edema 401

Síndromes urinárias **401**
Etiologia 401
Emoções e síndromes urinárias 402
Síndromes 402
Enurese 402
Prostatite 402

Síndromes de edema **403**
Geral 403
Tipos 403
Síndromes 403
Tratamento 403

30 Síndromes sexuais masculinas 405

Síndromes sexuais masculinas e de impotência **405**
Etiologia 405
Síndromes 406
Tratamento 406

31 Síndromes ginecológicas e obstétricas 409

Síndromes pré-menstruais **409**
Etiologia 409

Síndromes 410
Época para o tratamento 410

Síndromes de amenorréia e infertilidade **411**
Etiologia e síndromes 411
Fatores psicológicos 412
Tratamento 413

Síndromes de menstruação irregular **413**
Etiologia 413
Síndromes 413
Tratamento 413

Síndromes de dismenorréia **414**
Etiologia 414
Síndromes 415
Tratamento 415
Endometriose 416

Síndromes de hemorragia uterina anormal **416**
Etiologia 416
Síndromes 416
Tratamento 417

Síndromes de inflamação da vagina **417**
Leucorréia 417
Etiologia 418
Síndromes 418
Prurido vaginal e genital 418
Pontos para inflamação da vagina 418

Síndromes das mamas **419**
Síndromes pré-menstruais 419
Problemas de lactação 419
Nódulos nas mamas 419
Abscesso na mama 421
Pontos para problemas das mamas 421

Síndromes da menopausa e da meia-idade **421**
Introdução 421
Etiologia 422
Síndromes 423

Síndromes obstétricas **425**
Enjôo matinal da gravidez 425
Feto em posição inadequada 425
Acupuntura no parto 425
Dor pós-natal e hemorragia 426
Exaustão pós-natal e depressão 426
Prolapso uterino 427

32 Síndromes oculares, óticas e faciais 429

Síndromes oculares **429**
Introdução 429
Etiologia 429
Fatores psicológicos nos distúrbios oculares 430
Síndromes 430
Pontos para os distúrbios oculares 431

Síndromes óticas **432**
Otite média 432
Síndrome de Ménière 433

Zumbidos nos ouvidos e surdez   434

Síndromes faciais   *436*
Paralisia facial   436
Neuralgia do trigêmeo   437

33 Síndromes cutâneas   439

Etiologia   439
Estresse psicológico   440
Distúrbios cutâneos na Medicina Chinesa   440
Distúrbios cutâneos do ponto de vista ocidental   442
Pontos para os distúrbios cutâneos   442

34 Síndromes psicológicas e associadas   447

Síndromes de depressão   *447*
Depressão e os cinco sistemas de órgãos   447
Depressão e Deficiência   448
Depressão e Estagnação   448
Deficiência e Estagnação   448
Depressão e Excesso   449
Depressão e ansiedade   449
Síndromes   450

Síndromes de cansaço e exaustão   *452*
Etiologia   452
Síndromes de cansaço   455
Esgotamento total   456
Encefalite miálgica   459

Síndromes de insônia   *460*
Etiologia   460
Síndromes   461
Tratamento   461

Síndromes de ansiedade   *461*
Ansiedade e as cinco emoções   461
Tipos de ansiedade   464
Síndromes   465
Tratamento   466

Ataques de pânico   *467*
Etiologia   467
Tratamento   467

Labilidade emocional   *468*
Etiologia   468
Tratamento   468

Apêndice: qualidades do pulso   **469**

Índice remissivo   **471**

Índice de pontos   **483**

Lista alfabética de pontos   **489**

Prólogo

A prática da acupuntura é, ao mesmo tempo, fascinante, interessante e frustrante. Uma das razões é por ser pouco usual tratar as pessoas utilizando-se apenas um ponto de acupuntura. A decisão de como e por quê fazer a mistura e a combinação de diferentes pontos e técnicas para os pacientes, que são bastante variados, exige muito de nós. Pelo menos, desde o tempo do *Inner Classic*, ou *Nei Ching*, este tem sido um tópico de interesse e preocupação para acupunturistas. Jeremy Ross declara, neste livro, que a prática da acupuntura é uma combinação constantemente modificada de empirismo, análise e intuição. Por esta perspectiva, é fascinante e interessante ver como diferentes pessoas abordam a prática de acupuntura. Qualquer um que preste atenção a elas observa que possuem idéias próprias de como combinar os pontos, de maneiras e métodos pessoais para obter êxito. É um verdadeiro prazer ter acesso ao tesouro de conhecimento de um médico experiente e poder compartilhá-lo.

Este livro é uma integração extensa, mas pessoal, das muitas faces da medicina. Baseia-se em amplo estudo, prática e experiência pedagógica do autor. São discutidas numerosas e variadas combinações de pontos sob diversos ângulos, de forma que os praticantes, com diferentes graus de experiência e compreensão, possam utilizá-las com eficácia.

Todas as abordagens dos diversos sistemas são colocadas sob uma perspectiva muito prática. Fica muito clara a relação de informação para os tipos diferenciados de pacientes vistos em clínicas modernas do Ocidente. Há seções que discutem o diagnóstico e as combinações de pontos para o tratamento de uma gama extensa de queixas, mostrando o interesse do autor em aplicar conceitos da Medicina Tradicional às necessidades de hoje. Alguns exemplos incluem deficiência na nutrição causada por dieta, desemprego a longo prazo, ambição desmedida e excesso de comida ou álcool durante a noite. Em cada seção, Jeremy demonstra o conhecimento de que tipo de informação as pessoas precisam. Uma das seções mais úteis sob esse aspecto é sua discussão sobre o que fazer quando as coisas não progredirem como o desejado, seja numa sessão, seja durante o curso inteiro do tratamento. As inúmeras maneiras de se combinar os pontos de acupuntura são descritas junto com outras informações clínicas pertinentes.

Embora não completamente abrangentes, as idéias e abordagens discutidas neste livro são bem amplas. É uma combinação eclética de pontos de acupuntura e de pontos de vista. Além da perspectiva da Medicina Chinesa, o livro é dirigido aos biomédicos e aos terapeutas energéticos. Jeremy também integra a óptica da auto-ajuda, entre outras coisas, ao discutir um sistema freqüente de personalidades básicas e como trabalhar com elas.

Toda seção é marcada pelo estilo particular de Jeremy. São apresentados muitos conceitos que ele achou úteis em sua prática clínica e ao lecionar. Um exemplo é a irregularidade de conceitos como a rebelião e a hiperatividade do *Gan Yang* (*Yang* do Fígado). O sistema das Quatro Desarmonias também é apresentado por ele como um sistema de diferenciação que integra acupuntura, trabalho de energia e meditação usando os mesmos princípios de tratamento. O grande número de casos clínicos ilustrativos permite ao leitor a compreensão clara e completa de tais conceitos.

Além do mais, é uma tentativa interessante e útil de aplicar os conceitos e tradições da Medicina Tradicional Chinesa na clínica ocidental moderna.

Dan Bensky   1995

Prefácio

O êxito de qualquer forma de curar baseia-se no domínio dos princípios teóricos e da prática, assim como em compaixão, dom da cura e compreensão das pessoas. Na acupuntura, a combinação de pontos é o meio ou a interface pela qual o médico pode iniciar a cura do paciente. O êxito clínico da acupuntura depende da escolha de uma combinação eficaz de pontos, escolha esta não fundamentada apenas na diferenciação precisa das síndromes, mas também no entendimento da personalidade e das necessidades do paciente.

As combinações de pontos aqui mencionadas para tipos de personalidade, fatores determinantes do estilo de vida ou para síndromes específicas não têm a intenção de ser fórmulas fixas. Elas são dadas como diretrizes passíveis de modificação de acordo com as necessidades individuais do paciente, com o estilo de tratamento do acupunturista e com os progressos ao longo do tratamento.

A acupuntura quase sempre pode ser usada de maneira eficaz como único método de terapia ou como complemento do tratamento da Medicina Ocidental, no qual o paciente ocupa um papel passivo. No entanto, muitas combinações de pontos apresentadas neste livro foram desenvolvidas como parte de um sistema integrado de acupuntura, *Qi Gong*, meditação e aconselhamento. Nesse contexto, a combinação de pontos é vista como um estímulo que pode iniciar a cura e um processo contínuo de desenvolvimento pessoal.

Seattle, 1995 J.R.

Como este livro é organizado

Este livro é dividido em três partes:

Parte I   Princípios teóricos da combinação de pontos
Parte II   Combinações para os principais pontos de acupuntura
Parte III   Combinações de pontos para o tratamento de doenças

Parte I   Princípios teóricos da combinação de pontos

A Parte I objetiva capacitar os acupunturistas a criarem as próprias combinações de pontos eficazes. São associados o conhecimento e a familiaridade às teorias básicas de acupuntura e técnicas. Pode ser dividida em duas seções: Capítulos 1 a 6 constituem os fundamentos teóricos, enquanto os Capítulos 7 a 10 contêm diretrizes específicas para combinações de pontos.

Parte II   Combinações para os principais pontos de acupuntura

A Parte II é a parte essencial deste livro. Para cada um dos principais pontos de acupuntura discutem-se as diferentes síndromes para as quais ele pode ser usado, com um exemplo de combinação de pontos para cada síndrome.

Para cada canal há uma tabela de comparações de pontos, a fim de resumir as diferenças entre os pontos naquele canal e indicar quando usar um ponto em lugar de outro. Há, ainda, uma tabela de combinações de pontos para cada canal, para ilustrar quais pontos, naquele canal, combinam bem entre si e com pontos de outros canais para tratar as diferentes síndromes e doenças.

Parte III   Combinações de pontos para tratamento de doenças

As tabelas de combinações de pontos para cada doença são fornecidas como um guia rápido de referência clínica. Elas podem facilitar a diferenciação entre as diversas síndromes de uma doença e indicar as combinações de pontos apropriadas para cada síndrome.

Embora algumas doenças, especialmente as psicológicas, estejam bem detalhadas, a Parte III compreende essencialmente uma série de sínteses para facilitar o uso clínico. Para uma discussão mais detalhada de tratamento de doenças com ervas medicinais e acupuntura, recomenda-se o livro *A Prática da Medicina Chinesa,* de Giovanni Maciocia (Roca, São Paulo, 1996).

Combinações de pontos para as síndromes de órgãos

Uma tabela de combinação de pontos para as síndromes de cada sistema de órgãos é fornecida no capítulo Sistema de Órgãos, na Parte II. A tabela e referências de páginas são como segue:

Sistema de Órgãos	Nº da Tabela	Nº da Página
Rins	13.3	175
Bexiga	14.10	201
Baço	15.4	209
Estômago	16.2	227
Fígado	17.2	248
Vesícula Biliar	17.2	248
Coração	19.2	281
Pulmão	21.1	301
Intestino Delgado	22.2	311
Intestino Grosso	22.2	311
Pericárdio	19.2	281
Triplo Aquecedor*	–	–

* Geralmente não associado com síndromes próprias.

As combinações de pontos não foram dadas para Síndromes de Substância, como Deficiência de Sangue ou Estagnação de *Qi*, uma vez que estas são muito gerais e podem ser subdivididas em síndromes mais específicas. Por exemplo, a Deficiência de Sangue pode ser subdividida em Deficiência de Sangue do Baço, Deficiência de Sangue do Fígado e Deficiência de Sangue do Coração, para as quais as combinações de pontos são mostradas nas tabelas para as síndromes específicas dos órgãos.

Síndromes adicionais

Algumas síndromes dos sistemas de Órgãos, apresentadas neste livro, não são encontradas, na maioria das vezes, nos textos chineses clássicos, mas surgiram de observações clínicas do autor:

Estagnação do *Qi* do Pulmão
Estagnação do *Qi* dos Rins
Estagnação do *Qi* do Coração
Estagnação do *Qi* do Baço
Medo dos Rins invadindo o Coração

Essas síndromes adicionais são particularmente úteis na descrição dos distúrbios psicológicos.

Combinação de pontos para fatores de doenças

O Capítulo 3, "Origens das doenças", contém três tabelas de combinações importantes de pontos:

Tabela 3.2 Combinações de pontos para os Fatores Patogênicos Externos, página 16

Tabela 3.3 Combinações de pontos para os grupos de emoções, página 16

Tabela 3.4 Combinações de pontos para os fatores de estilo de vida, página 17

Nomenclatura

Abreviações para Métodos de Tratamento

Ton Método de Tonificação
Manipulação delicada que produz uma sensação suave característica da inserção da agulha, usada para tonificar a Deficiência.

Disp Método de Dispersão
Manipulação forte que produz uma sensação intensa característica da inserção da agulha, usada para dispersar o Excesso.

H Método de Harmonização
Manipulação intermediária que produz uma sensação de intensidade intermediária característica da inserção da agulha, usada para síndromes mistas.

M Moxa
S Sangria
EA Eletroacupuntura
V Ventosa

O uso de diferentes métodos de tratamento para Deficiência, Excesso, Estagnação e Irregularidade é discutido no Capítulo 6 e resumido na Tabela 6.4.

Nomenclatura dos Canais

Para os 12 Canais Principais e os 8 Canais Extraordinários, a tradução deste livro utiliza a nomenclatura conforme tabela a seguir, tendo ao lado a nomenclatura proposta pela Organização Mundial da Saúde para servir de padrão internacional de designação dos canais de acupuntura, conforme publicação em 1991. (*A Proposed Standard International Acupuncture Nomenclature, Modelo Proposto para Nomenclatura Internacional de Acupuntura*, OMS, Genebra). (NT)

Doze Canais Principais

Nome	Código usado neste livro	Código padronizado internacional
Pulmão	P	LU
Intestino Grosso	IG	LI
Estômago	E	S
Baço	BP	SP
Coração	C	HT
Intestino Delgado	ID	SI
Bexiga	B	BL
Rins	R	KI
Pericárdio	PC	PC
Triplo Aquecedor	TA	TE
Vesícula Biliar	VB	GB
Fígado	F	LR

"Triplo Aquecedor" é usado para traduzir o *San Jiao* do *Pinyin*. Traduções antigas eram "Triplo Reaquecedor" e "Triplo Queimador".

Oito Canais (ou Meridianos) Extraordinários

Nome	Nome *Pinyin*	Código usado neste livro	Código padronizado Internacional
Vaso Governador	*Du mai*	VG	GV
Vaso da Concepção	*Ren mai*	VC	CV
Vaso Penetrador	*Chong mai*	VP	TV
Vaso da Cintura	*Dai mai*	Dai mai	BV
Vaso *Yin* do Calcanhar	*Yin qiao mai*	Yin qiao mai	Yin HV
Vaso *Yang* do Calcanhar	*Yang qiao mai*	Yang qiao mai	Yang HV
Vaso de Ligação *Yin*	*Yin wei mai*	Yin wei mai	Yin LV
Vaso de Ligação *Yang*	*Yang wei mai*	Yang wei mai	Yang LV

Notar que os códigos internacionais para os Canais Extraordinários refletem a palavra alternativa para eles, ou seja, Vaso (em inglês, *Vessel*).

Nomes dos pontos

Os nomes dos pontos foram colocados em letras minúsculas, fragmentados em seus elementos componentes, com a pronúncia em chinês de cada elemento. Por exemplo, *zú sān lǐ* para E-36.

Conceitos chineses

Para os conceitos chineses seguintes, os nomes em português utilizados foram:

Tai Yang	*Yang* Maior	⎫
Shao Yang	*Yang* Menor	
Yang Ming	*Yang* Brilhante	⎬ Seis Divisões
Tai Yin	*Yin* Maior	(Seis Estágios)
Shao Yin	*Yin* Menor	
Jueh Yin	*Yin* Terminal	⎭

Xue	Sangue
Jin Ye	Líquidos Orgânicos
Yuan Qi	*Qi* Essencial (*Qi* Original)
Wei Qi	*Qi* Defensivo
Ying Qi	*Qi* Nutritivo
Gu Qi	*Qi* dos Alimentos
Zhen Qi	*Qi* Verdadeiro
Zhong Qi	*Qi* do Tórax (*Qi* Central)
Xian Tian Zhi Qi	*Qi* Pré-Natal (*Qi* do Céu Anterior)
Hou Tian Zhi Qi	*Qi* Pós-Natal (*Qi* do Céu Posterior)
Zang Fu	Sistema de Órgãos e Vísceras (da Medicina Chinesa)
Zang	Sistema de Órgãos *Yin*
Fu	Sistema de Vísceras *Yang*
Wu Xing	Cinco Elementos
Xiang Sheng	Ciclo de Promoção (seqüência de geração)
Xiang Ke	Ciclo de Controle (seqüência de dominação)
Jing	Canal (meridiano, vaso)
Shen	Espírito do Coração
Yi	Espírito das Idéias
Po	Espírito Corpóreo
Zhi	Espírito da Vontade
Hun	Espírito Etéreo
Ah Shi	Pontos doloridos
Yuan Xue	Pontos Fonte
Luo Xue	Pontos de Conexão
Xi Xue	Pontos de Acúmulo
Mu Xue	Pontos de Alarme (pontos de Coleta Frontais)
Bei Shu Xue	Pontos de Transporte Dorsais (pontos de Efeitos Associados)
Hui Xue	Pontos de Influência (pontos de Reunião)
Xia He Xue	Pontos Mar Inferior
Jiao Hui Xue	Pontos de Cruzamento (pontos de Encontro, pontos de Intersecção)
Wu Shu Xue	Pontos de Transporte
Wu Xing Shu Xue	Pontos dos Cinco Elementos
Ba Mai Jiao Hui Xue	Pontos de Abertura dos Canais Extraordinários (pontos de confluência dos Canais Extraordinários)

Miscelânea

Palavras em letras maiúsculas

As palavras, em português, iniciadas com letra maiúscula geralmente indicam tradução de um conceito chinês. Por exemplo: "Estômago" traduz o *Wei*, a víscera Estômago da Medicina Chinesa. A palavra "estômago", com letra minúscula, indica o órgão anatômico da Medicina Ocidental.

Espírito

A palavra "Espírito", com letra maiúscula, representa o conceito da Medicina Chinesa *Shen*, o Espírito do Coração, que é especificamente associado com o sistema de órgão Coração da Medicina Chinesa. A palavra "espírito", sem a letra maiúscula, indica a energia ou o princípio que vivifica toda a existência e não apenas o corpo humano.

Medição

A base para medida/locação dos pontos é fornecida pela "unidade", também conhecida como *cun*, *tsun* ou "polegada anatômica".

Tons

Os quatro tons do chinês Mandarim são como segue:
- ¯ primeiro tom – começa **alto** e é **mantido constante.**
- ´ segundo tom – começa em meio-tom e **aumenta.**
- ˇ terceiro tom – começa no baixo meio-tom e abaixa antes de subir.
- ` quarto tom – começa **alto** e abaixa **bruscamente.**

Incluímos as entonações no texto principal a fim de permitir ao leitor pronunciar os nomes dos pontos da forma mais acurada possível. As entonações refletem a maneira pela qual os nomes são pronunciados e foram consideradas as mudanças de tom pelo contexto.

Agradecimentos

O resultado deste livro devo imensamente aos vários professores e colegas que serviram de inspiração durante minha carreira e aos meus alunos, com quem pude desenvolver tantas idéias. No entanto, meu maior apreço é por meus pacientes, nos quais estas combinações de pontos foram desenvolvidas.

Eu gostaria de agradecer a Angela Morris e Lindsey Dando, pelo trabalho que fizeram com o processamento do texto.

Fontes

A grande maioria das combinações de pontos dadas neste livro origina-se dos vinte anos de experiência clínica do autor. Evoluíram a partir de influências recíprocas exercidas por estudo, intuição e empirismo, tendo sempre como prova final a verificação de sua eficácia na prática clínica. Conquanto muitas combinações discutidas sejam baseadas em fórmulas clássicas, este livro não tem qualquer pretensão de ser comparado, em termos acadêmicos, aos textos antigos. As combinações expostas foram desenvolvidas para a prática clínica moderna e incluídas porque são eficazes.

A maior parte dos princípios teóricos para a combinação dos pontos tem como base a teoria chinesa padrão. No entanto, existem seções inteiras originadas da interpretação pessoal do autor da Medicina Chinesa. Exemplo disso são as seções sobre as lições de vida dos 10 tipos de personalidade, na Parte I e os capítulos sobre transtornos psicológicos, na Parte III.

PARTE I

Princípios teóricos da combinação de pontos

Introdução | 1

NÍVEIS DE ACUPUNTURA

A acupuntura pode agir em três níveis principais:
nos sintomas
nas síndromes
nos indivíduos

SINTOMAS

Este livro não leva em conta a ação da acupuntura no primeiro nível, ou seja, o tratamento dos sintomas, a menos que as causas subjacentes também sejam consideradas. Presume-se que o leitor esteja familiarizado com o tratamento de problemas em meridianos, pela habitual combinação de Pontos *Ah Shi* (Pontos Dolorosos), pontos locais e distais aos meridianos afetados. Assim, não haverá lista de pontos para problemas puramente locais como distúrbios no tornozelo, joelho, cotovelo, etc. Não haverá, também, lista de pontos para tratar sintomas, pois o nível inferior de tratamento neste livro é o segundo, ou seja, tratamento das síndromes dos sistemas de Órgãos.

SÍNDROMES

Na parte II, as combinações de pontos de acupuntura são fornecidas para as síndromes do sistema de Órgãos associadas aos principais pontos de acupuntura. Por exemplo, para BP-6, são fornecidas combinações de pontos para o tratamento de nove síndromes principais, associadas a problemas físicos ou psicológicos.

A Parte III contém combinações de pontos para as síndromes orgânicas associadas a algumas doenças geralmente tratadas por acupuntura. Por exemplo, para asma, são discutidas 10 síndromes.

INDIVÍDUOS

O tratamento de acupuntura mais eficaz é alcançado quando a combinação de pontos é elaborada para satisfazer as necessidades específicas de cada indivíduo. No Capítulo 3, são apresentadas certas combinações para o tratamento de alguns fatores de estilo de vida; no Capítulo 4, para os 10 tipos psicológicos e, no Capítulo 34, para os vários distúrbios psicológicos. No entanto, tais combinações são apenas diretrizes e

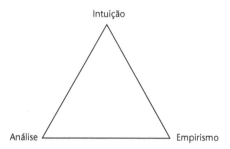

Figura 1.1 –

podem ser modificadas ou trocadas, de acordo com a exigência individual. A acupuntura, no nível do indivíduo, fundamenta-se na compreensão detalhada do tipo de personalidade e problemas de vida, abrangendo um equilíbrio entre empirismo, análise e intuição.

ANÁLISE, INTUIÇÃO E EMPIRISMO

As combinações mais eficazes são criadas quando cada uma das três habilidades – empirismo, análise e intuição – são adequadamente desenvolvidas e em equilíbrio.

EMPIRISMO

Esta é a habilidade prática de tentativas e erros. O acupunturista toma conhecimento de que algumas combinações de pontos têm êxito e as experimenta para procurar sua eficácia em diferentes situações. O praticante pode não possuir entendimento, analítico ou intuitivo do porquê do êxito das combinações, mas comprova simplesmente por experiência e observação.

Se o empirismo não estiver equilibrado com intuição e análise, pode facilmente reduzir a acupuntura a um ato mecânico, que ignora as necessidades do paciente, concentrando-se no resultado temporário pelo alívio dos sintomas. Todavia, o empirismo é fundamental para adequar a intuição e a análise à realidade. É muito fácil confundir a verdadeira intuição com fantasia e euforia; é muito fácil ficar tão preocupado com a elegância intelectual da estratégia de um tratamento, deixando seu resultado em segundo plano. Por outro lado, nos primeiros anos de prática, é comum ficar tão confuso com a complexidade teórica, a ponto de perder a autoconfiança como acupunturista.

ANÁLISE

Talvez a maior ênfase na formação de um profissional de acupuntura do Mundo Ocidental seja o desenvolvimento da habilidade de análise. Os alunos gastam muito tempo memorizando informações e aprendendo os princípios teóricos da Medicina Chinesa. É absolutamente necessário que eles possam aprender e entender a teoria da maneira mais completa possível, caso contrário não poderão diferenciar as síndromes ou entender como combinar pontos de maneira eficaz. Entretanto, enfatizar excessivamente a análise pode fazer com que o acupunturista fique perdido na teoria, que é fascinante, ou confuso e limitado por estresse mental. Isso reduz a ênfase no paciente e seus sentimentos e necessidades. Pode, ainda, em alguns casos, levar a uma rigidez mental que beira o fanatismo, no qual os fatos são distorcidos para se ajustarem à teoria, ao invés de encaixar a teoria nos fatos.

A maioria das doenças no Ocidente está relacionada a desequilíbrios emocionais. Emoções humanas são fluidas e, segundo o conhecimento do autor, nenhum esquema intelectual é compreensível e flexível o suficiente para descrevê-las satisfatoriamente. É inestimável ao acupunturista a intuição e a habilidade de sentir e perceber as emoções dos outros, com compaixão e sensibilidade.

INTUIÇÃO

Durante uma consulta, o acupunturista pode ter um sentimento claro ou percepção do estado emocional do paciente ou de sua vida como um todo. Da mesma forma, durante o tratamento, o acupunturista pode ter forte propensão a usar uma determinada combinação de pontos, que mais tarde provará ser eficaz. Isso é intuição.

A intuição não é um substituto da análise e, sim, um complemento dela. Análise e intuição devem ser comparadas e, as duas, comprovadas na prática. Caso contrário, é muito fácil confundir a verdadeira intuição com fantasia e com as próprias peculiaridades emocionais. Intuição é uma habilidade que precisa de tempo e treinamento cuidadoso; espera-se que, no futuro, ela possa ser incorporada cada vez mais no ensino da acupuntura. É fundamental integrar o aperfeiçoamento da intuição com as faculdades de análise e de empirismo.

OCIDENTE, MEDICINA CHINESA E TEORIAS DE ENERGIA

Os cursos de formação profissional em acupuntura, no Ocidente, em geral, ensinam as combinações de pontos com base nos princípios teóricos da Medicina Chinesa. Todavia, existem outros dois sistemas teóricos cada vez mais usados como fundamento para a seleção de pontos. São eles: sistema da Medicina Ocidental e cura energética.

MEDICINA OCIDENTAL

Cada vez é maior a percepção da relação dos pontos de acupuntura com a organização segmentar do corpo. Os pontos de acupuntura tratam os problemas do dermátomo e do miótomo em que estão situados, assim como dos problemas dos sistemas de Órgãos regulados pelo par de nervos espinais e pelo gânglio autônomo associado.

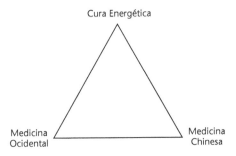

FIGURA 1.2 –

A combinação de pontos pode ser selecionada por esse enfoque. Por exemplo, os pontos VG-5, B-22 e B-51 podem ser combinados para o tratamento de polaciúria e de lombalgia da primeira vértebra lombar; ou VC-13 e E-20 combinados para o tratamento de regurgitação/refluxo e de epigastralgia.

CURA ENERGÉTICA

Esse sistema, independentemente de ser classificado como "trabalho energético", "cura energética", *Qi Gong* ou o que quer que seja, apoia-se na habilidade do acupunturista em perceber que existe um fluxo de energia dentro do corpo do paciente e modificar, ou redirecionar, esse fluxo para reequilibrar as energias e efetivar o processo de cura.

O conceito básico é: o material sólido do corpo humano é permeado e envolto por um campo de energia, no qual ocorrem fluxos de maior ou menor intensidade, correspondendo, em parte, ao sistema de canais. O eixo central desses fluxos é constituído pela circulação de energia pelo sistema dos canais Vaso Governador–Vaso Concepção. A teoria sugere que, nesse eixo vertical central, situam-se os centros de energia ou *chakras*, os maiores pontos de concentração do fluxo de energia. Cada centro de energia tem suas funções e patologias específicas, de forma que as combinações de pontos devem ter por base os pontos do Vaso Governador (VG) ou do Vaso Concepção (VC), localizados sobre os centros de energia afetados.

Por exemplo, o centro da Garganta governa a comunicação e o centro do Coração governa o fluxo de sentimentos nas relações íntimas. Então, podem-se combinar os pontos VC-23 e VC-17 para tratar os sintomas de constrição e de desconforto na garganta e no tórax, associados a relacionamentos pessoais tensos.

RESUMO

Obviamente, ocorrem sobreposições entre os três sistemas da Medicina Chinesa, Medicina Ocidental e cura energética. As funções tradicionais de Vaso Governador (*Du Mai*), Vaso Concepção (*Ren Mai*) e dos Pontos de Transporte Dorsais estão intimamente relacionadas com a teoria segmentar ocidental e com o conceito dos centros de energia. O autor acredita que o desenvolvimento da acupuntura, no futuro, ocorrerá por interação e integração desses três sistemas.

ACUPUNTURA, TRABALHO DE ENERGIA, MEDITAÇÃO E ACONSELHAMENTO

As combinações de pontos deste livro estão fundamentadas principalmente nos princípios da Medicina Chinesa. Porém, o autor enfatiza as combinações de pontos com base nos centros de energia, de forma que a acupuntura possa ser prontamente combinada com trabalho de energia e meditação.

Por exemplo, para depressão associada à Deficiência dos Rins e do Coração, os pontos VC-4 e VC-17 podem ser utilizados com o Método de Tonificação como base do tratamento, para fortalecer os centros de energia *Dan Tian* e do Coração. O par de pontos BP-4 + PC-6 pode ser acrescentado para acentuar o efeito. O acupunturista pode usar as técnicas de "trabalho energético" ou *Qi Gong* para intensificar o tratamento da acupuntura, focalizando energia nos dois centros com Deficiência e direcionando a energia entre os pares de agulhas, por exemplo, entre BP-4 e VC-4 ou entre VC-4 e VC-17. Além disso, o paciente pode receber *Qi Gong* ou exercícios de meditação, para fortalecer e equilibrar os centros de energia afetados, iniciando um processo de mudança pessoal e autocura.

Nesse sistema, um princípio comum de tratamento coordena combinações de pontos de acupuntura, trabalho de energia e meditação.

Os exercícios de *Qi Gong* ou meditações e visualizações apresentadas ao paciente devem ser específicos para os tipos individuais de personalidade ou para síndromes dos sistemas de Órgãos. Para a síndrome de Estagnação do *Qi* do Pulmão associada à mágoa reprimida, tabagismo inveterado e bronquite, durante a meditação deve-se focalizar o centro do tórax, usando temas de abertura, movimento e limpeza. A energia da respiração pode ser visualizada como uma luz branca brilhante, cor associada ao elemento Metal.

Quando o acupunturista for treinado e experiente nessas modalidades, o aconselhamento e a psicoterapia podem ser integrados ao sistema, caso sejam apropriados às necessidades do paciente. O autor realmente acredita que um dos desenvolvimentos mais promissores da acupuntura é a combinação flexível do trabalho de energia, meditação e aconselhamento. Isso relaciona o conceito de energia do corpo e centros de energia, que serão discutidos no capítulo seguinte.

Corpo energético e centros de energia

CORPO ENERGÉTICO

PERSPECTIVA GERAL

Todos os objetos têm dois aspectos: o da aparente matéria sólida e o energético. Isso se aplica a tudo, seja mesa, ser humano ou galáxia. Em todos os objetos, o material sólido é permeado e cercado por um campo de energia. Os dois aspectos são inseparáveis e são as duas facetas de um mesmo fenômeno.

O universo inteiro é um campo único e contínuo de energia, com áreas de diferentes densidades, e as mais densas são percebidas como matéria sólida. Então, os objetos materiais estão conectados um ao outro pelo campo de energia subjacente. O corpo humano pode ser visto como um objeto material isolado, separado e não conectado aos que o cercam. Outra alternativa é ver o corpo humano como um campo de energia conectado e inseparável dos campos energéticos de outros corpos e do campo maior de energia do universo.

Quando os indivíduos se identificam com o conceito do corpo como um objeto material separado, sentem isolamento, alienação e medo. Estas são as percepções do ego, o *self* inferior. Quando os indivíduos sentem a unidade entre si e toda a vida existente, experimentam um sentimento profundo de paz, amor e compreensão. A percepção consciente da força vital universal que se manifesta em um indivíduo pode ser chamada de *self* superior.

CORPO ENERGÉTICO DO SER HUMANO

O corpo energético humano, às vezes chamado de "corpo etéreo" ou "teia etérea", permeia e cerca o corpo físico sólido. É a soma dos campos de energia das células individuais, tecidos e órgãos, agindo em coordenação, refletindo a atividade do corpo físico, os pensamentos e as emoções.

Os pontos e os canais de acupuntura podem ser considerados a fronteira entre o corpo físico e o energético, possuindo características dos dois aspectos. Os centros de energia, ou *chakras*, representam as áreas centrais para a coordenação dos fluxos de energia dentro do corpo energético. Os principais centros de energia estão ao longo do eixo vertical e central do corpo, geralmente associados a uma glândula endócrina, um grupo de nervos espinais e a um plexo nervoso autônomo. Em outras palavras, a maioria dos centros de energia corresponde à organização segmentar do corpo e ao sistema nervoso.

CENTROS DE ENERGIA

FUNÇÕES

Função específica, localização e número exato dos centros de energia são uma questão de opinião ou, talvez, melhor dizer que diferentes autores enfatizam aspectos diversos de um mesmo fenômeno. A perspectiva adotada neste livro está relacionada com a localização e as funções individuais dos pontos de acupuntura nos canais Vaso Concepção e Vaso Governador.

São apresentados nove centros de energia na Tabela 2.1, apesar de existirem outros. O aspecto dos centros na superfície ventral foi enfatizado, apesar de todos eles possuírem faces na superfície dorsal, como ilustrado nas Figura 2.2 e Tabela 2.2.

EIXO DE ENERGIA DO CORPO

Os canais Vaso Governador e Vaso Concepção encontram-se em VC-1 e estão conectados entre o VG-26 e o VC-24, completando um circuito de fluxo de energia através das linhas mediais anterior e posterior da cabeça e do corpo, como ilustrado na Figura 2.1.

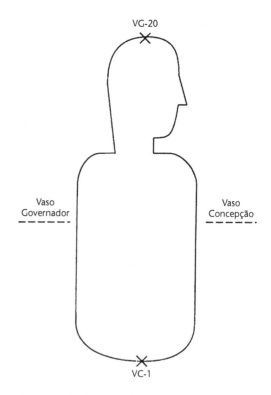

FIGURA 2.1 – Ciclo de energia dos canais Vaso Governador–Vaso Concepção.

FACES DORSAIS E VENTRAIS DOS CENTROS

Os centros de energia estão no interior do corpo e têm faces dorsais e ventrais, como ilustrado na Figura 2.2.

Em geral, as faces dorsais e ventrais situam-se aproximadamente no mesmo nível, mas o centro *Dan Tian* é uma exceção. A face ventral está no nível dos pontos VC-4–6, enquanto a dorsal é mais alta, no nível de VG-4. As funções de ambas as faces são semelhantes, mas as dorsais costumam ter uma função mais *Yang* e estão mais relacionadas com problemas espinais, enquanto as ventrais têm uma função mais *Yin*, relacionadas com problemas abdominais.

A Tabela 2.2 mostra a correspondência na localização dos centros dorsais com pontos do Vaso Governador, da linha mais interna e da mais externa da Bexiga. Existe uma forte correspondência funcional entre os centros e essas três linhas de pontos. Por exemplo, o centro dorsal do *Dan Tian*, VG-4, B-23 e B-52 estão relacionados com a disponibilidade de energia armazenada, atividade e ambição e com o equilíbrio entre medo e vontade.

Embora haja forte correspondência entre os centros ventrais e os pontos do Vaso Concepção, não existe uma relação assim tão forte entre os pontos do Rim e do Estômago com esses centros ventrais, como existe entre os centros dorsais e os pontos do Canal da Bexiga.

TABELA 2.1 – Funções dos nove centros de energia

Centro	Ponto	Função
Coronário	VG-20	Vida espiritual, equilíbrio do espírito no corpo físico, nas emoções e na mente
Frontal	yìn táng	Sabedoria, percepção clara, equilíbrio entre intuição e análise
Garganta	VC-22–23	Comunicação de idéias e sentimentos, criatividade
Coração	VC-17	Amor, compaixão
Plexo Solar	VC-14–15	Sensibilidade para influências emocionais, sobrevivência do ego
Baço	VC-12	Nutrição física, emocional ou mental
Dan Tian	VC-4–6	Armazenamento e distribuição de energia para os corpos físico e energético, ponto focal para movimento, força e vontade
Reprodutor	VC-2–3	Criatividade e expressão do *self* por meio do sexo e da reprodução
Períneo	VC-1	Sobrevivência, fixação do espírito ao corpo físico, conexão do corpo com as energia da terra

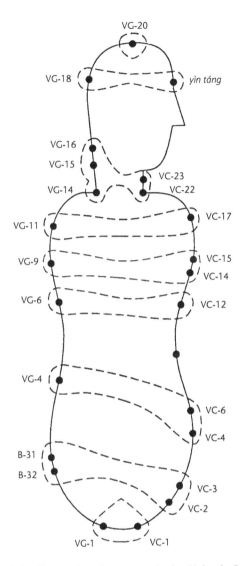

TABELA 2.2 – Centros, pontos e vértebras

Centro	Pontos Vaso Concepção	Pontos Vaso Governador	Vértebra abaixo	Linha mais interna de Bexiga	Linha mais externa de Bexiga
Coronário	–	VG-20	–	–	–
Frontal	–	yìn táng	–	–	–
Garganta	VC-23	VG-15	C1	–	–
	VC-22	VG-14	C7	–	–
Coração	VC-17	VG-11	T5	B-15	B-44
Plexo Solar	VC-14–15	VG-9	T7	B-17	B-46
Baço	VC-12	VG-6	T11	B-20	B-49
Dan Tian	VC-4–6	VG-4	L2	B-23	B-52
Reprodutor	VC-2–3	–	mesossacral	B-31–32	–
Períneo	VC-1	VG-1	ponta do cóccix	–	–

FIGURA 2.2 – Faces dorsais e ventrais do Ciclo de Energia.

PONTOS E CENTROS

Os centros de energia, os canais e os pontos de acupuntura fazem parte do sistema de circulação de energia do corpo. Os pontos de acupuntura situam-se perto da superfície, podendo afetar tanto níveis superficiais de pele e músculos como órgãos internos. Os centros de energia localizam-se mais profundamente e não se relacionam com as camadas superficiais, mas com o equilíbrio interno de energia.

CENTROS E ORGANIZAÇÃO SEGMENTAR

Na Medicina Ocidental, o corpo parece estar organizado numa base segmentar. Cada segmento é constituído por uma vértebra, um par de nervos espinais, um dermátomo e um miótomo associados. Há considerável superposição entre dermátomos de nervos espinais consecutivos, da mesma maneira que existe coincidência das funções dos pontos dorsais consecutivos do Vaso Governador e do canal da Bexiga.

As funções dos centros de energia e dos pontos de acupuntura parecem ter uma correspondência íntima com as funções dos nervos espinais, em cujos segmentos são encontrados. Um par de nervos espinais tem influência sobre a pele e os músculos de seu segmento, assim como sobre o órgão mais próximo. Além dessa função fisiológica, os centros e os pontos de acupuntura também agem na mente e nas emoções, dependendo do segmento no qual estão localizados. Por exemplo, B-23 e o centro Dan Tian podem influenciar o aspecto emocional do medo e o aspecto mental da determinação de atingir metas.

CENTROS E PLEXOS AUTÔNOMOS

Os centros podem estar conectados a plexos específicos da divisão autônoma do sistema nervoso. Por exemplo, o centro do Plexo Solar pode estar associado ao plexo celíaco. A hiperestimulação do centro do Plexo Solar pode atingir os diferentes sistemas de órgãos, em parte através dos plexos secundários conectados com o plexo celíaco. Por exemplo, o plexo frênico para o diafragma, o plexo hepático para o fígado, o plexo gástrico para o estômago, o plexo esplênico para o baço, o plexo supra-renal para as glândulas supra-renais, o plexo renal para os rins e assim por diante.

CENTROS E GLÂNDULAS ENDÓCRINAS

A relação exata entre os centros de energia e as glândulas endócrinas não está bem esclarecida. Algumas relações são mais óbvias, como o centro Reprodutivo com as gônadas ou o centro do Baço com o pâncreas. Outras não estão claras, devido ao desconhecimento das funções das glândulas endócrinas, como por exemplo a glândula pineal e o timo. As associações clássicas são mostradas na Tabela 2.3.

TABELA 2.3 – Centros e glândulas endócrinas

Centro	Glândula
Coronário	Pineal
Frontal	Hipófise
Garganta	Tireóide
Coração	Timo
Plexo Solar	Supra-renal
Baço	Pâncreas
Dan Tian	Supra-renal
Reprodutor	Gônadas
Períneo	Supra-renal

CENTROS DE ENERGIA E TRATAMENTO

O diagnóstico inclui a percepção de desequilíbrio dos centros de energia e entre eles. O tratamento pode focalizar-se na correção desses distúrbios, por intermédio de acupuntura, *Qi Gong*, meditação ou aconselhamento e psicoterapia.

CENTROS DE ENERGIA E ACUPUNTURA

Os Canais Vaso Governador e Vaso Concepção formam o eixo vertical para a circulação de energia corpórea. Eles estão intimamente ligados com os Canais Extraordinários e com os Rins. Os pontos localizados em VG e VC podem ser usados junto com os pontos de Abertura dos Canais Extraordinários, como base de um sistema de acupuntura focado nos centros de energia.

Exemplo

Um homem de 40 anos tinha uma condição de mãos e pés frios, agravada por ansiedade, que melhorava com exercício. O pulso era retardado, irregular e variável. Diagnosticou-se que suas tentativas para controlar a ansiedade haviam provocado o controle excessivo na função do coração, prejudicando a circulação periférica. Quando a ansiedade e o controle se acalmavam, durante um trabalho agradável ou exercício, a circulação sangüínea melhorava.

A combinação de pontos objetivou o fortalecimento do centro *Dan Tian* para superar o medo e a acalmação do centro do Plexo Solar para reduzir a ansiedade e o seu controle sobre a função cardíaca. Os pontos de Abertura do Canal Penetrador e do Vaso de Ligação *Yin* também foram usados para regularizar o equilíbrio de Coração–Rins:

VC-4 **Ton M**; VC-14, PC-6, BP-4 **H M**

CENTROS DE ENERGIA E QI GONG

Durante o tratamento com acupuntura, o médico pode dirigir a energia conscientemente para um centro específico, ou entre os pares de agulhas. No exemplo citado, o médico poderia visualizar sua energia fluindo para fortalecer o centro *Dan Tian* do paciente, ou poderia direcionar a energia diretamente entre os pares de agulhas, como entre BP-4 e VC-4; ou entre VC-14 e PC-6. As técnicas de direcionamento de energia do *Qi Gong* podem aumentar a eficácia do tratamento por acupuntura.

CENTROS DE ENERGIA E MEDITAÇÃO

As técnicas de meditação podem tratar a Deficiência, o Excesso, a Estagnação ou a Irregularidade de energia em centros individuais e melhorar o equilíbrio entre os centros. No exemplo citado, o paciente poderia focalizar o centro *Dan Tian* e os centros de energia ao redor de R-1, na planta dos pés. Esses exercícios de meditação, com o paciente deitado, sentado, em pé ou caminhando, podem ajudar a acalmar a ansiedade e desviar a atenção da cabeça, do tórax e do corpo físico como um todo.

CENTROS DE ENERGIA E ACONSELHAMENTO

O aconselhamento e a psicoterapia podem-se voltar para o desequilíbrio dos centros de energia. Atividade excessiva do centro do Plexo Solar pode indicar sensibilidade exacerbada por influências emocionais e insegurança profunda, medo e ansiedade. Pode existir medo de perder o controle das situações, emoções ou da mente. Podem-se combinar aconselhamento e psicoterapia com trabalho energético, massagem ou acupuntura, diretamente no centro desequilibrado ou indiretamente, por meio de outro centro. No exemplo anterior, se o VC-14 estiver muito sensível, ou se o paciente tiver medo de encarar os bloqueios energéticos, VC-4 pode ser tonificado primeiro, para dar ao paciente tranqüilidade e força para superar esse medo.

EQUILIBRANDO OS TRÊS CENTROS PRINCIPAIS

O treinamento em *Qi Gong* ou em meditação, com base nos centros de energia, pode ser dividido em três fases ou níveis:

básico	1 centro
intermediário	3 centros
avançado	9 centros

A fase básica focaliza-se em um centro, geralmente no *Dan Tian*, para desviar a atenção da cabeça e da parte superior do corpo, de forma que a pessoa fique mais sedimentada no corpo físico. Uma vez incorporado esse treino fundamental, pode-se progredir para exercícios que fortaleçam cada um dos três centros e que os equilibrem entre si.

OS TRÊS CENTROS

Os três centros escolhidos são: Frontal, situado no meio da fronte; do Coração, no meio do tórax; e *Dan Tian*, no meio do baixo abdome. Cada um desses três centros pode apresentar diferentes propriedades ou energias, como mostrado na Tabela 2.4.

TABELA 2.4 – Os três centros

Cabeça	yìn táng	Sabedoria	Pensamento	Análise
Coração	VC-17	Compaixão	Sentimento	Intuição
Corpo	VC-4	Força	Sensação	Empirismo

O estágio inicial de toda a programação pelo *Qi Gong* ou pela meditação é relaxar completamente e experimentar uma paz interior profunda. Durante os exercícios dos três centros, o próximo estágio é focar a atenção no centro do corpo e experimentar a sensação de força interior e energia. O terceiro estágio é voltar a atenção ao centro do Coração e cultivar a sensação de compaixão e paz. O quarto estágio é atentar para o centro da Cabeça e vivenciar um sentimento de abertura e luz. No estágio final, a atenção retorna ao centro do corpo, para trazer a consciência de volta à realidade.

Quando os três centros estão fortalecidos e harmonizados, existe equilíbrio entre análise, intuição e prática. Em outras palavras, a compaixão se equilibra com a força e com a sabedoria.

COORDENAÇÃO DO TRATAMENTO PELA ACUPUNTURA

- Se existir fraqueza no centro *Dan Tian*, VC-4 pode ser combinado com pontos como E-36 e R-3, os quais fortalecem a energia do corpo físico e estabilizam as emoções.
- Se houver pouca força de vontade, acrescentar R-7 com agulha e Moxa. Se houver muito medo, os pontos BP-4 e PC-6 podem ser acrescentados com Método de Harmonização.
- Se houver fraqueza no centro do Coração, então os pontos Fonte P-9 e C-7 podem ser tonificados e VG-11 e B-15 podem ser acrescentados. Caso haja estagnação do *Qi* no centro do Coração, preferir P-7 e C-6, usando Método de Dispersão.
- Se existir fraqueza no centro do Coração com esgotamento mental e dificuldade de concentração, tonificar os pontos B-1, B-10 e B-62.
- Se existir embotamento, inquietude e confusão mental, devem-se utilizar os pontos E-8, E-40 e E-45 com Método de Harmonização.

Esses são apenas alguns exemplos para ilustrar como as combinações de pontos de acupuntura podem ser integradas com os exercícios de *Qi Gong* e de meditação. Contudo, uma medida de cautela: exercícios de *Qi Gong* e meditação não devem ser ensinados para os pacientes a menos que os acupunturistas possuam treinamento e experiência no uso de tais técnicas.

Origens das doenças

INTRODUÇÃO

Segundo a Medicina Chinesa, os fatores que originam as doenças podem ser Constituição, Fatores Patogênicos Externos ou fatores climáticos, Fatores Patogênicos Internos ou fatores emocionais ou e Fatores que não são nem Externos nem Internos, os chamados fatores do Estilo de Vida. Aqui, contudo, a origem das doenças é discutida em um contexto filosófico mais amplo, fundamentado no conceito do *self* superior.

SELF *SUPERIOR*

A força vital universal e o espírito manifestam-se em cada ser humano na forma do *self* superior, também chamado de *self* interior. Ao entrar em contato com as energias do *self* superior, a pessoa pode se tornar unificada com sua própria força vital e com a força vital de todas as pessoas e de todas as coisas. Quando existe uma comunhão com o *self* superior, o indivíduo sente a fonte interna de paz profunda, força, amor e sabedoria. Quando a pessoa vive em sintonia com os impulsos do *self* superior, a força vital se revela na singularidade da personalidade individual em harmonia com a evolução das outras pessoas e com o mundo ao redor.

SELF *INFERIOR*

Quando o indivíduo nasce, o ego, ou *self* Inferior, é criado na forma de um conglomerado de medos e desejos egoístas, padrões negativos de pensamento, de emoção e de comportamento. O ego vê os outros e o mundo como uma ameaça para sua existência ou como um meio de satisfazer seus desejos egoístas.

IMPULSOS OPOSTOS

A personalidade se desenvolve ao longo das constantes atuações recíprocas entre *self* superior e *self* inferior. Os dois representam impulsos opostos, mas complementares, sobre a mente consciente. O *self* superior é uma experiência de unidade e abertura para outras pessoas, para o mundo e para a vida. Isso pode ser muito ameaçador ao *self* inferior, para o qual a abertura representa vulnerabilidade. O *self* inferior é uma experiência de separação das outras pessoas e do mundo. Ele representa a dualidade – "eu e eles" ou, na melhor das hipóteses, "nós e eles".

DOR DA SEPARAÇÃO

Ocorrendo a perda de contato com as energias do *self* superior, há dor e um profundo descontentamento interno misturado com saudade. Em vez de paz, força, amor e sabedoria do *self* interno, há inquietude e desconforto, sentimento de impotência, medo e fraqueza, ou de ódio e confusão.

COMPENSAÇÕES

As pessoas tentam compensar, de várias maneiras, a dor da separação do *self* superior. Algumas das muitas formas de compensação são:

comida	fama	drogas
posses	trabalho excessivo	doença
dinheiro	conhecimento	insanidade
sexo	asceticismo	crime
poder	religião	crueldade
	fantasia	

Essas compensações podem se tornar vícios: é apenas uma questão de grau. Porém, as compensações e os vícios não conseguem aplacar a insatisfação interna, por mais que se adquira o objeto do vício; só o restabelecimento do contato com o *self* superior é capaz de aplacar a ânsia interna.

ORIGEM DA DOENÇA

A maioria das doenças da sociedade moderna resulta da falta de contato com as energias do espírito. Em vez de amor, há medo e ódio de si mesmo, dos outros e do mundo. A doença da sociedade deriva da infelicidade profunda dos indivíduos, do isolamento e da alienação do *self* inferior.

ALÉM DA DOENÇA

Muitas vezes, a doença pode ser um aviso de que, por trás dos sintomas, existe um problema precisando de solução. É comum a doença ser eliminada quando a pessoa identifica o problema e faz as mudanças necessárias nos padrões de pensamento e de comportamento, realinhando a personalidade com as energias positivas do *self* superior e permitindo que os padrões negativos do ego desapareçam gradualmente.

Costuma ser freqüente, na sociedade moderna, que paciente e médico tentem suprimir os sintomas com medicamentos, sem que o primeiro aprenda ou progrida. Existe um tempo para tratar sintomas, mas também existe um tempo para lidar com as origens da doença. Se isso não for realizado, não só o indivíduo, mas também a sociedade, permanecerão doentes.

ESTILO DE VIDA

Os fatores do Estilo de Vida, assim denominados pela Medicina Tradicional Chinesa, são também chamados de Fatores Variados e estão relacionados com as compensações para a dor da separação do *self* superior. Se tais compensações se tornarem excessivas, podem originar doenças. Por exemplo, excesso de trabalho mental pode danificar o Baço; sexo em excesso pode deteriorar os Rins e falta de exercícios pode resultar em Deficiência e Estagnação do *Qi*.

O ascetismo, ou negação do corpo físico, é uma compensação atraente para algumas pessoas (um exemplo é a anorexia), porém pode prejudicar o sistema inteiro e até mesmo causar a morte. A busca do poder, derivada do medo interior e da insegurança, pode provocar grande estresse no Coração e determinar a morte, por meio do infarto do miocárdio.

Um tipo de compensação, ou fator de estilo de vida, usado em excesso poderá causar doença em uma determinada pessoa, dependendo do seu tipo psicológico.

TIPO PSICOLÓGICO

A categoria chinesa dos Fatores Patogênicos Internos das doenças designa as emoções. A palavra "personalidade" será usada, nesses comentários, para colocar as emoções em um contexto mais amplo do padrão global de sentimentos, pensamentos e comportamentos. Por exemplo, a raiva não pode ser vista somente como uma emoção isolada, mas como parte de um padrão de frustração e bloqueio associado com falta de planejamento e uma faculdade intuitiva subdesenvolvida.

As pessoas podem ser classificadas em personalidades ou em tipos psicológicos de várias maneiras, mas, neste livro, a classificação principal está nos 10 tipos de personalidade dos Cinco Elementos, cada um deles possuindo um tipo *Yin* e *Yang*, como apresentado na Tabela 3.1. Cada um dos 10 tipos possui um potencial diferente para o desenvolvimento pessoal, tem um conjunto diferente de lições de vida a serem aprendidas e sente a dor da separação do *self* superior de maneira distinta.

Os 10 tipos de personalidade alicerçados nos Cinco Elementos e emoções associadas serão discutidos em detalhes no Capítulo 4 e resumidos nas Tabelas 4.3 e 4.4. Outra classificação dos tipos psicológicos é apresentada no Capítulo 10, sobre os Oito Canais Extraordinários e resumida na Tabela 10.5.

TABELA 3.1 – Os dez tipos de personalidade

Tipos *Yin*	Tipos *Yang*
Fogo–*Yin*	Fogo–*Yang*
Terra–*Yin*	Terra–*Yang*
Metal–*Yin*	Metal–*Yang*
Água–*Yin*	Água–*Yang*
Madeira–*Yin*	Madeira–*Yang*

FATORES PATOGÊNICOS EXTERNOS

Os fatores climáticos, ou Fatores Patogênicos Externos, são geralmente apresentados como Vento, Frio, Calor, Umidade, Secura e Calor de Verão. Porém, freqüentemente ocorre confusão, pois o termo "Fator Externo" pode ser usado de dois modos diferentes. Em primeiro lugar, para significar um fator ambiental real, como um movimento de ar – Vento, baixa temperatura externa – Frio, temperatura externa aumentada – Calor e assim por diante. Em segundo, o termo pode significar uma reação patológica do corpo, por exemplo, Vento Calor é uma condição patológica que se manifesta com febre e calafrios e o Calor é um padrão apenas com febre, não importando se a pessoa foi exposta a um golpe de ar externo ou a temperatura elevada. Às vezes, há uma relação íntima entre os dois significados, como os padrões patológicos de Vento Frio, Vento Secura, Frio, Umidade e Calor de Verão surgindo após a exposição aos fatores ambientais associados.

Os conceitos de Vento Calor e Calor, em particular, referem-se menos a um fator ambiental e mais a uma reação patológica do corpo. Para o padrão ocidental, Vento Calor e Calor ocorrem principalmente nas infecções por microrganismos ou, no caso do Vento Calor, para as reações alérgicas. Enquanto o Vento Calor é uma reação que implica os níveis mais superficiais do corpo, o Calor pode envolver níveis progressivamente mais profundos, de acordo com a classificação dos Quatro Níveis, por exemplo. O termo Calor Exterior, portanto, é bastante dúbio; não se refere a uma temperatura externa elevada nem a uma reação limitada à superfície do corpo. A única aplicação para o palavra Externo (ou Exterior) é quando se adota o conceito ocidental de microrganismos externos. O conceito chinês que mais se compara a isso são as pestes ou as epidemias. Portanto, o termo Calor Exterior refere-se, neste livro, a febres agudas que não parecem estar relacionadas a fatores Internos, mas sim a infecções microbianas.

A agressão Externa pode estar ligada a fatores Internos predisponentes. Assim, o Frio Interno pode predispor à invasão de Frio Externo; a Umidade Interna pode predispor à Umidade Externa. No entanto, não serão discutidos os equivalentes Internos dos fatores Externos, uma vez que eles estão associados a síndromes específicas de órgãos. Por exemplo, Frio Interno pode estar relacionado à Deficiência do *Yang* dos Rins, do *Yang* do Coração ou do *Yang* do Baço e, Vento Interior à Deficiência do *Yang* do Fígado.

As combinações de pontos para os fatores patogênicos Externos são apresentadas na Tabela 3.2 para as síndromes Externas mais comuns:

Frio	Vento Frio
Umidade	Vento Calor
Calor de Verão	Vento Secura

O Calor foi incluído na Tabela 3.2, apesar de talvez não ser, rigorosamente, um fator Externo.

FATORES PATOGÊNICOS INTERNOS

Os Fatores Patogênicos Internos das doenças, normalmente apresentados como emoções, na realidade abrangem também o modelo mais amplo da personalidade, incluindo os sentimentos, os pensamentos e o comportamento. A Tabela 3.3 resume os 10 tipos de personalidade dos Cinco Elementos, abrangendo seus grupos emocionais.

É preferível referir-se aos cinco grupos de emoções que às cinco emoções. Por exemplo, o grupo de emoção do elemento Madeira inclui não somente a raiva, mas também impaciência, irritabilidade, intolerância, hipersensibilidade, incerteza, dúvida sobre si mesmo, frustração, depressão e ressentimento.

A Tabela 3.3 fornece alguns exemplos de combinações de pontos para os diferentes grupos de emoções, mas deve ser lembrado que tais combinações são apenas diretrizes, devendo ser modificadas de acordo com a necessidade individual.

FATORES DO ESTILO DE VIDA

Os fatores ditos "nem Externos, nem Internos", são aqueles de Estilo de Vida, relacionados com as compensações particularmente excessivas usadas pelos indivíduos, como expresso no início deste capítulo. As compensações utilizadas dependerão do tipo de personalidade, como será discutido no Capítulo 4.

É provável que a personalidade do tipo Terra-*Yang* use o alimento como compensação e o comer demais, especialmente de doces, talvez resulte em obesidade ou mucosidade nesse tipo constitucional. Um tipo Madeira-*Yang* pode começar a dirigir de forma agressiva e em alta velocidade como forma de compensação e o efeito desse comportamento na sociedade moderna para esse tipo de personalidade são frustração, hipertensão arterial, cefaléia ou trauma decorrente de um acidente.

A Tabela 3.4 resume as síndromes e doenças mais comuns surgidas dos principais fatores de estilo de vida, com exemplos de combinações de pontos para o tratamento, lembrando que são apenas diretrizes. Para cada caso, é melhor combinar acupuntura com a técnica de auto-ajuda. Por exemplo, a combinação de pontos para Fogo do Estômago será de pouca utilidade se o paciente continuar ingerindo pimenta em excesso, vodca e café forte.

Foi elaborada apenas uma seleção de fatores de estilo de vida na Tabela 3.4; no entanto, não foram incluídas drogas como nicotina, álcool, café, anfetaminas, cocaína, heroína e LSD.

TABELA 3.2 – Combinações de pontos para os Fatores Patogênicos Externos

Síndrome	Sinais e sintomas	Pulso	Língua	Combinação de pontos
Vento Frio	Resfriado com tosse aguda e catarro branco e predominância de calafrios	Superficial, apertado	Saburra branca fina	VC-22 Disp; P-7, IG-4, B-13 Disp M + R-7, E-36 Ton M para Deficiência do Qi Defensivo
Vento Calor	Resfriado com dor de garganta e predominância de febre	Superficial, rápido	Língua vermelha, saburra amarela fina	VG-14, VC-22, P-7, IG-4, TA-5 Disp + R-6 Ton; R-2 Disp para Fogo por Deficiência
Vento Secura	Tosse aguda e seca, com garganta e nariz secos, mas não há necessariamente sinais de Calor	Superficial	Fina, seca, saburra branca ou amarela	P-7, IG-4 Disp; P-5, R-6 Ton
Frio	Aversão ao frio, sensação de frio após exposição ao frio ou consumo de alimentos ou bebidas gelados; melhora com calor	Apertado, pode ser profundo e lento	Pode ser pálida, saburra branca	IG-4, R-7, E-36 Ton M + VG-14, B-11 Disp M para Vento Frio + VC-4 ou VG-4, B-23 Ton M para Deficiência do Yang dos Rins + VC-12 ou VG-6, B-20 Ton M para Deficiência do Yang do Baço
Umidade	Aversão à umidade e ao frio, sensação de entorpecimento e peso ou dor nos membros após exposição a condições de umidade	Talvez escorregadio	Pode ser pálida ou oleosa	VC-4, VC-12 Ton M; TA-6, BP-6, BP-9 Disp M alternar VG-4, VG-6, B-20, B-22, B-23 H M + PC-6, E-40 Disp para Fleuma + E-25, E-28 H M para Umidade Frio nos Intestinos
Calor de Verão	Sensação de desmaio, tontura, febre e náusea após exposição excessiva ao sol ou ao Calor de Verão; pode haver erupção cutânea avermelhada e pruriginosa	Pode ser superficial e largo ou vazio ou mínimo	Pode ser vermelha ou amarela, saburra pode ser amarela e gordurosa	VG-14, IG-4, IG-11 Disp; B-40 S + PC-9 para síncope
Calor	Febre de intensidade variada, com sede, podendo haver delírio e erupção cutânea avermelhada	Rápido, cheio	Vermelho-escura, seca, pode ter saburra amarela	VG-14, IG-4, IG-11 Disp + C-9, PC-9 ou shí xuān S para febre intensa + E-44, E-45 Disp para Calor no Estômago e Intestinos

Disp = Método de Dispersão; **Ton** = Método de Tonificação; **H** = Método de Harmonização; **M** = Moxa; **S** = Sangria.

TABELA 3.3 – Combinação de pontos para os grupos de emoções

Elementos	Tipos	Emoções	Combinação de pontos
Fogo Coração (Xin)	Yin	Tristeza, solidão, perda de interesse pela vida, pelos relacionamentos e pela atividade social	VC-4 (guān yuán), VC-17 (tàn zhōng), C-8 (shào fǔ), PC-8 (láo gōng), R-3 (tái xī), E-36 (zú sān lǐ) Ton
	Yang	Muita excitação, muito entusiasmo, irresponsabilidade, excesso de atividades social e sexual	VC-14 (jù què), VC-17 (tàn zhōng), C-8 (shào fǔ), R-1 (yǒng quán) Disp; C-6 (yīn xī), R-6 (zhào hǎi) Ton
Terra Baço (Pi)	Yin	Preocupação, muito pensamento e pouca ação, sensação de cansaço e vazio interno para cuidar de si ou de outros	VG-20 (bǎi huì), M; yìn táng Disp; VC-4 (guān yuán), VC-12 (zhōng wǎn), E-36 (zú sān lǐ) Ton/M; BP-6 (sān yīn jiāo) Ton
	Yang	Apego, possessão, intrusão, limitação da independência alheia por preocupação excessiva	VC-4 (guān yuán), VC-12 (zhōng wǎn), VC-17 (tàn zhōng), E-36 (zú sān lǐ), F-1 (dà dūn), F-13 (zhāng mén) Ton/M
Metal Pulmão (Fei)	Yin	Retraimento na participação ativa da vida, medo de perda, energia insuficiente para formar laços duradouros	VC-4 (guān yuán), VC-12 (zhōng wǎn), VC-17 (tàn zhōng), P-10 (yú jì), C-8 (shào fǔ), E-36 (zú sān lǐ) Ton/M
	Yang	Tristeza profunda, negatividade transparente para os outros, tristeza amenizada por novos relacionamentos	VC-6 (qì hǎi), VC-17 (tàn zhōng) H/M; P-7 (liè què), BP-1 (yǐn bái), BP-21 (dà bāo), F-1 (dà dūn), F-14 (qí mén) H
Água Rins (Shen)	Yin	Medo da vida, falta de ambição, desencorajamento fácil por dificuldade ou raiva, desistência da vida	VG-20 (bǎi huì), VC-4 (guān yuán), C-8 (shào fǔ), R-1 (yǒng quán), R-7 (fù liū), B-64 (jīng gǔ) Ton/M
	Yang	Temor da perda do controle, muita ambição, rudeza, necessidade de poder sobre os outros para sentir segurança	VG-20 (bǎi huì), VC-14 (jù què), PC-6 (nèi guān), R-1 (yǒng quán) Disp; VC-17 (tàn zhōng) R-6 (zhào hǎi) Ton
Madeira Fígado (Gan)	Yin	Hipersensibilidade, indecisão, falta de autoconfiança, incerteza da própria identidade e vida, fácil domínio pelos outros, timidez	VC-4 (guān yuán), TA-4 (yáng chí), VB-40 (qiū xū), BP-6 (sān yīn jiāo), E-36 (zú sān lǐ) Ton; VC-14 (jù què), VB-13 (běn shén) H
	Yang	Agressividade, impaciência, raiva, intolerância e egoísmo, tentativa de expandir o ego sem a preocupação com os outros	VG-20 (bǎi huì), C-8 (shào fǔ), R-1 (yǒng quán), F-2 (xíng jiān) Disp; F-8 (qū quán), R-6 (zhào hǎi) Ton

Disp = Método de Dispersão; **Ton** = Método de Tonificação; **H** = Método de Harmonização; **M** = Moxa.

ORIGENS DAS DOENÇAS 17

TABELA 3.4 – Combinação de pontos para os fatores de estilo de vida

Fator	Tipo	Doença exemplo	Síndromes	Combinações de pontos
Nutrição	Desnutrição (por dieta)	Cansaço, fraqueza muscular	Deficiência do Qi e do Xue (Sangue)	VC-12 (zhōng wăn), IG-4 (hé gŭ), E-36 (zú sān lĭ), BP-3 (tài bái) **Ton/M**
	Muito tempo sem se alimentar	Desmaio, cefaléia, irritabilidade	Deficiência do Pi Qi (Qi do Baço) e Hiperatividade do Gan Yang (Yang do Fígado)	VG-20 (băi huì), VB-20 (fēng chí), F-3 (tài chōng) **H**; VC-12 (zhōng wăn), E-36 (zú sān lĭ), BP-6 (sān yīn jiāo) **Ton**
	Comer quando se está chateado	Gastrite, Síndrome do Cólon Irritável	Estagnação do Gan Qi (Qi do Fígado) e Hiperatividade do Gan Yang (Yang do Fígado)	VC-12 (zhōng wăn), VC-14 (jù què), PC-6 (nèi guān), F-3 (tài chōng), F-13 (zhāng mén), E-36 (zú sān lĭ) **H**
	Alimentação em excesso	Constipação, náusea, distensão	Retenção de alimentos no estômago	VC-10 (xià wăn), VC-13 (shàng wăn), PC-6 (nèi guān), BP-4 (gōng sūn), E-40 (fēng lóng) **Disp**
	Excesso de comida fria e bebida	Distensão gástrica e dor	Frio invadindo o Estômago (Wei)	VC-12 (zhōng wăn), BP-4 (gōng sūn), E-21 (liáng mén), E-36 (zú sān lĭ) **Ton/M**
	Álcool e comida gordurosa em excesso	Náusea, cefaléia	Calor-Umidade no Fígado (Gan) e na Vesícula Biliar (Dan)	PC-6 (nèi guān), IG-4 (hé gŭ), VB-20 (fēng chí), VB-34 (yáng líng quán), F-3 (tài chōng), E-40 (fēng lóng) **Disp**
	Excesso de comida condimentada, café ou álcool	Gastrite	Fogo no Estômago (Wei)	VC-12 (zhōng wăn), PC-8 (láo gōng), IG-11 (qū chí), E-21 (liáng mén), E-44 (nèi tíng) **Disp**; BP-6 (sān yīn jiāo), R-6 (zhào hăi) **Ton**
Exercício	Excesso de exercício vigoroso	Exaustão	Deficiência do Xin (Coração) e do Shen Qi (Qi dos Rins)	VG-20 (băi huì), C-7 (shén mén), E-36 (zú sān lĭ), R-7 (fù liū) **Ton/M**
	Exercício insuficiente	Frustração e depressão	Estagnação do Gan Qi (Qi do Fígado)	VC-6 (qì hăi), VC-17 (tán zhōng), P-7 (liè quē), F-1 (dà dūn), F-3 (tài chōng), F-14 (qí mén) **H**
	Exercício em excesso durante a menstruação	Menorragia	Pi (Baço) não segura Xue (Sangue)	VC-4 (guān yuán), BP-1 (yĭn bái), BP-10 (xuè hăi), E-36 (zú sān lĭ) **Ton/M**
	Exercício vigoroso sem aquecimento adequado	Torção muscular	Estagnação do Qi e do Xue (Sangue)	Pontos Ah Shi, pontos locais e distais aos canais afetados
Trabalho	Trabalho físico em excesso	Exaustão, fraqueza muscular	Deficiência do Pi Qi (Qi do Baço) e do Shen Qi (Qi dos Rins)	VC-4 (guān yuán), VC-12 (zhōng wăn), IG-4 (hé gŭ), BP-6 (sān yīn jiāo), E-36 (zú sān lĭ), R-3 (tài xī) **Ton/M**
	Trabalho estressante	Cefaléias, insônia	Deficiência do Xin (Coração) e do Gan Yin (Yin do Fígado)	VG-20 (băi huì), C-8 (shào fŭ), F-2 (xíng jiān) **Disp**; C-3 (shào hăi), BP-6 (sān yīn jiāo), R-6 (zhào hăi) **Ton**
	Estudo e trabalho mental em excesso	Memória fraca e pouca concentração	Deficiência do Xue (Sangue) e Estagnação do Wei Qi (Qi do Estômago)	yìn táng, IG-1 (shāng yáng), BP-1 (yĭn bái), E-45 (lì duì) **H**; VC-4 (guān yuán), VC-12 (zhōng wăn), BP-6 (sān yīn jiāo), E-36 (zú sān lĭ) **Ton**
	Ambição excessiva, metas não reais	Exaustão total, falência	Excesso de Vontade dos Rins (Shen) e Deficiência do Shen Qi (Qi dos Rins)	VG-20 (băi huì), R-1 (yŏng quán) **Disp**; BP-6 (sān yīn jiāo), E-36 (zú sān lĭ), R-7 (fù liū) **Ton**
	Desemprego por longo período	Frustração, depressão, falta de confiança	Estagnação do Gan Qi (Qi do Fígado)	VC-6 (qì hăi), PC-6 (nèi guān), F-3 (tài chōng), F-14 (qí mén) **Disp**; TA-4 (yáng chí), VB-40 (qiū xū) **Ton/M**
	Perda de emprego ou aposentadoria recentes	Melancolia, depressão, falta de vida social	Estagnação do Xin Qi (Qi do Coração) e do Gan Qi (Qi do Fígado)	VC-6 (qì hăi), VC-17 (tán zhōng) **H/M**; P-7 (liè quē), R-6 (zhào hăi) **H**; R-1 (yŏng quán) **M**
Falta de Sono	Excesso de comida ou álcool durante a noite	Insônia com sensação de desconforto gástrico e de calor	Fogo do Estômago (Wei) e Fogo do Fígado (Gan)	VG-20 (băi huì), ān mián, PC-8 (láo gōng), F-2 (xíng jiān), E-44 (nèi tíng) **Disp**; BP-6 (sān yīn jiāo) **H**
	Trabalho mental em excesso durante a noite	Insônia acompanhada de pensamentos e preocupações infindáveis	Estagnação do Wei Qi (Qi do Estômago)	VG-20 (băi huì), yìn táng, IG-4 (hé gŭ), BP-1 (yĭn bái), BP-6 (sān yīn jiāo), E-8 (tóu wéi), E-45 (lì duì) **H**
	Sono insuficiente – dormir tarde e acordar cedo	Exaustão, perda de interesse e eficiência no trabalho	Deficiência do Shen Qi (Qi dos Rins) e do Yin	VG-20 (băi huì), VC-4 (guān yuán), IG-4 (hé gŭ) E-36 (zú sān lĭ), R-6 (zhào hăi) **Ton**

Continua

TABELA 3.4 – Combinação de pontos para os fatores de estilo de vida (*Continuação*)

Fator	Tipo	Doença exemplo	Síndromes	Combinações de pontos
Relacionamentos	Privação	Choque, melancolia, depressão	Estagnação do *Xin Qi* (*Qi* do Coração) e do *Fei Qi* (*Qi* do Pulmão)	VC-6 (*qì hăi*), VC-17 (*tàn zhōng*) **H/M**; P-7 (*liè què*), C-6 (*yīn xì*), R-6 (*zhāo hăi*) **H**
	Dificuldade de comunicação	Dor de garganta ou no peito	Estagnação do *Xin Qi* (*Qi* do Coração)	VC-17 (*tàn zhōng*), VC-23 (*lián quán*), PC-6 (*nèi guān*), BP-4 (*gōng sūn*) **Disp/M**; VC-4 (*guān yuán*) **Ton/M**
	Dificuldade em formar laços duradouros	Amedrontado e retraído	Deficiência do *Fei Qi* (*Qi* do Pulmão) e do *Shen Qi* (*Qi* dos Rins)	VC-4 (*guān yuán*), VC-17 (*tàn zhōng*) **Ton/M**; P-7 (*liè què*), R-6 (*zhāo hái*), E-36 (*zú sān lĭ*) **Ton**
	Necessidade de poder nas relações	Insegurança e paranóia	Deficiência do *Shen Qi* (*Qi* dos Rins)	VC-4 (*guān yuán*), VC-14 (*jù què*), E-36 (*zú sān lĭ*), R-3 (*tài xī*), B-64 (*jīng gŭ*) **Ton/M**; C-7 (*shén mén*), ID-3 (*hòu xī*) **H**
	Possessividade pegajosa	Comer em excesso e obesidade	Estagnação do *Pi Qi* (*Qi* do Baço)	VC-12 (*zhōng wăn*), PC-6 (*nèi guān*), BP-1 (*yĭn bái*), E-40 (*fēng lóng*), F-3 (*tài chōng*), F-13 (*zhāng mén*) **H**
Sexo	Sexo em excesso	Lombalgia, zumbido no ouvido	Deficiência do *Shen Qi* (*Qi* dos Rins)	VC-4 (*guān yuán*), E-29 (*guī lái*), E-36 (*zú sān lĭ*), R-3 (*tài xī*) **Ton**
	Sexo insuficiente	Depressão, frustração, dor nas costas	Estagnação do *Shen Qi* (*Qi* dos Rins), do *Gan Qi* (*Qi* do Fígado) e do *Xin Qi* (*Qi* do Coração)	VC-3 (*zhōng jī*), VC-6 (*qì hăi*), VC-17 (*tàn zhōng*), PC-6 (*nèi guān*), R-8 (*jiāo xìn*), R-13 (*qì xué*), F-3 (*tài chōng*) **H/M**
	Sexo quando estressado	Impaciência, tensão nervosa, inabilidade para relaxar e obter satisfação sexual plena	Deficiência do *Xin* (Coração) e do *Gan Yin* (*Yin* do Fígado)	VC-3 (*zhōng jī*), VC-14 (*jù què*), VC-17 (*tàn zhōng*), C-7 (*shén mén*) **H**; BP-6 (*sān yīn jiāo*), F-8 (*qū quán*) **Ton**
	Sexo insatisfatório	Falta de orgasmo, tristeza, raiva, ressentimento, amargura	Estagnação do *Qi* e Fogo do Fígado (*Gan*) e do Coração (*Xin*)	VC-3 (*zhōng jī*), VC-6 (*qì hăi*), VC-17 (*tàn zhōng*), P-7 (*liè què*), C-8 (*shào fŭ*), F-2 (*xíng jiān*) **Disp**
Trauma	Seqüela de trauma	Dor local ou falta de flexibilidade, área facilmente afetada por Vento, Frio e Umidade	Estagnação do *Qi* e do *Xue* (Sangue)	Pontos *Ah Shi*, local e distalmente aos canais afetados **H/M**; IG-4 (*hé gŭ*), BP-8 (*shào fŭ*) **Disp**
	Choque	Fragilidade, falta de confiança, retraído	Deficiência do *Xin Qi* (*Qi* do Coração) e do *Shen Qi* (*Qi* dos Rins)	VG-20 (*băi huì*), VC-4 (*guān yuán*), VC-14 (*jù què*), R-3 (*tài xī*), E-36 (*zú sān lĭ*) **Ton/M**; C-7 (*shén mén*) **H**
	Propensão a acidentes (não intencional)	Sonhar acordado, preocupação mental	Deficiência e Estagnação do *Pi Qi* (*Qi* do Baço)	VG-20 (*băi huì*), yìn táng, IG-1 (*shāng yáng*), IG-4 (*hé gŭ*), BP-1 (*yĭn bái*), BP-6 (*sān yīn jiāo*) **H**; E-36 (*zú sān lĭ*) **Ton/M**
	Propensão a acidentes (por ansiedade)	Falta de atenção e descuido devidos à ansiedade	Hiperatividade do *Gan* (Fígado) *Yang* e Fogo	VG-20 (*băi huì*), PC-8 (*láo gōng*), TA-5 (*wài guān*), F-2 (*xíng jiān*), VB-38 (*yáng fŭ*) **Disp**; R-6 (*zhāo hăi*), BP-6 (*sān yīn jiāo*) **Ton**

Disp = Método de Dispersão; **Ton** = Método de Tonificação; **H** = Método de Harmonização; **M** = Moxa.

DOENÇAS QUE SURGEM DE TRATAMENTOS

Isso não se refere à "agravação da cura", mas sim aos efeitos colaterais de tratamentos corretos, ou aos resultados de um tratamento incorreto.

EFEITOS COLATERAIS DE TRATAMENTOS CORRETOS

Estes efeitos são mais comuns na Medicina Ocidental que na Medicina Chinesa. Na Medicina Ocidental, um tratamento correto, seja ele medicamentoso, cirúrgico ou radiológico, pode ser acompanhado de efeitos colaterais de moderados a fatais. Os efeitos colaterais têm dois aspectos principais: primeiro, uma redução geral da resistência dos sistemas imunológico e psicológico; segundo, efeitos específicos.

O choque pós-operatório e os efeitos pós-anestésicos no sistema circulatório podem ser tratados por meio de combinações de pontos como C-7 e R-3; ou VC-4, VC-17, PC-6 e BP-4. A diminuição da resistência às infecções após o tratamento com cortisona pode ser tratada com combinações como P-9, R-7e E-36; ou B-13, B-20 e B-23. No entanto, as combinações de acupuntura para os efeitos colaterais de drogas específicas estão além da discussão deste livro.

TRATAMENTO INCORRETO

Ainda que o uso de Moxa em alguns casos de Excesso ou de Deficiência de Calor possa ter alguns efeitos desagradáveis, a acupuntura é um tratamento de auto-regulação. As combinações de pontos incorretas em geral não têm efeito, adverso ou benéfico. Há exceções: o uso de pontos como BP-4 e F-4 não é apropriado durante a gravidez.

O tratamento incorreto com ervas chinesas, especialmente quando são tomadas em associação com remédios ocidentais, pode ter efeitos mais sérios. Não é apenas o tratamento incorreto: o excesso de prescrições é extremamente prejudicial à saúde e à economia nacional. Por exemplo, as drogas psicotrópicas, como hipnóticos, tranqüilizantes e antidepressivos, são prescritas em excesso, provocando, além de efeitos colaterais, dependência e vício.

A acupuntura pode ser utilizada, em muitos casos, como uma alternativa a tais drogas e para tratar os efeitos colaterais e a dependência. Porém, o tratamento por acupuntura a longo prazo deve se basear no tipo de personalidade do paciente, conforme apresentado no Capítulo 4. Não é suficiente apenas fazer com que o paciente se livre do uso das drogas. O problema interno que o levou à droga deve ser trabalhado, ou ele retornará ao vício.

ACUPUNTURA E AUTO-AJUDA

Pelo exposto, fica óbvio que, em muitas situações, os benefícios da acupuntura serão limitados, a menos que os pacientes se esforcem para promover mudanças em si e em suas vidas ou, pelo menos, para aplicar um mínimo de auto-ajuda.

Existem três aspectos principais de auto-ajuda: compreensão, método e motivação.

COMPREENSÃO

O médico precisa compreender a personalidade e o padrão de vida do paciente para ajudá-lo a ter conhecimento de

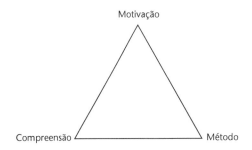

Figura 3.1 –

si mesmo e a habilidade de projetar uma perspectiva de vida. Talvez isso deva ocorrer lentamente, um pouco de cada vez, pois a repentina autoconscientização quase sempre conduz à auto-aversão e à perda de motivação. A lacuna entre o autoconhecimento e a aceitação de si pode ser de difícil ultrapassagem e muitos pacientes precisam de um apoio especial nessa fase.

MÉTODO

O médico precisa selecionar métodos de auto-ajuda apropriados à personalidade do paciente e seu estilo de vida, se possível, também agradáveis e recompensadores. Isso se aplica não somente aos sistemas de nutrição, exercício e meditação, mas também às técnicas de reorganização do trabalho e da vida diária.

As mudanças só podem acontecer em uma velocidade aceitável pelo paciente, sendo preferível dar-lhe apenas um projeto de cada vez. Também é aconselhável dar ao paciente uma tarefa que possa cumprir facilmente, fornecendo-lhe confiança e não sobrecarga, no início.

MOTIVAÇÃO

O principal problema costuma ser a falta de motivação. Muitos pacientes estão desanimados pelas inevitáveis contrariedades, então acabam se rendendo a elas. Até certo ponto, isso pode ser melhorado pelo tratamento por acupuntura. Por exemplo, um tipo Água–*Yin* pode ser facilmente desencorajado pelas adversidades e se beneficiará com os pontos VC-4, R-2 e R-7 pelos métodos de Tonificação e Moxa. Por outro lado, um tipo Madeira–*Yang* pode ficar rapidamente impaciente se o ritmo do progresso lhe parecer muito lento e se beneficiar com os pontos VG-20, R-1 e F-2 pelo método de Dispersão.

Mas, no final das contas, a motivação somente pode vir de dentro do paciente. O médico pode dar apoio e encorajamento mas, se o paciente não estiver pronto para fazer o esforço necessário para obtenção de mudanças, o médico tem que aceitar o fato. O problema será explanado com mais detalhes na introdução dos 10 tipos de personalidade, no próximo capítulo.

Os dez tipos de personalidades 4

■ Introdução

LIÇÕES DE VIDA

A estrutura da vida de cada indivíduo é composta de certas linhas ou temas que lhe são mais importantes e com os quais vai ter que aprender a lidar. Quando uma pessoa trabalha esses temas de forma positiva, aprendendo sua lição e permitindo a expressão e o desenvolvimento de suas habilidades naturais, pode ser que nesse processo tenha de superar muitas dificuldades, mas, não obstante, vai sentir satisfação interior. Além do desenvolvimento das habilidades naturais, as lições de vida podem implicar na superação para não repetir padrões negativos, como a raiva e a intolerância, o medo do fracasso ou a dificuldade de expressar sentimentos nas relações interpessoais.

Cada um dos 10 diferentes tipos de personalidade dos Cinco Elementos possui sua lição de vida específica, embora todo indivíduo seja único e, com freqüência, uma combinação complexa dos diferentes tipos dos Cinco Elementos. Esses tipos de personalidade e suas lições de vida estão resumidos nas Tabelas 4.1 e 4.2. A discussão sobre os 10 tipos de personalidade neste capítulo, apesar de fundamentada na Medicina Tradicional Chinesa, contém a interpretação pessoal do autor.

HABILIDADES NÃO UTILIZADAS

Se as principais habilidades não forem usadas, pode ocorrer crescente pressão interior de descontentamento, passível de se manifestar como doença. Por exemplo, um homem que pensa que deveria trabalhar na área de saúde, mas suas reais habilidades estão nos negócio e nas vendas, ou uma mulher que se aventurou no campo da administração, mas sua real habilidade é a comunicação por meio da escrita.

Em primeiro lugar, a pessoa tem de perceber o problema; em segundo, deve encontrar suas verdadeiras habilidades dentro de si e, em terceiro, desenvolver a força interna e a perseverança para realizar a mudança. O desenvolvimento disciplinado da intuição pode ser uma enorme ajuda para perceber os problemas da vida e vislumbrar a sucessão de passos pelos quais esses problemas poderão ser resolvidos.

TABELA 4.1 – A natureza dos Cinco Elementos

Fogo	Fogo representa espírito, consciência, experiência de unidade em toda a vida, amor, afeição e alegria. Inclui comunicação e expressão de idéias e sentimentos. É espontâneo, ativo e social
Terra	Terra representa matéria sólida, fundamento, estabilidade e praticidade, nutrição, cuidado e solicitude com os outros. Representa a mente analítica e a contemplação
Metal	Metal está ligado à respiração, ao corpo energético e ao ritmo constante de fazer entrar e deixar sair. Está relacionado às formação, manutenção e dissolução dos vínculos energéticos, ao aperfeiçoamento da sabedoria. É a habilidade de encarar a verdade e tornar-se uno com ela
Água	Água representa o armazenamento e a conservação de energia e, ao mesmo tempo, a energia concentrada da vontade dirigida à obtenção de metas. Água representa as principais mudanças da vida inerentes ao crescimento, não obstante, também as limitações impostas pelo medo. Representa a força interior e a fé em si mesmo
Madeira	Madeira representa a intuição e o desenvolvimento harmonioso do potencial de um indivíduo. Pode representar planos e decisões como manifestação externa desse desenvolvimento, liberdade de expressão, de criatividade e de independência em harmonia com as necessidades dos outros

TABELA 4.2 – Os dez tipos de personalidades dos Cinco elementos

Elemento	Tipo *Yin*	Tipo *Yang*	Equilíbrio
Fogo Coração	Sério, triste e melancólico; sem interesse pela vida, pelos relacionamentos e pela atividade social, sensação de solidão, de não ser amado e de não ter capacidade de ser amado	Agitado, muito excitado, muito entusiasmado e maníaco, loquaz, social ou sexualmente hiperativo, tolo, irresponsável, com tendência a esgotar as reservas energéticas, com exaustão, depressão e, mesmo ao suicídio	Experimentar o amor internamente e permitir que este se irradie, mas com calma e paz, alegria e vivacidade, equilibrando espontaneidade com contemplação, sabedoria com sobriedade
Terra Baço	Preocupações infindáveis e elucubrações mentais, com muitos pensamentos e pouca ação; sensação de vazio que torna difícil cuidar de si mesmo e dos outros	Devido aos medos e às inseguranças, pode usar a solicitude para prender os outros, controlar e restringir suas vidas; pode ser apegado, possessivo e intrometido na vida alheia	Ter uma mente calma, serena e lógica, capaz de traduzir livremente raciocínio em ação, personalidade estável e agradável, que seja solidária, prestativa e generosa sem invadir a privacidade dos outros
Metal Pulmão	Dificuldade para formar laços duradouros ou temeroso de criar novos relacionamentos por medo da perda; sem participação ativa no presente, vive no passado	Suprime ou se apega à própria mágoa, fala sobre as próprias aflições e contamina os outros com sua negatividade, usa novos relacionamentos apenas para amenizar mágoas passadas não resolvidas	Permitir o processo do pesar, desprender-se do passado, adquirir sabedoria e aprender e crescer com cada relação; participar da vida e formar novos laços, sem bloqueios pelo medo da perda
Água Rins	Falta de energia, medo, desiste da vida e de ter o controle do próprio destino; não realiza o suficiente; facilmente desencorajado por dificuldades ou perigo, falta de determinação para atingir metas	Realiza muitas coisas, ambicioso e cruel, sem consideração pelos outros; pode ser afoito e imprudente; suprime os medos, mas vive sob grande estresse com temor de perder o controle; procura segurança através do poder e dominação sobre os outros	Ter um desejo firme, mas considerando o próprio bem-estar e o dos outros; não ficar desencorajado por dificuldades ou perigos, sem se tornar imprudente; agir orientado pela força interior e fé em si mesmo, sem ser pela compensação da insegurança e do medo
Madeira Fígado	Possui pouco senso do *self* e insuficiente força pessoal; incerto quanto à própria identidade e ao caminho a seguir; tem dificuldade em expressar o próprio ego, não consegue impor limites; tímido, sofre de falta de confiança e é atormentado pelos próprios conflitos	Sente uma incerteza opressiva, por isso fica impaciente e irritado; intolerante e egoísta, expande o ego sem considerar as necessidades dos outros; dominador, raivoso, agressivo e, talvez, violento, facilmente frustrado e depressivo	Ser confiante e intuitivo, ter clareza quanto ao caminho a seguir, com a devida paciência para permitir o próprio desenvolvimento; ser forte e independente, mas capaz de expressar a própria personalidade de maneira suave e tranqüila, em harmonia com a vida dos demais

PADRÕES NEGATIVOS REPETIDOS

Algumas pessoas podem estabelecer metas fora da realidade e, na tentativa de alcançá-las, trabalhar em excesso e adoecer. Outros, por insegurança, podem-se tornar excessivamente apegados e possessivos nos seus relacionamentos, afugentando seus parceiros e, com isso, reforçando seus próprios medos.

A primeira fase para aprender tais lições é cultivar a autoconscientização, para que o padrão repetido seja claramente percebido. Em segundo lugar, o indivíduo tem de estar tão saturado de repetir o mesmo erro a ponto de querer efetuar a mudança necessária em sua personalidade, para poder ir além dessa perspectiva. Podem ser necessários muitos anos para alcançar tal ponto de saturação e, na verdade, isso também pode não acontecer e o indivíduo levar toda a sua vida repetindo o mesmo padrão.

Algumas vezes, os antigos padrões negativos parecem facilmente elimináveis, mas o comum é a necessidade de uma disciplina diária e constante para superá-los.

TRANSFORMANDO O NEGATIVO

O modo pelo qual se pode superar os padrões negativos é não lutar contra eles, pois isso pode fortalecê-los; deve-se, sim, colocar maior energia nos padrões positivos que os devem substituir. Afirmações positivas e visualizações criativas são dois excelentes caminhos para tanto.

Por exemplo, seria inútil para as pessoas do tipo Fígado-*Yang* repreenderem-se severamente pela sua intolerância ou se forçarem a ser tolerantes com algo, pois isso apenas aumentaria a pressão interior. É mais eficaz visualizar, silenciosamente, uma cena em que estejam sendo amáveis e levando em consideração as opiniões de outras pessoas, colocando, todos os dias, energia positiva nessa visualização.

O PAPEL DO MÉDICO

O médico pode ajudar o paciente a entender suas lições de vida de modo mais claro e agir como catalisador para que ele adquira a autoconscientização. O médico pode ensinar técnicas de meditação, afirmações positivas e visualização criativa e ajudar a desenvolver a intuição. Mas, até que o paciente esteja pronto para a mudança, cansado de repetir os enganos, o médico somente poderá oferecer apoio.

As pessoas só conseguem mudar conforme o próprio ritmo. Algumas não querem mudar de jeito nenhum; em outras, a mudança ocorre muito lentamente e, em outras, ocorrem arrancadas súbitas de mudança, seguidas por longos períodos de estagnação. O papel do médico é agir como catalisador para tais mudanças, mas somente quando for requerido.

COMBINAÇÕES DE PONTOS

O médico pode usar combinações de pontos de acupuntura adequados para cada um dos 10 tipos de personalidade, ajudando-os no crescimento pessoal. As combinações básicas estão resumidas na Tabela 4.3 e são apenas diretrizes que devem ser modificadas de acordo com a variação das necessidades do paciente.

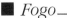

Fogo

A NATUREZA DO FOGO

O elemento Fogo pode representar o espírito, a força vital universal que vivifica a matéria e a forma. Nos seres humanos, o Espírito do Coração vitaliza o corpo físico, o corpo energético, as emoções e a mente.

O espírito concede a percepção consciente, a consciência da força vital ao se manifestar através do *self*, através de outras pessoas e através de todas as coisas vivas. É uma experiência de unidade, de comunhão, de ser uno com toda a vida. Quanto mais intensa for essa experiência de unidade, maior a sensação de alegria, êxtase, de amor por si mesmo, pelos outros e por todas as coisas.

A experiência de união e de amor é a base de todas as experiências religiosas e das grandes religiões. A manifestação do espírito em um ser humano é o *self* superior. O contato com o *self* superior proporciona uma experiência profunda interna de paz e amor capaz de irradiar-se por toda a vida. A identificação com o ego, o *self* inferior, pode trazer a perda de contato com a experiência do espírito e levar à sensação de perda e de alienação, que constituem fontes de problemas para o mundo e de doenças para os indivíduos.

AMOR E MEDO

O medo é o principal bloqueio do fluxo do amor. O ego, *self* inferior, é repleto de medo e considera o mundo e as outras pessoas como ameaças à sua existência. Tornar-se aberto e amoroso parece o mesmo que estar vulnerável e tal atitude é evitada. Assim, a pessoa acaba vivendo sem amor, considerando que viver e amar são duas coisas distintas. Quando viver e amar tornarem-se experiências idênticas, a busca acaba: o tesouro é encontrado.

VAZIO INTERIOR

Quando não existe contato com o fogo do espírito, a experiência do *self* superior, sente-se um vazio interior incapaz de ser suprido. As pessoas tentam, de várias maneiras, preencher esse vazio, para aliviar a dor da perda. Existem muitas formas de compensação: drogas, sexo,

TABELA 4.3 – As lições de vida dos tipos de Cinco Elementos

Elemento	Tipo Yin	Tipo Yang	Combinação de pontos
Fogo Xin (Coração)	Conservar energia e construir força, usar moderação e evitar os extremos, trabalhar em áreas que proporcionem prazer e aceleração das afeições, aprender como expressar os sentimentos e necessidades	Aprender quando parar, voltar a atenção para si e achar tranqüilidade e paz, equilibrar amor com contemplação e sabedoria, para permitir que o Fogo Interno do *Shen* (Espírito) se irradie com moderação	**Tipo Yin** Deficiência: VC-4 (*guān yuán*), VC-17 (*tán zhōng*), R-3 (*tài xī*), E-36 (*zú sān lǐ*) **Ton/M**; C-7 (*shén mén*), PC-7 (*dà líng*) **H**; C-8 (*shào fǔ*), PC-8 (*láo gōng*) **M** Alternar com VG-4 (*mìng mén*), VG-11 (*shén dào*), VG-20 (*bǎi huì*), B-23 (*shèn shū*), B-44 (*shén tāng*) **Ton** Estagnação: VC-6 (*qì hǎi*), VC-17 (*tán zhōng*), BP-4 (*gōng sūn*) **H/M**; VC-23 (*lián quán*), PC-6 (*nèi guān*) **H** ou **Disp** **Tipo Yang** VC-14 (*jù què*), VC-17 (*tán zhōng*), C-8 (*shào fǔ*), R-1 (*yǒng quán*) **Disp**; C-6 (*yīn xì*), R-6 (*zhào hǎi*) **Ton**
Terra *Pi* (Baço)	Sair de seu mundo interior de pensamentos, incorporar totalmente o corpo físico e usá-lo no mundo real; gradualmente substituir seus pensamentos negativos por uma estrutura de afirmações positivas, aprender a cuidar de si e dos outros	Desenvolver a força interior, controlar o medo e a insegurança que o faz querer controlar os outros; achar uma força de amor entre ele e os outros, para que não sinta um vazio interior que o faça dependente da presença de outros	**Tipo Yin** Falta de Ação: VG-20 (*bǎi huì*), yīn táng **Disp**; BP-1 (*yǐn bái*), E-45 (*lì duì*) **M**; VC-4 (*guān yuán*), VC-12 (*zhōng wǎn*), E-36 (*zú sān lǐ*) **Ton/M** Falta de Interesse: VC-12 (*zhōng wǎn*), VC-17 (*tán zhōng*), C-8 (*shào fǔ*), BP-2 (*dà dū*), BP-3 (*tài bái*), E-36 (*zú sān lǐ*) **Ton/M** Alternar com B-15 (*xīn shū*), B-20 (*pí shū*), B-44 (*shén tāng*), B-49 (*yì shè*) **Ton/M** **Tipo Yang** VC-4 (*guān yuán*), VC-12 (*zhōng wǎn*), VC-17 (*tán zhōng*), E-36 (*zú sān lǐ*), F-1 (*dà dūn*), F-13 (*zhāng mén*) **Ton/M**
Metal *Fei* (Pulmão)	Fortalecer o corpo físico e os centros *Dan Tian*, do Baço (*Pi*), e do Coração (*Xin*), fortificando a habilidade de formar laços e reduzir o medo, ganhar força e coragem para ir em frente, aprender a conviver consigo e animar-se novamente com a vida	Aprender a deixar passar as coisas e não permitir ofensas, encarar a verdade e ser honesto consigo e com outros, ao invés de usar as pessoas de modo egoísta para amenizar sua mágoa; aprender a ajudar os outros com seus problemas e colocar a mágoa sob perspectiva	**Tipo Yin** Deficiência: VC-4 (*guān yuán*), VC-12 (*zhōng wǎn*), VC-17 (*tán zhōng*), P-10 (*yú jì*), C-8 (*shào fǔ*), E-36 (*zú sān lǐ*) **Ton/M** Alternar com VG-4 (*mìng mén*), VG-12 (*shén zhù*), B-20 (*pí shū*), B-23 (*shèn shū*), B-42 (*pò hù*), B-44 (*shén tāng*) **Ton/M** Estagnação: VC-6 (*qì hǎi*), VC-17 (*tán zhōng*) **H/M**; P-1 (*zhōng fǔ*), P-6 (*kǒng zuì*), P-7 (*liè quē*), IG-4 (*hé gǔ*), R-6 (*zhào hǎi*), E-40 (*fēng lóng*) **H** Alternar com B-13 (*fèi shū*), B-15 (*xīn shū*), B-17 (*gé shū*), B-42 (*pò hù*), B-44 (*shén tāng*) **H** **Tipo Yang** VC-6 (*qì hǎi*), VC-17 (*tán zhōng*) **H/M**; P-7 (*liè quē*), IG-4 (*hé gǔ*), BP-1 (*yǐn bái*), BP-21 (*dà bāo*), F-1 (*dà dūn*), F-14 (*qí mén*) **H**
Água *Shen* (Rins)	Conservar e fortalecer sua energia, não aceitar tarefas que estejam além de sua capacidade, mas não adiar ou deixar tarefas não terminadas; aprender a lição da ação, achar a força interior para superar o medo da falha	Aprender a agir com calma e força interiores e não cpm impaciência e medo, acalmar e aprender o equilíbrio da atividade e do descanso, aprender a ser o melhor que pode ser, abrir-se para o amor e aprender a ter consideração por si e pelos outros	**Tipo Yin** VG-20 (*bǎi huì*), VC-4 (*guān yuán*), C-8 (*shào fǔ*), R-1 (*yǒng quán*), R-7 (*fù liū*), B-64 (*jīng gǔ*), E-36 (*zú sān lǐ*) **Ton/M** Alternar com VG-2 (*yāo shū*), VG-4 (*mìng mén*), VG-20 (*bǎi huì*), B-23 (*shèn shū*), B-52 (*zhì shì*) **Ton/M** **Tipo Yang** Excesso: VG-20 (*bǎi huì*), VC-14 (*jù què*), PC-6 (*nèi guān*), R-1 (*yǒng quán*) **Disp**; VC-17 (*tán zhōng*), R-6 (*zhāo hái*) **Ton** Deficiência: VG-20 (*bǎi huì*), VC-4 (*guān yuán*), R-3 (*tài xī*), BP-6 (*sān yin jiāo*), E-36 (*zú sān lǐ*) **Ton**; PC-6 (*nèi guān*) **Disp**
Madeira *Gan* (Fígado)	Descobrir sua força interior e ganhar segurança sobre si, fortalecer a projeção de energia para criar laços mais fortes e reduzir a intrusão e a dominação dos outros, desenvolver a intuição para ter maior senso de certeza e de sentido da vida	Acalmar e cultivar a disciplina da paz interior, agir com tranqüilidade e segurança internas, não com impaciência e estresse, aprender a relaxar e aproveitar, desenvolver a intuição para fluir harmoniosamente com a vida, em sintonia com as necessidades dos outros	**Tipo Yin** VC-4 (*guān yuán*), TA-4 (*yáng chí*), VB-40 (*qiū xū*), BP-6 (*sān yīn jiāo*), E-36 (*zú sān lǐ*) **Ton**; VC-14 (*jù què*), VB-13 (*běn shén*) **H** Alternar com VG-4 (*mìng mén*), B-19 (*dǎn shū*), B-23 (*shèn shū*), B-48 (*yang gang*) **Ton** **Tipo Yang** VG-20 (*bǎi huì*), yīn táng, PC-8 (*láo gōng*), F-2 (*xíng jiān*), R-1 (*yǒng quán*) **Disp**; F-8 (*qū quán*), R-6 (*zhào hǎi*)

Disp = Método de Dispersão; **Ton** = Método de Tonificação; **H** = Método de Harmonização; **M** = Moxa.

poder, estudo, excesso de trabalho, religião, dinheiro, posses materiais, crime, doença, etc. Todos os padrões de estilo de vida que provocam doenças surgem da falta da vivência de amor pelo *self*. A vivência de ódio pelo *self* significa ódio dos outros e do mundo, causando distúrbios psicológicos e físicos dos indivíduos e os males da sociedade moderna.

CONFUSÃO SOBRE O AMOR

A experiência da unidade com todas as coisas faz surgir o sentimento de amor e compaixão por tudo. Quando os indivíduos não têm essa experiência, buscam o amor fora de si, na relação com outras pessoas. Alguns, principalmente os do tipo Fogo, tendem a confundir amor com paixão; amor é abnegação, um sentimento de beleza e felicidade que revigora o corpo e a mente, enquanto a paixão é simplesmente uma intensa emoção, centrada em outra pessoa, podendo manifestar-se como ódio ou amor. Se as pessoas do tipo Fogo não vivenciarem o amor dentro de si, podem buscar prazer, excitação e sensação no sexo e nos relacionamentos com outras pessoas. É comum criarem problemas para si mesmos e para os outros, pelo comportamento irrefletido, espontâneo, entusiasmado demais e, principalmente, inconseqüente.

FOGO E ÁGUA

O elemento Fogo, o espírito, possui energia em expansão, sem conhecer limites ou fronteiras. O elemento Água possui concentração de energia, limitando o espírito às capacidades do indivíduo. A Água controla o Fogo e, entre eles, existe o equilíbrio. Necessita-se da energia inabalável e concentrada da Vontade para balancear a tendência, do elemento Fogo, de espalhar sua energia em todas as direções e de se mover rapidamente de um objeto a outro.

Da mesma forma como o medo controla a alegria excessiva, também o medo, em seu aspecto positivo, como conscientização das limitações, modera o fluxo de amor dentro dos limites do potencial de um indivíduo.

COMUNICAÇÃO

O fogo do espírito jorrando dentro de um indivíduo busca expressão na comunicação e na troca de idéias e de sentimentos de amor e de afeto. As pessoas do tipo Fogo amiúde precisam moderar a espontaneidade, considerar as conseqüências de sua linguagem e de suas ações, equilibrar amor com sabedoria e ter consideração para com os demais.

O CENTRO DO CORAÇÃO

O centro de energia do Coração é considerado, pela maioria das religiões, como o foco central do fluxo de amor de um indivíduo. A harmonia entre os centros *Dan Tian*, Coração e Coronário representa o equilíbrio entre a vontade, o amor e a sabedoria, a chave para o auto-aperfeiçoamento.

Em termos de sistemas de Órgãos, a expressão de amor, qualidade do coração "físico", é equilibrada pelas qualidades dos outros quatro sistemas orgânicos (Tabela 4.4).

TIPOS FOGO-*YIN* E FOGO-*YANG*

TIPO FOGO-YIN

No tipo *Yin*, a manifestação do Fogo está reduzida, por Deficiência ou por Estagnação. Na Deficiência, existe simplesmente falta de Fogo, amor e alegria. Na Estagnação, o sentimento existe, mas está bloqueado.

Nos dois tipos, há seriedade, tristeza, melancolia e falta de interesse pela vida, pelos relacionamentos e pela atividade social. O indivíduo sente-se solitário, não amado e incapaz de ser amado. No entanto, o tipo Estagnação pode-se recuperar temporariamente se os bloqueios emocionais forem libertados como, por exemplo, por um sorriso ou uma diversão social. Mas tal alívio pode ser apenas transitório, uma vez que as pessoas desse tipo tendem a apresentar dificuldades no fluxo e na expressão de suas emoções.

TIPO FOGO-YANG

O Fogo no tipo *Yang* parece queimar muito intensamente, sem adequado controle. O tipo Fogo-*Yang* tende à excitação e ao entusiasmo excessivos e até a comportamentos maníacos. Pode haver verborréia, atividades social e sexual excessivas, desconsideração pelas conseqüências de linguagem e ações, resultando em comportamento insensato e irresponsável.

EQUILÍBRIO

Os extremos da insensatez, da hiperexcitação e da mania, ou da seriedade, da apatia e da depressão são, todos, desequilíbrios. O equilíbrio, para o indivíduo do elemento Fogo, consiste em encontrar o amor interior e permitir que este se irradie em torno de si, porém de forma tranqüila e pacífica. Só assim, vai se sentir cheio de vida e feliz, harmonizando a espontaneidade que lhe é peculiar com contemplação, sabedoria e força.

TABELA 4.4 – As qualidades dos quatro sistemas de órgãos

Madeira	Fígado	Intuição
Água	Rins	Vontade
Metal	Pulmão	Sabedoria
Terra	Baço	Contemplação

LIÇÕES DE VIDA DOS TIPOS FOGO

TIPO FOGO-YIN

Os tipos Fogo-*Yin* podem ser divididos em dois grupos: os que possuem manifestação reduzida do Fogo por Deficiência e os que apresentam essa redução por Estagnação.

DEFICIÊNCIA

Pode derivar de Deficiência constitucional generalizada, de Deficiência constitucional específica do elemento Fogo, da extinção do elemento Fogo ou da falta de uma situação apropriada que permita o desenvolvimento do elemento Fogo.

Para a Deficiência constitucional generalizada, o indivíduo precisa aprender como desenvolver paulatinamente a força e conservar a energia. Para a Deficiência constitucional específica do elemento Fogo, o indivíduo precisa fortalecer o coração e a circulação com nutrição adequada e exercícios moderados. Para compensar a falta interna de Fogo, a pessoa pode ser impelida ao uso de estimulantes do coração, como café e altas doses de ginseng, embora devesse evitar isso. Aquele que apresenta Deficiência do Fogo do Coração em decorrência da extinção precisa aprender a grande lição para os tipos Fogo-*Yang*: moderação e sobriedade. Também precisa aprender a evitar os extremos em todas as coisas e procurar o prazer no equilíbrio e na harmonia. Quem possui Deficiência de Fogo por este estar subdesenvolvido, precisa se permitir estabelecer situações pessoais e de trabalho que lhe proporcionem satisfação e que estimulem os afetos, para abrir o centro do Coração.

ESTAGNAÇÃO

Os indivíduos com Estagnação precisam aprender a expressar suas emoções e a comunicar suas necessidades para os outros. Serão extremamente beneficiados pelo trabalho de grupos de aconselhamento e de psicoterapia, para que ganhem fluência na exposição dos sentimentos.

Pode ser necessária a disciplina diária e perseverante na tentativa de expressar necessidades e sentimentos às outras pessoas, não deixando que estes fiquem estagnados. É como aprender um idioma: apenas com a prática diária a fluência se desenvolve. Algumas vezes, escrever os sentimentos ou comentá-los em voz alta, quando sozinhos, pode ajudar o desbloqueio.

TIPO FOGO-YANG

Os indivíduos do tipo Fogo-*Yang* podem ter grande habilidade de inspirar e encorajar outras pessoas, de se comunicarem e divertirem os amigos, porém precisam aprender quando parar. Os indivíduos do tipo Fogo-*Yang* podem ficar exaustos, assim como os outros, devido à sua atividade incessante e ao entusiasmo em excesso. Podem causar graves danos às próprias vidas e às de outras pessoas, pela linguagem e pelo comportamento desagradável, inconseqüente e irresponsável. Tais indivíduos, para melhorar sua condição, precisam voltar a atenção para si e aprender a equilibrar o amor com contemplação e sabedoria. Só assim vão permitir que o Fogo Interno do Espírito se irradie com temperança.

COMBINAÇÕES DE PONTOS

Tipo Fogo-*Yin*
 Deficiência VC-4, VC-17, R-3, E-36 **Ton M**; C-7, PC-7 **H**; C-8, PC-8 **M**
  Alternar com VG-4, VG-11, VG-20, B-23, B-44 **Ton**
 Estagnação VC-6, VC-17, BP-4 **H M**; VC-23, PC-6 **H/Disp**

Tipo Fogo-*Yang* VC-14, VC-17, C-8, R-1 **Disp**; C-6, R-6 **Ton**

Exemplo

Um homem de 30 anos tinha o diagnóstico de encefalite com mialgia. Estava exausto e ficava excitado facilmente. Seu pulso era vazio, instável, levemente irregular, apresentando alteração na freqüência e no volume.

O diagnóstico foi Deficiência do Fogo do Coração com subjacente Deficiência do *Qi* e do *Yin* do Coração e dos Rins. Foi utilizada a seguinte combinação de pontos:

VG-24, VC-14, VC-17 **H**; C-6, R-6 **Ton**; R-1 **massagem**

Os pontos do Vaso Governador e os Pontos de Transporte Dorsais foram evitados, pois provocaram reações adversas no paciente.

Exercícios de *Qi Gong* focalizando o centro *Dan Tian* e a área do ponto R-1 revelaram-se relaxantes e revigorantes para o paciente, mas os exercícios de *Qi Gong* usando os centros da Fronte e do Coração foram evitados, já que a atenção voltada para esses centros agravava sua sensação de desconforto.

■ *Terra*

A NATUREZA DA TERRA

Se o elemento Fogo representa o espírito, o elemento Terra representa a matéria sólida que o espírito vivifica e pela qual se manifesta. Se o espírito não estiver sedimentado adequadamente no corpo físico, o indivíduo pode se sentir desamparado e irreal, instável emocional e intelectualmente. Ou, então, quando as pessoas tentam negar o corpo físico, como ocorre na anorexia, prejudicam tanto a fisiologia como o fluxo de amor em suas vidas.

TERRA E MÃE

O elemento Terra representa a mãe, não apenas sob o aspecto de nutrir o corpo físico, mas também no aspecto do desvelo, do tomar nos braços e proteger o bebê, de forma que este se sinta seguro física e emocionalmente. Havendo dificuldades no primeiro ano de vida e sendo a mãe incapaz, física ou emocionalmente, de prover a nutrição adequada, ou existindo medo e insegurança nessas situações, uma criança suscetível pode desenvolver padrões de insegurança que persistirão durante toda a vida.

A capacidade de cuidar, de ser um esteio sólido, estável, agradável e afetuoso para outros pode ser uma característica marcante nos indivíduos do tipo Baço, como também pode estar ausente ou subdesenvolvida. Se o indivíduo sentir um vazio interior, poderá ser incapaz de educar outras pessoas.

PREOCUPAÇÃO EXCESSIVA

A preocupação e o cuidado com os outros é uma parte natural da vida e constitui a principal função do elemento Terra. No entanto, se uma pessoa for insegura, pode usar a solicitude como meio de manter outras pessoas próximas a si. Pode ser insegura, apegada e possessiva nos relacionamentos ou dominadora e invadir a vida alheia, utilizando-se da sua solicitude. Se for rejeitada no intento, sente pena de si e tenta prender as pessoas usando chantagem emocional, para que se sintam culpadas.

TERRA E O CICLO DE CONTROLE

No Ciclo de Controle ou de Dominação dos Cinco Elementos, a Terra é controlada pela Madeira e controla a Água. Em outros termos, a raiva domina a compaixão e a compaixão domina o medo. No entanto, pode existir uma contradominação da Terra sobre a Madeira, quando a solicitude excessiva limita a independência e a liberdade dos outros, gerando ressentimento. Ou pode existir contradominação da Terra pela Água, quando o medo limita o desenvolvimento da habilidade de cuidar dos outros.

O tratamento com base nos Cinco Elementos usando o Ciclo de Controle pode ser utilizado para amenizar tais desequilíbrios.

CONTEMPLAÇÃO

A contemplação, o pensamento e a análise são atributos do elemento Terra e da mente racional. É a parte da mente que lida com os problemas práticos do cotidiano e com a lógica do pensamento abstrato. Foi designada como o lado esquerdo do cérebro, ao contrário do lado direito, que lida com a intuição, que está mais sob o domínio do Fígado e do Coração.

Se houver pensamento demais e pouca ação, o indivíduo pode se perder em um mundo de pensamentos obsessivos, preocupações e elucubrações mentais. Na esquizofrenia, os pensamentos se tornam dissociados da realidade do corpo físico e do ambiente.

PREOCUPAÇÃO

Uma pessoa pode ser solidária e solícita sem tentar agarrar-se ou cercear a liberdade daquele de quem cuida. Mas se a solidariedade e a solicitude estiverem associadas ao medo e à insegurança, a pessoa se torna apegada, necessita da presença constante do outro e dá um jeito de mantê-la presa a si.

A preocupação é um misto das emoções de insegurança e de solicitude com a hiperatividade mental do elemento Terra.

CENTRO DE ENERGIA DO BAÇO

O centro de energia do Baço, localizado no interior do corpo no nível do ponto VC-12, tem funções que coincidem com as do órgão Baço, no que se refere à responsabilidade pela assimilação de energia para o corpo e sua distribuição para todo o sistema. A nutrição, em nível físico, liga o centro do Baço com o centro *Dan Tian* e com os Rins, que armazenam a energia. A nutrição, no nível emocional, liga o centro do Baço com o centro do Coração e, no nível mental, liga os centros do Baço e os centros da Fronte.

Então, a Deficiência do *Qi* pode ser tratada com VC-4 + VC-12 pelo Método de Tonificação. A dificuldade de sentir solidariedade e amor pelos outros pode ser tratada com VC-12 + VC-17 pelos Métodos de Tonificação e Moxa. A hiperatividade mental pode ser tratada com VC-12 + *yìn táng*, pelo Método de Dispersão.

TIPOS TERRA-*YIN* E TERRA-*YANG*

TIPO TERRA-*YIN*

Existem dois tipos principais de personalidade Terra-*Yin*: aqueles com falta de iniciativa e aqueles com falta de solicitude.

FALTA DE INICIATIVA

O indivíduo desse tipo vive em um mundo interior de pensamentos e preocupações que não são transformados em ação. Na verdade, os pensamentos podem estar dissociados da realidade. O grupo inclui os superintelectuais, os preocupados, os obcecados e os esquizofrênicos. Não habitam de forma plena o mundo físico ou seu próprio corpo físico, embora possam se preocupar com essas questões indefinidamente.

FALTA DE SOLICITUDE

As pessoas desse tipo sentem um vazio interior e acham difícil tomar conta ou acalentar esperanças de/para si próprios e de/para os outros. Às vezes, na primeira infância, a solidariedade é superdominada pelo medo ou, então, Coração, a mãe, não consegue suprir o amor que Baço, o filho, transforma em solidariedade.

TIPO TERRA-YANG

Os tipos Terra-*Yang* geralmente possuem grande capacidade de cuidar dos outros, mas, por seus próprios medos, inseguranças e vazio interior, quase sempre usam o cuidado com o outro para se apoiar e controlar suas vidas.

Podem usar a solidariedade e a solicitude de forma tão drástica que acabam sufocando o crescimento dos que estão ao seu redor, limitando o desenvolvimento da independência, da autoconfiança e da criatividade deles. Os tipos Terra-*Yang* podem usar o altruísmo como um instrumento extremamente egoísta.

Assim é a relação entre Terra e Madeira: os que são cuidados podem-se tornar ressentidos pela limitação da liberdade, os que cuidam podem ficar ressentidos por se sentirem rejeitados e, ainda assim, cada qual permanece aferrolhado na dependência recíproca.

EQUILÍBRIO

O equilíbrio para o tipo Terra está em manter a mente serena, calma e lógica, capaz de traduzir com liberdade o pensamento em ação e em se tornar uma pessoa firme, estável e agradável, que seja solidária, solícita e carinhosa sem invadir a vida das pessoas.

LIÇÕES DE VIDA DOS TIPOS TERRA

TIPO TERRA-YIN

Os dois tipos principais de Terra-*Yin* possuem diferentes lições de vida.

FALTA DE INICIATIVA

As pessoas precisam aprender a sair de suas mentes, a habitar plenamente o corpo físico e utilizá-lo no mundo real exterior. Para algumas, caminhadas vigorosas nos campos, bosques ou montanhas podem, pelo emprego do corpo e pela relação harmoniosa com a natureza, começar a trazer a consciência do mundo real.

Para outras, a utilização de uma estrutura bem-definida de afirmações positivas pode ajudar a deslocar as energias da mente das preocupações negativas para pensamentos mais positivos. Um exercício muito útil é focalizar a atenção no centro *Dan Tian* e visualizar a energia espalhando-se desse centro para todo o corpo. Devem-se evitar os exercícios que focalizem os centros da cabeça.

FALTA DE SOLICITUDE

A primeira lição é aprender a se nutrir e a cuidar de si mesmo. Isso pode começar com uma alimentação prazerosa e balanceada. Não é aquela dieta típica, que implica punição por não ter nenhum valor. Cuidar de si inclui fazer coisas agradáveis para a mente e para o corpo, como ir ao teatro, fazer uma sessão de aromaterapia, passar um feriado ao ar livre e assim por diante.

Se uma pessoa não considerar que ela própria merece ser cuidada, vai ser difícil cuidar dos outros. Os exercícios de *Qi Gong* que focalizam o centro do Baço, envolvendo temas de nutrição e de cuidados, podem ajudar o tratamento por acupuntura. Exercícios posteriores podem focalizar o centro do Coração.

TIPO TERRA-YANG

Esse tipo de indivíduo precisa desenvolver a força interior para controlar o medo e a insegurança que fazem com que queira se apoiar em outras pessoas. Também precisa encontrar uma fonte de amor dentro de si para que não sinta o vazio interior que o torna dependente da presença de outros.

Os exercícios de *Qi Gong* dirigidos para a força interior capaz de controlar o medo devem focalizar o centro *Dan Tian* e, para cultivar o amor interior, devem estar focados no centro do Coração.

COMBINAÇÕES DE PONTOS

Tipo Terra-Yin
   Falta de Iniciativa   VG-20, *yìn táng* Disp; BP-1, E-45 M; VC-4, VC-12, E-36 **Ton M**
   Falta de Solicitude VC-12, VC-17, C-8, BP-2, BP-3, E-36 **Ton M**

Tipo Terra-*Yang*   VC-4, VC-12, VC-17, E-36, F-1, F-13 **Ton M**

Exemplo

Um homem de 63 anos, intelectual, sedentário, com queixa de acúmulo de pensamentos, exaustão e fraqueza física. Seu pulso era fino, quase imperceptível, instável e levemente em corda.

O diagnóstico foi firmado como tipo Terra-*Yin* com Deficiência do *Qi* do Baço pela atividade excessiva da mente e pela falta de atividade física do corpo. O tratamento realizado foi:

IG-4, B-2 **H**; IG-1, B-67, E-36, E-45 **Ton M**

Os pontos IG-4 e E-36 foram utilizados para tonificar o *Qi* e o Sangue; os pontos IG-1 e E-45 foram usados como pontos do Canal *Yang* Brilhante para limpar e revigorar a mente; os pontos B-2 e B-67 foram usados para fortalecer o cérebro e desanuviar a mente.

■ Metal

A NATUREZA DO METAL

ALMA CORPÓREA

Na filosofia chinesa, *Po*, a Alma Corpórea, ou Espírito Corporal, tem ligação com o órgão físico Pulmão e com o elemento Metal. A Alma Corpórea é considerada como o aspecto mais denso, mais físico e mais material da alma. É equivalente ao corpo energético da metafísica ocidental, às vezes chamado de corpo etéreo ou teia etérea. A Alma Corpórea ou corpo energético permeia o corpo físico e é considerada a base de coalescência do corpo físico. É inseparável do corpo físico e, na morte, ambos se extinguem.

SIGNIFICADO DA RESPIRAÇÃO

A Alma Corpórea, ou corpo energético, está constantemente vibrando com o ritmo da respiração, a medida que a energia da respiração entra e sai do corpo, catalisando os fluxos de energia nela contidos.

O ar e a respiração possuem dois aspectos. O aspecto físico molecular e o aspecto energético do *Qi* ou *prana*. A energia da respiração conecta o indivíduo com os campos de energia exteriores. Cada respiração conecta o interior com o exterior, de forma que nenhum ser humano é capaz de se isolar completamente e se retirar da vida externa. A respiração é um ritmo incessante de receber e liberar, ou seja, receber a energia e as moléculas necessárias do exterior e deixar sair o que não é necessário, as sobras residuais.

PESAR

Os Pulmões, o elemento Metal, estão envolvidos com o ritmo de receber e liberar, não apenas no que tange à respiração, mas também na formação e dissolução das ligações ou vínculos emocionais. Esses vínculos são como fios de energia que prendem a pessoa ao objeto da ligação, que pode ser material, como o brinquedo de uma criança, ou outro ser humano. O rompimento ou a dissolução desses vínculos causa a dor da perda e a emoção do pesar.

FUNÇÃO DO PESAR

O processo completo do pesar implica na completa dissolução de ligações e vínculos antigos para deixar espaço para as coisas novas. É um processo pelo qual os indivíduos fazem um balanço da própria atitude diante da vida e reformulam a própria identidade. O pesar e o elemento Metal são como a espada da verdade, que apara o que não é essencial, elimina as ilusões e confronta o indivíduo com a realidade.

SABEDORIA

O pesar cumpre-se na sabedoria. A partir de cada vínculo e da dor esclarecedora do desprendimento surge um novo nível de autoconhecimento e autopercepção. Isso é sabedoria. Quando existe a mesma disposição para se desapegar ou para se apegar a algo, de igual maneira livre que se permita receber e deixar o ar sair no processo de respiração, quando se está disposto a aceitar a dor do pesar e o conhecimento que esse processo traz, então se atingiu a verdadeira sabedoria.

TIPOS DE PESAR

Os laços emocionais e o pesar podem estar relacionados com muitas coisas, como perdas por morte e separação, perda de um negócio ou da expressão de criatividade, de uma parte do corpo numa cirurgia, da feminilidade com o avançar dos anos, perda de identidade. O pesar pode estar associado com qualquer situação na qual tenha havido formação de laços energéticos entre a pessoa e o objeto da ligação.

Pode surgir da identificação com o sofrimento de outras pessoas, com as tragédias do mundo, fome, doenças e a crueldade do homem contra seus semelhantes.

O pesar, ou seja, a dificuldade de se desapegar ou se desprender das coisas ou das pessoas pode ainda estar ligado aos pequenos processamentos diários em nos libertarmos de conceitos formados no passado e necessitados de reformulação. Por exemplo, numa relação, cada parceiro precisa estar se desfazendo constantemente da imagem que fez do companheiro no passado, já que ambos mudam e incessantemente estão revelando aspectos novos da personalidade.

ASPECTOS NEGATIVOS DO PESAR

O pesar é uma emoção dolorosa e perturbadora que as pessoas tentam evitar. Em algumas sociedades, é um sentimento tão rejeitado que os indivíduos tomam tranqüilizantes prescritos por terapeutas para suprimi-lo. No entanto, o pesar reprimido produz a dor crônica da tensão entre a tentativa de manter o objeto de ligação e o desprendimento do vínculo. Pode estagnar o *Qi* do Pulmão e causar problemas respiratórios como dispnéia e bronquite. Na opinião do autor, pode estagnar o *Qi* do corpo, contribuindo para o desenvolvimento de carcinomas.

Preocupar-se com os caroços de energia estagnada pode substituir a mortificação pela perda do objeto amado, mas o encistamento de energia dentro do corpo pode resultar na formação de massas materiais, como fibroma uterino e carcinoma de mama. Outras pessoas podem tentar se agarrar às recordações, recolher-se em si, viver do passado e se negar a participar do momento presente. À primeira vista, podem parecer frios, sonhadores ou desligados, mas podem estar com medo de criar novas ligações pelo receio da dor da perda; na verdade, essa atitude significa medo da vida.

MEDO E PESAR

No Ciclo de Geração dos Cinco Elementos, o filho do pesar é o medo. Desprender-se das coisas ou das pessoas significa ficar sozinho, sofrer com a perda da identidade, morrer um pouquinho. O pesar pode estar intimamente ligado ao medo, medo de ficar sozinho, medo do desconhecido, medo de separar-se do objeto amado, medo da morte, medo de criar laços, enfim, medo da vida.

Havendo Deficiência do Rim, o indivíduo pode estar temeroso demais de falhar ou das perdas para ser capaz de criar laços. Na Deficiência do *Qi* do Pulmão, o indivíduo simplesmente carece da energia necessária para formar laços ou apenas é capaz de criar ligações frágeis, com dificuldades para continuar os relacionamentos.

METAL E CENTROS DE ENERGIA

O elemento Metal e o pesar manifestam-se de modos diferentes, de acordo com o centro de energia.

CENTRO DA FRONTE

O processo bem resolvido do pesar pode trazer sabedoria e aprofundar a percepção e a perspectiva de vida. O pesar não expresso pode causar confusão e embotamento mental. O ponto *yìn táng* pode tratar essa condição.

CENTRO DA GARGANTA

Esse centro lida com a comunicação e com a expressão de sentimentos, então o ponto VC-22 pode ajudar na expressão e resolução do pesar.

CENTRO DO CORAÇÃO

A diferença entre o Coração e o Pulmão nos relacionamentos é que o primeiro representa a troca de sentimentos e afetos, enquanto o segundo representa a formação, manutenção e dissolução dos vínculos dos apegos emocionais. Os problemas com o Coração e com o Pulmão podem bloquear o Centro do Coração, impedir o fluxo livre de amor e de afeição entre as pessoas e contribuir para doenças do coração e do sistema circulatório, ou para o desenvolvimento de carcinoma de mama.

CENTRO DO PLEXO SOLAR

O medo, a ansiedade e a insegurança surgidos de uma separação podem se concentrar no Centro do Plexo Solar e essas emoções podem suprimir o pesar, bem como causar problemas físicos como dispnéia ou síndrome do colo irritável. O ponto VC-14 é utilizado para amenizar a situação.

CENTRO DO BAÇO

A solidariedade é a mãe do pesar e a habilidade de cuidar e nutrir outra pessoa é necessária para a formação de elos duradouros. O ponto VC-12 pode ser útil para tal situação.

CENTRO *DAN TIAN*

O fortalecimento do centro *Dan Tian* pode reduzir o medo que impede as pessoas de se desprenderem de antigos vínculos ou de iniciarem novas relações. Pode também propiciar mais energia para a formação de laços. O ponto VC-4 pode ser usado com Método de Tonificação para esse propósito, enquanto o ponto VC-6 é melhor quando combinado com o VC-17, pelo Método de Harmonização, para mover a Estagnação do *Qi* provocada pelo pesar e pela depressão.

CENTRO REPRODUTOR

O pesar pode estagnar o Centro Reprodutor e o processo da sexualidade e reprodução, causando menstruações irregulares, cistite, fibromas, leucorréias e impotência sexual.

O pesar pode derivar da perda de um parceiro, de filhos, de um negócio ou por nunca ter tido filhos. O ponto VC-3 pode ser usado em combinação com o VC-17 para tratar esses problemas.

TIPOS METAL-*YIN* E METAL-*YANG*

TIPO METAL-YIN

As personalidades do tipo Metal-*Yin* podem ser divididas em dois grupos: Deficiência e Estagnação.

DEFICIÊNCIA

Esse tipo de indivíduo pode ter dificuldade em criar laços duradouros por Deficiência do *Qi* do Pulmão e, muitas vezes, do *Qi* dos Rins. Pode sentir medo de novos relacionamentos e evita participar ativamente da vida, recolhendo-se em sonhos solitários e lembranças do passado.

ESTAGNAÇÃO

Os indivíduos podem ter mais energia como também mais pesar silencioso. Podem ter dificuldade de falar sobre suas mágoas, de encará-las e expressá-las e podem tentar suprimi-las com tranqüilizantes, álcool e outras drogas. A internalização do pesar pode bloquear relacionamentos novos passíveis de ser satisfatórios e, muitas vezes, provocar doenças.

TIPO METAL-YANG

De todos os tipos *Yang* dos Cinco Elementos, o Metal-*Yang* é o menos *Yang* e extrovertido deles. Na sociedade ocidental são raras as manifestações intempestivas públicas de pesar, tais como soluçar, lamentar-se, debater-se, rasgar roupas ou puxar o próprio cabelo. Tendem a ser episódios rápidos e esporádicos, ao contrário da personalidade hipomaníaca do tipo Fogo ou da possessividade intrusiva constante do tipo Terra.

É natural querer ajudar os que estão aflitos, mas alguns tipos Metal-*Yang* não querem se livrar de suas mágoas e, sim, comentá-las sem parar e espalhar sua miséria para todos. Agarram-se às amarguras, aos ressentimentos e lamentações acerca do passado e esgotam as pessoas com a repetição interminável de suas queixas.

Podem também usar outras pessoas, criando novos relacionamentos simplesmente para aliviar a dor do pesar e não por terem uma verdadeira consideração pelo novo companheiro.

EQUILÍBRIO

O equilíbrio está em permitir todo o processo do pesar, conseguir se desprender do passado, adquirir sabedoria e aprender e crescer a partir de cada relacionamento ou vínculo afetivo, em participar plenamente da vida e formar novos laços, sem ficar bloqueado pelo medo da perda.

LIÇÕES DE VIDA DOS TIPOS METAL

TIPO METAL-YIN

DEFICIÊNCIA

Se o *Qi* estiver muito enfraquecido para criar vínculos, o primeiro passo é fortalecer o corpo físico por meio de nutrição e exercício moderado. A acupuntura e o *Qi Gong* podem focalizar os centros *Dan Tian*, do Baço e do Coração. O fortalecimento do centro *Dan Tian* ajuda a conservar a energia e diminuir o medo; a tonificação do centro do Baço pode aumentar a capacidade de ajudar e cuidar de si e das outras pessoas; o fortalecimento do centro do Coração pode aumentar o fluxo de amor e do desejo de criar novos vínculos com outras pessoas.

Para os que se retraíram, é preciso que aprendam a sair lentamente de seu mundo triste e solitário de fantasmas e se tornem novamente incitados pela vibração da vida. A alegria controla o pesar, o Fogo controla o Metal e o tratamento com base no ciclo de Controle dos Cinco Elementos, usando agulhas e muita Moxa, pode ajudar essas pessoas.

ESTAGNAÇÃO

A lição aqui é se desapegar, se desprender, não se preocupar, aprender a externar as emoções. A meditação pode ser útil para chegar profundamente no *self* e encontrar força e paz para encarar a verdade, lentamente, na dinâmica natural do indivíduo. As pessoas desse tipo precisam aprender que a hiperatividade no mundo exterior permite que o pesar seja parcialmente esquecido, mas não o resolverá.

TIPO METAL-YANG

Pessoas desse tipo precisam primeiro ter consciência do que estão fazendo, ou seja, de que estão se negando a encarar as mágoas, de que não querem se desprender dos vínculos e de que estão usando as pessoas de maneira egoísta e negativa. Possuem a energia e a habilidade de criar vínculos, porém podem estar cultivando a autopiedade, alimentando as próprias mágoas, gostando do papel de vítima e não sendo honestos consigo e com os outros. Para superar o próprio egoísmo, seria útil que lidassem com as mágoas e as aflições de outras pessoas, que tomassem consciência das necessidades dos outros, comparando suas mágoas com a miséria dos outros.

COMBINAÇÕES DE PONTOS

Tipo Metal-*Yin*
Deficiência	VC-4, VC-12, VC-17, P-10, C-8, E-36 **Ton M**
	Alternar com VG-4, VG-12, B-20, B-23, B-42, B-44 **Ton M**
Estagnação	VC-6, VC-17 **H M**; P-1, P-6, P-7, IG-4, R-6, E-40 **H**
	Alternar com B-13, B-15, B-17, B-42, B-44 **H**

Tipo Metal-*Yang* VC-6, VC-17 **H M**; P-7, IG-4, BP-1, BP-21, F-1, F-14 **H**

Exemplo

Uma mulher de 35 anos tinha a tendência de retrair-se, era incapaz de se livrar de mágoas originadas de antigos relacionamentos infelizes e tendia a agir, nas novas relações, como se estas fossem iguais às anteriores, que não deram certo. Muitas dificuldades repetidas nos relacionamentos com homens tinham origem em uma relação conturbada com seu pai. O pulso da paciente era fino, instável, retardado e variável. A posição do Pulmão no pulso variava de vazio para largo.

O diagnóstico da paciente foi Deficiência e Estagnação do *Qi* do Pulmão e Deficiência do Fogo do Coração. A combinação de pontos para o tratamento foi:

VC-17, B-13 **H M**; P-1, P-7 **H**; C-8, P-10, E-36 **Ton M**

■ Água

A NATUREZA DA ÁGUA

ARMAZENAMENTO DE ENERGIA

O elemento Água, o sistema de Órgão Rim e o centro *Dan Tian* estão relacionados com o armazenamento e a conservação de energia, para que esta possa estar disponível quando requisitada. Se a energia armazenada se extinguir, o indivíduo pode ficar exausto, sem reservas de força. As reações emocionais podem se reduzir, ou se expressar de maneira cambiante, uma vez que não há *Qi* suficiente para manter as emoções estáveis. Como o *Qi* fornece a qualidade da adaptação, a pessoa com esse tipo de Deficiência pode evitar ou adiar mudanças necessárias, já que não dispõem do *Qi* suficiente para um comportamento flexível.

VONTADE

Vontade é a capacidade de focar a atenção e a energia em uma meta, com concentração, determinação e perseverança para atingir tal objetivo. A energia armazenada nos Rins combina-se com a vontade para propiciar iniciativa e ambição.

Não havendo suficiente energia nos Rins e estando a vontade enfraquecida, o indivíduo tem dificuldade para iniciar ou terminar tarefas, desencoraja-se facilmente pelas adversidades e, em geral, fica incapaz de tomar decisões. Não existindo energia suficiente nos Rins e a vontade sendo forte, o indivíduo pode se esgotar tentando atingir metas que estão além de sua capacidade. Pessoas assim podem acabar se detestando pela própria fraqueza e aparente fracasso.

Com energia e vontade fortes, os indivíduos desse tipo podem ser dinâmicos e incansáveis, com metas claras na direção das quais se empenham com determinação. Podem ser líderes carismáticos. No entanto, podem não ter pena nem consideração por sua própria saúde ou pela vida dos outros. Se a energia e a vontade fortes estiverem associadas com insegurança profunda e medo, podem ver o mundo como ameaçador e se tornarem paranóicos, desconfiados, megalomaníacos, agressivos e obcecados por obter, manter e expandir poder e controle.

MEDO

Medo é uma emoção útil quando estabelece limitações e equilibra o efeito expansivo da vontade e do Espírito do Coração. Contudo, o medo excessivo pode paralisar a ação ou criar um estresse constante no corpo, que danifica o Coração e outros órgãos. Ele é a origem de muitos problemas da vida, como medo do fracasso, da perda de controle, da responsabilidade, de ser dependente, de ficar sozinho, da morte, do sexo, da vida, etc.

O medo é a mãe da raiva e o controlador da alegria. Pode ainda inibir a solidariedade e o cuidado com as pessoas e suprimir o processo do pesar e do desapego.

FORÇA

A força interior, a fé na vida e em si mesmo superam o medo. Para aliviá-lo, deve-se focalizar o centro *Dan Tian* por intermédio de *Qi* Gong ou meditação. O uso do ponto VC-4 pode ter o mesmo efeito.

ÁGUA E CENTROS DE ENERGIA

A Tabela 13.1 resume os centros de energia dos Rins e Inferiores e o efeito do medo no centro do Coração será analisado no Capítulo 13 (Rins).

TIPOS ÁGUA-*YIN* E ÁGUA-*YANG*

TIPO ÁGUA-*YIN*

Os indivíduos do tipo Água-*Yin* desistem da vida e de ter o controle do próprio destino por falta de energia ou pelo medo. Não conseguem realizar o suficiente. As coisas parecem requerer muito esforço, parecem muito difíceis e perigosas e lhes falta determinação para atingir metas.

TIPO ÁGUA-*YANG*

O Tipo Água-*Yang* pode ser dividido em dois grupos: Excesso e Deficiência.

EXCESSO

Essas pessoas fazem muita coisa. São muito energéticas, ambiciosas e sem compaixão, às vezes afoitas e imprudentes, até mesmo buscando situações perigosas. Podem sofrer grande estresse em decorrência do medo de perder o controle e, apesar de tentarem suprimir os próprios medos, por considerarem-nos uma forma de fraqueza, a pressão emocional constante pode prejudicar o coração e o corpo físico.

Os indivíduos desse grupo podem ser pessoas frias e solitárias, buscando segurança pela obtenção de poder sobre os outros e de domínio pela força de vontade.

DEFICIÊNCIA

São pessoas que possuem energia constitucional enfraquecida e vontade forte ou que já tiveram energia e vontade fortes mas se esgotaram pela atividade excessiva. Podem sofrer de grande depressão e perda da auto-estima. Consideram-se fracassados e fracos, mas o problema principal é que se impuseram metas irreais e inadequadas.

EQUILÍBRIO

O equilíbrio está na vontade firme, mas considerando a si mesmo e os outros, não se desencorajando diante do perigo ou da dificuldade, sendo corajoso sem ser imprudente. O equilíbrio está na ação vinda da força interior e da fé em si mesmo e não como uma compensação pela insegurança e medos internos.

LIÇÕES DE VIDA DOS TIPOS ÁGUA

TIPO ÁGUA-YIN

Os indivíduos do tipo Água-*Yin* precisam aprender a lição da ação, a conservar com cuidado a energia e não aceitar tarefas que estejam além de sua capacidade. No entanto, precisam se disciplinar para não adiar as coisas, mas sim agir. A tendência é adiar as tarefas indefinidamente, de forma que elas nunca ficam prontas. Precisam da disciplina diária para vencer esse costume. Uma vez iniciada a tarefa, precisam aprender a terminá-la sem atrasos.

Os indivíduos do tipo Água-*Yin* precisam estabelecer, devagar e gradualmente, a autoconfiança, cumprindo tarefas e desafios crescentes, embora devam ser cuidadosos para não ir além de sua capacidade, ou poderão se tornar desencorajados ou deprimidos e desistir novamente.

TIPO ÁGUA-YANG

Os dois tipos de Água-*Yang*, por Deficiência ou Excesso, precisam encontrar a fonte interna de força e de paz. Precisam aprender guiados pela tranqüilidade interior e pela força, não pela inquietação e medo interiores. Precisam aprender a ser, bem como a fazer, a ter calma e entender a necessidade do equilíbrio entre atividade e descanso. Há um tempo para trabalhar e um tempo para descansar e repor as energias.

Os que não têm pena de ninguém, que não se importam com os outros, precisam aprender a ter consideração, compaixão e amor. Precisam encontrar a força interior para serem capazes de se abrir ao amor sem considerar tal atitude uma vulnerabilidade perigosa.

A meditação, focalizando o centro *Dan Tian*, pode ajudar a controlar o medo, a adquirir mais segurança e acalmar a avidez pelo poder sobre outras pessoas. O método de tonificação do ponto VC-4 pode ser combinado com método de dispersão em VC-14, para ajudar essas condições.

DEFICIÊNCIA

Tais indivíduos devem compreender que não são fracassados, mas que necessitam reajustar suas metas. Precisam aprender que a vida pode ser agradável, é para ser vivida e não apenas para alcançar uma sucessão infindável de metas.

COMBINAÇÕES DE PONTOS

Tipo Água-*Yin* VG-20, VC-4, C-8, R-1, R-7, B-64, E-36 **Ton M**
   alternar com VG-2, VG-4, VG-20, B-23, B-52 **Ton M**

Tipo Água-*Yang*
   Excesso   VG-20, VC-4, PC-6, R-1 **Disp**; VC-17, R-6 **Ton**
   Deficiência VG-20, VC-4, R-3, BP-6, E-36 **Ton**; PC-6 **Disp**

Exemplo

Um homem de 30 anos estava frustrado e deprimido por causa do cansaço e da dificuldade em manter uma rotina ativa de exercícios. Seu pulso era lento, profundo, vazio, em corda e largo. Sua língua era pálida e flácida.

O diagnóstico foi Deficiência do *Qi* do Rim com Excesso de Vontade do Rim e Estagnação do *Qi* do Fígado. O pulso largo, nesse caso, indicava a tensão do esforço excessivo e da pressão da vontade e não Calor. A combinação de pontos utilizada no tratamento foi:

VG-20, PC-6, F-3 **H**; BP-3, E-36, R-3 **Ton M**

O ponto VC-4 não foi usado de início, pois o paciente havia esgotado suas últimas reservas de energia. Foi aconselhado a temporariamente diminuir a rotina de exercícios para que acupuntura funcionasse e a substituir duas sessões semanais de natação por caminhadas, pois aumentaria sua resistência e fortaleceria seus músculos, a longo prazo. A idéia, na verdade, era simplesmente fazer com que o paciente reduzisse sua rotina excessiva de exercícios.

Madeira

A NATUREZA DA MADEIRA

INTUIÇÃO

Hun, o Espírito Etéreo, está relacionado com o elemento Madeira e com o Fígado. Está associado à intuição, à imaginação e ao lado direito do cérebro. A intuição é a habilidade de sentir e perceber os padrões em perspectiva, além de ser uma faculdade complementar da mente analítica, que está associada ao Baço e ao lado esquerdo do cérebro.

A intuição pode dar uma noção clara dos principais caminhos da vida de uma pessoa ou propiciar a sensação de estar no caminho certo em relação a uma iniciativa em particular. Pode dar discernimento quanto à revelação em potencial de uma determinada personalidade e um forte sentido de direção à vida de uma pessoa.

PLANOS E DECISÕES

O elemento Madeira está relacionado com a capacidade de fazer planos e tomar decisões. Tal habilidade é uma extensão da mente analítica da função da intuição em vislumbrar um modelo como um todo e saber como este pode ser desenvolvido ou atingir todo o seu potencial. A capacidade analítica de planejar e de tomar decisões e a capacidade intuitiva de perceber como padrões do passado e do presente vão se desenrolar no futuro são complementares. Mas, quando o planejamento e a tomada de decisões perdem a conexão com a capacidade de projetar os fatos no futuro, que nasce da intuição interna, a vida pode se tornar cheia de dificuldades e frustrações.

O problema do mundo moderno recai, em parte, na falta do hábito das pessoas cultivarem a própria intuição e, em parte, na dificuldade que elas têm de acalmar a mente, as emoções e o corpo o suficiente para surgir a intuição.

PRESSÃO INTERNA

Muitos indivíduos do tipo Madeira sentem-se como se uma energia interna os pressionasse e necessitassem urgentemente de atividade para liberá-la. Essa pressão interna faz com que as pessoas fiquem apressadas em tudo o que fazem, impacientes, irritadas e mal-humoradas quando as coisas não acompanham seu ritmo apressado. A pressão pode gerar estresse tanto nelas como nos que vivem e trabalham em conjunto.

Caso sucumbam à pressão interna e à necessidade de rapidez, podem tomar decisões impensadas, não fundamentadas em suas necessidades interiores, mas simplesmente na vontade de agir com rapidez, só para "acabar logo com aquilo". São o tipo de gente que acaba "saltando da frigideira para cair no fogo".

FRUSTRAÇÃO E DEPRESSÃO

Quando os indivíduos do tipo Madeira não conseguem encontrar o caminho que devem seguir na vida e, por isso, não conseguem manifestar todo o potencial da própria criatividade, da auto-expressão e do auto-aperfeiçoamento, tornam-se frustrados e deprimidos. O mesmo pode ocorrer quando perdem contato com a própria intuição e tomam decisões inadequadas.

Os indivíduos do tipo Madeira são muito suscetíveis às situações em que se sentem impedidos diante da vida, mas é comum criarem, eles mesmos, tais situações.

SUPRESSÃO DAS EMOÇÕES

Muitos indivíduos, sejam do tipo Madeira *Yin* ou *Yang*, suprimem raiva e irritação, seja porque temem as conseqüências da expressão, seja porque, no fundo, a considerem uma atitude errada. Esse tipo de comportamento é especialmente típico dos tipos Madeira–Terra, que querem parecer agradáveis, cuidadosos e bondosos. No entanto, as conseqüências físicas da supressão da raiva podem variar desde cefaléias à síndrome do colo irritável e, até, ao infarto do miocárdio e ao acidente vascular cerebral. Um certo grau de raiva pode ser útil para estabelecer limites, principalmente nos tipos Madeira-*Yin*, que se tornam condescendentes e permitem ser dominados pelos outros.

AUTO-EXPRESSÃO

O elemento Madeira possui energia em expansão, é o elemento do nascimento, do crescimento e da auto-expressão. De fato, alguns tipos Madeira-*Yang* tentam usar as pessoas ao redor meramente como meio de expansão e de expressão do próprio ego.

Muitos indivíduos do tipo Madeira gostam de movimento, de viagens e mudanças, pois odeiam a sensação de estagnação e de depressão, às quais são propensos. Podem ficar impacientes para se aperfeiçoar, buscar mudanças pessoais e se desenvolver, quase sempre porque a falta de paciência e inabilidade em usar a intuição acabaram por colocá-los em uma situação difícil.

O elemento Madeira pode ter o aspecto jovial da impaciência, com coação e limitação, desejo de liberdade e independência e um sentimento de rebeldia e de agressividade contra autoridades. A expressão madura do elemento Metal é o equilíbrio entre a liberdade e a responsabilidade.

TIPOS MADEIRA-*YIN* E MADEIRA-*YANG*

TIPO MADEIRA-YIN

É comum o tipo Madeira-*Yin* ter Deficiência do *Qi* do Rim, de modo que essas pessoas têm pouco senso do *self* e pouca força pessoal. São inseguras quanto à própria identidade e ao caminho que devem seguir, indecisos e com dificuldade para expressar o próprio ego, de forma que não sabem bem os próprios limites e são facilmente influenciados e dominados pelos demais. São tímidos, inseguros e vivem em constante conflito acerca de si mesmos.

TIPO MADEIRA-YANG

Embora vigorosas, é comum essas pessoas carecerem de conexão com a própria força interna e sentirem uma premência de insegurança e incerteza, acabando por se tornar impacientes e irritadas com os outros. Por outro lado, podem ser seguros de si e saber a direção certa da própria vida ou, pelo menos, pensar que sabem. Podem ser intolerantes com as pessoas inseguras e lentas e se expressar e expandir o próprio ego de forma egoísta, sem qualquer consideração para com as necessidades alheias.

Tendem a ser dominadoras, como o tipo Rim-*Yang*, mas agressivas, raivosas e até violentas, ao passo que o tipo Rim-*Yang* é friamente manipulador. Quando se sentem impedidas, ficam propensas à enorme impaciência, frustração e depressão.

EQUILÍBRIO

O equilíbrio dos tipos Madeira *Yin* e *Yang* está na confiança na própria intuição, na visão clara do seu papel na vida e na paciência para permitir o desenvolvimento. Ficam fortes e independentes, mas capazes de expressar personalidade e criatividade de um jeito suave e calmo, em harmonia com a vida das outras pessoas.

LIÇÕES DE VIDA DOS TIPOS MADEIRA

TIPO MADEIRA-YIN

Antes de tudo, o tipo Madeira-*Yin* precisa contatar e desenvolver a própria força interior e a segurança do *self*. As técnicas de meditação focando o centro *Dan Tian* são úteis, principalmente se a fraqueza da Madeira estiver relacionada à Deficiência dos Rins. As pessoas do tipo Madeira-*Yin* precisam fortalecer o centro *Dan Tian*, fazer circular a energia através do corpo e projetá-la ao seu redor para fortalecer o sentido dos limites e, assim, poderem resistir à invasão dos outros.

A outra lição importante é desenvolver e usar a intuição, para cada vez mais fortalecer a conexão com os padrões internos que estão se desenvolvendo. Esse processo propicia maior sentido de certeza e direção, a fim de que possam superar a tendência à hesitação, à irresolução e à procrastinação.

TIPO MADEIRA-YANG

O primeiro passo para as pessoas do tipo Madeira-*Yang* é diminuir o ritmo e cultivar a disciplina da paz interior, agir orientados pela calma e pela certeza, não pela impaciência e pelo estresse interno. Precisam aprender a relaxar, a se entregar, a planejar e tomar decisões sem estarem movidos pelas pressões internas. Só assim poderão desenvolver a intuição que lhes permitirá viver em harmonia. Precisam também aprender que os fatos acontecem no devido tempo e que a vida não pode ser forçada, nem atropelada.

As pessoas Madeira-*Yang* precisam aceitar a existência de períodos sem ação ou mudanças, no mundo externo e no próprio mundo interno. Precisam aceitar os períodos de repouso, ser pacientes e entrar em sintonia com o *self* superior e com a intuição, para ver qual o melhor caminho a ser trilhado. É importante superar o egoísmo natural e aprender a amar, ter compaixão e consideração pelos outros. Necessitam substituir a raiva pela calma, a impaciência pela paciência e o julgamento pela observação.

RAIVA

Os dois tipos Madeira, *Yin* e *Yang*, devem aprender a lidar com a própria raiva, a não a temer, a não se sentirem desgostosos com ela, tampouco favorecê-la, devendo saber quando a expressar ou não. Os tipos Madeira, ao aumentar a força do *self*, tornar-se-ão menos vulneráveis à impaciência e ao materialismo. Diminuindo o estresse em suas vidas e vivendo mais em harmonia, reduzirão a pressão interna que gera explosões de raiva. Diminuindo o ritmo e agindo mais em sintonia com a quietude e força interiores, poderão sentir cada vez menos raiva e impaciência, mas esse processo exige disciplina diária e constância.

COMBINAÇÕES DE PONTOS

Tipo Madeira-*Yin*   VC-4, TA-4, VB-40, BP-6, E-36 Ton; VC-14, VB-13 H alternar com VG-4, B-19, B-23, B-48 **Ton**

Tipo Madeira-*Yang*   VG-20, *yìn táng*, PC-8, F-2, R-1 Disp; F-8, R-6 **Ton**

Exemplo

Um homem de 30 anos era independente, mas emocionalmente dependente da família. Era seguro em determinados aspectos porém, em outros, era inseguro, precisava de reafirmações, era muito sensível às críticas ou às advertências. Sofria de depressão e enxaqueca. Seu pulso era vazio, especialmente nas posições do Rim e do Baço, fino e em corda nas posições do Fígado e da Vesícula Biliar.

O diagnóstico foi falta de confiança e hipersensibilidade devido à Deficiência do *Qi* dos Rins e do *Qi* da Vesícula Biliar e tensão entre dependência e independência, causada pela Deficiência do Fígado e do Baço. O Fígado governa a liberdade e a independência; o Baço governa a dependência decorrente da necessidade de ser cuidado pelos outros.

A combinação de pontos utilizada para o tratamento foi:

VC-4, VC-12, VB-40, E-36, R-3 **Ton**; VG-20, VB-20 **H**
Alternar com B-18, B-19, B-20, B-23 **Ton**; B-48, B-49 **H**

Este capítulo foi sobre os cinco tipos *Yin* e os cinco tipos *Yang* de personalidade. Os comentários gerais sobre *Yin-Yang* serão abordados no próximo capítulo.

Como manter o equilíbrio entre Yin e Yang

Yang dá energia, movimento e calor; *Yin* dá solidez, nutrição, umidade, frescor e descanso. O equilíbrio harmonioso entre *Yin* e *Yang* dá saúde e contentamento.

O desequilíbrio entre *Yin-Yang* é a base, em grande parte, da doença, seja esta física ou psicológica. *Yang* em Excesso ou Deficiência de *Yin* significam excesso de atividade, de movimento, de calor e de secura com falta de descanso decorrente de nutrição insuficiente e falta da perfeita sedimentação do Espírito do Coração no corpo material. Excesso de *Yin* ou Deficiência de *Yang* significam falta de movimento físico, emocional e mental, com Excesso de Frio e Umidade.

DEFICIÊNCIA DE *YIN* E DEFICIÊNCIA DE *YANG*

As pessoas podem herdar ou desenvolver uma constituição essencialmente deficiente de *Yin* ou de *Yang*. Essa diferença afeta a patologia desenvolvida. Por exemplo, a invasão de Vento na pessoa com Deficiência de *Yin* tenderá a provocar reação de Vento Calor no corpo, ao passo que a invasão de Vento em uma pessoa com deficiência de *Yang* tenderá a uma reação de Vento Frio no corpo. Entre as invasões, o tipo *Yin* Deficiente pode se beneficiar com **Ton** de R-6 + P-5, enquanto o tipo *Yang* Deficiente pode se beneficiar de **Ton/M** em R-7 + E-36.

As diferenças culturais influenciam o número de sinais de Deficiência de *Yin* ou de Deficiência de *Yang* que se manifestam em uma população. Assim, uma sociedade rural em que as pessoas têm como hábito o trabalho físico excessivo, ficam expostas ao Vento, ao Frio e à Umidade e são desnutridas, tende a apresentar Deficiência de *Yang*. Uma sociedade industrial, na qual as pessoas têm o hábito do exercício mental excessivo e altos índices de estresse, ingerem grandes quantidas de alimentos ricos em gordura e ficam expostas ao aquecimento central artificial dos edifícios, tende a apresentar Deficiência de *Yin*.

DEFICIÊNCIA DE *YIN* NA SOCIEDADE MODERNA

A vida moderna gira em torno de uma atividade ininterrupta extremamente estressante. Ficaram perdidos, em grande parte, quatro bens:

descanso
sono
intuição
força interior

A perda desses quatro bens está relacionada com a perda dos sentimentos mais profundos de paz, calma e tranqüilidade que surgem pelo contato com o *self*. A experiência do *self* é a experiência do equilíbrio entre o *Yin* e o *Yang*, quando se tem um sentimento de paz interna — o aspecto *Yin* e, ao mesmo tempo, uma sensação de energia e força — o aspecto *Yang*.

DESCANSO

O verdadeiro descanso é raro no mundo moderno. Muito do que se denomina descanso está associado à hiperestimulação mental: drogas, televisão, *video games* ou o que quer que seja. Como resultado, *Yin* não fica propriamente reabastecido, de forma que as pessoas cada vez mais se sentem cansadas e inquietas. Podem alternar o uso de estimulantes (café ou anfetaminas) para ter mais energia ou excitação e o uso de tranqüilizantes e narcóticos, para ter uma sensação artificial e temporária de calma.

SONO

Na vida moderna, o mundo da atividade mental diária e do estresse passaram os limites do mundo do sono, tornando-se este de péssima qualidade; a pessoa não acorda revigorada. De fato, a grande incidência de insônia e o amplo uso de medicamentos hipnóticos indicam o grau do problema. O sono não é meramente uma interrupção da atividade física: é uma condição necessária para a regeneração diária da mente e do corpo. A falta de sono significa Deficiência de *Yin*, o que, por sua vez, pode causar insônia durante a noite e inquietação durante o dia.

INTUIÇÃO

O mundo do sono está associado ao lado direito do cérebro, juntamente com os sonhos, a imaginação e a intuição. A faculdade da análise é complementar à faculdade da intuição, mas foi perdido o equilíbrio entre as duas. No mundo moderno, há maior ênfase na análise e um grande subdesenvolvimento da intuição. A perda da capacidade intuitiva aumenta, e muito, o nível da incerteza e do estresse, provocando uma posterior depleção do *Yin*.

Sem intuição, as pessoas têm dificuldade para saber qual o caminho a seguir na vida e facilmente se perdem no emaranhado das conseqüências estressantes e duradouras das decisões insensatas.

FORÇA INTERIOR

A força interior pode ser cultivada por meio da disciplina diária ou do hábito de relaxar profundamente para sentir o equilíbrio *Yin-Yang*. Essa experiência interna de paz e força deve, então, se expressar na vida. Assim, a força externa está fundamentada na força e na tranqüilidade internas.

A maioria das pessoas gasta a própria energia em constantes atividades estressantes do mundo externo, supondo que assim encontrarão a paz e a força, que só podem ser encontradas internamente. Essa busca fora de si esgota o *Yin* e bloqueia a fonte da verdadeira força.

TRATAMENTO DA DEFICIÊNCIA DE *YIN*

A Deficiência de *Yin* pode ser tratada de forma sintomática pelos pontos BP-6 e R-6, mas só isso não é suficiente para reabastecer o *Yin* e evitar a Deficiência no futuro. Um tratamento mais completo tem vários aspectos:

tonificar o *Qi*
tonificar o *Yin*
dispersar o Fogo
acalmar o Espírito
cultivar paz e força internas
reajustar as metas da vida

TONIFICAR O QI

A Deficiência de *Yin* costuma ter como base a Deficiência de *Qi*. Não havendo *Qi* suficiente para manter a estabilidade dos sistemas, o paciente pode alternar Deficiência de *Yin* e Deficiência de *Yang*. Exemplos dessas situações são o transtorno maníaco-depressivo e as manifestações de calor e frio da menopausa.

Os pontos E-36 ou BP-3, que tonificam o *Qi* e o Sangue, podem ser usados juntamente com pontos neutros como B-23, VC-4 e R-3, que estabilizam o equilíbrio entre *Yin* e *Yang* por intermédio do fortalecimento do *Qi*.

TONIFICAR O YIN

Pontos como BP-6 e R-6 podem ser usados para fortalecer o *Yin*, de forma geral e pontos como P-5 e C-6 podem ser empregados para tonificar o *Yin* de órgãos específicos.

DISPERSAR O FOGO

O sistema de dispersar o ponto Fogo e tonificar o ponto Água é eficaz, como por exemplo **Disp** R-2 + **Ton** R-10. Se o Fogo for mais excessivo, o sistema de dispersar os pontos Poço e Fonte pode ser adaptado, por exemplo, R-1 + R-2 **Disp**.

ACALMAR O ESPÍRITO

Além dos pontos mencionados para tonificar o *Yin* e dispersar o Fogo, outros pontos podem ser utilizados para acalmar o Espírito, dependendo da situação e do centro de energia afetado. Por exemplo:

VC-14	para Deficiência de *Yin* com medo
VC-17	para Deficiência de *Yin* com hiperexcitação ou ansiedade
yìn táng	para Deficiência de *Yin* com inquietação mental
ān mián	para Deficiência de *Yin* + Deficiência de Sangue com insônia
VG-20	para Deficiência de *Yin* + Hiperatividade do *Yang* do Fígado
BP-1 + BP-2	para Deficiência de *Yin* com insônia e sono perturbado por sonhos

CULTIVAR A PAZ E A FORÇA INTERNAS

Isso só vai acontecer quando os pacientes perceberem que seus maiores recursos estão dentro de si e quando fizerem uma rotina diária de relaxamento e exercícios de meditação que lhes permita entrar em contato com essa fonte interna de vida e que esta mesma fonte seja o guia de suas vidas.

A acupuntura pode abrir uma janela de oportunidade e o terapeuta pode orientar e apoiar, mas só uma dedicação diária do próprio paciente será capaz de guiá-lo à experiência direta do equilíbrio entre *Yin* e *Yang*, ou seja, a experiência da unidade.

REAJUSTAR AS METAS DA VIDA

Muitas pessoas do mundo moderno estabelecem para si objetivos que não condizem com a própria personalidade, estão além da própria capacidade ou são impossíveis a curto prazo. Como resultado, esgotam as próprias reservas de energia e passam por um processo de exaustão e depressão – ver Capítulo 34.

O paciente vai precisar de orientação, se quiser restabelecer o *Qi* e o *Yin*, para melhor se compreender, conhecer as próprias habilidades e limitações, selecionar metas conforme sua capacidade e se permitir tempo para descansar e recuperar energias.

Combinações como VG-20 + R-1 **Disp** só devem ser usadas para relaxar a mente consciente se o paciente conseguir aceitar a sensação de exaustão que pode surgir após o uso desses pontos (ver Cap. 4, sobre as lições de vida dos tipos de personalidade).

TIPOS DE PERSONALIDADE *YIN* E *YANG*

Cada um dos Cinco Elementos tem um tipo de personalidade *Yin* e *Yang*. Cada um desses 10 tipos apresenta tendência a uma doença em particular e a determinados problemas na vida. Para cada um dos Cinco Elementos existe um estado de equilíbrio entre *Yin* e *Yang* e cada uma das 10 personalidades pode progredir em direção a esse equilíbrio, aprendendo as lições peculiares a cada tipo. O assunto é discutido com detalhes no Capítulo 4 e a Tabela 4.3 sintetisa as combinações de pontos para os 10 tipos de personalidade.

FEMININO E MASCULINO

Cada ser humano pode fixar sua atenção no *self* — o aspecto *Yin* ou feminino, ou no mundo externo — o aspecto *Yang* ou masculino. Os aspectos interno e externo são complementares e, quando o indivíduo enfatiza um excessivamente, ocorre o desequilíbrio.

O aspecto *Yang* deve estar fundamentado no aspecto *Yin*. A atividade no mundo externo — aspecto *Yang*, precisa estar fundamentada no firme contato com o *self* — aspecto *Yin*. A atividade externa precisa acontecer a partir da tranqüilidade e da força internas e ser uma conseqüência natural do desenvolvimento e expressão do potencial interno de alguém ou do trajeto de vida. Portanto, *Yang* e *Yin* agem juntos, em harmonia.

Muita gente do mundo moderno perdeu o contato com o *self* e, assim, percebe *Yang* e *Yin* como aspectos separados. A atividade externa dessas pessoas não surge a partir da quietude e força interiores, mas sim da inquietação e fraqueza internas, como compensação pela perda do contato com o *self*. Muitas de suas ações resultam não do desenvolvimento interno, mas da tentativa de escapar da confusão resultante de estar fora de sintonia com a fonte interna de paz. *Yang*, perdendo seu fundamento em *Yin*, deixa tanto *Yin* como *Yang* depauperados e os indivíduos experimentam o desconforto interno do desequilíbrio entre *Yin* e *Yang*.

Homens e mulheres possuem aspectos masculinos e femininos e aspectos de *Yin* e *Yang*. Em termos gerais, nos homens, o aspecto *Yang* é enfatizado e, nas mulheres, essa ênfase fica no aspecto *Yin*. As mulheres mostram maior inclinação para a intuição e para o contato com o *self*, ao passo que os homens possuem maior tendência à atividade e às asserções do mundo externo.

PROBLEMAS PARA OS HOMENS

Para os homens, o problema sempre foi a maior ênfase dada à atividade externa, *Yang* e à perda de contato com o mundo interno, *Yin*. Essa atitude não apenas resulta em esgotamento de *Yin*, como também na perda de contato com as qualidades *Yin* mais conciliadoras como ternura, compaixão e cuidado com os outros. O resultado é um mundo de medo, insegurança, ódio, agressão, conflitos armados e crueldade, que afetam igualmente homens e mulheres.

Como o foco dos homens é externo, a tendência é sentirem dificuldade para cultivar a intuição e, assim, obter equilíbrio entre intuição e análise. O fato é agravado pelo excesso de realce que o mundo moderno oferece à análise e pela falta de crédito ou de treinamento para o desenvolvimento da intuição, que é a voz do *self*.

Para corrigir tal desequilíbrio, a maioria dos homens precisa aprender a dirigir a atenção para dentro de si, a criar maior contato com seu interior, de modo a estimular as qualidades femininas inerentes a todo ser humano e expressá-las na vida diária e no ambiente.

PROBLEMAS PARA AS MULHERES

Na maioria das sociedades do passado, o problema das mulheres era a exaustão do *Yin* pelos numerosos e contínuos partos e pelos cuidados com os filhos.

Na sociedade moderna, à medida que as mulheres se tornam mais ativas no mundo externo, passam a sofrer cada vez mais os mesmos problemas que os homens, com o excessivo enfoque do aspecto *Yang*, a perda de contato com o *self* e a intuição e o esgotamento de *Yin*. Isso se reflete na mudança dos padrões de doença, como aumento da incidência de infarto do miocárdio em mulheres. Ademais, além de muitas mulheres terem uma jornada dupla de trabalho, este é um tempo de confusão e incerteza sobre a natureza da feminilidade e do verdadeiro papel da mulher na sociedade.

Embora as mulheres tenham naturalmente maior inclinação para manter contato com o *self* e com a intuição, com freqüência encontram dificuldade para confiar na própria intuição, viver orientadas por ela e vivenciá-la no dia-a-dia, principalmente no ambiente atual de culto à análise e à lógica. Para as mulheres que trabalham fora o dia todo e que são dedicadas à carreira profissional, existe um perigo duplo da ênfase em excesso ao aspecto *Yang*, ou aspecto masculino e à Estagnação do *Yin*, ou energias femininas. A acupuntura e a meditação podem ajudar no processo de harmonização do equilíbrio entre *Yin* e *Yang*. Pontos do Vaso Concepção combinados com pontos de Abertura dos Canais Extraordinários podem servir de base para o tratamento. As combinações de pontos para os Canais Extraordinários *Yin* e *Yang* estão discutidas no Capítulo 10 e resumidas na Tabela 10.5.

CRIANÇAS E *YIN-YANG*

A infância é tempo de expressão do mundo interno, tempo de viver inspirado pela imaginação, tempo do desenvolvimento e crescimento do aspecto *Yin*.

Na sociedade ocidental, existe uma pressão cada vez maior sobre as crianças para parecerem e se comportarem como adolescentes ou, mesmo, como adultos. Além disso, o desenvolvimento da imaginação foi, em grande parte, substituído por *video games* e pela televisão. A desvalorização e o encurtamento da infância não significam simplesmente a perda de um tempo mágico na vida, mas o enfraquecimento do desenvolvimento das qualidades *Yin*, que formam os alicerces da vida adulta.

Tal situação fica ainda pior pelo atual enfraquecimento da família e da estrutura social e pela indefinição sobre a natureza dos verdadeiros papéis que homens e mulheres devem ter na sociedade. O ideal é que a criança experimente as qualidades *Yang* e *Yin* do pai e essas mesmas qualidades da mãe. As crianças precisam vivenciar os aspectos masculinos e femininos dos pais, de forma que seu próprio equilíbrio masculino-feminino possa se desenvolver em harmonia.

Na realidade, muitas crianças crescem em famílias compostas de apenas um dos progenitores, mas a maioria cresce em famílias nas quais os pais não têm nem equilíbrio emocional nem vida em harmonia com o parceiro. Nesse ambiente de confusão, conflito, insegurança e incerteza surgem não apenas as doenças nas crianças e a delinqüência nos adolescentes, mas também uma base instável para a vida adulta. Por isso, é bastante comum o resultado dos tratamentos por acupuntura nas crianças melhorar muito quando os pais também se submetem a igual tratamento e a um aconselhamento.

YIN-YANG E O PROCESSO DE ENVELHECIMENTO

No mundo ocidental, existe uma cobrança para que as crianças e os adolescentes pareçam e se comportem como adultos. Para os adultos, existe uma pressão enorme no sentido de manter uma aparência jovial, mesmo para os mais velhos. De fato, devido à perda de contato com o *self*, as pessoas se identificam com a aparência externa e não aceitam o processo natural do envelhecimento.

Na meia-idade, por volta dos 40 e 50 anos, existe a oportunidade de adquirir uma enorme força e sabedoria pela assimilação das experiências da vida adulta e continuar a vida ativa com maior compreensão e consciência. A meia-idade é um período em que a qualidade do *Yang* pode aumentar, pelo retorno ao *Yin* e, assim, estabelecer um novo equilíbrio *Yin-Yang*. No entanto, para muitos, essa oportunidade fica restrita pela sensação de desespero de estar envelhecendo e pela tendência de se agarrar aos acontecimentos do passado.

Na velhice, a partir dos 65 anos de idade, há declínio de *Yang*, redução da atividade externa e retorno ao *Yin*. Se as pessoas aceitarem esse processo, a velhice pode ser um tempo de desenvolvimento interior e de contentamento; porém, se não o aceitarem como fato natural, ela pode se tornar um tempo de frustração, amargura e depressão.

Os pares de Canais Extraordinários são de particular utilidade no tratamento de problemas físicos e psicológicos associados aos principais diferentes estágios do processo de desenvolvimento e no restabelecimento do equilíbrio *Yin-Yang* em cada fase.

TRATAMENTO DA DEFICIÊNCIA DE *YANG*

A ênfase desta seção foi para origens e tratamento da Deficiência de *Yin*. No entanto, existem aqueles com Deficiência de *Yang* pela própria constituição, por excesso de esforço físico e exposição ao Frio ou porque eram originalmente saudáveis ou com Deficiência de *Yin*, mas espoliaram as qualidades *Yang* pela atividade estressante.

O tratamento da Deficiência de *Yang* tem vários aspectos:

tonificar o *Qi*
tonificar o *Yang*
dispersar o Frio e a Umidade
aliviar a depressão
evitar espoliação futura

TONIFICAR O QI

Para propiciar uma base sólida para o *Yang* é necessário tonificar o *Qi*, o Sangue e o *Yin*. Esse processo pode ser feito com combinações de pontos como VC-4, E-36 **Ton M**; BP-6 **Ton**.

TONIFICAR O YANG

O aspecto *Yang* em si pode ser fortalecido por meio de agulha ou Moxa em pontos como VG-1, VG-4, VG-14 e VG-20. Os órgãos *Yang* específicos podem ser tratados com agulha e Moxa no ponto Fogo do órgão em particular, por exemplo, R-2, F-2, BP-2, C-8, PC-8, P-10; ou o ponto associado da Bexiga ou do Vaso Governador, como VG-11 e B-15 para o Coração.

DISPERSAR FRIO E UMIDADE

Além de agulha e moxa nos pontos Fogo, o Frio e a Umidade podem ser dispersos pelo uso de pontos como VC-6, VC-8, VC-9, VC-12, E-36, E-40 e BP-9 com Método de Tonificação e Moxa.

ALIVIAR A DEPRESSÃO

A Deficiência do *Yang* leva à falta de movimento mental e emocional, em parte devido à Deficiência e em parte devido à Estagnação que se segue. Os pontos podem ser selecionados de acordo com a situação e com os centros de energia afetados. Por exemplo, VC-3 + VC-6 para depressão com infertilidade, VC-3 + VC-17 para tristeza com menstruação irregular, VC-6 + VC-14 para depressão acompanhada de medo e falta de força de vontade. Todos os pontos podem ser usados empregando-se Método de Harmonização e Moxa.

IMPEDIR A ESPOLIAÇÃO FUTURA

Para os que se tornaram Deficientes de *Yang* em decorrência da espoliação, o problema é que assim que adquirem um pouco de energia, a inquietação e frustração que lhes são características farão com que entrem novamente no processo de hiperatividade, que vai espoliar outra vez o aspecto *Yang*.

A Moxa deve ser usada com muita cautela nesses pacientes, já que podem facilmente voltar da Deficiência de *Yang* para a Deficiência de *Yin*. Os pontos a serem acrescentados devem acalmar a mente e relaxar a mente consciente, como VG-9, VG-20, *yìn táng*, B-7, VB-13, VC-14, R-1 e R-7. Esses pontos podem ser usados com Método de Harmonização ou de Dispersão, desde que outros pontos sejam tonificados para fortalecer o *Qi* e o *Yang*.

YIN-YANG E AS QUATRO DESARMONIAS

O próximo capítulo expande a classificação das desarmonias em *Yin* ou *Yang*, usando o conceito dos quatro principais desequilíbrios de *Qi*, ou seja, a Deficiência, o Excesso, a Estagnação e a Irregularidade.

A Deficiência e a Estagnação são relativamente *Yin*, enquanto o Excesso e a Irregularidade são relativamente *Yang*:

Yin	*Yang*
Deficiência	Excesso
Estagnação	Irregularidade

Deficiência, Excesso, Estagnação e Irregularidade

O conceito dos quatro principais desequilíbrios de *Qi* foi desenvolvido pelo autor como um sistema de classificação das desarmonias, que pode ser usado para acupuntura, trabalho corporal e meditação. Uma vez classificada a desarmonia dessa forma, o princípio do tratamento é o mesmo para as três terapias.

QUATRO PRINCIPAIS DESEQUILÍBRIOS DE *QI*

Os quatro principais desequilíbrios de *Qi* são a Deficiência, o Excesso, a Estagnação e a Irregularidade. Todas as desarmonias de *Qi* podem ser classificadas em termos dos quatro principais desequilíbrios ou de suas combinações.

DEFINIÇÕES

Deficiência é falta de energia, seja no corpo como um todo, seja em órgãos específicos ou partes do corpo. Estagnação é movimento insuficiente em canais específicos ou entre eles, em órgãos ou partes deles. Está associada com bloqueios ou obstruçoes no fluxo da energia. Pode haver Deficiência de energia na frente do local bloqueado e Excesso de energia acumulada atrás. A Irregularidade é um distúrbio no fluxo livre de energia dentro ou entre os canais, nos órgãos ou em determinadas partes, com distúrbios associados nas funções físicas, nas emoções e no comportamento.

Exemplos de Irregularidade estão ilustrados na Tabela 6.1.

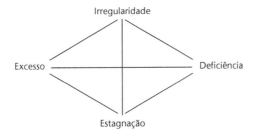

FIGURA 6.1 – Os quatro principais desequilíbrios de *Qi*.

TABELA 6.1 – Exemplos de irregularidade do Qi

Síndromes de órgãos	Enfermidade
Rebelião do Qi do Pulmão	Tosse, asma
Medo do Rim invade Coração	Ansiedade acompanhada de medo
Hiperatividade do Yang do Fígado	Vertigem, irritabilidade, sensibilidade
Distúrbio do Espírito do Coração	Mania, histeria, sono perturbado por sonhos
Rebelião do Qi do Baço	Diarréia, borborigmo
Rebelião do Qi do Estômago	Náusea, vômito, eructações, soluços

PULSOS

Cada um dos quatro desequilíbrios pode ser associado com um grupo de pulsos, como mostrado na Tabela 6.2

Neste capítulo, as palavras vazio, cheio, em corda e irregular serão usadas para indicar os respectivos grupos de pulsos. Se a palavra "vazio" for empregada, como na Tabela 6.4 e na Figura 6.2, por exemplo, indica qualquer um dos quatro pulsos característicos do Grupo da Deficiência.

PRINCÍPIOS DO TRATAMENTO

Para os quatro desequilíbrios básicos, os mesmos princípios de tratamento se aplicam, independentemente do terapeuta usar acupuntura, técnicas energéticas ou meditação:

tonificar a Deficiência
dispersar o Excesso
mover a Estagnação
acalmar a Irregularidade

TABELA 6.2 – Pulsos dos quatro desequilíbrios

Desequilíbrio	Grupos de pulsos
Deficiência	Vazio, fino, instável, mínimo
Excesso	Cheio, largo
Estagnação	Em corda, retardado
Irregularidade	Irregular, móvel, disperso

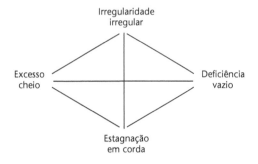

FIGURA 6.2 – Grupos de pulsos dos quatro desequilíbrios.

MÉTODOS DE TRATAMENTO

Os métodos de tratamento com acupuntura podem ser resumidos da seguinte maneira:

Deficiência	**Ton, M**
Excesso	**Disp, EA, V, S**
Estagnação	**Disp, H, EA, M, V, S**
Irregularidade	**Disp** (para Irregularidade com Excesso)
	H (para Irregularidade com Deficiência)

Os Métodos estão ilustrados com maiores detalhes na Tabela 6.4.

OUTROS DESEQUILÍBRIOS

VENTO, CALOR, SECURA, FRIO E UMIDADE

Além dos quatro desequilíbrios do Qi, há os desequilíbrios associados a Vento, Calor, Secura, Frio e Umidade, sendo que cada um desses fatores pode ser Externo ou Interno.

- Vento representa o movimento e a mudança e é *Yang*. O Vento Exterior resulta em Excesso agudo localizado na superfície do corpo. Vento Interior é a Irregularidade que pode estar associada a Excesso, como por exemplo Fogo no Fígado, ou à Deficiência, como Deficiência de Sangue no Fígado.
- Calor é *Yang* e aumenta o movimento, portanto é mais provável sua associação com Irregularidade que com Estagnação, embora também possa estar associado com Estagnação, como no caso de Calor–Umidade do Fígado e Vesícula Biliar, ou quando o Calor está associado com Retenção de Fleuma nos Pulmões. O Calor pode estar associado com Deficiência ou Excesso.
- Secura pode ter origem nos padrões de Excesso de Calor ou estar associada com Deficiência de Sangue ou Deficiência de *Yin*. A própria Secura é um padrão de Deficiência representando falta de fluidos.
- Frio é *Yin* e pode se originar do Excesso de Frio Exterior ou da Deficiência de *Yang* Interior. O Frio em si diminui o movimento e tende a causar Estagnação do Qi e do Sangue.
- Umidade é *Yin* e se origina tanto do Excesso de Umidade Exterior como da Deficiência Interior do Baço e dos Rins. A Umidade é lenta e pesada e se associa com Estagnação.

PRINCÍPIOS DO TRATAMENTO

- Vento Exterior é dispersado e Vento Interior é acalmado. Além disso, se a origem do Vento Interior for Excesso, este será dispersado; se for Deficiência, esta será tonificada.

- O Calor Exterior ou Excesso de Calor Interior são dispersados e, para o caso de Calor Interior por Deficiência, o Calor é dispersado e a Deficiência de *Yin* é tonificada.
- Para Secura Vento Exterior, o Vento é dispersado e, se necessário, *Yin* é tonificado.
- Para Secura Interior, tonificar *Yin*.
- O Frio Exterior e o Excesso de Frio são dispersados e, para o Frio Interior por Deficiência, o Frio é dispersado e a Deficiência de *Yang* é tonificada.
- A Umidade Exterior ou Interior deve ser dispersada e a Estagnação associada estimulada a se mover; se a Umidade Interior tiver base na Deficiência do Baço e dos Rins, estes deverão ser tonificados.

COMBINAÇÕES DOS QUATRO PRINCIPAIS DESEQUILÍBRIOS

Existem seis combinações dos quatro principais desequilíbrios, como mostrado na Figura 6.3.

PRINCÍPIOS DE TRATAMENTO

O princípio de tratamento a ser enfatizado dependerá de qual dos dois desequilíbrios combinados domina num determinado período. Por exemplo, para a combinação de Excesso e Deficiência, não há possibilidade de haver Excesso pleno e Deficiência plena no mesmo órgão ao mesmo tempo. No entanto, é comum o Excesso dominar na fase aguda durante um ataque, ao passo que normalmente a Deficiência domina na fase crônica entre os ataques. Assim, durante a fase aguda de uma dor de cabeça violenta, o tratamento é dispersar o Excesso de Fogo no Fígado; durante a fase crônica, tonificar a Deficiência de *Yin* no Fígado no qual se baseia temporariamente o Excesso.

Ainda, para a combinação de Deficiência de *Qi* do Pulmão com Estagnação de *Qi* do Pulmão, é possível usar alguns pontos com métodos de Harmonização ou de Dispersão para mover o *Qi* do Pulmão Estagnado (VC-17, B-13) e, ao mesmo tempo, tonificar outros pontos para tonificar a Deficiência do Pulmão (P-9 e E-36).

CLASSIFICAÇÃO DAS SÍNDROMES DE ÓRGÃOS

As síndromes de órgãos podem ser classificadas em 10 categorias de Deficiência, Excesso, Estagnação e Irregularidade e suas seis combinações, como ilustra a Tabela 6.3. Pode-se observar, na tabela, que os Rins tendem à Deficiência e à Irregularidade e nem tanto ao Excesso. O Fígado e o Coração são especialmente propensos a padrões de Irregularidade em decorrência de um distúrbio associado com o Fogo do Coração, Fogo do Fígado, Hiperatividade do *Yang* do Fígado ou Ascensão do Vento do Fígado, causando Distúrbio do Espírito do Coração.

RESUMO DOS DEZ DESEQUILÍBRIOS

Os quatro desequilíbrios básicos e suas seis combinações estão resumidos na Tabela 6.4.

CLASSIFICAÇÃO DOS TIPOS DE PONTOS

A Acupuntura como terapia tem efeito auto-regulador sobre o corpo, de forma que a inserção de uma agulha em qualquer ponto de acupuntura tenderá a tonificar, se houver Deficiência, dispersar, se houver Excesso, mover, se houver Estagnação ou acalmar, se houver Irregularidade. Entretanto, alguns tipos de pontos têm maior probabilidade de surtir efeitos mais específicos: pontos Fonte são usados principalmente para tonificar e pontos de Acúmulo são mais usados para dispersar e mover. A Tabela 6.5 resume os principais empregos de cada tipo de ponto.

A Tabela 6.6 toma como exemplo o Vaso Concepção para ilustrar como os diferentes pontos de um canal podem ser empregados de variadas formas.

APLICAÇÃO DO CONCEITO DOS QUATRO DESEQUILÍBRIOS

O conceito dos quatro principais desequilíbrios do *Qi*, Deficiência, Excesso, Estagnação e Irregularidade, é de grande utilidade para compreender a origem das doenças. É útil para compreender as aplicações clínicas da teoria dos Cinco Elementos (Capítulo 9) e essencial para a extensão dos limites do uso dos canais Extraordinários (Capítulo 10). Pode esclarecer a compreensão do tratamento de distúrbios psicológicos, já que mente e emoções podem ser consideradas como fenômenos do fluxo do *Qi*.

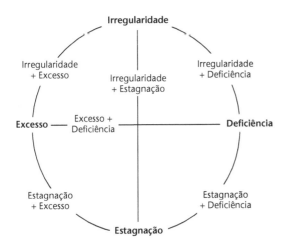

FIGURA 6.3 – Combinações dos quatro principais desequilíbrios.

TABELA 6.3 – Classificação das síndromes de órgãos

Desequilíbrio	Pulmões	Rins	Fígado	Coração	Baço–Estômago
Deficiência	Def. *Qi* P Def. *Yin* P Def. *Yang* P	Def. *Jing* R Def. *Qi* R Def. *Yin* R Def. *Yang* R	Def. Sangue F Def. *Qi* F-VB	Def. *Qi* C Def. Sangue C Def. *Yin* C Def. *Yang* C	Def. *Qi* BP-E Def. *Yin* E Def. *Yang* BP
Excesso	Fogo P		Fogo F–VB	Fogo C	Fogo E
Estagnação	Est. *Qi* P	Est. *Qi* R	Est. *Qi* F Est. Sangue F	Est. *Qi* C Est. sangue C	Est. *Qi* BP-E
Irregularidade	Reb. *Qi* P	Medo R invade C	Hip. *Yang* F Vento F	Dist. do Espírito do C	Reb. *Qi* E Reb. *Qi* BP
Deficiência + Excesso	Def. *Yin* P + Fogo P	Def. *Yang* R + Umidade	Def. *Yin* F + Fogo F	Def. *Yin* C + Fogo C	Def. *Yang* BP + Umidade
Irregularidade + Excesso	Reb. *Qi* P + Retenção de Fleuma no P		Vento F + Fogo F	Dist. do Espírito do C + Fogo C	Reb. *Qi* E + Fogo E
Irregularidade + Deficiência	Reb. *Qi* P + Def. *Qi* P	Medo causa Dist. C + Def. *Qi* R	Hip. *Yang* F + Def. Sangue F	Dist. do Espírito do C + Def. *Qi* C	Reb. *Qi* E + Def. *Qi* E
Irregularidade + Estagnação	Reb. *Qi* P + Est. *Qi* P		Hip. *Yang* F + Est. *Qi* F	Dist. do Espírito do C + Est. *Qi* C	Reb. *Qi* E + Est. *Qi* E
Estagnação + Excesso	Retenção de Fleuma no P		Umidade Calor F-VB	Fleuma Frio em C	Umidade Calor em BP
Estagnação + Deficiência	Est. *Qi* + Def. *Qi* P	Est. *Qi* R + Def. *Qi* R	Est. *Qi* F + Def. *Yang* F	Est. Sangue C + Def. *Yang* C	Est. *Qi* BP-E + Def. *Qi* BP-E

Def. = Deficiência; Est. = Estagnação; Reb. = Rebelião; Hip. = Hiperatividade; Dist. = Distúrbio.

TABELA 6.4 – Resumo dos dez desequilíbrios

Desequilíbrio	Princípio do tratamento	Grupo do pulso	Método de tratamento	Exemplo de síndrome	Exemplo de sintoma ou doença	Combinação de pontos
Deficiência	Tonificar	Vazio	**Ton, M**	Def. *Qi* R	Impotência	VG-4, VG-20, B-23, E-36 **Ton/M**
Excesso	Dispersar	Cheio	**Disp, EA, V, S**	Fogo F	Agressividade	VG-20, R-1, F-3 **Disp**; PC-9, F-1 **S**
Estagnação	Mover	Em corda	**Disp, H, EA, M, V, S**	Est. *Qi* F	Depressão	VC-6 **H/M**; VC-17, PC-6, F-3 **Disp**
Irregularidade	Acalmar	Irregular	**Disp H**	Reb. *Qi* E	Náusea	VC-14, PC-6, E-36 **H**; BP-6,
Deficiência + Excesso	Tonificar + dispersar	Vazio ou cheio	**Ton, M** **Disp, EA, V, S**	Def. *Yin* F + Fogo F	Conjuntivite	F-8 **Ton** VB-1 **H**; VB-38 **Disp**; F-1 **S**
Irregularidade + Excesso	Acalmar + dispersar	Irregular + cheio	**Disp, H** **Disp, EA, V, S**	Dist. do Espírito do C + Fogo C	Mania e ansiedade	VC-14, C-7, BP-6 **H/Disp** C-8, R-1 **Disp**
Irregularidade + Deficiência	Acalmar + tonificar	Irregular + vazio	**Disp, H** **Ton, M**	Medo causa Dist. C + Def. *Qi* R	Medo e apreensão	VC-14, PC-6, C-7 **Disp** VC-4, R-3, E-36 **Ton/M**
Estagnação + Excesso	Mover + dispersar	Em corda + cheio	**Disp, H, EA, M, V, S** **Disp, S**	Retenção de Fleuma Frio no P	Bronquite crônica	VC-17, P-1, P-6 **Disp**; B-13, E-40 **Disp/M**
Irregularidade + Estagnação	Acalmar + mover	Irregular + em corda	**Disp, H** **Disp, H, EA, M, V, S**	Hip. *Yang* F + Est. *Qi* F	Síndrome pré-menstrual	VG-20, VB-20 **H**; F-2, F-14, BP-6 **Disp**
Estagnação + Deficiência	Mover + tonificar	Em corda + vazio	**Disp, H, EA, M, V, S** **Ton, M**	Est. Sangue C Def. *Yang* C	*Angina pectoris*	VC-17, BP-4 **Disp/M**; BP-21, PC-6 **Disp** VC-4, E-36 **Ton/M**

Os nomes dos pulsos se referem ao grupo dos pulsos, não à qualidade individual.
Def. = Deficiência; Est. = Estagnação; Reb. = Rebelião; Hip. = Hiperatividade; Dist. = Distúrbio.
Ton = Tonificação; **Disp** = Dispersão; **H** = Harmonização; **M** = Moxa; **S** = Sangria; **EA** = Eletroacupuntura; **V** = Ventosa.

TABELA 6.5 – Classificação dos tipos de pontos

Tipo de ponto	Uso do ponto			
	Deficiência	Excesso	Estagnação	Irregularidade
Fonte	X			X
Conexão			X	
Acúmulo			X	
Alarme	x	X	X	X
Poço	x	X	x	x
Transporte Dorsal	X	x	x	x
Cinco Elementos	x	x	X	x
Abertura	x	x	X	x
Janela do Céu			X	x

X = uso primário; x = uso secundário.

TABELA 6.6 – Classificação dos pontos do Vaso Concepção

Tipo de ponto	Uso do ponto			
	Deficiência	Excesso	Estagnação	Irregularidade
VC-24		x	X	X
VC-22		X	X	X
VC-17	x	x	X	x
VC-14	x	x	x	X
VC-12	X	X	X	X
VC-6	x		X	
VC-4	X			X
VC-3	x	X	X	

VC-4 pode ser usado para Irregularidade apenas quando essa situação tiver base na Deficiência, já que VC-4 pode tonificar a Deficiência subjacente.
X = uso primário; x = uso secundário.

ACUPUNTURA E TRABALHO ENERGÉTICO

A classificação dos Quatro Desequilíbrios foi especificamente designada pelo autor como um sistema de diferenciação para integrar a acupuntura, o trabalho energético e a meditação. Para cada caso se aplica o mesmo princípio de tratamento.

Assim, para o paciente no qual a Irregularidade do movimento da cabeça esteja associada com Deficiência dos Rins, o princípio do tratamento em cada uma das três terapias é tonificar a Deficiência e acalmar a Irregularidade. A acupuntura pode fazer tal procedimento com VC-4, R-3, E-36 **Ton**; VG-20, R-1 **Disp**. O terapeuta pode complementar o efeito da acupuntura utilizando trabalho energético (*Qi Gong*), inicialmente para fortalecer o centro *Dan Tian* e, depois, para fazer a descensão da energia no corpo para aliviar a Irregularidade na cabeça. O paciente pode ser orientado a fazer exercícios de meditação específicos para fortalecer a energia do Rim e equilibrar a distribuição da energia no corpo.

Como realizar combinações eficazes

TRATANDO CAUSA E EFEITO

As doenças tendem a possuir uma ou mais causas básicas, *Ben* e uma ou mais manifestações externas, *Biao*. Por exemplo, o resfriado comum pode ter como causa básica uma Deficiência do *Qi* (*Ben*), com sinais externos de Vento Exterior (*Biao*), ou seja, espirros e calafrios. Deficiência do *Qi*, a causa, permite a invasão do Vento Exterior, o efeito.

O problema de formar uma combinação de pontos é saber quando tratar a causa e quando tratar o efeito. Há várias possibilidades:

tratar apenas o efeito
tratar apenas a causa
tratar a causa e depois o efeito
tratar o efeito e depois a causa
tratar causa e efeito simultaneamente

TRATAR APENAS O EFEITO

Esse procedimento é adotado quando o efeito é Exterior *e* dominante em relação à causa. Por exemplo, quando existe invasão de Vento Frio originada por uma Deficiência branda de *Qi*, normalmente essa Deficiência é corrigida pelo próprio corpo, sem outro tratamento, assim que o Vento Frio Exterior for expelido, com os pontos P-7 e IG-4, pelo Método de Dispersão. Tal situação é rara na experiência clínica do autor, pois a maioria de seus pacientes possuía Deficiências crônicas de base que precisaram ser tonificadas após a remoção do fator Exterior.

Se a causa e o efeito forem Internos, é mais comum tratá-los sucessiva ou simultaneamente, ao invés de tratar apenas o efeito. Então, para insônia decorrente de Deficiência do *Yin* do Coração, o ponto *ān mián* pode ser utilizado ao mesmo tempo que C-3 para a Deficiência do *Yin* do Coração.

TRATAR APENAS A CAUSA

Este procedimento não é usado para condições do Exterior, uma vez que o fator patogênico Externo deve ser removido primeiro.

Pode ser suficiente, em alguns problemas internos, tratar apenas a origem. Por exemplo, para uma condição de Deficiência do *Yang* dos Rins, o uso do método de Tonificação nos pontos VC-4, E-36, R-3 pode aliviar os sintomas de cansaço e impotência. No entanto, muitas vezes é necessário tratar os sintomas, principalmente se eles forem locais, como mãos e pés frios. Nesse caso, pode-se acrescentar o Método de Tonificação nos pontos BP-2 e PC-8.

TRATAR A CAUSA E DEPOIS O EFEITO

Isso é raro nas condições de Exterior, pois os fatores patogênicos Externos devem ser expelidos primeiro. É também incomum nas condições Internas, já que usual é o tratamento simultâneo da causa e do efeito Internos.

TRATAR O EFEITO E DEPOIS A CAUSA

É muito comum para doenças quando existe uma condição crônica do Interior, com agravações ocasionais e para aquelas doenças em que os efeitos exigem uma intervenção imediata, pela urgência da situação.

Interior crônico + Exterior agudo

Por exemplo, uma condição Interna crônica de Deficiência do *Qi*, com cansaço, pode permitir a invasão periódica Externa pelo Vento Frio, resultando em gripe. Durante a fase aguda, a gripe, que é o efeito, é tratada expulsando o Vento Frio; durante a fase crônica, a causa é tratada tonificando o *Qi*.

Fase crônica (entre as crises)	Fase aguda (durante as crises)
Exemplo: Deficiência do Rim e do Pulmão com cansaço e diminuição da resistência às infecções	Exemplo: Invasão do Vento Frio com gripe
VC-4, VC-17, P-9, R-3, E-36 **Ton**	VG-14, P-7, IG-4 **Disp**

Interior crônico + Interior agudo

Por exemplo, a Deficiência do *Qi* do Baço pode fazer com que o Baço não consiga manter o Sangue, ocasionando graves hemorragias. O efeito agudo deve ser tratado primeiro, com os pontos BP-1 e BP-10, pelos Métodos de Tonificação e aplicação de Moxa. Assim que o sangramento for contido, a Deficiência de *Qi*, que foi a causa e a Deficiência de Sangue resultante devem ser tratadas com os pontos B-17, B-20, B-43, pelos Métodos de Tonificação e aplicação de Moxa.

TRATAR A CAUSA E O EFEITO SIMULTANEAMENTE

Tal procedimento não é utilizado para problemas do Exterior, pois o fator patogênico Externo deve ser removido em primeiro lugar. No entanto, é um método comum para tratar problemas do Interior. Por exemplo, a cefaléia associada à Hiperatividade do *Yang* do Fígado pode ter como causa de fundo uma Deficiência do *Qi* dos Rins. Os Métodos de Tonificação e Moxa em VC-4 e R-3 podem ser utilizados, simultaneamente com **Disp** em VB-34 e VB-20, para tratar a Hiperatividade do *Yang* do Fígado.

UMA QUESTÃO DE ÊNFASE

É muito freqüente, entre as crises, escolher uma combinação que trate predominantemente a causa, mas que inclua alguns pontos para tratar o efeito. Por exemplo, para as cefaléias pós-menstruação decorrente da Deficiência de Sangue, entre as crises, pode-se usar a combinação:

B-17, B-20, B-23, B-43 **Ton M**; VG-20 H

Nessa combinação, a maioria dos pontos é para a Deficiência de Sangue, mas o ponto VG-20 é acrescentado para harmonizar o movimento do *Qi* na cabeça. Durante as crises, a combinação pode ser:

VG-20, VB-20, *yìn táng*, IG-4 H; E-36 **Ton M**

Aqui, a maioria dos pontos é para tratar o efeito agudo, mas o E-36 serve para tratar a causa de base.

O número de pontos incluídos para tratar causa e efeito dependerá da dominância relativa da causa e do efeito em um certo momento.

DIRETRIZES GERAIS

Esta seção inclui a discussão sobre:

pontos *Ah Shi*, locais, adjacentes e distais
cadeias de pontos
pontos únicos
cercando uma área
pontos nos Canais *Yin* e nos canais *Yang*
combinação conforme as Seis Divisões
pontos ventrais e dorsais
pontos superiores e inferiores
pontos à direita e à esquerda
fórmulas comuns

PONTOS AH SHI, LOCAIS, ADJACENTES E DISTAIS

O sistema é principalmente útil para tratar problemas locais e nos canais. O princípio é usar os pontos *Ah Shi* (Dolorosos), adjacentes, locais e distais relacionados com o canal afetado.

Pontos *Ah Shi* (sensíveis ao toque)

São os pontos da área afetada que se encontram dolorosos à pressão e que podem estar sobre ou fora dos canais. Agulhas e Moxa nos pontos *Ah Shi* podem ajudar a aliviar os problemas locais.

Pontos locais

São aqueles localizados nos canais próximos ou pertencentes à área afetada. Por exemplo, IG-20 é um ponto local para tratar rinite; IG-11 é usado como ponto local para dor no cotovelo de tenista pois, apesar de não estar localizado na região, é próximo a ela e é o ponto de canal mais próximo.

Pontos adjacentes

São os pontos não localizados na área do problema, mas sim adjacentes a ela. Por exemplo, o ponto VB-20 para tratar ruídos nos ouvidos ou E-36 como ponto adjacente para tratar dor em E-35, o ponto local.

Pontos distais

Os pontos distais estão longe da área afetada, como IG-4 e F-3 para dor de cabeça. Não se situam necessariamente no mesmo canal da região atingida; por exemplo, PC-6 para tratar dor na área do E-21. No entanto, quando os pontos distais estão no mesmo canal da área afetada, podem ser combinados com pontos locais do mesmo canal, como IG-4 e IG-15 para a tensão muscular do ombro ao redor de IG-15.

Muitas vezes, é melhor utilizar os pontos distais, não os locais. Por exemplo, algumas enxaquecas pioram com o emprego de pontos locais como VB-14 e VB-20, mas melhoram muito com o ponto distal VB-34.

CADEIAS DE PONTOS

Uma cadeia de pontos ao longo de um canal normalmente tem base na combinação de pontos locais, adjacentes e distais. Por exemplo, os pontos VB-1, VB-20 e VB-44, para conjuntivite ou IG-15, IG-14 e IG-4, para mau jeito do ombro.

Como o princípio básico da combinação de pontos é utilizar o mínimo possível de agulhas, as cadeias de pontos devem ser usadas somente quando o emprego de um ou dois pontos do canal não tiver apresentado resultados suficientes. O aconselhável é começar acrescentando um ponto do canal, checar o pulso, inserir a agulha em um segundo ponto, se necessário, checar o pulso, e inserir um terceiro ponto, se ainda preciso. Por exemplo, VC-6 pode ser utilizado para depressão, VC-17 adicionado, se necessário e VC-22 empregado em acréscimo se o pulso não se alterar o suficiente após a inserção dos dois outros pontos.

CADEIAS DE PONTOS EM CANAIS RELACIONADOS

Usam-se cadeias de pontos nos canais relacionados. Canais do Pulmão e do Rim estão relacionados de acordo com os Canais Extraordinários, de forma que os pontos P-1, P-6 e P-7 podem ser combinados com R-6, R-8 e R-13 para tratar infertilidade e depressão. Outro exemplo: os canais do Fígado e do Pericárdio estão relacionados de acordo com as Seis Divisões, de forma que os pontos PC-1, PC-4 e PC-6 possam ser combinados com F-1, F-3 e F-14 para má circulação e frustrações emocionais.

PONTOS ÚNICOS

Algumas vezes, um único ponto pode ser extremamente eficaz, como o R-1, usado unilateralmente para tratar dor de cabeça com hipertensão; VC-8, para diarréia ou VG-26, para tratar o desmaio. De forma geral, os pontos únicos não são tão eficazes quanto as combinações.

CERCANDO UMA ÁREA

Método eficaz para tratar distúrbios locais, como úlceras varicosas, lesão por psoríase, lesão por herpes-zóster ou escara dolorosa. As agulhas são inseridas bem superficialmente na pele, ao redor da área, separadas umas das outras por uma distância de aproximadamente 1 unidade.

Essa técnica costuma ser combinada com pontos distais do canal mais próximo à área. Por exemplo, para tratar úlcera varicosa na área do ponto BP-6, os pontos BP-1 e BP-10 podem ser usados além das agulhas que estão ao redor da área. No caso de lesões por herpes-zóster, podem-se utilizar os pontos *jiā jǐ* para tratar os nervos espinais afetados.

PONTOS NOS CANAIS YIN *E NOS CANAIS* YANG

Os pontos nos Canais *Yin* e *Yang* podem ser combinados para manter o equilíbrio de *Yin* e *Yang* do corpo. Se a combinação dos pontos B-62 e ID-3 dos Canais Extraordinários for utilizada para problemas espinais, o ponto R-6 pode ser acrescentado para equilibrar o tratamento que, de outra forma, seria demais *Yang*.

Os pontos nos pares *Yin* e *Yang* de canais podem ser empregados juntos para manter o equilíbrio do par *Yin-Yang*. Por exemplo, o ponto BP-6 pode ser acrescentado a E-25, E-37 e E-44 para tratar constipação intestinal, mantendo a harmonia entre o *Yang* do Estômago e o *Yin* do Baço. Um caso deste, em especial, é a combinação dos Pontos de Conexão com os Pontos Fonte. Quando um Ponto Fonte é usado para fortalecer a Deficiência de um órgão, o Ponto de Conexão do canal acoplado pode ser adicionado como ponto secundário, para reforçar o efeito. Assim, o E-40, ponto de Conexão do Estômago, pode ser acrescentado ao BP-3, ponto Fonte do Baço, para tratar Deficiência do Baço e Umidade.

COMBINAÇÃO CONFORME AS SEIS DIVISÕES

Esse sistema tem a vantagem de combinar os pontos das mãos e dos pés.

Yang Maior	B	ID
Yang Menor	VB	TA
Yang Brilhante	E	IG
Yin Maior	BP	P
Yin Terminal	F	PC
Yin Menor	R	C

ÁREAS DO CORPO

Os Canais *Yang* Maior, Bexiga + Intestino Delgado, controlam a região dorsal do corpo; os Canais *Yang* Menor, Vesícula Biliar + Triplo Aquecedor, os lados e os *Yang* Brilhante, Estômago + Intestino Grosso, a região ventral. Pontos como B-60 e ID-3 podem ser combinados para tratar a tensão muscular acompanhada de dor na região dorsal do corpo, da cabeça e das pernas. Pontos como VB-34 e TA-6 tratam problemas localizados na região lateral, na cabeça e no pescoço e pontos como E-40 e IG-4 tratam problemas da parte anterior das pernas, do abdome, do tórax e da face.

RELAÇÕES DOS ÓRGÃOS

Os Órgãos *Yin* Menor, Coração e Rins, também estão relacionados entre si por via do Ciclo de Controle dos Cinco Elementos. Os pontos do *Yin* Menor são úteis principalmente para manter o equilíbrio entre Água e Fogo, como na insônia e na ansiedade. Os Órgãos do *Yin* Terminal, Fígado e Pericárdio, também estão relacionados por meio da habilidade de seus pontos em mover a Estagnação do *Qi* e do Sangue; os pontos F-3 e PC-6, portanto, quase sempre são combinados para tratar dor torácica, depressão e má circulação. Os Órgãos *Yin* Maior também se relacionam por via do Ciclo de Promoção dos Cinco Elementos, de forma que a Terra é a mãe do Metal. Os pontos E-36 e P-9 são freqüentemente combinados para infecções respiratórias recorrentes e pouca energia.

TRAUMATISMOS

Para entorse aguda do tornozelo podemos selecionar os pontos no punho do mesmo lado ou do lado oposto, de acordo com as relações das Seis Divisões. Por exemplo, se a dor principal do tornozelo estiver ao redor do ponto VB-40, TA-4 deverá ser o ponto escolhido. Se a dor estiver pior no nível do E-41, então o ponto IG-5 deverá ser utilizado.

PONTOS VENTRAIS E DORSAIS

O procedimento é feito para manter o equilíbrio entre o ventre e o dorso, *Yin* e *Yang*. Por exemplo, VB-14 e VB-20 para cefaléia, VG-16 e VC-24 para confusão mental e *dìng chuān* e P-1 para asma. Um caso especial é a combinação dos Pontos de Transporte Dorsais com Pontos de Alarme: B-13 e P-1 para bronquite, B-14 e VC-17 para dor torácica e B-15 e VC-14 para palpitações.

COMBINAÇÃO OU ALTERNÂNCIA

Ao longo deste livro, as combinações de pontos dorsais em geral são fornecidas como alternativas para as combinações ventrais. As combinações ventrais e dorsais podem ser utilizadas sucessivamente durante uma sessão ou usadas em sessões alternadas. Por exemplo, para tratar prostatite, a combinação ventral de VC-3, VC-6, TA-6 e BP-6 pode ser alternada com uma combinação dorsal como B-20, B-23, B-32 e B-60.

Às vezes, os pontos ventrais e os dorsais são combinados ao mesmo tempo para fortalecer o tratamento. Para ilustrar, fórmula básica para tratar asma:

dìng chuān, B-13, VC-17, P-7, PC-6, E-40 **Disp**; R-3 **Ton**

PONTOS E CENTROS DE ENERGIA

Os pontos podem ser combinados de acordo com seus níveis horizontais no corpo. Essas combinações são governadas por três conceitos que se superpõem:

Teoria Segmentar Ocidental
Função dos Pontos Chineses
Teoria dos Centros de Energia

TEORIA SEGMENTAR OCIDENTAL

De acordo com esse conceito, pontos localizados na superfície de um segmento do corpo podem influenciar pele, músculos e vísceras associados com os nervos espinais que controlam o segmento.

Assim, os pontos *jiā jǐ*, VG-9, B-17 e B-46 podem ser combinados para tratar distúrbios no nível da sétima vértebra torácica ou VC-18, R-24 e E-16, para problemas no nível do terceiro espaço intercostal. No entanto, essa teoria atualmente considera em especial os distúrbios físicos relacionados ao segmento afetado.

FUNÇÕES DOS PONTOS CHINESES

Esse conceito permite o tratamento de problemas físicos dentro e fora do segmento no qual se localizam os pontos e de desordens mentais e emocionais. Então, os pontos B-18 e B-47 podem ser combinados para tratar não só da dor no nível da nona vértebra torácica, como também da tontura decorrente de Deficiência de Sangue, visão turva, irritabilidade e incapacidade de fazer projetos para o futuro, pois estes são aspectos de desequilíbrio do Fígado e os pontos B-18 e B-48 são os pontos de Transporte Dorsais para o Fígado.

TEORIA DOS CENTROS DE ENERGIA

É comum haver íntima correspondência entre as funções dos pontos do Vaso Governador, do canal da Bexiga e do Vaso Concepção e as funções dos centros de energia. Por exemplo, o Órgão Coração e o centro de energia do Coração estão envolvidos com as energias do amor e da compaixão. Na verdade, os Órgãos e os centros de energia compartilham em grande parte dos mesmos conceitos, com a diferença dos centros de energia estarem principalmente localizados no eixo central, além de mais envolvidos com os fluxos de energia e menos com o corpo físico, do que os sistemas de órgãos.

Os centros de energia, representados pelos pontos do Vaso Governador e do Vaso Concepção, podem ser utilizados juntos com os Pontos de Abertura dos Canais Extraordinários, como base para a combinação de pontos.

Exemplo

Uma mulher de 37 anos sofria de dores torácicas intermitentes e menorragia. Tais distúrbios haviam surgido durante o curso de um relacionamento difícil. O pulso estava retardado, principalmente na primeira e terceira posições, em ambas as mãos.

O diagnóstico foi Estagnação do *Qi* nos centros de energia do Coração e Reprodutivo, pela obstrução contínua e supressão de sentimentos na relação insatisfatória.

Os pontos escolhidos como base do tratamento foram VC-3 e VC-17, combinados com P-7 + R-6.

PONTOS SUPERIORES E INFERIORES

É necessário manter equilíbrio da energia corpórea entre as regiões ventral e dorsal, entre o lado direito e o esquerdo e, mais importante, entre a região Superior e a Inferior. A parte superior do corpo corresponde mais ao aspecto *Yang*, Céu, ao movimento e à energia; a parte inferior corresponde mais ao aspecto *Yin*, Terra e à matéria sólida.

Patologias como Calor, Vento Interior, Hiperatividade do *Yang* do Fígado e Distúrbio do Espírito do Coração tendem a afetar mais a parte superior do corpo, com Excesso ou Irregularidade de Movimento, enquanto a parte inferior está mais suscetível à Deficiência e à Estagnação de energia e, portanto, ao Frio e à Umidade. Está claro que essa divisão é uma generalização, mas guarda uma importante relação com a polaridade da patologia. Isso está ligado aos centros de energia.

Sob a pressão da sociedade moderna, os centros de energia da parte superior do corpo, principalmente os da cabeça, do Coração e do Plexo Solar, tendem a uma hiperatividade negativa. Por exemplo, o centro da Fronte está associado à excessiva atividade mental negativa, como a preocupação; o centro do Coração, às emoções negativas de tristeza e paixão e, o Plexo Solar, ao medo excessivo e à raiva. Por outro lado, os centros inferiores, especialmente o do Baço e o *Dan Tian*, podem se tornar Deficientes ou obstruídos. Isso resulta em realce excessivo de energia e de atenção na cabeça e no tórax e em falta de atenção e energia na região inferior do corpo e no corpo físico em geral.

Essa é uma imagem bem simplificada, mas importante, para que a combinação de pontos seja feita de acordo com a polaridade da energia. Para o indivíduo médio da sociedade moderna, a acupuntura, o *Qi Gong* e a meditação podem focalizar, inicialmente, o centro *Dan Tian* e os centros nas plantas dos pés, no nível de R-1. Os procedimentos podem surtir o efeito de:

– fortalecer a parte inferior do corpo e o corpo físico em geral
– aumentar a percepção do corpo físico e retirar a excessiva atenção da cabeça
– drenar as energias irregulares em excesso na cabeça, como Calor, *Yang* e Vento

Nas cefaléias provocadas por pressão mental e emocional, empregar pontos locais como VB-14, VB-20 e *tài yáng* às vezes pode agravar a condição. É comum, nesses casos, R-1 sozinho remover a dor de cabeça, pela drenagem das energias desequilibradas e redistribuição da energia do corpo. O efeito pode ser otimizado pela pressão do dedo, pelo acupunturista, no ponto BP-4, com as palmas no dorso do pé do paciente, enquanto este concentra a atenção no ponto BP-4 e visualiza a energia da respiração fluindo em direção ao ponto.

Há exceções para tais casos, de forma que a energia desequilibrada na cabeça às vezes melhora com pontos da cabeça como B-7 e VB-13, com o acupunturista massageando suavemente a cabeça, para dispersar a energia acumulada.

Para o Excesso agudo na cabeça e na parte superior do corpo, os pontos podem estar localizados apenas na parte inferior do corpo, como R-1, ou podem-se combinar pontos nas duas extremidades, como VG-20 + R-1 ou VG-20 + F-3. Se os pontos de ambas as extremidades forem utilizados, os inferiores devem ser estimulados primeiro e desestimulados por último. O motivo é focar a atenção do paciente na parte inferior do corpo. A polaridade do tratamento pode ser enfatizada manipulando-se mais agulhas ou fazendo-se o trabalho de energia do *Qi Gong* principalmente na parte inferior do corpo, em relação à parte superior.

DESCENSÃO DO *QI*

A Deficiência do *Qi* e do *Yang* com Descensão do *Qi* pode provocar Deficiência de energia na cabeça, que pode acarretar Irregularidade do Movimento. Em tal situação, o emprego de moxa, ou de agulha e moxa, no ponto VG-20 pode ser combinado com moxa e agulha em pontos da parte inferior do corpo que tonificam a Deficiência, como VC-4, R-3 ou E-36. Neste caso, os pontos da cabeça são inseridos primeiro e retirados por último, para levar a energia para a cabeça. Técnicas de *Qi Gong* ou de meditação que desviam a atenção para a região inferior do corpo são contra-indicadas.

Essa explicação é bem simplificada; na prática, o tratamento deve ter como objetivo a correção de cada centro energético desequilibrado e a harmonização dos centros entre si. Havendo dor de cabeça associada com estresse e excesso de trabalho devido ao medo de perder o controle da situação, durante a crise aguda da dor de cabeça, R-1 pode ser combinado com VG-20, Método de Dispersão. Entre as crises de dor de cabeça, o centro *Dan Tian* pode ser fortalecido, para propiciar a autoconfiança que supera o medo, usando VC-4, R-7 e E-36 com Método de Tonificação e Moxa e VC-14, com Método de Harmonização para acalmar o centro do Plexo Solar e reduzir os efeitos do medo.

PONTOS À DIREITA E À ESQUERDA

O uso de pontos do lado direito e do lado esquerdo ajuda a equilibrar o *Yin* e o *Yang* e pode fortalecer o efeito do tratamento, mesmo que o problema esteja localizado apenas de um lado. Por exemplo, o ponto IG-4 pode ser utilizado bilateralmente para tratar dor facial unilateral. No entanto, porque os lados direito e esquerdo dos principais canais se interconectam, os pontos podem ser usados unilateralmente para atingir os dois lados do corpo.

Os pontos podem ser empregados apenas de um lado em diversas situações:

- tratamento dos Canais Extraordinários
- tratamento de crianças
- tratamento somente do lado afetado
- para equilibrar o tratamento do lado afetado
- quando há dificuldade para tratar apenas o lado afetado
- após tratamento prolongado do lado afetado

TRATAMENTO DOS CANAIS EXTRAORDINÁRIOS

O tema é abordado em detalhes no Capítulo 10. Um método popular do uso dos Pontos de Abertura dos pares de Canais Extraordinários é agulhar em primeiro lugar o Ponto de Abertura do canal primário do lado dominante e, em seguida, agulhar o Ponto de Abertura do canal secundário no lado oposto. Tradicionalmente, o lado dominante dos homens é o esquerdo e, das mulheres, o direito.

Por exemplo, para usar Vaso da Cintura + Vaso de Ligação *Yang* no tratamento da síndrome pré-menstrual, o ponto VB-41 é inserido primeiro no lado direito e, depois, o TA-5 no lado esquerdo. As agulhas são retiradas na seqüência oposta. Se o tratamento se mostrar muito *Yang* para uma mulher em particular, ou se a Hiperatividade do *Yang* tiver como base a Deficiência de Sangue, após a inserção de agulha no ponto TA-5, BP-6 também pode ser agulhado do lado esquerdo. Se, além disso, houver insônia, pode-se acrescentar C-6 à direita. As agulhas são retiradas na seqüência oposta.

TRATAMENTO DE CRIANÇAS

Os bebês normalmente precisam de duas agulhas e, crianças entre 2 e 5 anos, de duas a seis agulhas. De forma geral, para os bebês basta o tratamento unilateral para problemas sistêmicos. Preferindo-se, pode ser inserida uma agulha no lado direito e outra no lado esquerdo. Assim, para tratar catarro crônico, o ponto P-6 à direita pode ser combinado com E-40 à esquerda, ou vice-versa.

TRATAMENTO APENAS DO LADO AFETADO

Método normalmente usado para tratar distúrbios que estão no Canal e não no sistema de Órgãos. Por exemplo, para o mau jeito do ombro direito, os pontos IG-4, IG-10 e IG-15 podem ser utilizados apenas no lado direito. Todavia, principalmente se existir um distúrbio no sistema de Órgãos, o Ponto de Conexão do Órgão *Yin* associado deve ser empregado no lado oposto para equilibrar o tratamento (no caso, P-7).

PARA EQUILIBRAR O TRATAMENTO DO LADO AFETADO

Um outro exemplo pode ser a inserção de agulha no ponto B-23 do lado direito para equilibrar o uso de pontos dorsais locais e distais da perna no lado esquerdo, para um problema que ocorre no lado esquerdo. Normalmente, apenas um ou dois pontos são utilizados no lado oposto para equilibrar o uso de três ou mais pontos no lado afetado.

DIFICULDADE PARA TRATAR APENAS O LADO AFETADO

Na hemiplegia, se o lado afetado estiver demasiadamente espástico ou atrofiado, o tratamento unilateral poderá ser no lado sadio, talvez alternado com tratamentos no lado afetado.

Na ulceração varicosa, a úlcera normalmente cobre o ponto BP-6, que pode então ser usado no lado mais sadio e, onde não for possível utilizar um ponto pela presença subjacente de veias distendidas, ele pode ser empregado no lado oposto.

Na entorse aguda do tornozelo, pontos do pulso do lado oposto podem ser usados, de acordo com a relação entre canais, que obedece às Seis Divisões. Então, para a entorse aguda do tornozelo direito acompanhada de dor ao redor de VB-40, o ponto TA-4 do punho esquerdo pode ser utilizado.

APÓS TRATAMENTO PROLONGADO NO LADO AFETADO

Para paralisia facial, tiques ou neuralgia do trigêmeo, com tratamento prolongado e resultados positivos diminuídos, pode ser eficaz tratar por algum tempo o lado saudável. Alternativamente, a maioria dos pontos pode ser usada no lado sadio com apenas um ou dois pontos no lado afetado: para a neuralgia do trigêmeo do lado direito, E-3 pode ser usado do lado direito e E-4 e ID-8 do esquerdo; pontos distais como IG-4 e P-7 podem ser empregados bilateralmente.

FÓRMULAS COMUNS

Existem muitas combinações tradicionais populares ou fórmulas que podem ser utilizadas de forma sintomática ou incorporadas a um tratamento mais abrangente. Por exemplo, os famosos pares de pontos:

IG-4 + R-7	para excesso ou deficiência de transpiração
C-6 + R-6	para suores noturnos
IG-4 + E-36	para Deficiência de *Qi* e de Sangue
E-36 + BP-6	para cansaço e debilidade
IG-4 + BP-6	para dor uterina ou trabalho de parto difícil
IG-4 + IG-11	para febres
IG-4 + F-3	para tensão nervosa

Os textos clássicos, como "Ode to the One Hundred Symptoms" (incluído em *The Golden Needle*, traduzido para o inglês por R. Bertschinger, Churchill Livingstone, Reino Unido, 1991), dão a relação de vários outros pares de pontos menos empregados que os anteriormente citados, como E-25 + R-5 para menorragia ou VC-10 + E-43 para borborigmo. Exemplo de incorporação de uma fórmula famosa num tratamento energético é o par IG-4 + R-3 acrescentado ao VG-20 + R-1 para dor de cabeça aguda por Excesso causada por extrema tensão nervosa. Outro exemplo é o par C-6 + R-6 acrescentado ao BP-4 + PC-6 para insônia e transpiração noturna ligadas à Deficiência de Sangue e de *Yin* do Coração.

TIPOS DE PONTOS

A combinação segundo o tipo de ponto é discutida em detalhes no Capítulo 8. Um breve resumo é aqui fornecido.

Os tipos principais de pontos são:

Pontos Fonte
Pontos de Conexão
Pontos de Acúmulo
Pontos de Alarme
Pontos de Transporte Dorsais
Pontos Janelas do Céu
Pontos Mar Inferior
Pontos de Influência
Pontos de Cruzamento
Cinco Pontos de Transporte
Pontos dos Cinco Elementos
Pontos de Abertura

Pontos Fonte

São utilizados principalmente para tonificar a Deficiência e, assim, estabilizar o equilíbrio entre *Yin-Yang* e as emoções. Por exemplo, C-7 + R-3 é uma combinação de Pontos Fonte para estabilizar o equilíbrio entre Fogo e Água, entre entusiasmo excessivo e medo.

Pontos de Conexão

São freqüentemente usados para envolver canais ou órgãos de um par *Yin-Yang*. Por exemplo, BP-4, ponto de Conexão do Baço, pode tratar problemas tanto do Estômago como do Baço. BP-4 combinado com E-40, ponto de Conexão do Estômago, aumenta o efeito.

Pontos de Acúmulo

Pontos empregados principalmente para condições dolorosas graves e agudas de Excesso. Por exemplo, P-6 pode tratar a bronquite aguda acompanhada de dor torácica. Os pontos de Acúmulo podem ser combinados com os pontos de Alarme: P-6 pode ser combinado com P-1, ponto de Alarme do Pulmão, para tratar asma aguda.

Pontos de Alarme

Esses pontos podem ser usados para tratar a Deficiência crônica, mas são mais utilizados para o Excesso. Desse modo, os pontos de Alarme do Pericárdio e do Coração, VC-17 e VC-14, podem ser combinados para tratar dor torácica e palpitações, com Método de Dispersão.

Pontos de Transporte Dorsais

Os Pontos de Transporte Dorsais são principalmente empregados para tratar condições de Deficiência crônica ou para equilibrar os aspectos mentais e emocionais.

Por exemplo, o B-20, ponto de Transporte Dorsal para o Baço, pode tratar debilidade, insegurança ou congestão mental. Pode ser combinado com VG-6 ou B-49, no mesmo nível, para aumentar o efeito.

Pontos Janela do Céu

Localizados na parte superior do corpo, em especial dispersam a Estagnação do *Qi* para tratar depressões e fobias ou problemas locais do pescoço. Assim, B-10, ponto Janela do Céu do canal da Bexiga, pode tratar a depressão acompanhada de medo e, nesse caso, pode ser combinado com os pontos ID-3 + B-62.

Pontos Mar Inferior

Pontos empregados, precipuamente, para tratar distúrbios físicos dos respectivos sistemas de Órgãos. Desse modo, E-37, ponto Mar Inferior do Estômago, pode tratar diarréia ou constipação e ser combinado com E-25, ponto de Alarme do Estômago.

Pontos de Influência

São usados principalmente para tratar a Deficiência e a Estagnação nos respectivos sistemas. Por exemplo, B-11, ponto de Influência para os Ossos, pode ser usado para tratar problemas articulares, junto com B-23 e R-3, ponto de Transporte Dorsal e ponto Fonte dos Rins.

Pontos de Cruzamento

São aqueles onde dois ou mais canais se encontram e úteis para unir o tratamento de mais de um canal. VC-3, ponto de Cruzamento do Vaso Concepção e do canal do Fígado, pode ser usado para Calor Umidade no Aquecedor Inferior (por exemplo, vaginite), principalmente se combinado com F-5, ponto de Conexão do Fígado.

Cinco Pontos de Transporte

Os mais importantes são os Pontos Poço e os Pontos Nascente, quase sempre combinados para dispersar o Calor ou para tonificar o Fogo e o *Yang*. Desse modo, podemos aplicar Método de Dispersão em R-1 e R-2, pontos Poço e Nascente dos Rins, para drenar o Fogo do Rim, em casos de hipertensão; ou usar Método de Tonificação e Moxa em F-1 e F-2, pontos Poço e Nascente do Fígado, para aumentar o Fogo do Fígado, em casos de insegurança e indecisão.

Pontos dos Cinco Elementos

Esses pontos são mais eficazes quando empregados em distúrbios de bloqueio emocional ou desequilíbrio. Assim, C-8, ponto Fogo do Elemento Fogo, pode ser utilizado, pelos Métodos de Tonificação e Moxa, para controlar o pesar e a introspecção associados ao Pulmão, o elemento Metal. O ponto C-8 pode ser combinado com P-10, ponto Fogo dos Pulmões, para equilibrar o pesar por intermédio do Ciclo de Controle.

Pontos de Abertura

Esses pontos controlam os pares de Canais Extraordinários e são mais bem utilizados quando grupos de Órgãos estão afetados. Por exemplo, os pontos de Abertura do par Vaso Penetrador + Vaso de Ligação *Yin*, BP-4 + PC-6 podem ser utilizados para tratar problemas do grupo de Órgãos Rim, Coração e Baço. Os pontos do Vaso Concepção podem ser acrescentados, como o VC-4, para tratar mãos e pés frios.

FUNÇÕES ENERGÉTICAS DOS PONTOS

Alguns pontos possuem funções energéticas além das funções específicas relacionadas aos tipos que pertencem. IG-4 pode ser usado como Ponto Fonte para tonificar o canal *Yang* Brilhante, mas também de muitas outras maneiras, combinado com outros pontos:

move o *Qi* e o Sangue	+ BP-6
drena o Calor no Sangue	+ IG-11
acalma a Hiperatividade do *Yang*	+ F-3
expele o Vento Exterior	+ P-7
desobstrui o nariz	+ IG-20

As funções energéticas são descritas em detalhes na Parte II.

HARMONIA

Um tratamento harmonioso baseia-se na ampla compreensão dos desequilíbrios e necessidades do paciente, empregando a estratégia de tratamento mais simples e o número mínimo necessário de agulhas para ser eficaz. Numa combinação harmoniosa, os pontos intensificam o efeito um do outro, complementam-se, sem que haja interferência na ação do outro.

Assim sendo, para tratar pés frios por Estagnação e Deficiência de *Qi*, uma combinação simples, harmoniosa e eficaz seria a utilização dos pontos VC-4, PC-6 e BP-4. A estratégia de tratamento é simples, usando o par de Canais Extraordinários: Vaso Penetrador + Vaso de Ligação *Yin*, que combina harmoniosamente com VC-4, representando o centro de energia *Dan Tian*. O número de agulhas é o mínimo necessário, já que para o tratamento unilateral o total de agulhas é três.

Um exemplo que requer um número maior de pontos é a esclerose múltipla com problemas visuais e urinários. O tratamento pode-se fundamentar nos pontos ID-3, B-10, B-23, B-32 e B-62. Nesse caso, a estratégia do tratamento utiliza o par dos Canais Extraordinários: Vaso Governador + Vaso *Yang* do Calcanhar com os pontos ID-3 e B-62; B-23 é acrescentado para tonificar os Rins, B-10 para os olhos e região cervical e B-32 para problemas urinários e para a região lombar.

Um tratamento considerado sem harmonia é aquele no qual o terapeuta tenta fazer muita coisa, tem uma estratégia muito complexa ou não tem certeza do papel de cada ponto. Na opinião do autor, combinar estratégias com base nos Cinco Elementos e estratégias fundamentadas nos Canais Extraordinários pode facilmente levar a um tratamento complexo demais, em que os pontos estão sendo usados de acordo com dois ou mais princípios conflitantes entre si.

A acupuntura de qualidade é como o *Qi Gong*, ou seja, quanto mais simples for a imagem ou visualização na mente do terapeuta, mais fácil a energia fluir. Além disso, quanto mais simples a idéia, mais flexível se torna quando precisa se adaptar ou se alterar para melhor conformação à realidade do corpo do paciente.

A combinação de *Qi Gong* e acupuntura não significa apenas enviar energia entre as agulhas, mas também desenvolver uma analogia clara entre as necessidades do paciente e permitir que a energia flua através dessa imagem mental. A analogia pode ser na linguagem dos Cinco Elementos, dos Canais Extraordinários ou dos Troncos e Ramos, de acordo com o que se ajuste melhor. O que importa é ser relevante para as necessidades do paciente e manter a essência clara e simples, embora possa ser detalhado.

EMPIRISMO

Como já dito no Capítulo 1, a boa acupuntura é uma combinação de análise, intuição e empirismo. Cada um desempenha seu papel. A análise organiza os detalhes do caso na mente do acupunturista, a intuição cria uma visão global desses detalhes e os coloca na perspectiva da vida do paciente. A escolha dos pontos pode ter por base tanto a análise como a intuição, mas apenas quando a combinação for experimentada e se revelar eficaz na prática poderemos dizer que a análise e a intuição foram exatas. Por isso, durante o tratamento, após a inserção de cada grupo de agulhas, é útil verificar o pulso para avaliar se ficou mais harmonioso e perguntar ao paciente, não somente se os sintomas estão diminuindo, mas se, de forma geral, ele se sente melhor ou pior. Depois de 5 ou 10min da combinação usada, se o paciente relatar que se sente pior, incomodado, desconfortável ou muito estranho, uma ou mais agulhas devem ser removidas, o paciente deve descansar por 5min e, se apropriado, inseridas agulhas em diferentes pontos.

Exemplo 1

Uma paciente com cefaléia teve como diagnóstico Hiperatividade do *Yang* do Fígado e a combinação VB-14 e VB-34 usada como base, mas não houve melhora após 10min de tratamento. A escolha estava entre manter a estratégia e acrescentar outros pontos como VB-1 e VB-20, ou mudar a estratégia. Perguntou-se à paciente como havia se sentido e ela referiu ter sentido calor e inquietação, além de exaustão. A estratégia foi então modificada para incluir Fogo por Deficiência, com Tonificação de R-6 e Dispersão de R-2. O pulso melhorou, a cefaléia diminuiu e a paciente sentiu-se mais confortável.

Exemplo 2

Um homem foi tratado para enxaqueca intensa do lado direito, no nível de VB-14 e *tài yáng*. Os pontos utilizados foram VB-14, *tài yáng* e VB-34 do lado direito, com BP-6 do lado esquerdo para equilibrar o tratamento. Após 10min, não houve melhora e foi feita uma investigação mais detalhada sobre o estado do paciente. Ele referiu estar passando por um enorme estresse nos negócios que o fazia se sentir desesperado e a dor de cabeça era como se esta fosse explodir. A estratégia do tratamento foi alterada e os pontos *sì shén cōng* e R-1 foram acrescentados, com o Método de Dispersão, para diminuir a pressão na cabeça e promover a descensão do excesso de energia, respectivamente. O pulso tornou-se menos cheio e menos em corda, a cefaléia diminuiu e o paciente referiu uma sensação agradável de bem-estar e leveza.

Exemplo 3

Um paciente com ataques de pânico teve o diagnóstico de Medo do Rim invadindo o Coração, sendo utilizada a combinação dos pontos VC-14, BP-4 e PC-6. No entanto, o paciente sentiu mais desconforto e inquietação após a inserção de VC-14 e pediu para que a agulha nesse ponto fosse removida. Assim foi feito e, depois de alguns minutos, uma agulha foi inserida em E-36, junto com a aplicação de cones de moxa. Ao final, o bastão de moxa foi utilizado no ponto R-1. O pulso ficou menos errático e o paciente sentiu-se mais calmo.

MODIFICAÇÕES DAS COMBINAÇÕES DURANTE UMA SÉRIE DE TRATAMENTOS

É possível utilizar a mesma combinação durante várias sessões de tratamento, desde que o paciente continue melhorando, estando com os mesmos padrões de vida. No entanto, existem várias situações em que a combinação dos pontos precisa ser modificada ou, mesmo, completamente alterada:

paciente não melhora
paciente mostra melhora limitada
apenas alguns sintomas melhoram, outros não
paciente desenvolve doenças ou problemas novos

PACIENTE NÃO MELHORA

Como já dito na seção anterior sobre empirismo, caso um paciente se sentir pior durante um tratamento, a combinação deve ser alterada ou modificada durante a sessão.

PROBLEMAS NOS CANAIS

Quando um paciente se consultar por um mero problema local de canal, como dor no cotovelo e, ao voltar para a segunda sessão, não apresentar qualquer melhora, então o diagnóstico deverá ser revisto.

Talvez a escolha do canal tenha sido errada: por exemplo, numa investigação mais profunda, descobre-se que o problema está mais próximo do Triplo Aquecedor do que do canal do Intestino Grosso. Pontos locais e distais no Triplo Aquecedor podem ser substituídos pelos pontos do Intestino Grosso. Talvez os pontos *Ah Shi* não estivessem no local correto ou na profundidade adequada. Talvez se tenha utilizado o método incorreto de tratamento, como Eletroacupuntura, quando Moxa seria mais eficaz. Talvez, não seja apenas um distúrbio local, mas tenha relação com doença sistêmica, como artrite reumatóide, que requer tratamento local e sistêmico.

No entanto, se o diagnóstico estiver correto, os pontos adicionais *Ah Shi*, locais ou distais, podem ser usados ou os pontos distais podem ser alterados. Por exemplo, para dor no cotovelo, se o ponto IG-4 foi utilizado no lado afetado como ponto local, o mesmo ponto também pode ser empregado adicionalmente no lado sadio, ou IG-4 do lado afetado pode ser mudado para IG-17, o Ponto de Acúmulo.

DISTÚRBIOS NOS ÓRGÃOS

Se uma pessoa com problema no sistema de órgão, como depressão e cansaço decorrentes da Estagnação do *Qi* do Fígado, não se sentir genuinamente melhor por volta da segunda sessão de tratamento, nem tenha havido alteração dos pulsos, a combinação de pontos precisa ser modificada ou completamente alterada, após reavaliação do diagnóstico. Todavia, se o paciente não se sentir melhor, mas tenha havido alteração dos pulsos, a combinação de pontos pode ser repetida ou um pouco modificada; assim, o paciente pode melhorar pelos efeitos lentos, mas cumulativos, do tratamento.

Por exemplo, tratando-se depressão e cansaço com a combinação de pontos VC-6 pelos Métodos de Harmonização e Moxa; F-3, PC-6 pelo Método de Dispersão e o pulso tendo ficado menos vazio e menos em corda por volta da segunda sessão, embora o paciente não tenha apresentado melhora, então os pontos F-1 com Método de Dispersão; E-36 com Métodos de Tonificação e Moxa podem ser acrescentados. O Ponto Poço, F-1, ajuda a mover a Estagnação do *Qi* do Fígado e E-36 ajuda a tonificar o *Qi*, diminuindo o cansaço.

PACIENTE APRESENTA APENAS MELHORA LIMITADA

É muito freqüente uma combinação surtir efeito até um certo limite, a partir do qual não ocorre melhora ou a condição começa a se deteriorar. O primeiro passo é checar os pulsos, reavaliar o diagnóstico e determinar se há algum novo fator interferindo no tratamento, como troca de medicação, dieta ou estilo de vida. Se esses fatores não estiverem presentes, a combinação de pontos deve ser modificada ou alterada completamente.

Por exemplo, VC-17, C-7, PC-6, BP-4 com Método de Harmonização foram eficazes por quatro sessões de tratamento para um caso de palpitação. Então, a condição começou a piorar, sem nenhuma razão aparente. A combinação foi modificada pelo acréscimo dos pontos VC-14 **H**; E-36 **Ton**; com VC-14 **H**, para acalmar o Espírito e E-36 **Ton** para fortalecer o *Qi* e o Sangue do Coração. Considerando não ter havido melhora na sessão seguinte, a estratégia do tratamento deixou de se basear no par de pontos BP-4 + PC-6 dos Canais Extraordinários, passando para VG-20, C-7, R-1 **H**; R-3 **Ton**, fundamentados nos Pontos Fonte C-7 e R-3 e nos pontos localizados na extremidade oposta do corpo, VG-20 e R-1. O resultado foi a melhora do quadro.

APENAS ALGUNS SINTOMAS MELHORAM, OUTROS NÃO

Tal situação é muito comum. A estratégia vai depender de os sintomas diferentes terem uma causa comum ou causas diferentes.

CAUSA COMUM

Um exemplo de sintomas diferentes com causa em comum é a Hiperatividade do *Yang* do Fígado com sintomas de dor de cabeça unilateral, tontura e fotofobia, para os quais a combinação de pontos pode ser VG-20, VB-20, VB-34, BP-6 **H**. Melhorando a cefaléia e a tontura, mas a fotofobia não, pode ser necessário verificar se não existe uma causa adicional para a fotofobia, como Deficiência do *Qi* ou do *Yin* dos Rins, ou esforço crônico dos olhos por excesso de leitura ou pelo uso constante de computadores. Se a Hiperatividade do *Yang* for a única causa, pontos locais (como VB-1), pontos adjacentes (como B-10) ou pontos distais (como VB-37) podem ser acrescentados para os olhos.

CAUSAS DIFERENTES

Um exemplo de paciente com sintomas de causas diferentes seria a dismenorréia ocasionada pela Estagnação do Sangue, a gastrite pela Deficiência do *Qi* do Estômago ou extremidades frias pela Deficiência do *Qi* e do Sangue do Coração. Apesar desses três sintomas possuírem causas diferentes, uma combinação de pontos pode ser utilizada para tratar os três, podendo ser modificada de acordo com o problema dominante.

VC-6, VC-12 **H M**; PC-6, BP-4, E-36 **M**

VC-6 e BP-4 podem mover a Estagnação do Sangue no Aquecedor Inferior e IG-4 e E-29, com Método de Dispersão, podem ser acrescentados para a dismenorréia. A combinação toda pode fortalecer o *Qi* do Estômago, e VC-12, PC-6, BP-4 e E-36 são específicos para tratar gastrite. O ponto E-21 pode ser usado como ponto adicional para gastrite. Os pontos VC-6, PC-6 e BP-4 podem melhorar a circulação e E-36 fortalecer o *Qi* e o Sangue do Coração. Os pontos PC-8 e BP-2 podem ser acrescentados com agulha e moxa, se a má circulação for dominante.

PACIENTE DESENVOLVE DOENÇAS OU PROBLEMAS NOVOS

Tal situação pode derivar de fatores climáticos, mudanças no estilo de vida ou novos processos que surgem durante o desenvolvimento do potencial da personalidade do paciente.

FATORES CLIMÁTICOS

Por exemplo, um paciente vem apresentando melhora lenta mas definitiva de um cansaço devido à Deficiência do *Yang* do Fígado com a combinação de pontos VC-4, VC-6, C-8, R-2, R-7 **Ton M**.

Ele foi caminhar pelas montanhas, no vento frio e teve uma crise aguda de dor e rigidez muscular na região lombar, com sensação de frio na região lombar, mas com um pouco de febre e espirros. A combinação de pontos foi modificada para P-7, IG-4 **Disp**; VG-2, VG-3, B-25, B-26, B-62 **H M**. A combinação P-7, IG-4 **Disp** foi utilizada para dispersar o Vento Frio na parte superior do corpo e, os outros pontos, para dispersar o Vento Frio e a Estagnação na região lombar, com o emprego de moxa para aquecer e fortalecer o *Yang*.

Após a recuperação dos problemas agudos, a combinação original foi usada, porém alternada com os pontos VG-3, VG-4, B-23, B-26 e B-60 **Ton M** para fortalecer a região dorsal e tonificar o *Yang*.

MUDANÇAS NO ESTILO DE VIDA

Uma paciente estava sendo tratada de torcicolo e rigidez muscular na parte superior das costas, causados por Hiperatividade do *Yang* do Fígado e Estagnação do *Qi* do Fígado com a combinação de pontos VG-12, VG-15, PC-6, VB-20, VB-21, VB-34, F-3 **H**. Depois de um tempo, o problema piorou assim que a paciente teve maior carga de trabalho e de responsabilidade em função da doença do chefe.

Apesar dos sintomas serem de desconforto na região superior dorsal, a origem era o estresse e a exaustão; adotou-se, temporariamente, a seguinte combinação de pontos:

VG-20, *yìn táng*, IG-4, VB-21, F-3 **H**; VC-6, E-36 **Ton M**; R-1 **M**

Os pontos VG-20, *yìn táng*, F-4 e F-3 foram utilizados para reduzir o estresse, VB-21 para tratar a região cervical e a região superior dorsal, VC-6 e E-36 para a exaustão e R-1 com Moxa para reduzir a tensão e fortalecer os Rins.

Conquanto os ombros tivessem melhorado, o sono ficou prejudicado, então IG-4 e R-1 foram removidos da combinação e BP-1, BP-2 e C-6 acrescentados com Método de Harmonização.

MUDANÇAS INTERNAS

Os indivíduos podem passar anos mantendo um certo padrão até que, lentamente, instala-se uma insatisfação ou ocorre uma seqüência de eventos capaz de catalisar um desejo de mudanças relativamente súbito.

Por exemplo, uma mulher vinha sendo tratada de ansiedade e dores de cabeça, com a combinação básica composta dos pontos VG-20, PC-6, BP-4, R-1 **H**, havendo variações de acordo com as alterações da paciente. Durante o curso do tratamento, ela começou a sentir cada vez mais uma necessidade de mudar de trabalho ou de repensar a própria atitude no trabalho atual. Quanto mais sentia a necessidade de mudança, maior a falta de confiança e maior a incerteza quanto à direção da mudança.

A estratégia do tratamento foi alterada para aumentar sua clareza e autoconfiança, ficando a nova combinação VG-20, C-7, TA-4, R-3, VB-13, VB-40, VB-44 **Ton**. Os Pontos Fonte do *Yin* Menor, C-7 e R-3 e do *Yang* Menor, TA-4 e VB-40 foram selecionados para diminuir o medo e a ansiedade e dar confiança. Os pontos VG-20, VB-13 e VB-40 podem tratar a cefaléia, acalmar e clarear a mente. VB-44, o Ponto Poço, pode ser acrescentado para ajudar os outros pontos da Vesícula Biliar no tratamento da indecisão.

A mulher teve maior clareza da situação e tornou-se mais confiante, decidindo mudar a própria atitude no trabalho. Entretanto, foi com muita sede ao pote nesse desejo de mudança rápida e por isso acabou tensa e deprimida. VB-44 foi removido da combinação e R-1 acrescentado com Método de Harmonização para relaxar a pressão da sua ambição e acalmar a tensão.

CONTINUIDADE DA ESTRATÉGIA

É de vital importância que os acupunturistas resistam à tentação de mudar, a todo momento, a estratégia de tratamento na ânsia de obter resultados. É necessário formular uma estratégia de tratamento definida estruturada na diferenciação precisa das síndromes e na compreensão do paciente, mantendo-a o máximo de tempo possível. A determinação de manter o foco das energias, tanto do terapeuta como do paciente, numa estrutura sólida, pode produzir resultados cumulativos.

Também é necessário, sempre que possível, escolher uma estratégia de tratamento que tenha uma essência básica capaz de ser mantida durante várias sessões de tratamento, mas que seja flexível e fácil de ser alterada, de acordo com a mudança das condições. Por exemplo, indivíduos de constituição de *Yang* Menor, isto é, a constituição característica de Vesícula Biliar–Triplo Aquecedor, podem ter uma variedade de sintomas que mudam de vez em quando. Tais mudanças incluem eczema de ouvido, conjuntivite, enxaqueca, gastrite, colecistite, dor ciática, vaginite, irritabilidade, falta de confiança, pressa e insensatez na tomada de decisões, cujo tratamento deve ser incluído em qualquer combinação. A essência comum da estratégia é harmonizar o *Yin* Menor e regular o Vaso da Cintura e o Vaso de Ligação *Yang*. Isso pode ser feito com a combinação básica TA-5, VB-41, BP-6 com Método de Harmonização. Essa flexível combinação pode ser modificada de diversas maneiras, de acordo com os sintomas adicionais, como:

+ TA-17, VB-2 **H**	para eczema do ouvido
+ PC-6, VC-12 **H**	para gastrite
+ VB-24, VB-34 **H**	para colecistite
+ VC-3, VB-26 **H**	para leucorréia
+ VG-20, F-2 **H**	para depressão e irritabilidade

Tipos de pontos | 8

PONTOS FONTE

TABELA 8.1 – Pontos Fonte

Canais *Yin*	Canais *Yang*
P-9	IG-4
PC-7	TA-4
C-7	ID-4
BP-3	E-42
F-3	VB-40
R-3	B-64

TEORIA DOS PONTOS FONTE

Diz-se que *Yuan Qi*, ou *Qi* Essencial ou *Qi* Fonte é armazenado no *Dan Tian* e está relacionado com os Rins. Circula pelos canais, catalisando e ativando todas as funções do corpo.

FUNÇÕES DOS PONTOS FONTE YIN

Os Pontos Fonte dos Canais *Yin* estão entre os mais eficazes e utilizados da acupuntura, pois possuem as seguintes funções importantes: tonificar a Deficiência; equilibrar *Yin* e *Yang*; dispersar o Excesso ou tonificar a Deficiência; estabilizar as emoções.

Tonificar a Deficiência

Tonificando o *Qi* Essencial para um determinado Órgão, seu Ponto Fonte tonifica a Deficiência. Por exemplo, P-9 pode ser usado para a Deficiência do *Qi* do Pulmão.

Equilibrar *Yin* e *Yang*

Os Pontos Fonte dos Órgãos *Yin* são relativamente neutros e podem ser usados para tonificar a Deficiência de *Yin* ou de *Yang*, como também para restaurar o equilíbrio *Yin-Yang* de um Órgão. Por exemplo, o ponto R-3 tonifica a Deficiência do *Yin* dos Rins ou a Deficiência do *Yang* dos Rins e é usado quando existem oscilações no equilíbrio *Yin-Yang*, como nas síndromes de menopausa.

Dispersar o Excesso ou Tonificar a Deficiência

Apesar de os pontos Fonte serem empregados principalmente para tonificação, também têm efeito homeostático e de equilíbrio, de forma que podem ser sedados, nos casos de Excesso ou tonificados, em casos de Deficiência. Por exemplo, o ponto C-7 pode ser tonificado para tratar a Deficiência do *Qi* do Coração ou sedado para tratar o Fogo do Coração ou, ainda, para acalmar o Distúrbio do Espírito do Coração.

Estabilizar as Emoções

O fato de os pontos Fonte *Yin* também serem pontos Terra significa que possuem efeito estabilizador no corpo, nas emoções e na mente, especialmente se um Órgão estiver instável por Deficiência. Por exemplo, se o indivíduo estiver hipersensível e vulnerável devido à Deficiência do Sangue do Fígado, o ponto R-3 deve ser tonificado para estabilizar a personalidade, tonificando o Sangue do Fígado e acalmando a Hiperatividade do *Yang* do Fígado associados.

FUNÇÕES DOS PONTOS FONTE YANG

Os Pontos Fonte *Yang* são utilizados principalmente para dispersar o Excesso. Por exemplo, IG-4 dispersa o Vento Calor ou o Vento Frio nos casos de gripe; TA-4 dispersa o Vento Calor nos casos de conjuntivite; o ponto ID-4 move a Estagnação do *Qi* do Fígado nos casos de dor no hipocôndrio; E-42 dispersa o Fogo do Estômago nos casos de dor epigástrica; VB-40 dispersa a Umidade Calor da Vesícula Biliar nos casos de colecistite e B-64 move a Estagnação do *Qi* do Canal da Bexiga, nos de dor nas costas.

Os pontos IG-4, VB-40 e B-64 podem ser usados para tonificar. Por exemplo, IG-4 tonifica o *Qi* e o Sangue, principalmente quando associado ao E-36. O ponto VB-40 trata a indecisão e a falta de confiança pela tonificação do *Qi* da Vesícula Biliar; o ponto B-64 pode ajudar no tratamento do medo e da depressão tonificando o *Qi* dos Rins e da Bexiga. No entanto, outros pontos, como E-36 e VB-34, ambos Pontos Terra e Pontos Mar Inferior, são os mais eficazes para tonificar os Órgãos *Yang*.

COMO USAR OS PONTOS FONTE

Os Pontos Fonte podem ser utilizados isoladamente ou em combinação, como discutido a seguir.

APENAS PONTOS FONTE

Empregar apenas os Pontos Fonte é um método seguro de acupuntura, pois são pontos neutros, auto-reguladores e auto-estabilizadores. Porém, é raro usar Pontos Fonte de apenas um Órgão, sendo o mais comum a combinação dos Pontos Fonte de dois ou mais Órgãos. Isso varia de acordo com os pares *Yin-Yang*, como R-3 + B-64 para tratar distúrbios urinários; C-7 + ID-4 para tratar insônia e melancolia; P-9 + IG-4 para tratar bronquite crônica. A combinação dos pontos também pode variar conforme as relações dos Órgãos no Ciclo de Controle dos Cinco Elementos; por exemplo, a combinação de R-3 + C-7 para tratar insônia, BP-3 + F-3 para indigestão decorrente da condição de Fígado invadindo o Baço.

Normalmente, os efeitos são melhores se um par dos Pontos Fonte estiver nas mãos e outro estiver nos pés, para equilibrar os efeitos na parte superior e inferior do corpo; como o par R-3 e P-3 para tratar bronquite crônica por Deficiência do *Qi* dos Rins e do Pulmão.

PONTOS FONTE + PONTOS DO VASO CONCEPÇÃO

A combinação de Pontos Fonte com pontos situados no Vaso Concepção aumenta-lhes o efeito, pois o Vaso Concepção está relacionado ao *Dan Tian*, aos Rins e ao *Qi* Essencial. Os Pontos Fonte podem ser combinados com o ponto do Vaso Concepção que represente o mesmo Órgão, como:

R-3 + VC-4	para fadiga e impotência
BP-3 + VC-12	para gastrite crônica
C-7 + VC-17	para palpitação
C-7 + VC-17	para bronquite

PONTOS FONTE + PONTOS DE TRANSPORTE DORSAIS

Esta também é uma boa combinação, já que os dois tipos de pontos são neutros, com capacidade de tonificar o *Yin* ou o *Yang*, dispersar o Excesso ou tonificar a Deficiência, ou de equilibrar as emoções. Apesar dos Pontos de Transporte Dorsais terem a capacidade de mover a Estagnação ou dispersar um Fator Patogênico Externo, sua função mais importante é tonificar a Deficiência crônica, da mesma forma que os Pontos Fonte *Yin*.

B-64 + B-28	para cistite
R-3 + B-23	para desânimo
VB-40 + B-48	para incerteza e indecisão

Os pontos para os Órgãos *Yin e Yang* associados podem ser combinados para aumentar o efeito: B-64 + B-28 com R-3 + B-23 para a incontinência urinária devido à Deficiência. A combinação dos Pontos Fonte com os pontos do Vaso Concepção pode ser alternada com a dos Pontos Fonte + Pontos de Transporte Dorsais. Assim, para bronquite crônica por Deficiência do *Qi* dos Rins e do *Qi* do Pulmão podem-se alternar:

R-3, P-9, B-23, B-13 com R-3, P-9, VC-4, VC-17

PONTOS FONTE + TONIFICAÇÃO OU SEDAÇÃO DE OUTROS PONTOS

Os Pontos Fonte podem ser utilizados para estabilizar um outro tratamento, principalmente se este tender a ser extremo demais. Por exemplo, a tonificação e a aplicação de moxabustão no ponto C-8, ponto Fogo, para tratar a depressão, pode sacudir o equilíbrio *Yin-Yang*, empurrando-o a um ponto extremo, provocando mania e hiperatividade. A tonificação simultânea do Ponto Fonte C-7 pode estabilizar o tratamento e impedir qualquer efeito não desejado.

Outro exemplo: a sedação de R-2, ponto Fogo, para dispersar o Fogo do Rim, pode produzir excesso de drenagem do Fogo, fazendo o paciente ficar frio e hipoativo. A tonificação simultânea de R-3, Ponto Fonte, pode impedir que isso aconteça por meio da estabilização do equilíbrio Yin-Yang.

PONTOS FONTE PARA ESTABILIZAR AS EMOÇÕES

Os Pontos Fonte podem ser empregdos sozinhos ou em combinação com outros pontos para tratar a labilidade emocional por Deficiência:

R-3 + B-52	para medo e paranóia
PC-7 + VC-17	para depressão maníaca
F-3 + VB-40	para hipersensibilidade e irritabilidade

Deve-se enfatizar que os Pontos Fonte são utilizados principalmente para tratar Deficiência. Para a Estagnação do *Qi* os Pontos Fonte *Yin* não são apropriados. Para tratar pesar silencioso, P-7, Ponto de Conexão, é superior ao P-9, Ponto Fonte. A exceção é o F-3, mais eficaz para mover a Estagnação que para tonificar a Deficiência.

PONTOS FONTE + PONTOS DE CONEXÃO

Essa combinação será discutida na próxima seção.

PONTOS DE CONEXÃO

TABELA 8.2 – Pontos de Conexão

Canais *Yin*	Canais *Yang*
P-7	IG-6
PC-6	TA-5
C-5	ID-7
BP-4	E-40
F-5	VB-37
R-4	B-58

Os Pontos de Conexão dos Canais *Yin* e *Yang* estão listados na Tabela 8.2. Além deles, VG-1 é o Ponto de Conexão do Vaso Governador; VC-15, do Vaso Concepção e BP-21, do Grande Colateral do Baço.

TEORIA DOS PONTOS DE CONEXÃO

Cada um dos 12 Canais Principais possui um Canal de Conexão que começa no Ponto de Conexão do canal principal e se divide em dois ramos. Estes são o Canal de Conexão Transversal, que se conecta com o par de canais *Yin-Yang* acoplados e o Canal de Conexão Longitudinal, que possui trajeto próprio. Apesar de alguns canais de Conexão Longitudinais se conectarem internamente com os órgãos, em geral, possuem trajetos superficiais, que fazem a ligação do canal principal com os tecidos do corpo.

COMO USAR OS PONTOS DE CONEXÃO

Os Pontos de Conexão, também conhecidos como Pontos *Luo* ou Pontos de Junção, podem ser utilizados para tratar condições de Excesso ou de Deficiência dos Canais de Conexão Longitudinais. Todavia, como o autor não emprega essa técnica, ela não será discutida.

APENAS PONTOS DE CONEXÃO

Os Pontos de Conexão podem ser usados para tratar os dois canais de um par *Yin-Yang*. Por exemplo, E-40 para tratar as condições envolvendo desequilíbrios do Baço e do Estômago, como gastrite e distensão abdominal. O ponto BP-4 pode ser igualmente utilizado para tratar a Deficiência de Sangue decorrente de Deficiência do Baço com indigestão causada pela Rebelião do *Qi* do Estômago.

Em algumas circunstâncias, os pontos E-40 e BP-4 podem ser combinados para aumentar o efeito, como para dor epigástrica com distensão abdominal. Outra ilustração: o ponto F-5 pode mover a Estagnação do *Qi* do Fígado e dispersar Umidade Calor do Fígado e da Vesícula Biliar, mas principalmente do Fígado, enquanto VB-37 tem função similar, mas predominantemente para a Vesícula Biliar. Esses dois pontos podem ser combinados para aumentar seus efeitos.

Além disso, pares como E-40 e BP-4, VB-37 e F-5 melhoram o equilíbrio entre os dois órgãos do par *Yin-Yang*. Então, E-40 + BP-4 podem ser usados para tratar Deficiência do Baço com Excesso do Estômago.

PONTOS DE CONEXÃO USADOS UNILATERALMENTE

Em alguns casos, os Pontos de Conexão *Yin* podem ser empregados para equilibrar o uso de muitos pontos do Canal *Yang* associado. Por exemplo, para tratar um paciente com conjuntivite e dor de cabeça do lado direito, em que os pontos VB-1, VB-14, VB-20 e VB-34 foram usados do lado direito, o ponto F-5 pode ser utilizado no lado esquerdo como um ponto *Yin*, para equilibrar o tratamento que, de outra maneira, pode ficar demais *Yang* e equilibrar os lados direito e esquerdo do corpo. O ponto P-7 poderia ser acrescentado, igualmente, no lado direito para equilibrar o uso dos pontos do Intestino Grosso e, no lado esquerdo, para tratar dores de cabeça, dor cervical e dor no ombro do lado esquerdo.

PONTOS DE CONEXÃO FREQÜENTEMENTE USADOS

É uma questão de opinião a designação dos Pontos de Conexão mais importantes, mas P-7, PC-6, BP-4 e TA-5 são extremamente populares porque não são apenas Pontos de Conexão, mas também Pontos de Abertura dos Canais Extraordinários (ver Cap. 10). O ponto E-40 também é popular por seu uso sintomático para dissipar Umidade e Fleuma, e F-5 porque desfaz Umidade Calor, especialmente em problemas genitais. O ponto C-5, apesar de não ser tão utilizado como os demais pontos mencionados, tem sua importância porque liga o Coração ao Intestino Delgado, para tratar o Fogo do Coração na parte inferior do corpo e porque é específico para tratar os distúrbios da fala. Os pontos R-4, IG-6, ID-7, VB-37 e B-58 não são utilizados com tanta freqüência como Pontos de Conexão.

PONTOS DE CONEXÃO DO VASO GOVERNADOR, DO VASO CONCEPÇÃO E DO GRANDE COLATERAL DO BAÇO

O ponto VG-1 regula o dorso e a cabeça; VC-15 regula o abdome, principalmente a pele e BP-21 regula o tórax e as costelas. Esses pontos costumam ser combinados, de acordo com o princípio da polaridade, com pontos na outra extremidade do canal. Por exemplo:

VG-1 + VG-20   para hemorróidas
VC-15 + VC-3   para erupção cutânea abdominal
BP-21 + BP-4   para dor torácica

PONTOS DE CONEXÃO + PONTOS FONTE

Quando um Ponto Fonte é utilizado para tonificar um órgão, o Ponto de Conexão do Canal associado pode ser acrescentado como ponto secundário para aumentar o efeito. Por exemplo, para bronquite crônica, P-9, Ponto Fonte do Pulmão e IG-6, Ponto de Conexão do Intestino Grosso, podem ser combinados com Método de Tonificação.

Entretanto, uma combinação ainda mais comum é IG-4, Ponto Fonte do Intestino Grosso, com P-7, Ponto de Conexão do Pulmão, com Método de Sedação nos dois, para as condições de Excesso de Vento Frio ou Vento Calor, como gripe ou rinite alérgica.

PONTOS DE ACÚMULO

TABELA 8.3 – Pontos de Acúmulo

Canais Yin	Canais Yang
P-6	IG-7
PC-4	TA-7
C-6	ID-6
BP-8	E-35
F-6	VB-36
R-5	B-63
Yin qiao mai R-8	B-59 Yang qiao mai
Yin wei mai R-9	VB-35 Yang wei mai

TEORIA DOS PONTOS DE ACÚMULO

Os pontos de Acúmulo, também conhecidos como pontos *Xi-Cleft*, ou Pontos Chave, são os pontos dos canais onde ocorre o acúmulo de *Qi*; por isso são usados, com Método de Sedação, nas condições agudas e dolorosas provocadas pelo Excesso. Normalmente são utilizados em combinação com outros pontos, como:

P-6 + P-1, VC-17, E-40   para tosse dolorosa aguda
PC-4 + C-6, VC-17, B-17   para *angina pectoris*
BP-8 + VC-3, IG-4   para dismenorréia
R-8 + R-13, VC-3, P-7   para dismenorréia

Na opinião do autor, os pontos P-6, PC-4, BP-8 e C-6 são os mais eficazes. O P-6, em particular, produz efeito muito mais imediato na asma que qualquer outro ponto. A utilização de um Método de Sedação vigoroso é essencial.

PONTOS DE ALARME

TABELA 8.4 – Pontos de Alarme

Órgãos Yin		Órgãos Yang	
Pulmão	P-1	Intestino Grosso	E-25
Pericárdio	VC-17	Triplo Aquecedor	VC-5
Coração	VC-14	Intestino Delgado	VC-4
Baço-Pâncreas	F-13	Estômago	VC-12
Fígado	F-14	Vesícula Biliar	VB-24
Rim	VB-25	Bexiga	VC-3

TEORIA DOS PONTOS DE ALARME

Os Pontos de Alarme, também conhecidos como Pontos *Mu* Frontais ou Pontos de Coleta Anteriores, encontram-se na parte anterior ou lateral do tórax ou do abdome. São pontos nos quais a energia dos órgãos se concentra, podendo ser usados para diagnóstico ou tratamento.

DIAGNÓSTICO

Esses pontos podem ficar doloridos espontaneamente ou quando pressionados, quando o órgão estiver desequilibrado. No entanto, pela experiência do autor, tal forma de diagnóstico nem sempre se mostra confiável. Quando VC-14 fica espontaneamente dolorido, pode significar distúrbios no Estômago ou no Coração. Da mesma forma, dor ou falta de sensibilidade ao redor de VC-4 podem estar relacionadas a problemas de útero ou Deficiência de *Qi* do Rim, ou a distúrbios no Intestino Delgado.

TRATAMENTO

Apesar dos Pontos de Transporte Dorsais e dos Pontos de Alarme poderem tratar tanto condições de Excesso como de Deficiência, os Pontos de Transporte Dorsais são mais apropriados para o tratamento da Deficiência crônica e os Pontos de Alarme para o Excesso agudo. No entanto, ambos podem ser combinados ou alternados para uma sessão de tratamento. Para condições graves agudas, como asma ou bronquite, é comum os dois tipos de pontos ficarem bem combinados; por exemplo, com o paciente sentado, os pontos B-13, VC-17, P-1 e P-6 podem ser agulhados ao mesmo tempo.

Se o paciente não comparecer às sessões com muita freqüência, os pontos podem ser combinados ou alternados na mesma sessão. Desse modo, para prostatite, os pontos VC-3, VB-25, B-64 podem ser usados e, após a remoção das agulhas e a mudança de posição do paciente, os pontos B-23, B-28 e B-32 podem ser utilizados na mesma sessão. Se o paciente tiver sessões freqüentes semanais, é melhor alternar os tratamentos nas diferentes sessões.

Em certos casos, usando-se os Pontos de Alarme como pontos locais, podem-se combinar pontos distais do mesmo canal. Por exemplo, F-1 pode ser combinado com F-14 para dor no hipocôndrio; P-7 combinado com P-1, para asma ou E-37 com E-25 para combater a diarréia com dor abdominal.

PONTOS DE TRANSPORTE DORSAIS

TABELA **8.5** – Pontos de Transporte Dorsais

Órgãos *Yin* associados		Órgãos *Yang* associados	
Pulmão	B-13	Intestino Grosso	B-25
Pericárdio	B-14	Triplo Aquecedor	B-22
Coração	B-15	Intestino Delgado	B-27
Baço-Pâncreas	B-20	Estômago	B-21
Fígado	B-18	Vesícula Biliar	B-19
Rim	B-23	Bexiga	B-28

TEORIA DOS PONTOS DE TRANSPORTE DORSAIS

Esses pontos são às vezes chamados de Pontos Associados, já que cada um deles (ver Tabela 8.5) está especificamente associado a um órgão do Sistema de Órgãos da Medicina Chinesa, como o ponto B-13, associado a todas as funções do sistema Pulmão, sejam elas físicas, emocionais ou mentais.

São também chamados de Pontos *Shu* Dorsais. *Shu* significa transportar – diz-se que eles conduzem o *Qi* para os Órgãos, de forma que possuem comunicação e efeito diretos sobre esses órgãos. Na Medicina Ocidental, isso pode ser explicado em termos da organização neural dos segmentos espinais e, na teoria da circulação de energia, em termos das áreas controladas pelos principais centros de energia ou *chakras*.

DEFICIÊNCIA, EXCESSO, ESTAGNAÇÃO E IRREGULARIDADE

Como visto na Tabela 8.6, os Pontos de Transporte Dorsais podem tratar condições de Deficiência, Excesso, Estagnação e Irregularidade, independentemente de serem agudas ou crônicas, de Frio ou Calor, Internas ou Externas. No entanto, os Pontos de Transporte Dorsais são especialmente úteis para tratar os distúrbios de Deficiência crônica.

TABELA **8.6** – Pontos de Transporte Dorsais e as quatro Desarmonias do *Qi*

Desarmonia	Síndrome	Método
Deficiência	Deficiência de *Qi*, *Jing*, Sangue, *Yin* ou *Yang*	**Ton** M (exceto na Deficiência do *Yin*)
Excesso	Vento Frio, Vento Calor, Frio, Umidade	**Disp** M (para Vento Frio, Frio e Umidade) V (para Vento Frio, Frio e Umidade)
	Calor Interior, Vento Interior	**Disp**
Estagnação	Estagnação do *Qi* e do Sangue (devido a Deficiência, traumatismo, falta de exercício, emoção, Frio, Umidade, etc.)	**Disp** H M (exceto quando há sinais de Calor)
Irregularidade	Distúrbio do Espírito do Coração, Hiperatividade do *Yang* do Fígado, Rebelião do *Qi* do Estômago, Rebelião do *Qi* do Pulmão	**Disp** (ou H, se houver Deficiência)

Disp = Método de Dispersão; **Ton** = Método de Tonificação; **H** = Método de Harmonização; **M** = Moxa; **V** = Ventosa.

TRATAMENTO DOS SISTEMAS DE ÓRGÃOS

Tratar um Sistema de Órgão não afeta apenas as funções físicas desse órgão, mas também os aspectos emocionais e mentais a ele relacionados. Pode ainda tratar o tecido e o órgão do sentido associados. Por exemplo, B-18 pode tratar problemas fisiológicos do Fígado, como dores de cabeça, problemas digestivos e menstruais, condições emocionais como raiva, frustração e depressão, problemas mentais associados com a capacidade de fazer planos e com a intuição, distúbios de músculos e tecidos associados e com os olhos, o órgão do sentido associado.

Outros exemplos são:

- B-13 para condições de pele associadas ao Pulmão
- B-15 para ansiedade nervosa associada ao Coração
- B-19 para indecisão associada à Vesícula Biliar
- B-20 para cansaço devido à Deficiência de Sangue associada ao Baço
- B-23 para problemas ósseos associados com os Rins

PONTOS DE TRANSPORTE DORSAIS DA LINHA MAIS EXTERNA E DA LINHA MAIS INTERNA

O Canal da Bexiga nas costas tem uma linha mais interna que compreende os pontos de B-11 a B-30 e uma linha mais externa ou lateral, com os pontos de B-41 a B-54. Os pontos dos cinco órgãos *Yin* tanto da linha mais externa como da mais interna da Bexiga podem ser usados para tratar distúrbios psicológicos e fisiológicos. No entanto, os pontos da linha mais externa parecem ser mais apropriados para problemas psicológicos.

COMBINANDO OS PONTOS DE TRANSPORTE DORSAIS COM OUTROS TIPOS DE PONTOS

A combinação depende do tipo de desequilíbrio – Deficiência, Excesso, Estagnação ou Irregularidade – como ilustrado na Tabela 8.7. Existem superposições óbvias entre as categorias na tabela, como entre Excesso e Deficiência, nas síndromes de Retenção de Fleuma nos Pulmões ou na Estagnação do Sangue do Coração.

PONTOS JANELA DO CÉU

São 10 os pontos denominados Janela do Céu:

P-3	*tiān fǔ*
IG-18	*fú tū*
PC-1	*tiān chí*
TA-16	*tiān yǒu*
ID-16	*tiān chuāng*
ID-17	*tiān róng*
E-9	*rén yíng*
B-10	*tiān zhù*
VC-22	*tiān tū*
VG-16	*fēng fǔ*

LOCALIZAÇÃO

Oito desses pontos estão localizados no pescoço. As exceções são o ponto P-3, nos dois braços e o ponto PC-1, no tórax.

NOMES DOS PONTOS

Sete dos 10 pontos incluem o elemento *tiān* como parte do nome. *Tiān* pode ser traduzido como paraíso ou céu.

TABELA 8.7 – Combinando os Pontos de Transporte Dorsais com outros tipos de ponto

Desarmonia	Pontos		Exemplo
Deficiência	Fonte	B-15, B-20, C-7, R-3	Insônia com Deficiência de Sangue do Coração e do Baço-Pâncreas
	Cinco Elementos	B-44, B-52, C-8, R-2	Depressão com Deficiência de Fogo do Coração e Rim
	de Abertura	B-23, ID-3, B-62	Artrite em idosos com Deficiência do *Jing e Yin* do Rim
	Mar Inferior	B-20, E-36	Cansaço com Deficiência do *Qi* do Baço-Pâncreas
	de Influência	B-18, VB-34	Músculos fracos com Deficiência do Sangue do Fígado
Excesso	de Acúmulo	B-13, P-6	Asma com Retenção de Fleuma no Pulmão
	de Alarme	B-13, P-1	Bronquite com Retenção de Fleuma no Pulmão
	de Abertura	B-13, P-7, R-6	Depressão com Estagnação do *Qi* do Pulmão
	Poço	B-17, PC-9	Acne e furúnculos com Calor no Sangue
	Cinco Elementos	B-44, C-8	Mania com Fogo do Coração
	de Abertura	B-10, B-11, IG-3, B-62	Torcicolo com invasão de Vento Frio
Estagnação	de Conexão	B-15, BP-21	Dor torácica com Estagnação do *Qi* do Coração
	de Acúmulo	B-14, PC-4	*Angina pectoris* com Estagnação do Sangue do Coração
	de Alarme	B-23, VB-25	Cólica renal com Estagnação do *Qi* do Rim
	de Abertura	B-13, P-7, R-6	Depressão com Estagnação do *Qi* do Pulmão
	Mar Inferior	B-25, E-37	Constipação com Estagnação do *Qi* do Intestino
	de Influência	B-47, VB-34	Frustração e tensão muscular com Estagnação do *Qi* do Fígado
	Janela do Céu	B-13, P-3	Incapacidade de demonstrar pesar com Estagnação do *Qi* do Pulmão
Irregularidade	Fonte	B-13, B-23, P-9, R-3	Asma e tosse com Deficiência do *Qi* do Pulmão e do Rim
	de Conexão	B-44, PC-6	Ansiedade com Distúrbio do Espírito do Coração
	de Alarme	B-14, VC-17	Palpitações com Distúrbio do Espírito do Coração
	Cinco Elementos	B-18, F-2	Dor de cabeça com Hiperatividade do *Yang* do Fígado
	de Abertura	B-15, B-23, BP-4, PC-6	Ataques de pânico com ansiedade no Coração e medo no Rim
	Mar Inferior	B-18, B-23, VB-34	Tontura com Hiperatividade do *Yang* do Fígado e Deficiência do *Qi* do Rim
	de Influência	B-17, B-20, VB-34	Espasmos e tremores musculares com Deficiência de Sangue
	Janela do Céu	B-44, B-52, B-10	Ansiedade e Depressão com Distúrbio do Espírito do Coração

Por exemplo, o ponto B-10 é o *tiān zhù*, que pode ser traduzido como pilar do paraíso, sendo o pescoço o pilar que sustenta a cabeça (o paraíso). Em alguns casos, *tiān* pode estar se referindo ao terço superior do corpo, especialmente à cabeça.

INTERPRETAÇÃO

Há pouca citação dos Pontos Janela do Céu nos textos chineses clássicos. Porém, nos últimos 25 anos, uma interpretação desses pontos desenvolvida no Ocidente incluiu-os no tratamento de distúrbios psicológicos, como depressão e fobias. A idéia geral é de que quando um paciente estiver enclausurado na escura prisão dos próprios padrões negativos, os Pontos Janela do Céu podem ser usados para abrir uma janela através da qual penetre a esperança e a luz do Paraíso. Isso pode criar uma "janela de oportunidade", de forma que o paciente se sinta encorajado a mudar seus padrões de pensamentos e comportamento, libertando-se das correntes do ego e iniciando a criação de um mundo de luz dentro e ao redor de si.

Obviamente, os Pontos Janela do Céu não são os únicos capazes de ajudar esse processo, mas oito deles estão localizados no pescoço, uma área extremamente suscetível de bloqueios do fluxo de energia.

PONTOS JANELA DO CÉU E CIRCULAÇÃO DO QI

O bloqueio da circulação da energia no pescoço, caminho entre a cabeça e o corpo, tem quatro aspectos principais:

circulação através das articulações
circulação através do Vaso Governador e do Vaso Concepção
circulação entre os centros de energia
circulação através dos outros canais do pescoço

CIRCULAÇÃO ATRAVÉS DAS ARTICULAÇÕES

Qualquer articulação entre ossos é uma área potencial de bloqueio de energia. As articulações intervertebrais do pescoço e a articulação entre o crânio e a vértebra atlas são exemplos disso. Os pontos B-10 e VG-16, portanto, podem ser utilizados para distúrbios de Estagnação do *Qi* e do Sangue ao redor das junções do eixo crânio-atlas. Esses bloqueios de energia podem causar, além de dor e rigidez na região dorsal e no pescoço, cefaléia occipital ou frontal, depressão e desorientação.

Em tais casos, os pontos B-10 e VG-16 podem ser combinados com pontos do canal da Bexiga ou do Vaso Governador situados acima ou abaixo do bloqueio, como B-11, B-9 ou B-1, ou VG-1, VG-14, VG-15 ou VG-20. Tais pontos podem ser combinados com os pontos de Abertura ID-3 e B-62, que movem a Estagnação do *Qi* nos canais Vaso Governador, da Bexiga e do Intestino Delgado; assim, para articulações das vértebras do pescoço, ID-16 e ID-18 podem ser acrescentados.

CIRCULAÇÃO ATRAVÉS DO VASO GOVERNADOR E DO VASO CONCEPÇÃO

Os Canais Vaso Governador e Vaso Concepção compreendem o eixo central para a circulação de energia no corpo. Se sua circulação através do pescoço ficar bloqueada, poderão surgir sinais de Deficiência, Excesso, Estagnação ou Irregularidade não apenas na cabeça ou no pescoço, mas no corpo como um todo, manifestando-se como cansaço generalizado e depressão.

Especificamente, o Vaso Governador regula o *Yang* do corpo, de forma que os pontos B-10 e VG-16 podem ser empregados para padrões de Excesso e Irregularidade associados com o movimento ascendente do Fogo dos Rins, do Coração ou do Fígado, com Distúrbio do Espírito do Coração e com Hiperatividade do *Yang* do Fígado ou Vento Interior. Pode haver, então, sinais como febre, cefaléia, tontura, mania, cansaço, ansiedade com inquietação ou comportamento agressivo. Os pontos Janela do Céu B-10 e VG-16 podem ser combinados com pontos como ID-3, B-62, VG-14, VG-20 e R-1.

O Vaso Concepção e o Vaso Penetrador circulam através da garganta e o bloqueio em seus trajetos pode estar vinculado à Estagnação ou Rebelião do *Qi* do Pulmão ou do Estômago, com sinais como tosse, asma, náusea, vômito ou soluços, além de manifestações psicológicas como depressão ou ansiedade. O ponto VC-22 pode ser combinado com BP-4 e PC-6 para tratar espasmo esofágico, náusea, vômito ou soluços ligados à ansiedade; ou o ponto VC-22 combinado com P-7 e R-6 para tratar tosse, asma ou dispnéia ligadas ao medo e à mágoa reprimida.

CIRCULAÇÃO ENTRE OS CENTROS DE ENERGIA

Os pontos VG-16 e VC-22 se relacionam com o Centro de Energia da Garganta, que liga os centros de energia do corpo aos centros de energia da cabeça, a qual tem a função específica de regular a linguagem e a expressão e a comunicação do amor, dos sentimentos e das idéias. A Estagnação e a Irregularidade do fluxo do *Qi* no Centro da Garganta podem estar associadas a problemas de linguagem e de comunicação, com depressão, frustração, sentimento de isolamento e alienação.

Para problemas de pesar silencioso, o ponto VC-22 pode ser combinado com os pontos P-3, P-7 e B-13. Para a incapacidade de expressar os sentimentos num relacionamento amoroso, o ponto VC-22 pode ser combinado com PC-1, PC-6 e B-15. Nos dois exemplos, pode-se acrescentar VC-17 para ajudar a comunicação entre os Centros de Energia da Garganta e do Coração.

Havendo dificuldade para expressar idéias devido à confusão mental e a um bloqueio entre os Centros de Energia da Garganta e da Fronte, pode-se combinar o ponto VG-16 com C-5 e *yìn táng*.

Se a comunicação estiver bloqueada por medo e por estresse, isso pode ser aliviado pela combinação dos pontos VC-14 e VC-22 ou VC-23, para relaxar as tensões vindas do centro de energia do Plexo Solar que estão criando as tensões na garganta e na mente.

CIRCULAÇÃO ATRAVÉS DOS OUTROS CANAIS DO PESCOÇO

Estando o Canal da Bexiga ligado ao Órgão Rim, o ponto B-10 pode ser usado para tratar medo, fobias, ataques de pânico e paranóia. Portanto, é comum ser combinado com B-23 para fortalecer o Rim e com B-1, para regular a mente e o sistema endócrino.

O ponto P-3 pode ser combinado com pontos como B-13, P-1 e P-7 para apaziguar a mágoa reprimida e ajudar no processo de esquecer as causas da mortificação. Se o indivíduo estiver atado ao passado pelo receio do desprendimento dos vínculos afetivos, os pontos B-10 e B-23 podem ser acrescentados a B-13 e P-3.

O ponto IG-18 pode ser combinado com P-3 para abrir uma fresta de luz aos que estão encarcerados em convicções negativas; ou combinar IG-18 com IG-4 e IG-11 para tratar doenças de pele da parte superior do corpo e face, como acne e furúnculos, que estão relacionados com a dificuldade de auto-expressão.

TA-16 pode ser combinado com TA-5 e TA-17 para problemas no pescoço, garganta e orelhas, podendo ser acrescentados ID-2 e ID-3.

O ponto E-9 é um ponto local útil para dificuldade de engolir e pode ser combinado com IG-4 e IG-18 para a tonsilite dolorosa, ou com PC-6 e E-36 para náusea e vômito. Também pode ser combinado com E-36 e R-1 para hipertensão com dor de cabeça, tontura e sensação de calor na cabeça e na face.

E-9 pode ser combinado com E-40 e com BP-4, PC-6 e VC-14 para distúrbios mentais associadas com Fleuma no Coração e Distúrbio do Espírito do Coração.

PC-1 pode ser combinado com PC-6, VC-17 e F-3 para depressão, solidão e frustração resultantes da dificuldade de auto-expressão.

COMBINAÇÃO DOS PONTOS JANELA DO CÉU COM OUTROS PONTOS

Como mencionado anteriormente, os Pontos Janela do Céu podem ser combinados com Pontos de Conexão, como P-7; Pontos de Alarme, como P-1 e Pontos de Abertura, como BP-4 e PC-6, todos os quais regulam a Estagnação e a Irregularidade do *Qi*. Também podem ser combinados com os Pontos de Transporte Dorsais, como B-23, que regula a Irregularidade por meio do fortalecimento da Deficiência do *Qi* dos Rins.

Para tratamento com base nos Cinco Elementos, quando existir bloqueio entre órgãos sucessivos no Ciclo de Promoção (por exemplo, os Pulmões estão + e os Rins estão -) o ponto Janela do Céu P-3 pode ser acrescentado aos pontos P-5 + R-7, fundamentados no tratamento com os Cinco Elementos.

PONTOS MAR INFERIOR

Cada um dos canais *Yang* do braço possui um ponto Mar Inferior nas pernas, que pode ser usado para tratar o respectivo órgão, já que existe uma conexão direta entre eles.

Intestino Grosso	E-37	Diarréia, constipação, dor e distensão abdominais
Triplo Aquecedor	B-39	Enurese, retenção urinária, incontinência, disúria
Intestino Delgado	E-39	Diarréia, dor na região inferior do abdome, obstrução intestinal aguda

Os pontos E-37 e E-39 possuem coincidência de funções, já que ambos tratam a diarréia causada por Calor Umidade, mas E-37 está mais indicado para os distúrbios do Intestino Grosso e E-39 mais para distúrbios do Intestino Delgado.

COMBINAÇÃO DOS PONTOS MAR INFERIOR COM OUTROS TIPOS DE PONTO

Os Pontos Mar Inferior são combinados principalmente com os Pontos de Transporte Dorsais ou com pontos no abdome. Por exemplo:

E-37 + B-25	para constipação
E-39 + B-27	para dor intestinal
B-39 + B-22, B-28, B-32	para retenção urinária

B-22 representa o Triplo Aquecedor; B-25, o Intestino Grosso; B-27 representa o Intestino Delgado; B-28, a Bexiga e B-32 é um ponto sacral para distúrbios urinários.

E-37 + BP-15, VB-28, VB-24, VC-6, TA-6	para constipação
E-39 + E-27, E-29, VC-6, VB-34	para dor devido à Estagnação do *Qi* do Intestino Delgado
E-39 + E-25, IG-11, BP-6, BP-9	para diarréia com Umidade Calor nos Intestinos
B-39 + E-28, VC-3, VC-6, TA-6, BP-6	para retenção urinária

Os pontos VB-27 e VB-28 são pontos locais para tratar constipação intestinal; BP-15 é um ponto local para as alças do Intestino Grosso; E-28 regula a Bexiga.

PONTOS DO MAR DO SANGUE

Classicamente, o Vaso Penetrador é considerado o Mar dos Canais Principais, alcançando o ponto B-11 na parte superior do corpo e E-37 e E-39, abaixo. O Vaso Penetrador está especificamente envolvido com o Sangue e os pontos B-11, E-37 e E-39 podem ser usados juntos para tonificar o Mar do Sangue, para as condições de Deficiência de Sangue.

O Professor Mei Jianghan, da Faculdade de MTC de Nanjing (*Journal of Chinese Medicine* 1993, **43**, 27-31) também utilizou esses pontos para as condições de Excesso do Vaso Penetrador, como nos casos de vertigem e tontura ou tosse e asma, provocando sangria no ponto B-11 e sedando os pontos E-37 e E-39.

PONTOS DE INFLUÊNCIA

Os Oito Pontos de Influência são:

Órgãos *Yin*	F-13
Órgãos *Yang*	VC-12
Qi	VC-17
Sangue	B-17
Tendões	VB-34
Artérias	P-9
Ossos	B-11
Medula	VB-39

Esses pontos, *bā huì xué*, também conhecidos como os Oito Pontos de Influência, possuem efeitos específicos em seus respectivos órgãos, substância ou tecido. Os mais usados são B-17, VB-34, B-11 e VB-39. O ponto VC-17 é mais utilizado para regular o *Qi* do Tórax que o *Qi* do corpo inteiro embora, ao regular a respiração e o batimento cardíaco, teoricamente esteja regulando tudo.

O B-17 pode ser combinado com os pontos B-18, B-20, B-43, E-36 e BP-6 para tonificar o Sangue. Pode ser combinado com B-14, B-18, BP-4, PC-6 ou BP-8 para mover a Estagnação do Sangue. Pode também ser combinado com B-40, IG-4, IG-11, BP-6 e BP-10 para Calor no Sangue.

O ponto VB-34 pode ser combinado com B-18 e F-8, pelo Método de Tonificação, para fortalecer os tendões e os músculos por intermédio do fortalecimento do Sangue do Fígado. VB-34 também pode ser combinado com VB-21, VG-9 e BP-6, pelo Método de Dispersão, para aliviar a tensão e o espasmo dos tendões e dos músculos devido à Hiperatividade do *Yang* do Fígado e à Estagnação do *Qi* do Fígado.

Os pontos B-11 e VB-39 podem ser empregados juntos e combinados com B-23 e R-3 para fortalecer os ossos, ou combinados com ID-3 e B-62 para problemas espinais decorrentes de Deficiência do *Jing* do Rim e Estagnação do *Qi* e do Sangue.

Para tratar a Deficiência do *Jing* dos Rins e do Sangue do Fígado, com articulações e tendões fracos, os pontos VB-34, VB-39 e B-11 podem ser combinados com B-18 e B-23.

PONTOS DE CRUZAMENTO

São os pontos em que dois ou mais canais se encontram. Os Pontos de Cruzamento podem ser úteis na prática clínica, pois um ponto único pode ser utilizado para tratar as desarmonias de um ou mais órgãos. O BP-6 é um excelente exemplo, sendo Ponto de Cruzamento dos canais do Baço, do Fígado e do Rim. Ele trata as síndromes de Deficiência de Sangue do Baço, Estagnação do *Qi* do Fígado e Deficiência do *Yin* dos Rins, independentemente de ser usado sozinho ou combinado. O VC-3 também é Ponto de Cruzamento dos canais do Baço, Fígado e do Rim com o Vaso Concepção. Pode ser empregado para tratar problemas do Intestino Delgado (regulado pelo Baço), de Umidade Calor no canal do Fígado ou para tonificar o *Yang* dos Rins.

Um caso especial são os Canais Extraordinários, que não possuem pontos próprios mas tomam pontos emprestados dos canais Principais. Cada um dos pontos emprestados pode ser considerado um Ponto de Cruzamento do canal extraordinário com o canal Principal. A Tabela 8.8 mostra os principais pontos de Cruzamento dos Canais *Yin* e *Yang*. Inclui pontos do Vaso Governador e do Vaso Concepção, mas não os canais extraordinários que emprestam os pontos de outros canais, pois eles serão apresentados no Capítulo 10.

CINCO PONTOS DE TRANSPORTE

Os Cinco Pontos de Transporte dos Canais *Yin* e *Yang* estão listados nas Tabelas 8.9 e 8.10, respectivamente.

NOMES CHINESES E LOCALIZAÇÃO

Os nomes chineses para os Cinco Pontos de Transporte são:

Poço – *jĭng* Nascente – *yíng* Riacho – *shū*
Rio – *jīng* Mar – *hé*

- Pontos Poço estão localizados perto das unhas, com exceção de R-1, na planta do pé, e de PC-9, que às vezes é designado como ponto da unha e, outras vezes, como na ponta do dedo médio.
- Pontos Nascente estão nos dedos das mãos ou dos pés, distais em relação aos pés ou às mãos, respectivamente, ou estão na metade distal da mão ou do pé.

TABELA 8.8 – Pontos de Cruzamento

Ponto	Canais Yang						Canais Yin								Ponto	Cruzamento Yang
	IG	TA	ID	E	VB	B	VG	P	PC	C	BP	F	R	VC		
IG-20				X							X				P-1	
TA-17			X									X			PC-1	VB
TA-20	X			X								X	X		BP-6	
TA-22			X	X								X			BP-12	
ID-12	X	X		X								X			BP-13	
ID-18		X													F-13	VB
ID-19		X		X						X					F-14	
E-4	X											X			VC-2	
E-7			X						X	X	X				VC-3	
E-8				X						X	X	X			VC-4	
VB-1		X	X							X					VC-10	
VB-3		X		X											VC-12	ID, TA, E
VB-4		X		X											VC-13	ID, E
VB-6		X		X											VC-24	IG, E, VG
VB-7						X										
VB-8						X										
VB-10						X										
VB-11						X										
VB-12						X										
VB-15						X										
VB-21		X														
VB-30						X										
B-1			X	X												
B-11			X													
B-12								X								
VG-13							X									
VG-14			X	X			X									
VG-17							X									
VG-20							X									
VG-24				X												
VG-26	X			X												

TABELA 8.9 – Os Cinco Pontos de Transporte dos Canais Yin

Ponto de Transporte Elemento	Poço Madeira	Nascente Fogo	Riacho Terra	Rio Metal	Mar Água
Pulmão	P-11	P-10	P-9	P-8	P-5
Pericárdio	PC-9	PC-8	PC-7	PC-5	PC-3
Coração	C-9	C-8	C-7	C-4	C-3
Baço–Pâncreas	BP-1	BP-2	BP-3	BP-5	BP-9
Fígado	F-1	F-2	F-3	F-4	F-8
Rim	R-1	R-2	R-3	R-7	R-10

TABELA 8.10 – Os Cinco Pontos de Transporte dos Canais Yang

Ponto de Transporte Elemento	Poço Metal	Nascente Água	Riacho Madeira	Rio Fogo	Mar Terra
Intestino Grosso	IG-1	IG-2	IG-3	IG-5	IG-11
Triplo Aquecedor	TA-1	TA-2	TA-3	TA-6	TA-10
Intestino Delgado	ID-1	ID-2	ID-3	ID-5	ID-8
Estômago	E-45	E-44	E-43	E-41	E-36
Vesícula Biliar	VB-44	VB-43	VB-41	VB-38	VB-34
Bexiga	B-67	B-66	B-65	B-60	B-40

- Pontos Riacho dos Canais *Yin* da mão estão na prega do pulso e os outros Pontos Riacho situam-se entre os Pontos Nascente e o punho ou o tornozelo. Os pontos BP-5, F-4, IG-5, ID-5, E-41 e B-60 localizam-se entre o pulso e o cotovelo ou entre o tornozelo e o joelho.
- Pontos Mar estão todos nos cotovelos ou joelhos ou próximo a eles.

TEORIA DOS CINCO PONTOS DE TRANSPORTE

Os pontos entre as pontas dos dedos das mãos e os cotovelos ou entre as pontas dos dedos dos pés e joelhos estão entre os pontos do corpo mais poderosos energeticamente. Incluem não só os Cinco Pontos de Transporte, como também os Pontos de Conexão e os Pontos de Acúmulo. Dizem ser porque, entre os dedos das mãos e os cotovelos ou entre os dedos dos pés e os joelhos, a polaridade de energia muda de *Yin* para *Yang*, ou de *Yang* para *Yin*; e exatamente onde a polaridade está sendo modificada podem ser obtidos os maiores efeitos terapêuticos.

No sistema dos Cinco Pontos de Transporte, *wū shū xué*, cada ponto tem sua própria qualidade de energia e o efeito terapêutico específico. Os textos chineses clássicos são contraditórios e confusos quando descrevem os Cinco Pontos de Transporte e, como existe uma boa narração do assunto no livro *Fundamentos da Medicina Chinesa*, de Giovanni Maciocia (Roca, São Paulo, 1996), omitiremos esse assunto. A discussão aqui se limita ao uso clínico moderno desses pontos.

USO NA PRÁTICA CLÍNICA DOS CINCO PONTOS DE TRANSPORTE

Dos cinco tipos de pontos, Poço, Nascente, Riacho, Rio e Mar, sem dúvida, os de maior importância clínica são os Pontos Poço. Os Pontos Nascente têm alguma importância mas as funções dos Pontos Riacho, Rio e Mar ficam apagadas pelas funções destes mesmos pontos, de acordo com suas qualidades baseadas nos Cinco Elementos ou nas qualidades de Pontos Fonte.

PONTOS POÇO

Os Pontos Poço localizam-se principalmente perto das unhas dos dedos das mãos e dos pés. Compartilham com os pontos *shí xuān*, nas pontas dos dedos, as funções de tratar febres agudas graves, convulsões e perda da consciência.

Além disso, os Pontos Poço podem ser usados para tratar:

Síndromes graves de Excesso de Calor de órgãos específicos (por Sangria)
Estagnação do *Qi* em canais e órgãos específicos (por Sedação)
Deficiência de *Yang* e Fogo de órgãos específicos (por Moxa).

Os Pontos Poço dos Órgãos *Yin* são mais importantes para remover Excesso de Calor dos órgãos; os Pontos Poço dos Órgãos *Yang* são mais eficazes para remover Vento Calor. O ponto E-45 é uma exceção, já que serve mais para Excesso de Calor no Estômago que para Vento Calor. Ver Tabela 8.11.

Alguns Pontos Poço são mais importantes que outros para mover a Estagnação e revigorar o canal e o órgão; estão relacionados na Tabela 8.12. Os Pontos Poço especialmente bons para aquecer seus órgãos correspondentes são indicados na Tabela 8.13.

Os Pontos Poço possuem efeitos psicológicos importantes, principalmente pela capacidade que têm de remover o Calor e mover a Estagnação. Embora todos os Pontos Poço acalmem o Espírito, pela dispersão do Calor, os efeitos mais específicos são fornecidos na Tabela 8.14.

TABELA 8.11 – Uso dos Pontos Poço *Yin* para remover o Excesso de Calor agudo

Pontos Poço	Doença
P-11	Tonsilite aguda, doenças cutâneas ou distúrbios respiratórios agudos com Calor no Pulmão
PC-9	Queimadura aguda por exposição ao sol ou insolação, erupções cutâneas graves e quentes, perda da consciência
C-9	Erupções cutâneas graves e quentes ou sangramento devido a Fogo no Coração, mania, perda da consciência
BP-1	Calor no Baço ou no Estômago com lábios rachados, fezes sanguinolentas, sangramento uterino anormal
F-1	Fogo no Fígado com hipertensão, agressão, epistaxe, sangramento menstrual anormal
R-1	Fogo agudo nos Rins, Fígado ou no Coração com hipertensão grave, inquietação, agressão ou mania, perda da consciência

TABELA 8.12 – Uso de determinados Pontos Poço para mover a Estagnação do *Qi*

Pontos Poço	Doença
PC-9	Dor torácica ou epigástrica, circulação deficiente nas mãos
BP-1	Distensão abdominal, circulação deficiente nas pernas e nos pés
F-1	Menstruação irregular, dor nos genitais
IG-1	Ressaca, congestionamento mental
ID-1	Mastite, lactação insuficiente, dor torácica
E-4	Ressaca, dor epigástrica e indigestão
B-67	Posição irregular do feto, dor nos olhos, cefaléia

TABELA 8.13 – Uso de determinados Pontos Poço para tonificar o Yang e o Fogo

Ponto Poço	Doença
PC-9	Circulação deficiente nas mãos
C-9	Depressão, falta de alegria e interesse na vida
BP-1	Edema ou distensão abdominal por Deficiência do Yang do Baço, má circulação nos pés
F-1	Falta de auto-afirmação
R-1	Exaustão, desmaio, impotência, falta de iniciativa
E-4	Concentração deficiente, lentidão de pensamento
B-6	Embotamento mental, falta de perseverança

TABELA 8.14 – Estados psicológicos que melhoram pelo efeito dos Pontos Poço ao remover Calor e mover o Qi

Ponto Poço	Doença
PC-9	Frustração e depressão com Estagnação do Qi do Coração e do Qi do Fígado
C-9	Excitação em excesso, mania, histeria com Fogo no Coração
BP-1	Depressão, melancolia, excesso de preocupação com Estagnação do Qi do Baço
F-1	Agressão e raiva com Fogo no Fígado, depressão e frustração com Estagnação do Qi do Fígado
R-1	Hiperatividade, ansiedade com medo, histeria, raiva, agressão com Fogo nos Rins, Coração e Fígado
E-45	Embotamento mental, depressão, desorientação, sono prejudicado pelos sonhos, com Fleuma ou Fogo no Estômago perturbando o Espírito do Coração
VB-44	Hipertensão, agitação, sono prejudicado pelos sonhos com Fogo na Vesícula Biliar
B-67	Embotamento mental, desorientação e depressão com Estagnação e Deficiência do Qi dos Rins e do Qi da Bexiga

COMBINAÇÃO DOS PONTOS POÇO COM OUTROS TIPOS DE PONTO

Pontos Poço + Pontos Nascente

Esta combinação pode ser usada, com Método de Sedação ou Sangria, para remover Calor ou, com Método de Tonificação e Moxa, para tonificar Yang, por exemplo:

R-1 + R-2 **Ton** + **M**   para impotência devido à Deficiência do Yang dos Rins

C-9 + C-8 **Disp**   para mania com Fogo no Coração

Tal combinação de Pontos Poço com Pontos Nascente será discutida, com maiores detalhes, na seção sobre Distúrbios da Pele.

Pontos Poço + pontos Água dos canais Yin das Mãos

PC-9 + PC-3 **S**   para queimadura solar com Calor no Sangue

C-9 + C-3 **S**   para hiperatividade aguda grave e insônia com Fogo no Coração

Pontos Poço + ponto na extremidade oposta do canal

Esta combinação pode ser eficaz para a Estagnação do Qi, por exemplo:

PC-9 + PC-1   para melancolia decorrente Estagnação do Qi do Coração

BP-1 + BP-21   para dor torácica por Estagnação do Sangue

F-1 + F-14   para frustração devido à Estagnação do Qi do Fígado

B-67 + B-1   para congestionamento mental

PONTOS NASCENTE

Como os Pontos Poço, os Pontos Nascente são capazes de remover Calor, mas os Pontos Poço são melhores para as febres agudas mais graves, convulsões e perda da consciência. Os Pontos Nascente são mais apropriados para Calor agudo menos grave, como Vento Calor, ou para condições agudas menos graves de Calor de órgãos específicos.

Assim, o ponto R-2 é mais indicado para casos menos graves de Fogo nos Rins do que R-1 e também pode ser usado em situações que envolvem Fogo nos Rins por Deficiência crônica. Para Calor agudo em órgãos específicos, a diferença, muitas vezes, não é tão grande e o emprego de F-2 é preferível ao de F-1, bem como o uso de C-8 é preferível ao de C-9.

Os Pontos Nascente dos Canais Yin são pontos Fogo e os Pontos Nascente dos Canais Yang são pontos Água, mas ambos os tipos de Pontos Nascente devem ser sedados para remover o Calor. Por exemplo, E-44 é sedado para remover o Fogo do Estômago, apesar de ser um ponto Água que, pela lógica, deveria ser tonificado para fortalecer a Água a fim de esfriar o Calor.

Todos os Pontos Poço podem ser utilizados com moxabustão para tonificar o Yang e o Fogo, mas, em relação aos Pontos Nascente, tal conceito se aplica somente aos Pontos Nascente dos Órgãos Yin, que são pontos Fogo e não para os Pontos Nascente dos Órgãos Yang, que são pontos Água. Além disso, apesar de os Pontos Poço serem usados para mover a Estagnação do Qi e do Sangue, os Pontos Nascente não são tão eficazes para isso.

TABELA 8.15 – Uso dos Pontos Nascente

Ponto Nascente	Ponto	Doença
P-10	Fogo	Dor de garganta com Vento Calor, hemoptise, febre, dor torácica com Calor agudo ou crônico no Pulmão
PC-8	Fogo	Infecções fúngicas das mãos com Umidade Calor, epistaxe ou erupção cutânea com Calor no Sangue
C-8	Fogo	Prurido com Umidade Calor, furúnculos com Calor no Sangue, mania ou insônia com Fogo no Coração
BP-2	Fogo	Agitação com insônia ou apetite aumentado com Fogo no Baço ou no Estômago agudo ou crônico
F-2	Fogo	Raiva e agitação com Fogo no Fígado agudo ou crônico
R-2	Fogo	Dor de garganta ou cistite com Fogo no Rim por Excesso ou Deficiência
IG-2	Água	Febre, dor de garganta, boca seca com Vento Calor
TA-2	Água	
ID-2	Água	
E-44	Água	Gastrite, gengivite, conjuntivite com Fogo agudo no Estômago ou Deficiência crônica do Yin do Estômago
VB-43	Água	Hipertensão, ansiedade, agitação, conjuntivite com Fogo na Vesícula Biliar
B-66	Água	Dor de cabeça com Vento Calor, cistite por Fogo nos Rins, insanidade com medo devido ao Fogo nos Rins e no Coração

PONTOS RIACHO

Quanto aos Pontos Riacho, existe uma enorme variação nas funções descritas nos textos clássicos.

PONTOS RIACHO *YIN*

Os Pontos Riacho dos Canais *Yin* também são Pontos Fonte e pontos Terra desses canais. Na opinião do autor, a função de Ponto Fonte é dominante e a função de Ponto Riacho é a menos importante das três.

PONTOS RIACHO *YANG*

Os Pontos Riacho dos Canais *Yang* também são os pontos Madeira. Alguns deles podem tratar malária, a "doença que se manifesta de modo intermitente": TA-3, porém TA-1, TA-2 e TA-4 também tratam a malária.

Os Pontos Riacho dos Canais *Yang* podem ser empregados para tratar dor nas articulações, como na artrite (por exemplo, IG-3); mas os pontos IG-1, IG-2, IG-4, IG-5 também podem tratar dor articular.

Na opinião do autor, o uso principal dos Pontos Riacho *Yang* é na forma de pontos locais e, além disso, ID-3 e VB-41 têm enorme importância como Pontos de Abertura do Vaso Governador e do Vaso da Cintura, respectivamente.

PONTOS RIO

Os textos clássicos afirmam que os Pontos Rio podem ser utilizados para tratar tosse, asma, distúrbios da voz e problemas dos seios da face e ossos. Segundo a opinião do autor, os Pontos Rio não são mais apropriados para esses problemas que os Pontos Riacho ou Pontos Mar. Dos Pontos Rio *Yin*, R-7 é o mais importante, como ponto de Tonificação dos Rins e como ponto para tonificar o *Yang* dos Rins e firmar o *Qi* dos Rins. Os outros Pontos Rio *Yin* estão entre os menos utilizados dos respectivos canais. Os Pontos Rio *Yang* são empregados principalmente como pontos Fogo, para dispersar ou tonificar o Fogo. Por exemplo, o ponto B-60 pode ser usado com Moxa para aquecer e fortalecer o Frio e a Deficiência do Canal da Bexiga e, VB-38, com Método de Sedação, para remover o Fogo do Canal da Vesícula Biliar.

PONTOS MAR

De acordo com os textos clássicos, os Pontos Mar tratam as doenças dos Órgãos *Yang*, doenças da pele, problemas no estômago, Rebelião do *Qi* e diarréia. Os Pontos Mar *Yang* podem tratar as doenças dos órgãos *Yang*, como também o podem os pontos Poço, Nascente, Riacho ou Rio. Teoricamente, nos Pontos Mar, a energia flui em maior profundidade, em direção mais centrípeta e mais vagarosamente. Então, os Pontos Mar devem ser mais apropriados para as doenças crônicas dos órgãos. Na opinião do autor, eles não são mais adequados para isso que os Pontos Riacho *Yin*, já que estes também são Pontos Fonte, específicos para a Deficiência crônica. No entanto, os Pontos Mar *Yin* podem ser usados para problemas de pele, pois são pontos Água, com efeito refrescante nas erupções cutâneas quentes. Além disso, a maioria dos Pontos Mar *Yang* possui indicações específicas para as erupções cutâneas derivadas de Umidade Calor ou Calor no Sangue, especialmente IG-11, TA-10, VB-34 e B-40.

Os pontos PC-3, BP-9, IG-11, E-36 e VB-34 são os Pontos Mar mais usados para tratar problemas gástricos ou diarréia, muitas vezes combinados com os pontos E-37 e E-39, Pontos Mar Inferior do Intestino Grosso e do Intestino Delgado, respectivamente.

RESUMO

Os Pontos Poço, de longe, são os que têm as funções mais importantes dentre os Cinco Pontos de Transporte na prática clínica. A função de Ponto Poço domina as outras funções desses pontos, de ponto Madeira ou de ponto Metal.

Os Pontos Nascente podem ser utilizados com Método de Dispersão para eliminar o Calor, independentemente de serem pontos Fogo ou pontos Água, mas os Pontos Riacho, Rio e Mar são mais importantes pelas outras funções que possuem, como as de pontos locais ou Pontos de Abertura, que pela função de Pontos de Transporte. Exceção é o uso dos Pontos Mar para problemas de pele.

PONTOS DOS CINCO ELEMENTOS

Os Cinco Pontos de Transporte também podem ser classificados de acordo com os Cinco Elementos, como ilustrado nas Tabelas 8.9 e 8.10. Os tratamentos estruturados nos Cinco Elementos serão discutidos, em detalhes, no Capítulo 9. Além disso, os Pontos dos Elementos também podem ser utilizados de acordo com as estações, ou o horário do dia.

TRATAMENTO DE ACORDO COM A ESTAÇÃO

Teoricamente, os pontos Fogo podem ser escolhidos no verão, os pontos Terra no final do verão, os pontos Metal no outono, os pontos Água no inverno e os pontos Madeira na primavera, caso se encaixem nas necessidades do paciente. Por exemplo, os pontos Madeira como F-1 e PC-9 podem ser escolhidos para tratar a depressão que ocorre na primavera e os pontos Fogo como C-8 e P-10 podem ser escolhidos para perdas quando estas ocorrem no verão.

TRATAMENTO DE ACORDO COM O HORÁRIO

Os pontos podem ser selecionados de acordo com hora, dia, mês e ano vigentes, independentemente da doença ou das necessidades do paciente. O autor não exerce esse sistema e pensa que, a menos que esteja relacionado com hora, dia, mês e ano de nascimento do paciente, o método é muito inespecífico para ser eficaz.

Uma pequena parte do sistema de tratamento de acordo com a hora é o chamado Relógio Chinês, o tratamento conforme o horário. A idéia é que existe uma circulação de energia através dos 12 canais, de forma que cada canal tem um período de pico da energia por 2h, dentro das 24h.

O ponto Elemento de cada canal é, às vezes, chamado de ponto Horário nesse contexto e pode ser usado no período de pico de 2h para fortalecer o canal relacionado, como ilustrado na Tabela 8.16. Por exemplo, para bronquite por Deficiência do Pulmão, o ponto P-8 pode ser tonificado entre 3 e 5h da manhã. O autor perdeu interesse por esse sistema, há muitos anos, depois de tratar, às 3h da manhã, um paciente com incapacidade de fazer planos e tomar decisões. Ambos, paciente e acupunturista, desejaram não interromper seu sono e usaram um sistema de pontos mais confortável.

PONTOS DE ABERTURA

Os Pontos de Abertura serão discutidos em detalhes, no Capítulo 10, sobre Canais Extraordinários.

TABELA 8.16 – Tratamento de acordo com o horário

Canal	Horário de Pico	Ponto Elemento
Coração	11 – 13	C-8
Intestino Delgado	13 – 15	ID-5
Bexiga	15 – 17	B-66
Rim	17 – 19	R-10
Pericárdio	19 – 21	PC-8
Triplo Aquecedor	21 – 23	TA-6
Vesícula Biliar	23 – 1	VB-41
Fígado	1 – 3	F-1
Pulmão	3 – 5	P-8
Intestino Grosso	5 – 7	IG-1
Estômago	7 – 9	E-36
Baço-Pâncreas	9 – 11	BP-3

Tratamentos com base nos Cinco Elementos

■ Teoria Básica

NÍVEL MAIS SIMPLES: PONTOS DE TONIFICAÇÃO E DE SEDAÇÃO

O nível mais simples do tratamento com base no sistema dos Cinco Elementos compreende tonificar a Deficiência e sedar o Excesso, usando, respectivamente, os Métodos de Tonificação e de Dispersão com as agulhas.

CICLO DE PROMOÇÃO

De acordo com a regra Mãe–Filho, como é classicamente chamada, cada elemento promove o crescimento do elemento que vem na seqüência. Por exemplo, Fogo promove o crescimento de Terra, ou podemos dizer que Fogo é a mãe que nutre a Terra, o filho.

Cada canal possui pontos dos Cinco Elementos, os cinco pontos chamados de Transporte. Por exemplo: o canal do Baço tem um ponto Fogo, um ponto Terra, um ponto Metal, um ponto Água e um ponto Madeira. Se o órgão Baço ou o canal do

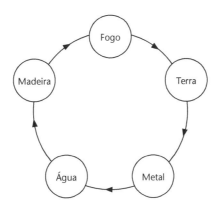

FIGURA 9.1 – Ciclo de Promoção.

Baço estiver com Deficiência, então o ponto BP-2, o ponto Fogo, pode ser tonificado, já que é o ponto do elemento Mãe no canal do Baço.

USO DOS PONTOS DE TONIFICAÇÃO PARA A DEFICIÊNCIA

O ponto Mãe de um canal é chamado de ponto de Tonificação, o qual pode ser usado para tonificar a Deficiência daquele canal. Os 12 pontos de Tonificação estão ilustrados na Tabela 9.1.

Desse modo, um paciente tem tosse, voz baixa e resfriados freqüentes, associados à Deficiência dos Pulmões. Como os Pulmões estão relacionados com o elemento Metal e como a Terra é a mãe do Metal, o ponto Mãe, ou ponto de Tonificação do canal do Pulmão é P-9, ponto Terra, que pode ser usado com Método de Tonificação para tratar o paciente.

USO DOS PONTOS DE SEDAÇÃO PARA O EXCESSO

De acordo com a regra Mãe–Filho, um elemento em Excesso pode ser tratado pela drenagem do excesso de energia do elemento afetado para o próximo elemento da seqüência do Ciclo de Promoção. Por exemplo, se Terra estiver em Excesso, então o excesso de energia pode ser drenado para Metal, o filho da Terra.

O procedimento pode ser feito sedando o ponto Filho do canal, conhecido como o ponto de Sedação. Assim, para Excesso do Baço, sedamos BP-5, já que o Baço corresponde à Terra e BP-5 é o ponto Metal do canal do Baço, portanto, o ponto Filho ou ponto de Sedação. Vejamos: um paciente com tosse forte com muita fleuma e sensação de constrição no peito, associadas com Excesso dos Pulmões. Como os Pulmões estão ligados ao elemento Metal e como a Água é filho do Metal, o ponto Filho ou ponto de Sedação do canal do Pulmão é P-5, o ponto Água, que pode ser usado com Método de Sedação para tratar o paciente.

RESUMO DO NÍVEL MAIS SIMPLES

O nível mais simples do tratamento fundamentado nos Cinco Elementos é reforçar o ponto de Tonificação para Deficiência de um canal ou de um órgão e dispersar o ponto de Sedação, para o Excesso. Os pontos de Tonificação e de Sedação estão resumidos na Tabela 9.3.

QUANDO HÁ COMPROMETIMENTO DE MAIS DE UM ÓRGÃO

É comum, na prática clínica, a constatação do comprometimento simultâneo de mais de um órgão. Se os diferentes problemas dos órgãos não estiverem vinculados, será necessário tratar cada órgão afetado separadamente, empregando os pontos de Tonificação ou de Sedação adequados. Se os diferentes problemas dos órgãos estiverem relacionados, é necessário determinar qual órgão é a causa principal do problema. Talvez assim seja possível tratar todos os órgãos afetados apenas por meio do ponto de Tonificação ou de Sedação do órgão afetado primariamente.

Existem três possibilidades principais:

dois ou mais órgãos com Deficiência
dois ou mais órgãos com Excesso
alguns órgãos com Deficiência e alguns com Excesso

TABELA 9.2 – Pontos de Sedação

Canal	Elemento do Canal	Ponto de Sedação	Elemento do ponto de Sedação
Rim	Água	R-1	Madeira
Bexiga	Água	B-65	Madeira
Coração	Fogo	C-7	Terra
Intestino Delgado	Fogo	ID-8	Terra
Pericárdio	Fogo	PC-7	Terra
Triplo Aquecedor	Fogo	TA-10	Terra
Fígado	Madeira	F-2	Fogo
Vesícula Biliar	Madeira	VB-38	Fogo
Baço-Pâncreas	Terra	BP-5	Metal
Estômago	Terra	E-45	Metal
Pulmão	Metal	P-5	Água
Intestino Grosso	Metal	IG-2	Água

TABELA 9.1 – Pontos de Tonificação

Canal	Elemento do Canal	Ponto de Tonificação	Elemento do ponto de Tonificação
Rim	Água	R-7	Metal
Bexiga	Água	B-67	Metal
Coração	Fogo	C-9	Madeira
Intestino Delgado	Fogo	ID-3	Madeira
Pericárdio	Fogo	PC-9	Madeira
Triplo Aquecedor	Fogo	TA-3	Madeira
Fígado	Madeira	F-8	Água
Vesícula Biliar	Madeira	VB-43	Água
Baço-Pâncreas	Terra	BP-2	Fogo
Estômago	Terra	E-41	Fogo
Pulmão	Metal	P-9	Terra
Intestino Grosso	Metal	IG-11	Terra

TABELA 9.3 – Pontos de Tonificação e pontos de Sedação

Canal	Ponto de Tonificação	Ponto de Sedação
Rim	R-7	R-1
Bexiga	B-67	B-65
Coração	C-9	C-7
Intestino Delgado	ID-3	ID-8
Pericárdio	PC-9	PC-7
Triplo Aquecedor	TA-3	TA-10
Fígado	F-8	F-2
Vesícula Biliar	VB-43	VB-38
Baço-Pâncreas	BP-2	BP-5
Estômago	E-41	E-45
Pulmão	P-9	P-5
Intestino Grosso	IG-11	IG-2

DOIS OU MAIS ÓRGÃOS COM DEFICIÊNCIA

Estando Coração e Pulmões Deficientes, sem qualquer ligação manifesta entre os dois problemas, pode ser preciso tonificar C-9 e P-9, os pontos de Tonificação dos canais do Coração e do Pulmão.

Se houver Deficiência no Fígado, Coração e Baço ao mesmo tempo e ficar claro que as Deficiências do Coração e do Baço são dependentes da Deficiência do Fígado, é possível resolver as três Deficiências tonificando apenas F-8, ponto de Tonificação do Fígado.

No entanto, existindo dúvidas, pode ser melhor usar os pontos de Tonificação de todos os órgãos afetados. Muitas vezes, mesmo quando um órgão, como o Fígado, for a causa primária, os órgãos dependentes – neste caso o Coração e o Baço – podem se tornar, em situações crônicas e prolongadas, tão desequilibrados que vão precisar de tratamento para garantir a completa recuperação.

EXCESSO EM DOIS OU MAIS ÓRGÃOS

Para Excesso no Coração e nos Pulmões, sem qualquer ligação expressa entre os dois problemas, pode ser necessário dispersar tanto C-7 como P-5, pontos de Sedação dos canais do Coração e do Pulmão. Se, por exemplo, houver Excesso no Fígado, Coração e Baço, simultaneamente, e ficar claro que o Excesso do Coração e do Baço está relacionado à Hiperatividade do Fígado, é possível equilibrar os três órgãos simplesmente dispersando F-2, o ponto de Sedação do Fígado. Novamente, existindo dúvidas, é melhor dispersar os pontos de Sedação de todos os órgãos afetados.

DEFICIÊNCIA EM ALGUNS ÓRGÃOS E EXCESSO EM OUTROS

É corrente, na prática clínica, verificar-se Excesso em um ou mais órgãos, concomitantemente à Deficiência em um ou mais órgãos.

Em um paciente em particular, é provável que alguns desequilíbrios de órgãos estejam relacionados entre si, enquanto outros estejam separados. Por exemplo, um paciente tem Deficiência nos Pulmões, Deficiência nos Rins e Excesso no Fígado. Os Rins podem estar apresentando Deficiência porque eles, a Mãe, estão sendo esgotados pelas demandas do Fígado, o filho, que mostra Excesso. Se a Deficiência dos Pulmões for, neste caso, um problema separado, sem qualquer relação com os desequilíbrios dos Rins e do Fígado, pode precisar de tratamento separado. Para esse paciente, sedar F-2, o ponto de Sedação do Fígado, pode ser suficiente para resolver os problemas do Fígado e dos Rins, mas pode ser preciso tonificar P-9, o ponto de Tonificação, para tratar o problema separado dos Pulmões.

Mais uma vez é bom lembrar que, havendo dúvidas, é melhor usar os pontos de Tonificação e de Sedação de todos os órgãos afetados.

TRATAMENTO COM O ELEMENTO DO MESMO CANAL E TRATAMENTO ENTRE ELEMENTOS

TRATAMENTO COM O ELEMENTO DO MESMO CANAL

Até agora discutimos os tratamentos com o Elemento do Mesmo Canal, isto é, quando os pontos usados para cada órgão afetado estão apenas no canal daquele órgão. Assim, se houver Deficiência ou Excesso nos Rins, utilizamos o ponto de Tonificação R-7 ou o ponto de Sedação R-1, respectivamente, sem empregar nenhum ponto localizado em outro canal. A Figura 9.2 mostra a maneira como os 12 órgãos estão ligados por intermédio dos Ciclos de Promoção e de Controle. Na verdade, cada sistema de órgão contém cada um dos Cinco Elementos, ligados pelos próprios ciclos *internos* de Promoção e de Controle. Cada um dos Cinco Elementos dentro de um sistema de órgão é representado pelos cinco Pontos de Transporte no canal do órgão. Isso está ilustrado na Figura 9.3, na qual, por questões de simplicidade, apenas os cinco órgãos *Yin* estão incluídos, embora o mesmo princípio se aplique aos 12 órgãos.

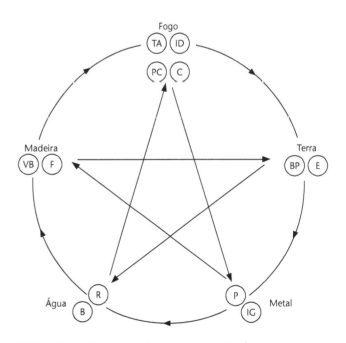

Figura 9.2 – Os Cinco Elementos e os 12 órgãos.

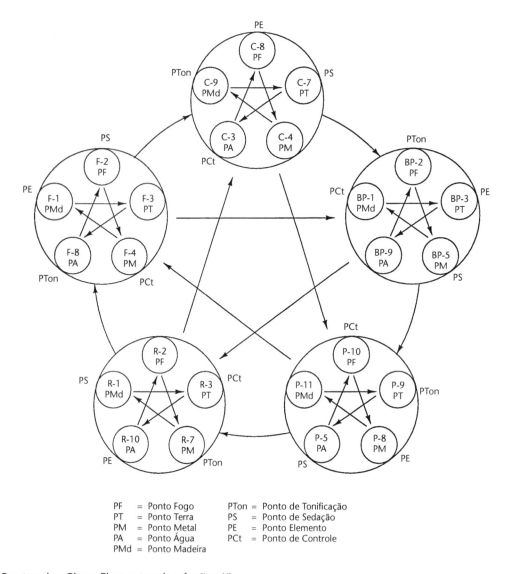

PF = Ponto Fogo
PT = Ponto Terra
PM = Ponto Metal
PA = Ponto Água
PMd = Ponto Madeira

PTon = Ponto de Tonificação
PS = Ponto de Sedação
PE = Ponto Elemento
PCt = Ponto de Controle

FIGURA 9.3 – Pontos dos Cinco Elementos dos órgãos *Yin*.

PONTOS ELEMENTO

Na Figura 9.3, os pontos de Tonificação, Sedação, Elemento e de Controle foram assinalados. O ponto Elemento de um órgão é o ponto do mesmo Elemento do órgão. Por exemplo, BP-3, ponto Terra, é o ponto Elemento do Baço, que é um órgão Terra. Também, R-10, ponto Água, é o ponto Elemento dos Rins, que são um órgão Água.

A Tabela 9.4 mostra os pontos Elemento de cada canal.

TRATAMENTO ENTRE ELEMENTOS

Em um tratamento com o Elemento do Mesmo Canal, usamos pontos no canal do órgão afetado. Havendo Deficiência no órgão, reforçamos o ponto de Tonificação do canal e, se houver Excesso no órgão, dispersamos o ponto de Sedação do canal. Por exemplo, para Deficiência do Coração, tonificamos C-9, o ponto de Tonificação e para Excesso do Coração dispersamos C-7, o ponto de Sedação.

TABELA 9.4 – Pontos Elementos

Canal	Elemento	Ponto Elemento
Rim	Água	R-10
Bexiga	Água	B-66
Coração	Fogo	C-8
Intestino Delgado	Fogo	ID-5
Pericárdio	Fogo	PC-8
Triplo Aquecedor	Fogo	TA-6
Fígado	Madeira	F-1
Vesícula Biliar	Madeira	VB-41
Baço-Pâncreas	Terra	BP-3
Estômago	Terra	E-36
Pulmão	Metal	P-8
Intestino Grosso	Metal	IG-1

Em um tratamento Entre Elementos, utilizamos o ponto Elemento do órgão que precede ou que sucede o órgão afetado no Ciclo de Promoção. Se houver Deficiência de um órgão, tonificamos o ponto Elemento do órgão precedente ou órgão Mãe. Havendo Excesso em um órgão, dispersamos o ponto Elemento do órgão que vem em seguida ou órgão Filho. Então, para Deficiência do Coração tonificamos F-1, ponto Madeira, já que é o ponto Elemento do Fígado, um órgão Madeira e a Mãe do Coração. Para Excesso no Coração, dispersamos BP-3, ponto Terra, já que é o ponto Elemento do Baço, um órgão Terra e o filho do Coração.

As Tabelas 9.5 e 9.6 explicam os tratamentos Entre Elementos para Deficiência e Excesso, respectivamente e a Tabela 9.7 é um resumo.

TABELA 9.5 – Tratamentos Entre Elementos: Deficiência

Canal	Elemento do Canal	Elemento Precedente	Ponto Elemento do canal precedente
Rim	Água	Metal	P-8
Bexiga	Água	Metal	IG-1
Coração	Fogo	Madeira	F-1
Intestino Delgado	Fogo	Madeira	VB-41
Pericárdio	Fogo	Madeira	F-1
Triplo Aquecedor	Fogo	Madeira	VB-41
Fígado	Madeira	Água	R-10
Vesícula Biliar	Madeira	Água	B-66
Baço-Pâncreas	Terra	Fogo	C-8
Estômago	Terra	Fogo	ID-5
Pulmão	Metal	Terra	BP-3
Intestino Grosso	Metal	Terra	E-36

QUANDO USAR O TRATAMENTO COM O ELEMENTO DO MESMO CANAL OU O TRATAMENTO ENTRE ELEMENTOS?

Os dois métodos de tratamento, com o Elemento do Mesmo Canal e Entre Elementos, baseiam-se na regra Mãe–Filho do Ciclo de Promoção dos Cinco Elementos. A questão é quando usar o tratamento com o Elemento do Mesmo Canal ou o tratamento Entre Elementos.

TABELA 9.6 – Tratamentos Entre Elementos: Excesso

Canal	Elemento do Canal	Elemento Sucessor	Ponto Elemento do canal sucessor
Rim	Água	Madeira	F-1
Bexiga	Água	Madeira	VB-41
Coração	Fogo	Terra	BP-3
Intestino Delgado	Fogo	Terra	E-36
Pericárdio	Fogo	Terra	BP-3
Triplo Aquecedor	Fogo	Terra	E-36
Fígado	Madeira	Fogo	C-8
Vesícula Biliar	Madeira	Fogo	ID-5
Baço-Pâncreas	Terra	Metal	P-8
Estômago	Terra	Metal	IG-1
Pulmão	Metal	Água	R-10
Intestino Grosso	Metal	Água	B-66

SITUAÇÕES EM QUE É PREFERÍVEL USAR OS TRATAMENTOS COM O ELEMENTO DO MESMO CANAL

Quando apenas um ou dois órgãos estão afetados e o acupunturista prefere não mexer nos órgãos saudáveis, é melhor o tratamento com o Elemento do Mesmo Canal, já que serão empregados apenas pontos nos canais implicados.

Havendo Excesso num determinado órgão, mas Deficiência no Filho deste, não é aconselhável utilizar o tratamento Entre Elementos para sedar a Mãe, pois tal procedimento compreende a sedação do ponto Elemento do Filho, que já está com Deficiência. É melhor usar o método Sedar a Mãe e Tonificar o Filho, como ilustrado mais adiante.

TABELA 9.7 – Tratamentos Entre Elementos: Resumo

Canal	Para Deficiência, tonificar	Para Excesso, dispersar
Rim	P-8	F-1
Bexiga	IG-1	VB-41
Coração	F-1	BP-3
Intestino Delgado	VB-41	E-36
Pericárdio	F-1	BP-3
Triplo Aquecedor	VB-41	E-36
Fígado	R-10	C-8
Vesícula Biliar	B-66	ID-5
Baço-Pâncreas	C-8	P-8
Estômago	ID-5	IG-1
Pulmão	BP-3	R-10
Intestino Grosso	E-36	B-66

SITUAÇÕES EM QUE É PREFERÍVEL USAR O TRATAMENTO ENTRE ELEMENTOS

Se os órgãos que precedem ou sucedem também estiverem afetados ou envolvidos na desarmonia, então é melhor usar o tratamento Entre Elementos. Por exemplo, para Deficiência tanto no Pulmão como no Baço, pode ser mais eficaz tonificar o ponto Elemento do Baço, BP-3, para tonificar os Pulmões e diminuir o esforço da Mãe em suprir o Filho esgotado.

COMBINANDO TRATAMENTOS COM O ELEMENTO DO MESMO CANAL E ENTRE ELEMENTOS

Caso exista Deficiência em um determinado órgão, por exemplo, Deficiência dos Pulmões, pode ser melhor combinar os dois tipos de tratamentos para tonificar o órgão:

Elementos dentro do Mesmo Canal   tonificar P-9 ponto de Tonificação dos Pulmões

Entre Elementos	tonificar BP-3	ponto Elemento do órgão precedente

MÉTODO DAS QUATRO AGULHAS

A combinação dos tratamentos com Elementos do Mesmo Sistema e Elementos Entre Sistemas Diferentes é aqui chamada de Método das Quatro Agulhas, pois usa dois pontos bilateralmente, como P-9 e BP-3 do lado esquerdo e do lado direito. É um método útil que combina a vantagem de cada forma de tratamento.

O Método das Quatro Agulhas pode também ser empregado para o Excesso, por exemplo, Excesso nos Pulmões:

Elemento do Mesmo Canal	dispersar P-5	Ponto de Sedação dos Pulmões
Entre Elementos	dispersar R-10	Ponto Elemento do órgão que sucede

A Tabela 9.8 resume o Método das Quatro Agulhas para cada canal.

Advertência

Para tratar Excesso, o método Entre Elementos e o método das Quatro Agulhas, que inclui o Entre Elementos, implicam, ambos, em sedar o ponto Elemento do órgão que sucede. Isso pode ser feito quando o órgão que sucede também tem Excesso, mas não deve ser feito quando o órgão que sucede apresenta Deficiência.

No exemplo mencionado de Excesso dos Pulmões, R-10 não dever ser sedado se os Rins estiverem Deficientes.

DOIS EXEMPLOS DO MÉTODO DAS QUATRO AGULHAS

Um paciente se apresenta com dor de cabeça intensa e explosões periódicas de raiva. O diagnóstico é de Excesso no Fígado. De acordo com o método das Quatro Agulhas, o acupunturista seda F-2 e C-8.

Outro paciente se queixa de dor e sensação de frio na região lombar, que piora com o cansaço. O diagnóstico é de Deficiência do Rim. De acordo com o método das Quatro Agulhas, o acupunturista tonifica R-7 e P-8.

COMBINAÇÕES DE EXCESSO E DEFICIÊNCIA E CICLO DE PROMOÇÃO

ÓRGÃO E PULSO

Os tratamentos simples que empregam os Cinco Elementos estão fundamentados em haver Deficiência ou Excesso. Isso pode se refletir nos volumes de Vazio e Cheio do pulso, respectivamente, e indicados por – ou +, como ilustrado a seguir:

Órgão Pulso	Deficiência Vazio	Excesso Cheio	Saúde Normal
Símbolo	–	+	✓

TABELA 9.8 – Método das Quatro Agulhas: combinando os tratamentos com o Elemento do Mesmo Canal e Entre Elementos

Canal	Deficiência		Excesso	
	Elemento do Mesmo Canal Reforçar ponto de Tonificação	Entre Elementos Tonificar ponto Elemento	Elemento do Mesmo Canal Dispersar ponto de Sedação	Entre Elementos Dispersar ponto Elemento
Rim	R-7	P-8	R-1	F-1
Bexiga	B-67	IG-1	B-65	VB-41
Coração	C-9	F-1	C-7	BP-3
Intestino Delgado	ID-3	VB-41	ID-8	E-36
Pericárdio	PC-9	F-1	PC-7	BP-3
Triplo Aquecedor	TA-3	VB-41	TA-10	E-36
Fígado	F-8	R-10	F-2	C-8
Vesícula Biliar	VB-43	B-66	VB-38	ID-5
Baço-Pâncreas	BP-2	C-8	BP-5	P-8
Estômago	E-41	ID-5	E-45	IG-1
Pulmão	P-9	BP-3	P-5	R-10
Intestino Grosso	IG-11	E-36	IG-2	B-66

RELAÇÕES ENTRE DOIS ÓRGÃOS

Existem várias possibilidades de relações entre dois órgãos adjacentes no Ciclo de Promoção, quanto à Deficiência, ao Excesso e à Normalidade, indicado por –, + e ✓. Seis das principais possibilidades, ilustradas na Figura 9.4, serão discutidas.

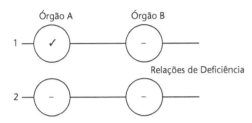

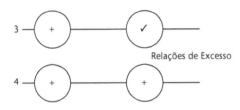

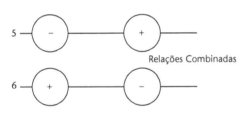

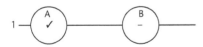

FIGURA 9.4 – Relações entre dois órgãos.

RELAÇÕES DE DEFICIÊNCIA

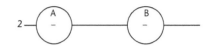

Situação em que apenas um órgão, o Filho, está afetado e o órgão Mãe se encontra saudável. Portanto, o melhor tratamento pode ser pelo método do Elemento no Mesmo Canal, para reforçar o ponto de Tonificação do órgão B, já que isso não interfere diretamente com o órgão saudável A.

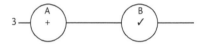

Nessa situação, na qual tanto a Mãe quanto o Filho apresentam Deficiência, pode ser suficiente reforçar o ponto de Tonificação do órgão A, a Mãe, que por sua vez vai nutrir o Filho. No entanto, só tal procedimento pode não ser o bastante, sendo talvez melhor usar o tratamento das Quatro Agulhas, tonificando o ponto Elemento de A e o ponto de Tonificação de B. Outra possibilidade seria reforçar os pontos de Tonificação de ambos os órgãos.

RELAÇÕES DE EXCESSO

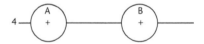

Essa situação lembra a primeira, pois apenas um órgão está afetado. Dessa vez é a Mãe que apresenta Excesso, enquanto o Filho está saudável. Portanto, o melhor tratamento pode ser aquele que usa o Elemento do Mesmo Canal para dispersar o ponto de Sedação do órgão A, já que esse procedimento não interfere diretamente no órgão saudável B.

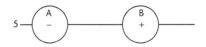

Nesse caso, tanto a Mãe quanto o Filho apresentam Excesso, sendo melhor tratamento o Método das Quatro Agulhas, dispersando o ponto de Sedação do órgão A e o ponto Elemento do órgão B.

RELAÇÕES COMBINADAS

Aqui, a Mãe tem Deficiência e o Filho, Excesso. O fato pode decorrer de um Filho hiperativo que está esgotando a Mãe. O primeiro passo deve ser sedar o Filho. Tonificar a Mãe enquanto o Filho continua hiperativo pode não corrigir a situação, mas simplesmente colocar mais lenha na fogueira. Portanto, o primeiro passo é dispersar o ponto de Sedação do Filho. Quando o Filho estiver saudável, a Mãe poderá ser tonificada, se necessário, reforçando o ponto de Tonificação do órgão Mãe.

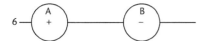

A Mãe tem Excesso e o Filho, Deficiência. Isso com freqüência ocorre pelo bloqueio de energia entre os dois órgãos no Ciclo de Promoção, quando a energia se acumula na Mãe sem se mover em direção ao Filho. Por exemplo, a energia se acumula no Fígado em forma de raiva e não progride seguindo o ciclo para se manifestar como alegria, a emoção do Coração.

MÉTODO DE SEDAR A MÃE E TONIFICAR O FILHO

Na opinião do autor, seria incorreto, em tal situação, usar o método de tratamento Entre Elementos de Canais Diferentes ou das Quatro Agulhas, porque esse procedimento compreende a sedação do ponto Elemento do Filho, que já apresenta Deficiência. Seria melhor usar o método de Sedar a Mãe e Tonificar o Filho. Nele, o ponto de Sedação da Mãe é dispersado, como no Método das Quatro Agulhas, mas, depois, o ponto de Tonificação do Filho é reforçado. O tratamento puxa energia da Mãe para o Filho abrindo os dois lados do bloqueio energético.

Por exemplo, uma paciente tem extrema preocupação e solicitude em relação à família, tem distensão abdominal e tosse, associadas com Excesso do Baço e Deficiência dos Pulmões. Segundo o método de Sedar a Mãe e Tonificar o Filho, BP-5 é sedado e P-9 é tonificado (Fig. 9.5).

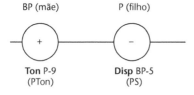

Figura 9.5 –

O Método Entre Elementos e o sistema das Quatro Agulhas, o qual combina o tratamento com o Elemento do Mesmo Canal e o tratamento Entre Elementos, envolvem a sedação do ponto Elemento do Filho. Esse procedimento é melhor na situação 4 (ver Fig. 9.4), quando tanto a Mãe como o Filho demonstram Excesso. Pode também ser usado na situação 3, porém, com cautela, já que implica em sedação do ponto Elemento do Filho saudável. Como dito anteriormente, não é adequado para a situação 6.

O mesmo cuidado se aplica para o método das Oito Agulhas, comentado mais adiante.

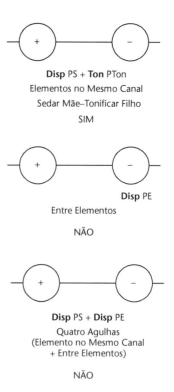

Figura 9.6 –

CICLO DE CONTROLE

Classicamente, a Mãe nutre e a Avó controla. Essas influências opostas criam um equilíbrio natural. Dois desequilíbrios principais podem ocorrer, o Controle Insuficiente e o Controle Excessivo.

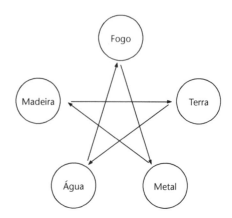

Figura 9.7 – Ciclo de Controle.

CONTROLE INSUFICIENTE

Cada órgão controla o segundo próximo órgão no Ciclo de Promoção, isto é, a Avó controla o Neto. Por exemplo, Fígado controla o Baço e é controlado pelos Pulmões.

Se o Fígado se tornar Deficiente, pode não conseguir controlar bem o Baço, que vai apresentar Excesso. O paciente, então, pode irritar as pessoas por um comportamento de extrema solicitude e de querer agradar demais, chegando a invadir a privacidade das pessoas.

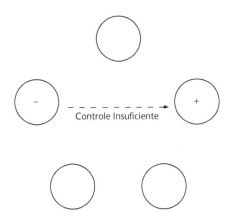

FIGURA 9.8 – Controle Insuficiente.

De outro modo, o Baço pode ficar com Excesso e criar desequilíbrio e Deficiência no Fígado, ficando o paciente preguiçoso e letárgico, ignorando a necessidade de planejamento cuidadoso e organização.

CONTROLE EXCESSIVO

Aqui temos a situação oposta da Avó apresentar Excesso e o Filho, Deficiência, da qual a relação entre Fígado e Baço é um excelente exemplo. O Fígado tende naturalmente à Hiperatividade e ao Excesso e o Baço tende à Deficiência. É muito comum um Fígado com Excesso invadir um Baço Deficiente, com sinais como dores de cabeça, perda de apetite e letargia.

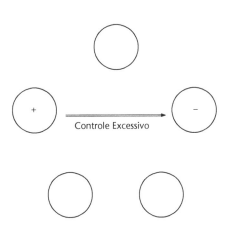

FIGURA 9.9 – Controle Excessivo.

PONTOS DE CONTROLE

Cada órgão tem um Ciclo de Promoção interno e um Ciclo de Controle interno (ver Fig. 9.2). Desse modo, o Coração é um órgão Fogo e, no Ciclo de Controle interno do Coração, a Água é o elemento de controle, de forma que o ponto de Controle do Coração é C-3, o ponto Água do canal do Coração. Os pontos de Controle estão resumidos na Tabela 9.9.

TABELA 9.9 – Pontos de Controle

Canal	Elemento do Canal	Elemento controlador	Ponto de controle
Rim	Água	Terra	R-3
Bexiga	Água	Terra	B-40
Coração	Fogo	Água	C-3
Intestino Delgado	Fogo	Água	ID-2
Pericárdio	Fogo	Água	PC-3
Triplo Aquecedor	Fogo	Água	TA-2
Fígado	Madeira	Metal	F-4
Vesícula Biliar	Madeira	Metal	VB-44
Baço-Pâncreas	Terra	Madeira	BP-1
Estômago	Terra	Madeira	E-43
Pulmão	Metal	Fogo	P-10
Intestino Grosso	Metal	Fogo	IG-5

CONTROLE INSUFICIENTE: TRATAMENTO BÁSICO

O tratamento básico é tonificar o ponto de Controle do Neto e tonificar o ponto Elemento da Mãe. Por exemplo, Água, os Rins, não está controlando Fogo, o Coração. O paciente fica acalorado, superexcitado, mas cansado. O princípio é fortalecer a Água para controlar o Fogo. Este procedimento é feito tonificando C-3, o ponto de Controle do Coração e R-10, o ponto Elemento dos Rins.

Tonificar C-3 é a parte do tratamento que usa o Elementos do Mesmo Canal, já que C-3 é o ponto Água do Coração, ponto de Controle do Ciclo de Controle

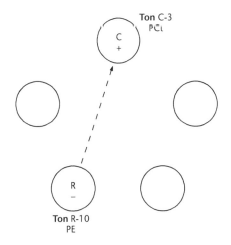

FIGURA 9.10 – Controle Insuficiente: tratamento básico.

interno do Coração. Tonificar R-10 é a parte Entre Elementos do tratamento, pois R-10 é o ponto Água dos Rins, ponto Elemento, capaz de tonificar os Rins para que este seja capaz de controlar o Neto, Coração.

CONTROLE EXCESSIVO: TRATAMENTO BÁSICO

O tratamento básico é sedar o ponto de Controle do Neto e sedar o ponto Elemento da Avó.

Por exemplo, Água, Rins, está exercendo um controle excessivo sobre Fogo, Coração. O paciente fica com sensação de frio e apático. O princípio é sedar a Água, para normalizar o controle do Fogo. O procedimento é feito sedando C-3, ponto de Controle do Coração e sedando R-10, ponto Elemento dos Rins.

Sedar C-3 é a parte do tratamento que usa o Elemento do Mesmo Canal, porque C-3 é o ponto Água do Coração, ponto de Controle do Ciclo de Controle interno do Coração. Sedar R-10 é a parte Entre Elementos do tratamento, considerando ser R-10 o ponto Água dos Rins, ponto Elemento, que, ao ser sedado, reduzirá o controle excessivo do Fogo pela Água.

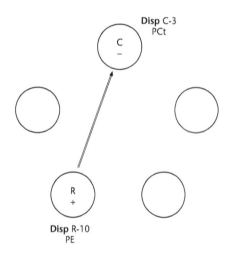

FIGURA 9.11 – Controle Excessivo: tratamento básico.

COMPARAÇÃO ENTRE CONTROLE INSUFICIENTE E EXCESSIVO

Tanto no Controle Insuficiente como no Controle Excessivo usamos o ponto de Controle do Neto e o ponto Elemento da Avó. No Controle Insuficiente, tonificamos esses pontos para aumentar o controle do Neto pela Avó e, no Excessivo, sedamos esses pontos para diminuir o controle.

Assim, se o Rim está tendo Controle Insuficiente pelo Baço, com Rim apresentando Excesso e Baço, Deficiência, tonificamos R-3, ponto de Controle do Rim e BP-3, ponto Elemento do Baço. Se o Rim for controlado em Excesso pelo Baço, com Deficiência no Rim e Excesso no Baço, sedamos os mesmos pontos.

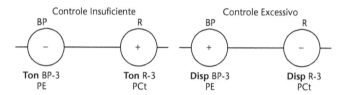

FIGURA 9.12 – Comparação entre Controle Insuficiente e Controle Excessivo.

CONTROLE INSUFICIENTE: MÉTODO DAS OITO AGULHAS

O tratamento das Oito Agulhas para Controle Insuficiente é tão somente o tratamento das Quatro Agulhas mais o tratamento básico para Controle Insuficiente já descrito.

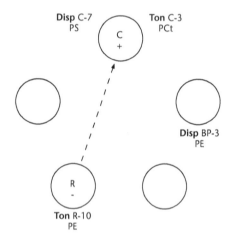

FIGURA 9.13 – Controle Insuficiente: Método das Oito Agulhas.

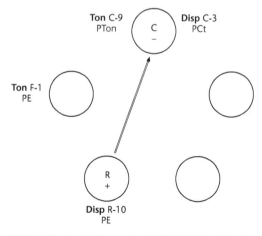

FIGURA 9.14 – Controle Excessivo: Método das Oito Agulhas.

Para o exemplo do Rim não controlando o Coração, tonificamos C-3 e R-10 como no tratamento básico para Controle Insuficiente. Sedamos também C-7 e BP-3, como no tratamento das Quatro Agulhas para Excesso, no qual dispersamos o ponto de Sedação do órgão afetado e sedamos o ponto Elemento do Filho.

CONTROLE EXCESSIVO: MÉTODO DAS OITO AGULHAS

O tratamento das Oito Agulhas para Controle Excessivo é o tratamento das Quatro Agulhas mais o tratamento básico para Controle Excessivo descrito anteriormente.

Para o exemplo do Rim supercontrolando o Coração, sedamos C-3 e R-10, como no tratamento básico para Controle Excessivo. Ainda tonificamos C-9 e F-1, como no tratamento das Quatro Agulhas para Deficiência, em que reforçamos o ponto de Tonificação do órgão afetado e tonificamos o ponto Elemento da Mãe.

O método das Oito Agulhas é assim chamado porque usa quatro pontos bilaterais. Como já citado, é uma evolução do método das Quatro Agulhas antes descrito. A Tabela 9.10 resume as combinações das Oito Agulhas para Deficiência e Excesso.

QUANDO USAR O MÉTODO DAS OITO AGULHAS

O método já foi explicado para Controle Excessivo e para Controle Insuficiente e os exemplos de Deficiência e Excesso do Coração foram fornecidos.

Excesso ou Deficiência Simples

É possível usar esse complexo método para Deficiência ou para Excesso de um único órgão, como Deficiência ou Excesso do Coração, mas tal procedimento só deveria ser efetuado se métodos mais simples, como tratamento com o Elemento no Mesmo Canal, tratamento Entre Elementos ou método das Quatro Agulhas não tiverem apresentado resultados positivos.

Desequilíbrios do Ciclo de Controle

O método das Oito Agulhas é a melhor opção quando houver desequilíbrio no Ciclo de Controle, tanto por Controle Insuficiente como por Controle Excessivo. Nesse caso, dois órgãos, a Avó e o Neto, estão desequilibrados, como nas situações de Rim–Coração discutidas anteriormente.

Desequilíbrios complexos do Ciclo de Promoção e do Ciclo de Controle

O método das Oito Agulhas pode ser eficaz para desequilíbrios complexos dos órgãos.

MÉTODO DAS OITO AGULHAS PARA DEFICIÊNCIA

É apropriado para um problema do Rim exercendo Controle Excessivo sobre o Coração. Não é tão adequado para bloqueio de energia entre o Rim e o Fígado, de forma que Fígado e Coração fiquem exauridos pela falta de energia. Neste caso, seria melhor dispersar o ponto de Sedação do Rim e reforçar o ponto de Tonificação do Fígado.

MÉTODO DAS OITO AGULHAS PARA EXCESSO

Pode ser apropriado se o Baço apresentar Excesso, mas, se o Baço estiver Deficiente, pode não ser aconselhável sedar um órgão já Deficiente. Esta é a mesma advertência para emprego do tratamento Entre Elementos e do método das Quatro Agulhas citado anteriormente.

TABELA 9.10 – Método das Oito Agulhas

Canal	Deficiência (Controle Excessivo)				Excesso (Controle Insuficiente)			
	Tonificar PTon do Neto (EMC)	PE da Mãe (EE)	Sedar PCt do Neto (EMC)	PE da Avó (EE)	Sedar PS do Neto (EMC)	PE do Filho (EE)	Tonificar PCt do Neto (EMC)	PE da Avó (EE)
Rim	R-7	P-8	R-3	BP-3	R-1	F-1	R-3	BP-3
Bexiga	B-67	IG-1	B-40	E-36	B-65	VB-41	B-40	E-36
Coração	C-9	F-1	C-3	R-10	C-7	BP-3	C-3	R-10
Intestino Delgado	ID-3	VB-41	ID-2	B-66	ID-8	E-36	ID-2	B-66
Pericárdio	PC-9	F-1	PC-3	R-10	PC-7	BP-3	PC-3	R-10
Triplo Aquecedor	TA-3	VB-41	TA-2	B-66	TA-10	E-36	TA-2	B-66
Fígado	F-8	R-10	F-4	P-8	F-2	C-8	F-4	P-8
Vesícula Biliar	VB-43	B-66	VB-44	IG-1	VB-38	ID-5	VB-44	IG-1
Baço-Pâncreas	BP-2	C-8	BP-1	F-1	BP-5	P-8	BP-1	F-1
Estômago	E-41	ID-5	E-43	VB-41	E-45	IG-1	E-43	VB-41
Pulmão	P-9	BP-3	P-10	C-8	P-5	R-10	P-10	C-8
Intestino Grosso	IG-11	E-36	IG-5	ID-5	IG-2	B-66	IG-5	ID-5

PTon = ponto de Tonificação; PS = ponto de Sedação; EMC = Elemento no Mesmo Canal; PCt = Ponto de Controle; EE = Entre Elementos.

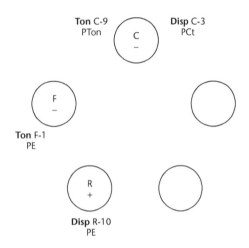

Figura 9.15 – Método das Oito Agulhas para Deficiência.

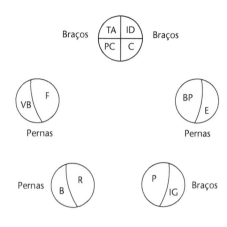

Figura 9.17 – Tratamento nos braços e nas pernas.

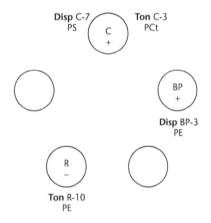

Figura 9.16 – Método das Oito Agulhas para Excesso.

COMBINANDO PONTOS DOS MEMBROS SUPERIORES E DOS INFERIORES

Os tratamentos de acupuntura quase sempre podem se tornar mais eficientes combinando pontos nos braços e nas pernas. Exceção: quando o tratamento objetiva enviar energia especificamente para a parte superior ou inferior do corpo, usam-se pontos só nos braços ou só nas pernas.

A maioria das seleções de pontos no método das Quatro Agulhas combina pontos nos braços com pontos nas pernas (ver Tabela 9.8). Por exemplo, os pontos para Deficiência do Pulmão são P-9 e BP-3 e os pontos para Excesso do Pulmão são P-5 e R-10.

Mesmo que os métodos das Quatro ou das Oito Agulhas não sejam usados, os tratamentos simples baseados nos Cinco Elementos podem ser otimizados se os pontos de Tonificação e de Sedação forem empregados de canais tanto dos braços quanto das pernas. Por exemplo, os pontos de Tonificação BP-2 e P-9, para tonificar o Baço e os Pulmões, ou os de Sedação F-2 e C-7, para sedar o Fígado e o Coração.

CINCO ELEMENTOS E SEIS DIVISÕES

Um método mais sofisticado de combinar os pontos dos Cinco Elementos nos braços e nas pernas é combinar os pontos de acordo não apenas com as relações que apresentam nos ciclos dos Cinco Elementos, mas também de acordo com as Seis Divisões (ver Tabela 9.11).

Dessa maneira, podemos dispersar os pontos de Sedação TA-10 e VB-38, para Fogo da Vesícula Biliar associado com otite, já que Vesícula Biliar e Triplo Aquecedor relacionam-se por intermédio das Seis Divisões e seus canais passam ao redor do ouvido.

Outro exemplo: podemos reforçar os pontos de Tonificação B-67 e ID-3 para torcicolo associado com Deficiência do canal da Bexiga, pois temos pontos nos braços e nas pernas relacionados pelas Seis Divisões, sendo ID-3 específico para problemas no pescoço.

Tabela 9.11 – Os Cinco Elementos e as Seis Divisões

Divisão	Pernas	Braços	Tipo da relação com base nos Cinco Elementos
Canais *Yang*			
Yang Maior	B (Água)	ID (Fogo)	Controle
Yang Brilhante	E (Terra)	IG (Metal)	Mãe-Filho
Yang Menor	VB (Madeira)	TA (Fogo)	Mãe-Filho
Canais *Yin*			
Yin Maior	BP (Terra)	P (Metal)	Mãe-Filho
Yin Menor	R (Água)	C (Fogo)	Controle
Yin Terminal	F (Madeira)	PC (Fogo)	Mãe-Filho

CLASSIFICAÇÃO CRÍTICA DOS PONTOS DE TONIFICAÇÃO E DE SEDAÇÃO

Na maioria dos casos, o uso dos pontos de Tonificação e de Sedação dos Cinco Elementos não corresponde às funções tradicionais desses pontos citadas nos livros didáticos.

PONTOS DE TONIFICAÇÃO

Como ilustrado na Tabela 9.12, dos 12 pontos de Tonificação, apenas três têm a função discriminada de tonificar seus respectivos órgãos, e os outros nove estão registrados principalmente para sedação. Na tabela, a coluna "Sim/Não" indica se o ponto de Tonificação tem ou não a função descrita de tonificar seu respectivo órgão e a coluna "Principais pontos" fornece aqueles normalmente usados para tonificar o órgão. Então, E-36 costuma ser considerado ponto extremamente mais poderoso para tonificar o Baço que BP-2, o qual, fora do sistema dos Cinco Elementos, em geral é utilizado com Método de Dispersão para esfriar o Calor no Sangue.

PONTOS DE SEDAÇÃO

Dos 12 pontos de Sedação, seis apresentam a função principal de sedar seus respectivos órgãos: R-1, PC-7, F-2, VB-38, E-45, P-5. No entanto, IG-1, F-2, VB-38 e E-45 também podem ser usados com Método de Tonificação e Moxa para tonificar o Fogo e o *Yang* de seus respectivos órgãos e P-5 também pode ser empregado com Método de Tonificação para fortalecer o *Yin* do Pulmão.

RESUMO

Isso não quer dizer que o sistema de pontos de Tonificação e de Sedação dos Cinco Elementos seja incorreto, mas sim que pode ser usado de forma seletiva para melhor efeito. Assim, para Deficiência dos Pulmões, o sistema dos Cinco Elementos pode ser uma boa escolha, já que P-9 é um ponto Fonte e fortalece os Pulmões. No entanto, para a Deficiência do Estômago, o sistema dos Cinco Elementos pode não ser uma boa escolha, já que E-41, como ponto Fogo do Estômago, é utilizado principalmente para sedar o Fogo no Estômago, sendo E-36 um ponto mais poderoso para fortalecer o Estômago.

A questão de quando usar e quando não usar o sistema dos Cinco Elementos é discutida com mais detalhes na seção seguinte.

TABELA 9.12 – Classificação dos pontos de Tonificação

Ponto de Tonificação	Elemento do ponto	Outra função do ponto	Indicação para Tonificação Sim/Não	Principais Pontos	Classificação
R-7	Metal		Sim	R-3, B-23	Não tanto para tonificar o *Qi* do Rim, mais com **Ton M** para tonificar o *Yang* do Rim e firmar o *Qi* do Rim. Também **Disp** para drenar Umidade Calor
B-67	Metal		Não	B-64, VC-4	Não muito utilizado para tonificar o *Qi* da Bexiga; principalmente usado com **Disp** para Excesso de Vento e Calor, ou **H M** para eliminar a estagnação mental
C-9	Madeira	Poço	Não	C-7, B-15	Principalmente **Disp** ou **S** como ponto Poço para remover Fogo agudo no Coração. Pode ser **Ton M** para Deficiência de Fogo no Coração
ID-3	Madeira	Ponto de Abertura Vaso Governador	Não	E-36, E-25	Principalmente **Disp** para as condições de Excesso do Vaso Governador ou para problemas na mão ou no pescoço
PC-9	Madeira	Poço	Não	PC-7, C-7	Principalmente **Disp** ou **S** como ponto Poço para remover Fogo e Vento agudos. Pode ser **Ton M** para Deficiência do Fogo do Coração
TA-3	Madeira		Não	TA-4, B-22	Principalmente **Disp** para dispersar Vento, Calor e Calor-Umidade dos ouvidos e dos olhos
F-8	Água		Sim	F-8, B-18	Principal ponto para tonificar Sangue e *Yin* do Fígado e esfriar o Fogo da Deficiência do Rim, já que é ponto Água, mas não para tonificar o *Qi* do Fígado
VB-43	Água		Não	VB-40, B-19	Principalmente **Disp** para *Yang* ou Umidade Calor do Fígado
BP-2	Fogo	Nascente	Não	BP-3, E-36	Principalmente **Disp** para Calor no Sangue, ou **Ton** para tonificar o *Yang* do Baço. Não para tonificar o *Qi* do Baço
E-41	Fogo		Não	E-36, VC-12	Principalmente **Disp** para Fogo no Estômago ou para artrite no tornozelo
P-9	Terra	Fonte	Sim	P-9, B-13	Muito usado para tonificar a Deficiência do *Qi* do Pulmão, pois é o Ponto Fonte
IG-11	Terra		Não	E-36, IG-4	Pode ser **Ton** para tonificar Intestino Grosso, mas principalmente **Disp** para Calor no Sangue, ou **H M** para eliminar estagnação mental

Disp = Método de Dispersão; **Ton** = Método de Tonificação; **H** = Método de Harmonização; **M** = Moxa; **S** = Sangria.

TABELA 9.13 – Classificação dos pontos de Sedação

Ponto de Sedação	Elemento do ponto	Outra função do ponto	Indicação para Tonificação Sim/Não	Principais Pontos	Classificação
R-1	Madeira	Poço	Sim	R-1, R-2	Principal ponto para drenar Excesso de Fogo do Rim, Fígado e Coração, porque é um Ponto Poço. Pode **Ton M** para tonificar o Fogo do Rim
B-65	Madeira		Não um ponto principal	B-60, B-62	Pode ser **Disp** para Vento Calor, mas não um ponto principal para sedar a Bexiga
C-7	Terra	Fonte	Às vezes	C-5, C-6	Principalmente **Ton** como ponto Fonte para tonificar o *Qi* e o Sangue do Coração. Também **Disp** para acalmar a mente
ID-8	Terra		Às vezes	E-25, E-39	Principalmente **Disp** para problemas locais do cotovelo
PC-7	Terra	Fonte	Às vezes	PC-8, PC-9	**Disp** para acalmar a mente, como C-7, mas não para Excesso agudo, quando PC-3, 4, 5, 6, 8 e 9 são melhores
TA-10	Terra		Não um ponto principal	TA-5, TA-6	Pode ser **Disp** para Vento Calor, mas principalmente ponto local para problemas no cotovelo
F-2	Fogo	Nascente	Sim	F-2, F-3	Principal ponto para dispersar Fogo do Fígado, já que é um ponto Nascente e um ponto Fogo. F-3 é melhor para Hiperatividade do *Yang* e Vento do Fígado
VB-38	Fogo		Sim	VB-34, VB-41	**Disp** para Fogo da Vesícula Biliar. VB-34 e VB-41 são melhores para Umidade Calor ou Hiperatividade do *Yang* do Fígado
BP-5	Metal		Não	BP-4, BP-6	Não muito usado, a não ser para problemas no tornozelo
E-45	Metal	Poço	Sim	E-40, E-44	Pode ser **Disp** como Ponto Poço para acalmar e clarear a mente
P-5	Água		Sim	P-6, P-7	**Disp** para Calor do Pulmão. Também **Ton** para tonificar o *Yin* do Pulmão para esfriar o Fogo do Pulmão
IG-2	Água	Nascente	Não um ponto principal	IG-11, E-37	Pode ser **Disp** para Vento Calor, mas não é o ponto principal para sedar o Intestino Grosso

Disp = Método de Dispersão; **Ton** = Método de Tonificação; **M** = Moxa.

■ *Quando usar o sistema dos Cinco Elementos*

INTRODUÇÃO

DEFINIÇÃO

O sistema dos Cinco Elementos é aqui definido como o sistema específico de escolha de pontos fundamentado na teoria dos Ciclos de Promoção e de Controle envolvendo o uso dos pontos de Tonificação, Sedação, Elemento e de Controle.

GERAL

No passado, o sistema dos Cinco Elementos foi muito empregado no Ocidente de maneira inflexível e fanática, combinada com a ignorância de outros sistemas de tratamento. Atualmente, existe uma atmosfera de maior tolerância e informação, em que diferentes sistemas de acupuntura já são percebidos como estratégias alternativas úteis de tratamento, não existindo uma única lei divina e exclusiva. Os sistemas dos Cinco Elementos, dos Oito Princípios e dos Oito Canais Extraordinários têm um ponto forte e um ponto fraco e uma área de aplicação à qual cada um se adapta melhor.

Esta seção examina as situações nas quais o sistema dos Cinco Elementos é a melhor opção. O que se segue é a opinião do autor com base na própria experiência. Pode ser utilizado como norma ou como ponto de partida para provocar um raciocínio ou uma discussão; os fatos expostos não têm a intenção de ser uma verdade intocada.

A CHAVE

As duas regras principais para o uso do sistema baseado nos Cinco Elementos são:

bloqueio de energia entre dois ou mais órgãos
correspondência com as funções tradicionais dos pontos

BLOQUEIO DE ENERGIA ENTRE DOIS OU MAIS ÓRGÃOS

A base da fisiologia dos Cinco Elementos é a comunicação de energia entre os órgãos. A patologia dos Cinco Elementos lida com bloqueios de energia entre os órgãos nos Ciclos de Promoção e de Controle. Os tratamentos estruturados nos Cinco Elementos se aplicam principalmente a um bloqueio no fluxo de energia entre dois ou mais órgãos.

Os pontos de Tonificação fazem a ligação entre o órgão afetado e o órgão que vem antes no Ciclo de Promoção; os pontos de Sedação fazem a ligação entre o órgão afetado e o órgão que vem a seguir, no Ciclo. Por exemplo, o ponto de Tonificação C-9 faz a ligação do Coração, Filho, com o Fígado, órgão Mãe.

CORRESPONDÊNCIA COM AS FUNÇÕES TRADICIONAIS DOS PONTOS

No passado, os pontos de Tonificação e de Sedação do sistema dos Cinco Elementos foram normalmente usados nos tratamentos com base nos Cinco Elementos sem considerar as funções tradicionais dos pontos individuais. Desse modo, C-9 com freqüência é utilizado como ponto de Tonificação para fortalecer a Deficiência do Coração, sem levar em conta o tipo de Deficiência ou as funções tradicionais de C-9 fora do sistema dos Cinco Elementos. A principal função tradicional de C-9 é como ponto Poço, para dispersar condições graves agudas de Excesso de Fogo no Coração, e não como um ponto para fortalecer o *Qi* do Coração. C-9 pode ser empregado para tonificar, em especial, de duas maneiras específicas, em relação a suas funções como ponto Poço. Primeiro, pode ser usado com moxa, ou Método de Tonificação e Moxa, para tonificar o *Yang* e o Fogo do Coração. Segundo, utilizado com método de Harmonização para mover a Estagnação do *Qi* associada à Deficiência do *Qi* do Coração.

Isso significa que o sistema dos Cinco Elementos pode ser usado de forma seletiva. C-9 pode ser selecionado como ponto de Tonificação quando há Deficiência do Fogo ou Estagnação do *Qi* do Coração. No entanto, C-9 pode não ser adequado como ponto de Tonificação para Deficiência do *Qi*, Deficiência do Sangue ou Deficiência do *Yin* do Coração. Nos três casos pode ser melhor não optar pelo sistema dos Cinco Elementos e, sim, selecionar pontos de acordo com critérios mais específicos, como C-7 para Deficiência do *Qi* ou C-6 ou C-3 para Deficiência do *Yin* do Coração.

SISTEMA DOS CINCO ELEMENTOS E CONDIÇÕES DO EXTERIOR

O sistema dos Cinco Elementos é adequado para as condições do Interior e não adequado para as condições do Exterior como Vento Frio, Vento Calor ou Calor do Verão.

SISTEMA DOS CINCO ELEMENTOS E PROBLEMAS DE CANAIS

As doenças podem ser divididas em:

problemas nos órgãos
problemas nos canais
problemas nos órgãos e nos canais

PROBLEMAS NO ÓRGÃO

Aqueles cujos principal desequilíbrio e principais sintomas são do órgão, e não do canal. O mais importante emprego do sistema dos Cinco Elementos refere-se a problemas de órgãos, especialmente os que têm um forte componente psicológico, surgidos não tanto do simples Excesso ou de uma simples Deficiência, mas de um bloqueio de energia entre dois ou mais órgãos.

PROBLEMAS NO CANAL

São problemas de dor ou dificuldade ao longo do curso de um canal no qual não há nenhum envolvimento orgânico. Na opinião do autor, o sistema fundamentado nos Cinco Elementos não é tão eficaz para problemas de canais, para os quais a combinação de pontos *Ah Shi* com pontos locais e distais do canal afetado traz resultados muito melhores.

O primeiro passo é identificar corretamente o canal ou canais afetados. O segundo é usar pontos distais empíricos, onde adequados: E-38 para "ombro congelado". Terceiro: utilizar, então, pontos *Ah Shi* mais pontos locais e distais do canal afetado.

Para os pontos distais, alguns acupunturistas usam os pontos Poço e outros empregam os de Tonificação ou de Sedação. Entretanto, o autor usa aqueles pontos distais, no canal afetado, dotados de efeito específico na área do problema do corpo. Por exemplo, para dor de dente ao redor de IG-19, o ponto IG-4 seria escolhido como ponto distal, já que, de todos os pontos distais do Intestino Grosso, IG-4 tem maior efeito nos dentes e na mandíbula. Para a dor no peito ao redor de BP-21, o ponto BP-4 seria o escolhido como distal, já que é o ponto distal do Baço com maior efeito sobre o tórax.

PROBLEMAS NO CANAL E NO ÓRGÃO

Existem dois tipos:

problemas de canal e de órgão não relacionados
problemas de canal e de órgão relacionados

Quando os problemas do canal e do órgão não estão relacionados, o sistema dos Cinco Elementos é impróprio para o problema do canal, embora possa ser usado para o do órgão. O problema do canal pode ser tratado pelo sistema já mencionado. Quando os problemas do canal e do órgão estão relacionados, o sistema dos Cinco Elementos pode ser utilizado, se adequado, como base para o tratamento tanto do canal como do órgão; mas, na maioria dos casos, os pontos *Ah Shi* e os pontos locais do canal afetado também serão necessários.

Por exemplo, um paciente tem dor crônica nas costas ao nível de B-24, associada com Deficiência do Rim. R-7, o ponto de Tonificação pode ser empregado com Método de Tonificação. No entanto, o tratamento costuma ser muito mais eficaz quando B-24 e os pontos *Ah Shi* são acrescentados ao ponto R-7, e fica ainda melhor quando um ponto distal como B-59, 60 ou 64 é também usado no canal afetado.

CINCO ELEMENTOS E DEFICIÊNCIA, EXCESSO, ESTAGNAÇÃO E IRREGULARIDADE

SISTEMA DOS CINCO ELEMENTOS E DEFICIÊNCIA

Duas situações principais serão aqui discutidas:
  deficiência moderada de um ou dois órgãos
  deficiência grave da maioria ou de todos os órgãos

DEFICIÊNCIA MODERADA DE UM OU DOIS ÓRGÃOS

Nessa situação, os Métodos do Elemento do Mesmo Canal, Entre Elementos ou das Quatro Agulhas podem ser usados, caso sejam apropriados. No entanto, existe uma variedade de sistemas para tratar a Deficiência, como:

  Pontos Fonte
  Pontos de Transporte Dorsais
  Pontos do Vaso Concepção ou do Vaso Governador, no nível anatômico do órgão
  Pontos Poço
  Pontos Elemento de acordo com a estação ou com o Relógio Chinês
  Combinações dos Oito Canais Extraordinários
  Funções específicas dos pontos (E-36 para Deficiência em geral)
  Combinações específicas de pontos, como E-36 + IG-4 para Deficiência do *Qi* e do Sangue

O sistema dos Cinco Elementos está mais indicado para Deficiência, quando esta se relaciona com a falta de fluxo entre dois órgãos adjacentes no Ciclo de Promoção, como Pulmões e Rins. Em tal caso, o ponto de Tonificação, R-7, pode ser o tratamento mais eficaz.

DEFICIÊNCIA GRAVE DA MAIORIA OU DE TODOS OS ÓRGÃOS

Nessa situação, o autor não usa o sistema dos Cinco Elementos. Prefere usar a combinação entre pontos Fonte e de Transporte Dorsais, ou a combinação dos pontos dos Oito Canais Extraordinários e do Vaso Concepção.

Por exemplo, para Deficiência grave combinada de Rins, Baço e Pulmões, qualquer uma das combinações citadas a seguir pode ser usada, ou empregadas em alternância:

  Pontos Fonte + Pontos de Transporte Dorsais
  R-3, BP-3, P-9 + B-23, B-20, B-13

ou:

  Pontos dos Oito Canais Extraordinários + Pontos do Vaso Concepção
  BP-4, PC-6 + VC-4, VC-12, VC-17

Na opinião do autor, essas combinações são mais poderosas que o sistema dos Cinco Elementos para tratar Deficiência grave.

SISTEMA DOS CINCO ELEMENTOS E EXCESSO

Duas situações principais são discutidas aqui:
  excesso crônico de um ou mais órgãos
  excesso grave e agudo

EXCESSO CRÔNICO DE UM OU MAIS ÓRGÃOS

Em tal situação, os métodos do Elemento do Mesmo Canal, Entre Elementos ou das Quatro Agulhas podem ser usados, conforme necessário. No entanto, existem outros sistemas que tratam o Excesso, como:

  Pontos de Acúmulo
  Pontos de Transporte Dorsais
  Pontos de Alarme
  Pontos do Vaso Concepção ou Vaso Governador no nível anatômico do órgão
  Pontos Poço
  Pontos Nascente
  Combinações dos Oito Canais Extraordinários
  Funções específicas de pontos (IG-11 para eliminar o Calor no Sangue)
  Combinações específicas de pontos (BP-6 + BP-9 para eliminar a Umidade)

As funções comparativas desses sistemas diferentes estão ilustradas na Tabela 9.14. O sistema dos Cinco Elementos é melhor para Excesso, quando ele estiver relacionado a um bloqueio no fluxo entre dois órgãos adjacentes no Ciclo de Promoção (Fígado e Coração). Nesse caso, o ponto de Sedação, F-2, pode ser o tratamento mais eficaz.

EXCESSO GRAVE E AGUDO

O autor não usa o sistema dos Cinco Elementos, por achar que a drenagem dos pontos Poço ou dos pontos de Acúmulo teria efeito mais rápido e mais poderoso.

SISTEMA DOS CINCO ELEMENTOS PARA A MISTURA DE EXCESSO E DEFICIÊNCIA

Refere-se às situações nas quais alguns órgãos estão Deficientes e outros apresentam Excesso. Não implica situações em que os pares *Yin-Yang* estão em desarmonia (Excesso no Fígado e Deficiência na Vesícula Biliar), já que para tal ocorrência melhor seria utilizar os pontos de Conexão. Não se reporta a situações em que um órgão alterna Excesso e Deficiência (como o Coração no transtorno bipolar), já que as situações citadas seriam mais bem tratadas com os pontos Fonte ou pontos de Transporte Dorsais. Refere-se, sim, às relações do Ciclo de Promoção do tipo:

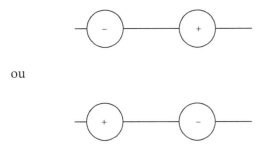

ou

e também se reporta aos problemas do Ciclo de Controle.

CICLO DE PROMOÇÃO –/+

Aqui, a Mãe está Deficiente e o Filho tem Excesso. Se um Filho hiperativo estiver drenando a Mãe, dispersar o ponto de Sedação do Filho é um tratamento adequado. Por exemplo, R –/F +, quando houver cansaço e dor nas costas acompanhados de hiperatividade agressiva; dispersar F-2, ponto de Sedação do Fígado.

CICLO DE PROMOÇÃO +/–

Clássica situação para o uso do sistema dos Cinco Elementos, em que há um bloqueio óbvio entre órgãos adjacentes no Ciclo de Promoção.

É incorreto usar o Método das Quatro Agulhas, como já citado. O tratamento ideal é dispersar o ponto de Sedação da Mãe e fortalecer o ponto de Tonificação do Filho, para abrir os dois lados do bloqueio energético. Por exemplo, Excesso nos Pulmões e Deficiência no Rim, com acúmulo de pesar silencioso e falta de força de vontade; dispersar P-5 e tonificar R-7.

PROBLEMAS NO CICLO DE CONTROLE

Se o Fígado, Madeira, estiver exercendo Controle Excessivo no Baço, Terra e o paciente apresentar dores de cabeça, náusea e perda do apetite, então o tratamento básico com os Cinco Elementos seria sedar o ponto de Controle do Baço, BP-1 e o ponto Elemento do Fígado, F-1. No entanto, a situação poderia ser também tratada sedando F-3 e tonificando E-36 ou, melhor ainda, pela combinação F-3, F-13, PC-6 **Disp**; E-36, VC-12 **Ton**.

Na opinião do autor, se a situação estiver crônica com dor de cabeça e náusea moderadas, BP-1 e F-1 são um tratamento viável, porque são pontos Poço que, ao moverem a Estagnação nos respectivos órgãos, farão o equilíbrio da relação Fígado–Baço.

Entretanto, havendo grave Estagnação do *Qi* e Hiperatividade do *Yang* do Fígado, apenas F-1 provavelmente fosse insuficiente, sendo talvez necessário sedar F-3. Se esses fatores do Fígado invadirem o Baço e o Estômago com náusea intensa, então pode ser preciso acrescentar F-13 e, possivelmente, também PC-6. Se houver Deficiência intensa no Baço e no Estômago, talvez seja melhor trocar BP-1 por E-36.

Em qualquer dos casos, o tratamento pelo Ciclo de Controle dos Cinco Elementos usando F-1, BP-1 **Disp**, ou mesmo o tratamento das Oito Agulhas com F-1, BP-1 **Disp**; C-8, BP-2 **Ton** pode ser inadequado na maioria dos casos de quadro agudo de dor de cabeça e náusea intensas, nos quais a escolha alternativa da combinação de F-3, F-13, PC-6, **Disp**; E-36; VC-12 **Ton** seria preferível.

SISTEMA DOS CINCO ELEMENTOS E ESTAGNAÇÃO

A acupuntura tem por base o movimento da energia e é um tratamento eficaz para remoção de barreiras de energia. O sistema dos Cinco Elementos tem sua maior força na capacidade de mover blocos de energia estagnados, porém estando esses blocos especificamente entre órgãos adjacentes no Ciclo de Promoção. O sistema dos Cinco Elementos, portanto, não tem efeito direto nas barreiras de energia em articulações específicas como tornozelos, joelhos, quadris, ombros, cotovelos e pulsos ou entre as vértebras espinais. Também não tem efeito direto nas barreiras localizadas nos *chakras* ou entre eles, ou nas barreiras entre a parte ventral e a parte dorsal do corpo em um específico nível espinal.

O sistema dos Cinco Elementos pode ter efeito direto em bloqueios energéticos entre os 12 órgãos, mas seu efeito nos bloqueios de outros tipos é indireto. Por exemplo, para um paciente com insônia e perda do apetite, com bloqueio entre o Coração e o Baço e energia em Excesso no Coração, o tratamento baseado nos Cinco Elementos com uso de C-7 **Disp** + BP-2 **Ton**, pode ser o mais eficaz.

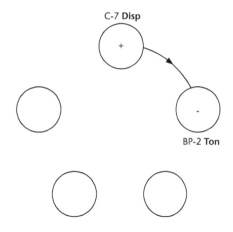

FIGURA 9.18 – Cinco Elementos e Estagnação.

BLOQUEIO ENTRE CENTROS DE ENERGIA

Contudo, para um paciente com aperto e dor no peito e obstrução e dor de garganta, associados com incapacidade de expressar os próprios sentimentos dentro de uma relação íntima, C-7 **Disp** + BP-2 **Ton** pode ser inadequado. Pode ser necessário usar VC-17 e VC-23 para agir diretamente nos centros de energia bloqueados e pontos como C-5 e P-7, os quais têm efeito específico de liberar emoções bloqueadas, as pregas vocais e a linguagem. Aqui, o bloqueio não está ocorrendo entre dois órgãos no Ciclo de Promoção, mas em dois centros de energia e entre esses centros, no eixo vertical de energia do corpo.

SISTEMA DOS CINCO ELEMENTOS E IRREGULARIDADE

Irregularidade significa distúrbio e movimento irregular do *Qi*, para o qual o princípio de tratamento é acalmar. Se a Irregularidade estiver combinada com Deficiência, Excesso ou Estagnação, então, além de acalmar, haverá necessidade de tonificar, dispersar ou mover, respectivamente, como citado no Capítulo 6.

Se prestarmos atenção à combinação de Irregularidade e Deficiência, podemos usar o exemplo do distúrbio do Espírito do Coração associado com Deficiência do Rim. No sistema dos Cinco Elementos, tal fato seria visto como um caso de Controle Insuficiente e poderia ser tratado Tonificando os pontos Água R-10 e C-3 (ponto Elemento do Rim e ponto de Controle do Coração).

De acordo com as funções tradicionais dos pontos, o tratamento estruturado nos Cinco Elementos seria especialmente apropriado para Deficiência do *Yin* do Coração e do Rim, pois R-10 e C-3 são os pontos Água. No entanto, esse tratamento não seria tão adequado para Deficiência do *Qi* do Coração e do Rim, já que nesse caso os pontos Fonte R-3 e C-7 podem ser os mais eficazes.

Isso tudo enfatiza que o sistema dos Cinco Elementos pode ser usado de forma seletiva e que pode ser mais eficaz quando os pontos escolhidos segundo os Cinco Elementos também são indicados de acordo com as funções tradicionais dos pontos.

RESUMO

O sistema dos Cinco Elementos é mais eficaz quando há bloqueios de energia entre dois ou mais órgãos e quando existe correspondência entre a teoria dos Cinco Elementos e as funções tradicionais dos pontos para cada um dos pontos selecionados.

Um estudo da Tabela 9.14, que indica quando usar o sistema dos Cinco Elementos, mostra que, na opinião

TABELA 9.14 – Quando usar o sistema dos Cinco Elementos

Situação	Sim/Não	Comentários
Problemas do Exterior	Não	O sistema dos Cinco Elementos não é apropriado para Síndromes do Exterior; é melhor para condições do Interior
Problemas do canal	Não	Tratado melhor com os pontos *Ah Shi*, locais e distais no canal afetado
Deficiência		
moderada	Sim	Quando a Deficiência está relacionada a bloqueio de energia entre dois ou mais órgãos
grave	Não	Melhor tratar com Pontos Fonte e Pontos de Transporte Dorsais.
Excesso		
moderado	Sim	Quando o Excesso está relacionado com bloqueio de energia entre dois ou mais órgãos
grave, agudo	Não	Melhor tratar com Pontos Poço ou de Acúmulo
Mistura de Excesso e Deficiência		
pares *Yin-Yang*	Não	Melhor tratar com Pontos de Conexão
condições mistas em um órgão	Não	Melhor tratar com Pontos Fonte ou Pontos de Transporte Dorsais
em ciclos de Promoção ou de Controle	Sim	Mas com a consciência de outras possibilidades que podem ser preferíveis, em alguns casos
Estagnação		
bloqueios entre articulações	Não	Melhor tratar com pontos locais
bloqueios entre centros de energia	Não	Melhor tratar com pontos do Vaso Governador e do Vaso Concepção
bloqueios entre órgãos	Sim	Mas sabendo que existem outras possibilidades
Irregularidade	Sim	Mas os pontos escolhidos de acordo com os Cinco Elementos são mais eficazes se também estiverem conforme suas funções tradicionais

do autor, o sistema dos Cinco Elementos pode não ser um procedimento adequado nas seguintes situações: síndromes do Exterior, problemas nos canais, Deficiência grave, Excesso agudo grave, desequilíbrios no par *Yin-Yang*, mistura de Deficiência e Excesso em um órgão, Estagnação nas articulações, Estagnação nos centros de energia e entre eles. Conforme o autor, o sistema dos Cinco Elementos pode ser eficaz onde existirem bloqueios energéticos entre dois ou mais órgãos, independentemente de estarem associados com Deficiência moderada, Excesso moderado, Deficiência e Excesso misturados, Estagnação e Irregularidade.

COMBINANDO O SISTEMA DOS CINCO ELEMENTOS COM OUTROS MÉTODOS

O sistema dos Cinco Elementos pode ser empregado isoladamente ou em combinação com outros métodos de escolha de pontos. *Contudo, se combinado, os outros métodos de escolha de pontos utilizados devem ser secundários aos Cinco Elementos e em harmonia com eles.* A essência de uma boa combinação de pontos é a simplicidade e a harmonia. Se a lógica da escolha de pontos se tornar complicada demais, o acupunturista perderá a clareza da visualização geral do tratamento e ficará restringido o fluxo de energia entre o acupunturista e o paciente. Na opinião do autor, alguns sistemas combinam bem com os Cinco Elementos e outros nem tanto, como será discutido a seguir.

PONTOS FONTE

São considerados um sistema alternativo para os Cinco Elementos e o autor não combina esses dois sistemas.

PONTOS DE CONEXÃO

Os pontos de Conexão podem ser integrados ao processo de reequilíbrio da energia pelos Cinco Elementos quando o problema inclui o desequilíbrio entre um par *Yin-Yang*, como Fígado e Vesícula Biliar. Por exemplo, quando Fígado tem Excesso e Coração e Vesícula Biliar têm Deficiência, o tratamento poderia ser dispersar F-2, ponto de Sedação e F-5, ponto de Conexão do Fígado. Se necessário, C-9, ponto de Tonificação do Coração e VB-37, ponto de Conexão da Vesícula Biliar podem também ser utilizados com Método de Tonificação.

PONTOS DE ACÚMULO

Sistema alternativo para os Cinco Elementos, empregado principalmente para quadros graves e agudos de Excesso; o autor não combina esses dois sistemas. Os pontos de Acúmulo podem ser usados num estágio inicial ou durante uma fase aguda do tratamento, enquanto o sistema dos Cinco Elementos é mais apropriado para um processo de equilíbrio mais gradual de problemas crônicos.

PONTOS POÇO

Pelo efeito poderoso que esses pontos têm, o autor normalmente não combina pontos Poço com os tratamentos baseados nos Cinco Elementos, por achar que o efeito dos pontos Poço prevaleceria sobre o efeito mais sutil e gradual da combinação dos Cinco Elementos. Os pontos Poço são mais apropriados não apenas para as condições agudas e graves, mas também para tonificar vigorosamente o Fogo e mover a Estagnação.

PONTOS DE TRANSPORTE DORSAIS

Os pontos de Transporte Dorsais podem ser considerados como um sistema alternativo, superior aos Cinco Elementos, para tratar Excesso grave, Deficiência grave, Invasão do Exterior e condições misturadas de Excesso e Deficiência de *Yin-Yang* de um órgão. Entretanto, os pontos de Transporte Dorsais também podem ser empregados como um sistema secundário para tonificar um tratamento com base nos Cinco Elementos, como nos seguintes exemplos:

- Reforçar P-9, ponto de Tonificação dos Pulmões e B-13, ponto de Transporte Dorsal para os Pulmões, para tratar Deficiência dos Pulmões, com mágoa e recolhimento.
- Dispersar F-2, ponto de Sedação do Fígado e B-18, ponto de Transporte Dorsal do Fígado, para tratar Excesso do Fígado, com raiva e tensão muscular generalizada.
- Tonificar R-10, ponto Elemento do Rim, C-3, o ponto de Controle do Coração e B-23, ponto de Transporte Dorsal dos Rins, para Controle Insuficiente do Coração pelo Rim, com medo e insônia.

Se preferir, a linha interna da Bexiga pode ser usada para problemas mais físicos e a linha externa para problemas mais psicológicos.

PONTOS JANELA DO CÉU

Esses pontos formam uma combinação ideal com os tratamentos fundamentados nos Cinco Elementos, já que os dois sistemas lidam com bloqueios de energia e com problemas crônicos com forte componente psicológico. Os tratamentos com base nos Cinco Elementos para um órgão em particular podem simplesmente ser combinados com o ponto Janela do Céu daquele órgão, e/ou seu par *Yin-Yang*.

Para uma condição de Excesso do Coração com frustração nos relacionamentos, C-7, o ponto de Sedação, pode ser combinado com PC-1 ou ID-16 e ID-17, pontos Janela do Céu para Pericárdio e Intestino Delgado, respectivamente. Tanto o Pericárdio como o Intestino Delgado podem ter ligações íntimas com o Coração.

Outro exemplo: P-5, ponto de Sedação para o Pulmão, pode ser combinado com P-3 e IG-18, pontos Janela do Céu para o Pulmão e para o Intestino Grosso, para tratar sentimentos de consternação e pesar silencioso. B-42, o ponto da linha mais externa da Bexiga para os Pulmões, também pode ser combinado nesse tratamento. Outra alternativa é sedar VC-17 para ajudar os Pulmões no processo de se libertar das mágoas.

PONTOS DO VASO CONCEPÇÃO E DO VASO GOVERNADOR

O autor não utiliza o sistema dos Cinco Elementos quando trabalha nos centros de energia, já que usa um sistema mais flexível e específico com base nas funções tradicionais dos pontos e na classificação das desarmonias em Deficiência, Excesso, Estagnação e Irregularidade e suas combinações.

Todavia, o tratamento fundamentado nos Cinco Elementos pode ser otimizado com o acréscimo do ponto em Vaso Governador ou Vaso Concepção no nível anatômico dos órgãos a serem tratados. Por exemplo:

VC-17 ou VG-11 para o Coração
VC-17 ou VG-12 para os Pulmões
VC-14 ou VG-8 para o Fígado
VC-12 ou VG-6 para o Baço
VC-4 ou VG-4 para os Rins

Em tais situações, o tratamento dos Cinco Elementos é dominante e o uso dos pontos do Vaso Governador ou do Vaso Concepção é secundário. Isso pode ser combinado com os pontos de Transporte Dorsais e/ou pontos Janela do Céu, conforme necessário. Assim, para um paciente enclausurado num mundo interior de preocupações e pensamentos obsessivos:

dispersar E-45, ponto de Sedação do Estômago
dispersar E-9, ponto Janela do Céu do Estômago
dispersar VC-12, ponto Vaso Governador para Baço e Estômago

PONTOS DE ALARME

Os pontos de Alarme são superiores às combinações dos Cinco Elementos para condições agudas e graves. No entanto, em condições crônicas, especialmente de Excesso, podem ser usados como pontos secundários para melhorar o tratamento com os Cinco Elementos: Excesso nos Pulmões, com asma e bronquite, pode ser tratado dispersando P-5, ponto de Sedação e P-1, ponto de Alarme.

PONTOS DE ABERTURA DOS OITO CANAIS EXTRAORDINÁRIOS

O autor nunca combina o sistema dos Cinco Elementos com os tratamentos estruturados nos Oito Canais Extraordinários, pois acredita que cada um deles deva ser usado como dominante, com os pontos acrescentados tidos como secundários. O autor considera cada um dos sistemas único em si e que os dois são muito diferentes, envolvendo princípios diferentes de visualização, a qual ficaria confusa se ambos fossem usados ao mesmo tempo.

PONTOS LOCAIS E DISTAIS

Como mencionado anteriormente neste capítulo, os pontos de Sedação ou de Tonificação dos Cinco Elementos podem ser usados como pontos distais numa condição mista de órgão e canal, desde que os problemas do órgão e do canal sejam relacionados. Os pontos locais poderiam ser selecionados no mesmo canal (afetado).

Vejamos: um paciente com espasmo do músculo trapézio associado com tensão emocional e Excesso na Vesícula Biliar. VB-38, ponto de Sedação da Vesícula Biliar pode ser dispersado e VB-21 utilizado como ponto local. No entanto, se o tratamento dos Cinco Elementos for designado para regular o órgão, o número de pontos locais dever ser mantido o mínimo possível, caso contrário o efeito dos pontos dos Cinco Elementos será dominado pelo efeito de grupo dos pontos locais. Nesse exemplo, VB-38 e VB-21 resultam num tratamento equilibrado, mas se VB-20 e TA-15 e TA-16 fossem acrescentados, a ênfase dos Cinco Elementos do tratamento ficaria perdida.

FUNÇÕES TRADICIONAIS DOS PONTOS

Como já dito anteriormente, uma excelente maneira de intensificar os tratamentos com base nos Cinco Elementos, bem como torná-los mais específicos, é empregar os pontos de Tonificação e de Sedação apenas quando suas indicações fundamentadas nos Cinco Elementos corresponderem às funções tradicionais dos pontos.

RESUMO

Embora certos sistemas firmados nos Cinco Elementos, como os métodos das Quatro Agulhas e o das Oito Agulhas, sejam suficientemente complexos e equilibrados para serem usados pelos próprios efeitos de que são dotados, os sistemas mais simples que empregam pontos de Tonificação e de Sedação são quase sempre intensificados pela combinação com outros sistemas, como visto anteriormente. Essas combinações estão resumidas na Tabela 9.15.

TABELA 9.15 – Combinando o Sistema dos Cinco Elementos com outros métodos

Combinação	Sim/Não	Comentários
Funções tradicionais dos pontos	Sim	Excelente combinação, capacita o SCE para ser usado de forma seletiva para situações mais específicas
Pontos Ah Shi, locais e distais	Sim	Pontos de Tonificação ou de Sedação podem ser empregados como pontos distais no sistema, desde que apenas um ou dois pontos locais sejam usados
Pontos Fonte	Não	Usados como sistema alternativo ao SCE; é superior ao SCE para Deficiência grave
Pontos de Conexão	Sim	Úteis nos tratamentos com SCE que envolvem o desequilíbrio de um par Yin-Yang
Pontos de Acúmulo	Não	É um sistema alternativo ao SCE; superior ao SCE para Excesso agudo
Pontos Poço	Não	Muito poderosos; dominariam o SCE e são superiores ao SCE para Excesso agudo
Pontos de Transporte Dorsais	Sim	Podem ser usados como alternativa ao SCE ou como excelente sistema secundário
Pontos Janela do Céu	Sim	Excelente acréscimo ao SCE, especialmente para problemas psicológicos
Pontos de Vaso Concepção e Vaso Governador	Sim	Acréscimo útil ao SCE, mas apenas como sistema secundário. Desejando-se concentrar nos centros de energia, o SCE não é adequado
Pontos de Alarme	Sim	Podem ser usados como alternativa ao SCE e são superiores para Excesso agudo, mas também podem ser empregados com acréscimos secundários aos tratamentos do SCE
Pontos de Abertura dos Oito Canais Extraordinários	Não	Melhor não misturar esse sistema com o SCE

SCE = Sistema dos Cinco Elementos.

EXEMPLOS DE TRATAMENTOS FUNDAMENTADOS NOS CINCO ELEMENTOS

Seguem-se algumas situações em que o autor usaria o sistema dos Cinco Elementos. Logicamente, existem estratégias de tratamento alternativas para cada um dos casos.

Exemplo 1 Método das Quatro Agulhas para Deficiência: Deficiência do Yin do Rim e Deficiência do Sangue do Fígado

O paciente estava cansado e inquieto, com dor vaga, fraca, atrás da cabeça, insônia e insegurança.

O Método das Quatro Agulhas para Deficiência foi selecionado para o caso, já que os pontos dos Cinco Elementos tinham as funções tradicionais que combinavam com a síndrome. R-10, ponto Elemento do Rim e F-8, ponto de Tonificação do Fígado, foram tonificados. Como R-10 é o ponto Água, pode tonificar o Yin do Rim e esfriar o Fogo pela Deficiência do Rim. F-8, como ponto Água, pode tonificar o Yin do Fígado e também está indicado para tonificar a Deficiência de Sangue do Fígado.

Aqui, a escolha de pontos conforme os Cinco Elementos, corresponde à escolha de pontos segundo suas funções tradicionais. B-23 e B-18 também foram tonificados para fortalecer o tratamento dos Cinco Elementos e tonificar o Yin do Rim e o Sangue do Fígado.

Exemplo 2 Método das Quatro Agulhas para Excesso: Fogo Crônico do Fígado e do Coração

A paciente era inquieta, irritável e se excitava demais com facilidade. Sofria de insônia e palpitações ocasionais, associadas ao Excesso crônico de grau moderado do Fogo do Fígado e do Coração.

O método das Quatro Agulhas para Excesso foi o escolhido, já que as funções tradicionais dos pontos complementavam suas condições firmadas nos Cinco Elementos. F-2, ponto de Sedação do Fígado e C-8, ponto Elemento do Coração, foram dispersados. Como esses dois são pontos Fogo e pontos Nascente, são específicos para Excesso de Fogo de seus respectivos órgãos. Mais para frente, durante o curso do tratamento, yìn táng e ān mián foram acrescentados para acalmar a mente e aliviar a insônia. Este é um exemplo de intensificar um tratamento do Elemento Fogo com pontos extraordinários.

Exemplo 3 Método de Sedar a Mãe e Tonificar o Filho: Estagnação do Qi do Pulmão e Deficiência do Rim

O paciente veio com insônia, depressão e falta de iniciativa, associadas com mortificação pelo acúmulo de mágoas não expressas.

O pulso do Pulmão estava + e o pulso do Rim –. Os dois lados do bloqueio entre o Pulmão e o Rim foram tratados dispersando P-5, ponto de Sedação e fortalecendo R-7, ponto de Tonificação. R-7 é especialmente bom para este caso, pois fortalece a vontade, aumenta a força interior e, dessa forma, diminui o medo das perdas. VC-17 e VC-22 também foram dispersados para soltar as mágoas presas e permitir que as lágrimas fluíssem livremente.

Exemplo 4 Tratamento básico de Controle Insuficiente: Deficiência do Fogo Coração e Estagnação do Qi do Pulmão

A paciente veio com depressão e falta de interesse pela vida. Parecia retraída, sem alegria e isolada dentro de si. Tinha as mãos frias e pressão no peito, com suspiros ocasionais.

O ponto Elemento do Coração, C-8 e o ponto de Controle dos Pulmões, P-10, foram tonificados para permitir que o Fogo recuperasse o Controle sobre o Metal. Como não havia sinais nem de transtorno bipolar, nem de Deficiência do Yin, foram usados cones de moxa nos dois pontos Fogo C-8 e P-10 para permitir que o calor do Fogo derretesse as barras da prisão do Metal na qual a paciente havia se enclausurado.

Mais para frente, durante o tratamento, B-42, ponto da linha mais externa da Bexiga para os Pulmões, foi dispersado e B-44, ponto da linha mais externa da Bexiga para o Coração, foi tonificado. Num tratamento posterior, ao invés de B-42 e B-44, foram utilizados o Método de Harmonização e cones de moxa em VC-17 e Método de Dispersão em P-3, o ponto Janela do Céu para os Pulmões.

Exemplo 5   Método das Oito Agulhas para Controle Excessivo: Estagnação do Qi do Fígado Invade Baço Frio Deficiente

O paciente tinha falta de apetite, distensão abdominal, depressão e letargia. Tinha abdome frio e preferia alimentos e bebidas quentes.

O tratamento básico para Controle Excessivo foi sedar F-1, ponto Elemento do Fígado e BP-1, ponto de Controle do Baço. BP-2, ponto de Tonificação do Baço e C-8, ponto Elemento do Coração, foram acrescentados para tonificar o Baço e completar o tratamento das Oito Agulhas.

Como se percebeu que F-1 não seria suficiente para eliminar a Estagnação do Fígado, F-14, ponto de Alarme do Fígado, foi adicionado com Método de Dispersão. Este é o sistema de usar os pontos nas duas extremidades do canal. Como o Baço estava deficiente em Fogo e em *Yang*, cones de moxa foram empregados em BP-2, já que este é o ponto Fogo do Baço e ideal para tonificar o *Yang* do Baço.

É mais um exemplo de tratamento com base nos Cinco Elementos selecionado pelo fato das funções tradicionais dos pontos utilizados combinarem com as síndromes de órgãos detalhadas. Se a Deficiência do Baço fosse de *Qi* e de Sangue, ao invés de ser de *Yang*, então BP-2 poderia não ser tão eficaz e a escolha do tratamento não seria fundamentada nos Cinco Elementos.

Exemplo 6   Método das Oito Agulhas para Controle Insuficiente: Deficiência do Qi do Baço e Excesso no Rim e no Fígado.

O paciente veio com dor em toda a cabeça e tensão nervosa. Era uma pessoa impiedosa e impaciente consigo e com os outros, sem pena ou qualquer consideração pelas outras pessoas e, no fundo, com profunda insegurança. Percebeu-se que a Deficiência do Baço resultava tanto da insegurança como da falta natural da vontade em adquirir um pouco mais de benevolência e consideração pelos demais. A falta de controle da Vontade do Rim também estava produzindo impaciência pela pressão imposta ao elemento Madeira para efetuar objetivos e planos.

O tratamento básico para Controle Insuficiente foi tonificar BP-3, o ponto Elemento do Baço e R-3, o ponto de Controle dos Rins. R-1, ponto de Sedação dos Rins e F-1, ponto Elemento do Fígado, foram sedados para dispersar o Excesso nos Rins e no Fígado e para completar o método das Oito Agulhas.

Mais uma vez, o tratamento pelos Cinco Elementos foi selecionado porque as funções tradicionais dos pontos usados se encaixavam à situação específica. Por exemplo, R-1 tem as funções tradicionais de sedar os Rins e o Fígado e de aliviar a tensão nervosa e a dor de cabeça associadas. BP-3 é excelente para fortalecer o Baço, para dar segurança e controlar o medo com benevolência, já que é ponto Fonte e ponto Terra. Os pontos de Transporte Dorsais para Rins, Fígado e Baço poderiam ser acrescentados ao tratamento, tanto na linha interna como na linha externa da Bexiga.

■ Uso qualitativo dos pontos dos elementos

GERAL

Os pontos dos Cinco Elementos podem ser utilizados de várias formas:

de acordo com as horas do dia
de acordo com as estações
de acordo com os sistemas dos Cinco Elementos
de acordo com as qualidades físicas e psicológicas associadas com os Cinco Elementos e com os cinco órgãos *Yin*

USO DE ACORDO COM O SISTEMA DOS CINCO ELEMENTOS

No sistema básico dos Cinco Elementos, os pontos dos elementos são usados como pontos de Tonificação, Sedação, Controle e Elemento, de acordo apenas com a *quantidade* de energia. Ou seja, dependendo de um órgão estar mostrando sinais de Deficiência ou de Excesso. O sistema dos Cinco Elementos pode ser estendido para incluir o uso de pontos dos elementos de maneira qualitativa.

USO DE ACORDO COM AS QUALIDADES DOS CINCO ELEMENTOS

Podemos dizer que, especialmente para os órgãos *Yin*, todos os pontos de um elemento particular têm qualidades compartilhadas em relação às características daquele elemento. Por exemplo, todos os pontos Terra dos órgãos *Yin* podem ser tonificados para fortalecer a qualidade Terra de segurança e, assim, diminuir a preocupação, a insegurança e a solicitude excessivas. Fortalecendo a qualidade Terra de embasamento do espírito mais firmemente no corpo físico, os pontos Terra dos órgãos *Yin* podem ser usados para estabilizar as oscilações extremas de outras emoções, como medo, raiva, alegria e pesar.

As qualidades dos pontos dos elementos dos órgãos *Yin* estão dispostas na Tabela 9.16 e as qualidades do Fogo e da Água também são comentadas na seção seguinte.

TABELA 9.16 – Qualidades dos pontos dos Elementos dos órgãos *Yin*

Tipo de ponto	Funções
Fogo	Dá as qualidades de expansão, ascensão da vitalidade, do calor e da luz, para fazer com que o indivíduo saia do recolhimento, da tristeza e da depressão, tenha satisfação em viver e participe ativamente da vida
Terra	Dá nutrição, solidez, segurança e estabilidade e, fixando o espírito no corpo físico, dá embasamento e prazer no mundo físico sem o apego excessivo às coisas materiais
Metal	Dá sabedoria por meio do equilíbrio entre receber informações e ter experiências sem se preocupar com elas e entre criar e romper laços pessoais: pode dar firmeza e clareza pela compreensão da verdadeira essência das coisas
Água	Podem umedecer, esfriar e acalmar, para dar paz e descanso, ao mesmo tempo em que mantém a fluidez do movimento; onde os pontos Fogo ajudam a trazer excitação e energia do espírito ao dia-a-dia, os pontos Água ajudam a trazer a profunda paz interior do espírito em todos os aspectos da vida
Madeira	Podem ser usados para mover a estagnação da energia a fim de liberar bloqueios emocionais, ou para dispersar Excesso e acalmar emoções extremas

FONTE DE INFORMAÇÕES

O autor não chegou a ver nenhum comentário detalhado sobre as qualidades psicológicas dos pontos dos elementos nos textos chineses. Em sua opinião, a maioria das interpretações, no Ocidente, da psicologia dos Cinco Elementos, originou-se de acupunturistas ocidentais como extrapolações do escasso material chinês. Os comentários seguintes são a interpretação pessoal do autor, tingida pela formação e pela própria experiência. Os acupunturistas são livres para desenvolver os próprios esquemas – sendo o único critério importante que o esquema seja clinicamente eficaz.

MODIFICAÇÃO DAS QUALIDADES DO ELEMENTO DE ACORDO COM AS OUTRAS FUNÇÕES DO PONTO

Em muitos casos, a qualidade do Elemento de um ponto é intensificada ou alterada pelas outras funções do ponto. Assim, para os órgãos *Yin*, a função dos pontos Madeira de mover a Estagnação é intensificada pelo fato de que também são pontos Poço, dotados da mesma função. Entretanto, como os pontos Poço também são capazes de dispersar condições agudas graves de Fogo, os pontos Madeira dos órgãos *Yin* podem ser usados especificamente para mover a Estagnação do Calor e do Fogo do corpo. Não é o caso dos pontos Madeira dos órgãos *Yang*, que são pontos Riacho e não pontos Poço.

PONTOS ELEMENTO DOS ÓRGÃOS YIN-YANG

Para os órgãos *Yin*, os pontos Fogo, Terra e Água, especialmente, têm uma função poderosa associada com seus respectivos Elementos. Para os órgãos *Yang*, os pontos dos elementos não têm um efeito tão definido e forte. Desse modo, os pontos Fogo dos órgãos *Yang* não são tão usados para tonificar o *Yang* e os pontos Água dos órgãos *Yang* não são muito empregados para tonificar o *Yin*, como suas contrapartes dos órgãos *Yin*.

PONTOS FOGO DOS ÓRGÃOS YIN

A Tabela 9.17 mostra como o elemento do Fogo se manifesta por intermédio de cada um dos cinco órgãos *Yin* e cita os pontos Fogo que podem ser utilizados para regular cada órgão. Os pontos Fogo dos órgãos *Yin* são também os Pontos Nascente desses órgãos. As funções dos pontos Fogo e dos Pontos Nascente coincidem no fato de os Pontos Nascente serem usados para drenar o Fogo em seus respectivos órgãos.

TABELA 9.17 – Pontos Fogo dos cinco órgãos *Yin*

Ponto Fogo	Funções
C-8	Regula o grau de excitação, interesse, prazer, calor e amor na vida e nos relacionamentos
BP-2	Regula o grau de interesse por alimentos, corpo físico e posses materiais e o grau de solicitude, cuidado e consideração consigo e com os outros; usado principalmente com Método de Tonificação e Moxa
P-10	Para aumentar o interesse em viver o presente, participar da vida e formar laços mais íntimos nos relacionamentos
R-2	Regula o grau de ambição pessoal e a necessidade sexual; regula o equilíbrio entre atividade e descanso, regula a foça e a intensidade da vontade determinada num objetivo
F-2	Regula o desejo de se expandir e de desenvolver a personalidade, ampliar os limites pessoais, manifestar individualidade e a criatividade e afirmar o ego

PONTOS FOGO DOS ÓRGÃOS YANG

Os pontos Fogo dos órgãos *Yang* são os pontos Rio, e, com exceção de VB-38, não são tão usados como os pontos Fogo dos órgãos *Yin* para dispersar o Fogo. Também não possuem um efeito tão forte como os pontos Fogo dos órgãos *Yin* para tonificar o *Yang*, quando empregados com Método de Tonificação e Moxa.

PONTOS TERRA DOS ÓRGÃOS YIN

Os pontos Terra dos órgãos *Yin* podem ser utilizados para nutrir e tonificar seus respectivos órgãos. O fortalecimento do *Qi* do órgão pode estabilizar os extremos e as flutuações das emoções correspondentes. Os pontos Terra podem dar estabilidade e equilíbrio aos órgãos. Este efeito é intensificado porque os pontos Terra dos órgãos *Yin* são também os pontos Fonte.

Por exemplo, C-7 pode ser usado com Método de Tonificação para nutrir o *Qi* e o Sangue do Coração e equilibrar as oscilações entre a apatia e o entusiasmo excessivos. Da mesma forma, R-3 pode nutrir tanto o *Yin* como o *Yang* do Rim, para estabelecer equilíbrio entre o receio e a atitude afoita e imprudente nas situações arriscadas.

PONTOS TERRA DOS ÓRGÃOS YANG

IG-11, E-36, VB-34 e VB-40 são quatro dos pontos mais utilizados na acupuntura, mas, com exceção de E-36, não são usados principalmente como pontos Terra, para nutrir e estabilizar, porém para dispersar o Excesso.

PONTOS METAL DOS ÓRGÃOS YIN

Os pontos Fogo, Terra e Água dos órgãos *Yin* possuem manifestos efeitos definidos do elemento e estão constantemente em uso na prática clínica. Os pontos Metal não têm função tão característica do elemento e são os pontos dos Cinco Elementos menos utilizados. De fato, P-8, C-4, BP-5 e F-4 estão entre os pontos menos populares dos respectivos canais.

A exceção é R-7, que pode ser empregado como ponto Metal para dar força, coragem, firmeza e clareza necessárias para superar as perdas. As pessoas tendem a ficar presas ao passado pelo medo da sensação de pequenez e solidão que sobrevém quando encaram a enormidade do presente. É um momento aterrador, de forma que se prendem firmemente nas situações externas e nos relacionamentos, mesmo que estes sejam dolorosos. R-7 pode ajudar a superar tal medo.

PONTOS METAL DOS ÓRGÃOS YANG

Os pontos Metal dos órgãos *Yang* são também os Pontos Poço e as funções dos Pontos Poço de eliminar Excesso de Fogo agudo ou de mover a Estagnação do *Qi* são dominantes. No entanto, IG-1, E-45 e B-67 podem ser usados como pontos Metal para clarear e firmar a mente, livrar-se das coisas irrelevantes e se concentrar nas coisas essenciais. Podem ser utilizados para acúmulo de pensamentos, confusão e pensamentos vagos e de igual modo para aliviar os efeitos de uma ressaca.

PONTOS ÁGUA DOS ÓRGÃOS YIN

A Tabela 9.18 mostra como o elemento Água se manifesta por intermédio de cada um dos cinco órgãos *Yin*, de forma que cada ponto Água tem seu caráter especial. R-10, F-8 e C-3 são os pontos Água mais importantes para controlar o elemento Fogo de seus respectivos órgãos e BP-9 é o ponto Água sedado para drenar Excesso de Água, ao invés de ser tonificado para ajudar a Água a esfriar o excesso de Fogo.

PONTOS ÁGUA DOS ÓRGÃOS YANG

Os pontos Água dos órgãos *Yang* são mais usados como pontos Nascente; assim, são sedados para dispersar o Fogo, ao invés de reforçados para tonificar a Água e o *Yin*, como no caso dos pontos Água dos órgãos *Yin*. Para ilustrar: E-44 normalmente é sedado para dispersar Excesso do Estômago ou Deficiência do Fogo, ao invés de ser tonificado para fortalecer a Água para esfriar o Fogo.

PONTOS MADEIRA DOS ÓRGÃOS YIN

Os pontos Madeira dos órgãos *Yin* também são Pontos Poço suas funções são dominantes. Todos os Pontos Poço

TABELA 9.18 – Pontos Água dos cinco órgãos *Yin*

Ponto Água	Funções
C-3	Propiciar serenidade e prazer pelo simples fato de existir, equilibrar a tendência impetuosa do Espírito do Coração ao entusiasmo e à excitação excessivos
BP-9	Usado principalmente para drenar Excesso de Umidade, que pode provocar a sensação de embotamento mental, peso na cabeça e letargia
P-5	Propiciar maior sentimento de paz e flexibilidade nos relacionamentos, para criar laços mais duradouros e resistentes
R-10	Acalmar e moderar um caráter impetuoso e irascível, dar paz, descanso e um sentido de proporção, para impedir exaustão mental e física
F-8	Equilibrar a tendência apressada, inquieta e egoísta do Fogo no Fígado, propiciar a compreensão intuitiva mais profunda de si e dos outros por meio de paz e serenidade, maior paciência e tolerância

Yin podem ser submetidos à Sangria ou sedados para Método de Tonificação para fortalecer o *Yang* e o Fogo. C-9, F-1 e BP-1 podem também ser sedados para mover a Estagnação do *Qi* no canal e aliviar a estagnação emocional. Esta é uma propriedade compartilhada dos pontos Madeira e Pontos Poço. PC-89, P-11 e R-1 são sedados principalmente para dispersar o Calor e, se forem usados para a Estagnação, para Estagnação do Calor e do Fogo.

PONTOS MADEIRA DOS ÓRGÃOS YANG

Esses pontos são ID-3, TA-3, E-43, IG-3, B-65 e VB-41. Todos podem ser sedados para eliminar o Vento Calor e nenhum deles possui uma função muito característica como ponto Madeira. TA-3 é bastante empregado para problemas oculares e auditivos e ID-3 e VB-41 são os Pontos de Abertura do Vaso Governador e Vaso da Cintura, respectivamente.

RESUMO

Os pontos dos Cinco Elementos podem ser utilizados de acordo com as qualidades dos seus respectivos elementos, mas isso é de fundamental importância para os pontos Fogo, Terra e Água, e menos para os pontos Metal e Madeira.

■ *Equilibrando Fogo e Água*

GERAL

A polaridade *Yin-Yang* do Fogo e da Água é um sistema mais antigo e mais simples que o sistema dos Cinco

TABELA 9.19 – Pontos Fogo e pontos Água

Canal	Ponto Fogo	Ponto Água
Rim	R-2	R-10
Bexiga	B-60	B-66
Coração	C-8	C-3
Intestino Delgado	ID-5	ID-2
Pericárdio	PC-8	PC-3
Triplo Aquecedor	TA-6	TA-2
Fígado	F-2	F-8
Vesícula Biliar	VB-38	VB-43
Baço-Pâncreas	BP-2	BP-9
Estômago	E-41	E-44
Pulmão	P-10	P-5
Intestino Grosso	IG-5	IG-2

Elementos. O tratamento mais simplificado objetiva restaurar o equilíbrio entre Fogo e Água por meio da inserção de agulhas no ponto Fogo ou no ponto Água do canal do órgão afetado. Equilibrar Fogo e Água é um sistema separado dos Cinco Elementos, porém muitas vezes coincidente.

EXCESSO DE FOGO/DEFICIÊNCIA DE ÁGUA

Havendo Excesso de Fogo, podemos sedar o ponto Fogo do órgão afetado, como C-8 **Disp** para insônia. Se também houver Deficiência de Água, podemos tonificar o ponto Água do órgão afetado, como C-3 **Ton** para Deficiência do *Yin* do Coração. O tratamento, então, é sedar o ponto Fogo e tonificar o ponto Água: C-8 **Disp**; C-3 **Ton**.

Já que os Rins, elemento Água, suprem Água e *Yin* para os outros órgãos, podemos também sedar R-2, ponto Fogo dos Rins e tonificar R-10, ponto Água dos Rins, se necessário. O tratamento fica: C-8, R-2 **Disp**; C-3, R-10 **Ton**. Esse princípio também pode ser usado para Excesso de Fogo e Deficiência de Água nos Pulmões ou no Fígado:

P-10, R-2 **Disp**; P-5, R-10 **Ton** para hemoptise
F-2, R-2 **Disp**; F-8, R-10 **Ton** para impaciência

Não é muito usado para o Baço, porque esse órgão tem maior tendência ao Frio e à Umidade.

DEFICIÊNCIA DE FOGO/EXCESSO DE ÁGUA

Para Deficiência de Fogo, podemos Tonificar e usar Moxa no ponto Fogo do órgão afetado, como C-8 **Ton M** para depressão. Existindo também Excesso de Água, podemos sedar o ponto Água do órgão afetado, como C-3 **Disp** para extremidades frias e edema de tornozelo por Deficiência do *Yang* do Coração. O tratamento é tonificar e usar moxa no ponto Fogo e dispersar o ponto Água.

Considerando que os Rins, elemento Água, governam o equilíbrio do Fogo e da Água no corpo, pode também ser necessário tonificar e usar moxa em R-2, ponto Fogo dos Rins e sedar R-10, ponto Água. Tratamento: C-8, R-2 **Ton M**; C-3, R-10 **Disp**, o oposto ao tratamento para Excesso de Fogo/Deficiência de Água. Tal princípio pode ser usado para Deficiência de Fogo/Excesso de Água no Baço ou nos Pulmões.

BP-2, R-2 **Ton M**; BP-9, R-10 **Disp** para edema
P-10, R-2 **Ton M**; P-5, R-10 **Disp** para tosse produtiva

Não é muito empregado para o Fígado, pois esse órgão tem tendência ao Calor e à Secura.

Oito Canais Extraordinários | 10

■ *Introdução*

GERAL

Existe pouca informação traduzida sobre os Oito Canais Extraordinários e, apesar de embasado na literatura chinesa, a maior parte do relato exposto a seguir é de interpretação pessoal e de experiência clínica do autor, como a seção que classifica os Canais Extraordinários de acordo com Deficiência, Excesso, Estagnação e Irregularidade.

NOMENCLATURA

A nomenclatura adotada é a seguinte:

Nome *pinyin*	Nome em português	Identificação
dū mài	Vaso Governador	VG
rèn mài	Vaso Concepção	VC
chōng mài	Vaso Penetrador	VP
dài mài	Vaso da Cintura	*dai mai*
yīn qiāo mài	Vaso *Yin* do Calcanhar	*Yin qiao mai*
yáng qiāo mài	Vaso *Yang* do Calcanhar	*Yang qiao mai*
yīn wéi mài	Vaso de Ligação *Yin*	*Yin wei mai*
yáng wéi mài	Vaso de Ligação *Yang*	*Yang wei mai*

A palavra "canal", do inglês, foi substituída por "vaso" em português.

CLASSIFICAÇÃO

Os Oito Canais Extraordinários podem ser classificados de várias formas, de acordo com:

    posse dos próprios pontos ou de pontos emprestados
    localização
    Seis Divisões
    pares *Yin-Yang*
    pares especiais

TABELA 10.1 – Os Oito Canais Extraordinários

Canal Extraordinário	Principais canais associados	Principais órgãos associados	Pontos emprestados	Pontos de Abertura
Vaso Governador	VG, B, ID	R, F, C	–	ID-3
Yang qiao mai	B	–	B-62, B-61, B-59, VB-29, ID-10, IG-15, IG-16, E-4, E-3, B-1, VB-20, VG-16	B-62
Vaso Concepção	VC	R, P	–	P-7
Yin qiao mai	R	–	R-2, R-6, R-8, E-12, B-1	R-6
Dai mai	VB, F	VB, F	F-13, VB-26, VB-27, VB-28	VB-41
Yang wei mai	VB, TA	–	B-63, VB-35, ID-10, TA-15, VB-21, E-8, VB-13, VB-14, VB-15, VB-16, VB-17, VB-18, VB-19, VB-20, VG-16, VG-15	TA-5
Vaso Penetrador	R, BP	R, BP	VC-1, E-30, R-11, R-12, R-13, R-14, R-15, VC-7, R-16, R-17, R-18, R-19, R-20, R-21	BP-4
Yin wei mai	R, PC, BP	R, C	R-9, BP-13, BP-15, BP-16, F-14, VC-22, VC-23	PC-6

Os "Principais canais associados" incluem os canais mais importantes dos pontos emprestados e o principal Canal dos Pontos de Abertura.
Para conferir os trajetos dos Canais Extraordinários, ver *Acupuntura: Um Texto Compreensível*, traduzido para o inglês por J. O'Connor e D. Bensky, editado em português pela Editora Roca, São Paulo, 1996.

PONTOS PRÓPRIOS OU EMPRESTADOS

O Vaso Governador e o Vaso Concepção têm os próprios pontos, mas os outros seis canais não têm os próprios pontos e emprestam pontos dos canais principais. Por exemplo, o Vaso Penetrador cruza o Vaso Concepção nos pontos VC-1 e VC-7, o canal do Estômago em E-30 e o canal do Rim em R-11 e R-21.

LOCALIZAÇÃO

Todos os Canais Extraordinários percorrem o corpo verticalmente, com exceção do Vaso da Cintura, que rodeia a área da cintura no sentido horizontal. Os canais verticais podem ser divididos entre os que fazem o trajeto na parte ventral, lateral ou dorsal do corpo:

Parte ventral: Vaso Concepção, Vaso Penetrador, *Yin qiao mai, Yin wei mai*
Parte lateral: *Yang qiao mai, Yang wei mai*
Parte dorsal: Vaso Governador

SEIS DIVISÕES

Dois pares especiais dos Canais Extraordinários se relacionam com os canais acoplados de acordo com a classificação das Seis Divisões: ver Figura 10.1. O par Vaso Governador + *Yang qiao mai* possui os pontos de Abertura ID-3 e B-62. Os canais do Intestino Delgado e da Bexiga são emparelhados na classificação das Seis Divisões com o nome de *Yang* Maior, que governa a parte posterior das pernas, do corpo, do pescoço e da cabeça.

O par *dai mai* + *Yang wei mai* tem os pontos de Abertura em VB-41 e TA-5. Os canais Vesícula Biliar e Triplo Aquecedor são emparelhados com o nome de *Yang* Menor, segundo as Seis Divisões, que governa os lados da perna, do corpo, do pescoço e da cabeça.

PARES YIN-YANG

Embora o Vaso Governador e Vaso Concepção, *Yang qiao mai* e *Yin qiao mai*, *Yang wei mai* e *Yin wei mai* possam ser dispostos em pares *Yin-Yang*, não há a mesma relação óbvia entre o *dai mai* e o Vaso Penetrador.

PARES ESPECIAIS

Cada Canal Extraordinário pode ser ativado pelo seu ponto de Abertura; por exemplo, P-7 é o ponto de Abertura para o Vaso Concepção. O uso clínico mais importante dos Canais Extraordinários é quando estão em pares especiais, como ilustrado na Tabela 10.2. Cada par é ativado usando os pontos de Abertura de seus dois canais; por exemplo, o par Vaso Concepção + *Yin qiao mai* é ativado usando P-7 com R-6, os pontos de Abertura do Vaso Concepção e do *Yin qiao mai*, respectivamente.

FUNÇÕES

FUNÇÕES GERAIS DO SISTEMA DOS CANAIS EXTRAORDINÁRIOS

O Sistema dos Canais Extraordinários é complementar ao sistema dos canais principais, está especialmente

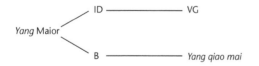
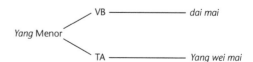

FIGURA 10.1 – Pares dos Canais Extraordinários e as Seis Divisões.

TABELA 10.2 – Os pares especiais dos Canais Extraordinários

Par dos Canais Extraordinários	Principais canais associados	Principais órgãos associados	Pontos de Abertura
VG + *Yang qiao mai*	VG, B, ID	R, C, F	ID-3 + B-62
VC + *Yin qiao mai*	VC, R, P	R, P	P-7 + R-6
Dai mai + *Yang wei mai*	VB, TA, F	VB, F	VB-41 + TA-5
VP + *Yin wei mai*	R, BP, PC	R, BP, C	BP-4 + PC-6

relacionado com a capacidade dos Rins de armazenar e distribuir o *Qi* e o *Jing*, como ilustrado na Figura 10.2. Os Canais Extraordinários estão intimamente relacionados aos Rins. O Vaso Governador, Vaso Concepção e Vaso Penetrador têm origem nos Rins e o Vaso Penetrador empresta pontos principalmente do Rim. O *Yin qiao mai* e o *Yang qiao mai* são extensões dos canais do Rim e da Bexiga, respectivamente, o *Yin wei mai* e o *Yang wei mai* se originam em pontos do Rim e da Bexiga, respectivamente.

SISTEMA DOS CANAIS EXTRAORDINÁRIOS COMO RESERVATÓRIO DE ENERGIA

Classicamente, nas condições de Excesso, o sistema de Canais Extraordinários é considerado um reservatório seguro capaz de abarcar o transbordamento do sistema dos canais principais. Nas condições de Deficiência, o sistema de Canais Extraordinários poderia agir como uma reserva de energia.

SISTEMA DOS CANAIS EXTRAORDINÁRIOS E CIRCULAÇÃO DE *JING* E *QI*

O sistema dos canais Extraordinários pode agir como um intermediário entre os Rins e os canais principais, para integrar o *Qi* e o *Jing* armazenados nos Rins junto ao sistema de circulação de energia principal. Pelo fato dos Canais Extraordinários representarem as possíveis reservas finais de energia, e que um dos tipos de energia que armazenam, o *Jing*, é mais precioso e menos fácil de repor que o *Qi*, os Canais Extraordinários devem ser usados com cautela, especialmente em casos de Deficiência de *Qi* e *Jing* – ver observações sobre VC-4, mais adiante.

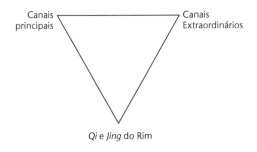

FIGURA 10.2 –

TABELA 10.3 – Funções individuais dos Canais Extraordinários

Vaso Governador (*Du mai*)
Tonifica o *Yang*
  tonifica o *Yang* do R
  tonifica o *Yang* do C
  ajuda o BP manter os órgãos em suas posições
  dispersa o Frio e a Umidade do Interior

Tonifica o R, o Cérebro e a Espinha Dorsal
  tonifica o *Jing* do R
  fortalece a mente
  fortalece a espinha dorsal

Expele o Vento Exterior

Move a Estagnação do *Qi* e do Sangue em costas, pescoço e cabeça

Acalma a Irregularidade e Dispersa
  acalma a Hiperatividade do *Yang*
  dispersa o Excesso de Fogo
  acalma o Vento Interior
  acalma o Espírito do Coração

Vaso Concepção (*Ren mai*)
Tonifica R
  tonifica o *Jing* do R
  tonifica o *Qi* do R
  tonifica o *Yin* do R
  tonifica o *Yang* do R

Remove a Umidade na parte inferior do Abdome
Move a Estagnação do *Qi* de C, P e mamas de F, BP e E
útero e parte inferior do abdome

Regula as emoções
  acalma o medo
  dispersa o pesar
  alivia a depressão

Regula o ciclo reprodutor feminino e as alterações psicológicas associadas

Vaso da Cintura (*Dai mai*)
Acalma a Hiperatividade do *Yang* do F
Dispersa o Fogo do F–VB
Move a Estagnação do *Qi* do F
Dispersa a Umidade Calor do F–VB
Regula o ciclo menstrual

Vaso Penetrador (*Chong mai*)
Tonifica o *Qi* do R e do BP–E
Tonifica o Sangue do BP e C
Move a Estagnação do *Qi* e do Sangue
  no C e tórax
  na região epigástrica
  no útero
  nos braços e pernas

Acalma as emoções
  acalma o medo do R
  acalma a preocupação do BP
  acalma a ansiedade do C

Vaso *Yang* do Calcanhar
  (*Yang qiao mai*)
Expele o Vento Exterior
Move a Estagnação do *Qi* no canal da B para dores nas costas, no quadril e na pernas

Dispersa a Hiperatividade do *Yang* na cabeça

Vaso *Yin* do Calcanhar
  (*Yin qiao mai*)
Regula o útero
Fortalece as pernas
Regula o sono

Vaso de Ligação *Yang*
  (*Yang wei mai*)
Vento Calor
Regula os lados do corpo, da cabeça, dos ouvidos
Acalma a Hiperatividade do *Yang* do F
Dispersa Umidade Calor em F–VB

Vaso de Ligação *Yin*
  (*Yin wei mai*)
Move a Estagnação do *Qi* e do Sangue na garganta, C, tórax e região epigástrica

Regula o equilíbrio do C e do R e acalma a mente

SISTEMA DE CANAIS EXTRAORDINÁRIOS REGULA OS CICLOS DE 7 E 8 ANOS

O *Jing* do Rim, o sistema de Canais Extraordinários e Vaso Concepção e Vaso Penetrador em particular, regulam os ciclos de 7 e 8 anos na vida das mulheres e dos homens respectivamente. Não apenas as transformações fisiológicas e reprodutoras da puberdade, gravidez, maternidade, menopausa e velhice, mas também as reações psicológicas dessas transformações.

SISTEMA DE CANAIS EXTRAORDINÁRIOS AJUDA A CIRCULAÇÃO DO *QI* DEFENSIVO

A força da resistência do corpo às doenças, não apenas da invasão dos fatores patogênicos Externos, mas também dos fatores Internos, depende da força da energia armazenada nos Rins. Como extensão do sistema do Rim, os Oito Canais Extraordinários, especialmente Vaso Governador, Vaso Concepção e Vaso Penetrador, ajudam a circulação do *Qi* Defensivo pelo corpo, contribuindo para a prevenção de doenças.

FUNÇÕES ESPECÍFICAS DOS CANAIS EXTRAORDINÁRIOS INDIVIDUAIS

Estas funções estão resumidas na Tabela 10.3.

FUNÇÕES DOS PARES DE CANAIS EXTRAORDINÁRIOS

As funções fisiológicas e psicológicas dos pares dos Canais Extraordinários estão resumidas nas Tabelas 10.4 e 10.5.

FUNÇÕES COINCIDENTES DOS PARES DE CANAIS EXTRAORDINÁRIOS

GERAIS

Existem diferenças nítidas nas funções clínicas dos pares: ver Figura 10.3. No entanto, existem importantes coincidências de funções que precisam ser esclarecidas.

TABELA 10.4 – Comparação dos pares de Canais Extraordinários

VG + *Yang qiao mai*	VC + *Yin qiao mai*	*Dai mai* + *Yang wei mai*	VP + *Yin wei mai*
Governa a região dorsal do corpo, relacionada a áreas supridas pelos canais VG, B e ID. Para problemas da parte posterior da cabeça e do pescoço; dos ossos, articulações, tendões e músculos da espinha dorsal; dos nervos espinais, cérebro, olhos e ouvidos, da parte posterior das pernas. Padrões de Deficiência relacionados com Deficiência do *Qi* e do *Jing* do R, como degeneração dos nervos espinais como na esclerose múltipla (EM), degeneração dos ossos como na osteoporose e problemas relacionados ao envelhecimento, por exemplo, impotência, visão turva, surdez, vertigem e má circulação. Padrões de Excesso relacionados a Vento Exterior: gripe, ou ao Excesso de Calor: febres altas. Padrões de Estagnação incluem a Estagnação do *Qi* e do Sangue nos canais VG, B e ID com dor e rigidez na espinha dorsal: artrite do pescoço ou mau jeito nas costas. Padrões de Irregularidade incluem ataques de pânico, mania, desorientação e depressão. Os problemas psicológicos são baseados no medo. Os tipos *Yin* não conseguem controlar a vida pelo medo do fracasso e o tipo *Yang* tenta supercontrolar a vida por medo de perder o controle, o que resulta em rigidez e contratura	Governa a parte anterior da garganta, do tórax e do abdome, especialmente P, R e útero. Pode tratar problemas do P – tosse, asma e dispnéia; problemas do R – edema e retenção urinária; e problemas de equilíbrio emocional – ataques de pânico, fobias, depressão e recolhimento, baseados no medo do R e pesar do P. Regula os ciclos do desenvolvimento sexual feminino – menstruação, gravidez, maternidade e menopausa, adaptação psicológica dessas alterações do papel da mulher. É capaz de tratar mágoa suprimida e problemas em se desvincular dos fatos e das pessoas – separação, divórcio, época de partida dos filhos, perdas, rejeição da feminilidade ou medo da perda da feminilidade, associados às alterações do ciclo da vida da mulher. Pode tratar sinais físicos de Estagnação do *Qi* pelo medo e pelo pesar – nódulos nos seios e no útero, como também amenorréia e infertilidade	Governa os lados do corpo, está relacionado com áreas supridas pelos canais do F, VB e TA. Para problemas dos ouvidos, olhos, lados da cabeça, pescoço, tronco, quadris, pernas e genitais externos. Trata das infecções dos ouvidos e dos olhos, vertigem, dores de cabeça e enxaquecas laterais, especialmente relacionadas com a tensão pré-menstrual, dores musculares, dor e rigidez na parte inferior e lateral do corpo, ciática, má digestão e desordens da VB e erupções cutâneas e problemas da área genital externa decorrentes de Umidade Calor. Para problemas menstruais com Hiperatividade do *Yang* do F e Estagnação do *Qi* do F, com irritabilidade e depressão, especialmente os efeitos colaterais da pílula anticoncepcional. O tipo constitucional tende a ser impaciente, irritável, animado, tenso e estressado. O tipo *Yin* é mais dócil, indeciso, inseguro, sensível e mais vulnerável. O tipo *Yang* é mais cheio de energia, agressivo, raivoso, dominador, intolerante e inflexível, rancoroso e vingativo	Governa a parte anterior da garganta, do tórax e do abdome, especialmente C, BP, R e útero. Os padrões de Deficiência podem ser por fraqueza constitucional do R e do BP, com má digestão, músculos enfraquecidos, exaustão e depressão, sem reservas de energia. Os padrões de Deficiência e de Estagnação podem se manifestar por meio de mãos e pés frios, os padrões de Estagnação pela dor no peito, na região epigástrica, útero ou pernas. Os padrões de Irregularidade podem ser problemas digestivos de náuseas, vômitos ou de espasmos esofágicos ou problemas emocionais, por exemplo, medo do R, preocupação do BP ou ansiedade do C com palpitações e insônia. O tipo *Yin* pode ser deprimido e isolado, perdido num mundo interno de preocupações e tensões nervosas, incapaz de sentir paz ou prazer na vida e nas relações. Os tipo *Yang* podem se sentir bloqueados para expressar os próprios sentimentos de afeto ou para se comunicarem numa relação. Os medos da perda do controle, ou medo de se entregar numa relação ou no ato sexual, podem causar Estagnação do *Qi* e do Sangue

TABELA 10.5 – Tipos *Yin* e *Yang* dos pares de Canais Extraordinários

Tipo *Yin*	Tipo *Yang*
VG + *Yang qiao mai* Desistiu de ter controle da própria vida, está completamente entregue, sem coragem e sem força de vontade; falta-lhe determinação de novos empreendimentos e perseverança face às dificuldades ou riscos; desistiu da vida, não participa ativamente da vida pelo medo do fracasso; falta clareza, coragem e firmeza de caráter; carece de fibra e determinação	Tenso e pressionado pela tentativa de supercontrolar a vida e restringir a realidade; medo do desapego e de viver segundo o fluxo livre da vida e medo da perda do controle das situações; tenso, rígido, inflexível, tapado, intolerante, sem jogo de cintura; precisa relaxar e ganhar fluidez, se tornar mais flexível e adquirir maior capacidade de adaptação
VC + *Yin qiao mai* Fraco e deprimido, falta-lhe interesse pela vida ou por sexo, falta-lhe direção e ambição, recolhimento pelo medo de participar na vida, com medo de formar vínculos pelo medo das perdas; dificuldade de formar relacionamentos fortes ou duradouros; nostálgico, sonha acordado, vive num mundo interno de memórias do passado	Participa ativamente em alguns aspectos da vida, mas tende a apegar-se e reprimir o pesar, sem conseguir se desprender completamente das aparências externas; apega-se aos relacionamentos e às situações por medo da dor da perda e da solidão, podendo tal atitude resultar em Estagnação do *Qi* e nódulos e carcinomas nos seios e nódulos ou carcinomas uterinos
Dai Mai* + *Yang wei mai Fraco na aparência, indeciso e ineficaz, inseguro, sensível, vulnerável, animado e irritável	Tendência a ficar com raiva, frustrado, intolerante, agressivo, dominador, inflexível, vingativo, rancoroso, ressentido, egoísta e egocêntrico
VP e *Yin wei mai* Fraco física e emocionalmente, torna-se exausto ou deprimido com facilidade; facilmente incomodado por emoções e difícil de voltar ao normal; medroso, ansioso e sobressaltado; carece de paz e contentamento interior, vive num mundo interno isolado de preocupação e tensão nervosa, é comum não participar do mundo externo ou ter prazer na vida e na relação com as pessoas	Tem força e interesse para participar ativamente na vida, mas tem tendência a formar Estagnação do *Qi* e do Sangue no tórax, na região epigástrica e no útero, relacionada ao medo, preocupação, ansiedade e tristeza ou a dificuldades e bloqueios em expressar o afeto e em comunicar-se numa relação; medo pode ser da perda de controle, de se entregar e perder a própria identidade no ato sexual e nos relacionamentos

Para cada par de Canais Extraordinários, as pessoas podem ter aspectos tanto do tipo *Yin* como do tipo *Yang*; podem oscilar de um tipo para o outro, dependendo da situação, ou podem mudar de tipo com a idade.

VASO GOVERNADOR + YANG QIAO MAI E *VASO CONCEPÇÃO* + YIN QIAO MAI

Esses dois pares podem ser usados para tonificar o *Jing* do Rim, mas os problemas de fertilidade e sexuais nas mulheres são normalmente tratados no Vaso Concepção e não no Vaso Governador. Os problemas de fertilidade ou de impotência nos homens podem ser tratados no Vaso Governador no Vaso Concepção, dependendo do padrão geral. Por exemplo, a impotência com fraqueza da região lombar seria tratada no Vaso Governador, enquanto a impotência com pesar e depressão pode ser tratada no Vaso Concepção. Para os homens, é comum alternar os tratamentos no Vaso Governador e no Vaso Concepção, por exemplo, no caso de impotência com prostatite, o tratamento pode ser alternado entre ID-3, B-62, VG-4, B-32 e P-7, R-6, VC-3, VC-6, E-29.

TIPOS DE PERSONALIDADE

Os dois tipos de personalidades *Yin*, característicos tanto do par Vaso Governador + *Yang qiao mai* como do Vaso Concepção + *Yin qiao mai*, têm pouca participação na vida. O tipo *Yin* do par Vaso Governador + *Yang qiao mai*, porque tem medo do fracasso (Rins) e o tipo *Yin* do par Vaso Concepção + *Yin qiao mai*, porque se recolhe em si mesmo por medo ou pela dificuldade de criar vínculos (Pulmões e Rins).

Os tipos *Yang* dos dois pares criam Estagnação do *Qi* por bloquearem o fluxo das próprias vidas e, portanto, o fluxo do *Qi* no organismo. O tipo *Yang* do par Vaso Governador + *Yang qiao mai* tenta supercontrolar a vida pelo medo de perder o controle (Rins e Coração) e o tipo *Yang* do Vaso Concepção + *Yin qiao mai* tenta se apegar aos aspectos externos pelo medo da perda (Pulmões e Rins).

Algumas combinações de pontos para estes quatro tipos de personalidades estão ilustradas na Figura 10.4.

VASO GOVERNADOR + YANG QIAO MAI E DAI MAI + YANG WEI MAI

O Vaso Governador + *Yang qiao mai* está relacionado principalmente com a parte dorsal do corpo e o *dai mai* + *Yang wei mai* com a parte lateral do corpo. As áreas de sobreposição ocorrem nos problemas da cabeça e pescoço, ouvidos e olhos, quadris e pernas.

CABEÇA E PESCOÇO

Os dois pares tratam dores de cabeça e problemas do pescoço originados da Hiperatividade do *Yang* e de tensão muscular ou de Invasão Exterior de Vento. O Vaso Governador + *Yang qiao mai* é usado para problemas nas áreas dos canais do Vaso Governador e da Bexiga, para traumatismos ou deterioração das vértebras ou dos

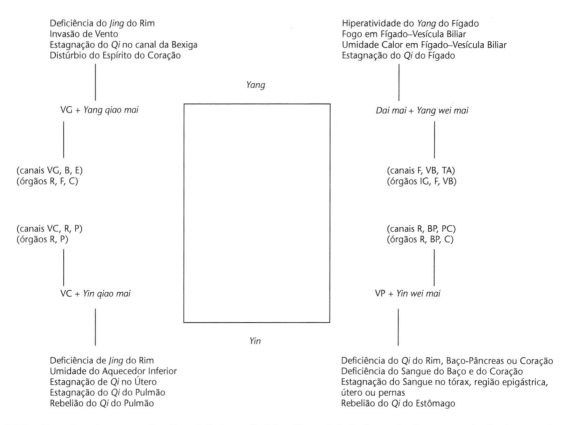

FIGURA 10.3 – Funções dos pares dos Canais Extraordinários ("canais" da figura incluem os principais no trajeto externo do Canal Extraordinário como os dos Pontos de Abertura).

nervos espinais e para a tensão muscular gerada pelo medo de perder o controle. *Dai mai + Yang wei mai* é usado para problemas nas áreas dos canais da Vesícula Biliar e do Triplo Aquecedor e para tensão muscular gerada por frustração, incerteza e raiva suprimida.

OUVIDOS E OLHOS

Os dois pares tratam problemas dos olhos decorrentes de Vento Exterior, mas Vaso Governador + *Yang qiao mai* é um pouco mais indicado para Vento Calor. Os pontos locais VB-1 e B-1 podem ser combinados com qualquer par. Vaso Governador + *Yang qiao mai* é usado mais para deterioração da visão e da audição decorrentes do declínio do *Jing* do Rim e *dai mai + Yang wei mai* é usado mais para condições de Excesso de Fogo ou Umidade Calor do Fígado–Vesícula Biliar.

QUADRIS E PERNAS

Vaso Governador + *Yang qiao mai* é mais indicado para problemas de fraqueza nos quadris e pernas decorrentes de Deficiência do *Jing, Qi* ou *Yang* do Rim; especialmente para a parte inferior e posterior das pernas e onde haja fraqueza associada à região lombar e à coluna vertebral. *Dai mai + Yang wei mai* é mais indicado para problemas da região lateral dos quadris e das pernas, envolvendo tensão muscular generalizada associada com tensão nervosa, frustração e raiva.

Os dois pares podem ser associados com Deficiência do *Qi* ou do *Yin* do Rim, os pontos R-3, R-6 ou BP-6 podem ser acrescentados às combinações dos Pontos de Abertura ID-3 + B-62 e VB-41 + TA-5.

VASO CONCEPÇÃO + YIN QIAO MAI *E VASO PENETRADOR* + YIN WEI MAI

Esses pares estão comparados na Tabela 10.8.

VASO CONCEPÇÃO + YIN QIAO MAI *E* DAI MAI + YANG WEI MAI

Os dois pares podem ser usados para tratar a Estagnação do *Qi* ou Calor Umidade, como nas dores de cabeça, dor no peito, problemas nas mamas e menstruais.

ESTAGNAÇÃO DO *QI*

Vaso Concepção + *Yin qiao mai* é usado principalmente para tratar a Estagnação do *Qi* originada de mágoa do Pulmão ou medo do Rim, ao passo que *dai mai + Yang wei mai* trata a Estagnação decorrente principalmente da Estagnação do *Qi* do Fígado.

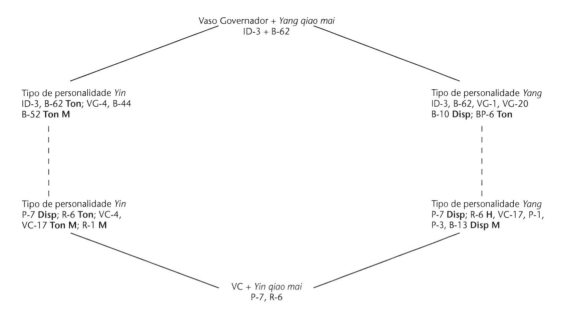

FIGURA 10.4 – Comparação entre Vaso Governador + *Yang qiao mai* e Vaso Concepção + *Yin qiao mai*.

A combinação P-7 + R-6 pode ser usada para dores de cabeça, problemas nas mamas, dor no peito, dismenorréia, amenorréia ou menstruação irregular quando esses problemas estão associados à Estagnação do *Qi* do Pulmão ou do Rim. A combinação P-7 + R-6 está mais indicada para caroços crônicos de mama decorrentes de Estagnação do *Qi* de longa duração por mágoa, ao passo que a combinação VB-41 + TA-5 está mais indicada para inchaço temporário das mamas durante o período menstrual devido ao surgimento temporário de Estagnação do *Qi* do Fígado ou Hiperatividade do *Yang* do Fígado.

A combinação VB-41 + TA-5 pode ser usada para dores de cabeça laterais, dor no peito ou no hipocôndrio e inchaço das mamas durante o período menstrual devido à combinação da Estagnação do *Qi* do Fígado e Hiperatividade do *Yang* do Fígado. Esses Pontos de Abertura podem também tratar menstruação irregular ou dismenorréia decorrentes da Estagnação do *Qi* do Fígado, Estagnação do Sangue ou Umidade Calor.

UMIDADE CALOR

Vaso Concepção + *Yin qiao mai* pode tratar leucorréia ou prurido decorrentes de Umidade Frio ou Umidade Calor, ao passo que o par *dai mai* + *Yang wei mai* está indicado principalmente para leucorréia, prurido ou inflamação pélvica decorrentes de Umidade Calor.

A combinação P-7 + R-6 também pode ser usada para erupção cutânea decorrente de Umidade Calor na parte anterior do corpo, em especial, abdome ou tórax, ao passo que a combinação VB-41 + TA-5 está mais indicada para erupções por Umidade Calor na parte lateral do corpo, braços e pernas ou incluindo as orelhas.

VASO CONCEPÇÃO + YIN QIAO MAI *E DEFICIÊNCIA DE* YIN/*DEFICIÊNCIA DE* YANG

A combinação P-7 + R-6 pode ser usada para tratar padrões de Deficiência de *Yin* e de Deficiência de *Yang*:

Deficiência do *Yang* do Rim e do Pulmão	asma, P-7, R-6 **Ton**; VC-4, VC-17 **Ton M**
Deficiência do *Yin* do Rim e do Pulmão	laringite, P-7, R-6, VC-4 **Ton**; VC-23 **Disp**

A combinação P-7 + R-6 pode também ser usada para tratar padrões em que há uma oscilação entre Deficiência de *Yin* e Deficiência de *Yang*, como ocorre na neurose da menopausa, quando as pacientes ora sentem frio e depressão e ora sentem calor e agitação:

Deficiência do *Yin*/Deficiência do *Yang* do Rim e Calor	P-7, R-6, VC-4, VC-17, C-6, E-36 **Ton**

CANAIS EXTRAORDINÁRIOS E CENTROS DE ENERGIA

A julgar pelas Figuras 10.5 e 10.6, o sistema Rim–*Dan Tian* é a base, a partir da qual se irradiam o sistema de circulação Vaso Governador–Vaso Concepção e o sistema de Canais Extraordinários. Os Canais Extraordinários, com exceção do Vaso Governador e do Vaso Concepção, realmente têm relação com o sistema de centros de energia, mas a principal ligação é com o centro *Dan Tian* e com os Rins.

A relação dos pares de Canais Extraordinários com os centros de energia localizados na parte anterior do corpo está ilustrada com detalhes na Tabela 10.10.

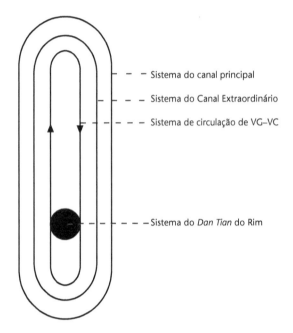

FIGURA 10.5 – Relacionamento dos Canais Extraordinários.

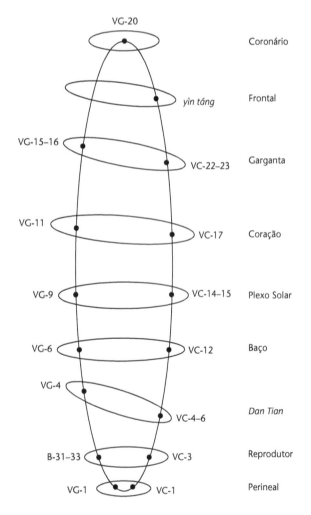

FIGURA 10.6 – Centros de energia no sistema Vaso Governador e Vaso Concepção.

■ *Classificação das síndromes dos Canais Extraordinários de acordo com Deficiência, Excesso, Estagnação e Irregularidade*

INTRODUÇÃO

Os desequilíbrios de cada um dos pares de Canais Extraordinários podem ser classificados em quatro tipos: Deficiência, Excesso, Estagnação e Irregularidade (ver Fig. 10.7). Isso confere 16 combinações possíveis, das quais algumas são clinicamente mais importantes que outras, como ilustrado na Tabela 10.6.

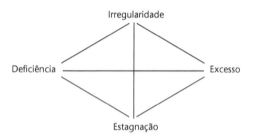

FIGURA 10.7 –

TABELA 10.6 – Principais utilidades dos pares dos Canais Extraordinários

	Deficiência	Excesso	Estagnação	Irregularidade
VG + Yang qiao mai	X	X	X	X
VC + Yin qiao mai	X	x	X	X
Dai mai + Yang wei mai	x	X	X	X
VP + Yin wei mai	X	x	X	X

X = uso primário; x = uso secundário.

DEFICIÊNCIA

Dentro do contexto dos pares de Canais Extraordinários, a Deficiência envolve Deficiência do *Jing* e do *Qi* do Rim. Podendo afetar sistema reprodutor, coluna vertebral e articulações, olhos e ouvidos, funções mentais ou força de vontade, dependendo do par em que possa surgir Estagnação ou Irregularidade secundárias à Deficiência. A Estagnação pode ser associada a má circulação ou depressão, a Irregularidade, a palpitações ou instabilidade emocional, por exemplo.

EXCESSO

Os verdadeiros padrões de Excesso estão mais associados com os dois pares *Yang* e não tanto com os dois pares *Yin*. Vaso Governador + *Yang qiao mai* pode ser usado para padrões de Excesso de Vento Frio, Vento Calor ou Excesso de Calor. *Dai mai* + *Yin qiao mai* e Vaso Penetrador + *Yin wei mai* não são muito usados para tratar o Excesso puro, mas são mais usados quando o Excesso local está associado com Estagnação.

ESTAGNAÇÃO

Os efeitos da Estagnação nos pares dos Canais Extraordinários dependem das áreas do corpo controladas por cada par. Por exemplo, Vaso Governador + *Yang qiao mai* controla a espinha dorsal e a parte posterior do corpo; *dai mai* + *Yang wei mai* controla os lados do corpo; Vaso Concepção + *Yin qiao mai* e Vaso Penetrador + *Yin wei mai* controlam o útero e a parte anterior do corpo.

Os efeitos da Estagnação também dependem das funções dos órgãos associados com cada par: Vaso Concepção + *Yin qiao mai* está associado com os Pulmões e com a estagnação respiratória; Vaso Penetrador + *Yin wei mai* está associado com o Coração e com a estagnação circulatória e *dai mai* + *Yang wei mai* está associado com o Fígado e com a Estagnação do *Qi* nos músculos e tendões.

IRREGULARIDADE

Embora a Irregularidade possa ser associada com Excesso no caso dos dois pares *Yang*, de maneira geral está mais associada com Deficiência ou Estagnação para os dois pares *Yin*. Vaso Governador + *Yang qiao mai* pode ter Irregularidade associada com padrões de Excesso como Fogo do Rim, Fígado ou Coração e Hiperatividade do *Yang* do Fígado ou Vento no Fígado. *Dai mai* + *Yang wei mai* pode ter Irregularidade associada com Fogo no Fígado–Vesícula Biliar ou Hiperatividade do *Yang* do Fígado. Vaso Concepção + *Yin qiao mai* e Vaso Penetrador + *Yin wei mai* podem ter padrões de Irregularidade como Distúrbio do Espírito do Coração associados com padrões de Deficiência, como Deficiência do *Qi* do Rim. Ou então, os pares *Yin* podem ter padrões de Irregularidade associados com Estagnação como dispnéia ou náuseas e vômitos.

VASO GOVERNADOR + YANG QIAO MAI

GERAL

O par Vaso Governador + *Yang qiao mai* controla os canais do Vaso Governador, da Bexiga, do Intestino Delgado e do *Yang qiao mai* e, portanto a coluna vertebral e a parte posterior do corpo, braços e pernas. Os principais órgãos associados com Vaso Governador + *Yang qiao mai* são Rins, Coração e Fígado.

DEFICIÊNCIA

Os sintomas de Deficiência do Vaso Governador + *Yang qiao mai* podem incluir: fraqueza e deterioração dos nervos espinais e das áreas ou órgãos controladas por esses nervos; fraqueza dos ossos, articulações e músculos do pescoço, das costas e dos joelhos; deterioração da visão, audição, memória e da clareza mental; deterioração da energia mental, física ou sexual. O tratamento básico para padrões de Deficiência para Vaso Governador + *Yang qiao mai* envolve ID-3 + B-62 com Método de Tonificação e Moxa, a não ser que haja Deficiência do *Yin* concomitante.

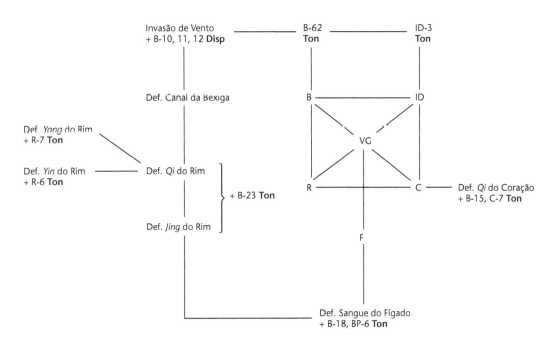

FIGURA 10.8 – Deficiência do Vaso Governador e *Yang qiao mai*.

Tabela 10.7 – Combinações com ID-3 + B-62 para Deficiência de VG + *Yang qiao mai*

Síndrome	Exemplo	Combinações
Def. *Jing* do R	Deterioração óssea	B-11, B-23, VB-39 **Ton M**
Def. Sangue do F	Tendões fracos	B-18, BP-6, VB-34 **Ton M**
Def. *Qi* do C	Palpitações	B-15, C-7 **Ton**
Def. *Yang* do R	Impotência	B-23, VG-4, R-7 **Ton M**
Def. *Yin* do R	Articulações inflamadas	B-23, R-6 **Ton M**
Def. *Jing* do R e Def. Sangue do F	Fraqueza visual	B-1, VB-1, VB-20, **Ton**; B-18, B-23, VB-37 **Ton M**
Def. *Qi* do R	Falta de concentração	B-1, B-10 **Ton**, B-23, B-67, VG-4, VG-20 **Ton M**

Quando houver deterioração de um segmento espinal em particular, como ocorre na esclerose múltipla, os pontos *huá tuó*, do Vaso Governador e da Bexiga, naquele segmento, podem ser acrescentados a ID-3 + B-62 com Método de Tonificação e Moxa se for apropriado.

Se a combinação ID-3 + B-62 for usada em mulheres, o ponto R-6 pode ser acrescentado.

EXCESSO

A combinação de ID-3 e B-62 pode ser usada com Método de Dispersão para condições agudas de Excesso, como Vento Frio ou Vento Calor, no caso do resfriado comum ou da gripe, ou para condições de Excesso de Calor como nas febres intensas.

No caso de Vento Frio, pontos como B-1, 2, 10, 11, 12, 13; ID-9, 10, 11, 12, 13, 14, 15; VG-14, 15, 16 e VB-20 podem ser acrescentados com Método de Dispersão, Moxa ou Ventosa se for apropriado. Se o Excesso temporário decorrente de Vento Frio for um resultado da Deficiência do *Qi* do Rim ou da Bexiga permitindo a invasão, então a Deficiência de base pode ser tratada depois da remoção do Excesso agudo temporário.

No caso de Vento Calor, por exemplo, com febre e inflamação dos olhos e do nariz, B-2, 10, VG-14 e IG-20 podem ser acrescentados com Método de Dispersão.

Para Calor extremo com febre e delírio, VG-13 ou VG-14 podem ser acrescentados com Método de Dispersão e ID-1 pode ser submetido à sangria. Essa categoria é amiúde associada com Vento Interno como em meningite e as categorias de Excesso e Irregularidade são combinadas.

ESTAGNAÇÃO

A Estagnação do *Qi* e do Sangue nos trajetos do Vaso Governador, Bexiga e parte superior do Intestino Delgado podem ser decorrentes de traumatismo, falta de exercícios físicos, invasão de Fio ou Deficiência de *Qi*. No entanto, o mais típico para o par Vaso Governador–*Yang wei mai*, é a Estagnação associada com a rigidez e restrição que aparecem com o bloqueio dos fluxos de energia decorrente do medo de perder o controle das coisas. O estresse e a pressão em tentar manter o controle das coisas ou em tentar controlar uma área da vida que tenha a característica natural de se expandir, podem resultar em rigidez espinal, inflexibilidade mental e emocional e também em sérias condições cardíacas.

O princípio do tratamento é mover a Estagnação para aliviar a rigidez local ou geral e a dor e também regular os Rins, o Coração e o centro do Plexo Solar para diminuir a pressão do medo de perder o controle das coisas. Quando o medo diminuir, a pessoa não se agarra mais às situações de forma tão inflexível, liberando as energias que estavam bloqueadas e estagnadas e permitindo o relaxamento dos músculos e tendões.

Semelhante ao tratamento para a Deficiência, quando houver um problema local em um segmento em particular da espinha dorsal, os pontos *huá tuó*, do Vaso Governador e da Bexiga naquele segmento podem ser acrescentados a ID-3 e B-62. Nesse caso, todos os pontos são submetidos ao Método de Dispersão. Além disso, os pontos R-3 e C-7 ou R-6 e C-6 podem ser acrescentados a ID-3 e B-62 para fortalecer os Rins e o Coração para assim diminuir o medo e a ansiedade. O procedimento pode ser feito unilateralmente ou bilateralmente.

O medo pode vir acompanhado por mania, histeria, pensamentos de suicídio, depressão e desorientação. B-9 ou B-10 e VG-15 ou VG-16 podem ser acrescentados a ID-3 e B-62, especialmente se houver torcicolo e dor de cabeça ou confusão da fala. B-1 pode ser acrescentado para rigidez da espinha dorsal ou confusão mental.

IRREGULARIDADE

As três principais relações com órgãos do par Vaso Governador–*Yang qiao mai* são com os Rins, Coração e Fígado. O Medo do Rim, a Hiperatividade do *Yang* do Fígado, o Fogo do Fígado e o Vento do Fígado decorrentes de raiva, a hiperestimulação do próprio Coração por excitação ou ansiedade, podem perturbar o Espírito do Coração levando à Irregularidade da mente e das emoções. Os sinais podem ser extrema inquietação, insônia, convulsões, ataques de pânico, mania, delírio, confusão mental, vertigem, desorientação, sentimentos de alienação e irrealidade e alterações violentas e incontroláveis do humor.

O tratamento depende das síndromes dos *Zang Fu*. A combinação básica é ID-3 + B-62 com Método de Dispersão. Além disso:

Para Deficiência do *Yin* do Rim e do Coração	acrescentar R-6, C-6 **Ton**
Para Deficiência do *Yin* do Rim e do Fígado	acrescentar R-6, F-8 **Ton**

Para Deficiência do *Yin* do Rim e do Coração	acrescentar F-8, C-6 **Ton**
Para Hiperatividade do *Yang* do Fígado	acrescentar VB-20, VG-20 **Disp**
Para Fogo no Rim e no Coração	acrescentar R-1, C-8, VG-1, VG-11 **Disp**
Para Fogo no Rim e no Fígado	acrescentar R-1, F-2 **Disp**
Para Vento no Fígado	acrescentar R-1, VG-16, VG-20 **Disp**

VASO CONCEPÇÃO + YIN QIAO MAI

GERAL

O par Vaso Concepção + *Yin qiao mai* controla a parte anterior do corpo, o abdome e o tórax, especialmente útero, Rins e Pulmões e pode ser usado para tratar quatro áreas principais:

reprodução
metabolismo da água
respiração
equilíbrio emocional

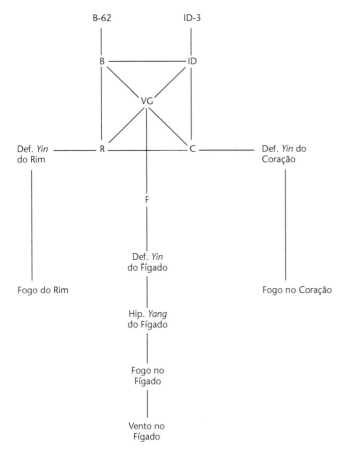

FIGURA 10.9 – Irregularidade do Vaso Governador e *Yang qiao mai*.

DEFICIÊNCIA

Para a Deficiência de Vaso Concepção + *Yin qiao mai*, a combinação básica de P-7 e R-6 pode ser reforçada amiúde em combinações com VC-4, o qual pode ser usado com Método de Tonificação e Moxa, a não ser que haja Deficiência de *Yin*. As precauções quanto ao uso de VC-4 estão discutidas mais adiante.

REPRODUÇÃO

A combinação P-7 e R-6 pode ser usada para amenorréia, infertilidade, abortos habituais e falta de interesse sexual, especialmente quando esses problemas estão associados com exaustão e depressão. Para a infertilidade, VC-4 e R-13 podem ser acrescentados à combinação básica.

METABOLISMO DA ÁGUA

A combinação P-7 e R-6 pode ser usada para edema, incontinência urinária e micção incompleta associada com prostatite, se esses problemas estiverem ligados à deficiência de energia. Para edema, VC-4 e VC-9 podem ser acrescentados à combinação básica, podendo utilizar o Método da Moxa, a não ser que exista Deficiência de *Yin*. Para prostatite, pode-se conseguir um equilíbrio entre os tratamentos *Yin* e *Yang* alternando as combinações baseadas em P-7, R-6 e VC-4 com combinações baseadas em VG-4 e B-31.

RESPIRAÇÃO

P-7 e R-6 podem ser tonificados para tratar dificuldade de respirar, tosse debilitante e asma, quando esses problemas estiverem ligados à Deficiência dos Pulmões com Deficiência dos Rins e houver outros sinais indicando um padrão de Vaso Concepção + *Yin qiao mai*. É comum acrescentar VC-4 e VC-17 à combinação de P-7 e R-6 para fortalecer os Rins e os Pulmões. Para a asma deste tipo, outros pontos, como IG-1, B-13 e *dìng chuǎn*, podem ser acrescentados a VC-4 e VC-17.

EQUILÍBRIO EMOCIONAL

Os Canais Extraordinários estão ligados aos ciclos das alterações nas vidas dos homens e das mulheres. O Vaso Concepção é particularmente importante nas alterações que acompanham a puberdade, a maternidade e a menopausa na vida das mulheres. Se houver uma deficiência de energia no Vaso Concepção, podem surgir sinais físicos de amenorréia, infertilidade, aborto espontâneo, exaustão pós-natal e síndrome da menopausa.

Além dos sinais físicos, pode não haver suficiente energia para a mulher fazer a transformação psicológica nos períodos essenciais, então, ela pode ser incapaz de se adaptar ao novo papel que a vida lhe reserva e passar por períodos de grande depressão e perda da auto-estima.

Por exemplo, para a depressão da menopausa baseada na Deficiência do Vaso Concepção, os pontos VC-4, VC-17, P-3 e *yìn táng* podem ser acrescentados à combinação básica para dar força e clareza necessárias ao ajustamento das alterações da menopausa.

EXCESSO

Este par de Canais Extraordinários não é muito usado para tratar o Excesso puro. Podem surgir situações em que o Excesso local esteja associado com Deficiência Básica, como na asma ou no edema, neste caso, o princípio do tratamento é tonificar a Deficiência, de forma que o Excesso seja eliminado sem nenhum outro tratamento. Da mesma forma, o Excesso local pode estar associado à Estagnação básica de *Qi*, como na dismenorréia que ocorre na presença de nódulos, o princípio do tratamento é mover a Estagnação primária.

ESTAGNAÇÃO

Os dois principais problemas de Vaso Concepção + *Yin qiao mai* são Deficiência e Estagnação, já que esses fatores afetam a reprodução, o metabolismo da água, a respiração e o equilíbrio emocional. É comum a ocorrência simultânea de Deficiência e Estagnação, mas, nesta seção, a ênfase é dada aos aspectos *Yang* da Estagnação.

As pessoas com personalidade do tipo *Yang* do par Vaso Concepção + *Yin qiao mai* (resumo na Tabela 10.5), têm energia e força de caráter para participar ativamente na vida, mas, pelo fato de temerem a dor da perda e do abandono, podem evitar situações capazes de lhes trazer pesar, por isso buscam a felicidade nos fatores externos, ao invés de não se preocuparem com as perdas e seguir o fluxo da vida. A atitude de suprimir a mágoa e o apego aos aspectos externos pode estagnar o fluxo de energia no tórax e nos centros reprodutores, produzindo não apenas doenças como asma e dismenorréia, como também acúmulos de tecido benignos, como nódulos nos seios e no útero, bem como carcinoma de mama, do útero e do colo do útero.

O medo e o ressentimento, presentes durante as principais alterações do ciclo feminino, também podem estagnar a energia. A dor no período menstrual ou na gravidez pode estar associada ao medo da perda do controle, medo do desconhecido, medo de se render à própria feminilidade ou ao ressentimento pela dedicação ao outro, seja um filho ou um companheiro. O medo e o ressentimento diante da velhice, medo e pesar diante da aparente perda da feminilidade, medo de deixar de ser atraente e ficar sozinha, são fatores que podem estagnar as energias e produzirem irregularidades durante a menopausa. Na sociedade moderna existe uma ênfase exagerada em relação à juventude e à beleza para as mulheres. Os sintomas da menopausa são menores nas culturas em que as mulheres que atingiram essa fase ascendem de posição.

CV-6 e VC-17 podem ser acrescentados a P-7 e R-6, já que a Estagnação na parte inferior do abdome pode ser regulada por VC-6 e a Estagnação na área torácica por VC-17. Se houver problemas uterinos específicos, VC-3, R-8, R-13 ou *zǐ gōng* podem ser acrescentados. Para depressão com problemas de respiração ou nas mamas, P-1, P-3, P-6, R-24–27 ou VC-22 podem ser acrescentados. Todos os pontos são usados com Método de Dispersão, a não ser que haja Deficiência de base, em que VC-6 e VC-17 são usados com Método de Harmonização. Para o edema associado à depressão e à Estagnação no Aquecedor Inferior, VC-3, VC-6 e VC-9 podem ser combinados com P-7 e R-6 e ser for necessário, E-28 pode ser acrescentado.

Para a impotência e prostatite associadas com medo e depressão, uma combinação eficaz pode ser P-7 e R-6, com P-1, VC-2, VC-6, VC-14, VC-17, todos com Método de Harmonização e Moxa em R-1.

IRREGULARIDADE

Os principais padrões do par Vaso Concepção + *Yin qiao mai* são de Deficiência e Estagnação. A Rebelião do *Qi* do Pulmão pode estar associada com irregularidades da respiração como tosse, asma, dispnéia e ataques de pânico. No entanto, embora Vaso Concepção + *Yin qiao mai* possa envolver sinais do Coração, estes estão mais no domínio de Vaso Penetrador + *Yin wei mai*, o qual está associado com a relação dos Rins, Baço e Coração.

A Irregularidade do *Qi* do Pulmão, como nos ataques de pânico ligados aos Pulmões e Rins, pode ser tratada com P-7, VC-14, VC-17 **Disp**; R-6, VC-4 **Ton**; R-1 M. Os pontos P-1 e P-6 podem ser acrescentados com o Método de Dispersão se houver acúmulo de Fleuma.

DAI MAI + YANG WEI MAI

GERAL

O par *dai mai* + *Yang wei mai* controla os lados do corpo, da cabeça, dos braços e das pernas, também os genitais externos, por meio de suas conexões com os canais do Fígado, da Vesícula Biliar e do Triplo Aquecedor. Está ligado aos órgãos Fígado e Vesícula Biliar e pode regular aspectos fisiológicos e emocionais do ciclo menstrual.

DEFICIÊNCIA

Esse par de canais Extraordinários está normalmente associado com Excesso do *Yang* e Fogo do Fígado–Vesícula Biliar e com Estagnação de Umidade Calor do

Fígado–Vesícula Biliar e menos associado com Deficiência. No entanto, o tipo constitucional *Yin* deste par, está associado com a Deficiência do *Qi* ou do *Yin* do Rim, como base para a Hiperatividade do *Yang* ou Fogo do Fígado e da Vesícula Biliar: uma combinação de Deficiência e Irregularidade.

Nessa situação, embora a combinação básica de VB-41 e TA-5 seja usada com Método de Harmonização ou de Dispersão para acalmar ou dispersar o Fogo, outros pontos devem ser tonificados para corrigir a Deficiência do Rim. Por exemplo, para um paciente com enxaqueca, vertigem, falta de confiança e timidez associadas com Hiperatividade do *Yang* do Fígado e Deficiência do *Qi* do Rim, R-3 e VC-4 podem ser acrescentados com Método de Tonificação. Ou, para um paciente com inflamação nos olhos, dor de cabeça, agitação, hipersensibilidade e irritabilidade associadas com Deficiência do *Yin* do Rim e Fogo por Deficiência do Fígado e da Vesícula Biliar, R-6 e F-8 podem ser acrescentados com Método de Tonificação.

EXCESSO

O principal uso do par *dai mai* + *Yang wei mai* é para tratar os padrões de Excesso de Fogo do Fígado–Vesícula Biliar e padrões de Estagnação do *Qi* do Fígado com Umidade Calor no Fígado e Vesícula Biliar. De fato, os padrões de Excesso normalmente têm algum elemento de Estagnação e os padrões de Estagnação normalmente são do tipo Excesso. Quando o padrão dominante for de Excesso, pode haver sinais de Fogo do Fígado–Vesícula Biliar como dor de cabeça intensa lateral, hipertensão arterial, dores da região lateral da parte inferior do corpo e comportamento agressivo ou vingativo.

A combinação básica de VB-41 + TA-5 pode ser usada com R-1 e VG-20 com Método de Dispersão e *tài yáng* pode ser submetido à Sangria.

ESTAGNAÇÃO

A combinação básica de VB-41 e TA-5 pode ser usada com Método de Dispersão para a Estagnação de Umidade Calor nos canais do Fígado e da Vesícula Biliar, combinada com outros pontos dependendo dos problemas:

+ VB-1, TA-23	para problemas dos olhos por Umidade Calor
+ VB-2, TA-17	para problemas dos ouvidos por Umidade Calor
+ F-13, VB-2	para Umidade Calor afetando Vesícula Biliar e Estômago
+ VC-4, VB-26	para leucorréia por Umidade Calor
+ VC-3, F-5	para vaginite por Umidade Calor
+ VB-20, VB-31	para eczema por Umidade Calor

VB-41 e TA-5 também podem ser usados com Método de Dispersão para Estagnação do *Qi* nos canais do Fígado e da Vesícula Biliar e combinados:

+ VB-14, VB-20	para dores de cabeça e depressão
+ VB-20, VB-21	para dores de cabeça e espasmo do músculo trapézio por raiva reprimida
+ TA-16, TA-17	para frustração com tensão muscular no pescoço e no maxilar
+ VB-22, VB-24	para tensão e dor na região do hipocôndrio
+ VB-29, VB-30	para problemas nos quadris
+ VB-31, VB-35	para problemas nas pernas

A Estagnação no par *dai mai* + *Yang wei mai* pode estar associada com frustração, depressão e raiva reprimida. Quando existir o fator adicional de Umidade Calor, as emoções de amargura, ódios e ressentimentos remanescentes podem se exacerbar. Para a Estagnação com Umidade Calor no Fígado–Vesícula Biliar, F-5 ou BP-6 podem ser acrescentados. Quando essa Umidade Calor se expressa na pele em forma de erupção, F-1 e PC-9 podem ser submetidos à Sangria.

IRREGULARIDADE

Para este par, o padrão principal de Irregularidade é o da Hiperatividade do *Yang* do Fígado, com sintomas de vertigem, dores de cabeça ou sensação de movimento na cabeça; irritabilidade, hipersensibilidade, confusão e desorientação. Este padrão de Irregularidade pode estar combinado com Deficiência, Excesso ou Estagnação.

Por exemplo, três padrões de dor de cabeça lateral:

- **Irregularidade + Deficiência** – Hiperatividade do *Yang* do Fígado + Deficiência do *Qi* do Rim
  VB-41, TA-5 Disp + VG-20, VB-1, VB-14 **Disp**;
  VC-4, R-3 **Ton**
- **Irregularidade + Excesso** – Hiperatividade do *Yang* do Fígado + Fogo em Fígado–Vesícula Biliar
  VB-41, TA-5 **Disp** + VG-20, VB-1, VB-14, R-1 Disp; F-1 **S**
- **Irregularidade + Estagnação** – Hiperatividade do *Yang* do Fígado + Estagnação do *Qi* do Fígado
  VB-41, TA-5 **Disp** + VG-20, VB-1, VB-14, VB-21, BP-6 **Disp**

VASO PENETRADOR + YIN WEI MAI

GERAL

Enquanto o Vaso Concepção está mais relacionado com a Deficiência e a Estagnação do *Qi*, o Vaso Penetrador está mais relacionado à Deficiência e à Estagnação de

Sangue. Enquanto o par Vaso Concepção + *Yin qiao* está mais ligado com a relação Rim–Pulmão e com as emoções de medo e pesar, o par Vaso Penetrador + *Yin wei mai* está mais associado com a relação entre Rins, Baço e Coração e as emoções de medo, preocupação e ansiedade.

DEFICIÊNCIA

Os dois pares *Yin* dos Canais Extraordinários podem tratar problemas femininos do sistema reprodutor associados com exaustão e depressão, mas onde o padrão do par Vaso Concepção + *Yin qiao mai* abrange asma e edema, o padrão do par Vaso Penetrador + *Yin wei mai* pode abranger má circulação periférica, má digestão e fraqueza e atrofia musculares.

A combinação de BP-4 e PC-6 pode ser usada para as situações de Deficiência principalmente em cinco áreas:

reprodução
circulação
digestão
força muscular
equilíbrio emocional

REPRODUÇÃO

Por exemplo, amenorréia, infertilidade e problemas pós-natais associados com sinais de Deficiência de Sangue e com exaustão, depressão e má circulação. VC-4 é acrescentado à combinação básica com Método de Tonificação e Moxa, se for apropriado. R-13 ou *zǐ gōng* podem ser acrescentados, se necessário.

CIRCULAÇÃO

Frio na parte inferior do abdome, nas costas e nas extremidades associado com Deficiência do Vaso Penetrador + *Yin wei mai* pode ser tratado acrescentando VC-4 à combinação de BP-4 e PC-6. Para pés frios, BP-1 e BP-2 podem ser acrescentados e para dedos frios, PC-7, 8 e 9. Todos os pontos devem ser usados com Método de Tonificação, Moxa quando adequado.

VC-12 e VC-17 podem ser acrescentados se houver Deficiências do Baço e do Coração que estejam contribuindo para o problema circulatório. Especialmente nos homens, esse tratamento na parte anterior do corpo pode ser alternado com B-20, B-23, E-36 e IG-4.

DIGESTÃO E FORÇA MUSCULAR

O Vaso Penetrador liga a produção de energia pelo Baço com o armazenamento das energias pelos Rins. BP-4 e PC-6 podem ser usados para exaustão associada com constituição fraca e especialmente má digestão. Este quadro pode estar associado com emagrecimento, atrofia muscular, fraqueza muscular ou hipotonia muscular em pessoas normalmente franzinas fisicamente, que se cansam facilmente e que apresentam dificuldade para absorver os nutrientes necessários dos alimentos que ingerem. Uma pessoa assim pode apresentar o pulso fino e instável ou vazio e instável, língua pálida e fina ou pálida e flácida.

A combinação básica é BP-4, PC-6, VC-4, VC-12 e E-36 com Método de Tonificação e Moxa se apropriado. Especialmente nos homens, essa combinação pode ser alternada com VG-4, VG-6, B-20, B-23, E-36 e IG-4.

EQUILÍBRIO EMOCIONAL

Para o par Vaso Penetrador + *Yin wei mai*, é comum a Deficiência associada à Irregularidade. Por exemplo, se o *Qi* de Rins, Baço e Coração e o Sangue do Baço e do Coração estiverem Deficientes, então as emoções dos Rins, Baço e Coração não estarão estáveis e a pessoa sentirá fraqueza, vulnerabilidade e depressão, além de insegurança e medo, preocupação e ansiedade.

A combinação de BP-4 e PC-6 pode ser usada para tratar este padrão. VC-4 pode ser acrescentado para a preocupação devido à Deficiência do *Qi* e do Sangue do Baço e VC-17 pode ser acrescentado para a depressão e ansiedade decorrentes da Deficiência do *Qi* e do Sangue do Coração. Esse tratamento pode ser alternado com B-15, 20, 23, 44, 49 e 52.

EXCESSO

Para esse par de Canais Extraordinários, é comum a Deficiência associada à Irregularidade e o Excesso à Estagnação. Padrões de Excesso puro, como Frio, Calor, Fluido ou Fleuma não são comuns. Padrões mistos de Estagnação e Excesso podem ocorrer.

ESTAGNAÇÃO

Juntos, BP-4 e PC-6, podem mover a Estagnação nos braços e pernas e na parte anterior do corpo. BP-4 pode mover a Estagnação do tórax, da região epigástrica, da parte inferior do abdome e das pernas e PC-6 pode mover a estagnação da garganta, do tórax, da região epigástrica e dos braços. Embora os pares Vaso Penetrador + *Yin wei mai* e Vaso Concepção + *Yin qiao mai* possam ambos mover o *Qi* e o Sangue, o par Vaso Penetrador + *Yin wei mai* e os pontos BP-4 e PC-6 são mais indicados para a Estagnação de Sangue, e Vaso Concepção + *Yin qiao mai* e os pontos P-7 e R-6 são mais indicados para a Estagnação de *Qi*.

Os dois pares estão ligados aos Rins e ao efeito estagnante do medo, mas Vaso Concepção + *Yin qiao mai* está associado com as combinações de medo e pesar e os efeitos que essas emoções têm sobre os Pulmões e sobre o fluxo do *Qi*, ao passo que Vaso Penetrador + *Yin wei mai* está associado com a combinação de medo, preocupação e tristeza e o efeito que essas emoções têm sobre o Coração e o fluxo de Sangue.

Pode-se ver, pela Tabela 10.8, que ambos os pares podem se combinar com pontos do Vaso Concepção. No entanto, uma diferença básica é que Vaso Concepção + *Yin qiao mai* tende a combinar com pontos do Pulmão, ao passo que Vaso Penetrador + *Yin wei mai* combina com pontos dos canais do Coração e do Pericárdio. Os dois pares podem ter problemas do tórax e do útero associados com Estagnação das emoções, mas Vaso Concepção + *Yin qiao mai* está relacionado com os Pulmões e com pesar e dificuldades com desapegos ou perdas ou com a tendência a afastar-se de relacionamentos.

Vaso Penetrador + *Yin wei mai* está relacionado com problemas de compartilhar ou de expressar os sentimentos numa relação, também com o Coração.

IRREGULARIDADE

A Irregularidade no par Vaso Penetrador + *Yin wei mai* pode estar associada com a Estagnação ou Excesso: a Rebelião do *Qi* do Estômago, com eructações, náuseas e vômitos. Entretanto, para esse par de Canais Extraordinários, a Irregularidade está associada principalmente com a Deficiência.

TABELA 10.8 – Comparação de Estagnação em Vaso Concepção + *Yin qiao mai* e Vaso Penetrador + *Yin wei mai*

	VC + *Yin qiao mai*	VP + *Yin wei mai*
Pontos de Abertura	P-7 + R-6	BP-4 + PC-6
Órgãos relacionados	R, P	R, BP, C
Emoções relacionadas	Medo, pesar	Medo, preocupação, ansiedade e tristeza
Estagnação	Estagnação do *Qi*, Umidade	Estagnação do Sangue, Estagnação do *Qi*
Patologia	Respiração, metabolismo da água e reprodução	Circulação, digestão, reprodução
	Respiração + VC-17, P-1, P-3 ou P-6 **Disp**	Circulação coronariana + VC-17, PC-1, BP-21, C-6 **Disp**
	Problemas das mamas + VC-17, VC-22, P-1, P-3, B-13 **Disp**	Circulação periférica + VC-6, VC-17, PC-9, BP-1 **Disp**
	Metabolismo da água + VC-6, VC-9, BP-9 **Disp**	Digestão + VC-12, E-21, E-40, IG-10 **Disp**
	Reprodução + VC-3, VC-6, R-8, R-13 **Disp**	Reprodução + VC-3, VC-6, E-29 **Disp**

A combinação básica é BP-4 + PC-6 com Método de Harmonização e pontos podem ser acrescentados de acordo com o padrão. Os pontos do Vaso Concepção podem ser usados para regular os centros de energia do Coração, do Plexo Solar, do Baço e o *Dan Tian*, principalmente:

+ VC-4 **Ton**   para tonificar o *Qi* ou o *Yang* do Rim, para acalmar o medo e estabilizar as emoções

+ VC-12 **H**   para regular o Baço e acalmar a preocupação

+ VC-14 **Disp**   para acalmar medo, ansiedade e preocupação

+ VC-17 **H**   para acalmar batimento cardíaco e respiração

+ VC-24 **H**   para acalmar medo e ansiedade

+ VG-20 **M**   para tonificar o *Qi* do Baço, para estimular o movimento de ascensão da energia e para reduzir a depressão

+ *yìn táng*   para acalmar a preocupação e clarear a mente

+ E-36   para tonificar o *Qi* e o Sangue para estabilizar as emoções

■ Uso clínico dos Canais Extraordinários

INTRODUÇÃO

USO DOS CANAIS INDIVIDUAIS

O Vaso Governador e o Vaso Concepção têm seus próprios pontos, que podem ser usados:

para tratar um centro de energia específico
para tratar um segmento espinal específico
de acordo com as funções energéticas tradicionais dos pontos

Os pontos do Vaso Governador e do Vaso Concepção serão discutidos detalhadamente nos Capítulos 11 e 12. Cada um dos Oito Canais Extraordinários pode ser utilizado individualmente, por meio do Ponto de Abertura, para tratar a falência de qualquer uma das funções relacionadas na Tabela 10.3. Por exemplo, VB-41, o Ponto de Abertura do Vaso da Cintura pode ser usado para vaginite decorrente de Umidade Calor no Fígado–Vesícula Biliar.

USO DOS PARES DOS CANAIS EXTRAORDINÁRIOS

Os Canais Extraordinários são normalmente usados aos pares, com apenas os Pontos de Abertura de um par, é possível tratar condições complexas com um número mínimo de agulhas e obter resultados fantásticos.

TABELA 10.9 – Resumo das síndromes dos pares de Canais Extraordinários

Par de canais	Síndrome	Doença	Combinação
VG + *Yang qiao mai*			
Deficiência	Deficiência do *Jing* do R + Deficiência do Sangue do F	Fragilidade da região dorsal nos mais idosos	ID-3 + B-62 **Ton**; B-11, B-18, B-23, VG-4 **Ton M**
Excesso	Vento Frio	Gripe com sensibilidade dolorosa no pescoço	ID-3 + B-62 **Disp**; B-10, B-11, B-13, VG-14 **Disp M**
Estagnação	Estagnação do *Qi* no canal da B	Espinha dorsal retesada	ID-3 + B-62; VG-1, VG-12, VG-20 **H**; R-6 **Ton**
Irregularidade	Distúrbio do Espírito do C	Ataques de pânico, confusão mental	ID-3 + B-62; B-10, VG-16, VG-20 **H**; R-6 **Ton**
VC + *Yin qiao mai*			
Deficiência	Deficiência do *Qi* do R	Edema	P-7 + R-6 **Ton**; VC-4, VC-9 **Ton M**
Excesso	–		
Estagnação	Estagnação do *Qi* do P	Depressão	P-7 **Disp** + R-6 **H**; P-1, VC-6, VC-17 **Disp M**
Irregularidade	Rebelião do *Qi* do P	Tosse e asma	P-7 **Disp** + R-6 **H**; VC-17, VC-22, B-13 **H**
Dai mai + *Yang wei mai*			
Deficiência	(ver Irregularidade)		
Excesso	Fogo em F–VB	Enxaqueca	VB-41 + TA-5; R-1, VG-20 **Disp**; *tài yáng* **S**
Estagnação	Umidade Calor em F–VB	Otite média	VB-41 + TA-5; VB-2, TA-17, BP-6 **Disp**
Irregularidade	Deficiência do *Qi* do R + Hiperatividade do *Yang* do F	Dor de cabeça	VB-41 + TA-5; VB-1, VB-14, VB-20 **Disp**; VC-4, R-3 **Ton**
VP + *Yin wei mai*			
Deficiência	Deficiência do *Qi* do BP + Deficiência do *Qi* do R	Digestão difícil Fraqueza muscular	BP-4 **Ton M** + PC-6 **Ton**; VC-4, VC-12, E-36 **Ton M**
Excesso	–		
Estagnação	Estagnação do Sangue no útero	Dismenorréia	BP-4 + PC-6; VC-3, E-29 **Disp**
Irregularidade	Distúrbio do Espírito do C	Ataques de pânico	BP-4 + PC-6; VC-14, VC-24, VG-20 **Disp**; R-1 **M**

Apenas um exemplo de síndrome, doença e combinação foi fornecido para cada categoria; poderiam ser apresentados exemplos diferentes.
Disp = Método de Dispersão; **Ton** = Método de Tonificação; **H** = Método de Harmonização; **M** = Moxa.

GRUPOS DE CANAIS

Cada par pode tratar um grupo de canais. Por exemplo, ID-3 + B-62 pode tratar dor e rigidez ocorrendo simultaneamente no Vaso Governador, no canal da Bexiga e no canal do Intestino Delgado nas costas, ombros e pescoço.

GRUPOS DE ÓRGÃOS

Cada par pode tratar um grupo de órgãos. Por exemplo, BP-4 + PC-6 pode tratar padrões envolvendo os Rins, Baço e Coração juntos, por exemplo, um paciente com medo, preocupação, ansiedade, palpitações, má digestão e falta de reservas energéticas.

TIPOS CONSTITUCIONAL E DE PERSONALIDADE

Cada par está associado com um tipo particular constitucional e de personalidade, como ilustrado nas Tabelas 10.4 e 10.5. Por exemplo, uma mulher com depressão, falta de energia, falta de interesse sexual e amenorréia poderia ser tratada com P-7 e R-6; ou um homem com rigidez da espinha dorsal, inflexibilidade mental e emocional e medo de perder o controle na vida pode ser tratado com ID-3 e B-62.

O uso dos Pontos de Abertura dos pares dos Canais Extraordinários é analisado em detalhes na seção seguinte.

COMBINANDO OS PONTOS DE ABERTURA COM OUTROS TIPOS DE PONTOS

Os pares de Pontos de Abertura podem ser usados isoladamente pelas suas próprias funções, ou servirem de base para combinações mais complexas. Entretanto, a vantagem básica de usar os pares de Canais Extraordinários é que um pequeno número de agulhas é capaz de tratar condições complexas envolvendo dois ou mais órgãos. Como acontece com todos os tratamentos com acupuntura, os princípios são simplicidade e harmonia. Simplicidade, no uso do número mínimo de agulhas para produzir o resultado desejado, harmonia na criação de uma combinação equilibrada de pontos na qual cada ponto realce, não interfira, na ação do outro.

O autor não combina Pontos de Abertura dos Canais Extraordinários com técnicas baseadas nos Cinco Elementos, porque considera que os dois sistemas são muito diferentes, usar os dois juntos introduziria uma excessiva complexidade teórica ao tratamento.

APENAS PONTOS DE ABERTURA

Algumas vezes, o par de Pontos de Abertura é suficiente: BP-4 + PC-6 para um paciente com ansiedade nervosa acompanhada de medo e insônia. É comum um tratamento baseado nos Canais Extraordinários começar com a inserção dos Pontos de Abertura e depois o acupunturista avaliar se o pulso mudou o suficiente ou se há necessidade da inserção de outras agulhas.

COMBINAÇÃO COM PONTOS DO VASO CONCEPÇÃO E VASO GOVERNADOR

Talvez a combinação mais influente dos Pontos de Abertura seja a de pontos do Vaso Concepção e do Vaso Governador. Este procedimento realça a força do tratamento que tem como objetivo atingir um órgão, um centro de energia ou um segmento espinal em particular. Por exemplo, para um paciente com mãos e pés frios devido à Deficiência do *Qi* dos Rins e do centro de energia *Dan Tian*, BP-4 + PC-6 podem ser combinados com Método de Tonificação e Moxa em VC-4. Outro exemplo, se ID-3 e B-62 forem usados para rigidez e sensibilidade na parte superior das costas e no pescoço, VG-12 e VG-14 podem ser acrescentados com agulha e moxa. Se o problema for na região lombar e no pescoço, então VG-4 e VG-14 podem ser acrescentados a ID-3 e B-62.

A Tabela 10.10 mostra algumas combinações com pontos do Vaso Concepção.

USANDO PONTOS EMPRESTADOS COMO PONTOS LOCAIS

Para os Canais Extraordinários que não têm seus próprios pontos, mas que emprestam pontos de outros canais (ver Tabela 10.1), os pontos emprestados podem ser usados como pontos locais em combinação com o par de Pontos de Abertura. Por exemplo, para um paciente com dor de cabeça devido à Hiperatividade do *Yang* do Fígado, VB-14 e VB-20 podem ser acrescentados a VB-41 + TA-5.

USANDO PONTOS NOS CANAIS DOS PONTOS DE ABERTURA

Por exemplo, os Pontos de Abertura de Vaso Penetrador + *Yin wei mai* são BP-4 + PC-6. Para um paciente do tipo constitucional de Vaso Penetrador + *Yin wei mai*, com Estagnação do *Qi* e do Sangue do Coração com dor no peito, BP-21 pode ser acrescentado já que está no mesmo canal que BP-4, o Ponto de Abertura para o Vaso Penetrador, PC-1 pode ser acrescentado já que está no mesmo canal que PC-6, o Ponto de Abertura para *Yin wei mai*. Igualmente, P-1 e R-13 podem ser acrescentados a P-7 + R-6, para uma paciente com infertilidade associada à depressão.

Os dois exemplos dados usam pontos adicionais nos canais dos Pontos de Abertura como pontos locais. Entretanto, no último exemplo, R-8 poderia ser acrescentado como ponto distal no canal do Rim, já que é o Ponto de Acúmulo do *Yin qiao mai*.

USANDO PONTOS DE ÓRGÃOS ASSOCIADOS

Por exemplo, Vaso Penetrador + *Yin wei mai* está associado aos órgãos Rins, Coração e Baço, de forma que os pontos nesses canais podem ser combinados com BP-4 + PC-6. Para um paciente com palpitações e insônia decorrentes da Deficiência do *Qi* e do Sangue do Coração, C-7 pode ser acrescentado a BP-4 + PC-6. Ou então, se o paciente tiver Deficiência do *Yin* do Coração, C-6 pode ser acrescentado a BP-4 + PC-6. Como outro exemplo: F-5, o Ponto de Conexão do Fígado pode ser acrescentado a VB-41 + TA-5, para Umidade Calor no Fígado–Vesícula Biliar.

COMBINAÇÃO COM PONTOS APARENTEMENTE SEM QUALQUER RELAÇÃO

Alguns dos pontos mostrados na Tabela 10.11 não têm relação óbvia com o par de canais Extraordinários com o qual estão cominados; BP-6 na combinação com Vaso Governador + *Yang qiao mai*.

Entretanto, BP-6 pode tonificar o *Yin* dos Rins, do Coração e do Fígado, e, portanto, equilibrar o tratamento baseado no par Vaso Governador + *Yang qiao mai*, que de outra forma fica muito *Yang*. Também, BP-6 pode ser combinado com *dai mai* + *Yang wei mai* por qualquer uma dessas três razões: tonifica o *Yin* dos Rins e do Fígado; move a Estagnação do *Qi* do Fígado; e dispersa a Umidade Calor.

BP-9 e E-40 podem se combinar ao par Vaso Concepção + *Yin qiao mai*, porque são pontos que drenam a Umidade e aliviam a distensão abdominal, E-40 é um ponto em um canal *Yang* que equilibra a combinação mais *Yin* de Vaso Concepção + *Yin qiao mai*.

C-6 pode ser combinado com o par Vaso Concepção + *Yin qiao mai*, no qual este par esteja sendo usado para neurose da menopausa com Deficiência do *Yin* do Coração, já que C-6 e R-6 formam um par eficaz para tratar esta situação e controlar a transpiração.

COMBINAÇÃO COM PONTOS DE TRANSPORTE DORSAIS

Os pares de Canais Extraordinários podem ser combinados ou alternados com Pontos de Transporte Dorsais.

Vaso Governador + *Yang qiao mai*

Este par pode ser combinado com:

B-11	para fortalecer o osso
B-15	para tonificar o *Qi* e o *Yang* do Coração para dispersar o Fogo do Coração
B-17	para relaxar o diafragma e acalmar o medo para tonificar o Sangue do Fígado

TABELA 10.10 – Combinações de Pontos de Abertura dos Canais Extraordinários com pontos do Vaso Concepção, VG-20 e yìn táng

Ponto	Par de canais	Síndrome	Exemplo	Combinação
VC-1	VC + Yin qiao mai	Umidade Calor no Aquecedor Inferior	Prurido genital e abdominal	P-7, R-6, VC-1, VC-6 **Disp**
	Dai mai + Yang qiao mai	Umidade Calor em F–VB	Leucorréia e dor no hipocôndrio	VB-41, TA-5, VC-1, VC-3, VB-24, VB-26 **Disp**
VC-3	VC + Yin qiao mai	Estagnação de Qi no Aquecedor Inferior	Amenorréia	P-7, R-6, VC-3, VC-6, R-8, R-13 **Disp**
	Dai mai + Yang qiao mai	Umidade Calor em F–VB	Doença inflamatória pélvica	VB-41, TA-5, VC-3, VC-6, BP-6, VB-26 **Disp**
	VP + Yin wei mai	Estagnação de sangue no útero	Dismenorréia	BP-4, PC-6, VC-3, E-29, **Disp**
VC-4	VC + Yin qiao mai	Deficiência de Yang do R	Impotência e depressão	P-7, R-6 **Ton**; VC-4, VC-17, VG-20, R-1 **Ton M**
	Dai mai + Yang qiao mai	Deficiência do Qi e Umidade do R	Retenção urinária	P-7, R-6 **Ton**; VC-4 **Ton M**; VC-3 **Disp**
	VP + Yin wei mai	Hiperatividade do Yang do F e Deficiência do Qi do R	Dor de cabeça	VB-41, TA-5, VB-1, VB-14, VC-4, R-3 **Ton**
		Deficiência do Qi do R	Exaustão, extremidades frias	BP-4, PC-6 **Ton**; VC-4, E-36 **Ton M**
		Deficiência do Yin do R	Cansado, mas inquieto	BP-4, PC-6, VC-4, C-6, yìn táng **Ton**
VC-6	VC + Yin qiao mai	Estagnação do Qi e Umidade	Distensão abdominal e edema	P-7, R-6, E-28, E-40 **Disp**
	Dai mai + Yang wei mai	Estagnação do Qi do F	Dor abdominal e no hipocôndrio	VB-41, TA-5, VC-6, VB-24, VB-28 **Disp**
	VP + Yin wei mai	Estagnação do Sangue	Doença de Buerger	BP-4, PC-6, VC-6, E-30, E-31, E-41 **Disp**
VC-9	VC + Yin qiao mai	Estagnação de Qi e Umidade	Edema	P-7, R-6, VC-3 **Disp**; VC-6, VC-9, BP-9 **Disp M**
VC-12	VP + Yin wei mai	Deficiência de Qi do BP	Cansaço, falta de apetite	BP-4, PC-6 **H**; VC-12, E-25, BP-1 **Ton M**
VC-13	VP + Yin wei mai	Rebelião do Qi do E	Náusea e eructações	BP-4, PC-6, VC-13, E-21 **Disp**
VC-14	VC + Yin qiao mai	R invade P	Ataques de pânico e fobias	P-7, R-6, VC-14, VC-17, P-3 **H**
	Dai mai + Yin wei mai	Deficiência do Qi do R e Hiperatividade do Yang do F	Medo, insegurança, tensão muscular	VB-41, TA-5, VC-14, VB-21 **Disp**; VC-4, BP-6 **Ton**
	VP + Yin wei mai	Deficiência do Qi do R e Deficiência do Qi do BP	Medo, preocupação e insegurança	BP-4, PC-6, VC-14 **H**; VC-4, VC-12 **Ton M**
		Deficiência do Qi do R e Deficiência do Qi do C	Insônia	BP-4, PC-6, VC-14 _n mián **Disp**; VC-4, BP-10 **Ton**
		Estagnação do Qi do E	Dor epigástrica e dor	BP-4, PC-6, VC-14, E-21 **Disp**; E-36 **Ton**
VC-17	VC + Yin qiao mai	Estagnação do Qi do P	Pesar e depressão	P-7, R-6 **Disp**; VC-17, IG-1 **Disp M**
	VP + Yin wei mai	Deficiência de Sangue no C	Palpitações	BP-4, PC-6, VC-17 **H**; BP-10, E-36, C-7 **Ton**
		Estagnação do Sangue no C	Angina pectoris	BP-4, PC-6, VC-17, BP-21, PC-1 **Disp**
VC-22	VC + Yin qiao mai	Fleuma no P	Tosse	P-7, R-6, VC-17, VC-22, E-40 **Disp**
	VP + Yin wei mai	Estagnação de Qi	Espasmo esofágico	BP-4, PC-6, VC-14, VC-17, VC-22 **Disp**; R-1 **M**
VC-23	VC + Yin qiao mai	Deficiência de Qi e do Yin do P	Dor de garganta	P-7, R-6, VC-22, VC-23 **H**
VC-24	VP + Yin wei mai	Deficiência de Qi e de Yin	Ansiedade com apreensão	BP-4, PC-6, VC-14, VC-24 **Disp**; VC-4, E-36 **Ton**
yìn táng	VG + Yang qiao mai	Deficiência do Qi e do Jing do R	Falta de concentração	ID-3, B-22, yìn táng, B-67, R-6 **Ton**
	VP + Yin wei mai	Deficiência do Qi do BP e Fleuma	Embotamento mental e confusão mental	BP-4, PC-6, VC-12, yìn táng, E-40 **Disp**
		Deficiência de Sangue do BP e do C	Memória fraca	BP-4, PC-6, yìn táng, VG-20, E-36 **Ton**
VG-20	VG + Yang qiao mai	Hiperatividade do Yang do F e Deficiência do Qi do R	Dor de cabeça e rigidez da espinha dorsal	ID-3, B-62, VG-12, VG-20 **Disp**; BP-6 **Ton**
		Distúrbio do Espírito do C	Depressão e confusão mental	ID-3, B-62, VG-16, VG-20, B-10 **H**; R-6, C-6 **Ton**
		Deficiência do Yang do R	Impotência, região lombar frágil	ID-3, B-62, BP-6, C-7 **Ton**; VG-4, VG-20, B-23 **Ton M**
	Dai mai + Yang wei mai	Hiperatividade do Yang do F	Enxaqueca	VB-41, TA-5, VG-20, VB-1, VB-20 **Disp**; BP-6 **Ton**
	VP + Yin wei mai	Deficiência do Qi do BP e do R	Exaustão mental e preocupação	BP-4, PC-6 **H**; VG-20, E-36, E-45, BP-1 **Ton**

Disp = Método de Dispersão; **Ton** = Método de Tonificação; **H** = Método de Harmonização; **M** = Moxa.

B-18 para acalmar a Hiperatividade do *Yang* do Fígado e o Vento do Fígado para dispersar o Fogo do Fígado

B-23 para tonificar o *Jing*, o *Qi*, o *Yin* ou o *Yang* do Rim para dispersar o Frio e a Umidade

B-31–33 para regular o sexo e a reprodução

Vaso Concepção + *Yin qiao mai*

Este par pode ser combinado com B-13 para asma; ou alternado com, B-13, B-17 e B-23 para tonificar os Pulmões e os Rins e acalmar o medo.

Dai mai + *Yang wei mai*

Este par pode ser alternado com B-23 para tonificar o *Yin* do Rim mais B-18 para mover a Estagnação do *Qi* do Fígado e B-32 para dispersar a Umidade Calor na vagina, para tratar uma combinação de dor no hipocôndrio, leucorréia e cistite.

Vaso Penetrador + *Yin wei mai*

Alguns exemplos de alternação dos Pontos de Transporte Dorsais com este par são:

B-15, B-17 dor no peito por Estagnação de Sangue

B-15, B-20, B-43 para palpitações por Deficiência de Sangue no Baço e no Coração

B-15, B-23 para medo com ansiedade por Deficiência de *Qi* do Rim e do Coração

B-17, B-21 dor epigástrica por Estagnação de Sangue

B-20, B-23 exaustão por Deficiência do *Qi* do Rim e do Baço

B-24, B-32 dismenorréia por Estagnação de Sangue

MÉTODOS DE UTILIZAÇÃO DOS PONTOS DE ABERTURA

Existem vários métodos para usar os Pontos de Abertura e, na opinião do autor, é simplesmente uma questão de preferência pessoal e de avaliação intuitiva das necessidades de um determinado paciente e de uma situação em particular. Os Pontos de Abertura dos dois canais do par podem ser usados bilateralmente ou unilateralmente.

Tabela 10.11 – Combinação dos Pontos de Abertura com pontos simples nos braços ou pernas

	Ponto	Síndrome	Exemplo
Vaso Governador + *Yang qiao mai* (ID-3 + B-62)	R-1	Deficiência do *Qi* e do *Yang* do R	Exaustão física e mental com dificuldade de concentração. Medo, desorientação e paranóia
	R-6	Deficiência do *Yin* do R	Artrite com articulações inflamadas, quentes e rígidas
	R-7	Deficiência do *Yang* do R com falta de firmeza do *Qi* do Rim	Impotência com vontade fraca e falta de determinação
	BP-6	Deficiência do *Yin* do R, C ou F	Dor de cabeça, irritabilidade e confusão mental
	C-7	Distúrbio do Espírito do C	Impotência com depressão e tensão nervosa
Vaso Concepção + *Yin qiao mai* (P-7 + R-6)	R-1	Deficiência do *Yang* e do *Qi* do R	Asma com muito medo
	R-8	Estagnação do *Qi* na região inferior do abdome	Infertilidade
	C-6	Deficiência do *Yin* do R e do C	Neurose da menopausa com transpiração
	BP 9	Umidade	Edema
	E-40	Estagnação do *Qi*, Umidade e Fleuma na parte inferior do abdome	Dor e distensão abdominais
Dai mai* + *Yang qiao mai (VB-41 + TA-5)	R-3	Deficiência do *Qi* do R	Dores de cabeça que agravam pelo cansaço e com fraqueza da região lombar
	R-6	Deficiência do *Yin* do R	Dores de cabeça com cansaço e inquietação
	BP-6	Deficiência do *Yin* do R e do F	Dores de cabeça com insônia, impaciência e secura nos olhos
	F-3	Estagnação do *Qi* do F	Mamas doloridas antes da menstruação
	F-5	Umidade Calor	Erupções cutâneas avermelhadas com vesículas contendo fluido
		Umidade Calor em F–VB	Prurido genital com corrimento amarelado
Vaso Penetrador + *Yin wei mai* (BP-4 + PC-6)	R-1	Distúrbio do Espírito do C	Insônia
	F-1	Calor no Sangue, Umidade Calor	Veias varicosas com prurido
	BP-1	Deficiência do *Yang*	Pés frios
	BP-10	Calor no Sangue	Veias varicosas inflamadas
	E-36	Deficiência de Sangue	Palpitações e insônia
	PC-9	Deficiência de *Qi* no Sangue	Exaustão, depressão e labilidade emocional
	C-6	Deficiência do *Yang* do C	Mãos frias
	C-7	Deficiência do *Yin* do C	Ansiedade com inquietação
		Estagnação do Sangue no C	*Angina pectoris*
		Deficiência do *Qi* e do Sangue do C	Labilidade emocional e cansaço

TABELA 10.12 – Combinações de pontos do Vaso Governador e do Vaso *Yang* do Calcanhar com ID-3 + B-62

Ponto	Problemas
VG-1	Rigidez da espinha dorsal, agitação, depressão
VG-4	Problemas nas costas, exaustão, frieza, impotência, agitação, falta de determinação e ambição
VG-8	Espasmo muscular das costas, ombros e pescoço com frustração, raiva e incapacidade de concentração
VG-9	Apreensão com agitação, hipersensibilidade ao ambiente, medo da perda de controle, rigidez emocional
VG-11	Depressão, ansiedade, memória fraca, inquietação, incapacidade de concentração, palpitações
VG-12	Espasmo ou fraqueza dos músculos da região dorsal superior e do pescoço
VG-14	Rigidez e dor no pescoço, depressão, mania, resfriados e gripe
VG-15 e 16	Problemas do pescoço, dores de cabeça occipitais, problemas cerebrais, depressão, mania, medo, vertigem, problemas da fala
VG-20	Dores de cabeça localizadas no vértice, vertigem, confusão, embotamento mental, agitação, depressão, exaustão, insônia
VG-23 e 24	Confusão, agitação, dores de cabeça frontais, problemas oculares
B-1 e 2	Problemas oculares, dores de cabeça frontais, embotamento mental, depressão, insônia
B-9 e 10	Dores de cabeça occipitais, problemas no pescoço, depressão, confusão mental
B-11	Problemas dos ossos, problemas na espinha dorsal e cervicais, gripe
B-15	Depressão, ansiedade, desorientação, estresse nos relacionamentos, sono perturbado pelos sonhos, dor no peito
B-18	Tremores e espasmos musculares, rigidez da espinha dorsal, dor de cabeça, vertigem, raiva, frustração, depressão
B-23	Espinha dorsal frágil, problemas na região lombar, exaustão, falta de iniciativa, falta de interesse sexual, facilidade de se assustar e de ficar desencorajado, medo da perda do controle
B-31–34	Problemas da região sacral, problemas sexuais, incontinência fecal e urinária
B-40	Problemas do joelho, perna e região lombar
B-59	Problemas na perna (ponto de Acúmulo do *Yang qiao mai*)
ID-9–12	Problemas do ombro
ID-14–15	Problemas cervicais
ID-16–17	Depressão, sensação de estar preso a um papel, dificuldade de se relacionar
VB-20	Problemas oculares, gripe
VB-29–30	Problemas nos quadris, especialmente em pessoas idosas com degeneração dos ossos
VB-38	Problemas ósseos

TABELA 10.13 – Combinações de pontos do Vaso Concepção e do Vaso *Yin* do Calcanhar (*Yin qiao mai*) com P-7 + R-6

Ponto	Problemas
VC-1	Dor e irritação genitais, prolapsos
VC-3	Desordens geniturinárias e do sistema reprodutor
VC-4	Asma, respiração curta, edema, exaustão, falta de vontade e de iniciativa, depresso, apreensão, infertilidade, impotência, medo e retraimento nas relações sexuais
VC-6	Depressão, edema, dor e distensão abdominais, massas abdominais
VC-9	Edema e distensão abdominal
VC-14	Medo de perder o controle, asma com medo e tensão nervosa
VC-17	Asma, depressão, mágoa silenciosa, recolhimento, ansiedade durante a menopausa, medo da perda dos vínculos, medo da solidão
VC-22	Asma, tosse, tensão das cordas vocais com medo
VC-24	Medo e pânico
R-1	Exaustão, depressão, infertilidade, impotência, medo nas relações sexuais, medo que restringe a respiração, depressão e ansiedade com sensação de estar fora do corpo
R-8	Retenção urinária, dismenorréia (ponto de Acúmulo do *Yin qiao mai*)
R-13–14	Infertilidade, amenorréia
R-24–25	Asma
R-27	Asma, cansaço mental, desorientação
P-1	Depressão, mágoa reprimida, pressão no peito, asma
P-3	Depressão, recolhimento, medo de participar da vida
B-1–2	Insônia, depressão, embotamento mental
yìn táng	Congestionamento mental, confusão mental, necessita deixar de se mortificar e ver a realidade com clareza

USO BILATERAL

As agulhas são inseridas do lado direito e do lado esquerdo para cada um dos dois Pontos de Abertura. Se pontos adicionais forem usados, podem também ser usados bilateralmente. Um exemplo seria o uso de Vaso Governador + *Yang qiao mai* e agulhar ID-3 e B-62 bilateralmente como Pontos de Abertura e, em seguida, acrescentar C-6 e R-6 bilateralmente como pontos adicionais para ataques de pânico devidos à Deficiência do *Yin* do Coração e do Rim.

USO UNILATERAL PARA HOMENS E MULHERES

De maneira geral, todos concordam que, em cada par de Canais Extraordinários, um canal é de importância primária e o outro é de importância secundária:

Primária	Secundária
Vaso Governador	*Yang qiao mai*
Vaso Concepção	*Yin qiao mai*
Dai mai	*Yang wei mai*
Vaso Penetrador	*Yin wei mai*

TABELA 10.4 – Combinações de pontos do Vaso da Cintura (*dai mai*) e do Vaso de Ligação Yang (*Yang wei mai*) com VB-41 + TA-5

Ponto	Problemas
VB-1	Problemas oculares
VB-2	Problemas dos ouvidos
VB-13	Indecisão, incerteza e irritabilidade combinadas com vontade fraca ou sem firmeza
VB-14	Problemas dos olhos, dores de cabeça frontais
VB-20	Dores de cabeça, vertigem, problemas nos ombros e no pescoço, problemas nos ouvidos, problemas oculares
VB-21	Espasmo do músculo trapézio associado com frustração, raiva reprimida e tensão nervosa
VB-22–24	Problemas nas laterais do corpo e no tórax
VB-25	Problemas nas laterais do corpo e na região lombar
VB-26–28	Corrimento e irritação vaginal, síndrome do colo irritável
VB-29–30	Problemas nos quadris
VB-31	Problemas cutâneos, problemas na coxa
VB-32	Problemas nas coxas
VB-33	Problemas nos joelhos
VB-35	Problemas nas panturrilhas (ponto de Acúmulo do *Yang qiao mai*)
TA-15	Problemas nos ombros e no pescoço
TA-16	Frustração, depressão (ponto Janela do Céu)
TA-17	Todos os problemas dos ouvidos, tensão nos músculos do maxilar
TA-23	Problemas oculares
VC-1	Inflamação genital
VC-3	Leucorréia, problemas genitais, menstruação irregular
VC-4	Dores de cabeça, vertigem, infecções dos olhos ou dos ouvidos associadas com Hiperatividade do *Yang* ou Fogo do Fígado baseados na Deficiência do *Qi* ou do *Yin* do Rim
VC-6	Problemas urogenitais de Umidade Calor associados com Estagnação do *Qi* na região inferior do abdome
VC-14	Dores de cabeça por Hiperatividade do *Yang* do Fígado ou tensão muscular associada com medo, raiva e hipersensibilidade
F-5	Problemas genitais ou urinários por Umidade Calor em F–VB
F-8	*Yang* e Fogo em F–VB baseados na Deficiência do *Yin* do Fígado com problemas oculares ou dos ouvidos, dor de cabeça e irritabilidade
F-12	Ponto local para problemas genitais
R-3	Hiperatividade do *Yang* do Fígado baseada na Deficiência do *Qi* do Rim – dores de cabeça, vertigem, labilidade emocional
R-6	Hiperatividade do *Yang* e Fogo em F–VB baseados na Deficiência do *Yin* do Rim – irritabilidade com inquietação, inflamações nos olhos e nos ouvidos, dores de cabeça
BP-6	Hiperatividade do *Yang* do Fígado associada com Estagnação do *Qi* do Fígado ou com Deficiência do *Yin* do Rim, Fígado, Estômago ou Coração – problemas nos olhos, ouvidos, cabeça, digestivos, urinários, ginecológicos, psicológicos e localizados nas pernas

TABELA 10.15 – Combinações de pontos do Vaso Penetrador (*chong mai*) e do Vaso de Ligação Yin (*Yin wei mai*) com BP-4 + PC-6

Ponto	Problemas
BP-1	Má circulação (com Moxa) ou inflamação (Sangria) nos dedos, pés ou pernas
BP-5–9	Problemas locais das pernas – veias varicosas
BP-10	Deficiência de Sangue
BP-12–13	Pontos locais para problemas nas virilhas
BP-15	Síndrome do colo irritável com ansiedade, distensão e dor abdominais
BP-21	Letargia, depressão, dor no peito
E-21	Dor e distensão na região epigástrica
E-25	Dor e distensão na região abdominal
E-29	Dismenorréia
E-30	Dismenorréia, impotência, infertilidade, dor genital, má circulação nas pernas
E-31	Dor nas pernas, má circulação nas pernas
E-36	Deficiência de *Qi* e de Sangue
E-40	Dor e distensão na região abdominal
PC-1	Sensação de solidão, depressão, dor no peito
PC-8–9	Depressão, má circulação nas mãos
R-9	Mania, ansiedade, depressão, sensação de aperto no peito, palpitações (Ponto de Acúmulo do *Yin wei mai*)
R-13	Infertilidade
VC-3	Dismenorréia associada com Estagnação do Sangue
VC-4	Exaustão, depressão, má circulação, ansiedade associada com Deficiência do *Qi* e do *Yang* e infertilidade ou impotência associadas com Deficiência do *Jing*
VC-6	Dor abdominal ou depressão associada com Estagnação do *Qi*
VC-12	Falta de apetite, exaustão, emagrecimento associados com Deficiência do *Qi*, dor epigástrica associada com Estagnação do *Qi* e do Sangue, ou náuseas e soluços associados com Rebelião do *Qi* do Estômago
VC-13	Náuseas, vômitos, soluços, eructações associados com estresse
VC-14	Problemas digestivos, circulatórios ou do sistema reprodutor associados com medo e raiva
VC-17	Problemas circulatórios e cardíacos de Deficiência, Excesso, Estagnação ou Irregularidade
VC-22	Ato de engolir de origem nervosa ou espasmo do esôfago
VC-23	Problemas da fala e de comunicação dos sentimentos associados com ansiedade, medo ou depressão
VC-24	Pânico, medo, terror e ansiedade
yìn táng	Preocupações excessivas e mortificação associadas com medo e insegurança

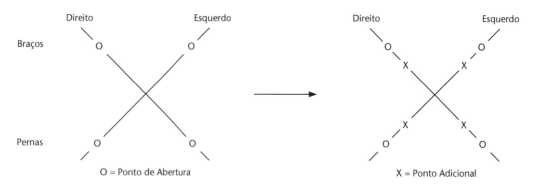

Figura 10.10 –

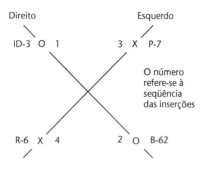

Figura 10.11 –

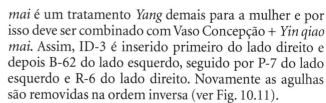

Outro fato tradicionalmente aceito é que o lado esquerdo do corpo é dominante no homem e o lado direito dominante na mulher. Portanto, um método unilateral popular é agulhar primeiro o Ponto de Abertura do canal primário do lado dominante e depois o Ponto de Abertura do canal secundário do lado oposto.

Por exemplo, no uso do par Vaso Governador + *Yang qiao mai* em um homem, insira a agulha primeiro em ID-3 do lado esquerdo e depois B-62 do lado direito. Para usar o par Vaso Governador + *Yang qiao mai* em uma mulher, primeiro insira a agulha em ID-3 do lado direito e depois B-62 do lado esquerdo. As agulhas são removidas na ordem inversa da inserção. Entretanto, alguns acupunturistas consideram que o par Vaso Governador + *Yang qiao mai* é um tratamento *Yang* demais para a mulher e por isso deve ser combinado com Vaso Concepção + *Yin qiao mai*. Assim, ID-3 é inserido primeiro do lado direito e depois B-62 do lado esquerdo, seguido por P-7 do lado esquerdo e R-6 do lado direito. Novamente as agulhas são removidas na ordem inversa (ver Fig. 10.11).

A Figura 10.12 mostra o uso unilateral de C-6 e R-6 como pontos adicionais ao par Vaso Governador + *Yang qiao mai* para ataque de pânico decorrente da Deficiência do *Yin* do Coração e do Rim.

USO UNILATERAL DO LADO AFETADO

Se houver um problema que esteja unicamente ou predominantemente de um dos lados do corpo, então os Pontos de Abertura dos dois canais podem ser usados apenas do lado afetado. Por exemplo, um paciente com dor de cabeça e dor no hipocôndrio do lado direito do corpo pode ser tratado com VB-41 e TA-5 apenas do lado direito.

Entretanto, este procedimento pode ser considerado *Yang* demais para a mulher e na verdade até para um homem, necessitará ser modificado se houver Deficiência do *Yin* dos Rins ou do Fígado. BP-6 pode ser usado como ponto adicional e, neste caso, deve ser usado do lado oposto, ou seja, do lado esquerdo. O ponto adicional é usado no lado oposto para dar tratamento de melhor equilíbrio direito-esquerdo.

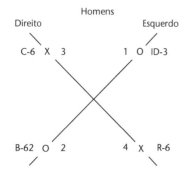
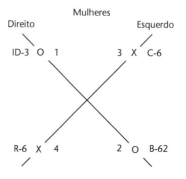

Figura 10.12 –

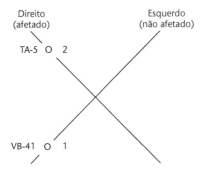 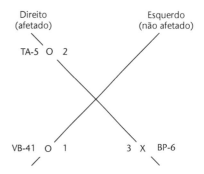

FIGURA 10.13 –

SEQÜÊNCIA DA INSERÇÃO

Primeiro, agulhe o Ponto de Abertura do canal primário, bilateralmente ou unilateralmente, conforme preferir. Depois, agulhe o Ponto de Abertura do canal secundário. Se um segundo par de Canais Extraordinários estiver combinando com o primeiro, como no exemplo de Vaso Governador + *Yang qiao mai* com Vaso Concepção + *Yin qiao mai*, agulhe, em seguida, primeiro o Ponto de Abertura do canal primário e o Ponto de Abertura do canal secundário do segundo par. Ou então, se pontos adicionais com efeito energético forem usados nos braços e nas pernas, como no exemplo do acréscimo de C-6 e R-6, estes devem ser inseridos em seguida. Seqüencialmente, deve ocorrer a inserção dos pontos do Vaso Concepção e do Vaso Governador, depois os Pontos de Transporte Dorsais e finalmente os pontos de efeito local, como VB-1 e VB-14 para dor de cabeça. As agulhas são removidas na ordem inversa da inserção.

PARTE II

Combinações para os principais pontos de acupuntura

Nesta Segunda Parte, cada capítulo é dedicado a um dos 14 canais principais. Dividido em três seções: Canal, Pontos, Comparações e Combinações dos pontos.

CANAL

Esta seção discorre sobre os trajetos e conexões do canal Principal e do Canal de Conexão, as relações do canal com outros canais, órgãos e centros de energia e as funções gerais dos pontos do canal. Há também uma tabela resumida das combinações de pontos para as principais síndromes de órgãos, quando apropriado.

PONTOS

A seção principal de cada capítulo. Cada um dos pontos, normalmente usados no canal, é discutido detalhadamente. Onde for apropriado, as diferentes síndromes para um ponto comum estarão relacionadas; então, para cada síndrome, os seguintes aspectos são fornecidos: pulso, indicações, exemplo, combinação, por exemplo para BP-6, são fornecidas nove síndromes, cada uma com o detalhe do pulso, indicações, exemplo e combinação.

COMPARAÇÕES E COMBINAÇÕES DOS PONTOS

As funções dos principais pontos do canal são comparadas numa tabela e as funções mais importantes estão sublinhadas. Algumas combinações comuns dos pontos do canal estão resumidas numa tabela, que, onde for apropriado, fornece combinações de dois, três ou mesmo quatro pontos. Para alguns canais, existem outras tabelas de combinações dos pontos do canal com pontos de outros canais, por exemplo, as combinações dos pontos do Vaso Concepção com pontos do Fígado.

Concepção 11

Vaso Concepção

CONEXÕES DO CANAL

TRAJETO PRINCIPAL DO CANAL

O Vaso Concepção está conectado com os Rins e começa dentro do baixo abdome, descendo, pelo útero, nas mulheres, e emergindo no períneo. Sobe pela linha média frontal do corpo, circunda a boca, encontra o Vaso Governador no ponto VG-28, continua subindo até os olhos para encontrar o canal do Estômago no ponto E-1.

TRAJETO DO CANAL DE CONEXÃO

Este canal começa em VC-15 e se estende sobre o abdome.

TABELA 11.1 – Pontos de Cruzamento no Vaso Concepção

Ponto	Cruzamento	Outra função
VC-24	VC, VG, IG, E	
VC-23	VC, Vaso de Ligação (*wei mai*) Yin	
VC-22	VC, Vaso de Ligação (*wei mai*) Yin	
VC-17		Ponto de Alarme do Pericárdio, ponto de Influência de Qi, ponto Mar do Qi
VC-15		Ponto de Conexão do Vaso Concepção
VC-14		Ponto de Alarme do Coração
VC-13	VC, ID, E	
VC-12	VC, ID, E, TA	Ponto de Alarme do Estômago, ponto de Influência dos Órgãos *Yang*
VC-10	VC, Vaso Penetrador	
VC-6		
VC-5		Ponto de Alarme do Triplo Aquecedor
VC-4	VC, R, BP, F	Ponto de Alarme do Intestino Delgado
VC-3	VC, R, BP, F	Ponto de Alarme da Bexiga
VC-2	VC, F	
VC-1	VC, VG, Vaso Penetrador	

VASO CONCEPÇÃO E CENTROS DE ENERGIA

CICLO DE ENERGIA DO VASO CONCEPÇÃO E DO VASO GOVERNADOR

O Vaso Governador percorre a espinha dorsal em sentido ascendente a partir do VG-1, passa pela cabeça para encontrar o Vaso Concepção no ponto VC-24. O Vaso Concepção flui entre a cabeça e o períneo, onde se liga novamente ao Vaso Governador no ponto VC-1, completando o ciclo.

Juntos, esses dois canais formam o eixo vertical da circulação de energia dentro do corpo. Os centros de energia são os principais pontos de concentração, ou cruzamentos, de fluxos de energia nesse eixo vertical.

CENTROS DE ENERGIA NO VASO CONCEPÇÃO

Os Centros de 1 a 7 na Tabela 11.2 são os principais centros de energia do Vaso Concepção. Existem também centros no Vaso Governador na parte dorsal do corpo, que correspondem aproximadamente aos centros do Vaso Concepção na parte ventral do corpo. A função desses centros de energia é abordada no Capítulo 2.

TABELA 11.2 – Centros de Energia do Vaso Concepção

Número	Centro	Ponto
9	Coronário	VG-20
8	Fronte	yìn táng
7	Garganta	VC-22–23
6	Coração	VC-17
5	Plexo Solar	VC-14–15
4	Baço	VC-12
3	Dan Tian	VC-4–6
2	Reprodução	VC-2–3
1	Períneo	VC-1

O fluxo de *Qi* num centro de energia pode estar Deficiente, Excessivo, Estagnado ou Irregular e, além disso, os centros podem não estar em equilíbrio entre si. A acupuntura e o *Qi Gong* podem ser usados juntos para regular os centros individuais e harmonizar o equilíbrio entre eles.

USO DOS PONTOS DO VASO CONCEPÇÃO DE ACORDO COM A TEORIA DO DERMÁTOMO

A relação dos pontos do Vaso Concepção, Estômago e Rim no tórax e abdome com o arranjo segmentar dos nervos espinais é comentada de forma breve no Capítulo 1.

FUNÇÕES DOS PONTOS DO VASO CONCEPÇÃO

TONIFICAR JING

Como parte do sistema dos Oito Canais Extraordinários, que está intimamente associado com os Rins, o Vaso Concepção está envolvido no armazenamento de *Jing* e com sua distribuição pelo corpo. Isso significa que os Pontos de Abertura do Vaso Concepção, P-7 e R-6, e também especialmente VC-4, podem ser usados para tonificar *Jing* e tratar problemas de concepção, desenvolvimento físico, mental e sexual e do envelhecimento prematuro.

TONIFICAR O YUAN QI E O QI DO RIM

O *Yuan Qi* é armazenado na área do *Dan Tian* na parte inferior do abdome e está disponível para catalisar as funções de todos os órgãos. É uma energia especialmente dinâmica, intermediária entre *Jing* e *Qi* do Rim. O ponto VC-4, particularmente, pode ser usado para tonificar *Yuan Qi* e *Qi* do Rim, para tonificar os outros órgãos e para firmar e estabilizar as emoções e funções mentais associadas.

TONIFICAR O YIN

Diz-se que o Vaso Concepção coordena todos os canais *Yin* do corpo. Novamente, VC-4 pode ser especialmente usado para tonificar o *Yin* de qualquer órgão do corpo, porque esse ponto é capaz de tonificar o *Yin* do Rim que é a base do *Yin* dos outros órgãos.

Já que *Yin* é a base para o Sangue, em certos casos, em que a Deficiência de *Yin* está associada com a Deficiência do Sangue, VC-4 pode ser usado para tonificar o Sangue. Exemplos dessa situação seria a insônia com agitação e memória fraca, ou os calores da menopausa com vertigem e cansaço.

MOVER O QI ESTAGNADO

Uma das funções mais úteis do Vaso Concepção na prática clínica é que não apenas move o *Qi* Estagnado, como também as condições que se originam pela Estagnação do *Qi*, como a Estagnação do Sangue, Estagnação dos Alimentos, Estagnação de Fluidos, acúmulo de Fleuma e emoções Estagnadas.

Os pontos do Vaso Concepção são usados de forma segmentar para remover a Estagnação em áreas locais, como VC-3 ou VC-6 no Aquecedor Inferior, VC-12 ou VC-13 no Aquecedor Médio, VC-17 no Aquecedor Superior e VC-22 ou VC-23 na garganta.

ACALMAR A IRREGULARIDADE DE QI

VC-12 ou VC-10 podem ser usados para acalmar a Rebelião do *Qi* do Estômago e VC-17 ou VC-22 podem ser usados para acalmar a Rebelião do *Qi* dos Pulmões. No entanto, além desses, VC-14, 15 e 24 podem ser usados para acalmar o Espírito do Coração quando este se encontrar perturbado pelo medo ou ansiedade. VC-4 é combinado com esses pontos, já que tonificando o *Qi* do Rim e o *Yuan Qi* dos órgãos apropriados, pode-se estabilizar as emoções encontradas em oscilação devido à Deficiência.

REGULAR A ÁGUA

Seja por Pontos de Abertura P-7 e R-6, seja por pontos do canal como VC-4, 6, 9 e 12, especialmente, o Vaso Concepção pode ser usado para tonificar Baço, Rins e Pulmões para transformar os Fluidos Estagnados e dispersar a Estagnação do *Qi* associados com os respectivos acúmulos.

REGULAR O ÚTERO

Em primeiro lugar, os pontos do Vaso Concepção no Aquecedor Inferior são locais à área do sistema reprodutor feminino. Então, tonificando e regulando *Jing*, o Vaso Concepção toma parte na regulação do desenvolvimento, funcionamento e declínio do sexo e da reprodução. Também, tonificando o *Qi* e o *Yin* do Rim, o Vaso Concepção fornece energia e matéria-prima para a menstruação e para a concepção. Movendo o *Qi* Estagnado, o Vaso Concepção ajuda a dispersar o Sangue Estagnado no útero, como na dismenorréia, os Fluidos Estagnados, como no edema pré-menstrual e o acúmulo de Fleuma no Aquecedor Inferior, como nos nódulos do útero.

O mais importante, os pontos do Vaso Concepção podem ajudar o equilíbrio de muitos problemas emocionais associados com os problemas de reprodução. Por exemplo, a depressão devido à Estagnação do *Qi* ou à Deficiência do *Qi* ou a instabilidade emocional devido à Deficiência do *Qi* ou à Deficiência do *Yin* com Hiperatividade do *Yang* do Fígado ou Fogo no Coração ou no Fígado.

COMPARAÇÕES DO VASO CONCEPÇÃO COM OUTROS SISTEMAS

VASO CONCEPÇÃO E VASO GOVERNADOR

O Vaso Concepção controla o *Yin* e o Vaso Governador controla o *Yang* e entre eles se equilibra o *Yin-Yang* do corpo. Os dois podem ser usados para tonificar o *Jing*, o *Yuan Qi*, o *Qi* e o *Yang* do Rim, como o uso de VC-4 e VG-4. Enquanto VG-4 está mais indicado para controlar e tonificar o *Yang* e tratar problemas da espinha dorsal e das costas, VC-4 está da mesma forma, indicado para tonificar o *Yin* e regular o útero. No entanto, os pontos correspondentes e segmentares, como VC-4 e VG-4, podem ser usados em combinações ou em alternância para tratar os órgãos controlados por um segmento espinal em particular, como também as emoções e as capacidades mentais controladas por esses órgãos.

VASO CONCEPÇÃO E VASO PENETRADOR

Embora o Vaso Concepção seja *Yin* em relação ao Vaso Governador, é *Yang* em relação ao Vaso Penetrador. Os três canais se originam na área do Rim e têm um ponto de Cruzamento em VC-1. O Vaso Concepção e o Vaso Penetrador têm funções coincidentes quanto a regular o útero na menstruação e na concepção. Entretanto, o Vaso Concepção está mais indicado para tonificar o *Yin* e mover o *Qi* Estagnado, ao passo que o Vaso Penetrador está mais indicado para tonificar o Sangue e mover o Sangue Estagnado. A utilização dos pares de Pontos de Abertura de P-7 e R-6 para o Vaso Concepção e BP-4 e PC-6, refletem essas diferenças. O par do Vaso Concepção é mais para depressão, asma e edema relacionados a problemas ginecológicos, enquanto o par do Vaso Penetrador é mais para dor nos Aquecedores Inferior, Médio ou Superior, com ansiedade nervosa e má digestão, associados com problemas do sistema reprodutor.

VASO CONCEPÇÃO E VASO DA CINTURA

Os Vasos Concepção e da Cintura também coincidem nas respectivas indicações para o sistema reprodutor e, de fato, ambos podem ser usados para condições de Umidade Calor no Aquecedor Inferior. Também, como o Vaso da Cintura está relacionado à Vesícula Biliar e ao Fígado, o Vaso Concepção assemelha-se ao Canal do Fígado na prevenção da Estagnação do *Qi*, os Vaso Concepção e da Cintura têm algumas funções semelhantes. Entretanto, o Vaso da Cintura está especificamente relacionado a problemas do Fígado–Vesícula Biliar com envolvimento dos canais do Triplo Aquecedor e da Vesícula Biliar; na ginecologia, é indicado especialmente para problemas do tipo Fígado–Vesícula Biliar relacionados com o uso de pílula anticoncepcional. O Vaso Concepção também está relacionado com condições de Deficiência do *Jing*, do *Qi*, do *Yin* e do *Yang* do Rim, como impotência, infertilidade e amenorréia.

VASO CONCEPÇÃO E CANAL DO FÍGADO

Como mencionado acima, tanto o Vaso Concepção como o canal do Fígado controlam o fluxo livre do *Qi*. Nos problemas de digestão e menstruação, os pontos do

Vaso Concepção e do Fígado podem ser usados de forma semelhante: VC-6 e F-3 para dismenorréia ou VC-12 e F-13 para Fígado invadindo Baço. Entretanto, os pontos do Vaso Concepção estão mais relacionados com a disposição do tipo segmentar e com os Rins, de forma que são preferíveis para os casos de tonificação que os pontos do canal do Fígado.

VASO CONCEPÇÃO E CANAL DO RIM

Embora o ponto VC-4 seja muito parecido com R-3 no que se refere aos efeitos de tonificação e aos efeitos de estabilizar as emoções, os pontos do Vaso Concepção têm efeito mais poderoso para mover o *Qi* Estagnado que os pontos do canal do Rim. Na perna, apenas R-8 tem funções significativas para mover o *Qi*. Entretanto, no corpo, os pontos do canal do Rim podem ser usados num sistema segmentar, combinados com o ponto do Vaso Concepção no mesmo segmento, nesse caso, têm um efeito local de mover o *Qi*. Por exemplo, R-14 e VC-5 para infertilidade ou R-23 e VC-17 para asma.

CUIDADO AO USAR OS PONTOS DO VASO CONCEPÇÃO COM MÉTODO DE DISPERSÃO

O Método de Dispersão da inserção de agulhas deve ser usado com cuidado nos pontos do Vaso Concepção, já que este canal é um importante reservatório das energias do corpo. Isso se refere especialmente ao VC-4, 5 e 6, os quais representam o centro de energia *Dan Tian*.

VC-4

A regra mais segura é nunca sedar VC-4.

VC-6

Sedar esse ponto apenas numa condição aguda puramente de Excesso e nunca de forma repetida numa situação crônica. Se a condição for uma combinação de Excesso e Deficiência, então, use VC-6 com método de Harmonização ou tonifique VC-6 e use pontos nos outros canais com método de Dispersão.

VC-3

É mais seguro sedar VC-3 que sedar VC-4 ou VC-6. Entretanto, à semelhança de VC-6, mesmo VC-3 não deve ser sedado repetidamente em situações crônicas. Ou outros pontos devem ser alternados com VC-3, como B-31 ou acrescentados para tonificar a Deficiência, como R-6.

SÍNDROMES DO VASO CONCEPÇÃO

As síndromes do Vaso Concepção estão discutidas com detalhes no Capítulo 10.

■ *Pontos do Vaso Concepção*

VC-1 *huĭ yìn*

Ponto de encontro do Vaso Concepção, Vaso Governador e Vaso Penetrador.

Geral

Como ponto local, VC-1 pode ser usado para problemas locais anais e urogenitais. Como um centro de energia do corpo, o centro Períneo, VC-1 relaciona-se com a sobrevivência do indivíduo, daí seu uso para restaurar a consciência. Também está envolvido com a reprodução, a sobrevivência das espécies. Entretanto, o centro da Reprodução em VC-3 é mais usado para tratar problemas que tenham um envolvimento além de local, por exemplo, envolvendo desequilíbrio hormonal e emocional.

Como um centro de energia no sistema de circulação de energia VG–VC, VC-1 é importante nos exercícios de *Qi Gong* avançados, possuindo suas próprias funções especiais. Está indicado na acupuntura por acalmar a mente, mas raramente é usado com esta função. Resumindo, este ponto é raramente usado e quando é usado, a principal indicação é para problemas locais anais e urogenitais.

Síndrome

Umidade Calor e/ou Calor por Deficiência afetando a região local anogenital

Pulso. Escorregadio, rápido, talvez fino ou em corda.

Indicações. Inflamação ou dor anal ou genital acompanhada de prurido, disúria, problemas da próstata, hemorróidas.

Exemplo. Orquite com escroto avermelhado, dolorido e com coceira.

Combinação. VC-1, VC-3, F-5, F-12, E-30, BP-6, R-2, Disp.

VC-2 *qū gŭ*

Ponto de Encontro do Vaso Concepção e do Canal do Fígado.

Geral

VC-2 e VC-3 estão incluídos no centro de energia do corpo denominado centro da Reprodução e, dos dois pontos, VC-3 é muito mais usado. VC-2 pode ser usado como VC-1 para problemas locais urogenitais decorrentes de Umidade Calor ou de Fogo por Deficiência; além disso, pode também ser usado para estimular o *Qi* e aquecer e tonificar o *Yang* da Bexiga e do útero.

Síndromes

Umidade Calor no Aquecedor Inferior
Deficiência de *Yang* e Frio no Aquecedor Inferior
Afundamento do *Qi* no Aquecedor Inferior

Umidade Calor no Aquecedor Inferior

Ver VC-1.

Deficiência de Yang e Frio no Aquecedor Inferior

Pulso. Vazio, profundo, lento, talvez apertado.

Indicações. Infertilidade, amenorréia, impotência, dor e sensação de frio no útero ou na região genital, problemas urinários.

Exemplo. Impotência com sensação de cansaço e frio.

Combinação. VC-2, VC-4, VG-20, R-7, B-60, E-36, **Ton M**; R-1 **M**.

Afundamento do Qi no Aquecedor Inferior

Pulso. Vazio, profundo, talvez flutuante.

Indicações. Sangramento uterino depois do parto com sensação de exaustão e depressão.

Combinação. VC-2, VC-6, VC-12, VG-20, R-3, E-36, **Ton M**; C-7 **Ton**.

VC-3 *zhōng jí*

Ponto de Alarme do canal da Bexiga, ponto de Cruzamento do Vaso Concepção, canais do Fígado, do Baço e do Rim.

Geral

VC-3 é o principal ponto representando o centro de energia da Reprodução do corpo. Há uma certa coincidência na função e localização entre o centro de Reprodução e o centro acima dele, o *Dan Tian*, que é um ponto focal no corpo para o armazenamento e distribuição de energia. Portanto, VC-4 pode ser usado para problemas de reprodução e VC-3 pode ser usado para aquecer e tonificar os Rins. Entretanto, a principal indicação de VC-3 é usá-lo com Método de Dispersão para condições de Excesso de Umidade Calor do Aquecedor Inferior, a principal indicação de VC-4 é usá-lo com Método de Tonificação para fortalecer o Rim.

VC-3 e os pontos bā liáo

Os pontos *bā liáo* dentro dos oito forames sacrais, B-31, B-32, B-33 e B-34, representam um centro de energia no Vaso Governador da região dorsal do corpo, que corresponde intimamente com o centro de Reprodução na frente do corpo, representado por VC-2 e VC-3.

Os dois conjuntos de pontos tratam problemas urogenitais, causados especialmente por Umidade Calor no Aquecedor Inferior, mas causados também por Deficiência de *Yang* e Afundamento do *Qi* no Aquecedor Inferior. Uma diferença significativa entre eles é decorrente da localização física de ambos: os pontos *bā liáo* estão indicados para dor local nas costas, enquanto VC-2 ou VC-3 estão indicados mais para prurido ou dor abdominal local. Além disso, os *bā liáo* são mais usados para parto difícil ou demorado, ao passo que VC-3 é mais usado para cálculos no trato urinário inferior.

Síndromes

Umidade Calor no Aquecedor Inferior
   Umidade Calor no Aquecedor Inferior com Estagnação do *Qi* do Fígado
   Umidade Calor no Aquecedor Inferior com Fogo por Deficiência dos Rins e/ou do Coração

Estagnação do *Qi* no Aquecedor Inferior com Calor no Sangue
Estagnação do *Qi* no Aquecedor Inferior com Deficiência do *Qi* do Rim
Deficiência do *Qi* e do *Yang* da Bexiga e dos Rins.

Umidade Calor no Aquecedor Inferior

Umidade Calor no Aquecedor Inferior com Estagnação do Qi do Fígado

Pulso. Em corda, escorregadio, rápido.

Indicações. Doença inflamatória pélvica, menstruação irregular, dor ou prurido genital, disúria.

Exemplo. Menstruação irregular com depressão, frustração e leucorréia amarelada.

Combinação. VC-3, F-5, BP-6, PC-6, **Disp**.

Umidade Calor no Aquecedor Inferior com Fogo por Deficiência dos Rins e/ou do Coração

Pulso. Fino, escorregadio, rápido, talvez irregular.

Indicações. Dor ou prurido genital, disúria, ejaculação precoce.

Exemplo. Cistite com inquietação, insônia e ansiedade.

Combinação. VC-3, BP-6, R-2, C-8, **Disp**; R-10, C-3, **Ton**.

Estagnação de Qi no Aquecedor Inferior com Calor no Sangue

Pulso. Em corda, rápido, talvez cheio ou com fluxo abundante.

Indicações. Menorragia, leucorréia com sangramento, erupções genitais.

Exemplo. Menorragia, inquietação, irritabilidade e raiva.

Combinação. VC-3, BP-1, BP-6, BP-10, F-2, F-1, Disp; PC-9 S.

Estagnação de Qi no Aquecedor Inferior com Deficiência do Qi do Rim

Pulso. Em corda, vazio.

Indicações. Amenorréia, prostatite, retenção urinária, edema, cálculos no trato urinário baixo.

Exemplo. Problema de próstata, pior com cansaço e depressão.

Combinação. VC-3, E-29, BP-6, R-8, TA-6, **H M**; E-36 **Ton M**.

Deficiência do Qi e do Yang da Bexiga e dos Rins

Pulso. Vazio, profundo, talvez lento ou escorregadio.

Indicações. Infertilidade, leucorréia esbranquiçada, edema, incontinência urinária, impotência.

Exemplo. Impotência com pesar mal resolvido.

Combinação. VC-3, R-2, R-7, E-29, E-36 **Ton M**; P-7 Disp.

VC-4 *guān yuán*

Ponto de Alarme do Intestino Delgado, Ponto de Cruzamento do Vaso Concepção, canais do Fígado, do Baço e do Rim.

Geral

Dan Tian

A área ao redor de VC-4 até VC-6 é chamada de *Dan Tian*. É um centro de energia do corpo, envolvido no armazenamento e distribuição da energia, tanto de *Qi* como de *Jing*. VC-4 é usado principalmente para fortalecer o aspecto de armazenamento de *Dan Tian*, de forma que normalmente é usado com Método de Tonificação para fortalecer o *Qi*, o *Jing*, o *Yin* ou o *Yang* do Rim. VC-6 corresponde mais ao aspecto de distribuição de *Dan Tian*, de forma que é usado principalmente com Método de Dispersão ou Harmonização para dispersar a Estagnação do *Qi*.

Jing do Rim

VC-4 tonifica o *Jing* do Rim, que controla o processo da concepção, nascimento, desenvolvimento e envelhecimento. VC-4 pode, portanto ser usado como base para as combinações de pontos para o tratamento da infertilidade, retardo do desenvolvimento físico, mental ou sexual, problemas menstruais, envelhecimento precoce e problemas da velhice como audição e visão deficientes e músculos e articulações enfraquecidas.

Qi *Essencial*

Classicamente, o *Qi* Essencial (*Yuan Qi*), é armazenado na área localizada entre os Rins, que corresponde ao *Dan Tian* (ver *Nan Jing*: *O Clássico das Questões Difíceis*, traduzido para o inglês por Paul U. Unschuld, Editora da Universidade da Califórnia, Berkeley, 1986). O *Yuan Qi*, intermediário na função entre o *Jing* e o *Qi*, catalisa todas as atividades do corpo. VC-4 pode, portanto ser combinado com os Pontos Fonte (pontos *Yuan*) de órgãos específicos, para tonificar o *Yuan Qi* desses órgãos.

Precauções ao usar VC-4

Como VC-4 representa o aspecto de armazenamento do *Dan Tian*, envolvendo as reservas de *Qi*, do *Yuan Qi* e do *Jing* do corpo, o Método de Dispersão na agulha está contra-indicado. Como VC-4 lida com *Jing* e com *Yuan Qi*, esse ponto põe à disposição energias profundas que são mais difíceis de serem substituídas que o *Qi* comum. Portanto, não deve ser usado para o mero cansaço do dia a dia, mas para a exaustão crônica profundamente enraizada. Se o paciente, ao sentir mais energia disponível pelo tratamento, desperdiçar essa energia mantendo uma vida agitada, sem conservar sua energia para permitir que a cura se realize, esse ponto não deve ser usado. Ele faz aflorar as energias de reserva mais profundas do organismo que, se forem desperdiçadas, são difíceis de serem substituídas.

VC-4 tonifica o Yin *e o* Yang *de todos os órgãos*

Isso ocorre pelo fato de VC-4 tonificar o *Yin* e o *Yang* do Rim, que são a fonte do *Yin* e do *Yang* dos outros órgãos. Portanto, VC-4 pode ser usado para tonificar o *Yang* do Pulmão ou o *Yin* do Coração, em combinação com os pontos apropriados.

VC-4 e Qi Gong

A ação de VC-4 de tonificar o *Yuan Qi* e o *Jing* pode ser aumentada combinando acupuntura com exercícios de *Qi Gong*, que aumentam e conservam o depósito de *Qi* no *Dan Tian*, que aumentam a eficiência com a qual esta energia fica disponível a outros órgãos. Além disso, os exercícios de *Qi Gong* podem diminuir o medo do Rim e também fortalecer a vontade.

VC-4 e tratamento da mente e das emoções

Como discutido no Capítulo 8, VC-4 pode ser combinado com os pontos Fonte para fortalecer os cinco aspectos mentais, para estabilizar os cinco tipos emocionais e também para tratar a depressão decorrente da Deficiência.

VC-4 e VG-4

VG-4 representa um centro de energia no Vaso Governador nas costas que corresponde ao *Dan Tian* na frente do corpo. Os dois pontos tonificam *Jing*, *Qi* e *Yang* do Rim, VG-4 é mais específico para tonificar o *Yang*, regular o Vaso Governador e tratar das costas, enquanto VC-4 pode também tonificar o *Yin* e o Sangue e regular o útero.

Síndromes

Deficiência do *Jing* do Rim
  Deficiência do *Jing* do Rim e Deficiência do *Yang* do Rim
  Deficiência do *Jing* do Rim e Deficiência do Sangue

Deficiência do *Qi* do Rim
  Falta de Firmeza do *Qi* do Rim
  Falha do Rim ao receber *Qi* (Deficiência do *Qi* do Rim e Deficiência do *Qi* do Pulmão)
  Espírito sem Estabilidade (Deficiência do *Qi* do Rim e Deficiência do *Qi* do Coração)
  Deficiência do *Qi* do Rim e Deficiência do *Qi* do Baço
  Deficiência do *Qi* do Rim e Hiperatividade do *Yang* do Fígado

Deficiência do *Yang* do Rim
  Deficiência do *Yang* do Rim e Frio Interior
  Deficiência do *Yang* do Rim e Transbordamento da Água
  Deficiência do *Yang* do Rim e Deficiência do *Yang* do Baço (Afundamento do *Qi* do Baço)
  Deficiência do *Yin* do Rim e Deficiência do *Qi* e do Sangue

Deficiência do Jing do Rim

Deficiência do Jing do Rim e Deficiência do Yang do Rim

Pulso. Fino a pequeno, profundo, lento, talvez flutuante, talvez debilitado.

Indicações. Envelhecimento precoce, infertilidade, impotência, incapacidade de concentração.

Exemplo. Impotência.

Combinação. VC-4, R-2, R-3, E-30, **Ton M**; *yín táng* **Ton**.

Alternação. VG-4, B-23, B-60, B-64, **Ton M**; VG-20 **Ton**.

Deficiência do Jing do Rim e Deficiência de Sangue

Pulso. Fino, flutuante, talvez flutuante e debilitado.

Indicações. Envelhecimento precoce, infertilidade, amenorréia, queda de cabelo, processo dos cabelos se tornarem grisalhos, pele seca e enrugada, articulações e músculos debilitados, memória fraca.

Exemplo. Fraqueza nas pernas nos idosos.

Combinação. VC-4, R-3, BP-6, E-36, IG-4, **Ton**.

Alternação. VG-4, B-11, B-17, B-23, VB-34, VB-39, **Ton**.

Deficiência do Qi do Rim

Falta de Firmeza do Qi do Rim

Pulso. Vazio, profundo.

Indicações. Enurese, micção freqüente, gotejamento ou incontinência urinária, espermatorréia, falta de vontade.

Exemplo. Enurese com falta de vigor e sonhos assustadores.

Combinação. VC-4, R-7, R-10, E-36, VG-20, **Ton**.

Alternação. VG-4, B-23, B-28, B-64, VG-20 **Ton**.

Falha do Rim ao receber Qi (Deficiência do Qi do Rim e Deficiência do Qi do Pulmão)

Pulso. Vazio.

Indicações. Tosse, asma, respiração curta durante esforço físico, dificuldade de inalação, cansaço ao mínimo esforço, transpiração ao mínimo esforço.

Exemplo. Asma principalmente pelo cansaço, com tosse debilitante e dificuldade de respiração.

Combinação. Entre as crises, VC-4, VC-17, R-6, P-7 **Ton**.

Alternação. B-23, B-13 **Ton**; *dìng chuǎn* **Disp**.

Espírito sem Estabilidade (Deficiência do Qi do Rim e Deficiência do Qi do Coração)

Pulso. Vazio, talvez variável, em casos extremos pode ser disperso ou móvel.

Indicações. Instabilidade emocional, facilidade de sentir medo ou ansiedade, sobressalto, palpitações, facilidade de se sentir cansado.

Exemplo. Facilmente perturbado e facilmente esgotado pelas emoções; sensação de tremor, fraqueza e insegurança.

Combinação. VC-4, VC-14, VC-17, R-3, C-7, E-36 **Ton**.

Alternação. VG-4, VG-11, VG-20, B-52, B-44, B-64 **Ton**.

Deficiência do Qi *do Rim e Deficiência do* Qi *do Baço*

Pulso. Vazio, flutuante, variável.

Indicações. Constituição debilitada, sem reservas de energia, má digestão, região dorsal frágil.

Exemplo. Cansa-se facilmente, preocupado, inseguro, falta de apetite.

Combinação. VC-4, VC-12, BP-4, PC-6 **Ton M**.

Alternação. B-23, B-20 **Ton M**.

Deficiência do Qi *do Rim e Hiperatividade do* Yang *do Fígado*

Pulso. Vazio, em corda, talvez profundo ou variável.

Indicações. Cansaço, hipersensibilidade emocional, irritabilidade, vertigem, enxaqueca, hipertensão.

Exemplo. Dor de cabeça, fotofobia, debilidade na região lombar, tensão nos ombros e no pescoço.

Combinação. VC-4, R-3 **Ton**; F-3, VB-14, VB-20, VB-21, VG-20 **Disp**.

Deficiência do Yang do Rim

Deficiência do Yang *do Rim e Frio Interior*

Pulso. Vazio, profundo, lento, talvez apertado.

Indicações. Exaustão, extremidades frias e todo o corpo frio.

Exemplo. Depressão, falta de vigor e vontade, má circulação.

Combinação. VC-4, R-1, R-2, R-7, C-7 **Ton M**.

Alternação. VG-4, VG-14, B-23, B-60 **Ton M**.

Deficiência do Yang *do Rim e Transbordamento da Água*

Pulso. Vazio, profundo, lento, talvez escorregadio.

Indicações. Sensação de frio, retenção urinária, edema.

Exemplo. Edema, distensão abdominal, depressão.

Combinação. VC-4, VC-9, R-7, BP-9, E-28 **Ton M**.

Alternação. VG-4, VG-14, B-23, B-22, B-39 **Ton M**.

Deficiência do Yang *do Rim e Deficiência do* Yang *do Baço (Afundamento do* Qi*)*

Pulso. Vazio, profundo.

Indicações. Prolapso, hemorragia, fezes soltas.

Exemplo. Prolapso do estômago, exaustão, sensação de frio.

Combinação. VC-4, VC-12, E-21, E-36, R-7, VG-20 **Ton M**.

Deficiência do Yin *do Rim e Deficiência do* Qi *e do Sangue*

Pulso. Fino, rápido, flutuante.

Indicações. Cansaço, inquietação, insônia, palpitações, amenorréia, infertilidade.

Exemplo. Cansaço e insônia com sensação de calor do peito.

Combinação. VC-4, BP-6, E-36, R-6, C-7, C-3 **Ton**; ān mián **H**.

VC-6 qì hăi

Geral

VC-6 e VC-4

VC-6 e VC-4 representam o *Dan Tian*, o centro de energia do corpo responsável pelo armazenamento e distribuição da energia. Os dois pontos possuem funções coincidentes; ambos tonificam a Deficiência e movem a Estagnação de *Qi*. Entretanto, VC-4, como VC-12 é mais indicado para o tratamento da Deficiência e VC-6, como VC-17, é melhor para dispersar a Estagnação.

VC-6 e VC-3

VC-6 e VC-3 podem ambos regular o útero e dispersar a Umidade Calor. No entanto, VC-3 é usado principalmente para problemas de Excesso de Umidade Calor no Aquecedor Inferior, enquanto VC-6 pode tratar a Estagnação de *Qi* no corpo todo.

VC-6 e VC-9

Os dois pontos tratam o acúmulo de Umidade tonificando o *Qi* e movendo os Fluidos Estagnados. Entretanto, enquanto VC-9 limita-se apenas a esta função, VC-6 pode mover o *Qi* e o Sangue Estagnados, de forma que VC-9 está mais indicado para o edema, ao passo que VC-6 está indicado para a depressão e dismenorréia, por exemplo.

VC-6 e F-3

O Vaso Concepção e o Canal do Fígado estão envolvidos com a manutenção do fluxo livre de *Qi* por todo o corpo. VC-6 e F-3 podem tratar problemas originados da Estagnação do *Qi*, como Estagnação dos Fluidos ou Estagnação do Sangue, e podem regular o útero. Entretanto, F-3 é específico para distúrbios do tipo Madeira como dores de cabeça e raiva, enquanto VC-6 está mais indicado para tonificar o *Yang* e o *Qi* e F-3 está mais indicado para tonificar o Sangue ou remover o Excesso de Fogo e acalmar a mente. VC-6 pode tratar a depressão decorrente de Deficiência ou de Estagnação, mas não é de muita utilidade para tratar a Irregularidade de *Qi* com o objetivo de acalmar.

Síndromes

Estagnação de *Qi*

    Estagnação de *Qi* e de Sangue no Aquecedor Inferior
    Qi do Fígado Estagnado invade os Intestinos
    Estagnação de Umidade Calor no Aquecedor Inferior
    Estagnação de Frio Umidade no Aquecedor Inferior
    Estagnação de *Qi* do tórax
    Estagnação e Deficiência do *Qi* dos Rins e Coração

Deficiência do *Qi* e do *Yang* do Rim

Estagnação de Qi

Estagnação de Qi *e de Sangue no Aquecedor Inferior*

Pulso. Em corda, talvez flutuante, talvez cheio.

Indicações. Dor na região inferior do abdome, seqüelas de traumatismos ou de cirurgias nesta região, menstruação irregular, dismenorréia.

Exemplo. Dismenorréia com frustração e depressão.

Combinação. VC-6, F-3, F-14, BP-6, PC-6 **Disp**.

Qi *do Fígado Estagnado invade os Intestinos*

Pulso. Em corda, talvez com fluxo abundante.

Indicações. Constipação, distensão e dor na região inferior do abdome, flatulência, colite, defecação irregular.

Exemplo. Constipação com estresse e depressão.

Combinação. VC-6, BP-15, E-25, E-37, F-3, F-13, PC-6 **Disp**.

Estagnação de Umidade Calor no Aquecedor Inferior

Pulso. Em corda, escorregadio, rápido.

Indicações. Disúria, menorragia, dor e prurido genital.

Exemplo. Cistite, frustração nos relacionamentos.

Combinação. VC-6, VC-3, BP-6, BP-9, F-3, PC-6 **Disp**.

Estagnação de Frio Umidade no Aquecedor Inferior

Pulso. Em corda ou apertado, escorregadio, talvez vazio e profundo.

Indicações. Orquite, edema, retenção urinária, distensão abdominal.

Exemplo. Edema no baixo abdome e nas pernas.

Combinação. VC-6, BP-6, BP-9, E-28, E-40 **Disp M**; IG-4 **Disp**.

Estagnação do Qi *do tórax*

Pulso. Em corda, talvez irregular.

Indicações. Asma, palpitações, sensação de constrição no peito, depressão da menopausa, síndrome pré-menstrual.

Exemplo. Pesar não resolvido com depressão e recolhimento.

Combinação. VC-6, VC-17 **H M**; VC-22, R-6, P-7, P-1 **H**

Estagnação e Deficiência do Qi *dos Rins e do Coração*

Pulso. Em corda, vazio.

Indicações. Depressão, cansaço.

Exemplo. Extremidades frias com depressão e falta de apetite.

Combinação. VC-6, E-36 **H M**; BP-4, PC-6 **H**; C-9, BP-1 **M**.

Deficiência do Qi *e do* Yang *do Rim*

Ver VC-4. VC-6 pode ser usado como VC-4, para tonificar a Deficiência do *Qi* e do *Yang* do Rim, para ajudar o *Qi* e o *Yang* dos outros órgãos e do corpo todo. Entretanto, quando VC-6 é usado para a Deficiência, é usado principalmente para tratar uma combinação de Deficiência e Estagnação.

VC-9 shuǐ fēn

Geral

Regula as passagens de Água

Melhorando a transformação, transporte e excreção dos fluidos, VC-9 pode tratar problemas decorrentes do acúmulo de Umidade, como edema.

VC-9 e B-22

VC-9 é muito semelhante a B-22, o Ponto de Transporte Dorsal para o Aquecedor. Os dois pontos estão localizados no corpo ao redor da divisão entre o Aquecedor Inferior e o Aquecedor Médio. Na frente do corpo, VC-9 está entre VC-4, que tonifica os Rins e VC-12, que tonifica o Baço. Na parte posterior do corpo, B-22 está entre B-23, o Ponto de Transporte Dorsal para os Rins e B-21, o Ponto de Transporte Dorsal para o Estômago. Tanto VC-9 como B-22 removem a Umidade, em parte por tonificarem os Rins e em parte por tonificarem o Baço. Os dois pontos são mais indicados para Umidade associada com Deficiência e Frio, que para Umidade Calor. Os dois pontos podem tratar problemas como indigestão e dor lombar, mas são especialmente indicados para problemas relacionados aos fluidos, como edema abdominal, e problemas envolvendo Intestino Delgado e equilíbrio dos fluidos, como disenteria e diarréia.

Não há muita diferença no uso entre os dois pontos; B-22 é mais usado para problemas locais das costas e VC-9 para edema envolvendo disfunções do Vaso Concepção.

Umidade no Aquecedor Inferior

Pulso. Escorregadio, vazio, talvez profundo e lento, talvez em corda.

Indicações. Edema abdominal, distensão e dor abdominais, borborigmo, diarréia, retenção urinária, disúria.

Exemplo. Edema com falta de apetite e dor lombar.

Combinação. VC-9, BP-6, IG-4 M; VC-4, VC-12, BP-9, E-36 M.

Alternação. B-22, B-39 M; TA-4, B-64 M.

VC-10 xià wăn

Ponto de Cruzamento do Vaso Concepção e do Canal do Baço.

Geral

A principal função de VC-10 é ligar o Estômago com os Intestinos, por meio do controle sobre o esfíncter pilórico. A relação de VC-10 com VC-12 e VC-13 é discutida mais adiante. VC-12, tonificando e regulando o Baço e o Estômago, permite a passagem desobstruída dos alimentos do estômago para os intestinos.

Síndromes

Retenção de alimento no estômago
Umidade Calor nos Intestinos

Retenção de alimento no estômago

Pulso. Cheio ou com fluxo abundante, escorregadio, talvez em corda.

Indicações. Distensão e dor epigástrica, mau hálito, regurgitação ácida, náusea, vômito, falta de apetite, insônia.

Exemplo. Alimentos retidos no estômago com eructações, distensão abdominal e borborigmo.

Combinação. VC-10, VC-13, E-21, E-37, PC-6 **Disp**.

Umidade Calor nos Intestinos

Pulso. Com fluxo abundante, escorregadio, rápido.

Indicações. Diarréia, disenteria.

Exemplo. Diarréia com borborigmo e distensão abdominal.

Combinação. VC-10, BP-15, E-25, E-39 **Disp**, VC-6 **H**.

VC-12 zhōng wăn

Geral

O centro do Baço

VC-12 corresponde ao centro de energia conhecido como o centro do Baço, que, no nível físico, é responsável pelos órgãos e processo de digestão, desde a boca até os intestinos.

Emocionalmente, a função do centro do Baço é harmonizar o grupo da preocupação, da insegurança, do excesso de solicitude e da compaixão. No nível mental, regula os processos de memória e pensamento analítico ou, em outras palavras, os processos de obter, digerir, assimilar e armazenar informações.

VC-12 para a Deficiência

O principal uso de VC-12 é tonificar a Deficiência do *Qi* e do *Yang* do Baço e do Estômago e de dispersar o Frio e a Umidade por meio do aquecimento do Aquecedor Médio. VC-12 e VC-4 são semelhantes no fato de os dois pontos serem usados principalmente para tonificar a Deficiência, mas VC-12 tem um uso mais amplo que VC-4 porque também pode tratar a Estagnação e o Excesso.

VC-12 para a Estagnação

VC-12 lembra VC-6 e VC-17 no fato de que pode ser usado para mover a Estagnação, mas VC-6 e VC-17 são indicados basicamente para a Estagnação, enquanto VC-12 é usado principalmente para tonificar a Deficiência.

Tanto VC-12 como F-13, o Ponto de Alarme do Baço, são usados para regular o equilíbrio do Fígado e do Baço, mas embora F-13 possa ser usado para tonificar o Baço, sua principal função é tratar a Estagnação, além de ter maior efeito no Fígado que VC-12.

VC-12 para Irregularidade

Embora VC-12 possa ser usado para tratar a Rebelião Ascendente do *Qi* do Estômago, VC-13 ou VC-14 são amiúde pontos melhores para isso. VC-12 também não tem um efeito calmante muito forte. Pode ser usado para tratar preocupação crônica, já que tonifica e regula o Baço, mas se for necessário um efeito calmante imediato, é melhor acrescentar F-3, PC-6 ou *yìn táng* à prescrição.

Síndromes

Deficiência do *Qi* do Baço e do Estômago
    Deficiência do *Qi* do Baço com Deficiência do *Qi* do Rim
    Deficiência do *Qi* do Baço com Afundamento do *Qi* do Baço
    Deficiência do *Qi* do Baço com Deficiência de Sangue
    Deficiência do *Qi* do Baço com Umidade
    Deficiência do *Qi* do Baço com Fígado invadindo Baço

Frio Umidade no Aquecedor Médio
    Frio Umidade invadindo o Baço
    Frio invadindo o Estômago

Retenção de alimento no estômago
Rebelião Ascendente do *Qi* do Estômago
Calor no Aquecedor Médio
    Umidade Calor invade o Baço
    Deficiência do *Yin* do Estômago com Fogo por Deficiência no Estômago
    Fogo no Estômago

Deficiência do Qi *do Baço e do Estômago*

Deficiência do Qi *do Baço com Deficiência do* Qi *do Rim*

Pulso. Vazio, profundo.

Indicações. Constituição debilitada, cansaço fácil, musculatura debilitada, região dorsal frágil, falta de apetite.

Exemplo. Cansaço, fraqueza, preocupação e insegurança.

Combinação. VC-12, VC-4, BP-4 Ton.

Deficiência do Qi *do Baço com Afundamento do* Qi *do Baço*

Pulso. Vazio, talvez profundo.

Indicações. Prolapso dos órgãos, flacidez da pele e dos músculos, hemorragias, cansaço com vontade de deitar.

Exemplo. Prolapso do estômago com falta de apetite, desconforto na região epigástrica e sensação de frio.

Combinação. VC-12, VC-13, VC-4, E-21, E-36 Ton M; VG-20 Ton.

Alternação. B-20, B-21, E-36 Ton M; VG-20 Ton.

Deficiência do Qi *do Baço com Deficiência de Sangue*

Pulso. Vazio, flutuante.

Indicações. Anemia, visão turva, cansaço, vagas dores de cabeça, desmaio ao ficar em pé, falta de apetite.

Exemplo. Cansaço com músculos fracos e pele seca.

Combinação. VC-12, E-36, BP-6, BP-10, IG-4 Ton.

Alternação. B-23, B-20, B-17, E-36, IG-4 Ton.

Deficiência do Qi *do Baço com Umidade*

Pulso. Vazio, escorregadio.

Indicações. Distensão abdominal, edema, sensação de peso na cabeça, embotamento mental, letargia, erupções cutâneas contendo líquido no interior das vesículas.

Exemplo. Artrite reumatóide agravada pela Umidade.

Combinação. VC-12, VC-9, BP-6, E-36, E-40 Ton; *Ah Shi* Disp.

Deficiência do Qi *do Baço com Fígado invadindo Baço*

Pulso. Em corda, vazio.

Indicações. Gastrite, falta de apetite, defecação irregular, borborigmo, cansaço.

Exemplo. Dor e distensão abdominais com depressão e irritabilidade.

Combinação. VC-12, VC-6, F-3, F-13, VG-20 H; E-36 Ton.

Frio Umidade no Aquecedor Médio

Frio Umidade invadindo o Baço

Pulso. Escorregadio, talvez lento.

Indicações. Sensação de peso na cabeça, no peito ou na região epigástrica, falta de apetite, ausência de sede, perda do sentido do paladar, lassidão, fezes soltas, leucorréia esbranquiçada.

Exemplo. Sensação de frio, peso e desconforto na região epigástrica com gosto doce na boca e sede sem vontade de beber água.

Combinação. VC-12, BP-6, BP-9, E-8 H; BP-3, E-36 Ton M.

Frio invadindo o Estômago

Pulso. Apertado, talvez profundo e lento, talvez cheio e escorregadio.

Indicações. Dor epigástrica aguda com sensação de frio, aversão a bebidas frias, talvez vômitos de líquido claro.

Exemplo. Dor epigástrica aguda depois de consumo excessivo de bebidas frias.

Combinação. VC-12, E-21, E-40, IG-10, BP-4 **Disp M**.

Retenção de Alimento no estômago

VC-12 pode ser usado para esta síndrome, mas VC-10 é normalmente melhor para mover a obstrução da parte baixa do estômago, fazendo com que o alimento se mova em direção aos intestinos.

Rebelião Ascendente do Qi do Estômago

VC-12 pode ser usado para esta síndrome, mas VC-13 é normalmente melhor para acalmar e regular a parte alta do estômago e a parte inferior do esôfago, assim, controlar a náusea, vômito, eructações e soluços.

Calor no Aquecedor Médio

Umidade Calor invade o Baço

Pulso. Escorregadio, rápido.

Indicações. Diarréia ou fezes soltas com mau cheiro, sensação de queimação no ânus durante a defecação, falta de apetite, náusea, sensação de peso.

Exemplo. Diarréia com febre baixa e sensação de peso.

Combinação. VC-12, BP-15, BP-9, VB-34, IG-11 **Disp**.

Deficiência do Yin do Estômago com Fogo por Deficiência no Estômago

Pulso. Fino, rápido, talvez em corda.

Indicações. Sensação de vazio no estômago, sensação de queimação no estômago, desconforto ou dor na região epigástrica, sede, fome, inquietação mesmo estando cansado.

Exemplo. Gastrite com sede e cansaço.

Combinação. VC-12, E-36, BP-6, R-6 **Ton**; E-21, E-44 **Disp**.

Fogo no Estômago

Pulso. Cheio ou com fluxo abundante, rápido, talvez escorregadio, talvez em corda.

Indicações. Sensação intensa de queimação e dor na região epigástrica, desejo por bebidas frias, fome constante, mau hálito, regurgitação ácida, sangramento nas gengivas.

Exemplo. Gastrite grave com fome constante, inquietação.

Combinação. VC-12, E-21, E-44, IG-4, IG-11, PC-6 **Disp**.

VC-13 *shàng wăn*

Ponto de Encontro do Vaso Concepção, canais do Intestino Delgado e do Estômago.

Geral

VC-13 é um intermediário entre VC-12 e VC-14, no que se refere às suas localização e função. Sua função é mais parecida com VC-12, no fato de ser mais usado para problemas do estômago que para distúrbios do coração ou do diafragma. No entanto, enquanto VC-12 é especialmente útil para síndromes de Deficiência do Baço e do Estômago, VC-13 é mais indicado para condições agudas de Excesso, nas quais o Qi do Estômago está em Rebelião com Movimento Ascendente.

VC-13 é mais indicado para espasmos da parte inferior do esôfago, enquanto VC-14 também pode tratar problemas da região superior do esôfago, como dificuldade de engolir.

Síndrome

Rebelião do Qi do Estômago em Movimento Ascendente

Pulso. Em corda.

Indicações. Náusea, vômitos, eructações, soluços.

Exemplo. Náusea e eructações com preocupação e insegurança.

Combinação. VC-13, VC-24, *yìn táng*, BP-4, PC-6 **Ton**; E-36 **Ton**.

VC-14 *jù què*

Ponto de Alarme do Coração.

Geral

A área ao redor de VC-14 e VC-15 corresponde ao centro de energia chamado Plexo Solar. Se este centro se torna hiperativo e sem equilíbrio, a pessoa fica sensível demais às impressões do ambiente, suas reações emocionais a estas impressões ficam fortes demais, vívidas demais e perturbadas demais. Com o tempo, isso esgota a energia, a saúde física e a estabilidade mental da pessoa. A emoção básica: nesse caso, medo, associado com os Rins, que pode invadir Fígado, Baço, Coração ou Pulmões, por meio do Plexo Solar, que pode ser um ponto focal para o medo.

A chave para compreender VC-14 é que este ponto acalma. Pode ser usado para acalmar o Espírito quando este está agitado pelo Fogo do Coração ou obstruído pela Fleuma no Coração.

Síndromes

Medo do Rim invade o Baço e o Estômago
    Medo do Rim com Deficiência do *Qi* do Baço
    Medo do Rim com Rebelião do *Qi* do Estômago com Movimento Ascendente

Medo do Rim invade o Fígado
Medo do Rim invade o Coração
    Deficiência do *Qi* do Rim e Deficiência do *Qi* do Coração
    Deficiência do *Yin* do Rim e Deficiência do *Yin* do Coração

Fogo no Coração
Fogo e Fleuma no Coração

Medo do Rim invade o Baço e o Estômago

Medo do Rim com Deficiência do Qi do Baço

Pulso. Vazio, talvez variável.

Indicações. Cansaço, constituição debilitada, medo, preocupação, fezes soltas, falta de apetite, insônia, obsessão.

Exemplo. Indigestão, distensão abdominal, freqüência de micção, insegurança.

Combinação. VC-14, *yìn táng*; VC-4, VC-12, R-3, E-36 **Ton**.

Medo do Rim com Rebelião do Qi do Estômago com Movimento Ascendente

Pulso. Em corda.

Indicações. Náusea, vômito, eructações, soluços, preocupação.

Exemplo. Náusea, falta de apetite, indigestão, preocupação, agitação, medo.

Combinação. VC-14, BP-4, PC-6 **Disp**; VC-4, R-3, E-36 **Ton**.

Medo do Rim invade o Fígado

Pulso. Vazio, em corda, talvez variável.

Indicações. Tensão muscular, dor de cabeça, indigestão, incerteza, insegurança, raiva e agressividade pela insegurança, medo, hipersensibilidade.

Exemplo. Irritabilidade, sensibilidade, vertigem e dor de cabeça.

Combinação. VC-14, F-3, VG-20; VC-4, R-3, VB-40, VB-13 **Ton**.

Medo do Rim invade o Coração

Deficiência do Qi do Rim e Deficiência do Qi do Coração

Pulso. Variável, talvez profundo.

Indicações. Cansaço, palpitações, labilidade emocional, insônia, dor lombar.

Exemplo. Paranóia com ataques de pânico e claustrofobia.

Combinação. VC-14, VC-17, VC-24, VG-20, R-1 **H**; VC-4, R-3, C-7 **Ton**.

Deficiência do Yin do Rim e Deficiência do Yin do Coração

Pulso. Fino, rápido, talvez irregular.

Indicações. Ansiedade nervosa, agitação por medo, inquietação, insônia e sono perturbado pelos sonhos, sensação febril no peito.

Exemplo. Exaustão nervosa com ansiedade e entusiasmo excessivo.

Combinação. VC-14, VC-17, VC-4, BP-6, R-6, C-6 **Ton**.

Fogo no Coração

Pulso. Cheio, rápido, talvez em corda, talvez irregular.

Indicações. Excitação maníaca, inquietação extrema, insônia, hipertensão, palpitações.

Exemplo. Ondas de calor da menopausa, agitação e hiperatividade, vertigem e dor de cabeça.

Combinação. VC-14, R-1, VG-20 **Disp**; PC-9, vértice da orelha **S**; R-3 **Ton**.

Fogo e Fleuma no Coração

Pulso. Escorregadio, cheio, rápido, talvez em corda ou irregular.

Indicações. Confusão mental, linguagem confusa, vertigem, palpitações, sensação de opressão ou dor no peito, dor de cabeça, náusea.

Exemplo. Depressão maníaca e confusão mental.

Combinação. VC-14, VC-17, PC-6, C-6, F-3, E-40, VG-20 **Disp**; PC-9 **S**; BP-6 **Ton**.

VC-15 *jiū wěi*

Ponto de Conexão do Vaso Concepção, ponto Fonte de todos os órgãos *Yin*.

Geral

VC-14 e VC-15 estão, ambos, dentro da área do centro do Plexo Solar e são muito semelhantes quanto à função que desempenham. VC-15 pode ser usado para todas as síndromes relacionadas para VC-14. A decisão sobre qual dos dois pontos usar pode, muitas vezes, ser feita baseada em qual dos pontos se encontra mais espontaneamente dolorido ou dolorido pela pressão. Essa constatação pode refletir qual dos dois pontos tem um maior acúmulo ou distúrbio de energia.

VC-17 tàn zhōng

Ponto de Alarme do Pericárdio, ponto de Alarme do Aquecedor Superior, ponto Mar do *Qi*, ponto de Influência do *Qi*.

Geral

Os pontos, de maneira geral, podem ser usados para sedar o Excesso, tonificar a Deficiência, dispersar a Estagnação ou acalmar a Irregularidade, isso é especialmente importante para aqueles pontos que representam os principais centros de energia do Vaso Concepção.

A principal função de VC-17 é dispersar a Estagnação do *Qi*. Como tem efeito localizado principalmente no tórax, sua principal função é dispersar o *Zong Qi*, o *Qi* do tórax, associado com as funções do Coração e dos Pulmões. O *Zong Qi* está associado com o Centro do Coração, que não está apenas ligado às funções físicas da respiração e circulação, mas ao papel do Espírito do Coração na linguagem, comunicação dos sentimentos e idéias, na participação aos outros das alegrias e prazeres, no comportamento social e nas relações.

O Espírito do Coração é extremamente ativo e especialmente suscetível tanto à obstrução como à agitação de seu movimento. VC-17 pode ser usado para acalmar o Espírito e VC-14 e VC-15 podem ser usados para remover obstruções ao seu movimento, mas, geralmente, VC-17 é mais usado para dispersar a Estagnação e VC-14 e VC-15 são usados para acalmar a agitação do Espírito. Da mesma forma, embora VC-17 possa ser usado para tonificar o *Qi* do Pulmão ou o *Qi* do Coração, sua ação tonificante é limitada, e está relacionada principalmente com condições mistas de Deficiência e Estagnação, por exemplo, Deficiência dos Pulmões nas suas ações de distribuição e descensão.

Se a Deficiência do *Qi* do Coração ou do Pulmão estiver ligada à Deficiência dos Rins ou do Baço, essas Deficiências também devem ser tratadas com VC-4 + R-3 ou VC-12 + BP-3, respectivamente. VC-17 não tem um efeito tônico no Aquecedor Superior assim tão forte como VC-12 tem no Aquecedor Médio, ou VC-4 no Aquecedor Inferior. A função de VC-17 é mais parecida com a de VC-6, já que ambos os pontos são basicamente indicados para a Estagnação do *Qi*.

Síndromes

Deficiência do *Qi* no Aquecedor Superior
 Deficiência do *Qi* e do *Yang* do Coração
 Deficiência do *Qi* do Pulmão

Estagnação no Aquecedor Superior
 Estagnação do *Qi* do Coração
 Estagnação do Sangue do Coração
 Estagnação do *Qi* do Pulmão
 Acúmulo de Fleuma nos Pulmões
 Estagnação do *Qi* nas Mamas

Rebelião do *Qi* dos Pulmões e do Estômago

Deficiência do Qi no Aquecedor Superior

Deficiência do Qi e do Yang do Coração

Pulso. Vazio, lento, profundo, talvez irregular.

Indicações. Circulação periférica deficiente, palpitação, falta de alegria, apatia.

Exemplo. Depressão, pior pelo cansaço, falta de interesse na vida.

Combinação. VC-17, VC-4, R-3, E-36, **Ton M**; C-7, **Ton**.

Deficiência do Qi do Pulmão

Pulso. Vazio.

Indicações. Tosse debilitante, voz fraca, tendência a apanhar resfriados.

Exemplo. Tosse e respiração curta com cansaço.

Combinação. VC-17, VC-4, R-3, E-36, P-9 **Ton**.

Estagnação no Aquecedor Superior

Estagnação do Qi do Coração

Pulso. Em corda, talvez irregular.

Indicações. Depressão ou mãos e pés frios, melhora com exercícios físicos ou com atividade social, dor no peito ou sensação de opressão no peito.

Exemplo. Dor no peito que melhora com exercícios físicos.

Combinação. VC-17, PC-6, F-3, F-14 **Disp**.

Estagnação do Sangue do Coração

Pulso. Em corda, em nó.

Indicações. Dor no peito ou na área cardíaca que se irradia para o ombro ou para a parte interna do braço esquerdo, mãos e pés frios.

Exemplo. Dor e sensação de constrição no peito.

Combinação. VC-17, PC-4, PC-6, BP-4, BP-21, **Disp**.

Estagnação do Qi do Pulmão

Pulso. Em corda, talvez cheiro ou profundo.

Indicações. Mortificação por mágoa, respiração restrita.

Exemplo. Pesar, tristeza e depressão.

Combinação. VC-17, VC-22, P-1, P-7, R-6 **H**.

Acúmulo de Fleuma nos Pulmões

Pulso.   Escorregadio, cheio.

Indicações.   Asma ou bronquite com muita fleuma no peito.

Exemplo.   Tosse intensa com fleuma branca pegajosa e difícil de ser expectorada.

Combinação.   VC-17, P-1, P-6, E-40, PC-6, B-13 **Disp**; R-6 **Ton**.

Estagnação do Qi *nas Mamas*

Pulso.   Em corda, talvez vazio ou escorregadio.

Indicações.   Lactação insuficiente, mastite, mamas doloridas antes da menstruação.

Exemplo.   Mastite.

Combinação.   VC-17, E-18, E-40, ID-1, ID-9, PC-6, F-3 **Disp**.

Rebelião do Qi *dos Pulmões e do Estômago*

Pulso.   Em corda.

Indicações.   Tosse, soluços, espasmo esofágico.

Exemplo.   Soluços com estresse emocional.

Combinação.   VC-17, VC-14, PC-6, BP-4, VG-20 **Disp**.

VC-22 tiān tū

Ponto de Cruzamento do Vaso Concepção e do Vaso de Ligação *Yin*.

Geral

VC-22 e VC-23 estão associados com o centro da Garganta, que é responsável pela comunicação, a exteriorização dos sentimentos e das idéias. Os Pulmões governam a garganta, a força e a qualidade da voz, enquanto o Coração governa a língua e a linguagem.

Embora as funções de VC-22 e VC-23 se superponham, VC-22 está um pouco mais relacionado com Pulmões, peito e voz e VC-23 com a parte superior da garganta, língua e linguagem. VC-22 regula as funções de distribuição e de descensão dos Pulmões para impedir a Estagnação ou a Rebelião do *Qi* do Pulmão. A Estagnação do *Qi* do Pulmão pode, com o tempo, levar ao Acúmulo de Fleuma no peito e na garganta.

Síndromes

Estagnação do *Qi* do Pulmão e do Coração
Acúmulo de Fleuma nos Pulmões
Rebelião do *Qi* dos Pulmões e do Estômago
Problemas locais da garganta

Estagnação do Qi *do Pulmão e do Coração*

Pulso.   Em corda.

Indicações.   Emoções presas, dificuldade de expressar os sentimentos aos outros, problemas de comunicação nos relacionamentos, medo de demonstrar ou de compartilhar as emoções.

Combinação.   VC-22, VC-17, PC-6, TA-5, TA-16 **Disp**.

Acúmulo de Fleuma nos Pulmões

Pulso.   Escorregadio, talvez cheio.

Indicações.   Bronquite ou asma com fleuma na garganta e no peito.

Exemplo.   Tosse com fleuma amarelada e garganta seca.

Combinação.   VC-22, VC-17, E-40, P-6 **Disp**; P-5 **Ton**.

Rebelião do Qi *dos Pulmões ou do Estômago*

Pulso.   Talvez em corda.

Indicações.   Tosse, asma, soluço, espasmo esofágico, vômitos, incapacidade de engolir os alimentos.

Exemplo.   Espasmo esofágico com dor.

Combinação.   VC-22, VC-15, PC-6, BP-4, R-4, R-22, R-27 **Disp**.

Problemas locais da garganta

Pulso.   Várias possibilidades.

Indicações.   Secura, inflamação, dor ou obstrução na parte inferior da garganta.

Exemplo.   Sensação produzida pelo *Qi* de "ter um caroço na garganta", que piora com a depressão.

Combinação.   VC-22, VC-17, PC-6, F-3, F-14 **Disp**.

VC-23 liǎn quǎn

Ponto de Cruzamento do Vaso Concepção e do Vaso de Ligação *Yin*.

Geral

VC-23 pode ser usado para as síndromes relacionadas acima para VC-22, mas VC-23 é indicado especialmente para problemas da voz e da linguagem envolvendo as cordas vocais, laringe e língua.

Problemas da linguagem

Pulso. Vários.

Indicações. Hipersalivação, úlceras na boca e na língua, tonsilite, histeria com perda da voz, rouquidão, perda da capacidade de falar ou pronúncia ininteligível depois de Golpe de Vento, espasmo da laringe.

Exemplo. Problemas de linguagem depois de acidente vascular cerebral (Ataque de Vento) ou traumatismo cerebral.

Combinação. VC-23, VG-15, C-5, PC-6, E-40, F-3 **Disp**.

VC-24 chéng jiāng

Ponto de Cruzamento do Vaso Concepção, Vaso Governador, canais do Estômago e do Intestino Grosso.

Geral

Este ponto é o mais útil para acalmar o medo do Rim e a ansiedade do Coração, e para este propósito é comum combiná-lo com VC-4 e VC-14. VC-4 tonifica o *Qi* e o *Yin* dos Rins e do Coração, ajudando a estabilizar o Espírito do Coração, e VC-14, da mesma forma que VC-24 tem um efeito direto em acalmar a agitação.

Síndromes

Deficiência de *Qi* ou de *Yin* dos Rins e do Coração
Invasão de Vento Frio na face
Problemas da face e da boca

Deficiência de Qi ou de Yin dos Rins e do Coração

Pulso. Vazio ou fino, talvez rápido ou irregular.

Indicações. Medo e ansiedade, palpitações, insônia, labilidade emocional, cansaço, dor lombar, problemas urinários.

Exemplo. Ataques de pânico e medo de encontrar pessoas.

Combinação. VC-24, VC-14, PC-6 **Disp**; VC-4, R-3, C-7, VG-20 **Ton**.

Invasão de Vento Frio na face

Pulso. Apertado, talvez profundo e vazio.

Indicações. Paralisia facial.

Combinação. VC-23, VG-26, E-4, E-36, IG-20, IG-4, pontos locais.

Problemas da boca e da face

Pulso. Vários.

Indicações. Salivação excessiva, úlceras na boca e na língua, gengivite, inflamação facial, dor de dente.

Exemplo. Rachadura nos lábios agravada por Vento Frio Exterior ou por condimentos que aquecem (Fogo no Estômago).

Combinação. VC-24, E-4, E-44, E-45, IG-4, IG-11 **Disp**.

■ *Comparações e combinações dos pontos do Vaso Concepção*

As funções dos principais pontos do Vaso Concepção estão relacionadas na Tabela 11.3

TABELA 11.3 – Comparação dos pontos do Vaso Concepção

Ponto	Síndrome
VC-1	Perda da consciência Problemas anais e urogenitais

VC-2	Problemas urogenitais devidos a:
	    Umidade Calor no Aquecedor Inferior
	    Deficiência e Frio no Aquecedor Inferior
	    Afundamento do *Qi* no Aquecedor Inferior

VC-3	Problemas urogenitais devidos a:
	    Umidade Calor no Aquecedor Inferior
	    Deficiência e Frio no Aquecedor Inferior
	    Estagnação de *Qi* e de Sangue no útero

VC-4	Problemas uterinos Deficiência do *Jing* do Rim Deficiência do *Qi* e do *Yuan Qi* dos Rins e de outros órgãos Deficiência do *Yin* e do *Yang* dos Rins e de outros órgãos Depressão devido à Deficiência Instabilidade emocional devido à Deficiência de *Qi* e Deficiência de *Yin*
VC-6	Estagnação de *Qi* e de Sangue no Aquecedor Inferior Estagnação de *Qi* nos Intestinos Estagnação de Frio Umidade no Aquecedor Inferior Estagnação de Umidade Calor no Aquecedor Inferior Estagnação de *Qi* do peito, com depressão Deficiência do *Qi* e do *Yang* dos Rins
VC-9	Umidade no Aquecedor Inferior
VC-10	Retenção de alimento no estômago

VC-12	Deficiência do *Qi* do Baço e do Estômago
	    Afundamento do *Qi* do Baço
	    Umidade no Aquecedor Médio
	    Frio no Aquecedor Médio
	    Fígado invadindo o Aquecedor Médio
	    Retenção de alimento no estômago
	    Rebelião e Ascensão do *Qi* do Estômago
	    Calor no Aquecedor Médio

VC-13	Rebelião e Ascensão do *Qi* do Estômago

VC-14	Medo do Rim invade o Fígado, Coração, Baço ou Pulmões
	    Rebelião e Ascensão do *Qi* do Estômago
	    Fogo do Coração ou Fleuma e Fogo do Coração perturbam o Espírito

VC-17	Estagnação do *Qi* do Coração ou dos Pulmões
	    Estagnação do Sangue no Coração
	    Acúmulo de Fleuma nos Pulmões
	    Estagnação do *Qi* nas Mamas
	    Rebelião do *Qi* do Pulmão
	    Deficiência do *Qi* do Coração ou dos Pulmões

VC-22	Estagnação do *Qi* do Coração ou dos Pulmões
	    Acúmulo de Fleuma nos Pulmões
	    Rebelião do *Qi* dos Pulmões ou do Estômago
	    Problemas locais de garganta

VC-23	Problemas de linguagem Problemas locais da garganta

VC-24	Deficiência do *Qi* ou do *Yin* dos Rins e do Coração
	    Invasão de Vento Frio na face
	    Problemas da face e da boca

Algumas combinações comuns dos pontos do Vaso Concepção estão resumidas na Tabela 11.4.

TABELA 11.4 – Combinações dos pontos do Vaso Concepção

Ponto	Combinação	Síndrome	Exemplo
VC-3	VC-6	Estagnação do Qi e Umidade Calor no Aquecedor Inferior	Prostatite com disúria
VC-3	VC-9	Umidade Calor no Aquecedor Inferior	Nefrite
VC-4	VC-2	Deficiência do Yang no Aquecedor Inferior	Impotência
VC-4	VC-6	Deficiência do Qi e Estagnação do Qi	Depressão
VC-4	VC-9	Deficiência do Qi do Rim e Umidade	Retenção urinária
VC-4	VC-12	Deficiência do Qi do Rim e do Baço com Afundamento do Qi	Prolapso do estômago
VC-4	VC-14	Deficiência do Qi do Rim e do Coração	Hiperexcitabilidade
VC-4	VC-17	Deficiência do Qi do Coração	Sentimento de solidão
VC-4	VC-24	Deficiência do Qi do Coração	Pânico e ansiedade
VC-6	VC-9	Estagnação do Qi no Aquecedor Inferior com Acúmulo de Frio Umidade	Edema das pernas e do abdome
VC-6	VC-10	Estagnação de Qi no Estômago e Intestinos	Indigestão com constipação
VC-6	VC-12	Fígado Invadindo o Baço	Indigestão e náusea
VC-6	VC-17	Estagnação do Qi do Tórax	*Angina pectoris*
VC-6	VC-22	Acúmulo de Fleuma nos Pulmões	Asma
VC-9	VC-12	Deficiência do Qi do Baço com Umidade	Distensão abdominal e diarréia
VC-12	VC-17	Deficiência do Qi do Baço e do Pulmão	Bronquite com fleuma
VC-13	VC-10	Retenção de alimentos no estômago com Rebelião do Qi do Estômago	Náusea e eructações
VC-14	VC-17	Fleuma e Fogo no Coração	Depressão maníaca
VC-14	VC-24	Deficiência do Qi do Coração	Medo das pessoas
VC-17	VC-22	Acúmulo de Fleuma nos Pulmões	Asma e tosse
VC-17	VC-24	Estagnação do Qi do Coração e Perturbação do Espírito	Ansiedade e depressão
VC-22	VC-23	Estagnação do Qi na garganta	Rouquidão com fleuma
VC-24	VC-23	Fleuma obstrui o Coração	Defeitos da linguagem
VC-3	VC-6, 9	Estagnação do Qi com Umidade e Calor no Aquecedor Inferior	Retenção urinária e disúria
VC-4	VC-6, 9	Deficiência e Estagnação do Qi com Umidade no Aquecedor Inferior	Depressão com edema
VC-4	VC-9, 12	Deficiência do Qi do Baço e do Rim com Umidade	Edema, fraqueza e frio nas pernas
VC-4	VC-12, 14	Deficiência do Qi e do Sangue do Coração com perturbação do Espírito	Cansaço com palpitações
VC-4	VC-12, 17	Deficiência do Qi dos Rins, Pulmões e Baço	Facilidade para resfriar-se
VC-4	VC-17, 24	Deficiência do Qi do Coração e dos Rins com perturbação do Espírito	Paranóia e ansiedade
VC-6	VC-9, 12	Fleuma Umidade perturba a cabeça	Embotamento mental e letargia
VC-6	VC-10, 13	Estagnação do Qi do Estômago e Intestinos	Náusea e distensão abdominal
VC-6	VC-12, 17	Frio Fleuma obstrui o Coração	Depressão e confusão
VC-6	VC-12, 22	Deficiência do Qi do Baço com Fleuma na garganta	Náusea e catarro na garganta
VC-6	VC-17, 22	Estagnação do Qi nos centros do Tórax e da Garganta	Dificuldade de expressar os sentimentos
VC-12	VC-17, 22	Estagnação do Qi no centro da Garganta	Preocupação e ansiedade, com perda da voz
VC-14	VC-17, 24	Estagnação do Qi do Coração com Fogo no Coração	Hipertensão com extrema ansiedade
VC-17	VC-23, 23	Deficiência do Qi e do Yin do Pulmão	Tosse seca com garganta inflamada e dolorida
VC-4	VC-14, 17, 24	Deficiência do Qi do Coração e dos Rins com perturbação do Espírito	Exaustão e ataques de pânico
VC-6	VC-12, 17, 22	Estagnação e Deficiência do Qi do Pulmão com Fleuma	Asma e bronquite

Combinações dos pontos do Vaso Concepção com os pontos dos canais do Rim, Estômago, Baço e Fígado estão nas Tabelas 11.5, 11.6, 11.7 e 11.8, respectivamente.

TABELA 11.5 – Combinações dos pontos do Vaso Concepção com pontos do canal do Rim

Pontos do Vaso Concepção	Pontos do Rim	Síndrome	Exemplo
VC-1	R-1	Colapso do *Yang*	Desmaio
VC-3	R-2	Deficiência do *Yang* do Rim	Frigidez
VC-3	R-6	Deficiência do *Yin* do Rim	Vaginite
VC-3	R-7	Umidade Calor no Aquecedor Inferior	Cistite
VC-3	R-8	Estagnação do *Qi* no útero	Amenorréia
VC-3	R-10	Umidade Calor na Bexiga	Uretrite
VC-3	R-12	Estagnação do *Qi* no útero	Nódulo
VC-4	R-2	Deficiência do *Yang* do Rim	Falta de ambição
VC-4	R-3	Deficiência do *Jing* do Rim	Surdez
VC-4	R-6	Deficiência do *Jing* e do *Yin* do Rim	Artrite nos idosos
VC-4	R-7	Deficiência do *Qi* do Rim	Transpiração espontânea
VC-4	R-10	Umidade devido à Deficiência	Edema
VC-4	R-13	Deficiência do *Qi* do Rim	Cansaço e falta de interesse sexual
VC-4	R-27	Deficiência do *Qi* do Rim	Asma
VC-6	R-3	Deficiência e Estagnação do *Qi*	Depressão e cansaço
VC-6	R-8	Estagnação do *Qi* no Aquecedor Inferior	Dor e inchação abdominais
VC-6	R-7	Umidade Calor no Aquecedor Inferior	Leucorréia
VC-6	R-14	Estagnação no Aquecedor Inferior	Menstruação irregular
VC-9	R-2	Umidade Frio no Aquecedor Inferior	Nefrite
VC-9	R-3	Deficiência do *Qi* do Rim e acúmulo de Umidade	Retenção urinária
VC-9	R-7	Umidade no Aquecedor Inferior	Diarréia
VC-12	R-3	Deficiência do *Qi* dos Rins e do Baço	Fraqueza muscular
VC-12	R-6	Deficiência do *Yin* dos Rins e do Estômago	Gastrite
VC-14	R-1	Excesso de Fogo dos Rins e do Coração	Ansiedade extrema
VC-14	R-2	Fogo por Deficiência dos Rins e do Coração	Agitação com inquietação
VC-14	R-3	Deficiência do *Qi* dos Rins e do Coração	Labilidade emocional
VC-14	R-6	Deficiência do *Yin* dos Rins e do Coração	Palpitações
VC-14	R-9	Desarmonia do Vaso de Ligação *Yin*	Calor e desconforto no peito
VC-17	R-3	Deficiência do *Qi* dos Rins e do Coração	Dor na região cardíaca e no peito
VC-17	R-6	Deficiência do *Yin* dos Rins e do Coração	Insônia
VC-17	R-7	Deficiência do *Yang* dos Rins e do Coração	Má circulação
VC-17	R-9	Estagnação do *Qi* do Coração	*Angina pectoris*
VC-17	R-24	Estagnação do *Qi* do Coração	Tristeza e depressão
VC-22	R-3	Deficiência do *Qi* dos Rins e dos Pulmões	Bronquite
VC-22	R-27	Estagnação do *Qi* do peito	Asma
VC-23	R-6	Deficiência de *Yin* dos Rins e dos Pulmões	Dor de garganta
VC-24	R-1	Distúrbio do Espírito	Ataques de pânico
VC-24	R-3	Deficiência do *Qi* do Rim	Medo crônico
VC-24	R-6	Deficiência do *Yin* do Rim e do Coração	Hiperexcitabilidade
VC-24	R-27	Deficiência do *Qi* e do *Yin* do Rim e do Coração Desmaio	Ansiedade com depressão

TABELA 11.6 – Combinações dos pontos do Vaso Concepção com pontos do canal do Estômago

Pontos do Vaso Concepção	Pontos do Estômago	Síndrome	Exemplo
VC-1	E-30	Afundamento do Qi	Hérnia inguinal
		Umidade Calor	Dor no pênis
VC-2	E-30	Deficiência do Qi e do Jing do Rim	Impotência
		Sangue não fica contido no vaso	Hemorragia uterina
		Afundamento do Qi	Prolapso do útero
		Umidade Calor	Vaginite
		Frio no útero	Dismenorréia
VC-3	E-29	Estagnação de Sangue no útero	Endometriose
		Deficiência do Qi do Rim e da Bexiga	Prostatite
		Umidade Calor	Leucorréia
VC-4	E-8	Deficiência do Qi do Rim e Hiperatividade do Yang do Fígado	Dor de cabeça
VC-4	E-28	Deficiência do Qi do Rim e Umidade	Edema
VC-4	E-30	Deficiência do Qi e do Jing do Rim	Impotência e depressão
VC-4	E-36	Deficiência do Qi e de Sangue	Exaustão
		Deficiência do Qi Defensivo	Infecções recorrentes
		Deficiência do Qi e do Jing do Rim	Infertilidade
		Deficiência do Qi e do Yang da Bexiga	Incontinência urinária
		Deficiência do Qi e do Yang do Baço e dos Rins	Sensação de frio e dor no baixo abdome
		Deficiência do Qi do Pulmão e do Rim	Asma
VC-4	E-40	Deficiência do Qi do Coração e Fleuma no Coração	Depressão e confusão
VC-4	E-45	Estagnação e Deficiência do Qi do Estômago	Esgotamento mental com acúmulo de pensamentos
VC-6	E-8	Estagnação do Qi do Fígado e Hiperatividade do Yang do Fígado	Dor de cabeça e depressão
VC-6	E-25	Estagnação do Qi Intestinal	Constipação
VC-6	E-28	Estagnação do Qi e Umidade no Aquecedor Inferior	Distensão abdominal
VC-6	E-36	Estagnação do Qi e Deficiência do Qi e do Sangue	Depressão e cansaço
VC-6	E-40	Estagnação do Qi e Fleuma Umida	Letargia, sensação de peso na cabeça e nos membros
		Estagnação do Qi do Coração e Calor Fleuma	Linguagem e comportamento confusos
		Estagnação do Qi do Pulmão e Fleuma no Pulmão	Asma brônquica
VC-6	E-45	Estagnação do Qi na cabeça	Estagnação mental e falta de concentração
VC-8	E-36	Deficiência do Qi e do Sangue	Completa exaustão
VC-9	E-36	Deficiência do Qi do Baço e do Rim	Edema
VC-10	E-37	Estagnação no Estômago e nos Intestinos	Distensão epigástrica e constipação
VC-12	E-21	Fogo no Estômago	Úlcera gástrica
		Fígado invade o Estômago	Vômitos
VC-12	E-25	Deficiência do Qi do Estômago e dos Intestinos	Constipação nos idosos
VC-12	E-36	Deficiência de Qi e de Sangue	Cansaço e depressão
		Deficiência do Qi do Baço	Borborigmo e flatulência
		Frio e Umidade no Estômago	Indigestão e sensação de frio na região epigástrica
VC-12	E-40	Umidade e Fleuma no Estômago	Náuseas e vômitos
		Umidade e Fleuma na cabeça	Memória fraca e falta de concentração
VC-12	E-44	Deficiência do Yin do Estômago	Inquietação e emagrecimento
		Fogo no Estômago	Apetite voraz e gastrite
VC-12	E-45	Estagnação do Qi do Fígado e do Estômago	Dor de cabeça e náusea após excesso de alimentos ou de álcool
VC-14	E-21	Rebelião do Qi do Estômago	Náusea com extrema preocupação
		Fígado invade o Estômago	Raiva e indigestão
		Medo do Rim invade o Estômago	Insegurança e medo, com indigestão
		Fogo no Estômago e no Coração	Hiperatividade e úlcera gástrica
VC-14	E-39	Coração e Rins invadem os intestinos	Ansiedade acompanhada de medo e síndrome do colo irritável
VC-14	E-40	Fleuma Fogo do Estômago e Fogo	Náusea e gastrite com palpitações e confusão
VC-14	E-44	Fogo no Estômago e no Coração	Insônia e gastrite
VC-17	E-15	Estagnação do Qi do Pulmão	Bronquite
VC-17	E-18	Estagnação do Qi do Fígado	Lactação insuficiente
VC-17	E-36	Deficiência do Qi do Pulmão	Resfriados recorrentes e bronquite
		Deficiência do Qi do Coração	Labilidade emocional
		Deficiência do Sangue do Baço e do Coração	Palpitações e insônia
VC-17	E-40	Fleuma no Pulmão	Bronquiectasia
		Fleuma no Coração	Depressão
		Estagnação de Sangue no peito	Traumatismo torácico
VC-17	E-45	Fleuma no Coração	Embotamento mental e desorientação
VC-22	E-40	Fleuma no Pulmão	Catarro na garganta
VC-23	E-40	Umidade na garganta	Hipersalivação
		Fleuma no Pulmão	Faringite
		Fleuma no Coração	Hipertensão
VC-23	E-44	Deficiência do Yin do Estômago	Boca e garganta secas
		Fogo no Estômago e no Coração	Úlceras na boca e na língua
VC-24	E-4	Fogo Perverso e Umidade Calor	Acne
VC-24	E-36	Deficiência de Sangue e de Yin do Coração	Ansiedade e depressão
VC-24	E-40	Fleuma Fogo no Coração	Histeria e pânico
VC-24	E-44	Deficiência de Yin do Coração e Fogo no Coração	Medo das pessoas

TABELA 11.7 – Combinações dos pontos do Vaso Concepção com pontos do canal do Baço-Pâncreas

Pontos do Vaso Concepção	Pontos do Baço-Pâncreas	Síndromes	Exemplo
VC-3	BP-1	Calor no Sangue	Prurido genital
VC-3	BP-4	Estagnação de Sangue no útero	Endometriose
VC-3	BP-6	Estagnação de Sangue no útero	Nódulos
		Umidade Calor no Aquecedor Inferior	Leucorréia
		Deficiência do Yin do Rim e Umidade Calor na Bexiga	Cistite
VC-3	BP-8	Estagnação de Sangue no útero	Placenta retida
VC-3	BP-9	Umidade Calor no Aquecedor Inferior	Prostatite
VC-3	BP-10	Calor no Sangue	Menorragia
VC-3	BP-12	Estagnação de Qi e de Sangue	Mau jeito na virilha
VC-4	BP-1	Baço sem conter o Sangue no vaso	Sangue nas fezes
VC-4	BP-2	Baço Frio e Deficiente	Distensão abdominal
VC-4	BP-3	Deficiência do Qi do Baço e do Rim	Exaustão
		Frio e Umidade no Aquecedor Inferior	Edema
VC-4	BP-4	Deficiência de Qi e de Jing no Rim	Infertilidade
		Estagnação e Deficiência de Qi e de Sangue	Mãos e pés frios
VC-4	BP-6	Deficiência do Yin do Rim	Região dorsal frágil, inquietação
		Deficiência do Yin do Rim e do Coração	Palpitações e insônia
		Deficiência do Yin do Rim e Hiperatividade do Yang do Fígado	Enxaquecas
		Deficiência do Qi e do Sangue	Cansaço e depressão
		Afundamento do Qi do Baço	Prolapso retal
		Deficiência do Qi e Umidade	Retenção urinária
VC-4	BP-9	Deficiência do Qi e Umidade	Leucorréia
VC-4	BP-10	Deficiência de Sangue	Vertigem e dor de cabeça
VC-6	BP-1	Estagnação de Qi e do Sangue	Depressão e melancolia
VC-6	BP-2	Estagnação do Qi e do Sangue	Sensação de plenitude no peito e no abdome
VC-6	BP-4	Estagnação do Qi e do Sangue no Aquecedor Inferior	Hemorragia pós-parto
		Estagnação do Qi no peito	Depressão e dor no peito
		Estagnação de Qi no Aquecedor Inferior	Distensão e dor abdominais
		Estagnação de Sangue no útero	Menstruação irregular
VC-6	BP-6	Umidade Calor no Aquecedor Inferior	Infecções urinárias
		Estagnação de Qi e Frio no Aquecedor Inferior	Dismenorréia
		Estagnação de Qi e de Sangue no útero	Dor abdominal pós-parto
		Deficiência de Sangue e Estagnação de Qi do Fígado	Depressão pós-natal
		Estagnação do Qi do Fígado e Hiperatividade do Yang do Fígado	Depressão e dor de cabeça
		Estagnação do Qi do Coração e Deficiência do Yin do Coração	Síndrome da menopausa
VC-6	BP-8	Estagnação de Sangue nas pernas	Pernas e pés frios
VC-6	BP-9	Estagnação do Qi e Umidade no Aquecedor Inferior	Diarréia crônica
VC-6	BP-15	Estagnação do Qi nos Intestinos	Constipação
VC-9	BP-6	Estagnação do Qi dos Rins	Retenção urinária e dor lombar
VC-9	BP-9	Umidade Calor na Bexiga	Uretrite
VC-10	BP-4	Estagnação de Alimentos no Estômago	Náusea e constipação
VC-12	BP-1	Deficiência e Estagnação do Qi do Aquecedor Médio	Falta de apetite
VC-12	BP-2	Deficiência do Yang do Baço	Exaustão e fraqueza muscular
VC-12	BP-3	Deficiência do Qi e do Sangue	Esgotamento mental e memória fraca
		Deficiência do Qi do Baço	Digestão lenta
		Deficiência do Qi do Baço e Umidade	Náusea e indigestão
		Umidade e Fleuma na cabeça	Sensação de peso e letargia
VC-12	BP-4	Estagnação de Qi e de Sangue no Aquecedor Médio	Dor epigástrica intensa
VC-12	BP-6	Deficiência do Yin do Estômago	Preocupação e insônia
		Deficiência do Qi e do Sangue	Insegurança e depressão
		Fígado invade o Estômago	Irritabilidade e gastrite
VC-12	BP-9	Deficiência do Baço e Umidade	Distensão e dor abdominais
VC-12	BP-15	Deficiência do Qi do Baço	Dor e frio no abdome e nas pernas
VC-14	BP-4	Deficiência do Yin e do Sangue do Coração	Ansiedade, inquietação e insônia
VC-14	BP-6	Deficiência do Qi e do Sangue do Coração	Labilidade emocional e palpitações
VC-17	BP-1	Estagnação do Qi e do Sangue do Coração	Depressão e sono perturbado pelos sonhos
VC-17	BP-3	Deficiência do Sangue do Coração e do Baço	Vulnerabilidade emocional
VC-17	BP-4	Estagnação do Sangue do Coração	Angina pectoris
		Estagnação de Sangue no peito	Traumatismo torácico
		Deficiência do Sangue e do Yin do Coração	Entusiasmo em excesso e exaustão
VC-17	BP-6	Deficiência do Yin do Coração e do Rim	Medo e paranóia
		Deficiência do Yin do Coração e Fogo no Coração	Hipertensão
		Deficiência do Qi e do Sangue do Coração	Arritmia cardíaca
VC-17	BP-21	Estagnação do Qi e do Sangue	Dor no peito
VC-22	BP-3	Fleuma no Pulmão	Catarro na garganta
VC-22	BP-6	Deficiência do Yin do Coração	Histeria e perda da voz
VC-23	BP-6	Fogo no Estômago e no Coração	Úlceras na boca e na língua
VC-24	BP-4	Deficiência do Sangue e do Yin do Coração	Ansiedade e depressão
VC-24	BP-6	Deficiência do Yin do Coração e Fogo no Coração	Ataques de pânico

TABELA 11.8 – Combinações de pontos do Vaso Concepção com pontos do canal do Fígado

Pontos do Vaso Concepção	Pontos do Fígado	Síndromes	Exemplo
VC-1	F-5	Umidade Calor no Aquecedor Inferior	Hemorróidas sangrantes
VC-3	F-1	Calor no Sangue	Fluxo menstrual anormal
	F-3	Estagnação no Aquecedor Inferior	Cálculos urinários e dor
	F-5	Umidade Calor no Aquecedor Inferior	Cistite
	F-8	Umidade Calor no Aquecedor Inferior	Inflamações pélvicas
VC-4	F-1	Diminuição do tônus muscular	Prolapso do útero
VC-6	F-1	Estagnação no Aquecedor Inferior	Dor na região inferior do abdome
	F-3	Estagnação do Qi do Fígado	Depressão e cansaço
	F-13	Fígado invade o Baço e os Intestinos	Síndrome do colo irritável
	F-14	Estagnação do Qi do Coração e do Pulmão	Depressão e sensação de solidão
VC-9	F-8	Umidade Frio no Aquecedor Inferior	Edema e leucorréia
VC-10	F-3	Estagnação do Qi no Estômago e Intestinos	Distensão abdominal e epigástrica por estagnação dos alimentos
VC-12	F-3	Fígado invade o Baço	Preocupação e depressão
	F-13	Deficiência do Yang do Baço	Exaustão e diarréia
VC-13	F-3	Fígado invade o Estômago	Náuseas e vômitos
VC-14	F-2	Fogo do Fígado invade o Coração	Raiva, ansiedade e agitação
VC-15	F-3	Fígado invade o diafragma	Respiração feita com esforço, difícil
VC-17	F-1	Estagnação do Qi do Fígado	Dor intercostal
	F-3	Estagnação do Qi do Fígado	Dor nas mamas no período menstrual
	F-14	Estagnação de Sangue	Traumatismo torácico
VC-22	F-3	Estagnação do Qi do Fígado e do Pulmão	Sensação de bolo na garganta
	F-14	Estagnação do Qi do Fígado e Fleuma no Pulmão	Tosse dolorosa
VC-23	F-2	Fogo no Fígado	Boca seca e dor de garganta com secura
VC-24	F-3	Distúrbio do Espírito	Ansiedade extrema

Governador | 12

Vaso Governador

CONEXÕES DO CANAL

TRAJETO PRINCIPAL DO CANAL

À semelhança do trajeto interno do Vaso Concepção, o trajeto interno do Vaso Governador está conectado ao Rim e começa dentro do baixo abdome, descendo, pelo útero, nas mulheres, e emergindo no períneo. O trajeto superficial do Vaso Governador sobe pela linha média das costas e do pescoço, passa sobre o vértice e desce pela linha média da face, terminando em VG-28 na gengiva superior.

Diz-se que o Vaso Governador interno faz conexão com Rim, Coração e cérebro, encontrando também o Vaso Concepção no ponto VC-1 e o canal interno do Fígado em VG-20.

TRAJETO DO CANAL DE CONEXÃO

Esse canal se separa a partir de VG-1 e ascende pelos dois lados da espinha dorsal até o occipital, de onde se distribui pelo alto da cabeça. Na escápula, um ramo encontra o canal da Bexiga e se distribui pela espinha dorsal.

TABELA 12.1 – Pontos de Cruzamento no Vaso Governador

Ponto	Cruzamento	Outra função
VG-26	ID, IG	
VG-24	E, B	
VG-20	B	Ponto Mar da Medula
VG-17	B	
VG-16	Vaso de Ligação *Yang*	Ponto Mar da medula
VG-15	Vaso de Ligação *Yang*	Ponto Mar do *Qi*
VG-14	B, VB, E	Ponto Mar do *Qi*, ponto de Influência do *Yang*
VG-13	B	
VG-12	B	

VASO GOVERNADOR E CENTROS DE ENERGIA

CENTROS DE ENERGIA NO VASO GOVERNADOR

O Vaso Concepção e o Vaso Governador, juntos, formam um circuito de fluxo de energia no eixo vertical do corpo. Existem centros no Vaso Governador que são aproximadamente equivalentes, em função, aos centros no Vaso Concepção, como mostra a Tabela 12.2 e discutido no Capítulo 2.

TABELA 12.2 – Centros de energia do Vaso Governador

Centro	Ponto do Vaso Concepção	Ponto do Vaso Governador	Abaixo da vértebra
Coronário	–	20	–
Frontal	–	yìn táng	–
Garganta	22–23	15, 16	C1, occipital
Coração	17	11	T5
Plexo Solar	14	9	T7
Baço	12	6	T11
Dan Tian	4–6	4	L2
Reprodução	2–3	2–3	Aproximadamente região mesossacral
Períneo	1	1	Ponta do cóccix

FUNÇÕES DOS PONTOS DO VASO GOVERNADOR

TONIFICAR O JING DO RIM

O Vaso Concepção e o Vaso Governador, em conexão com os Rins, formam o núcleo do sistema dos Oito Canais Extraordinários. O *Jing* é armazenado nos Rins e nos Oito Canais Extraordinários, por meio do *Jing*, os Rins governam os ossos, o cérebro e os ciclos de reprodução e de desenvolvimento. Entretanto, embora os pontos do Vaso Concepção, como VC-4, possam tonificar tanto os aspectos *Yin* como os aspectos *Yang* de *Jing*, os pontos do Vaso Governador, como VG-4, são mais usados para fortalecer os aspectos *Yang*.

JING E REPRODUÇÃO

Os problemas de reprodução relacionados ao *Jing*, como impotência e infertilidade, são tratados principalmente pelo Vaso Governador, pela tonificação de VG-4.

OSSOS E ESPINHA DORSAL

Os Rins governam a medula e os ossos, o Vaso Governador permeia espinha dorsal e cérebro. Os problemas da espinha dorsal podem ser tratados com o ponto do Vaso Governador no segmento afetado, ou por VG-1, VG-4, VG-9, VG-12, que promovem efeitos gerais na espinha dorsal e no tônus dos músculos espinais.

CÉREBRO

VG-16 e VC-20 são pontos Mar da Medula e são específicos para tonificar o cérebro, como em casos de Deficiência do Rim, problemas de desenvolvimento ou recuperação por traumatismo cerebral.

TONIFICAR O YANG

De forma geral, os pontos no Vaso Governador são indicados ou para tonificar o *Yang* ou para controlá-lo, para alcançar um equilíbrio de energia *Yang* no corpo.

TONIFICAR O *YANG* DOS ÓRGÃOS

VG-14 pode tonificar o *Yang* do corpo de forma geral, VG-4 pode fazer o mesmo, tonificando o *Yang* dos Rins. Outros pontos do Vaso Governador podem tonificar o *Yang* do órgão associado com determinado segmento espinal, como VG-11 para tonificar o *Yang* do Coração.

DISPERSAR O FRIO E A UMIDADE DO INTERIOR

VG-3 e VG-4, tonificando os Rins, podem dispersar o Frio Interior e VG-6, tonificando o *Yang* do Baço, pode remover a Umidade Interior.

EVITAR INVASÃO EXTERIOR

Tonificando o *Yang* e o *Qi*, especialmente dos Rins, Pulmões e Baço, os pontos do Vaso Governador, como VG-4, 6 e 12, podem evitar a facilidade de invasão do Vento Exterior, do Frio Exterior e da Umidade Exterior que seguem a Deficiência.

DISPERSAR A INVASÃO DO VENTO EXTERIOR

O Vento, o Frio e a Umidade podem invadir qualquer área exposta das costas, do pescoço ou da cabeça, especialmente se houver Deficiência geral de *Qi* e de *Yang*, ou uma área local de Deficiência e Estagnação do *Qi*. Os pontos do Vaso Governador, VG-14, 15 e 16, podem ser usados para tratar os primeiros estágios da invasão do *Yang* Maior, usando agulha, moxa ou ventosa.

REGULAR PROBLEMAS LOCAIS DE SEGMENTO

Os pontos do Vaso Governador podem ser usados para regular a Deficiência, o Excesso, a Estagnação ou a Irregularidade do *Qi*, relacionados a um segmento específico da espinha dorsal. O desequilíbrio pode estar associado com problemas físicos, como artrite na articulação T1–T2, ou com problemas emocionais como incapacidade para se expressar num relacionamento pessoal. Quando adequado, o ponto do Vaso Governador pode ser combinado com *jiā jǐ*e/ou com Pontos de Transporte Dorsais no mesmo segmento.

CONTROLAR FOGO, YANG E VENTO INTERIOR

Os pontos do Vaso Governador podem tonificar a Deficiência de *Yang* e controlar sua manifestação de Excesso e Irregularidade: Fogo, Hiperatividade do *Yang* e Vento Interior.

CONTROLAR O FOGO

Os pontos do Vaso Governador como VG-13 e VG-14 podem ser usados para controlar febres agudas e VG-11, 14 e 15 podem ser usados para controlar os efeitos do Fogo do Coração.

CONTROLAR A HIEPRATIVIDADE DO *YANG* DO FÍGADO

Os pontos VG-8 e VG-9 podem regular todas as síndromes do Fígado, mas VG-20 é especialmente indicado para controlar os efeitos da Hiperatividade do *Yang* na cabeça.

CONTROLAR O VENTO INTERIOR

Os pontos do Vaso Governador podem controlar o Vento que surge de uma febre, como VG-14 e VG-16, ou que surge do Fogo do Fígado e da Hiperatividade do *Yang* do Fígado, VG-8, 9, 15, 16, 20. VG-1 e VG-2 podem ser usados para ataques epiléticos e convulsões, como também VG-26 na outra extremidade do canal.

ACALMAR O ESPÍRITO

O Vaso Governador é muito usado para problemas mentais e emocionais por suas conexões com o cérebro e com o Coração. O Espírito pode ficar perturbado pelo Calor, Hiperatividade do *Yang* e pelo Vento, como dito na seção anterior, sedando esses Fatores, com pontos VG-8, 9, 13, 14, 15, 20, 24 e 26, pode-se acalmar o Espírito.

Entretanto, os pontos do Vaso Governador não são tão eficazes quando o Distúrbio do Espírito é devido à Deficiência do *Qi*, do *Yin* ou do Sangue. Nesse caso, outros pontos devem ser usados. VG-6, 20 e 24 podem também ser usados quando Espírito, cérebro e sentidos estão embotados pela Umidade e Fleuma, resultando em memória fraca, falta de concentração e confusão de pensamento e de linguagem.

PRECAUÇÕES AO USAR OS PONTOS DO VASO GOVERNADOR COM MOXA

Como o Vaso Governador é o principal canal do corpo para tonificar o *Yang*, fica relativamente fácil agravar uma condição de Calor existente ou originar uma nova, pelo uso excessivo de moxa. É mais sensato usar pequenas quantidades de moxa na primeira sessão de tratamento e aumentar a quantidade na próxima, se o pulso, a língua e o comportamento estiverem livres de sinais de Calor.

Nas seguintes situações, em pontos do Vaso Governador, a moxa deve ser usada com grande cautela ou não ser usada absolutamente:

- Hipertensão arterial: evitar moxa especialmente no ponto VG-20.
- Deficiência do *Yang* do Rim com Deficiência do *Yin* do Rim: assegure-se que não existe um certo grau de Deficiência de *Yin* junto com Deficiência do *Yang*, para a qual se necessita de moxa em VG-4.
- Deficiência do *Yang* do Coração com Deficiência do *Yin* do Coração: antes de usar moxa em VG-4, 11, 14 e 20 para depressão, a história clínica deve ser verificada com muito cuidado para se assegurar que não haja alternância entre depressão e mania.
- Deficiência do *Yang* com Calor Interior: a Deficiência do *Yang* pode coexistir com um padrão de Calor Interior, como Umidade Calor nos Intestinos, para a qual está contra-indicado moxa em VG-3 e VG-4, enquanto a Umidade Calor persistir.

SÍNDROMES DO VASO GOVERNADOR

As síndromes do Vaso Governador são discutidas em detalhes no Capítulo 10.

■ *Pontos do Vaso Governador*

VG-1 *cháng qiáng*

Ponto de Conexão do Vaso Governador.

Geral

Na circulação de energia, o Vaso Governador se liga com o Vaso Concepção no períneo. A partir de VG-1, a energia sobe pela espinha dorsal até a cabeça. Por esta razão, o VG-1 pode ser usado tanto para problemas da espinha dorsal como para problemas mentais. VG-1 age com VC-1 no centro de energia do Períneo.

O uso mais comum do VG-1 é para problemas do ânus, como prolapso ou hemorróidas.

Síndromes

Problemas relacionados ao ânus
   Umidade Calor
   Afundamento e Deficiência do *Qi*
Problemas relacionados ao cóccix e à região sacral
Problemas da espinha dorsal
Problemas mentais

Problemas relacionados ao ânus

Umidade Calor

Pulso. Escorregadio, rápido.

Indicações. Hemorróidas internas ou externas, dor, inchaço, prurido, secreção ou sangramento do ânus.

Exemplo. Hemorróidas externas com sangramento.

Combinação. VG-1, B-32, B-35, B-57, BP-10 Disp.

Afundamento e Deficiência do Qi

Pulso. Profundo, vazio.

Indicações. Hemorróidas externas, prolapso do ânus, sensação de peso no ânus, hemorragia, exaustão.

Exemplo. Hemorróidas externas com sangramento crônico.

Combinação. VG-1, B-26 H; VG-20, B-46, VC-4, E-36 Ton M.

Problemas relacionados ao cóccix e à região sacral

Pulso. Vários – normalmente, em corda.

Indicações. Dor sacral ou coccígea.

Exemplo. Dor na região coccígea ao sentar, depois de traumatismo.

Combinação. VG-1, VG-2, B-35, B-60 H.

Problemas da espinha dorsal

Pulso. Talvez vazio ou em corda.

Indicações. Dor na coluna, espasmos e rigidez muscular, convulsões.

Exemplo. Rigidez na espinha dorsal.

Combinação. ID-3, B-62, VG-1, VG-8, VG-14 H.

Problemas mentais

Pulso. Vários – desde vazio e flutuante até em corda e rápido.

Indicações. Depressão, histeria, instabilidade emocional.

Exemplo. Problemas na espinha dorsal agravados pela ansiedade.

Combinação. VG-1, VG-11, VG-20, B-62, C-7, R-6 H.

VG-2 *yāo shū*

O ponto VG-2 tem funções semelhantes às funções de VG-1, com a exceção de VG-1 ser melhor para problemas relacionados ao ânus e VG-2 ser mais usado para epilepsia. Enquanto VG-1 é especialmente indicado para problemas de Umidade Calor no ânus, VG-2 é mais indicado para problemas localizados nas regiões lombar e sacral envolvendo Deficiência do *Yang*, Frio e Umidade do Rim. VG-2, portanto, é um intermediário quanto à função entre VG-1 e VG-3 pela sua localização na espinha dorsal.

    VG-2 não tem ampla aplicação urogenital de VC-2 ou VC-3. Esses pontos são mais semelhantes em função aos pontos *bā liáo* no canal da Bexiga. VG-2 está mais indicado para problemas da espinha dorsal envolvendo a área sacral, região lombar e talvez, até mesmo, a fraqueza das pernas e para a função característica do Vaso Governador de controlar o Vento Interior.

VG-3 *yāo yáng guān*

VG-3 é semelhante a VG-4 para tonificar o *Yang* do Rim e fortalecer a região lombar e as pernas. Entretanto, VG-4 tem aplicações mais abrangentes que VG-3 e é mais forte para tonificar o *Yang* do Rim. VG-3 é usado especialmente para dor local da região dorsal, para dor na região dorsal que se irradia para as pernas e para a dor e fraqueza nas pernas e nos joelhos.

    VG-3 é mais parecido em função com VC-4 que com VC-3, mas da mesma forma que VG-2, é usado principalmente para problemas locais da espinha dorsal e para problemas da região dorsal.

VG-4 *mìng mén*

VG-4 e VC-4

VG-4 está relacionado ao *Dan Tian* e ao armazenamento e movimento do *Jing* e do *Qi* do Rim, à semelhança de VC-4, mas VC-4 tem aplicações mais abrangentes que o *mìng mén*. VC-4 pode tonificar não apenas *Jing*, *Qi* e *Yang*, mas também o *Yin* e o Sangue. VG-4 é o mais eficaz para tonificar o *Yang* e o Fogo, com as funções associadas de aquecer o Frio e secar a Umidade. *Mìng mén* é totalmente um ponto do Vaso Governador e pode ser usado para problemas locais e gerais da espinha dorsal e para regular o *Yang* e assim fortalecer e clarear o cérebro e acalmar o espírito. Entretanto, seu uso principal é para tonificar o *Yang* ao invés de regulá-lo.

Síndromes

Problemas da espinha dorsal
   Problemas locais
   Problemas gerais
Frio e Umidade

Invasão Exterior aguda de Vento Frio Umidade
Acúmulo crônico de Frio e Umidade no Interior
Deficiência do *Yang* do Rim
Deficiência do *Yang* do Rim e do Baço e Afundamento do *Qi*
Deficiência do *Jing* e do *Yang* do Rim e Deficiência do Sangue do Fígado
Deficiência do *Yang* do Rim e do Coração

Problemas da espinha dorsal

Problemas locais da espinha dorsal

Pulso. Vários, talvez em corda.

Indicações. Problemas locais da segunda e terceira vértebras lombares e nervos espinais associados.

Exemplo. Mau jeito agudo nas costas com dor na região lombar esquerda que se irradia para a perna esquerda.

Combinação. VG-4, *jiā jǐ*, B-23, B-50, B-40, B-60 do lado esquerdo, **H M**.

Problemas gerais da espinha dorsal

Pulso. Talvez vazio, flutuante, profundo, lento, talvez em corda.

Indicações. Dor e rigidez da espinha dorsal associada com Deficiência e Estagnação do *Qi*.

Exemplo. Espondilite ancilosante com rigidez, em especial, nas áreas lombar e cervical.

Combinação. ID-3, B-62, B-10, VG-2, VG-4, VG-14, VG-15 **H M**.

Frio e Umidade

Invasão Exterior aguda de Vento Frio Umidade

Pulso. Superficial, apertado.

Indicações. Rigidez geral ou local da espinha dorsal e desconforto devido à Invasão Exterior.

Exemplo. Rigidez e dor na região lombossacral.

Combinação. VG-3, VG-4, B-23, B-25, B-60 **H M**.

Acúmulo crônico de Frio Umidade no Interior

Pulso. Vazio, profundo, lento, talvez apertado ou em corda.

Indicações. Rigidez e desconforto na região lombar, aversão ao frio, cansaço, talvez edema.

Exemplo. Exaustão, sensação de frio no corpo todo, especialmente no baixo abdome e desconforto e rigidez nas costas e na região lombar.

Combinação. VG-4, B-23, B-52, B-60, R-2, E-36 **Ton M**.

Deficiência do Yang do Rim

Pulso. Vazio a pequeno, profundo, lento.

Indicações. Freqüência de micção, incontinência urinária ou dor à micção, frigidez, impotência, infertilidade, exaustão, depressão.

Exemplo. Exaustão, recolhimento emocional, sonolência.

Combinação. VG-4 **Ton M**; VG-20, B-62, R-6

Alternação. VC-4 **Ton M**; VG-20, B-62, R-6.

Deficiência do Yang do Rim e do Baço e Afundamento do Qi

Pulso. Vazio, profundo, lento, talvez flutuante.

Indicações. Prolapsos, hemorragia, pele e músculos flácidos, exaustão, depressão.

Exemplo. Hemorróidas externas com sangramento.

Combinação. VG-1 **H**; VG-4, VG-20, B-23, B-25, BP-10 **Ton M**.

Deficiência do Jing e do Yang do Rim e Deficiência de Sangue do Fígado

Pulso. Vazio ou fino a pequeno, profundo, flutuante, talvez em corda.

Indicações. Envelhecimento precoce: deterioração da visão e da audição; rigidez e fraqueza dos músculos e das articulações; fragilidade das costas, joelhos e pernas; impotência, infertilidade.

Exemplo. Timidez, indecisão, esquecimento e marcha vacilante.

Combinação. VG-4, VG-8, B-18, B-23, R-3, F-3, VB-34, F-8 **Ton M**.

Deficiência do Yang do Rim e do Coração

Pulso. Vazio, profundo, lento, talvez em corda, talvez disperso.

Indicações. Corpo frio, extremidades frias, exaustão, depressão, medo, desorientação, esquecimento, sonolência.

Exemplo. Exaustão com paranóia e sentimento de solidão, esquecimento e dificuldade de concentração.

Combinação. VG-4, VG-11, VG-20, B-44, B-52, B-60, R-7 **Ton M**.

Alternação. VC-4, VC-17, VG-20, R-3, E-36 **Ton M**; VG-24, VB-13, C-5 **H**.

VG-6 jī zhōng

VG-5, abaixo da primeira vértebra lombar e VG-6, abaixo da décima primeira vértebra torácica podem, ambos, ser usados para tratar problemas digestivos. O autor escolheu o ponto VG-6 para representar o centro de energia do Baço na espinha dorsal porque está nivelado com B-20 e B-49, que controlam o órgão Baço. Como discutido anteriormente, os pontos do Vaso Governador que representam os cinco órgãos *Yin*, podem ser usados em combinação com os pontos da linha mais interna ou mais externa do canal da Bexiga no mesmo nível da espinha dorsal, para tratar problemas físicos ou psicológicos do órgão associado.

Síndromes

Deficiência do *Yang* do Baço
Estagnação do *Qi* do Baço

Deficiência do Yang do Baço

Pulso. Vazio, profundo, lento, talvez escorregadio.

Indicações. Fraqueza muscular, cansaço ao mínimo esforço, prolapsos, sangramento, diarréia, falta de apetite, sensação de frio principalmente no abdome, edema, memória fraca, lentidão de pensamentos e embotamento mental.

Exemplo. Dificuldade de concentração, desejo de ficar deitado e dormindo, distensão abdominal.

Combinação. VG-4, VG-6, VG-20, BP-4, E-36, IG-4 **Ton M**.

Estagnação do Qi do Baço

Pulso. Talvez vazio, talvez cheio, escorregadio, levemente em corda.

Indicações. Preocupação com pensamentos que giram sempre sobre o mesmo tema, incapacidade de digerir e assimilar idéias, indigestão com desconforto e distensão abdominais.

Exemplo. Preocupação, sensação de insegurança, acúmulo de pensamentos por estudo excessivo.

Combinação. VG-20, H; VG-6, B-49, B-67, R-1 **Ton M**.

Alternação. yìn táng, IG-5, E-40, BP-6 H; E-45 H M.

VG-8 jīn suō

VG-8 está no mesmo nível espinal de B-18 e B-47, que estão relacionados com as funções físicas, emocionais e mentais do Fígado. Tanto VG-8 quanto VG-9 podem ser usados para tratar problemas do Fígado. Devido à localização relativa desses pontos, VG-8 é mais usado para problemas abdominais e VG-9 para problemas no tórax. Os dois pontos podem ser usados para regular a Estagnação de *Qi*, a Hiperatividade do *Yang* e o Vento Interior capaz de produzir rigidez e espasmo dos músculos das costas e espinais.

O centro de energia do Plexo Solar está localizado entre VG-8 e VG-9 na espinha dorsal, aproximadamente em equivalência ao centro entre VC-14 e VC-15 na parte anterior do corpo. VG-8 ou VG-9 podem, portanto, ser usados, como VC-14, para tratar tensões emocionais e pressões afetando o Aquecedor Inferior e o Aquecedor Superior, independentemente da causa ser raiva, medo ou outro tipo de emoção.

Síndromes

Problemas da espinha dorsal
Estagnação do *Qi* do Fígado
Hiperatividade do *Yang* do Fígado
Vento Interior no Fígado
Fogo e Umidade Calor no Fígado–Vesícula Biliar
Tensão nervosa afetando os Aquecedores Inferior e Médio

Problemas da espinha dorsal

Pulso. Em corda.

Indicações. Rigidez da coluna, rigidez do pescoço, dor de cabeça, rigidez emocional e mental.

Exemplo. Rigidez na coluna, tensão muscular generalizada, dor de cabeça, irritabilidade.

Combinação. VG-8, VG-14, VG-20, VB-34, VB-21, VB-20 **Disp**; BP-6 **Ton**.

Estagnação do Qi do Fígado

Pulso. Em corda, escorregadio.

Indicações. Depressão, frustração, gastrite, distensão abdominal, dor na região das costelas.

Exemplo. Indigestão com distensão abdominal, depressão e cansaço.

Combinação. VG-6, VG-8, B-18, B-20, BP-6 H; E-36 **Ton M**.

Hiperatividade do Yang do Fígado

Pulso. Vazio, em corda.

Indicações. Dor de cabeça, irritabilidade, desmaio e gastrite se o intervalo entre as refeições for muito prolongado; os sintomas melhoram depois de comer.

Exemplo. Cansaço, inquietação e irritabilidade antes das refeições.
Combinação. VG-8, B-18 **H**; B-20, E-36, BP-6 **Ton**.

Vento Interno no Fígado

Pulso. Em corda, vazio ou cheio, talvez rápido, talvez flutuante.
Indicações. Espasmo muscular, tremores, epilepsia ou outro tipo de convulsão.
Exemplo. Tremor muscular devido a Vento Interior no Fígado associado com Deficiência do *Yin* do Rim e Deficiência de Sangue.
Combinação. VG-8, VG-17, F-3, B-18, B-20, B-23, BP-6, R-6 **Ton**.

Fogo e Umidade Calor em Fígado–Vesícula Biliar

Pulso. Em corda, rápido, talvez escorregadio.
Indicações. Colecistite, hepatite.
Exemplo. Colecistite, dor no hipocôndrio.
Combinação. VG-8, B-18, VB-25, *dǎn náng*, TA-6 **H**.

Tensão nervosa afetando os Aquecedores Inferior e Médio

Pulso. Talvez em corda, talvez vazio, talvez variável.
Indicações. Tensão e estresse que agravam condições tais como síndrome do colo irritável, diarréia, gastrite.
Exemplo. Hipersensibilidade ao estresse do ambiente, extremamente perturbado por emoções de raiva ou medo, náusea, diarréia.
Combinação. VG-8, B-18, B-23, PC-6, BP-4 **H**; BP-6, E-36 **Ton**.

VG-9 zhì yáng

VG-9 é mais usado para problemas dos Aquecedores Superior e Médio, ao passo que VG-8 é melhor para os Aquecedores Médio e Inferior. VG-9 pode, portanto, ser usado para as mesmas síndromes de VG-8, com exceção de problemas gástricos e com a adição de problemas do diafragma e do Pulmão.

Síndromes

Problemas da espinha dorsal
Estagnação do *Qi* do Fígado
Hiperatividade do *Yang* do Fígado } ver VG-8
Vento Interno do Fígado
Fogo e Umidade em Fígado–Vesícula Biliar
Tensão nervosa afetando os Aquecedores Médio e Superior

Tensão nervosa afetando os Aquecedores Médio e Superior

Pulso. Em corda.
Indicações. Sensação de plenitude ou opressão no peito, tosse, asma, bronquiectasia, suspiros, soluços, dispnéia.
Exemplo. Respiração restrita agravada pelo estresse.
Combinação. VG-9, B-13, B-17, B-47, R-6, P-7, PC-6 **H**.

VG-11 shén dào

VG-11 situa-se abaixo do processo espinhoso da quinta vértebra torácica e está associado com B-15 e B-44 para regular as funções do órgão Coração. Pode também ser usado como o centro espinal equivalente ao centro do Coração representado por VC-17 na parte anterior do corpo. VG-11 pode, portanto, ser usado para tratar não apenas de problemas físicos, doenças cardíacas e má circulação, mas também para problemas psicológicos relativos à linguagem, comunicação, a capacidade de compartilhar idéias e sentimentos e a capacidade de dar e receber amor nos relacionamentos.

Síndromes

Deficiência do *Yang* do Coração e Fogo
Estagnação do *Qi* do Coração
Distúrbio do Espírito por Fogo no Coração

Distúrbio do Espírito por Hiperatividade do *Yang* do Fígado

Deficiência do Yang do Coração e Fogo

Pulso. Vazio, talvez profundo e lento, talvez irregular.
Indicações. Apatia, depressão, tristeza, sentimento de solidão, exaustão, extremidades frias.
Exemplo. Dificuldade em formar e continuar relacionamentos, frieza aparente e falta de afeição.
Combinação. VG-4, VG-11, VG-14, PC-8 **Ton M**; R-3, BP-6, C-7 **Ton**.

Estagnação do Qi do Coração

Pulso. Talvez em corda, talvez vazio, talvez irregular.
Indicações. Sensação de opressão no peito, insônia, palpitações, dor ocasional ou constante, dificuldade de expressar os sentimentos, depressão.
Exemplo. Dificuldade de expressar verbalmente os sentimentos.
Combinação. VG-11, B-44, C-5, R-4, PC-7 **H**.
Alternação. VC-17, VC-23, C-5, R-4, PC-7 **H**.

Distúrbio do Espírito por Fogo no Coração

Pulso. Rápido, cheio, talvez irregular.

Indicações. Febril ou quente, hiperatividade, comportamento maníaco, histeria, agitação.

Exemplo. Precipitado, atividade feita com tensão e excesso de entusiasmo com insônia grave.

Combinação. VG-1, VG-11, VG-20, R-1 **Disp**; C-7, BP-6 **Ton**.

Distúrbio do Espírito por Hiperatividade do Yang do Fígado

Pulso. Em corda, flutuante, talvez irregular.

Indicações. Vertigem, dor de cabeça ou sensação desagradável de movimento ou de expansão na cabeça ou no peito, irritabilidade, agitação, palpitações.

Exemplo. Desmaio ocasional, confusão mental, dificuldade de concentração.

Combinação. VG-11, VG-20, F-3, VB-34 **H**; R-3, BP-6 **Ton**.

VG-12 *shén zhù*

VG-12 está nivelado com B-13 e B-42 e é usado principalmente para problemas do Pulmão ou para aliviar espasmos, tremores e convulsões.

Síndromes

Problemas da espinha dorsal
Deficiência do *Qi* e do *Yang* do Pulmão
Estagnação do *Qi* do Pulmão

Problemas da espinha dorsal

Pulso. Em corda.

Indicações. Espasmos, rigidez e dor lombar ou na região superior dorsal e pescoço, tremores ou convulsões.

Exemplo. Artrite e rigidez da parte superior do dorso e dos ombros.

Combinação. VG-12, B-42, B-62, ID-3, ID-13, ID-15 **H**.

Deficiência do Qi e do Yang do Pulmão

Pulso. Grande, vazio, profundo, lento, talvez escorregadio.

Indicações. Cansaço, tosse com expectoração aquosa, respiração ofegante, respiração curta, facilidade de apanhar resfriados.

Exemplo. Bronquite com sensação de cansaço e frio.

Combinação. VG-4, VG-12, B-13, B-23, R-7, E-36 **Ton M**; P-9 **Ton**.

Estagnação do Qi do Pulmão

Pulso. Talvez vazio ou cheio e com fluxo abundante, talvez em corda, talvez escorregadio.

Indicações. Mágoa reprimida, bronquite crônica, dispnéia, sensação de opressão no peito.

Exemplo. Tristeza, depressão e recolhimento.

Combinação. VG-11, VG-12, B-42, B-44, P-7, R-6 **H**.

VG-13 *táo dào*

VG-13 pode acalmar o Espírito como VG-11 e VG-14. Pode tonificar o *Qi* Defensivo, da mesma forma que VG-12, e pode aliviar a rigidez da coluna cervical da mesma forma que a maioria dos outros pontos do Vaso Governador. No entanto, a função característica de VG-13 é remover o Vento Calor e o Calor Interior. Tem a indicação tradicional para as febres no estágio do *Yang* Menor, caracterizadas pela alternância entre calafrios e período febril. Na prática, VG-13 é usado principalmente para problemas locais da espinha dorsal.

VG-14 *dà zhuī*

Ponto de Encontro dos canais *Yang*, ponto de Influência do *Yang*, ponto Mar do *Qi*.

Geral

As funções características de VG-14 se originam do fato de ser um ponto do Vaso Governador e de sua localização específica.

Funções gerais de VG-14 características do Vaso Governador

Como um ponto do Vaso Governador, *dà zhuī* pode ser usado para sedar o *Yang*, o Calor e o Vento Interior, e inversamente, tonificar a Deficiência do *Yang* ou a Deficiência de Fogo.

Funções específicas de VG-14 resultantes de sua localização

Remove a Invasão do Vento Exterior. Outros pontos do Vaso Governador podem ser usados para essa função, mas VG-14, 15 e 16 são especialmente importantes devido à sua localização atrás do pescoço, uma área considerada especialmente vulnerável à Invasão de Vento. VG-14 não apenas expulsa o Vento Exterior, como também pode ser usado para evitar a invasão de Vento Exterior, pois tonifica o *Qi* Defensivo e o *Qi* Nutritivo.

Ponto de Cruzamento dos seis canais Yang. Essa conexão entre os fluxos dos seis canais *Yang* com o Vaso Governador faz do ponto VG-14 especialmente importante como um meio de coordenar e regular o *Yang*, independentemente estar Hiperativo ou Deficiente.

Um portão entre pescoço, corpo e braços. VG-14 pode ser usado para regular os fluxos de energia no meridiano entre corpo e pescoço, também entre braços, ombros e pescoço.

Tonifica as funções de Dispersão dos Pulmões. VG-14 não apenas pode acalmar o Vento Exterior invadindo os Pulmões, mas também pode ajudar na função de Dispersão para tratar a asma e a tosse.

Regula o Yang *e o Fogo do Coração.* VG-14 pode tonificar o *Yang* do corpo de forma geral, mas, pelo fato de sua localização, é mais eficaz para tonificar o *Yang* do Coração, e também regular o distúrbio do Espírito devido ao Calor.

Comparação entre VG-14 e outros pontos do Vaso Governador

Com VG-4. Os dois pontos podem tonificar o *Yang* de todo o corpo, aliviam o Frio e a Umidade do Interior e evitam a Invasão de Vento Exterior. Ambos os pontos podem tonificar e regular o *Yang* do Rim e do Coração, mas VG-4 é relativamente mais indicado para os Rins e VG-14 para o Coração. Os dois pontos regulam a espinha dorsal, mas VG-4 está mais indicado para problemas da espinha dorsal envolvendo os quadris e as pernas e VG-14 para problemas da espinha dorsal envolvendo pescoço, ombros e braços.

Com VG-11. Os dois pontos podem ser usados para tonificar o *Yang* do Coração ou para acalmar o Espírito, mas VG-14 tem, além disso, a função de regular o *Yang* de todos os órgãos, já que é o ponto de Encontro dos seis canais *Yang*.

Com VG-12. Os dois pontos podem ser usados para remover e evitar a Invasão de Vento Exterior e para fortalecer a função de Dispersão dos Pulmões, mas VG-14 tem outras funções gerais e específicas já relacionadas anteriormente. VG-14 é melhor que VG-12 para aliviar a febre ou o Calor do Verão.

Com VG-15 e VG-16. Os três pontos podem ser usados para regular a linguagem, acalmar, clarear a mente e tratar problemas locais do pescoço. Entretanto, VG-14 é mais indicado para ombros e pescoço, enquanto VG-15 e VG-16 são mais indicados para pescoço e cabeça. VG-14 é mais para problemas da voz e VG-15 e VG-16 mais para problemas da fala. Também, VG-14 é mais indicado para tratar os Pulmões e a garganta, ao passo que VG-15 e VG-16 são mais indicados para problemas relacionados com língua, nariz, ouvido e olhos.

Com VG-20. Os dois pontos regulam o movimento do *Yang* na cabeça, mas VG-14 está mais relacionado com o Coração e VG-20 com o Fígado. VG-20 é mais para clarear e acalmar a mente e para contrapor-se ao Afundamento do *Qi*, e VG-14 é mais para aliviar o Calor e remover a Invasão do Vento Exterior.

Combinação de VG-14 com outros pontos do Vaso Governador

Algumas importantes combinações são com VG-4, 11, 12, 15 ou 16, 20.

Com VG-4. Deficiência do *Yang* dos Rins e do Coração, Deficiência do *Yang* de todos os sistemas de órgãos, problemas da espinha dorsal.

Com VG-11. Deficiência do *Yang* e Fogo no Coração, Distúrbio do Espírito devido à Hiperatividade do *Yang* ou por Calor.

Com VG-12. Deficiência do *Yang* e do *Qi* dos Pulmões com Estagnação do *Qi* do Pulmão, Invasão dos Pulmões por Vento Exterior.

Com VG-15 ou VG-16. Problemas da parte superior da espinha dorsal, problemas da fala e de comunicação, problemas mentais e emocionais devidos à Deficiência ou ao Distúrbio do Espírito.

Com VG-20. Distúrbio do Espírito devido à Hiperatividade do *Yang*, Calor ou Vento Interior.

Síndromes

Problemas da espinha dorsal
    Pescoço, ombros e braço
    Pescoço, ombros e cabeça
Invasão de Vento Exterior
Calor
    Invasão do Vento Calor
    Excesso de Calor–Febre aguda
    Excesso de Calor–Fogo do Coração
    Calor do Verão
Vento Interno
Deficiência do *Yang*
Deficiência e Estagnação do *Qi* do Pulmão

Problemas da espinha dorsal

Pescoço, ombros e braços

Pulso. Vários, talvez em corda, vazio ou fino.

Indicações. Dor, rigidez ou insensibilidade no pescoço, ombros e braços.

Exemplo. Insensibilidade e fraqueza do pescoço até a mão direita, agravadas pelo frio.

Combinação. VG-14 **Ton M**; IG-5, IG-10, IG-14, IG-16 **Ton M** do lado direito; E-40 **Ton M** do lado esquerdo.

Pescoço, ombros e cabeça

Pulso. Em corda, talvez vazio ou fino, flutuante ou com fluxo abundante.

Indicações. Dor no pescoço, dor de cabeça, rigidez dos ombros, depressão, agitação.

Exemplo. Dor no pescoço e de cabeça com depressão.

Combinação. VG-4, VG-14, B-10, B-62, ID-3 H.

Invasão de Vento Exterior

Pulso. Superficial, apertado.

Indicações. Espirros, coriza, dores musculares generalizadas, dor no pescoço e na região occipital da cabeça, aversão ao frio.

Exemplo. Gripe com sensação intensa de frio.

Combinação. VG-13, VG-14, B-10, B-11, IG-4, E-36 Disp M.

Calor

Invasão do Vento Calor

Pulso. Superficial, rápido.

Indicações. Dor de garganta, febre, tosse, urticária ou eczema.

Exemplo. Urticária por Vento Calor, febre.

Combinação. VG-14, P-7, IG-4, B-40, **Disp**.

Excesso de Calor–Febre aguda

Pulso. Cheio, rápido.

Indicações. Febre aguda, condição aguda de Excesso de Calor associada com Fogo do Estômago, Coração, Pulmões e Fígado.

Exemplo. Febre aguda.

Combinação. VG-14, IG-4, IG-11 **Disp**; PC-9 S; C-7 H.

Excesso de Calor–Fogo do Coração

Pulso. Rápido, cheio ou com fluxo abundante, talvez em corda ou irregular.

Indicações. Mania, hipertensão, dor de cabeça, ondas de calor da menopausa.

Exemplo. Hiperentusiasmo muito intenso e estressante e hiperatividade.

Combinação. VG-14, VG-20, R-1, C-9 **Disp**; R-3, C-7 **Ton**.

Calor do Verão

Pulso. Superficial, com fluxo abundante.

Indicações. Queimadura pelo sol, insolação (fase de Excesso de Calor).

Combinação. VG-14, IG-4, BP-10 **Disp**; PC-3, PC-9, B-40, *shí xuān* S.

Vento Interior

Regulando o Calor e o *Yang*, este ponto é capaz de regular o Vento Interior de forma geral. Pode às vezes ser indicado para acidente vascular cerebral, mas VG-15, 16, 20 e 26 são mais usados para esta situação.

Deficiência do Yang do Coração

Pulso. Lento, vazio, talvez em corda ou profundo.

Indicações. Tristeza, depressão.

Exemplo. Melancolia com cansaço e extremidades frias.

Combinação. VG-4, VG-14, B-15, B-23, B-60 **Ton M**; C-7 **Ton**.

Alternação. VC-4, VC-17 **Ton M**; BP-4, PC-6 H.

Deficiência e Estagnação do Qi do Pulmão

Pulso. Em corda, talvez vazio ou escorregadio, talvez lento ou rápido.

Indicações. Asma, bronquite.

Exemplo. Asma.

Pontos. VG-14, *dìng chuǎn*, B-13, VC-17, E-40, P-6 **Disp**; R-3 **Ton**.

VG-15 yǎ mén e VG-16 fēng fǔ

VG-15 é o ponto Mar do *Qi*; VG-16 é o ponto Janela do Céu, ponto Mar da Medula, ponto de Cruzamento do Vaso de Ligação *Yang* e do Vaso Governador. Esses dois pontos são muito semelhantes, podem ser usados juntos e de fato funcionam quase como uma unidade. Constituem um portão regulador do fluxo de energia entre o pescoço e a cabeça e também representam o centro de energia da Garganta, envolvido com a linguagem e a comunicação clara das idéias.

Remover a Invasão de Vento Exterior

Como VG-14, esses pontos podem ser usados para dispersar o Vento Exterior, mas são mais indicados para sintomas de Vento Exterior na cabeça e no pescoço, ao passo que VG-14 é mais indicado para Vento Exterior nos Pulmões, ombros e pescoço. Outra coisa é VG-15 e VG-16 não possuírem a força capaz de tonificar o *Yang* que VG-14 possui.

Problemas locais da cabeça e do pescoço

VG-15 e VG-16 são mais indicados para problemas da parte superior do pescoço e da cabeça, ao passo que VG-14 é mais indicado para problemas dos braços, ombros e parte inferior do pescoço. VG-15 também pode ser usado para tratar surdez e VG-16 para tratar problemas do nariz e olhos.

Vento Interior e Hiperatividade do Yang

VG-15 e VG-16 podem agir como um portão para controlar o Vento Interior ou a Hiperatividade do *Yang* ascendendo no corpo para perturbar a consciência e a linguagem. Podem, portanto ser usados para dor de cabeça e vertigem, convulsões como apoplexia ou epilepsia, ou para seqüelas da apoplexia como hemiplegia ou problemas da fala.

Distúrbio do Espírito

VG-15 e VG-16 podem ser usados para regular o Distúrbio do Espírito decorrente do Vento Interior no Fígado ou da Hiperatividade do *Yang* do Fígado, descrito anteriormente, associada com raiva e irritabilidade. Além disso, podem ser usados para Distúrbio do Coração com ansiedade, mania, histeria ou delírio, e distúrbio do Rim com medo e pavor.

Falta de clareza mental

Isso pode ser devido à Deficiência do Rim, Hiperatividade do *Yang* do Fígado, Deficiência de *Qi* e de Sangue ou Fleuma perturbando a cabeça. VG-15 e VG-16 são especialmente úteis se houver obstrução ao fluxo livre de energia ascendendo no corpo no Vaso Governador e no canal da Bexiga, em direção à cabeça e ao cérebro. Pode haver rigidez no pescoço com uma sensação de congestão ou de peso na cabeça acompanhada por dor de cabeça e depressão.

Linguagem

O centro de energia da Garganta, foco da linguagem e da comunicação, é representado na parte posterior, VG-15 e VG-16, e anterior do corpo, VC-22 e VC-23. VG-14 e VC-22 governam os Pulmões e a voz. VG-15 e VG-16 e VC-23 estão mais envolvidos com a parte superior da garganta, língua e linguagem. Essa função é assistida especialmente pela ligação propiciada por VG-15 e VG-16, entre a linguagem e o cérebro. A linguagem pode ser afetada pelo Distúrbio do Espírito e pela falta de clareza mental.

Síndromes (VG-15 e VG-16)

Invasão de Vento Exterior
Problemas localizados e na cabeça
Vento Interior e Hiperatividade do *Yang*
Distúrbio do Espírito
Falta de clareza mental
Problemas de linguagem

Invasão de Vento Exterior

Pulso. Superficial, apertado.

Indicações. Resfriado ou gripe.

Exemplo. Resfriado com rinite e dor no pescoço.

Combinação. VG-14 **Disp M**; VG-16, IG-4, IG-20, P-7 **Disp.**

Problemas localizados e na cabeça

Pulso. Em corda, talvez vazio, lento ou rápido.

Indicações. Esclerose múltipla, artrite cervical, seqüelas de traumatismo no pescoço, espondilite ancilosante.

Exemplo. Rigidez e dor na parte superior do pescoço com dores ocasionais na cabeça e na parte inferior do pescoço.

Combinação. VG-14, VG-15, VG-17, B-9, B-10, B-62, ID-3 **H**.

Vento Interior e Hiperatividade do Yang

Pulso. Em corda, talvez vazio ou escorregadio, talvez rápido.

Indicações. Vertigem, dor de cabeça, epilepsia, AVC, hemiplegia, problemas de linguagem depois de AVC ou de traumatismo craniano.

Exemplo. Vertigem, dor no pescoço, dor de cabeça, confusão mental e falta de clareza.

Combinação. VG-16, VG-20, F-3, VB-20, VB-34, **Disp**; R-3 **Ton.**

Distúrbio do Espírito

Pulso. Vários, em corda, flutuante, irregular, móvel, disperso.

Indicações. Labilidade emocional, independentemente de ser raiva, medo ou ansiedade; instabilidade mental, problemas de linguagem.

Exemplo. Dor no pescoço e dor de cabeça com ansiedade e raiva suprimida.

Combinação. VG-15, B-10, VB-21, VB-34, ID-3, ID-15 **Disp**; BP-6, C-7 **Ton.**

Falta de clareza mental

Pulso. Talvez vazio, em corda ou escorregadio.

Indicações. Dor no pescoço, dor de cabeça, sensação de peso ou de congestionamento na cabeça, sensação de lentidão mental, embotamento ou confusão da mente.

Exemplo. Umidade e Fleuma invadem a cabeça com sinais de peso na cabeça e embotamento mental.

Combinação. VG-16, *yìn táng*, E-40, E-45, IG-1, IG-4 **H**.

Problemas de linguagem

Pulso. Vários, em corda ou irregular, lento ou rápido.

Indicações. Gagueira, linguagem confusa, afasia, pronúncia indistinta por lesão cerebral, nervosismo dos atores ao entrar em cena.

Exemplo. Linguagem confusa de grau moderado que piora com o cansaço.

Combinação. VG-16, *yìn táng*, C-5 **H**; C-7, BP-6 **Ton**.

Comparação entre VG-15 e VG-16

Esses pontos são muito semelhantes e as diferenças são, em parte, devidas à localização de ambos. VG-15 situa-se mais abaixo no pescoço e está mais indicado para problemas relacionados à linguagem e à surdez, enquanto VG-16 está mais acima no pescoço e é ligeiramente mais indicado para problemas mentais e para problemas dos olhos e do nariz.

VG-20 bǎi huì

Ponto Mar da Medula, ponto de Cruzamento de todos os canais *Yang*, ponto de Cruzamento do Vaso Governador com o canal interno do Fígado.

Geral

bǎi huì como um centro de energia

VG-20 corresponde ao *chakra* ou centro de energia Coronário, considerado especialmente envolvido com o desenvolvimento espiritual. Do ponto de vista do *Qi Gong*, é um ponto importante, pelo qual as energias do Céu entram no corpo e um ponto importante pelo qual a energia circula através e ao redor do corpo.

bǎi huì e o ciclo de energia Vaso Concepção–Vaso Governador

No VG-20, a energia já ascendeu pelo Vaso Governador o máximo possível, deve, a partir desse ponto, descer de volta. Esse movimento completa a circulação vertical ascendente de energia do Vaso Governador desde VG-1 até VG-20, descendente do VG-20 até VG-28, seguindo para baixo pelo Vaso Concepção, de VC-24 a VC-1. A energia flui de VC-1 até VG-1 e novamente ascende pela espinha dorsal.

bǎi huì como um ponto de mudança de polaridade

VG-20 tem as propriedades usuais dos pontos do Vaso Governador de regular o *Yang*, mas é especialmente importante porque, da mesma forma que os pontos Poço, é um lugar onde o fluxo de energia do canal muda a direção. Esses pontos possuem um grande efeito sobre a energia do corpo, especialmente para acalmar distúrbios graves de energia, usados com Método de Dispersão, e também para estimular colapso grave da energia, usado com Método de Tonificação e Moxa.

Síndromes

Distúrbio da Energia
  Hiperatividade do *Yang* do Fígado e Vento Interior
  Distúrbio do Espírito do Coração por Fogo no Coração
  Distúrbio do Espírito do Coração por medo
  Distúrbio do Espírito do Coração por Deficiência do *Qi* e do Sangue
  Umidade e Fleuma invadem a cabeça

Deficiência ou Colapso do *Yang*
  Perda de consciência
  Deficiência do *Yang* do Rim
  Afundamento do *Qi* do Baço
  Deficiência do *Yang* do Coração

Distúrbio de Energia

Hiperatividade do Yang do Fígado e Vento Interior

Pulso. Em corda.

Indicações. Hipertensão, dor de cabeça, vertigem, zumbidos, AVC e seqüelas.

Exemplo. Dor de cabeça, rigidez dos ombros e do pescoço, rigidez da espinha dorsal e câimbras musculares.

Combinação. VG-1, VG-20, F-3, IG-4 **Disp**.

Distúrbio do Espírito do Coração por Fogo no Coração

Pulso. Rápido, talvez em corda ou irregular.

Indicações. Inquietação, hiperatividade, mania, palpitações, insônia, hipertensão.

Exemplo. Ansiedade, histeria, comportamento irracional.

Combinação. VG-20, R-1, **Disp**; BP-6, R-3, C-7 **Ton**.

Distúrbio do Espírito do Coração por Medo

Pulso. Talvez irregular ou móvel.

Indicações. Choque, pavor, ansiedade com medo, suspeita e paranóia.

Exemplo. Ataques de pânico em lugares apinhados de gente.

Combinação. VG-14, VG-20, PC-6 **H**; R-7, BP-6, C-7 **Ton**.

Distúrbio do Espírito do Coração por Deficiência do Qi e do Sangue

Pulso. Vazio ou fino, flutuante, talvez irregular.

Indicações. Vertigem, insônia, palpitações, cansaço, labilidade emocional.

Exemplo. Facilidade para excitar-se demais ou com humor choroso, sentimento de vulnerabilidade, ofende-se facilmente.

Combinação. VG-20, BP-4, PC-6 **H**; BP-10, E-36 **Ton**.

Umidade e Fleuma invadem a cabeça

Pulso. Escorregadio, talvez em corda ou vazio.

Indicações. Hipertensão, dor de cabeça, vertigem, sensação de peso na cabeça e talvez no peito e nos membros.

Exemplo. Sensação de opressão na cabeça, incapacidade para pensar claramente, inquietação, depressão.

Combinação. VG-20, VG-26, PC-5, PC-6, E-40, E-45, BP-9 **Disp**; C-7 **H**.

Deficiência ou colapso do *Yang*

Perda da consciência

Pulso. Pequeno.

Indicações. Perda da consciência por esgotamento, insolação, alergia alimentar, tensão nervosa, etc.

Exemplo. Desmaio por exaustão e choque do primeiro tratamento com acupuntura.

Combinação. VG-20 **H M**; VG-26, PC-9 **H**.

Deficiência do Yang do Rim

Pulso. Vazio a pequeno, flutuante, profundo, lento.

Indicações. Exaustão, depressão, dificuldade de concentração, impotência, incontinência urinária, zumbidos nos ouvidos.

Exemplo. Impotência, exaustão e depressão.

Combinação. VG-4, VG-20, B-23, B-60, **Ton M**; B-31, B-33 **H**.

Alternação. VC-4, VG-20, R-7, E-36, **Ton M**; BP-6, C-7 **Ton**.

Afundamento do Qi do Baço

Pulso. Vazio a pequeno, talvez profundo, flutuante ou lento.

Indicações. Gastroptose, prolapso útero-vaginal ou retal, sangramento vaginal anormal, exaustão, falta de apetite, desejo de se deitar e dormir.

Exemplo. Esquecimento, esgotamento físico e mental.

Combinação. VG-1, VG-4, VG-6, VG-20, B-20, E-36, IG-4 **Ton M**.

Deficiência do Yang do Coração

Pulso. Vazio a pequeno, talvez profundo, lento, irregular.

Indicações. Depressão, apatia, esgotamento, má circulação periférica.

Exemplo. Cansaço e melancolia.

Combinação. VG-11, VG-20, B-44, B-62, C-8 **Ton M**; C-7 **H**.

Precauções ao usar VG-20

Como acontece com todos os pontos do Vaso Governador, é essencial evitar a moxa se houver qualquer sinal de Calor. Moxa em VG-20 deve ser evitado especialmente ao tratar a depressão, se houver história de alternância entre depressão e mania. Também não se deve usar moxa em VG-20 se o paciente tiver hipertensão arterial.

Quando usar VG-20 para tratar agitações, o ponto não deve ser sedado com muita intensidade se o paciente tiver Deficiência de base. É melhor usar VG-20 com Método de Harmonização, tonificando simultaneamente a Deficiência com pontos na parte inferior do corpo, como BP-6 ou R-3.

VG-23 *shàng xīng* e VG-24 *shén tíng*

VG-24 é o ponto de Cruzamento do Vaso Governador e do canal do Estômago.

Geral

No *Qi Gong*, VG-20 representa o centro de energia Coronário e *yìn táng* representa o centro da Fronte. Na acupuntura, VG-20 representa a estabilidade da consciência, sem Excesso ou Deficiência do *Yang*, enquanto *yìn táng* representa a calma e a clareza de percepção.

VG-23 e VG-24 são intermediários entre VG-20 e *yìn táng*, quanto à função. VG-23 e, especialmente, VG-24, podem ser usados para ansiedade, palpitações, insônia, medo, esquizofrenia e outros transtornos mentais.

VG-23 e VG-24 para problemas dos olhos e do nariz

Em comum com os pontos vizinhos B-3, 4, 5 e VB-13 e VB-15, VG-23 e VG-24 podem ser usados para tratar uma variedade de problemas relacionados aos olhos e ao nariz.

Síndromes

Problemas mentais
Problemas oculares
Problemas do nariz

Problemas mentais

Pulso. Vários, talvez em corda ou irregular.
Indicações. Dor de cabeça, vertigem, epilepsia, ansiedade com medo, esquizofrenia, insônia.
Exemplo. Preocupação, ansiedade, pensamentos obsessivos (dia e noite).
Combinação. VG-24, VB-13, PC-7 H; BP-6, E-36 **Ton**.

Problemas oculares

Pulso. Vários, talvez apertado e rápido.
Indicações. Dor no olho, vermelhidão e sinais de inflamação, lacrimejamento excessivo, miopia, cegueira súbita.
Exemplo. Conjuntivite aguda.
Combinação. VG-24, VB-1, VB-14, VB-41, TA-3 **H**.

Problemas do nariz

Pulso. Vários, talvez apertado ou escorregadio.
Indicações. Rinite, sinusite, pólipo nasal, epistaxe, dor de cabeça frontal.
Exemplo. Obstrução nasal com dor de cabeça frontal.
Combinação. VG-23, B-2, B-4, B-67, IG-4, IG-20 **H**.

VG-26 rén zhōng

Ponto de Encontro do Vaso Governador, canais do Estômago e do Intestino Grosso.

Geral

VG-25, 27 e 28 estão na área onde o Vaso Governador, de natureza *Yang*, se encontra com o Vaso Concepção, de natureza *Yin*, de forma que esses pontos podem ser usados para regular o equilíbrio de *Yin-Yang* no corpo, especialmente para distúrbios mentais. VG-26 é o mais usado dos três, como VG-20, VC-1 e os pontos Poço, pode ser usado para perda da consciência, já que está localizado na polaridade de energia muda.

Síndromes

Distúrbio do Espírito
Perda da consciência
Problemas agudos na região lombar
Problemas da face
Problemas do nariz

Distúrbio do Espírito

Pulso. Talvez fino, flutuante, rápido, irregular.
Indicações. Ansiedade intensa, ansiedade e depressão, histeria.
Exemplo. Ansiedade com fala nervosa incessante.
Combinação. VG-20, VG-26, VC-24, BP-4, PC-6, R-3 **H**.

Perda da Consciência

Pulso. Pequeno.
Indicação. Perda da consciência por várias causas.
Exemplo. Desmaio por choque devido à reação alérgica por ingestão de mariscos.
Combinação. VG-26, C-9 **H**.

Problemas agudos da região lombar

Pulso. Em corda.
Indicação. Mau jeito agudo na região lombar quando dor localizada na espinha dorsal.
Combinação. Depois de VG-26 ter sido usado, podem também ser usados pontos locais.

Problemas da face

Pulso. Vários, talvez em corda ou vazio.
Indicações. Neuralgia do trigêmeo, paralisia facial, dor de dente, inchaço da face, problemas cutâneos.
Exemplo. Acne grave, especialmente ao redor da boca, queixo e pescoço.
Combinação. VG-26, VC-24, IG-4, IG-18, IG-20, E-44 **Disp**.

Problemas do nariz

Pulso. Talvez apertado ou escorregadio.
Indicações. Rinite, sinusite, epistaxe.
Exemplo. Rinite.
Combinação. VG-23, VG-25, VG-26, IG-4, IG-20, P-7 **Disp**; E-2 **H**.

■ Comparações e combinações dos pontos do Vaso Governador

As funções dos principais pontos do Vaso Governador estão relacionadas na Tabela 12.3

TABELA 12.3 – Comparações dos pontos do Vaso Governador

Ponto	Síndrome
VG-1	Problemas anais Problemas coccígeos
VG-2	Problemas sacrais Vento Interior
VG-3	Fraqueza da região lombar e das pernas Deficiência do *Yang* do Rim
VG-4	Problemas da espinha dorsal Deficiência do *Yang* e do *Jing* do Rim Deficiência do *Yang* do Rim com Frio e Umidade
VG-6	Deficiência do *Yang* do Baço Estagnação do *Qi* do Baço e do Estômago
VG-8	Síndromes do Fígado
VG-9	Síndromes do Fígado Espasmo do diafragma Estagnação do *Qi* no peito
VG-11	Síndromes do Coração
VG-12	Síndromes do Pulmão Problemas da espinha dorsal
VG-13	Vento Calor, Calor Interior
VG-14	Vento Frio, Vento Calor Calor Interior Deficiência do *Yang* Deficiência do *Qi* do Pulmão Problemas da espinha dorsal Vento Interior
VG-15 e VG-16	Invasão de Vento Exterior Problemas do pescoço e da cabeça Vento Interior e Hiperatividade do *Yang* Distúrbio do Espírito Falta de clareza mental Problemas da linguagem (VG-15 é melhor para a linguagem e VG-16 é melhor para a falta de clareza mental)
VG-20	Hiperatividade do *Yang* do Fígado e Vento Interior Distúrbio do Coração Perda da consciência Deficiência do *Yang* e Afundamento do *Qi*
VG-23 e VG-24	Problemas mentais Problemas oculares Problemas nasais (VG-23 é mais para problemas nasais e VG-24 é mais para problemas mentais)
VG-26	Distúrbio do Espírito Perda da consciência Mau jeito agudo da região lombar Problemas faciais Problemas nasais

Algumas das combinações mais usadas dos pontos do Vaso Governador resumidas da Tabela 12.4

TABELA 12.4 – Combinações dos pontos do Vaso Governador

Ponto	Combinação	Síndromes	Exemplo
VG-1	VG-2	Estagnação de Sangue	Dor coccígea
VG-1	VG-8	Estagnação de Qi	Rigidez da espinha dorsal
VG-2	VG-3	Estagnação de Sangue	Dor sacral
VG-4	VG-3	Invasão de Frio e Umidade	Dor lombar
VG-4	VG-6	Deficiência do Yang dos Rins e do Baço	Edema
VG-4	VG-11	Deficiência do Yang dos Rins e do Coração	Exaustão e apatia
VG-4	VG-12	Deficiência do Yang dos Rins e dos Pulmões	Bronquite
VG-4	VG-14	Deficiência do Yang de todos os órgãos	Exaustão e sensação de frio
VG-4	VG-20	Deficiência do yang dos Rins e do Baço	Incontinência urinária, impotência
VG-6	VG-20	Afundamento do Qi do Baço	Prolapsos, diarréia
VG-8	VG-12	Estagnação do Qi do Fígado	Rigidez e dor na espinha dorsal
VG-11	VG-14	Deficiência do Yang do Coração	Má circulação
VG-11	VG-15	Distúrbio do Espírito	Gagueira
VG-11	VG-20	Deficiência do Yin do Coração	Hiperatividade
VG-12	VG-14	Deficiência do Qi dos Pulmões	Asma
VG-13	VG-14	Estagnação de Sangue	Problemas na parte superior da coluna
VG-14	VG-15	Invasão de Vento Frio	Gripe e dor no pescoço
VG-14	VG-16	Estagnação do Qi no VG	Depressão com sensação de peso na cabeça
VG-15	VG-16	Estagnação de Sangue	Traumatismo cervical
VG-16	VG-20	Distúrbio do Espírito por medo	Medo e ansiedade
VG-16	VG-23	Invasão de Vento Frio	Rinite
VG-20	VG-8	Hiperatividade do Yang do Fígado	Vertigem, espasmos musculares
VG-20	VG-14	Distúrbio do Espírito devido a Calor Interior	Febre aguda
VG-20	VG-24	Distúrbio do Espírito	Ansiedade com medo e suspeita
VG-20	VG-26	Colapso do Yang	Desmaio
VG-3	VG-4, 5	Invasão de Frio e Umidade	Dor lombar
VG-4	VG-9, 12	Estagnação do Qi	Rigidez na espinha dorsal
VG-4	VG-11, 14	Deficiência do Yang do Coração e dos Rins	Cansaço e depressão
VG-4	VG-14, 20	Colapso do Yang	Esgotamento completo
VG-11	VG-15, 20	Distúrbio do Espírito	Ansiedade, mania, linguagem confusa
VG-14	VG-15, 16	Invasão do Vento Frio e Estagnação de Sangue	Artrite cervical
VG-14	VG-16, 20	Distúrbio do Espírito e Estagnação de Qi	Depressão, ansiedade, sensação de peso na cabeça
VG-4	VG-6, 14, 20	Deficiência do Yang dos Rins, Baço e Coração	Exaustão, depressão
VG-4	VG-9, 12, 15	Estagnação do Qi e do Sangue	Espondilite ancilosante

Rim | 13

■ *Canal do Rim*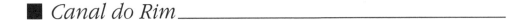

CONEXÕES DO CANAL

TRAJETO PRINCIPAL DO CANAL

O trajeto externo começa debaixo do quinto dedo do pé, segue para R-1 na planta do pé, sobe pelo meio da perna, por meio de BP-6 até a virilha e subindo no corpo paralelamente ao Vaso Concepção desde R-11 até R-27 abaixo da clavícula.

O trajeto interno segue da virilha até VG-1, ascende pela coluna lombar e se conecta com o Rim e a Bexiga. Do Rim, passa pelo Fígado e do diafragma entra nos Pulmões, segue ao longo da garganta e termina na base da língua.

Um ramo, que sai dos Pulmões, junta-se ao Coração e flui para o peito para se conectar com o canal do Pericárdio.

TRAJETO DO CANAL DE CONEXÃO

Este canal começa em R-4, cruza o calcanhar e se junta ao canal da Bexiga. Um ramo segue o canal principal do Rim para cima até um ponto abaixo do períneo, para, em seguida, se ramificar por meio das vértebras lombares.

PONTOS DE CRUZAMENTO DO CANAL DO RIM

O canal Penetrador empresta os pontos R-11–21 para parte de seu trajeto, R-8 e R-9 são os pontos de Acúmulo para o Vaso *Yin* do Calcanhar e o Vaso de Ligação *Yin* respectivamente. Fora esses, o canal do Rim não tem pontos de encontro com outros canais. As principais conexões feitas estão no trajeto interno do canal principal do Rim: com os órgãos Rim, Bexiga, Pulmão e Coração e com a espinha dorsal, diafragma, garganta e língua.

CANAL DO RIM E CENTROS DE ENERGIA

Por meio das ligações com o Vaso Governador e com o Vaso Concepção, os Rins se conectam com todos os centros de energia do sistema de circulação de energia do Vaso Concepção–Vaso Governador. De fato, entre R-11 e R-21 no abdome, o canal do Rim se situa a apenas 0,5cm de distância do Vaso Concepção e o trajeto interno do Rim flui pela espinha dorsal.

Os Rins estão envolvidos nas funções de cada um dos quatro centros inferiores, Tabela 13.1, e podem ser usados para regular os desequilíbrios desses centros, pela combinação dos pontos apropriados do Vaso Concepção e do Rim.

RINS, CORAÇÃO E CENTRO DO PLEXO SOLAR

Os Rins representam a vontade, a capacidade de direcionar e focalizar a energia e de manter um determinado esforço para conseguir um objetivo. Expressando-se por meio do Plexo Solar, esse aspecto vem a ser a vontade em atingir uma determinada meta e a vontade de controlar as situações para dar o máximo de segurança ao indivíduo e ao ego. O medo de perder o controle pode ser muito grande, gerando continuamente estresse, medo, raiva e o desespero constante de tentar manter o controle sobre as situações da vida. Esse estresse é capaz de gerar adrenalina e a elevação súbita dos níveis de adrenalina pode ser um fator precipitante de ataques cardíacos, causa principal de morte no Ocidente.

Em Medicina Chinesa, podemos dizer que o medo do Rim invade o Coração, associado com a raiva do Fígado, gerada pelo medo. Os pontos podem ser selecionados do canal do Rim, do Vaso Concepção e de outros canais para controlar esse processo, mas nestes casos, a acupuntura é mais eficaz quando combinada com o *Qi Gong*.

RINS E CENTRO DE ENERGIA NA PLANTA DOS PÉS

Na planta do pé, ao redor de R-1, existe um centro de energia, que tem uma função semelhante ao ponto de acupuntura. Assim como R-1 pode ser usado para acalmar a mente, por meio da redução do Fogo, da Hiperatividade do *Yang* e do Vento Interior, assim também voltando a atenção para as plantas dos pés, os exercícios de *Qi Gong* podem ser usados para tratar a hipertensão, os ataques de pânico, a neurose da menopausa e muitos problemas relacionados.

FUNÇÕES DOS PONTOS DO RIM

EQUILÍBRIO DA VONTADE

Os Rins dão capacidade de perseverança de esforço para atingir uma determinada meta. As combinações de VC-4 + R-7 **Ton** podem ser usadas para fortalecer a vontade, ou a combinação de VG-20 + R-1 **Disp** pode ser usada para relaxar a vontade. Se, devido a uma Deficiência de base, o efeito de VG-20 + R-1 **Disp** parecer muito debilitante, a combinação VG-20, R-7 **H**; VC-4, R-3, E-36 **Ton** pode ser usada como medida intermediária.

EQUILÍBRIO DO MEDO

O medo e a vontade formam um equilíbrio natural de *Yin-Yang*. A vontade é expansiva, o medo é restritivo. O medo estabelece limites sobre a vontade que, por sua vez, controla o medo, por tentativas constantes de ultrapassar esses limites.

O equilíbrio entre a vontade e o medo é uma situação natural e saudável, mas o excesso de vontade ou de medo pode criar um grande dano dentro do corpo. O medo em excesso pode levar a um desejo desesperado de controlar o mundo material e de criar segurança, que pode danificar todos os órgãos do corpo, inclusive o Coração, como ilustrado na Figura 13.2.

Uma combinação muito usada para controlar o medo que afeta o Coração é VC-14, C-7 **H**; VC-4, R-3 **Ton**.

TABELA 13.1 – Rins e centros de energia inferiores

Ponto do Vaso Concepção	Centro de energia	Função	Exemplo do problema
VC-14	Plexo Solar	Sobrevivência do indivíduo, crescimento e sobrevivência do ego	Estresse devido a medo, raiva e tentativa de controlar a vida
VC-4	Dan Tian	Armazenamento e distribuição da energia	Cansaço e depressão por Deficiência ou Estagnação
VC-3	Reprodução	Regulação do sexo, reprodução e desenvolvimento	Infertilidade, dismenorréia, impotência, etc.
VC-1	Períneo	Regulação dos orifícios inferiores Regulação do *Yin-Yang*	Prostatite, hemorróidas Perda da consciência

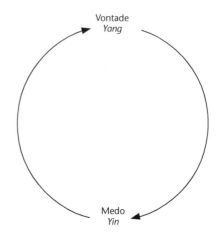

FIGURA 13.1 –

RECEBIMENTO DE QI DO AR

Um dos exercícios mais básicos do *Qi Gong* é trazer a energia da respiração para o centro *Dan Tian* durante a inalação e liberar essa energia do centro *Dan Tian* durante a exalação, de forma que se espalhe por todo o corpo, fortalecendo e vitalizando-o. Segundo a Medicina Chinesa, os Pulmões recebem o *Qi* puro do ar e então, promovem uma ação descendente sobre a energia da respiração, enviando-a para os Rins, que mantêm o *Qi* na parte de baixo do corpo. Se não conseguirem manter o *Qi*, ele se rebela em direção ascendente, provocando tosse, asma e outras dificuldades respiratórias.

Uma combinação útil para este caso é VC-17, P-7 **H**; VC-4, E-36, R-3 **Ton**. Que pode ser alternada com B-13, B-23 **Ton**.

REGULAR O ARMAZENAMENTO E LIBERAR A ENERGIA

No *Qi Gong*, o *Dan Tian* é um centro para a recepção, armazenamento, liberação e distribuição da energia. Essa função está relacionada com os Rins e inclui os conceitos de *Qi*, *Yuan Qi* e *Jing*. Os Rins, os Oito Canais Extraordinários e os canais principais, juntos, formam um sistema para armazenamento e liberação dessas energias. Por essa razão, os problemas do Rim são, em sua grande parte, problemas de Deficiência, os pontos do canal do Rim são usados para tratar essa condição. Por exemplo, VC-4, R-3, R-7, E-36 **Ton**.

ESTABILIZAR AS EMOÇÕES

Os Rins são um depósito importante de *Qi*. Uma função vital do *Qi* é manter as coisas estáveis, a homeostase, a capacidade de adaptação às mudanças, mantendo as flutuações internas dentro de limites aceitáveis. Se não houver suficiente *Qi* do Rim, então as energias que são muito expansivas e móveis, como o *Yang* do Fígado ou o Espírito do Coração, ficam propensas a sair do controle e causar labilidade emocional. Os pontos do Rim podem regular esta condição. Por exemplo, VG-20, VB-20, VB-34 **Disp**; R-3 **Ton** para a irritabilidade por Hiperatividade do *Yang* do Fígado com Deficiência do *Qi* do Rim de base.

CONTROLE DOS ORIFÍCIOS INFERIORES

Essa mesma capacidade do *Qi* em manter as coisas firmes e em seus lugares adequados controla os orifícios inferiores e impede o extravasamento de esperma, as saídas de líquidos, o sangramento e a incontinência urinária e fecal. Este aspecto de sustentação do *Qi* do Rim está intimamente associado com a capacidade do *Qi* do Baço em manter a carne e os órgãos em suas posições e em manter o sangue dentro dos vasos. Por exemplo, VC-4, R-7, E-36, BP-6 **Ton** para incontinência urinária.

REGULAR O METABOLISMO DA ÁGUA

Isso depende de um equilíbrio *Yin-Yang* adequado, de energia do Rim suficiente para suprir o metabolismo da água com energia e da capacidade do *Qi* do Rim de controlar os orifícios inferiores. Por exemplo, B-64, R-3 **Ton** para micção freqüente.

REGULAR O EQUILÍBRIO DE YIN-YANG

Os Rins são considerados a base de todas as energias *Yin* e *Yang* do corpo. É comum as Deficiências de *Yin* ou de *Yang* dentro de outros sistemas de órgãos serem dependentes da Deficiência do *Yin* do Rim ou do *Yang* do Rim e podem ser tratadas, pelo menos em parte, pelo tratamento da Deficiência do Rim associada. Por exemplo, C-6 + R-6 **Ton** para Deficiência do *Yin* do Coração.

REGULAR AS FUNÇÕES RELACIONADAS AO JING

Devido à associação entre os Rins e o *Jing*, os pontos do Rim podem ser usados para tratar problemas de reprodução, desenvolvimento, senescência, ósseos (especialmente os ossos da espinha dorsal), do cérebro e de clareza mental. Nessa função, podem ser combinados com os pares de Canais Extraordinários:

ID-3 + B-62 com R-6 para problemas da espinha dorsal
P-7 + R-6 com R-13 para infertilidade
BP-4 + PC-6 com R-1 para confusão mental

SÍNDROMES DO RIM

As síndromes do Rim estão resumidas na Tabela 13.2.

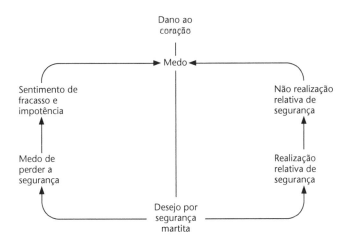

Figura 13.2 – O medo causa dano ao Coração.

TABELA 13.2 – Combinações de pontos para as síndromes do Rim e da Bexiga

Síndrome	Sinais e sintomas	Pulso	Língua	Combinação de pontos
Deficiência do *Jing* do Rim	Diminuição de visão, audição, memória e da atividade sexual, queda de cabelo, diminuição da motilidade	Fino, flutuante, profundo	Vários tipos	VC-4, R-3, R-6, VB-39, E-36 **Ton**
Deficiência do *Qi* do Rim	Cansaço, falta de reservas de energia, falta de ambição, medo, joelhos e região lombar debilitados, piora pelo cansaço ou pelo esforço físico	Vazio, talvez variável	Pálida, flácida	Alternar com VG-4, B-11, B-23, B-52 **Ton** VC-4, R-3, E-36 **Ton M**
+ Vontade Excessiva	+ força de vontade e objetivos fora da realidade, resultando em exaustão e depressão	Vazio, talvez variável	Pálida, flácida	+ VG-20, R-7 **H**
+ Deficiência do *Qi* do Coração	+ depressão ou labilidade emocional, talvez palpitações	+ talvez irregular	+ talvez irregular na ponta	+ VG-20, VC-17, C-7 **H**
+ Medo invade o Baço e o Estômago	+ indigestão ou síndrome do colo irritável que piora por medo e por insegurança	+ talvez móvel	+ talvez trêmula	+ VC-6, VC-14, PC-6, E-21 ou E-25 **H**
+ Medo invade os Pulmões	+ asma ou dispnéia que pioram pelo medo	+ talvez móvel e em corda	+ talvez com saburra branca	+ VG-20, VC-17, P-1, P-7 **H**
+ Medo invade o Coração	+ palpitações ou sensação de desconforto do peito que piora por medo e por ansiedade, talvez ataques de pânico	+ talvez móvel e irregular	+ trêmula	+ VG-20, VC-14, VC-17, PC-6, C-6 **H**
+ Hiperatividade do *Yang* do Fígado	+ labilidade emocional e irritação, vertigem, zumbidos nos ouvidos ou dor de cabeça	+ em corda	+ talvez violácea	+ VG-20, VB-20, VB-40 **Disp**
+ Deficiência do *Qi* do Pulmão e do Baço	+ facilidade de contrair infecções, as quais se arrastam por longo tempo no organismo	+ profundo	+ saburra branca	+ P-7 **H**; R-7 **Ton M** Alternar B-13, B-20, B-23 **Ton M**
Deficiência do *Yang* do Rim	exaustão, extremidades inferiores frias, falta de interesse, depressão, impotência	vazio, profundo, lento	pálida, de volume aumentado, úmida, saburra branca	VC-4, VC-6, E-36, R-2, R-7, **Ton M**
+ Rim falha em receber o *Qi*	+ respiração curta durante esforço físico, tosse ou asma que piora com a exaustão ou com frio	vazio, profundo, lento	pálida, aumentada de volume, úmida, saburra branca	+ VC-17, P-7, R-25 **Ton**

■ Pontos do Rim

R-1 *yŏng quán*

Ponto Poço, ponto Madeira, ponto de Sedação.

Geral

As utilizações de R-1 decorrem de três fatores:

é um ponto Poço
é um ponto do Rim
tem efeito de movimento descendente

R-1 como ponto Poço

Pelo fato de estarem localizados onde o fluxo de energia muda de direção, os pontos Poço podem afetar fortemente o equilíbrio *Yin-Yang*. Por exemplo, podem todos ser usados para dispersar o Fogo, acalmar o Vento e restaurar a consciência. São especialmente úteis para condições agudas graves, para produzir uma melhora rápida.

R-1 como ponto do Rim

Pelo fato de R-1 ser um ponto Poço no canal do Rim, pode ser usado para uma rápida regulação de Fogo agudo de Rim, Fígado ou Coração, ou para a Hiperatividade do *Yang* do Fígado ou Vento, com Distúrbio do Espírito do Coração.

Efeito de movimento descendente de R-1

O Fogo, o *Yang* e o Vento são energias com movimento irregular e de expansão, que sobem pelo corpo causando

TABELA 13.2 – Combinações de pontos para as síndromes do Rim e da Bexiga (*Continuação*)

Síndrome	Sinais e sintomas	Pulso	Língua	Combinação de pontos
+ Falta de firmeza do *Qi* do Rim	+ incontinência urinária, de fezes ou de esperma, micção freqüente ou leucorréia esbranquiçada crônica	+ talvez flutuante	+ talvez fina	Igual para Deficiência do *Yang* do Rim
+ Transbordamento de Água	+ edema, distensão abdominal, oligúria	+ talvez flutuante	+ talvez fina	+ VC-9, E-28, BP-6, BP-9 **Disp M**
+ Deficiência do *Yang* do Baço	+ desejo de se deitar, abdome frio, fleuma aquosa nos pulmões, distensão abdominal, fezes líquidas soltas	+ talvez flutuante	+ talvez fina	+ VC-8 **M**; E-25 **M**
+ Deficiência do *Yang* do Coração	+ lábios e unhas cianóticos, dor no peito, respiração curta, transpiração espontânea.	+ talvez em corda	+ azul violácea	+ VG-20, VC-17, R-1 **Ton M**; PC-6 **Disp**
Deficiência do *Yin* do Rim	Cansado, mas inquieto, rubor na região malar, sensação de calor nas palmas das mãos, plantas dos pés ou peito, dor de garganta crônica, sede	fino, rápido	vermelha, fina, seca sem saburra	VC-4, R-6, E-36 **Ton**
+ Fogo por Deficiência do Rim	+ física, emocional e mentalmente inquieto e desconfortável, insônia, transpiração noturna, febril à tarde, hiperatividade sexual inquieta	fino, rápido	vermelha, fina, seca sem saburra	+ R-1, R-2 **Disp**
+ Fogo e Hiperatividade do *Yang* do Fígado	+ irritabilidade, impaciência, raiva, vertigem e dor de cabeça	+ em corda	+ manchas vermelho escuras nas bordas	VG-20, F-2, R-1 **Disp**
+ Fogo no Coração	+ entusiasmo excessivo, hiperexcitação, ansiedade ou mania, insônia, palpitação ou dor no peito	+ apressado	+ trêmula, vermelho escura na ponta	+ VC-14, PC-8, R-1 **Disp**
Estagnação do *Qi* do Rim	medo de mudanças, fixado no passado, talvez dismenorréia, menstruação irregular ou infertilidade	retardado, profundo	pálida, flácida	VC-3, VC-6, P-7, R-6, R-13, E-29h **M**
Umidade Calor na Bexiga	queimação, dor ou dificuldade durante a micção, urina turva ou hematúria	rápido, escorregadio, talvez em corda, talvez fino ou com fluxo abundante	vermelha, oleosa, saburra amarela	VC-3, VC-6, TA-6, E-28, BP-6, BP-9 **H**

Disp = Método de Dispersão; **Ton** = Método de Tonificação; **H** = Método de Harmonização; **M** = Moxa.
Comparações e Combinações dos pontos do Canal do Rim.
As funções dos principais pontos do canal do Rim estão relacionadas na Tabela 13.3.

distúrbios ao Coração e à cabeça. R-1, no pólo oposto do corpo, tem um forte efeito de fazer descer essas energias. Ao contrário de outros pontos Poço, os centros do pé, ao redor de R-1, podem ser usados não apenas para situações agudas, mas em exercícios diários de *Qi Gong* para tratamento a longo prazo e para a prevenção de ataque cardíaco e AVC devido, por exemplo, aos fatores mostrados na Figura 13.2.

Os centros nas plantas dos pés representam o contato com a terra, a sedimentação e a capacidade de desviar o estresse mental e emocional da cabeça e da parte superior do corpo para a consciência do corpo físico.

Síndromes

Fogo do Fígado e Hiperatividade do *Yang* do Fígado
Fogo do Coração
Fogo do Rim e Deficiência do *Yin* do Rim
Colapso do *Yang*

Fogo do Fígado e Hiperatividade do Yang *do Fígado*

Pulso. Cheio, rápido, em corda.

Indicações. Raiva violenta e agressividade, dor de cabeça intensa, vertigem, irritabilidade com inquietação.

Exemplo. Enxaqueca grave.

Combinação. R-1, VG-20, F-2 **Disp**; F-1 **S**; R-6 **Ton**.

Fogo do Coração

Pulso. Cheio, rápido, talvez irregular.

Indicações. Ondas de calor, hiperatividade, mania, elevação da pressão arterial, insônia.

Exemplo. Extrema agitação e ansiedade.

Combinação. R-1, VG-20, C-8 **Disp**; C-9 **S**; BP-6 **H**.

Fogo do Rim e Deficiência do Yin do Rim

Pulso. Rápido, talvez cheio ou fino.

Indicações. Dor de garganta com secura, boca e língua secas, cistite, inflamação do escroto, hiper-tensão.

Exemplo. Dor de garganta, inquietação, insônia.

Combinação. R-1, VG-20 **Disp**; C-7 **H**; R-6, R-10, BP-6 **Ton**.

Colapso do Yang

Pulso. Pequeno.

Indicações. Exaustão, desmaio, perda da consciência.

Exemplo. Sensação muito grande de fraqueza, frio e desmaio.

Combinação. R-1, VG-20, VC-4, E-36 **Ton M**; C-7, **Ton**.

R-2 *rán gǔ*

Ponto Fogo, ponto Nascente, ponto de Início do Vaso Yin do Calcanhar.

Geral

R-1 é usado especialmente para condições agudas de Excesso de Fogo. Embora R-2 também possa ser usado para essas condições, não é tão influente quanto R-1 nas situações agudas, estando mais indicado para Fogo de Deficiência por Deficiência do *Yin* do Rim. Como ocorre com todos os pontos Fogo, R-2 pode também ser usado, especialmente com moxa, para tonificar o Fogo do Rim quando este estiver Deficiente. Em certos casos, quando houver Deficiência de *Yin*, a moxa pode ser usada em R-1, para acalmar o Vento pelo efeito de movimento descendente do Fogo por Deficiência. R-2 não é usado dessa forma, já que não possui o poderoso efeito de submersão que R-1 tem.

Síndromes

Fogo por Deficiência
 dos Rins
 dos Rins e Pulmões
 dos Rins e do Coração
Deficiência do *Yang* do Rim

Fogo por Deficiência dos Rins

Pulso. Fino, rápido, talvez em corda.

Indicações. Sensação de calor na cabeça ou no peito, sede, garganta seca, insônia, transpiração noturna, prurido genital.

Exemplo. Cistite, inquietação, estado febril.

Combinação. R-2, VC-3 **Disp**; BP-6, R-10, C-7 **Ton**.

Fogo por Deficiência dos Rins e dos Pulmões

Pulso. Fino, rápido.

Indicações. Tosse seca com dor no peito, sensação de calor na cabeça ou no peito, hemoptise.

Exemplo. Tosse seca com aversão a ambientes secos, enfumaçados, pele seca, sede.

Combinação. R-2, P-10 **Disp**; R-10, P-5 **Ton**.

Fogo por Deficiência dos Rins e do Coração

Pulso. Fino, rápido, talvez irregular.

Indicações. Insônia, hiperatividade, transpiração excessiva por esforço físico ou por estresse emocional.

Exemplo. Loquacidade excessiva, facilmente constrangido.

Combinação. R-2, C-8, **Disp**; BP-6, R-10, C-3 **Ton**.

Deficiência do Yang do Rim

Pulso. Vazio, fino ou pequeno, profundo, lento, talvez flutuante.

Indicações. Impotência, frigidez, falta de iniciativa.

Exemplo. Apatia e cansaço.

Combinação. R-2, VC-2, VC-4 **Ton M**; R-7, E-36, C-7 **Ton**; R-1 **M**.

R-3 *tài xī*

Ponto Fonte, ponto Terra, ponto Riacho.

Geral

Como ponto Fonte, R-3 pode apelar para o *Qi* Essencial para tonificar uma condição de Deficiência, como ponto Fonte de um órgão *Yin*, é neutro e pode tonificar o *Yin* ou o *Yang*. Como ponto Terra, R-3 não só supre energia, mas dá qualidade Terra da estabilidade. Isso combina com a capacidade do *Qi* do Rim em manter as coisas estáveis e equilibradas, mesmo sob condições de mudanças. Portanto, R-3 pode ser usado para fortalecer e estabilizar as emoções e ajudar a pessoa a se adaptar de forma rápida e fácil, como água corrente, às mudanças no ambiente, sem o medo de perder o controle.

R-3 também pode ser usado para ajudar os Rins a manter a energia da respiração na parte inferior do corpo, a regular o metabolismo da água, a controlar os orifícios inferiores e a tonificar o *Jing*.

Regular o equilíbrio Yin-Yang

Os pontos neutros, como os pontos Fonte, Pontos de Transporte Dorsais, VC-4, são muito úteis quando existe uma condição mista de Deficiência de *Yin* e Deficiência de *Yang* juntas, ou quando há Deficiência de um dos aspectos *Yin-Yang* que, durante o tratamento, pode facilmente se transformar em Deficiência do outro aspecto. Os pontos Fonte, a exemplo de R-3, podem ser usados para estabilizar um tratamento muito polarizado, como R-2 **Ton M** para tonificar o Fogo do Rim ou R-2 **Disp** para drenar o Fogo do Rim.

Fortalecer e estabilizar a mente e as emoções

Vontade. A vontade deve ser mantida num equilíbrio adequado, pois se estiver enfraquecida, a pessoa fica sem iniciativa e ambição, acha difícil começar ou completar tarefas. Se a vontade estiver forte demais, a pessoa fica intolerante consigo e com os outros e pode exaurir a própria energia, danificar a saúde e prejudicar os relacionamentos.

Medo. O medo é necessário, pois, do contrário, o indivíduo age sem pensar e de forma inconseqüente, mas medo demais pode paralisar a ação, já que a pessoa só enxerga perigo e dificuldades em toda parte. O contínuo estresse provocado pelo medo e pela raiva que o medo produz, também podem prejudicar o coração e causar a morte.

Labilidade emocional. R-3 pode acalmar a mente, estabilizando as emoções. A longo prazo, pode salvar vidas, porque as pessoas que reagem às condições relativamente menos estressantes com uma intensa reação emocional e fisiológica estão entre as pessoas com maior probabilidade de ataques cardíacos.

Síndromes

Deficiência do *Jing* do Rim
Deficiência do *Yin* do Rim
Deficiência do *Yang* do Rim
Deficiência do *Yin* do Rim e Deficiência do *Yang* do Rim
Deficiência do *Qi* do Rim
Emoções instáveis

Deficiência do Jing do Rim

Pulso. Vazio ou fino, lento ou rápido, flutuante.
Indicações. Envelhecimento precoce, infertilidade, artrite nos idosos.
Exemplo. Visão turva nos mais velhos.
Combinação. R-3, BP-6, F-3, VB-20, VB-37, VC-4 **Ton**.

Deficiência do Yin do Rim

Pulso. Fino, rápido, talvez flutuante.
Indicações. Cansado, mas inquieto, insônia, problemas da região lombar, zumbidos nos ouvidos, cistite.
Exemplo. Cansaço, considera a vida um grande esforço, mas é movido por inquietação e força de vontade.
Combinação. R-3, R-10, VC-4, BP-6 **Ton**; C-6 **H**; R-2 **Disp**.

Deficiência do Yang do Rim

Pulso. Vazio a pequeno, lento, profundo, talvez flutuante.
Indicações. Cansaço, sensação de frio, edema, micção freqüente, incontinência urinária, impotência.
Exemplo. Depressão com dor lombar e distensão abdominal.
Combinação. R-3, B-20, B-23, B-60 **Ton M**; BP-6, B-15, C-7 **Ton**.

Deficiência do Yin do Rim e Deficiência do Yang do Rim

Pulso. Vazio ou fino, talvez variando entre rápido e lento ou normal.
Indicações. Extremidades frias ou parte inferior do corpo agravada pelo cansaço, sensação ocasional de calor na parte superior do corpo ou na cabeça agravada pelo estresse.
Exemplo. Depressão e inatividade, alternando com hiperatividade e ansiedade.
Combinação. R-3, VC-4, BP-4 **Ton**; PC-6, C-7, VC-17 **H**.

Deficiência do Qi do Rim

Pulso. Vazio, talvez flutuante, variável (ver Apêndice), com fluxo abundante com vazio de base, disperso.
Indicações. Cansaço agravado por esforço físico, problemas na região lombar, infecções urinárias recorrentes.

Exemplo. Asma e respiração curta agravada por esforço físico.

Combinação. R-3, P-9, B-13, B-23, E-36 **Ton**; *dìng chuǎn* **Disp**.

Emoções instáveis

Pulso. Vazio, talvez flutuante, profundo ou variável.

Indicações. Falta de vontade, labilidade emocional, medo, insônia com sonhos assustadores.

Exemplo. Dificuldade de começar ou acabar tarefas, vê perigo ou dificuldade em toda parte.

Combinação. R-3, R-7, VC-4, B-62, ID-3, C-7 **Ton**.

R-4 *dà zhōng*

Ponto de Conexão. R-4 pode ser usado para problemas crônicos da região lombar, já que conecta os canais do Rim e da Bexiga. Tem uma função semelhante à de R-3 no que se refere à tonificação do *Qi* do Rim e pode ser usado para estabilizar as emoções ou para levantar o espírito nas depressões decorrentes da Deficiência do *Qi* do Rim.

R-5 *shuǐ quán*

Como Ponto de Acúmulo, R-5 pode ser usado para condições agudas dolorosas relacionadas com os canais do Rim, como cistite aguda, dismenorréia, dor periumbilical.

R-6 *zhào hǎi*

Ponto de Abertura do Vaso *Yin* do Calcanhar.

Geral

As propriedades de R-6 dependem das conexões internas do canal do Rim, como com a garganta e o útero, da capacidade que R-6 tem em tonificar o *Yin* e do fato de R-6 ser o Ponto de Abertura do Vaso *Yin* do Calcanhar.

R-6 tonifica o Yin

Este é o principal ponto do canal do Rim para tratar a Deficiência do *Yin*. R-1 pode tonificar o *Yin*, mas principalmente dentro de um contexto de Excesso de Fogo. R-2 pode remover o Calor por Deficiência que possa acompanhar a Deficiência de *Yin*. R-3 é um ponto neutro capaz de tonificar a Deficiência de *Yin* ou a Deficiência de *Yang*. R-9 tem efeito semelhante a R-6 para tonificar o *Yin*, talvez sem tanta intensidade. R-10 pode tonificar a Água do Rim e o *Yin* do Rim e, como ponto Água, também esfria o Excesso ou o Fogo por Deficiência.

Pelo fato de tonificar o *Yin*, R-6 pode acalmar a mente, tratar a secura e a dor de garganta, ajudar condições de pele associadas com Deficiência do *Yin* do Rim e Calor no Sangue.

Regulação do Vaso Yin do Calcanhar

R-6, como Ponto de Abertura do Vaso *Yin* do Calcanhar, pode ser usado para tratar a amenorréia ou infertilidade decorrentes da Deficiência do Rim, especialmente se for combinado com P-7, o Ponto de Abertura para o Vaso Concepção, que é acoplado com o Vaso *Yin* do Calcanhar. Como o Vaso *Yin* do Calcanhar e o canal do Rim passam pelo tórax, R-6 pode ser usado, especialmente em combinação com P-7 ou com PC-6 para dor ou sensação de desconforto no peito.

O Vaso *Yin* do Calcanhar pode ser associado ao Vaso *Yang* do Calcanhar para regular o sono, já que ambos fluem em direção ascendente até os olhos.

Síndromes

Deficiência do *Yin*
Desarmonia do Vaso *Yin* do Calcanhar

Deficiência do Yin

Pulso. Fino, talvez rápido, talvez flutuante.

Indicações. Insônia, inquietação, dor de garganta, medo e ansiedade.

Exemplo. Ansiedade e ondas de calor da menopausa.

Combinação. R-6, R-10, BP-6, C-6, C-3 **Ton**; R-2 **Disp**.

Desarmonia do Vaso Yin do Calcanhar

Pulso. Talvez vazio ou fino ou flutuante.

Indicações. Amenorréia, infertilidade, doenças oculares nos idosos.

Exemplo. Sonolência.

Combinação. R-6 **Disp**; B-62 **Ton**; B-1 **H**.

R-7 *fù liū*

Ponto Metal, ponto de Tonificação, ponto Rio.

Geral

Como ponto Metal, R-7 pode tonificar os Rins de acordo com a teoria das Cinco Fases. Entretanto, não é tão eficaz quanto R-3 para tonificar o *Qi* do Rim, usado principalmente para tonificar o *Yang* do Rim. Sua contribuição como ponto Metal é principalmente no sentido de dar estrutura e firmeza aos Rins, o qual é capaz de fortalecer a vontade, reduzir o medo, interromper a transpiração e reduzir as perdas ou extravasamentos de urina ou sêmen.

Regula a transpiração

R-7 pode ser usado com IG-4 com Método de Dispersão nos dois pontos, para causar a transpiração em condições de Excesso de Vento Frio Exterior. R-7 e C-6 com método de Tonificação; podem ser usados para reduzir a transpiração decorrente da Deficiência do *Yin* do Rim, como ocorre no hipertireoidismo ou nos calores da menopausa.

R-7 pode ser combinado com IG-4 e E-36 com método de Tonificação quando existir transpiração espontânea ou quando existir transpiração excessiva durante esforço físico, decorrentes de Deficiência do *Qi* e do *Yang*.

Regula o metabolismo da água

R-7 é importante para regular a Umidade Frio, Umidade Calor e a retenção urinária ou incontinência urinária decorrentes da Deficiência dos Rins. Talvez seu uso se aplique mais para Frio e Umidade associados com Deficiência de *Qi* e de *Yang* que para Umidade Calor.

Síndromes

Falta de firmeza do *Qi* do Rim
Deficiência do *Yang* do Rim
Umidade Calor

Falta de firmeza do Qi do Rim

Pulso. Vazio, talvez variável.
Indicações. Falta de iniciativa, falta de ambição, incontinência urinária, leucorréia, transpiração excessiva.
Exemplo. Caráter fraco e sem capacidade de decisão sem qualquer perseverança ou determinação.
Combinação. R-7, VG-4, VG-20, B-52, B-67, ID-7 Ton M.

Deficiência do Yang do Rim

Pulso. Vazio a pequeno, lento, profundo, talvez disperso.
Indicações. Sensação de frio, exaustão, edema, retenção ou incontinência urinária, depressão.
Exemplo. Exaustão física e mental com incapacidade de concentração.
Combinação. R-3, R-7, B-64, B-67, VC-4, E-36 Ton M; R-2 Ton.

Umidade Calor

Pulso. Rápido, talvez escorregadio, vazio ou fino.
Indicações. Infecções urinárias recorrentes, leucorréia.
Exemplo. Infecção no trato urinário.
Combinação. R-7, R-9, B-58, E-29 H.

R-8 *jiāo xìn*

Ponto de Acúmulo do Vaso *Yin* do Calcanhar. Como ponto de Acúmulo, R-8 é usado para a Estagnação do *Qi*, com dor, rigidez, inflamação ou aparecimento de nódulos nos trajetos do Vaso *Yin* do Calcanhar e no canal do Rim. Portanto, pode tratar a menstruação irregular, a dismenorréia, a dor nos rins, nas costas ou no abdome e a orquite.

Síndrome: Estagnação do Qi e do Sangue

Pulso. Em corda
Indicações. Massas abdominais, nódulos, placenta retida.
Exemplo. Menstruação irregular e dolorosa com sangramento excessivo.
Combinação. R-8, R-13, VC-3, E-29, BP-6 Disp.

R-9 *zhù bīn*

Ponto de Acúmulo do Vaso de Ligação *Yin*.

Geral

R-9 é o ponto de início e de Acúmulo do Vaso de Ligação *Yin*, que liga e estabiliza o Coração e os Rins. Isso significa que, além da capacidade de tonificar o *Yin*, R-9 pode ser usado para acalmar a mente e diminuir as palpitações e a sensação de opressão, aperto ou dor no peito que acompanham a ansiedade ou a apreensão.

Síndrome: Deficiência do Yin do Rim e Distúrbio do Espírito

Pulso. Fino, rápido, talvez irregular.
Indicações. Cansaço, inquietação, depressão, ansiedade, insônia.
Exemplo. Palpitações, medo, apreensão, sensação de calor e agitação no peito.
Combinação. R-9, BP-4, PC-6, C-6, VC-14 H; VC-4 Ton.

R-10 *yīn gǔ*

Ponto Água, ponto Mar.

Geral

R-10 e R-7 podem ser combinados, já que ambos regulam a Umidade no Aquecedor Inferior e podem tratar o edema e problemas urinários. R-10 e R-2 podem ser combinados, como pontos Água e Fogo, por exemplo, tonificando R-10 e sedando R-2 para controlar o Excesso ou Fogo por Deficiência do Rim. R-10, R-9 e R-6 tonificam, todos, o *Yin* dos Rins e todos também ajudam a estabilizar a relação Rim–Coração. Entretanto, R-10 é melhor para esfriar o Fogo; R-9 no Vaso de Ligação *Yin* é melhor para acalmar a mente e abrir o peito; R-6, no Vaso *Yin* do Calcanhar, tem funções semelhantes a R-9, além disso, trata da secura dos olhos e da garganta e asma.

Síndromes

Deficiência do *Yin* do Rim
Fogo por Deficiência dos Rins e do Coração
Acúmulo de Umidade

Deficiência do Yin do Rim

Pulso. Fino, talvez rápido, talvez flutuante.

Indicações. Boca e garganta secas, pele seca, sede, secura vaginal, inquietação.

Exemplo. Vaginite e secura vaginal.

Combinação. R-3, R-10, BP-6, TA-2, TA-6 **Ton**, VC-3.

Fogo por Deficiência dos Rins e do Coração

Pulso. Rápido, fino, talvez irregular.

Indicações. Inquietação, insônia, sensação de calor no peito e na cabeça, hiperatividade.

Exemplo. Excesso de entusiasmo seguido por cansaço.

Combinação. R-2, C-8 **Disp**; R-10, C-3, VC-4, BP-6 **Ton**; VG-20 **H**.

Acúmulo de Umidade

Pulso. Talvez vazio ou fino, lento ou rápido, escorregadio ou em corda.

Indicações. Edema, dificuldade ou dor durante a micção ou freqüência de micção, leucorréia, dor e prurido genital.

Exemplo. Micção dolorosa com sensação de frio no baixo abdome.

Combinação. R-8, R-10, VC-3 **Disp**; VC-6 **Ton M**.

R-11, R-12 e R-13 *héng gǔ, dà hè* e *qì xué*

Efeito segmentar

VC-4	R-13	E-28: energia e metabolismo dos fluidos
VC-3	R-12	E-29: menstruação, sexualidade
VC-2	R-11	E-30: virilha, genitais externos

Os pontos R-11–13 têm efeito segmentar de acordo com o nível anatômico de cada um no abdome, compartilhado pelos pontos do Vaso Concepção e do Estômago localizados no mesmo nível como mostrado acima (levando em conta uma considerável superposição em função).

Centros de energia

R-12 e R-13 estão também relacionados com os centros de energia da Reprodução e *Dan Tian* respectivamente. Entretanto, os pontos do Vaso Concepção são de longe mais eficazes em regular esses centros, tendo os pontos do Rim uma função secundária. Por exemplo, R-13 pode ser usado para tonificar o *Jing* e o *Qi* do Rim.

Pontos no Vaso Penetrador

R-11–21 são pontos emprestados pelo Vaso Penetrador em seu trajeto ascendente no abdome. O Vaso Penetrador está ligado tanto aos Rins como ao útero, de forma que pontos como R-12–14 podem ser usados para a Estagnação do *Qi* e do Sangue no abdome e no útero em particular. Por exemplo, R-13 pode ser usado para infertilidade decorrente da combinação da Deficiência e da Estagnação do *Qi* do Rim.

R-24, R-25 e R-26 *líng xū, shén cáng* e *yù zhōng*

Esses três pontos derivam suas funções da localização que têm no peito. R-24 e R-25 estão mais próximos do coração e podem ser usados para acalmar a mente, especialmente quando as Deficiências do Rim e do Coração causam inquietação, ansiedade e tensão nervosa. Por exemplo, esses pontos podem ser combinados com um tratamento no Vaso Penetrador e no Vaso de Ligação *Yin* envolvendo BP-4 e PC-6.

R-25 e R-26 têm mais efeito nos Pulmões e no equilíbrio entre os Pulmões e os Rins em enviar a energia da respiração para baixo e mantê-la aí. R-25 e R-26 podem, portanto, ser combinados com um tratamento do Vaso Concepção e do Vaso *Yin* do Calcanhar para asma ou tosse, envolvendo P-7 e R-6.

R-27 *shū fŭ*

R-27 é um importante ponto local para asma, bronquite e dor ou sensação de desconforto no peito. Pode ser combinado com R-6 + P-7 para abrir o peito na asma ou com R-6 + PC-6 para dor no peito.

R-27 pode ser usado para tonificar os Rins, especialmente o *Yang* do Rim, amiúde em combinação com R-3 ou R-7, por exemplo, para cansaço físico ou mental com desorientação e depressão.

■ Comparações e combinações dos pontos do canal do Rim

As funções dos principais pontos do canal do Rim estão relacionadas na Tabela 13.3

TABELA 13.3 – Comparação dos pontos do canal do Rim

Ponto	Tipo de ponto	Síndrome
R-1	Ponto Poço Ponto Madeira	Fogo e Hiperatividade do *Yang* do Fígado Fogo no Fígado Fogo no Rim e Deficiência do *Yin* do Rim Colapso do *Yang*
R-2	Ponto Nascente Ponto Fogo	Fogo por Deficiência do Rim Deficiência do *Yang* do Rim
R-3	Ponto Fonte Ponto Terra	Deficiência do *Jing* do Rim Deficiência do *Yin* do Rim Deficiência do *Yang* do Rim Deficiência do *Yin* do Rim e Deficiência do *Yang* do Rim Deficiência do *Qi* do Rim Instabilidade das emoções
R-6	Ponto de Abertura do Vaso *Yin* do Calcanhar	Deficiência do *Yin* do Rim
R-7	Ponto Metal	Desarmonia do Vaso *Yin* do Calcanhar Falta de firmeza do *Qi* do Rim Deficiência do *Yang* do Rim Umidade Calor
R-8	Ponto de Acúmulo do Vaso *Yin* do Calcanhar	Estagnação do *Qi* no canal do Rim e no Vaso *Yin* do Calcanhar
R-9	Ponto de Acúmulo do Vaso *Yin* de Ligação	Deficiência do *Yin* do Rim e Distúrbio do Espírito
R-10	Ponto Água	Deficiência do *Yin* do Rim Fogo por Deficiência dos Rins e do Coração Acúmulo de Umidade
R-13		Deficiência do *Qi* e do *Jing* do Rim Estagnação do *Qi* no útero
R-27		Estagnação do *Qi* no peito Deficiência do *Yang* do Rim

Algumas combinações dos pontos do Canal do Rim, resumidas na Tabela 13.4

TABELA 13.4 – Combinações dos pontos do canal do Rim

Ponto	Combinação	Síndrome	Exemplo
R-1	R-2	Excesso de Fogo no Rim	Hipertensão
R-1	R-6	Fogo no Rim + Deficiência de *Yin* do Rim	Inquietação intensa e insônia
R-2	R-3	Deficiência de *Qi* e do *Yang* do Rim	Sensação de frio e exaustão
R-2	R-10	Fogo por Deficiência do Rim	Hiperatividade durante a menopausa
R-2	R-13	Deficiência de *Qi* e de *Yang* do Rim	Impotência
R-2	R-27	Deficiência de *Yang* do Rim	Depressão e desorientação
R-3	R-6	Deficiência de *Qi* e do *Yin* do Rim	Tosse fraca e seca
R-3	R-7	Falta de firmeza do *Qi* do Rim	Incontinência urinária
R-3	R-10	Deficiência do *Qi* do Rim	Fraqueza nas pernas e nos joelhos
R-3	R-24	Deficiência do *Qi* do Rim e do Coração	Palpitações e ansiedade
R-3	R-26	Deficiência do *Qi* do Rim	Asma e tosse
R-3	R-27	Deficiência do *Qi* e do *Yang* do Rim	Cansaço e frio
R-6	R-10	Deficiência do *Yin* do Rim	Dor de garganta crônica
R-6	R-12	Estagnação do *Qi*	Amenorréia
R-6	R-25	Deficiência e Estagnação do *Qi* do Rim	Respiração curta e asma
R-7	R-10	Umidade Frio no Aquecedor Inferior	Edema
R-7	R-12	Falta de firmeza do *Qi* do Rim	Leucorréia
R-7	R-27	Deficiência do *Yang* do Rim	Falta de iniciativa
R-8	R-13	Estagnação do *Qi*	Dismenorréia
R-9	R-6	Deficiência do *Yin* do Rim e Distúrbio do Espírito	Ansiedade com palpitações
R-9	R-24	Deficiência do *Yin* do Rim e Estagnação do *Qi* do peito	Dor no peito e palpitações
R-10	R-13	Deficiência do *Qi* do Rim e Acúmulo de Umidade	Retenção de urina
R-27	R-6	Deficiência do *Qi* do Rim	Tosse e dor no peito
R-2	R-3, 27	Deficiência do *Qi* e do *Yang* do Rim	Apatia e depressão
R-2	R-7, 27	Falta de firmeza do *Qi* do Rim	Falta de força de vontade, sem determinação
R-2	R-3, 10	Deficiência do *Qi* do Rim e Fogo por Deficiência do Rim	Inquietação com súbita alteração do humor
R-3	R-6, 10	Deficiência do *Jing* e do *Yin* do Rim	Secura nos olhos e visão turva
R-3	R-6, 13	Deficiência do *Qi*, do *Jing* e do *Yin* do Rim	Infertilidade

Bexiga | 14

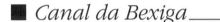
Canal da Bexiga

CONEXÕES DO CANAL

TRAJETO PRINCIPAL DO CANAL

Começando em B-1 no canto interno do olho, ascende pela testa, cruza o Vaso Governador em VG-24 e o canal da Vesícula Biliar em VB-15. Sobe até o vértice cruzando o Vaso Governador em VG-20, de onde sai um ramo que vai se encontrar com o canal da Vesícula Biliar acima da orelha. Do vértice, um ramo entra no cérebro, cruza com o Vaso Governador em VG-17 e desce dos dois lados do pescoço desde B-10, pelas costas, entrando no Rim e na Bexiga na região lombar. Outro ramo, a partir do occipital, flui nas costas em direção descendente ao longo do parte medial da escápula, por VB-30, até a fossa poplítea, onde encontra o ramo anterior e desce pela parte posterior da perna, para terminar em B-67 na lateral da ponta do quinto dedo do pé, onde se une com o canal do Rim.

TRAJETO DO CANAL DE CONEXÃO

Esse canal começa em B-58, na perna, desce pela parte medial da perna para se conectar ao canal do Rim.

O canal Divergente da Bexiga se conecta com a área do Coração.

TABELA 14.1 – Pontos de Cruzamento no canal da Bexiga

Ponto	Cruzamento	Outra função
B-1	B, ID, E, *Yin* do Calcanhar, *Yang* do Calcanhar	
B-11	B, ID	Ponto Mar do Sangue, ponto de Influência para os ossos
B-61	B, *Yang* do Calcanhar	
B-63	B, Vaso de Ligação *Yang*	

CANAL DA BEXIGA E CENTROS DE ENERGIA

DISPOSIÇÃO SEGMENTAR DOS PONTOS DE TRANSPORTE DORSAIS

Os pontos da Bexiga nas costas, da mesma forma como os pontos do Vaso Governador, estão dispostos sobre uma base segmentar. Ne Medicina Ocidental, isso significa que eles podem ser associados com os nervos espinais, dermátomos e miótomos do segmento espinal no qual se encontram. Em Medicina Chinesa, significa que eles podem ser associados com as vértebras, carne e sistemas de órgãos ligados no nível da espinha dorsal onde se encontram. Na teoria energética, significa que, juntamente com os pontos do Vaso Governador, podem estar relacionados com centros de energia específicos, como ilustrado na Tabela 14.2.

SEGMENTOS ESPINAIS E CINCO SISTEMAS DE ÓRGÃOS YIN

Específico da Medicina Chinesa é o conceito de que os pontos de um segmento espinal em particular não apenas estão relacionados com os padrões físicos associados com o sistema de órgão daquele segmento (ou segmentos), como também com os padrões mentais e emocionais associados com os sistemas de órgãos. Portanto, no sentido de seleção dos pontos do Vaso Governador e dos pontos do canal da Bexiga a serem usados nos tratamentos, podemos dizer que as emoções e as faculdades mentais têm uma representação segmentar nas costas.

COMPARAÇÃO DOS SISTEMAS VASO GOVERNADOR–BEXIGA E VASO CONCEPÇÃO–RIM

Os pontos da Bexiga, na região dorsal, têm uma relação com os centros de energia e com os pontos do Vaso Governador semelhante à dos pontos do canal do Rim com os centros de energia e com os pontos do Vaso Concepção situados na parte anterior do corpo. No entanto, os pontos do Vaso Concepção são mais usados na parte anterior que os pontos do canal do Rim para ativar os órgãos e os centros de energia, enquanto, nas costas, os pontos da Bexiga são usados com mais freqüência que os pontos do Vaso Governador para esses efeitos. Na parte anterior do corpo, os pontos do Rim nem sempre são combinados com os pontos do Vaso Concepção no mesmo nível, talvez pelo fato dos canais do Rim e Concepção estarem muito próximos uns dos outros, nas costas, os pontos do Vaso Governador são normalmente combinados com os pontos do canal mais interno ou mais externo da Bexiga.

Para atingir os centros de energia nas costas, pode ser que seja mais eficaz usar os pontos da linha mais interna do canal da Bexiga em combinação com os pontos do Vaso Governador, mas para regular os aspectos mental e emocional dos sistemas de órgãos, pode ser que seja melhor combinar os pontos da linha mais interna com a linha mais externa do canal da Bexiga, ou os pontos da linha mais externa do canal da Bexiga com os pontos do Vaso Governador.

FUNÇÕES DOS PONTOS DA BEXIGA

TRATAR PROBLEMAS DO CANAL

O canal da Bexiga é o mais longo do corpo e pode ser usado para tratar as áreas que ele percorre, incluindo pés, parte posterior da perna, quadril, região dorsal, pescoço, região occipital, vértice, parte frontal da cabeça, olhos e nariz. Por exemplo, B-1 e B-4 podem ser combinados como pontos locais para a rinite, B-67 pode ser acrescentado como ponto distal.

TRATAR CONEXÕES SEGMENTARES

O canal da Bexiga, nas costas, é único entre os principais meridianos, quanto à força das suas conexões segmentares com os sistemas de órgãos. Seus efeitos segmentares são muito maiores que os efeitos produzidos pelos canais do Rim e do Estômago na parte anterior do corpo. Os Pontos de Transporte Dorsais são discutidos em detalhes no Capítulo 8.

Por exemplo, B-23 e B-52 podem ser combinados para tratar dor nas costas no nível da segunda vértebra lombar.

TRATAR PROBLEMAS DO RIM

A Bexiga e os Rins formam um par *Yin-Yang* e os pontos da Bexiga podem ser usados para alguns dos sistemas e atributos governados pelos Rins, como para problemas da vontade, medo, orelhas, útero e orifícios inferiores. Por exemplo, VC-4, B-22, ID-3 **Ton** podem tratar o medo.

TABELA 14.2 – Pontos de Transporte Dorsais e centros de energia

Centro	Abaixo da vértebra (ou outro)	Vaso Governador	Linha interna da Bexiga (ou outro)	Linha externa da Bexiga
Garganta	C1	VG-15	B-10	–
Coração	T5	VG-11	B-15	B-44
Plexo Solar	T7	VG-9	B-17	B-46
Baço	T11	VG-6	B-20	B-49
Dan Tian	L2	VG-4	B-23	B-52
Reprodução	mesossacral	VG-2–3	B-32–33	–
Períneo	ponta do cóccix	VG-1	–	–

Entretanto, os pontos da Bexiga não têm o mesmo poder de tonificar o *Qi* que têm os pontos do Rim e tampouco os pontos da Bexiga, nas pernas, são capazes de tonificar o *Yin*.

TRATAR O CÉREBRO

Os Rins governam o cérebro pelo *Jing* do qual é formado. O canal da Bexiga se liga com o Vaso Governador e com o canal do Rim e com o cérebro propriamente dito. Os pontos da Bexiga, como B-67, B-62 e B-1–10 podem ser usados para clarear o cérebro e melhorar a capacidade de centralização da mente e de concentrar o pensamento com nitidez.

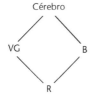

Figura 14.1 –

TRATAR OS PARES DAS SEIS DIVISÕES

A classificação das Seis Divisões liga os Rins ao Coração e a Bexiga ao Intestino Delgado, que é acoplado com o Coração de acordo com os pares de canais *Yin-Yang*. Os pontos do canal da Bexiga como B-62 e B-64 podem regular o equilíbrio entre o Coração e os Rins, tratar o medo e a mania.

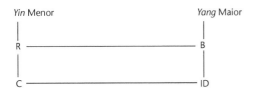

Figura 14.2 –

TRATAR OS CANAIS EXTRAORDINÁRIOS

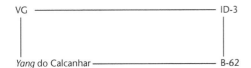

Figura 14.3 –

B-62, ponto de Abertura para o Vaso *Yang* do Calcanhar, pode ser combinado com ID-3 para usar o Vaso Governador e o Vaso *Yang* do Calcanhar como um par, por exemplo, para problemas espinais com depressão.

Como o Vaso Governador está ligado ao Vaso Concepção e o Vaso *Yang* do Calcanhar ao Vaso *Yin* do Calcanhar de acordo com os pares *Yin-Yang* dos Canais Extraordinários (ver Fig. 14.4), ID-3 + B-62 podem ser combinados com P-7 + R-6 para tratar ataques de pânico com medo da perda do controle, palpitações e dispnéia.

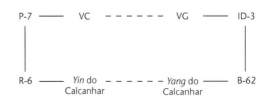

Figura 14.4 –

TRATAR O CORAÇÃO

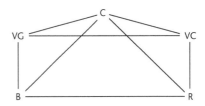

Figura 14.5 –

Os canais da Bexiga, do Vaso Governador e do Rim, fazem conexão, com o Coração em seus trajetos profundos. Embora o Vaso Concepção não esteja incluído nos que fazem conexão com o Coração, VC-17 controla a função cardíaca. Por meio dessas relações, os pontos da Bexiga, como B-60, 62 ou 64, podem ser usados para acalmar o Espírito quando este se encontra perturbado pela ansiedade ou medo.

TRATAR O VENTO INTERIOR

Os pontos da Bexiga das extremidades do corpo, por exemplo, B-7 na cabeça ou B-60 no tornozelo, podem ser usados para controlar o Vento Interior que perturba o Espírito e o cérebro, causando vertigem, dor de cabeça, epilepsia, hemiplegia ou convulsões nas crianças.

TRATAR O METABOLISMO DA ÁGUA

Surpreendentemente, os pontos da Bexiga não são muito usados para controlar o metabolismo da água, como ocorre com os pontos do canal do Baço, do Vaso Concepção e dos Rins. Os pontos da Bexiga que estão envolvidos neste aspecto, como B-22, 23 e 39, produzem esse efeito porque são, respectivamente, os pontos de Transporte Dorsais para o Triplo Aquecedor e para os Rins e o ponto Mar Inferior do Triplo Aquecedor.

SÍNDROMES DA BEXIGA

As síndromes da Bexiga estão incluídas na Tabela 13.3 com as síndromes do Rim.

■ *Pontos do canal da Bexiga*

B-1 e B-2 *jīng míng e zăn zhú*

B-1 é o ponto de Cruzamento dos canais da Bexiga, do Estômago, do Vaso *Yang* do Calcanhar e do Vaso *Yin* do Calcanhar.

Geral

B-1 é o mais influente dos dois pontos para os problemas oculares, problemas endócrinos e insônia. B-2 é melhor para problemas nasais e faciais. Já que o uso freqüente de B-1 pode causar manchas roxas nos olhos com certa facilidade, o autor prefere, em quase todos os casos, usar B-2 com a agulha passando sob a pele até quase B-1. Esse método evita manchas roxas nos olhos e é quase tão influente quanto B-1 para a maioria dos propósitos. *B-2 é agulhado desta maneira em todas as combinações descritas neste livro, a não ser que se declare de outra maneira.*

Problemas oculares

B-1 e B-2 são talvez, os dois melhores pontos para problemas de todos os tipos relacionados aos olhos, desde os estágios iniciais de catarata e glaucoma até histeria com perda da visão. São também usados para problemas que variam desde conjuntivite decorrente de Vento Calor e Calor no Fígado até visão turva nos idosos decorrente de Deficiência do *Jing* e do Sangue.

Problemas cerebrais e endócrinos

B-2 pode ser usado em combinação com um ou ambos Canais Extraordinários Vaso *Yang* do Calcanhar e Vaso *Yin* do Calcanhar para tratar problemas cerebrais como síndrome pós-concussão, hipersonia ou hipossonia e epilepsia.

Ponto de Abertura do Vaso *Yang* do Calcanhar + B-62

± B-61 Ponto de Encontro de Bexiga e Vaso *Yang* do Calcanhar

ou

+ R-6 Ponto de Abertura do Vaso *Yin* do Calcanhar

± R-8 Ponto de Acúmulo do Vaso *Yin* do Calcanhar

Essas combinações de pontos foram relacionadas para tratar distúrbios das glândulas pineal e hipófise e do hipotálamo.

Síndromes

Problemas oculares
Problemas nasais
Problemas faciais
Problemas do sistema nervoso

Problemas oculares

Pulso. Vários.
Indicações. Conjuntivite, espasmos das pálpebras, dores de cabeça por esforço ocular, estágio inicial de catarata.
Exemplo. Estágio inicial de glaucoma.
Combinação. B-2, VB-1, VB-20, F-3, R-6, IG-4 H.

Problemas nasais

Pulso. Vários, talvez escorregadio.
Indicações. Rinite alérgica, pólipo nasal, sinusite, dores de cabeça.
Exemplo. Sinusite por Calor no *Yang* Brilhante.
Combinação. B-2, E-2 H; E-40, E-44, IG-5, IG-20 Disp.

Problemas faciais

Pulso. Talvez apertado ou em corda, vazio ou fino.
Indicações. Paralisia facial, eczema ao redor dos olhos, neuralgia do trigêmeo.
Exemplo. Dor supra-orbital.
Combinação. B-2, B-67 H; R-3, VB-43, IG-4 Disp.

Problemas do sistema nervoso

Pulso. Vários.

Indicações. Hipersonia ou hipossonia, síndromes pós-concussão, vertigem.

Exemplo. Exaustão mental com incapacidade de concentração.

Combinação. B-2, B-67 H; R-3, E-36, VC-4, IG-4 **Ton**.

B-7 tōng tiān

Geral

B-7 tem duas funções principais: para o Vento Exterior e para o Vento Interior. O Vento Exterior pode ser Vento Frio ou Vento Calor e o Vento Interior pode estar associado ou com Hiperatividade do *Yang* do Fígado ou com Deficiência de Sangue do Fígado.

Deve-se recordar que o canal da Bexiga ascende até o vértice, cruzando o Vaso Governador em VG-20 (ponto em que o trajeto interno do canal do Fígado se encontra com o Vaso Governador). De VG-20, um ramo do canal da Bexiga entra no cérebro e outro ramo segue para se encontrar com o canal da Vesícula Biliar acima da orelha. B-7 pode, portanto ser usado para vertigem ou dor de cabeça no vértice, decorrente da ascensão do *Yang* do Fígado, em preferência a VG-20, quando a tensão pelo *Yang* do Fígado também estiver afetando o pescoço, os ombros e os olhos.

Síndromes

Vento Exterior
Hiperatividade do *Yang* do Fígado

Vento Exterior

Pulso. Superficial e apertado ou vazio e apertado.

Indicações. Lacrimejamento excessivo, rinite, dor de cabeça, paralisia facial, epistaxe, sinusite.

Exemplo. Rinite e dor de cabeça por Vento Frio.

Combinação. B-2 H; B-7, B-67, ID-3 **Disp**.

Hiperatividade do Yang do Fígado

Pulso. Em corda, talvez vazio, fino ou flutuante.

Indicações. Convulsões, vertigem, dor de cabeça no vértice.

Exemplo. Dor de cabeça no vértice com vertigem e desorientação.

Combinação. B-7, B-62, ID-3, R-6 H; F-3 **Disp**.

B-10 tiān zhù

Ponto Janela do Céu.

Problemas cerebrais

B-10 situa-se onde o canal da Bexiga emerge do cérebro e por isso pode ser usado para tratar os problemas de memória e de concentração, especialmente onde esses problemas forem decorrentes da Deficiência do Rim.

Problemas psicológicos

B-10 é um ponto Janela do Céu e um portão para o fluxo de energia entre o corpo e a cabeça. Portanto, pode ser usado para depressão, desorientação e sensação de peso na cabeça associado ao medo. Pode também ser usado para histeria.

Problemas oculares

Pode tratar distúrbios oculares decorrentes tanto de Vento Exterior como da Deficiência do *Qi* do Rim.

Invasão de Vento Exterior

O pescoço é um dos principais pontos de Invasão de Vento, B-10 pode ser usado para efeitos como dor no pescoço e na cabeça, congestão nasal e perda do olfato, tosse e asma, dor e inflamação da garganta.

Problemas do pescoço e da cabeça

B-10 pode ser usado para uma variedade de dores no pescoço e na cabeça, incluindo Invasão de Vento Frio, traumatismo agudo, Estagnação e Deficiência de *Qi* crônicas associadas com antigos traumatismos ou artrite, tensão no pescoço e na cabeça decorrentes da Hiperatividade do *Yang* do Fígado.

Já que pode regular a região lombar da mesma forma que o pescoço, é muito usado no tratamento destinado a equilibrar o conjunto da espinha dorsal, como nas doenças crônicas como a esclerose múltipla e na espondilite ancilosante.

Síndromes

Problemas cerebrais
Problemas psicológicos
Problemas oculares
Invasão do Vento Exterior
Problemas do pescoço e da cabeça

Problemas cerebrais

Pulso. Vazio ou fino, talvez flutuante ou profundo.

Indicações. Esgotamento mental, esforço mental excessivo, incapacidade de pensar com clareza ou por longos períodos.

Exemplo. Desespero por incapacidade de se concentrar.

Combinação. B-10, B-23, B-64, B-67, VG-20, R-6, C-6 **Ton**.

Problemas psicológicos

Pulso. Talvez em corda e vazio ou flutuante.

Indicações. Depressão, cansaço, medo, sensação de perda de contato com o corpo ou com o ambiente.

Exemplo. Sensação como se estivesse trancado dentro da cabeça.

Combinação. B-10, B-62, ID-3 **H**; R-6 **Ton**; R-1 **M**.

Problemas oculares

Pulso. Vários.

Indicações. Conjuntivite, visão turva.

Exemplo. Diminuição da visão pela idade ou pelo cansaço, o ambiente parece ficar mais escuro com campo visual reduzido.

Combinação. B-2, B-10, B-62, R-6, E-36 **Ton**.

Invasão de Vento Exterior

Pulso. Superficial, apertado, talvez vazio ou flutuante.

Indicações. Espirros, tosse, asma, dor de garganta, dores nos ombros, pescoço e costas.

Exemplo. Resfriado com congestão nasal e incapacidade de sentir cheiro.

Combinação. B-2 **Ton**; B-10 **Disp M**; VG-23, P-7, IG-4, IG-20 **Disp**.

Problemas do pescoço e da cabeça

Pulso. Apertado ou em corda, vazio, fino ou flutuante, talvez com fluxo abundante.

Indicações. Lesão aguda, lesão crônica, seqüelas, esclerose múltipla, artrite, espondilite ancilosante.

Exemplo. Dor no pescoço e no ombro por Deficiência do Rim e Hiperatividade do *Yang* do Fígado.

Combinação. B-10, B-66, ID-3, ID-15, VB-20, VB-21, VB-41 **H**; R-6 **Ton**.

B-11 *dà zhù*

Ponto de Cruzamento de Bexiga e Intestino Delgado, ponto de Influência para os ossos, ponto do Mar do Sangue.

Conexões de B-11

Existe uma ligação no nível de VG-13 entre o Vaso Governador e o canal de Bexiga. Como *dà zhù* também é o ponto de Cruzamento da Bexiga e do Intestino Delgado, age como uma junção entre os canais da Bexiga, do Vaso Governador e do Intestino Delgado (ver Fig. 14.6). Isso não torna esse ponto importante apenas para problemas locais do pescoço e dos ombros, especialmente os problemas relacionados à Invasão de Vento, mas faz com que tenha conexão com o sistema dos Canais Extraordinários.

O canal da Bexiga faz conexão com os Rins, que governa os ossos, e B-11, como ponto de Influência dos ossos, pode tratar problemas esqueléticos de forma geral e não apenas de forma local na região do pescoço.

B-11 pode ser combinado com tratamentos dos Canais Extraordinários para problemas dos ossos e articulações (ver Fig. 14.8).

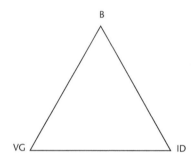

FIGURA 14.6 –

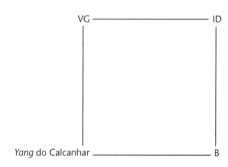

FIGURA 14.7 –

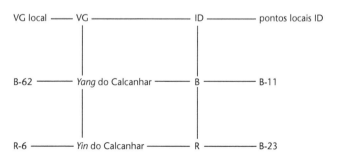

FIGURA 14.8 –

Em muitos problemas espinais, B-62 e R-6 são usados juntos para combinar o efeito *Yang* de fortalecimento das articulações com o efeito *Yin* de propiciar fluido para lubrificá-las.

B-11 tonifica o Sangue

B-11, 12, 13 e VG-14 podem ajudar a impedir a Invasão Exterior por meio da tonificação do *Qi* Defensivo e Nutritivo. Além disso, B-11 pode também ajudar a dificultar a invasão, tonificando o Sangue. B-11 pode ser incorporado ao tratamento para tonificar o Sangue: B-11, 20, 23, 43 **Ton M**.

Síndromes

Invasão de Vento Exterior
Problemas do pescoço e cabeça } ver B-10
Problemas dos ossos e das articulações

Problemas dos ossos e das articulações

Pulso. Talvez vazio, fino, flutuante ou profundo.

Indicações. Artrite dolorosa com deformação articular, rigidez do pescoço e da espinha dorsal, dor e rigidez dos joelhos.

Exemplo. Degeneração óssea nos idosos.

Combinação. B-11, B-23, B-62, R-6, VB-39 **Ton**; pontos locais **H**.

B-12 *fēng mén*

Ponto de Cruzamento do Vaso Governador e canal da Bexiga.

Geral

Ponto semelhante ao B-13 em função, já que elimina a invasão Exterior e regula os Pulmões. Entretanto, B-13 é mais usado para tratar os Pulmões e a principal função de B-12 é liberar o Vento Exterior, especialmente por meio de ventosa. B-12 também é melhor para problemas nasais e B-13 para problemas da garganta.

B-13 *fèi shū*

Como Ponto de Transporte Dorsal dos Pulmões, B-13 pode tratar todos os problemas do Pulmão. Entretanto, o ponto da linha mais externa do canal da Bexiga B-42, é considerado melhor para problemas emocionais e comportamentais dos Pulmões, ou B-13 e B-42 podem ser combinados.

Síndromes

Vento Frio invade os Pulmões
Vento Calor
Vento Secura
Deficiência do *Qi* do Pulmão
Deficiência do *Yin* do Pulmão
Acúmulo de Fleuma Frio nos Pulmões
Acúmulo de Fleuma Calor nos Pulmões
Estagnação do *Qi* do Pulmão

Vento Frio invade os Pulmões

Pulso. Apertado em nível superficial, talvez vazio em nível médio ou profundo.

Indicações. Resfriado, gripe.

Exemplo. Espirros, coceira na garganta, dor na região superior das costas.

Combinação. B-12, B-13 **Disp M**; P-7, IG-14, VC-22 **Disp**.

Vento Calor

Pulso. Superficial, rápido.

Indicações. Resfriado, gripe.

Exemplo. Dor de garganta com tosse seca.

Combinação. B-13, P-10, IG-4, ID-17 **Disp**.

Vento Secura

Pulso. Superficial.

Indicações. Tosse seca, secura do nariz, garganta e boca.

Exemplo. Reação excessiva aos ambientes secos.

Combinação. B-13, P-7, IG-14 **Disp**; P-5, P-9, R-6 **Ton**.

Deficiência do Qi do Pulmão

Pulso. Vazio ou grande.

Indicações. Asma, bronquite ou tosse.

Exemplo. Dor de garganta áspera crônica.

Combinação. B-13, B-23, P-7, R-6, VC-22 **Ton**.

Deficiência do Yin do Pulmão

Pulso. Fino, rápido.

Indicações. Tosse seca crônica, tuberculose pulmonar.

Exemplo. Dor de garganta crônica com inquietação.

Combinação. B-13, P-9, P-5, E-36, BP-6 **Ton**.

Acúmulo de Fleuma Frio nos Pulmões

Pulso. Escorregadio, cheio ou com fluxo abundante, talvez em corda.

Indicações. Bronquite, asma.

Exemplo. Reação de copioso catarro nasofaríngeo ao excesso de consumo de produtos lácteos.

Combinação. B-13, B-20, P-9, BP-3 **Disp**; P-6, E-40, IG-20 **Disp**.

Acúmulo de Fleuma Calor nos Pulmões

Pulso. Escorregadio, rápido, cheio ou com fluxo abundante, talvez em corda.

Indicações. Bronquite aguda, bronquiectasia.

Exemplo. Agravação aguda de bronquite crônica, resistente aos antibióticos.

Combinação. B-13, VG-14, P-1, P-10, IG-4, E-40 **Disp**.

Estagnação do Qi do Pulmão

Pulso. Retardado ou em corda.

Indicações. Dispnéia, tosse, pesar, recolhimento, vive no passado.

Exemplo. Mágoa não resolvida e depressão.

Combinação. B-13, VC-17, VC-22, P-1, P-6, P-7 **Disp**; E-36 **Ton**.

B-14 *jué yīn shū*

B-14 pode ser usado como ponto complementar de B-15 para condições do Coração. Também pode ser usado para tratar dor e sensação de desconforto no peito, região hipogástrica e região epigástrica, decorrentes de Estagnação do *Qi* do Fígado, também dispnéia, soluços e vômitos.

B-15 *xīn shū*

Ponto de Transporte Dorsal do Coração.

Síndromes

Deficiência do *Qi* do Coração
Deficiência do *Yang* do Coração
Deficiência do Sangue do Coração
Deficiência do *Yin* do Coração
Fogo no Coração
Fleuma no Coração
Estagnação do *Qi* do Coração
Estagnação do Sangue do Coração

Deficiência do Qi do Coração

Pulso. Vazio, talvez variável, flutuante ou irregular.

Indicações. Cansaço, labilidade emocional, palpitações.

Exemplo. Entusiasmo alternando com cansaço e falta de interesse.

Combinação. B-15, C-7, ID-3, B-64, R-3.

Deficiência do Yang do Coração

Pulso. Vazio a pequeno, profundo, lento.

Indicações. Exaustão, extremidades frias, depressão, falta de interesse.

Exemplo. Apatia e exaustão.

Combinação. B-15, B-23, VG-4, VG-20, B-62 **Ton**; C-7 **Ton**.

Deficiência do Sangue do Coração

Pulso. Fino, flutuante.

Indicações. Memória fraca, falta de concentração, cansaço, palpitações, vertigem.

Exemplo. Insônia e sensação de vulnerabilidade.

Combinação. B-15, B-20, E-36, BP-4, BP-10, C-7 **Ton**; PC-6, *ān mián* **Disp**.

Deficiência do Yin do Coração

Pulso. Fino, rápido, talvez apressado.

Indicações. Síndrome da menopausa, transpiração noturna e insônia, ansiedade.

Exemplo. Incapacidade em relaxar e encontrar paz.

Combinação. B-15, B-23, R-1, C-6, R-6 **H**.

Fogo no Coração

Pulso. Rápido, cheio ou com fluxo abundante.

Indicações. Mania, depressão maníaca, hipertensão, dor de cabeça.

Exemplo. Síndrome da menopausa com extrema hiperatividade e agitação.

Combinação. B-15, B-44, R-1, VG-20, C-8 **Disp**; C-3, R-10 **Ton**.

Fleuma no Coração

Pulso. Escorregadio, talvez lento ou rápido, talvez irregular.

Indicações. Desorientação, esquecimento, confusão mental, dificuldade em falar, depressão.

Exemplo. Confusão mental, sensação de opressão no peito.

Combinação. B-15, B-44, VG-15, E-40, PC-6 **Disp**.

Estagnação do Qi do Coração

Pulso. Retardado, em corda ou espasmódico.

Indicações. Depressão, tristeza, dor ou sensação de desconforto no peito.

Exemplo. Frustração e dificuldade nos relacionamentos.

Combinação. B-13, B-15, PC-4, C-6 **Disp**; R-4 **H**.

Estagnação do Sangue do Coração

Pulso. Em corda, talvez flutuante.

Indicações. Dor no peito, especialmente com irradiação para as costas.

Combinação. B-15, B-16, BP-4, PC-6 **Disp**.

B-17 *gé shū*

Ponto de Influência para o Sangue, Ponto de Transporte Dorsal do diafragma.

B-17 governa o Sangue

Dependendo da situação, B-17 pode tonificar, mover, esfriar e conter o Sangue. Por exemplo, a combinação B-17 + B-43 **Ton M** pode ser usada para tonificar uma condição geral de Deficiência de Sangue e de Qi. Alternativamente, B-17 pode ser combinado com B-15 ou B-18 ou B-20 como ilustrado na Tabela 14.3, para tonificar o Sangue de órgãos específicos, ou então B-15, 17, 18 e 20 podem todos ser usados juntos para tratar uma Deficiência generalizada de Sangue.

B-17 regula o diafragma

B-17, B-46 e VG-9 abaixo da sétima vértebra torácica, relacionados com o centro do Plexo Solar, compartilham algumas funções com VC-14 e VC-15. O diafragma separa o Aquecedor Superior dos Aquecedores Médio e Inferior, o centro do Plexo Solar pode agir como um foco para impressões emocionais. O medo e a raiva, especialmente, podem prejudicar a digestão, retesar o diafragma, restringir a respiração e alterar a freqüência cardíaca.

B-17 trata as distúrbios cutâneos

Como B-17 pode ser usado para tonificar, mover e esfriar o Sangue, pode ser usado para distúrbios da pele, incluindo urticária, furúnculos e psoríase. Acalmando o centro do Plexo Solar, esse ponto pode aliviar algumas tensões emocionais que contribuem para os transtornos dermatológicos. B-17 pode ser combinado com B-20 para a preocupação, B-18 para a frustração e raiva suprimida, ou com B-15 para excesso de excitação ou para a pressão de relacionamentos pessoais, já que esses fatores afetam a pele.

TABELA 14.3 – Combinações de B-17 para governar o Sangue

Síndrome	Exemplo	Ponto dorsal	Outro ponto
Deficiência de Sangue			
Deficiência de Sangue do Coração	insônia e palpitações	B-15	C-7
Deficiência de Sangue do Fígado	visão turva	B-17	F-3
Deficiência do Sangue do Baço	músculos fracos	B-20	BP-3
Estagnação do Sangue e do Qi			
Estagnação do Coração	dor no peito	B-15	PC-6
Estagnação do Fígado	dismenorréia	B-17	F-3
Estagnação do Baço	veias varicosas	B-20	BP-4
Sangramento e Calor no Sangue			
Fogo no Coração	eczema	B-15	C-8
Fogo no Fígado	menorragia	B-18	F-1
Calor no *Yang* Brilhante	reação alérgica na pele aos alimentos	B-21	BP-10
Fogo Perverso	acne	B-25	VG-7

Síndromes

Deficiência de Sangue
Estagnação de Sangue
Calor no Sangue
Problemas do diafragma e do peito
Distúrbios cutâneos

Deficiência de Sangue

Pulso. Fino e flutuante, talvez em corda, irregular ou vazio.

Indicações. Insônia, palpitações, anemia, fraqueza muscular.

Exemplo. Excesso de estudo e preocupação com visão turva e memória fraca.

Combinação. B-17, B-18, B-20, VG-20, E-36, IG-4 **H**.

Estagnação de Sangue

Pulso. Em corda, flutuante.

Indicações. Dor no peito, dor epigástrica, dor e massas abdominais, dismenorréia.

Exemplo. Veias varicosas e má circulação periférica.

Combinação. B-17, B-18, B-20, BP-4, PC-6 **H**.

Alternação. BP-1, BP-4, BP-8, BP-10, E-40, PC-6 **H**.

Calor no Sangue

Pulso. Rápido, talvez cheio ou com fluxo abundante, fino ou em corda.

Indicações. Menorragia, epistaxe, hemoptise.

Exemplo. Psoríase aguda com lesões cutâneas quentes e avermelhadas.

Combinação. B-15, B-17, B-18, IG-4, IG-11, BP-6, E-40 **Disp**.

Problemas do diafragma e do peito

Pulso. Retardado ou em corda.

Indicações. Dor no peito, espasmo no diafragma, soluços, vômitos, dispnéia.

Exemplo. Eructações com náusea e desconforto na região epigástrica.

Combinação. B-17, B-21, BP-4, PC-6 **Disp**.

Alternação. VC-12, VC-14, BP-4, PC-6 **Disp**.

Distúrbios cutâneos

Pulso. Vários.

Indicações. Furúnculos, acne, eczema, urticária.

Exemplo. Psoríase, resistente ao tratamento, com lesões arroxeadas com muita descamação.

Combinação. B-17, B-18, B-20, TA-6, VG-9, BP-6 **Disp**.

B-18 *gān shū*

Ponto de Transporte Dorsal para o Fígado.

Geral

VG-8, B-18 e B-47, abaixo da nona vértebra torácica, estão relacionados com o elemento Madeira e com as funções do Fígado. B-18 não é tão usado para acalmar o Fogo do Fígado e a Hiperatividade do *Yang* do Fígado, mas sim para tonificar e mover o *Qi* do Fígado, tonificar o Sangue do Fígado e eliminar a Umidade Calor no Fígado e na Vesícula Biliar.

VG-8, B-18 e B-47 são eficazes para equilibrar o elemento Madeira. Para os tipos Madeira *Yin*, esses pontos podem ser usados para tratar insegurança, baixa auto-estima, indecisão e dúvida sobre si mesmo. Para os tipos Madeira *Yang*, esses pontos podem ser usados para tratar impaciência, intolerância, comportamento impulsivo e abrasivo associado com o fato da pessoa não estar agindo em harmonia com o *self* e com as necessidades das pessoas ao redor. Tanto o tipo *Yin* quanto o *Yang* terão a tendência de se sentirem facilmente obstruídos e impedidos nas atividades externas do dia a dia e nos sentimentos internos.

Síndromes

Deficiência do *Qi* do Fígado
Estagnação do *Qi* do Fígado
Deficiência do Sangue do Fígado
Umidade Calor no Fígado e na Vesícula Biliar

Deficiência do Qi do Fígado

Pulso. Vazio, talvez flutuante ou em corda.

Indicações. Indecisão, falta de confiança em si mesmo, depressão, dor de cabeça.

Exemplo. Falta de determinação, associada à falta de energia ou falta de contato com a força e a certeza interiores.

Combinação. B-18, B-23, B-47, B-52, F-3, VB-40, R-7 **Ton**.

Estagnação do Qi do Fígado

Pulso. Em corda ou retardado.

Indicações. Náusea, dor no peito, dor de cabeça, espasmo muscular, dismenorréia, depressão.

Exemplo. Tendência a se sentir facilmente bloqueado.

Combinação. B-18, B-47, F-3, PC-6 **Disp** ou **H**.

Deficiência do Sangue do Fígado

Pulso. Fino, flutuante, talvez em corda.

Indicações. Visão turva, espasmo e fraqueza musculares, unhas quebradiças, vertigem.

Exemplo. Sensação de cansaço e vulnerabilidade, sentimento como se não tivesse solidez e força de caráter.

Combinação. B-18, B-20, F-3, BP-3, VB-40, E-36 **Ton**.

Umidade Calor no Fígado e na Vesícula Biliar

Pulso. Rápido, escorregadio, em corda, talvez fino ou com fluxo abundante.

Indicações. Otite média, colecistite, irritabilidade, eczema.

Exemplo. Sentimentos remanescentes de amargura, ressentimento e ódio, tendência a se culpar e a culpar os outros.

Combinação. B-18, B-20, F-3, BP-3, VB-40, TA-6 **Disp**.

B-19 *dǎn shū*

Ponto de Transporte Dorsal para a Vesícula Biliar.

Geral

VG-7, B-19 e B-48, abaixo da décima vértebra torácica, relacionados com o elemento Madeira e com as funções da Vesícula Biliar. Podem ser usados em combinação com VG-8, B-18 e B-48 para problemas do Fígado e da Vesícula Biliar. Os pontos para o Fígado têm uma aplicação mais abrangente, incluindo os problemas da Vesícula Biliar. Os pontos da Vesícula Biliar tendem a ser de aplicação mais limitada, relacionando-se principalmente a problemas da própria Vesícula Biliar.

Fígado e Vesícula Biliar

Yin	*Yang*
Fígado	Vesícula Biliar
mais interno	mais externo

B-18 e B-47 podem ser usados para tratará os problemas internos de dificuldade de planejamento, de caráter mais *Yin*; B-19 e B-46 podem ser usados para tratar os problemas mais externos, de caráter mais *Yang*, das decisões e julgamentos que transformam os planejamentos internos em ação externa. Entretanto, B-18 e B-47 são usados para tratar a capacidade de planejar e a capacidade de tomar decisões, especialmente nas situações em que existe falta de conexão entre o Fígado e a Vesícula Biliar, quando, por exemplo, as decisões são feitas de forma rápida e sem um planejamento adequado.

Fígado, Vesícula Biliar e Rins

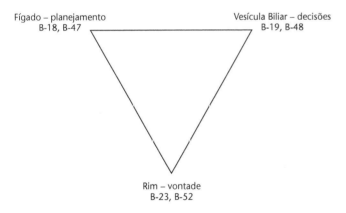

FIGURA 14.9 –

Rins, Fígado e Vesícula Biliar são interdependentes. Para que a capacidade de planejar e de tomar decisões seja eficaz, deve haver um objetivo bem definido, ativado por um esforço da vontade mantido constante. No entanto, mesmo um desejo forte não é capaz de criar nada no mundo externo, a não ser que haja um planejamento definido e claro que sirva como guia.

Síndromes

Umidade Calor no Fígado e na Vesícula Biliar – ver B-18
Deficiência do *Qi* da Vesícula Biliar

Deficiência do Qi da Vesícula Biliar

Pulso. Vazio, fino, talvez flutuante ou em corda.
Indicações. Timidez, indecisão, tensão muscular, esforço visual, dor de cabeça.
Exemplo. A pessoa não se sente forte ou com a certeza o suficiente para agir com resolução ou decisão.
Combinação. B-19, B-23, R-3, VB-40, TA-4 **Ton**.

B-20 *pí shū*

Ponto de Transporte Dorsal do Baço

Geral

VG-6, B-20 e B-49, abaixo da décima primeira vértebra torácica, estão relacionados com o elemento Terra e com as funções do Baço. Correspondem ao centro de energia do Baço e ao ponto VC-12 na parte anterior do corpo.

B-20 e a Deficiência do Baço

Tonificando um Baço Deficiente, B-20 pode tonificar o *Qi* e o Sangue do corpo todo e também eliminar a Umidade e a Fleuma. O uso do Método de Tonificação e Moxa em B-20 pode tonificar o *Qi* e o *Yang* do Baço, remover o Frio e a Umidade e ajudar as funções do Baço para manter o Sangue no interior dos vasos e manter os órgãos firmes em suas posições. O uso de B-20 pode mover a Estagnação do *Qi* no Aquecedor Médio, embora mais indicado para as condições crônicas que para dor aguda. Pode também eliminar a Umidade Calor, embora seja mais usado para Umidade Frio.

B-20 e as emoções

VG-6, B-20 e B-48 podem ser usados isoladamente ou em combinação para equilibrar o comportamento das pessoas do tipo Terra. O tipo Terra *Yin* pode criar um mundo interno de preocupação e aflição, onde o excesso de pensamentos incapacita a ação. As pessoas Terra *Yang* são mais expansivas e invadem a privacidade alheia, projetando nelas suas preocupações. O apego e o excesso de solicitude podem dominar e sufocar a livre expressão e o desenvolvimento das vidas das outras pessoas, causando problemas nos relacionamentos.

Síndromes

Deficiência do *Qi* do Baço
Deficiência do Sangue do Baço
Deficiência do *Yang* do Baço
Umidade e Fleuma
Estagnação no Aquecedor Médio

Deficiência do Qi do Baço

Pulso. Vazio.

Indicações. Cansaço, letargia, distensão abdominal, preocupação, fezes soltas.

Exemplo. Cansaço, músculos fracos e flácidos e excesso de peso.

Combinação. B-20, VG-6, BP-3, E-36, IG-4 **Ton**.

Deficiência do Sangue do Baço

Pulso. Fino, flutuante.

Indicações. Fraqueza e atrofia dos músculos, pele seca, vertigem, cansaço crônico.

Exemplo. Exaustão após perda intensa de sangue durante o parto.

Combinação. B-17, B-20, B-43, E-36, IG-4 **Ton M.**

Deficiência do Yang do Baço

Pulso. Vazio, talvez lento profundo.

Indicações. Exaustão, extremidades frias, prolapsos, hemorragias, distensão abdominal, edema.

Exemplo. Cansaço extremo e fraqueza de personalidade, a pessoa precisa de algo que "lhe faça levantar do chão", que lhe anime.

Combinação. B-20, B-23, VG-20, E-36, R-7 **Ton M.**

Alternação. VC-4, VC-12, VG-20, E-36, R-7

Umidade e Fleuma

Pulso. Escorregado, talvez vazio ou com fluxo abundante, talvez lento ou rápido.

Indicações. Edema, obesidade, letargia, embotamento ou confusão mental, sensação de peso nos membros, no corpo ou na cabeça.

Exemplo. Pessoa agradável, mas indolente e preguiçosa, excesso de peso pelo enorme prazer que sente em comer.

Combinação. B-20, B-21, B-49, B-50, BP-3, E-40 **Ton M.**

Estagnação no Aquecedor Médio

Pulso. Em corda, talvez com fluxo abundante ou cheio, talvez escorregadio.

Indicações. Desconforto na região epigástrica, distensão abdominal, náusea.

Exemplo. Solicitude imposta nas vidas dos outros com indigestão.

Combinação. B-20, B-21, BP-1, BP-4, E-40, E-45 **Disp.**

B-21 *wèi shū*

Ponto de Transporte Dorsal do Estômago.

Geral

B-20 e B-21 apresentam usos superpostos, mas B-20 possui, de longe, aplicação mais generalizada, ao passo que B-21 limita-se mais às funções do Estômago. B-21 é mais usado para as síndromes de Excesso como Estagnação ou Rebelião do *Qi* do Estômago, com náusea, eructações, soluços ou vômitos, ou para retenção de alimento no estômago com distensão epigástrica e eructações azedas. B-20 é mais usado para tonificar a Deficiência.

B-22 *sān jiāo shū*

Ponto de Transporte Dorsal para o Triplo Aquecedor.

Geral

Devido à sua localização, este ponto tonifica os Rins e resolve a Umidade no Aquecedor Inferior, por exemplo, trata edema, disúria e retenção urinária. O interessante é que não tem indicação relacionada ao Triplo Aquecedor como sistema de aquecimento do corpo ou como o "termostato do corpo", talvez pelo fato desses conceitos serem mais ocidentais que chineses.

Combinações

B-22 pode ser combinado com B-20 e/ou B-23 para tratar a Umidade. Se combinado com B-20, trata a Umidade relacionada ao edema com distensão abdominal, borborigmos e diarréia; se combinado com B-23 trata a Umidade associada com problemas urinários, cálculos renais ou dor lombar. Pode ser combinado com B-39, ponto Mar Inferior do Triplo Aquecedor, e com TA-6 para mover a Estagnação do *Qi* e dos Fluidos no Aquecedor Inferior.

B-23 *shèn shū*

Ponto de Transporte Dorsal dos Rins.

Geral

VG-4, B-23 e B-52, abaixo da segunda vértebra lombar, correspondem ao elemento Água e às funções dos Rins.

Esses pontos estão associados com o centro de energia *Dan Tian*, que é representado na parte anterior do corpo pelos pontos VC-4, 5 e 6. O centro de energia *Dan Tian* pode ser usado para tonificação por meio dos pontos B-23, B-52, VG-4 e VC-4, por exemplo, mas cada ponto tem funções levemente diferentes, como ilustrado na Tabela 14.4. Pela tabela, pode-se observar que enquanto VG-4 tem um forte efeito em tonificar o *Yang*, sem, entretanto, tonificar o *Yin*, os outros três pontos têm a capacidade de tonificar o *Yin* e o *Yang*. VC-4 tem a ação mais influente para tonificar o Sangue, já que é o mais *Yin* dos quatro pontos, mas B-23 pode ser combinado com B-20 para tonificar o Sangue, já que os Rins desempenham um papel na formação do Sangue. B-23 é o melhor desses pontos para tratar a Umidade Calor na Bexiga para cistite e disúria, para mover a Estagnação do *Qi* nos Rins e na região lombar. Nessas duas funções, B-23 é semelhante a VC-6 e, de fato, os dois pontos podem ser usados para expelir cálculos renais ou localizados no trato urinário superior.

B-23 e problemas psicológicos

Pode-se dizer que B-23, B-52, R-3 e VC-4 tratam quatro tipos principais de problemas emocionais associados com os Rins:

desarmonias da vontade
medo
depressão
labilidade emocional

Cada um desses problemas pode afetar não apenas os Rins, mas os outros quatro sistemas: Pulmões, Coração, Fígado e Baço. B-23 pode, portanto, ser combinado com B-13, 15, 18 ou 20. Por exemplo, se o medo do Rim estiver afetando o Coração e houver ansiedade com medo, B-23 pode ser combinado com B-15. Ou se a falta de vontade combinada com a melancolia estiver permitindo que o excesso de pensamentos paralise a ação, B-23 pode ser combinado com B-20.

A Tabela 14.5 mostra como cada um dos quatro problemas emocionais dos Rins pode afetar cada um dos quatro sistemas de órgãos, indicando qual ponto dorsal deve combinar com B-23. Os pontos da linha mais externa do canal da Bexiga, B-42, 44, 47, 49 e 52, podem ser usados ao invés de pontos da linha mais interna do canal da Bexiga ou em combinação com eles para esses problemas psicológicos. Por exemplo, se as habilidades de concentração e de manter a mente determinada a alcançar um objetivo, características da vontade do Rim, não estiverem equilibrando as energias expansivas da criatividade da

TABELA 14.5 – Combinações com B-23 para problemas psicológicos do Rim

	Combinar B-23 com	Problemas psicológicos
Desarmonias da vontade	B-13	falta de coordenação de ordem rítmica na respiração, na circulação do *Qi* e na vida
	B-15	excesso de entusiasmo sem razão evidente e que esgota a pessoa quando a expansão do Espírito não está equilibrada pela concentração da vontade
	B-18	dispersão das energias em muitas áreas quando as energias não estão centralizadas pela vontade integrada a um planejamento de vida
	B-20	pensamentos sem objetivo decorrentes da falta de foco e de direção da vontade em um objetivo específico
Medo	B-13	medo da perda, medo da dor do desapego, atitude de evitar o pesar evitando a profundidade nas relações com as pessoas
	B-15	ansiedade com inquietação e medo, o medo dispersa o Espírito, reduzindo a coordenação dos pensamentos, da linguagem e do comportamento
	B-18	raiva nascida do medo e da insegurança
	B-20	medo e preocupação que surgem da insegurança, falta de firmeza e estabilidade
Depressão	B-13	depressão e inatividade com falta de interesse pelo presente e recolhimento, vivendo das memórias do passado
	B-15	apatia e depressão associadas com falta de interesse ativo e prazer na vida
	B-18	depressão com timidez, insegurança e falta de sentimento de força e certeza no *self*
	B-20	depressão com letargia, mente embotada, pensamentos dispersos e preocupações vagas
Emocional	B-13	humor alternando entre fases de recolhimento e fases de labilidade emocional podendo chegar às lágrimas
	B-15	pessoa sobressaltada, nervosa e hiperexcitável com altos e baixos no estado de humor
	B-18	pessoa hipersensível, facilmente irritada e muito perturbada pela raiva
	B-20	inseguranças relativamente pequenas podem produzir grande preocupação ou comportamento lamentoso e dependente dos outros

TABELA 14.4 – Comparação entre VG-4, B-23, R-3 e VC-4

	Yang ←————————→ Yin			
Indicações	VG-4	B-23	R-3	VC-4
Deficiência de *Jing*	X	X	X	X
Deficiência de *Qi*	x	X	X	X
Falta de firmeza do *Qi* do Rim	X	X	X	X
Deficiência de Yang	X	X	X	X
Frio Interno	X	X	X	X
Umidade Interna	X	X	X	X
Deficiência do *Yin*	–	X	X	X
Deficiência do Sangue	–	x	–	X
Umidade Calor na Bexiga	–	X	–	–

X = uso primário; x = uso secundário.

Madeira, fazendo com que a pessoa desperdice suas energias em várias direções, B-18 e B-23 podem ser combinados com B-47 e B-52 para harmonizar as energias.

B-23 e o processo de envelhecimento

Como B-23 é capaz de tonificar o *Jing* do Rim, pode ser usado para tratar de sintomas associados com o envelhecimento, incluindo a degeneração dos ossos, dentes, articulações, olhos, cabelo e sexualidade. Entretanto, como *Jing* está intimamente associado com o Sangue em suas funções, é amiúde aconselhável combinar B-23 com B-18 e B-20 para tratar sintomas associados com a senescência.

A Deficiência de *Jing* e de Sangue pode levar à restrição dos movimentos e à restrição das vidas nos idosos, em decorrência da fragilidade dos ossos, da rigidez das articulações, da fraqueza muscular e da redução da coordenação, concentração, equilíbrio e da memória.

A importância de combinar B-23 e B-20

Excluindo tonificar o Sangue, o *Jing* e o *Qi* e estabilizar as emoções, esta combinação de pontos pode ser usada com Método de Tonificação e Moxa, para firmar o *Qi* do Baço e dos Rins e tonificar o *Yang* do Baço e dos Rins. Este procedimento tem a função de eliminar a Umidade e a Fleuma e de tratar problemas urinários e edemas e de ajudar o *Qi* a manter as coisas firmes em suas posições e tratar prolapsos, flacidez da pele e dos músculos, hemorragias e incontinências.

Se B-23 e B-20 forem combinados com B-13, então esta combinação pode tonificar o *Qi* do corpo todo, melhorando a produção, armazenamento e circulação do *Qi* pelos Pulmões, Baço e Rins e, assim, aumentar a força do corpo para resistir às infecções. Esta combinação também pode tratar distúrbios respiratórios crônicos, como asma e bronquite, associadas com a Deficiência dos Pulmões e do Baço e com a falha dos Rins em manter o *Qi* na parte inferior do corpo.

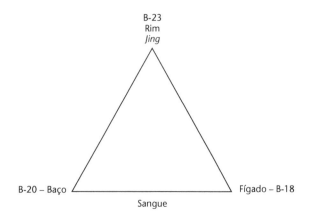

FIGURA 14.10 –

B-23 e o equilíbrio de Yin-Yang

Para tratar a Deficiência de *Yin* ou a Deficiência de *Yang* com êxito, é necessário tonificar o *Qi* de forma geral e tonificar *ambos*: *Yin* e *Yang*. Pontos como B-23 e R-3, que fazem isso, podem ser usados para tonificar o *Yin* do Rim ou o *Yang* do Rim e podem estabilizar um equilíbrio flutuante de *Yin-Yang*, no qual o paciente, de maneira alternativa ou simultânea, mostra sinais tanto de Deficiência de *Yang* como de Deficiência de *Yin*.

Embora seja comum a Moxa ser usada para realçar a tonificação do *Yang*, deve ser evitada nos casos de Deficiência de *Yin* e usada com muita cautela se houver equilíbrio flutuante de *Yin-Yang*. Além disso, B-23 e R-3 podem ser usados em combinação com outros pontos dorsais para estabilizar a Deficiência de *Yang* ou a Deficiência de *Yin* em outros órgãos, como mostra a Tabela 14.6.

Em todos os casos, deve-se ter muita cautela ao usar moxa no ponto Fogo do órgão, verificando o pulso e a língua para constatar se não há sinais de calor excessivo.

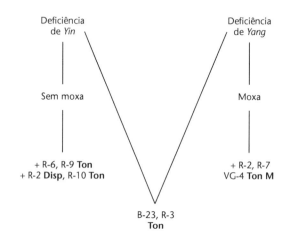

FIGURA 14.11 –

TABELA 14.6 – Combinações com B-23 e R-3 para estabilizar o *Yang* e o *Yin*

Síndromes	Ponto de Transporte Dorsal	Outros pontos
Deficiência do *Yang* dos Pulmões	B-13 Ton M	P-9 Ton; P-10 Ton M
Deficiência do *Yin* dos Pulmões	B-13 Ton	P-9 Ton; P-5 Ton
Deficiência do *Yang* do Fígado	B-18 Ton M	F-3 Ton; F-2 Ton M
Deficiência do *Yin* do Fígado	B-18 Ton	F-3 Ton; F-8 Ton
Deficiência do *Yang* do Coração	B-15 Ton M	C-7 Ton; C-8 Ton M
Deficiência do *Yang* do Baço e do Estômago	B-20 Ton M	BP-3, E-36 Ton M
Deficiência do *Yin* do Estômago	B-21 Ton	E-36, BP-6 Ton

Ton = Método de Tonificação; **M** = Moxa.

Síndromes

Deficiência do *Jing* do Rim
Deficiência do *Yin* do Rim
Deficiência do *Yang* do Rim
Deficiência do *Yin* do Rim e Deficiência do *Yang* do Rim
Deficiência do *Qi* do Rim
Desarmonias da vontade
Medo
Depressão
Labilidade emocional
Problemas esqueléticos
Problemas do envelhecimento

Como a maioria dessas síndromes foi vista no Capítulo 13, no estudo de R-3, as síndromes de B-23 estão resumidas na Tabela 14.7

B-24 *qì hǎi shū*

Este ponto é usado principalmente para dor lombar aguda ou crônica, ou como ponto primário, ou como ponto local secundário em seqüência ao uso de um ponto distal como *yāo tòng diǎn*. Ver Dor nas Costas no Capítulo 27.

B-25 *dà cháng shū*

Ponto de Transporte Dorsal dos Intestino Grosso.

Geral

Esse ponto regula o Intestino Grosso e o ânus e também pode ser usado como ponto local para dor nas costas.

Síndromes

Deficiência e Estagnação do *Qi* do Baço e do Intestino Grosso
Deficiência do *Qi* e do *Yang* do Baço e do Intestino Grosso
Umidade Calor nos Intestinos

Deficiência e Estagnação do Qi do Baço e do Intestino Grosso

Pulso. Vazio, talvez em corda ou com fluxo abundante.
Indicações. Dor e distensão abdominais, borborigmos, flatulência, constipação especialmente com dor lombar.
Exemplo. Constipação alternando com diarréia.
Combinação. B-18, B-20, B-25, F-3, VB-34, IG-10, TA-6 **H**.

TABELA 14.7 – Resumo das síndromes de B-23

Síndrome	Exemplo de doença	Exemplo de combinação
Deficiência do *Jing* do Rim	diminuição da acuidade visual	B-10, B-18, B-20, B-23, R-6, TA-3 **Ton**
Deficiência do *Yin* do Rim	cistite	B-23, B-28, B-31, BP-6, C-8 **H**
Deficiência do *Yang* do Rim	edema	B-20, B-22, B-23, BP-6, E-40, TA-6 **H**
Deficiência do *Yin* do Rim e	ansiedade da menopausa e depressão	B-23, B-52, R-3, R-6 **Ton**; B-15, B-44, C-6 **H**
Deficiência do *Yang* do Rim	asma e cansaço	B-13, B-23, R-3, R-6, P-9 **Ton** *dìng chuǎn*, P-7 **Disp**
Deficiência do *Qi* do Rim	dificuldade de completar tarefas	B-23, B-52, VG-4, R-7, B-60 **Ton M**
Desarmonias da vontade	medo do escuro	B-23, B-52, R-3, B-64, ID-3, C-7 **H**
Medo	medo do fracasso	B-23, B-52, B-64, B-67, R-1, R-3, VG-20 **Ton**
Depressão	desânimo pelos reveses	B-15, B-20, B-23, E-36, R-3, C-7 **H**
Labilidade emocional	sobressaltado e apreensivo	
Problemas esqueléticos	rigidez e fraqueza da coluna	B-1, B-23, B-62, VG-4, VG-14, ID-3 **H**
Problemas do envelhecimento	surdez e zumbidos nos ouvidos	B-18, B-23, R-3, VB-20, VB-34, TA-3, TA-17 **H**

Deficiência do Qi e do Yang do Baço e do Intestino Grosso

Pulso. Vazio, talvez profundo, lento e escorregadio.
Indicações. Hemorragia retal, prolapso do ânus, hemorróidas.
Exemplo. Incontinência fecal e diarréia.
Combinação. B-20, B-23, B-25, E-36, VG-20 **Ton M**.

Umidade Calor nos Intestinos

Pulso. Rápido, escorregadio, talvez cheio ou com fluxo abundante.
Indicações. Disenteria, diarréia, sangramento, hemorróidas.
Exemplo. Diarréia com dor e sensação de queimação.
Combinação. B-20, B-25, B-27, IG-11, E-37 **Disp**.
Alternação. VC-3, VC-12, BP-6, BP-9, IG-11, E-37 **Disp**.

B-26 *guān yuàn shū*

Devido à sua localização específica, este ponto pode ser combinado com outros pontos dorsais para tratar a dor lombar e as seguintes desordens:

+ B-23   problemas urinários
+ B-24   fraqueza nas pernas

+ B-25 constipação e diarréia
+ B-27 enterite
+ B-28 cistite

B-27 xiăo cháng shū

Ponto de Transporte Dorsal para o Intestino Delgado.

Geral

As funções deste ponto estão relacionadas com as síndromes do Intestino Delgado mais adiante.

Síndromes

Deficiência e Frio no Intestino Delgado
Estagnação do *Qi* no Intestino Delgado
Umidade Calor nos Intestinos
Calor no Intestino Delgado

Deficiência e Frio no Intestino Delgado

Pulso. Vazio, profundo, lento, talvez em corda.
Indicações. Dor abdominal, diarréia, freqüência de micção.
Exemplo. Diarréia, desejo de bebidas quentes e mornas.
Combinação. B-20, B-23, B-27, E-36, E-39 **Ton M**.
Alternação. VC-6, VC-12, E-25, E-36, E-39 **Ton M**.

Estagnação do Qi no Intestino Delgado

Pulso. Em corda, talvez profundo.
Indicações. Apendicite, dor no baixo abdome que pode ser branda ou violenta, distensão abdominal, flatulência, constipação.
Exemplo. Síndrome do colo irritável.
Combinação. B-18, B-20, B-27, F-3, E-39, IG-4 **H**.
Alternação. VC-6, F-3, F-13, BP-15, VG-28, E-39 **H**.

Umidade Calor nos Intestinos

Pulso. Escorregadio, rápido, talvez cheio, com fluxo abundante ou em corda.
Indicações. Disenteria, diarréia, enterite.
Exemplo. Diarréia com pus e sangue.
Combinação. B-20, B-25, B-27, BP-1, BP-2 **Disp**.
Alternação. VC-6 **H**; BP-1, BP-2, BP-15, VC-3, E-39 **Disp**.

Calor no Intestino Delgado

Pulso. Rápido, cheio ou com fluxo abundante, talvez em corda.
Indicações. Disúria, menorragia, úlceras na língua.
Exemplo. Dor abdominal com sensação de calor no peito.
Combinação. B-15, B-27, E-39, ID-5, C-5, C-8 **Disp**.

B-28 páng guāng shū

Ponto de Transporte Dorsal da Bexiga.

Geral

As funções deste ponto estão relacionadas com as síndromes da Bexiga já discutidas.

Síndromes

Deficiência do *Qi* do Baço, dos Rins e da Bexiga
Umidade Calor na Bexiga
Dor lombar

Deficiência do Qi do Baço, dos Rins e da Bexiga

Pulso. Vazio, talvez escorregadio.
Indicações. Prostatite, freqüência de micção ou retenção urinária, edema.
Exemplo. Micção incompleta com sensação de desconforto.
Combinação. B-20, B-23, B-28, B-39, E-36, BP-6 **Ton**.

Umidade Calor na Bexiga

Pulso. Escorregadio, rápido, talvez em corda, fino ou com fluxo abundante.
Indicações. Cistite, infecção no trato urinário.
Exemplo. Disúria com sangue na urina.
Combinação. B-17, B-28, R-2, C-8 **Disp**; BP-6 **H**.
Alternação. VC-3, BP-9, R-2, C-8 **Disp**; BP-6 **H**.

Dor lombar

Pulso. Vazio ou fino, talvez em corda.
Indicações. Dor lombar, dor ciática, dor na perna.
Exemplo. Dor e sensação de frio na região sacral e lombar.
Combinação. B-23, B-28, B-32, B-60, VG-3 **Ton M**.

B-30 bái huán shū

Este ponto é semelhante em função a B-31-34, no fato em que trata problemas anais, urogenitais e locais da região sacral. É usado principalmente para problemas no ânus como constipação com defecação dolorosa, hemorróidas, prolapso anal e incontinência.

B-31–34 shàng liáo, cì liáo, zhōng liáo e xià liáo

Geral

Os segmentos sacrais, nos quais B-31–34 se localizam, estão associados de acordo com a medicina ocidental, com o Plexo Pélvico da divisão autônoma do sistema nervoso que controla o reto, a bexiga e os órgãos genitais. A área sacral também corresponde ao centro de energia da Reprodução, que é representado na parte anterior do corpo por VC-2 e VC-3.

Como representam o centro da Reprodução, os pontos bā liáo e VC-3 são muito semelhantes em função e podem ser usados com moxa para tonificar o *Jing* para o tratamento de infertilidade e impotência. Tanto B-31–34 quanto VC-4 podem ser usados para tratar Umidade Calor no Aquecedor Inferior, seja na Bexiga, Intestinos ou órgãos genitais. Ambos, B-31–34 e VC-3, podem ser usados par mover o *Qi* e o Sangue Estagnados no útero para a dismenorréia, mas B-31–34 é mais seguro para o caso de trabalho de parto difícil ou demorado.

Síndromes

Umidade Calor no Aquecedor Inferior
    Umidade Calor no Intestino Grosso
    Umidade Calor na Bexiga
    Umidade Calor nos órgãos genitais
Estagnação de *Qi* e de Sangue no útero
Deficiência de *Jing* do Rim
Falta de firmeza do *Qi* do Rim
Problemas lombares

Umidade Calor no Aquecedor Inferior

Pulso. Escorregadio, rápido, talvez fino, com fluxo abundante ou em corda.

Umidade Calor no Intestino Grosso

Exemplos. Diarréia, tenesmo.
Combinação. B-32 + B-25, E-37, BP-6, BP-9 **Disp**.

Umidade Calor na Bexiga

Exemplos. Infecção no trato urinário.
Combinação. B-32 + B-28, B-39, BP-6, BP-9 **Disp**.

Umidade Calor nos órgãos genitais

Exemplos. Prurido, leucorréia.
Combinação. B-32 + B-26, VB-34, BP-6, BP-9 **Disp**.

Estagnação do Qi e do Sangue no útero

Pulso. Em corda, escorregadio.
Indicações. Trabalho de parto difícil ou demorado, dismenorréia.
Exemplo. Dor uterina ou ovariana.
Combinação. B-24, B-32, B-60, B-67, IG-4 **Disp**.

Deficiência de Jing do Rim

Pulso. Fino ou vazio, flutuante, talvez profundo e lento.
Indicações. Prostatite, impotência, infertilidade.
Exemplo. Impotência, prostatite e depressão.
Combinação. B-23, B-32, B-52, B-60, R-7, VG-4, VG-20 **Ton M**.
Alternação. VC-4, VC-17, VG-20, R-7 **Ton M**; BP-6, PC-6 **H**.

Falta de firmeza do Qi do Rim

Pulso. Vazio, disperso, flutuante ou variável.
Indicações. Leucorréia, prolapso do útero, vagina ou ânus.
Exemplo. Freqüência de micção, hemorróidas, região lombar fraca.
Combinação. B-23, B-32, B-54, B-57.

Problemas lombares

Pulso. Vazio, talvez lento e profundo ou em corda.
Indicações. Dor, rigidez e fraqueza da região lombar e sacral, dor ciática, problemas nas pernas.
Exemplo. Dor na região sacra e na perna, que piora com o frio.
Combinação. B-28, B-32, B-60, VG-2, VG-3.

B-35 huì yáng

Embora esse ponto possa ser usado para várias síndromes de Umidade Calor do Aquecedor Inferior, B-31–34 são mais eficazes. O autor usa B-35 principalmente para problemas coccígeos, com as agulhas fazendo ângulo em direção ao ponto VG-1, que pode ser usado em combinação com B-35.

B-36 e B-37 chéng fú e yìn mén

Esses pontos são usados principalmente para dor na região lombar, sacral, no cóccix ou no quadril, com irradiação da dor pelas nádegas ou em direção à perna. São normalmente usados como parte de uma cadeia de pontos nos canais da Bexiga e/ou da Vesícula Biliar:

B-23, B-26, B-36, B-37, B-40, B-60 **H M** para dor ao longo do canal da Bexiga

B-36, B-37, B-54, B-60, VB-30, VB-34 **Disp** para dor ao longo dos canais da Bexiga e da Vesícula Biliar

B-39 wěi yáng

Ponto Mar Inferior do Triplo Aquecedor. B-39 pode ser usado com Método de Dispersão para síndromes de Excesso ou Estagnação de Umidade, como edema e retenção urinária ou cistite por Umidade Calor. Também pode ser usado com Método de Tonificação para síndromes de Umidade decorrentes de Deficiência, como na freqüência de micção ou incontinência urinária. Por exemplo:

Umidade + Estagnação do Qi	Cistite	B-39 + B-28, B-32, BP-6, BP-9 **Disp**
Umidade + Deficiência do Qi	Freqüência	B-39 + B-20, B-22, R-7, BP-9 **Ton**

B-40 wěi zhōng

Ponto Terra do canal da Bexiga.

Geral

B-40 tem três áreas principais de uso: problemas do canal da Bexiga, problemas do órgão da Bexiga e doenças de pele. É usado principalmente com Método de Dispersão ou com Sangria para condições agudas ou crônicas de Excesso. Podem ser Estagnação do *Qi* e do Sangue afetando o órgão da Bexiga, ou Calor do Verão, Calor no Sangue, Umidade Calor ou Fogo Perverso afetando a pele.

B-40 é geralmente usado para dores lombares do tipo Excesso, usando Método de Dispersão e Sangria. Para dor lombar do tipo Deficiência é comum ser substituído por B-60 com Método de Tonificação e Moxa, já que B-40 normalmente não é usado com Moxa. Entretanto, B-40 pode ser usado para entorpecimento, fraqueza e atrofia das pernas, contanto que seja combinado com outros pontos, estes usados com moxa: B-54 e B-60.

Síndromes

Problemas lombares
Umidade Calor na Bexiga
Doenças de pele
  Calor do Verão
  Calor no Sangue
  Umidade Calor
  Fogo Perverso

Problemas lombares

Pulso. Em corda.

Indicações. Dor ou rigidez ao longo do canal da Bexiga na região lombar, quadril, joelho ou no músculo gastrocnêmio.

Exemplo. Mau jeito agudo na região lombar.

Combinação. Sangria em B-40, em seguida usar pontos locais como B-24 e 26, com pontos distais como B-60 **Disp**.

Umidade Calor na Bexiga

Pulso. Rápido, escorregadio, em corda.

Indicações. Cistite, infecções no trato urinário.

Exemplo. Disúria e dor lombar.

Combinação. B-23, B-28, B-40, B-60, TA-6 **Disp**.

Doenças de pele

Calor do Verão

Pulso. Superficial, disperso ou com fluxo abundante.

Indicações. Insolação, febre, delírio, desmaio, queimadura pelo sol.

Exemplo. Queimadura pelo sol com desmaio e náusea.

Combinação. B-40, PC-9 **S**; PC-6, VG-14 **Disp**.

Calor no Sangue

Pulso. Rápido, cheio ou fino.

Indicações. Eczema, psoríase, urticária, agitação do feto.

Exemplo. Eczema com pele avermelhada, quente, dolorosa e com prurido.

Combinação. B-40, PC-3, PC-9, BP-1 **S**; IG-4, IG-11, BP-6 **Disp**.

Umidade Calor

Pulso. Escorregadio, rápido, talvez em corda.

Indicações. Herpes-zóster, eczema, dermatite seborréica.

Exemplo. Eczema com vesículas cheias de líquido e exsudação.

Combinação. B-40, BP-6, BP-9, VB-34, TA-6 **Disp**.

Fogo Perverso

Pulso. Talvez rápido, escorregadio, em corda e com fluxo abundante.

Indicações. Acne, furúnculos, aumento dos gânglios linfáticos ou das glândulas salivares.

Exemplo. Acne com caroços duros, vermelhos, dolorosos, semelhantes a furúnculos incapazes de serem drenados.

Combinação. B-40 S; IG-5, IG-11, IG-17, IG-18, ID-5, ID-16 **Disp**.

Pontos da linha mais externa do canal da Bexiga B-42, 43, 44, 47, 49 e 52

Geral

B-42, 44, 47, 49 e 52 são os pontos da linha mais externa do canal da Bexiga para os Pulmões, Coração, Fígado, Baço e Rins, respectivamente. B-43 é o ponto da linha mais externa do canal da Bexiga para o Pericárdio, no mesmo nível de B-14, abaixo do nível do processo espinhoso da quarta vértebra torácica.

B-43 *gāo huāng shū*

Este ponto tem algumas funções superpostas com B-13, como tonificar os Pulmões e transformar a Fleuma, mas sua principal função é tonificar o *Qi* e o Sangue nos casos de exaustão e debilidade crônicas: depois de uma doença prolongada, especialmente quando usado com cones de moxa. Por exemplo, B-43 pode ser combinado com B-17 e B-20 com Método de Tonificação e Moxa para fortalecer o Sangue.

B-43 pode fortalecer o *Yin* do Pulmão, para aliviar a tuberculose pulmonar; o Método de Tonificação é usado sem Moxa. Tonificando o *Jing* do Rim, B-43 pode melhorar a diminuição do desejo sexual e, tonificando o *Yang* do Rim e do Coração, pode revigorar o cérebro e o Espírito, com isso melhora a memória e dispersa a depressão depois de uma doença crônica. Em comum com B-15 e com B-44 é a capacidade que tem em acalmar o Espírito.

B-42, 44, 47, 49 e 52 *pò hù, shén táng, hún mén, yì shè* e *zhì shì*

Os pontos das linhas interna e externa do canal da Bexiga na região dorsal, podem ser usados para condições fisiológicas e também psicológicas. Tradicionalmente, os pontos da linha mais externa são mais usados para distúrbios psicológicos. A Tabela 14.8 fornece os problemas psicológicos associados com os cinco principais pontos da linha mais externa, também fornece os pontos com os quais podem ser combinados; os pontos da linha mais interna do canal da Bexiga e do Vaso Governador que estão no mesmo nível espinal; os pontos do Vaso Concepção que podem ser usados como tratamento alternativo; os Pontos Fonte correspondentes ao sistema de órgão e os Pontos Janela do Céu relacionados.

B-54 *zhì biān*

Este é um ponto local muito útil para dor lombar que se irradia para as nádegas e pernas. É usado com profundidade da agulha de 1,5 a 2 unidades, com o objetivo de se obter uma sensação pela inserção da agulha com irradiação para a perna, com uso de moxa quando for apropriado. Pode ser combinado com os pontos B-23, 32, 36, 37, 40 e 60, para problemas nas costas, nádegas e pernas.

TABELA 14.8 – Uso de pontos da linha mais externa do canal da Bexiga para problemas psicológicos

Canal mais externo	Canal mais interno	Vaso Governador	Vaso Concepção	Fonte	Janela do Céu	Problemas psicológicos
B-42 (P)	B-13	VG-12	VC-17	P-9	P-3 IG-18	rejeição do aspecto rítmico dos ganhos e das perdas, não consegue adquirir sabedoria pela assimilação da experiência da perda
B-44 (C)	B-15	VG-11	VC-17 VC-14	C-7	PC-1 ID-16	desarmonia na expressão dos dois aspectos do Espírito, da vida e do amor; não apenas animação demais ou de menos, mas também dificuldades em expressar e comunicar amor e afeto
B-47 (F)	B-18	VG-8	VC-14 VC-12	F-3	ID-17 —	falta de contato com a intuição, o sentido interno de direção na vida, incerteza ou frustração por usar planos ou decisões não relacionadas com as próprias necessidades ou com as necessidades dos outros
B-49 (BP)	B-20	VG-6	VC-12	BP-3	E-9	insegurança, não se sente forte, fixado e estabilizado no corpo físico e no mundo físico, vivendo em um mundo de pensamentos repetitivos que não são traduzidos em ação, falta de coordenação entre o Espírito, a inteligência e o corpo físico
B-52 (R)	B-23	VG-4	VC-6 VC-4	R-3	B-10	sentimento de impotência e inadequação, medo do desconhecido, medo de fracassar, medo da morte, falta de tolerância e falta de perseverança

B-57 chéng shān

Os principais usos deste ponto são câimbras do músculo gastrocnêmio, dor lombar e hemorróidas.

Síndromes

Estagnação do *Qi* e do Sangue no canal da Bexiga
   Dor lombar e ciática
   Espasmo do músculo gastrocnêmio

Umidade Calor no Aquecedor Inferior
   Umidade Calor no Intestino Grosso
   Umidade Calor na Bexiga

Estagnação do Qi e do Sangue no canal da Bexiga

Dor lombar e ciática

Pulso. Em corda.

Indicações. Dor e rigidez na região lombar, quadril e na perna.

Exemplo. Dor ciática com irradiação tanto para o canal da Bexiga como para o canal da Vesícula Biliar.

Combinação. B-26, B-31, B-54, B-57, VB-30, VB-34, VB-40 **Disp.**

Espasmo do músculo gastrocnêmio

Pulso. Em corda.

Indicações. Espasmo localizado do músculo gastrocnêmio, tensão generalizada dos músculos, câimbras noturnas.

Exemplo. Espasmo no gastrocnêmio com tensão muscular e nervosa generalizadas.

Combinação. B-56, B-57, B-59, VB-20, VB-34, F-3 **Disp.**

Umidade Calor no Aquecedor Inferior

Umidade Calor no Intestino Grosso

Pulso. Escorregadio, rápido, talvez cheio, com fluxo abundante ou em corda.

Indicações. Constipação, diarréia, hemorróidas.

Exemplo. Hemorróidas sangrantes.

Combinação. B-35, B-57, B-59, VG-1, BP-1, BP-6 **Disp.**

Umidade Calor na Bexiga

Pulso. Escorregadio, rápido, talvez em corda, talvez fino ou com fluxo abundante.

Indicações. Cistite, uretrite.

Exemplo. Infecção no trato urinário com hematúria.

Combinação. B-28, B-32, B-57, BP-1, TA-6 **Disp.**

B-58 fēi yáng

Ponto de Conexão do Canal da Bexiga.

Geral

Este ponto pode tratar dor nas costas e dor ciática, à semelhança de B-57, especialmente se a dor se irradia para a perna, ao longo dos canais da Bexiga e da Vesícula Biliar, em um desses canais ou entre eles. Novamente, assim como B-57, esse ponto pode ser usado para tratar hemorróidas. O importante deste ponto é em relação à sua função como ponto de Conexão no canal da Bexiga. Tonifica os Rins e controla o *Yang* superior e em movimento, para tratar ataques apoplécticos, dores de cabeça e vertigem. É capaz de dispersar o Vento Interior e o Vento Exterior para tratar obstrução nasal e artrite das pernas do tipo Vento.

Síndromes

Dor lombar e ciática   } ver B-57
Umidade Calor na Bexiga
Deficiência do *Qi* e Hiperatividade do *Yang* do Rim
Invasão de Vento Exterior

Deficiência do Qi e Hiperatividade do Yang do Rim

Pulso. Vazio, em corda.

Indicações. Ataques de apoplexia, dor de cabeça, vertigem.

Exemplo. Dor de cabeça com vista turva.

Combinação. B-2, B-10, B-58, ID-3 **H**; R-3 **Ton.**

Invasão de Vento Exterior

Pulso. Superficial, apertado.

Indicações. Obstrução nasal, dor de cabeça, artrite das pernas.

Exemplo. Obstrução nasal e dor nos membros.

Combinação. B-2, B-10, B-12, B-58, B-62, ID-3, IG-20 **Disp.**

B-59 fū yáng

Ponto de Acúmulo do Vaso *Yang* do Calcanhar.

Geral

De B-36 até B-57 na perna, os pontos têm efeitos locais, ou efeitos principalmente sobre a região inferior do corpo. Entretanto, de B-58 até B-67, os pontos têm efeito gradualmente mais influente na parte superior do corpo. Isso ocorre pelo fato de quanto mais próximo do ponto da alteração da polaridade e da mudança de direção da energia em B-67, maior o efeito que os pontos têm na extremidade oposta do meridiano, cabeça e face.

B-59 é semelhante em função a B-58, mas sua principal função é ajudar a liberdade e a agilidade de movimentos por meio do tratamento da dor ou da rigidez na panturrilha, tornozelo e pé, já que é o ponto de Acúmulo para o Vaso *Yang* do Calcanhar.

Problemas nas costas, pernas e nos tornozelos

Pulso. Em corda, talvez vazio.

Indicações. Dor ou rigidez nas costas, quadril, perna e parte lateral do tornozelo ou pé.

Exemplo. Dor no maléolo externo.

Combinação. B-57, B-59, B-62, **Disp** no lado afetado; ID-4, ID-5, ID-6 **Disp** no lado oposto.

B-60 *kūn lún*

Ponto Fogo do canal da Bexiga.

Geral

B-60, à semelhança de B-62, 64 e 65, pode tratar problemas ao longo de todo o trajeto do canal da Bexiga, da cabeça ao pé.

Dor nas costas

Enquanto B-40 está indicado para dor aguda ou crônica nas costas principalmente do tipo Excesso, B-60 é mais usado para dor crônica do tipo Deficiência, especialmente com invasão pelo Frio. Isso é porque B-60, como ponto Fogo da Bexiga, pode ter efeito aquecedor e também pelo fato de B-60 tonificar os Rins.

Problemas no ombro, no pescoço e na região occipital

Outra diferença entre B-40 e B-60 é que enquanto B-40 é usado principalmente para problemas da região lombar e da perna, B-60 também pode tratar dor na região superior das costas, ombros, pescoço e cabeça, por meio da tonificação e aquecimento dos Rins e do canal da Bexiga, como também pela dispersão do Vento Frio Exterior.

B-60 como ponto Fogo

Pelo fato de ser um ponto Fogo e de tonificar os Rins, B-60 pode ser usado para tonificar o *Yang* do Rim e o Fogo do Rim, para tratar a depressão e a exaustão, especialmente quando o paciente também tiver dor no pescoço, nos ombros e na cabeça. B-60 pode ser combinado com R-2, ponto Fogo dos Rins, e o efeito pode ser estabilizado e reforçado, acrescentando os pontos Fonte B-64 e R-3. Para reforçar ainda mais a combinação, VG-4 ou VC-4 podem ser acrescentados, ou o tratamento nas costas pode ser alterado com o tratamento na parte anterior do corpo. Outra alternativa é usar B-60, à semelhança de R-2, com Método de Dispersão, para eliminar o Calor e a Umidade Calor na Bexiga, como na cistite, talvez em combinação com B-66 e R-10.

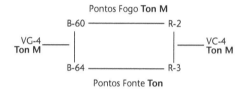

Figura 14.12 –

Estagnação do Qi e do Sangue no útero

Tanto B-60 quanto B-67 podem mover o *Qi* e o Sangue Estagnados para regular espasmos uterinos. B-60 pode tratar a dismenorréia ou ser usado para trabalho de parto difícil e placenta retida.

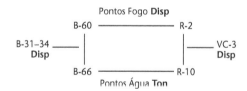

Figura 14.13 –

Síndromes

Problemas das costas, ombros, pescoço e região occipital
Deficiência do *Yang* do Rim
Calor na Bexiga
Estagnação do Sangue no útero

Problemas nas costas, nos ombros, no pescoço e na região occipital

Pulso. Em corda, vazio, talvez profundo e lento, talvez superficial e apertado.

Indicações. Dor, rigidez ou fraqueza na região occipital, pescoço, ombros, costas, quadril, perna ou pé, que piora com o cansaço ou com o frio.

Exemplo. Dor nas costas com dor de cabeça na região occipital.

Combinação. B-10, B-11, ID-3, ID-11, ID-15 **Disp**; B-60, R-3 **Ton M**.

Deficiência do Yang do Rim

Pulso. Vazio, lento, profundo.

Indicações. Depressão, dor nas costas, dor no pescoço, dor de cabeça occipital.

Exemplo. Extremidades e região lombar frias, apatia e depressão.

Combinação. B-23, B-60, R-2, VG-4, VG-14, VG-20, **Ton M**.

Calor na Bexiga

Pulso. Rápido, talvez fino e em corda.

Indicações. Disúria, hematúria, inquietação, sensação de calor no peito, úlceras na língua.

Exemplo. Cistite, prurido e insônia.

Combinação. B-32, B-60, R-2, C-8 **Disp**; B-66, R-10, C-3 **Ton**.

Estagnação do Sangue no útero

Pulso. Em corda, flutuante.

Indicações. Dismenorréia, trabalho de parto difícil, retenção da placenta.

Exemplo. Dismenorréia com dor lombar.

Combinação. B-24, B-32, B-60, BP-6 IG-4 **Disp**. Contra-indicado durante a gravidez.

B-62 shēn mài

Ponto de Abertura do Vaso *Yang* do Calcanhar.

Geral

Como um ponto da Bexiga na região inferior da perna, B-62, à semelhança de B-60 e B-64, pode tratar problemas ao longo de todo o curso do canal da Bexiga, desde rigidez do tornozelo até congestão nasal. Entretanto, a ênfase especial de B-62 deriva de sua função como ponto de Abertura do Vaso *Yang* do Calcanhar. Este canal pode ser considerado como uma extensão do Canal da Bexiga e do órgão Rim. Como um trajeto de um Canal Extraordinário, o Vaso *Yang* do Calcanhar pode absorver o Excesso de energia no canal da Bexiga, independentemente deste Excesso se originar da Estagnação do *Qi* e do Sangue, invasões de Vento ou ascensão do *Yang*. Além disso, o uso de B-62 com Método de Tonificação, pode fortalecer a Deficiência do *Qi* no canal da Bexiga originada da Deficiência do *Qi* dos Rins.

Devido a suas conexões com B-1, o Vaso *Yang* do Calcanhar, pode ser usado para tratar problemas dos ouvidos e do nariz, pelo fato de entrar no cérebro em VG-16, o trajeto do Vaso *Yang* do Calcanhar pode ser usado para acalmar o Vento Interior e tratar insônia, vertigem e síndromes pós-concussão.

B-62 em combinação com ID-3

Esses dois pontos operam os Vasos *Yang* do Calcanhar e o Governador como um par, para aumentar a flexibilidade de todo o sistema esquelético. Em certos pacientes, a rigidez e a falta de flexibilidade da coluna parecem estar associadas com a rigidez e a inflexibilidade da personalidade e B-62 e ID-3 em combinação, podem tratar esta condição. Nesse caso, os pontos Janela do Céu, B-10, ID-16 e ID-17, podem ser acrescentados para expandir o sentimento de limitação.

Síndromes

A Tabela 14.9 mostra os pontos adicionais que podem ser acrescentados à combinação de B-62 + ID-3 para tratar uma variedade de distúrbios.

TABELA 14.9 – Síndromes de B-62: combinação de B-62 + ID-3 com outros pontos

Síndromes	Exemplo pontos	Outros
Excesso		
Estagnação do *Qi* e do Sangue no canal da Bexiga	rigidez crônica e dor no ombro rigidez da coluna e inflexibilidade mental	+ B-40, ID-10 + B-10, ID-16 + B-10, ID-12
Invasão de Vento Frio	torcicolo, rigidez dos ombros e das costas dor de cabeça frontal e secreção nasal	+ B-2, B-10
Ascensão do *Yang* para a cabeça	dor de cabeça occipital, torcicolo e desorientação	+ B-58, VG-15
Vento Interior	hemiplegia e perda da voz	+ B-7, VG-15
Deficiência		
Deficiência do *Yin* do Rim e do canal da Bexiga	artrite no pescoço	+ B-11, R-6
Deficiência do *Qi* do Rim e do canal da Bexiga	degeneração óssea da coluna fatiga, desorientação e depressão diminuição da acuidade visual	+ B-11, R-3 + B-23, ID-5 + B-2, B-23

B-63 *jī mén*

Ponto de Acúmulo do canal da Bexiga, ponto de Início do Vaso de Ligação *Yang*. B-63 tem algumas indicações muito interessantes que compartilha com B-64, como convulsões na infância, medo e agitação nas crianças. Entretanto, seu principal uso é como ponto de Acúmulo para tratar dor aguda no canal da Bexiga, cistite aguda e também dor abdominal aguda.

B-64 *jīng gŭ*

Ponto Fonte do canal da Bexiga.

B-64 como um ponto Fonte

À semelhança de todos os pontos Fonte, B-64 pode tonificar o *Qi* e tonificar o *Yin* e o *Yang*, para tratar dor nas costas, dor de cabeça, vertigem ou problemas oculares associados com Deficiência do *Qi* do Rim. Para tonificar o *Qi* dos Rins e da Bexiga juntos, os dois pontos Fonte, B-64 e R-3, podem ser combinados. A ação desses dois pontos para tonificar o *Qi* Essencial pode ser reforçada acrescentando VC-4 ou VG-4 à combinação.

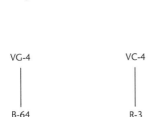

Combinando o *Yang* Maior com o *Yin* Menor para acalmar o Espírito

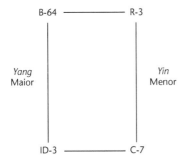

Figura 14.14 –

Além da relação entre o par *Yin-Yang*, Bexiga e Rim, o par Bexiga–Intestino Delgado compreende a divisão chamada *Yang* Maior e o par Rim e Coração, a divisão chamada de *Yin* Menor, de acordo com a classificação das Seis Divisões.

Os quatro pontos Fonte, B-64, R-3, ID-3 e C-7, podem ser usados juntos para estabilizar e acalmar o Espírito, já que tanto B-64 quanto ID-3 podem tratar problemas psicológicos do Coração. A Figura 14.15 mostra outras combinações de pontos possíveis com B-64 e R-3 para fortalecer o Espírito (VG-4, VG-11, VC-17), ou para acalmar o Espírito (VG-14, VC-14). B-15, 23, 44 e 52 podem ser usados tanto para fortalecer quanto para acalmar.

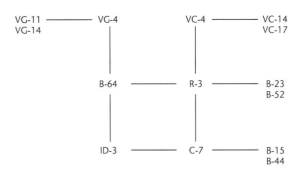

Figura 14.15 –

Síndromes

Deficiência do *Qi* dos Rins e do canal da Bexiga
Medo perturbando o Espírito

Deficiência do Qi dos Rins e do canal da Bexiga

Pulso. Vazio, talvez flutuante ou variável.

Indicações. Dor nas costas ou nas pernas, dor de cabeça, vertigem, visão turva.

Exemplo. Esgotamento mental e falta de clareza mental.

Combinação. B-10, B-23, B-64, B-67 H; R-3 Ton.

Medo perturbando o Espírito

Pulso. Vazio ou fino, talvez flutuante, variável ou mesmo móvel, disperso ou irregular.

Indicações. Medo e agitação nas crianças, enurese, sono perturbado pelos sonhos, ansiedade com medo, palpitações.

Exemplo. Sonhos assustadores e medo do escuro.

Combinação. B-44, B-52, B-64, VG-20, R-3, C-7 Ton.

B-66 *zú tōng gŭ*

Ponto Água do canal da Bexiga, ponto Nascente.

Geral

Como ponto Água e como ponto Nascente, B-66 pode ser usado para eliminar o Calor e, como discutido durante a narração de B-60, pode ser combinado com B-60, R-2 e R-10 para eliminar o Calor da Bexiga como na cistite. B-66 pode ser combinado com o ponto Água e ponto Nascente do canal do Intestino Delgado, ID-2, para tratar vertigem, dor de cabeça, torcicolo, estado febril e distúrbio do Espírito.

Combinação de B-66 para acalmar o Espírito

B-66 + ID-2, os pontos Água, usados com Método de Tonificação, ainda podem ser combinados com os pontos Fogo B-60 e ID-5, com Método de Dispersão, para medo, mania e linguagem incoerente. Tanto o canal Divergente da Bexiga quanto o canal principal do Intestino Delgado fazem conexão com o Coração.

Síndromes

Calor na Bexiga – ver B-60
Vento e Calor Exterior e Interior
Medo perturbando o Espírito

Vento e Calor Exterior e Interior

Pulso. Superficial ou em corda, rápido.
Indicações. Febre, torcicolo, dor de cabeça, vertigem, epistaxe.
Exemplo. Dor de cabeça occipital e febre.
Combinação. B-66, IG-4, VG-14, VG-16 **Disp**.

Medo perturbando o Espírito

Pulso. Rápido, fino, talvez apressado.
Indicações. Inquietação, sensação de calor no peito ou na cabeça, medo, ansiedade.
Exemplo. Inquietação mental e agitação.
Combinação. B-7, B-60, ID-5 **Disp**; B-66, ID-2 **Ton**.

B-67 zhì yīn

Ponto Metal, ponto Poço e ponto de Tonificação do canal da Bexiga.

Geral

B-67 pode ser usado como ponto local para problemas nos pés, já que os canais do Rim e da Bexiga se ligam no quinto dedo do pé, B-67 pode ser usado para a sensação de calor nas plantas dos pés. Entretanto, sua maior influência ocorre na outra ponta do canal.

B-67 como ponto Poço

O fato de um ponto Poço ter um efeito tão poderoso no canal, de forma geral, e, em particular, na extremidade oposta do canal, se deve ao fato de, no ponto Poço, a energia mudar de polaridade e de direção, se tornando, portanto, especialmente receptivo à mudança pelo tratamento com acupuntura. B-67 pode revigorar todo o canal e especialmente melhorar a visão, a obstrução nasal e o embotamento mental, porque tem efeito estimulante rápido no canal, removendo a Estagnação e estimulando a circulação do *Qi*.

Combinação de pontos nas duas extremidades do canal

Como ocorre com outros pontos Poço, o efeito de B-67 é realçado pela combinação com B-1 ou B-2. Este procedimento é capaz de estimular a mente e melhorar a clareza mental, especialmente quando B-67 e B-1 são combinados com E-45 e IG-1.

Fortalecimento e Tonificação

Entretanto, B-67, como todos os pontos Poço, e a despeito do fato de ser o ponto de Tonificação do canal da Bexiga, não tonifica tanto quanto fortalece.

O Fortalecimento é mais uma estimulação rápida de uma Estagnação aguda, enquanto a Tonificação é um suprimento mais lento e constante de energia a uma condição Deficiente crônica. Os dois efeitos podem ser combinados se B-64 e/ou B-60 forem acrescentados a B-67 e B-1.

Regula o útero

À semelhança de B-60, B-67 pode ser útil para trabalho de parto difícil e retenção de placenta. B-67 pode também

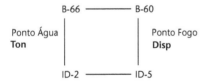

FIGURA 14.16 –

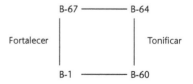

FIGURA 14.17 –

ser usado para a má posição do feto, com o acupunturista usando cones de moxa ou o paciente usando bastão de moxa em B-67. Deve haver verificações constantes sobre a posição do feto, assim que o feto virar para a posição normal, o tratamento deve ser interrompido.

Síndromes

Estagnação do *Qi* no canal da Bexiga
Problemas nasais e oculares
Problemas obstétricos

Estagnação do Qi *no canal da Bexiga*

Pulso. Talvez vazio, retardado ou em corda.
Indicações. Melancolia, dor de cabeça ou dor no pescoço, embotamento mental.
Exemplo. Dor de cabeça occipital.
Combinação. B-67, VB-20.

Problemas nasais e oculares

Pulso. Vários.
Indicações. Obstrução nasal, secreção nasal, epistaxe, conjuntivite, visão turva.
Exemplo. Visão turva e esforço ocular.
Combinação. B-2, B-10, B-67, ID-3, VB-1 **H**.

Problemas obstétricos

Pulso. Vários.
Indicações. Má posição do feto, trabalho de parto difícil, retenção da placenta.
Exemplo. Retenção da placenta.
Combinação. B-60, B-67, VC-2 **Disp**; VC-4 **Ton**.

■ *Comparações e combinações dos pontos do canal da Bexiga*

As funções dos principais pontos do canal da Bexiga, relacionadas na Tabela 14.10

TABELA 14.10 – Comparações dos pontos do canal da Bexiga

Ponto	Tipo do ponto	Síndrome
B-1	Ponto dos Vasos *Yang* e *Yin* do Calcanhar Ponto de Cruzamento dos canais da Bexiga, Intestino Delgado e Estômago	Problemas oculares
B-2		Problemas nasais, problemas faciais Problemas do sistema nervoso
B-7		Vento Exterior Hiperatividade do *Yang*
B-10		Problemas cerebrais, problemas psicológicos Problemas oculares Vento Exterior Problemas do pescoço e da cabeça
B-11	Ponto de Influência dos ossos Ponto Mar do Sangue	Vento Exterior Problemas do pescoço e da cabeça Problemas dos ossos e das articulações
B-13 B-42	Ponto de Transporte Dorsal para os Pulmões	Vento Frio Vento Calor, Vento Secura Deficiência do *Qi* do Pulmão, Deficiência do *Yin* do Pulmão Acúmulo de Fleuma Frio nos Pulmões Acúmulo de Fleuma Calor nos Pulmões Estagnação do *Qi* do Pulmão
B-15 B-44	Ponto de Transporte Dorsal do Coração	Deficiência do *Qi* do Coração Deficiência do *Yang* do Coração Deficiência do Sangue do Coração Deficiência do *Yin* do Coração Fogo no Coração Fleuma no Coração Estagnação do *Qi* do Coração Estagnação do Sangue do Coração
B-17 B-46	Ponto de Influência do Sangue Ponto de Transporte Dorsal para o diafragma	Deficiência de Sangue Estagnação do Sangue Calor no Sangue Problemas do diafragma e do tórax Distúrbios cutâneos
B-18 B-47	Ponto de Transporte Dorsal para o Fígado	Deficiência do *Qi* do Fígado Estagnação do *Qi* do Fígado Deficiência do Sangue do Fígado Umidade Calor no Fígado e na Vesícula Biliar
B-19	Ponto de Transporte Dorsal para a Vesícula Biliar	Umidade Calor no Fígado e na Vesícula Biliar

Continua

Tabela 14.10 – Comparações dos pontos do canal da Bexiga (*Continuação*)

Ponto	Tipo do ponto	Síndrome
B-48		Deficiência do *Qi* da Vesícula Biliar
B-20	Ponto de Transporte Dorsal para o Baço	Deficiência do *Qi* do Baço
B-49		Deficiência do Sangue do Baço
		Deficiência do *Yang* do Baço
		Estagnação no Aquecedor Médio
		Umidade e Fleuma
B-21	Ponto de Transporte Dorsal para o Estômago	Retenção de alimentos no estômago
B-50		Rebelião do *Qi* do Estômago
B-22	Ponto de Transporte Dorsal para o Triplo Aquecedor	Umidade no Aquecedor Inferior
B-23	Ponto de Transporte Dorsal para os Rins	Deficiência do *Jing* do Rim
B-52		Deficiência do *Yin* do Rim
		Deficiência do *Yang* do Rim
		Deficiência do *Yin* do Rim e Deficiência do *Yang* do Rim
		Deficiência do *Qi* do Rim
		Desarmonias da vontade
		Medo
		Depressão
		Labilidade emocional
		Problemas dos ossos, espinha dorsal e articulações
		Problemas do envelhecimento
B-24		Problemas na região lombar
B-25	Ponto de Transporte Dorsal do Intestino Grosso	Deficiência e Estagnação do *Qi* no Baço e no Fígado
		Deficiência do *Qi* e do *Yang* no Baço e no Fígado
		Umidade Calor nos Intestinos
B-26		Dor lombar
B-27	Ponto de Transporte Dorsal do Intestino Delgado	Deficiência e Frio no Intestino Delgado
		Estagnação do *Qi* no Intestino Delgado
		Umidade Calor nos Intestinos
		Calor no Intestino Delgado
B-28	Ponto de Transporte Dorsal da Bexiga	Deficiência dos Rins, do Baço e da Bexiga
		Umidade Calor na Bexiga
		Dor lombar
B-31–34	*bā liáo*	Umidade Calor no Aquecedor Inferior
		Estagnação do *Qi* e do Sangue no útero
		Deficiência do *Jing* do Rim
		Falta de firmeza do *Qi* do Rim
		Dor lombar
B-35		Problemas coccígeos
B-36		Dor lombar, dor nas nádegas e nas pernas
B-37		
B-39	Ponto Mar Inferior do Triplo Aquecedor	Estagnação do *Qi* e Umidade no Aquecedor Inferior
		Deficiência do *Qi* e Umidade no Aquecedor Inferior
B-40	Ponto Terra	Problemas da região lombar
		Umidade Calor na Bexiga
		Doenças de pele
B-43		Deficiência do Sangue
B-54		Dor na região lombar e na perna
B-57		Dor na região lombar e na perna
		Espasmo no músculo gastrocnêmio
		Umidade Calor na Bexiga
		Umidade Calor no Intestino Grosso
B-58	Ponto de Conexão	Dor na região lombar e na perna
		Umidade Calor na Bexiga
		Deficiência do *Qi* do Rim e Hiperatividade do *Yang* do Fígado
		Invasão de Vento Exterior
B-59	Ponto de Acúmulo do *Yang* do Calcanhar	Problemas nas costas, pernas e no tornozelo
B-60	Ponto Fogo	Problemas nas costas, ombro, pescoço e região occipital
		Deficiência do *Yang* do Rim
		Calor na Bexiga
		Estagnação do Sangue no útero
B-62	Ponto de Abertura do *Yang* do Calcanhar	Estagnação do *Qi* e do Sangue no canal da Bexiga
		Invasão de Vento Frio no canal da Bexiga
		Yang e Vento Interior para a cabeça
		Deficiência do *Yin* do Rim e do canal da Bexiga
		Deficiência do *Qi* do Rim e do canal da Bexiga
B-64	Ponto Fonte	Deficiência do *Qi* do Rim e do canal da Bexiga
		Medo perturbando o Espírito
B-66	Ponto Nascente	Calor na Bexiga
	Ponto Água	Vento e Calor Exterior e Interior
		Medo perturbando o Espírito
B-67	Ponto Poço	Estagnação do *Qi* no canal da Bexiga
	Ponto Metal	Problemas nasais e oculares
		Problemas obstétricos

Algumas das combinações mais usadas dos pontos do canal da Bexiga, resumidas na Tabela 14.11

TABELA 14.11 – Combinações dos pontos do canal da Bexiga. É possível fazer cadeias de pontos horizontais, em um segmento espinal, pelas costas: VG-4 + B-23 + B-52; ou fazer cadeias verticais de pontos: B-10 + B-14 + B-23 + B-62

Ponto	Combinação	Síndrome	Exemplo
B-2	B-10	Várias	problemas oculares, nasais e de cabeça
B-2	B-12	Vento Frio	congestão nasal
B-2	B-18	Vento Calor e Fogo no Fígado	conjuntivite
B-2	B-62	Deficiência do *Jing* do Rim	visão turva nos idosos
B-2	B-64	Deficiência do *Qi* do Rim	dificuldade de concentração
B-2	B-67	Vento Frio ou Vento Calor	rinite alérgica
B-7	B-67	Vento Frio ou Vento Calor	sinusite
B-10	B-11	Estagnação do Sangue no canal Bexiga	traumatismo no pescoço
B-10	B-23	Deficiência do *Jing* do Rim	memória fraca
B-10	B-52	Deficiência do *Qi* do Rim	depressão, falta de iniciativa
B-10	B-60	Vento Frio	dores no pescoço e nas costas
B-10	B-67	Estagnação do Sangue no canal Bexiga	espondilite cervical
B-11	B-12	Vento Frio	gripe
B-11	B-13	Vento Calor e Calor no Pulmão	pneumonia
B-11	B-23	Deficiência do *Jing* do Rim	osteoporose
B-11	B-62	Deficiência do *Jing* do Rim	fraqueza dos ossos e das articulações nos idosos
B-12	B-13	Deficiência do *Qi* do Pulmão e Vento Frio	resfriado comum
B-13	B-15	Estagnação do *Qi* do Pulmão e do Coração	tristeza e depressão
B-13	B-17	Estagnação do *Qi* do Pulmão	dispnéia
B-13	B-18	Fígado invade os Pulmões	tosse com dor no peito
B-13	B-20	Deficiência do *Qi* dos Pulmões e do Baço	bronquite
B-13	B-23	Deficiência do *Qi* dos Pulmões e do Rim	asma
B-15	B-17	Estagnação do Sangue do Coração	*angina pectoris*
B-15	B-18	Fígado invade o Coração	frustração nos relacionamentos
B-15	B-20	Deficiência do Sangue do Coração e do Baço	insônia e vertigem
B-15	B-21	Fogo do Estômago invade o Coração	insônia com agitação
B-15	B-23	Deficiência do *Yang* do Coração e dos Rins	membros frios
B-17	B-18	Estagnação do Sangue do Fígado	dismenorréia
B-17	B-20	Deficiência do Sangue do Baço	pele seca e áspera
B-17	B-40	Calor no Sangue	psoríase
B-19	B-23	Deficiência do *Qi* do Rim e da Vesícula Biliar	timidez e insegurança
B-20	B-21	Estagnação no Aquecedor Médio	indigestão e flatulência
B-20	B-23	Deficiência do *Yang* do Baço e do Rim	edema
B-20	B-27	Umidade Calor no Baço e Intestino	diarréia
B-21	B-25	Estagnação do *Qi* no *Yang* Brilhante	distensão epigástrica e constipação
B-23	B-24	Frio interior	dor na região lombar
B-23	B-28	Deficiência do *Qi* da Bexiga	freqüência de micção
B-23	B-31-34	Umidade Calor no Aquecedor Inferior	infecção no trato urinário
B-23	B-35-37	Estagnação no Canal da Bexiga	dor na região lombar, sacral, nas nádegas e na parte superior da perna
B-23	B-39	Deficiência do *Qi* da Bexiga	retenção urinária
B-23	B-40	Estagnação no canal da Bexiga	dor lombar aguda ou crônica
B-23	B-57-58	Estagnação no canal da Bexiga	dor nas costas e na parte inferior da perna
B-23	B-60	Deficiência do *Yang* do Rim	esgotamento físico e mental
B-23	B-62	Deficiência do *Jing* do Rim	infertilidade, impotência
B-23	B-64	Deficiência do *Qi* do Rim	medo e depressão
B-24	B-26	Umidade e Frio Internos	dor localizada nas costas
B-25	B-27	Umidade Calor nos Intestinos	diarréia e tenesmo
B-25	B-35, ou 36, ou 39, ou 40 ou 57, ou 58, ou 59	Umidade Calor no Intestino Grosso	hemorróidas e dor retal
B-28	B-31, ou 32, ou 33, ou 34	Deficiência e Estagnação do *Qi* da Bexiga	prostatite
B-30	B-35	Estagnação no canal da Bexiga	dor coccígea
B-30	B-57	Umidade Calor na Bexiga	hemorróidas
B-31-34	B-35	Estagnação no canal da Bexiga	dor sacral e coccígea
B-31-34	B-40	Umidade Calor na Bexiga	cistite
B-31-34	B-57	Estagnação do *Qi* no Aquecedor Inferior	constipação
B-31-34	B-60	Frio Interior	dor sacral e ciática
B-31-34	B-62	Deficiência do *Jing* e do *Qi* do Rim	amenorréia
B-36	B-37	Estagnação no canal da Bexiga	dor nas costas, nas nádegas e coxas
B-36	B-40	Estagnação no canal da Bexiga	dor nas costas e no joelho
B-39	B-51	Deficiência do *Qi* do Triplo Aquecedor	edema
B-39	B-40	Deficiência do *Qi* do Rim	fraqueza dos joelhos
B-40	B-54	Estagnação no canal da Bexiga	dor nas costas, nádegas e nos joelhos

Continua

TABELA 14.11 – Combinações dos pontos do canal da Bexiga. É possível fazer cadeias de pontos horizontais, em um segmento espinal, pelas costas: VG-4 + B-23 + B-52; ou fazer cadeias verticais de pontos: B-10 + B-14 + B-23 + B-62 (*Continuação*)

Ponto	Combinação	Síndrome	Exemplo
B-40	B-57	Estagnação no canal da Bexiga	espasmo do músculo gastrocnêmio
B-40	B-60	Estagnação e Frio no canal da Bexiga	dor lombar crônica
B-58	B-62	Deficiência do Qi do Rim e Hiperatividade do Yang	dor de cabeça e vertigem
B-60	B-52	Deficiência do Yang do Rim	falta de objetivos definidos
B-60	B-64	Deficiência do Qi e do Yang do Rim	dor e sensação crônica de fraqueza nas costas
B-60	B-66	Calor na Bexiga	disúria e hematúria
B-62	B-67	Deficiência no canal da Bexiga	visão turva e memória fraca
B-64	B-67	Deficiência e Estagnação no canal da Bexiga	esgotamento mental e falta de interesse no trabalho
B-2	B-7, 10	Distúrbio do Espírito e Deficiência do Qi do Rim	desorientação mental
B-2	B-10, 12	Vento Frio	congestão nasal
B-2	B-10, 23	Deficiência do Jing e do Qi do Rim	degeneração da visão
B-2	B-10, 67	Vento Frio e Deficiência do Qi do Rim	conjuntivite
B-2	B-62, 67	Deficiência do Jing e do Qi do Rim	falta de concentração
B-7	B-58, 62	Deficiência do Qi do Rim e Hiperatividade do Yang do Rim	dor de cabeça, vertigem
B-10	B-11, 13	Deficiência do Qi do Pulmão e Vento Frio	gripe e dor no pescoço
B-10	B-11, 23	Deficiência do Qi do Rim e Estagnação no canal da Bexiga	dor e rigidez no pescoço e nas costas
B-10	B-18, 23	Deficiência do Qi do Rim e Hiperatividade do Yang do Fígado	espasmos e rigidez no pescoço e nas costas
B-10	B-23, 60	Deficiência do Yang do Rim	sensação de frio e dor no pescoço, nas costas e nas pernas
B-11	B-23, 62	Deficiência do Qi do Rim	ossos frágeis nos idosos
B-11	B-12, 13	Vento Frio	gripe e dores musculares na parte superior das costas
B-13	B-20, 23	Deficiência do Qi dos Pulmões, Baço e Rins	asma
B-13	B-23, 43	Deficiência do Qi e do Yin dos Pulmões e Rins	período de convalescença de doença crônica
B-15	B-17, 23	Distúrbio do Espírito por medo	ansiedade, paranóia, desconfiança
B-15	B-18, 20	Deficiência do Sangue do Coração, Fígado e Baço	insônia e exaustão
B-15	B-18, 23	Deficiência do Qi do Coração, Fígado e Rins	instabilidade emocional
B-15	B-20, 23	Deficiência do Qi do Coração, Baço e Rins	ansiedade nervosa e falta de reserva de energia
B-17	B-18, 20	Deficiência do Sangue do Baço e Fígado	fraqueza muscular e letargia
B-17	B-21, 25	Calor no Sangue e Calor no Yang Brilhante	reação alérgica alimentar manifestada na pele
B-17	B-40, 67	Vento Calor e Calor no Sangue	urticária com prurido generalizado
B-17	B-26, 32	Estagnação de Sangue no útero	dismenorréia
B-18	B-20, 21	Fígado invade Baço e Estômago	eructações e distensão abdominal
B-18	B-23, 62	Deficiência do Jing do Rim e Deficiência de Sangue no Fígado	rigidez e fraqueza nos músculos e articulações
B-18	B-25, 27	Fígado invade Intestinos	síndrome do colo irritável
B-20	B-21, 27	Deficiência do Qi do Baço, Estômago e Intestinos	síndrome de má absorção
B-20	B-22, 23	Deficiência do Qi e do Yang do Baço e dos Rins	edema na região inferior do corpo
B-23	B-28, 32	Umidade Calor na Bexiga e Deficiência do Yin do Rim	cistite e inquietação nervosa
B-23	B-32, 54	Estagnação no canal da Bexiga	dor lombar e sacral
B-23	B-32, 57	Estagnação no canal da Bexiga e Deficiência do Yin do Rim	dor lombar e cistite
B-23	B-36, 58	Estagnação no canal da Bexiga e Deficiência do Qi do Rim	dor ciática que piora com cansaço
B-23	B-60, 64	Deficiência do Qi e do Yang do Rim	sensação de frio e fraqueza na região lombar
B-24	B-26, 32	Estagnação no canal da Bexiga e útero	dismenorréia e dor lombar
B-31–34	B-40, 60	Umidade Calor no Aquecedor Inferior	cistite e vaginite
B-31–34	B-60, 66	Calor na Bexiga	cistite com inquietação e insônia
B-10	B-11, 23, 62	Deficiência do Qi e do Jing do Rim	espondilite ancilosante
B-10	B-18, 23, 62	Deficiência do Jing e do Sangue	degeneração da visão nos idosos
B-10	B-11, 23, 60	Deficiência do Yang do Rim e Frio Interior	sensação de frio e rigidez no pescoço, costas e pernas
B-10	B-11, 13, 23	Vento Frio e Deficiência do Qi dos Pulmões e dos Rins	resfriados freqüentes com lenta recuperação
B-17	B-20, 23, 43	Deficiência de Sangue	esgotamento após parto
B-23	B-32, 54, 57	Estagnação no canal da Bexiga	dor nas costas e na região sacral
B-26	B-32, 40, 58	Estagnação no canal da Bexiga	dor ciática

Baço 15

■ Canal do Baço–Pâncreas

CONEXÕES DO CANAL

TRAJETO PRINCIPAL DO CANAL

Começando por BP-1, no hálux, o trajeto principal segue em direção ascendente pela face medial da perna até BP-12 e BP-13; em seguida, ascende pelo abdome, cruzando o Vaso Concepção em VC-3 e VC-4. A partir de VC-4, até BP-14 e BP-15, novamente se encontra com o Vaso Concepção em VC-10, antes de seguir em direção ascendente pela parte lateral do abdome e do tórax por BP-16, VB-24, F-14 e BP-20 para terminar em BP-21. A partir do ponto VC-10, um ramo interno entra pelo abdome e faz conexão com baço e estômago. Outro ramo interno de VC-10 faz conexão com o coração, um terceiro ramo, partindo de BP-20, sobe de P-1 até o esôfago, para se dispersar na superfície inferior da língua.

TRAJETO DO CANAL DE CONEXÃO

Um ramo saindo de BP 4 junta-se ao canal do Estômago, outro ramo sobe pelo abdome e faz conexão com estômago e intestinos. O Grande Colateral do Baço começa em BP-21 e se distribui pelo tórax e hipocôndrio. O canal Tendino-Muscular do Baço sobe pela perna até a região genital externa e, em seguida, dentro do abdome em direção ascendente para suprir as costelas, antes de terminar na coluna vertebral.

TABELA 15.1 – Pontos de Cruzamento no canal do Baço-Pâncreas

Ponto	Cruzamento
BP-6	Fígado, Rins
BP-12	Fígado
BP-13	Fígado, Ligação *Yin*
BP-15	Ligação *Yin*
BP-16	Ligação *Yin*

CENTRO DE ENERGIA DO BAÇO

FUNÇÃO DO CENTRO DE ENERGIA DO BAÇO

A função do centro de energia do Baço é nutrir, receber a energia que entra no corpo pelo sol, a energia *Yang* do Céu, ou do planeta, a energia mais *Yin* da Terra e distribuir essas energias que entram, para todas as partes do corpo energético. O órgão baço é a contraparte do centro de energia do Baço.

FUNÇÃO DO SISTEMA DE ÓRGÃO BAÇO

Na Medicina Chinesa, a função do sistema de órgão Baço é nutrir; não apenas a nutrição física, mas também a nutrição emocional e mental.

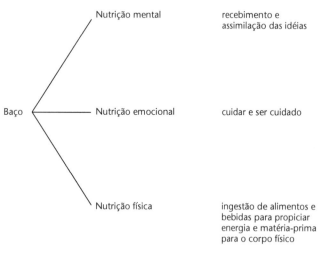

Figura 15.1 –

DESARMONIAS DO SISTEMA DE ÓRGÃO BAÇO

Se essa função de nutrição ficar desequilibrada, pode se manifestar em desequilíbrios do tipo *Yin* ou do tipo *Yang*, conforme mostra a Tabela 15.2.

Tabela 15.2 – Desarmonias do Baço dos tipos *Yin* e *Yang*

	Desarmonia do tipo *Yin* ou de Deficiência	Desarmonia do tipo *Yang* ou de Excesso
Mental	Nutrição intelectual precária	Excesso de estudo, congestionamento mental
Emocional	Insegurança, preocupações internalizadas	Solicitude excessiva pelos outros, com tendência a dominar ou a invadir a privacidade dos outros
Física	Má nutrição, fraqueza	Excesso de alimentação, obesidade

DIFERENÇA ENTRE CENTRO DE ENERGIA DO BAÇO E SISTEMA DE ÓRGÃO DO BAÇO

Considera-se que o centro de energia do Baço receba principalmente as radiações de energia provenientes do sol ou do planeta, ao passo que o sistema de órgão do Baço recebe a energia proveniente do ambiente mais imediato, que, embora inclua a nutrição em níveis emocionais e mentais, também inclui o recebimento de matéria física na forma de alimentos e bebidas.

Em relação aos Pulmões, o sistema de órgão do Baço pode ser visto como *Yin*, já que os Pulmões recebem o material mais sutil do ar (Céu), o Baço recebe o material mais sólido dos alimentos (Terra). Entretanto, se comparados com o centro de energia do Baço, os sistemas de órgãos do Pulmão e do Baço são *Yin*, já que ar e alimentos podem ser considerados energia em forma de moléculas e não energia em forma de irradiação.

RELAÇÕES DO BAÇO COM OUTROS ÓRGÃOS

SISTEMA DIGESTÓRIO

O Baço governa o sistema digestório, que consiste de Baço, Estômago e Intestinos. Pontos como BP-3, BP-6 e BP-15, podem tonificar não apenas o Baço e o Estômago, mas também os Intestinos Grosso e Delgado.

BAÇO E FÍGADO

O Fígado pode invadir qualquer um dos órgãos digestórios com a Estagnação do *Qi*, a Hiperatividade do *Yang* ou com Fogo, como mostra a Figura 15.2. Os pontos BP-1, BP-4, BP-6 e BP-15 podem tratar a Estagnação do *Qi* do Fígado invadindo os órgãos digestórios, BP-6 pode tratar a invasão pela Hiperatividade do *Yang* do Fígado e BP-1, BP-2, BP-6 e BP-15 podem tratar a invasão pelo Fogo do Fígado.

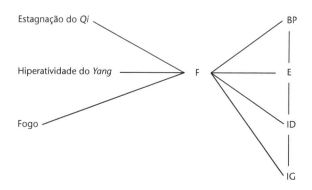

Figura 15.2 –

BAÇO E CORAÇÃO

O Baço e o Estômago fornecem *Qi* e Sangue que nutrem o Coração, promovem a circulação do Sangue e mantêm a estabilidade do Espírito. Baço saudável também evita o acúmulo de Umidade e Fleuma que poderiam levar a uma perturbação da mente, das emoções, da linguagem e do comportamento.

Os pontos do Baço-Pâncreas como BP-1, 2, 3, 4 e 6 são, portanto, pontos importantes para problemas mentais e emocionais.

BAÇO E PULMÕES

O Baço e o Estômago fornecem o *Qi* que capacita os Pulmões a realizarem suas funções de respiração e do controle do *Qi*. O Baço e o Estômago, também, impedem a formação de Umidade e Fleuma, que podem se acumular no peito, garganta, nariz, seios da face ou tubas uterinas.

BP-3 é combinado com E-36 para ajudar o Baço a fortalecer os Pulmões, BP-1 e BP-21 podem ser usados para dor no peito decorrente da Estagnação do *Qi* e de Fleuma nos Pulmões.

BAÇO E RINS

O Baço e o Estômago fornecem a energia pós-natal que é armazenada e distribuída pelos Rins. Se os dois órgãos estiverem deficientes, a pessoa fica esgotada e pontos como BP-4 e BP-6 podem ser usados, já que são pontos que tonificam o Baço e os Rins. Juntos, o Baço e os Rins, dominam o metabolismo dos Fluidos, de forma que pontos como BP-3, BP-6 e BP-9 podem ser usados para edema decorrente da Deficiência do *Qi* do Baço e do Rim. Quando há associação de Deficiência do *Yang* do Baço e do Rim, moxa em BP-1, BP-2 ou BP-3 pode fortalecer a capacidade do Baço-Pâncreas e dos Rins em aquecer e fornecer energia para o corpo, manter os órgãos em suas posições e o Sangue nos vasos, tratar a exaustão, a depressão, a má circulação, os prolapsos e o sangramento.

Essas relações do Baço com os órgãos estão resumidas na Figura 15.3.

RELAÇÃO ENTRE BAÇO, PULMÕES E RINS

Existe uma relação bem íntima entre esses três sistemas. Os Pulmões recebem o *Qi* puro do ar, por meio da respiração, os Rins mantêm a energia da respiração na parte de baixo do corpo. O Baço é responsável em fornecer energia dos alimentos e das bebidas, que então se combina com a energia do ar para propiciar a energia do corpo, que pode ser armazenada pelos Rins. Os Rins fornecem a mistura das energias pré-natal e pós-natal, que ativam e catalisam o processo de respiração e de digestão.

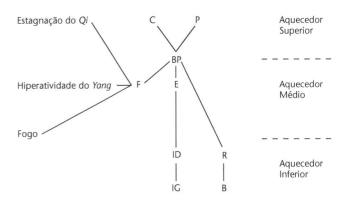

Figura 15.3 –

Se esses três sistemas ficarem Deficientes, o paciente vai se sentir cansado, fraco, inseguro e deprimido. Uma combinação capaz de tratar simultaneamente a Deficiência do Baço, dos Pulmões e dos Rins é feita com os três pontos Terra mais o ponto do Vaso Concepção correspondente a cada um dos sistemas:

R-3, BP-3, P-9, VC-4, VC-12, VC-17

FUNÇÕES DOS PONTOS DO BAÇO-PÂNCREAS

TONIFICAR QI E SANGUE

O elemento Terra, o Baço e o Estômago, não apenas suprem o *Qi* e o Sangue como fontes da energia para as atividades físicas, emocionais e mentais do corpo, mas também como matéria-prima para sua estrutura física sólida. O Espírito só é capaz de se manifestar quando revestido de matéria, esse suprimento de matéria física é uma das funções do Baço.

BP-3 ou BP-6 são normalmente combinados com E-36 para tonificar o *Qi* e o Sangue.

TRATAR A INSEGURANÇA

As pessoas precisam sentir firmeza e estabilidade do elemento Terra dentro de si mesmas, caso contrário, se sentem preocupadas ou inseguras. Por exemplo, a falta de nutrição física adequada ou de cuidados emocionais na primeira infância pode levar à sensação constante ou ao medo, na vida adulta, de não chegar a ter o suficiente, a necessidade de estar rodeado com posses materiais, o medo da perda da segurança material ou a necessidade da dependência dos relacionamentos. Quando as pessoas se sentem inseguras no ambiente que as cerca, ou quando sentem esse vazio dentro de si mesmas, podem tentar compensar esse sentimento comendo demais, o que leva à obesidade, fato que propicia a sensação tranqüilizadora de estarem fisicamente sólidos, protegidos pelo invólucro firme da carne.

O elemento Terra é necessário para dar a sensação de ter bases firmes ou de estar bem fundamentado consigo mesmo ou no ambiente. Pontos como BP-3, BP-6, E-36, B-20 e B-49 podem ser usados para aumentar a segurança emocional.

ESTABILIZAR AS EMOÇÕES

As energias mais sutis, mais ativas e expansivas do Coração e do Fígado precisam estar em equilíbrio e mantidas na parte inferior do corpo pelo componente de matéria mais pesada das energias da Terra. O *Qi* e o Sangue produzidos pelo Baço e armazenados pelos Rins e Fígado, respectivamente, são necessários para estabilizar o Espírito do Coração e o *Yang* do Fígado, e impedir que subam no corpo de forma desequilibrada para perturbar a mente e as emoções.

Por exemplo, quando a Deficiência do *Qi* do Rim leva a uma hiperexcitabilidade, já que não há *Qi* suficiente para manter a estabilidade do Espírito do Coração, BP-3 pode ser combinado com R-3 e C-7. Ou, quando a Deficiência do Sangue do Fígado leva à hipersensibilidade emocional, já que não há suficiente Sangue para estabilizar o *Yang* do Fígado, BP-6 pode ser combinado com F-3 e F-8.

TRANSFORMAR A UMIDADE

As funções de transformação e de transporte do Baço impedem o acúmulo e a estagnação dos fluidos do corpo na forma de Umidade e Fleuma. A Umidade pode resultar em embotamento, peso e letargia do corpo, das emoções e da mente, a Fleuma pode resultar em distúrbios e confusão da linguagem e do comportamento, bem como catarro ou gordura.

Pontos como BP-1, BP-2, BP-3, BP-6 e BP-9 podem, todos, ajudar as funções de Transformação da Umidade, especialmente quando combinados com E-36, E-40, VC-12 ou B-20. BP-6 e BP-9 são os mais eficazes para a Umidade Calor, enquanto VC-12, E-36, BP-1, BP-2 e BP-3, com agulha e moxa, são os mais eficazes para Umidade Frio. E-40 é o principal ponto para Fleuma, enquanto B-20 pode ser usado para Fleuma, Umidade Calor ou Umidade Frio.

REGULAR A DIGESTÃO

Os pontos do canal do Baço, como BP-3 podem ser usados para fortalecer a digestão fraca, ou, a exemplo de BP-1, BP-2, BP-4 ou BP-6, mover a Estagnação do *Qi* do Aquecedor Médio, para aliviar a indigestão e a dor epigástrica. BP-4, BP-15 podem regular o *Qi* dos Intestinos para tratar dor e distensão na parte inferior do abdome.

MOVER O QI E O SANGUE

Muitos pontos do Baço, especialmente BP-1, BP-4, BP-6, BP-8 e BP-21 são influentes em mover a Estagnação de *Qi* e de Sangue. BP-8 é mais indicado para o Aquecedor Inferior e pernas e BP-21 para o peito, mas BP-4 especialmente, pode mover a Estagnação no Aquecedor Inferior, Médio e Superior, para tratar dor, distensão e depressão.

EQUILIBRAR A MENTE

O Baço regula a capacidade de assimilar e analisar as informações. Regula as faculdades intelectuais da memória e da lógica. O esforço e a clareza mentais são fornecidos pelos Rins; a vivacidade da mente e a percepção consciente são fornecidas pelo Coração; a imaginação e a intuição pelo Fígado; a sabedoria e a capacidade de desistir de estruturas desnecessárias para vivenciar a verdade pura são fornecidas pelos Pulmões; mas o Baço fornece a capacidade de ponderar e refletir.

Se o *Qi* do Baço estiver Deficiente ou Estagnado, a memória pode ficar fraca e a mente pode se tornar congestionada ou lenta em receber e processar as informações. Ou então, pode haver preocupação ou pensamentos e comportamento obsessivos.

BP-3, BP-6 e BP-10 podem fortalecer a mente por meio da tonificação do *Qi* e do Sangue; BP-6 pode acalmar a mente pela tonificação do *Yin* de Estômago, Pulmões, Coração, Fígado e Rins; e BP-1 pode revigorar a mente, movendo a Estagnação.

MANTER OS ÓRGÃOS EM SUAS POSIÇÕES E CONTER A HEMORRAGIA

Pontos como BP-3 e BP-6 podem ser tonificados para diminuir o prolapso dos órgãos, ou para melhorar o tônus muscular e cutâneo, e BP-1 e BP-10 podem ser usados para conter hemorragias, decorrentes da Deficiência do *Qi* do Baço ou de Calor no Sangue.

REMOVER O CALOR NO SANGUE

BP-1, BP-2, BP-6 e BP-10 podem ser usados para remover o Calor no Sangue para tratar hemorragias nos sistemas digestório, urinário ou reprodutor.

REGULAR A PELE

Os pontos do Baço são especialmente importantes para o tratamento de distúrbios na pele como mostra a Tabela 15.3.

TABELA 15.3 – Pontos do Baço-Pâncreas para as distúrbios cutâneos

Etiologia	Pontos do Baço
Deficiência de Sangue	BP-6, BP-10, **Ton**
Deficiência de *Yin*	BP-6 **Ton**
Secura	BP-6, BP-10 **Ton**
Calor no Sangue	BP-1, BP-2, BP-6, BP-10 **Disp**
Umidade Calor	BP-6, BP-9 **Disp**
Estagnação do Sangue	BP-1, BP-6, BP-8, BP-10 **Disp**

SÍNDROMES DO BAÇO

As síndromes do Baço estão resumidas na Tabela 15.4.

■ *Pontos do Baço-Pâncreas*

BP-1 *yīn bái*

Ponto Poço, ponto Madeira.

Geral

BP-1 tem três funções principais:

fortalece o Baço
detém a hemorragia
equilibra a mente

TABELA 15.4 – Combinações de Pontos para as síndromes do Baço

Síndrome	Sinais e sintomas	Pulso	Língua	Combinação de pontos
Deficiência do *Qi* do Baço	Cansaço, letargia, fraqueza, problemas de apetite, distensão abdominal, fezes soltas e insegurança	Vazio	Pálida e flácida, marcas dos dentes	VC-12, E-36, BP-3 **Ton M**
+ Deficiência do *Qi* do Pulmão	+ face branca lustrosa, voz fraca, respiração curta	Vazio	Pálida e flácida, marcas dos dentes	+ VC-17 **Ton M**; P-9 **Ton**
+ Deficiência do *Qi* do Rim	+ edema, retenção urinária ou micção freqüente, dor nas costas, medo	+ profundo, talvez flutuante	Pálida e flácida, com marcas dos dentes	+ VC-4, R-3 **Ton**
+ Deficiência do *Qi* do Coração	+ mãos e pés frios, palpitações, labilidade emocional, ansiedade	+ talvez irregular	+ irregular na ponta	+ VC-14, VC-17 **Ton M**; C-7 **Ton**
+ Baço sem conseguir conter o Sangue nos vasos	+ sangue na urina ou nas fezes, menorragia, face pálida e com expressão estúpida, talvez vertigem	+ flutuante	+ talvez muito pálida	+ BP-1 **M**; BP-10 **Ton M**
+ Afundamento do *Qi* do Baço	+ prolapsos, tônus muscular e cutâneo debilitados, desejo de se deitar e descansar	+ profundo	Pálida e flácida, com marcas dos dentes	+ VG-20, VC-6 **Ton M**
+ Umidade	+ sensação de peso na cabeça, membros ou no corpo, talvez náusea, secreções esbranquiçadas ou erupções de pele contendo fluido no interior	+ escorregadio	+ saburra branca, úmida e oleosa	+ VC-6, VC-9 **M**; BP-9 **Disp**
+ Fleuma nos Pulmões	+ catarro no nariz, garganta ou peito	+ escorregadio, cheio na posição do Pulmão	+ saburra branca, grossa e oleosa	+ VC-17, B-13, P-6, P-7 **H** ou **Disp**
+ Fleuma-Umidade invade a cabeça	+ vertigem ou dor de cabeça, sensação de peso ou embotamento na cabeça, confusão mental	+ escorregadio, talvez com fluxo abundante	+ saburra branca e oleosa	+ VG-20, *yìn táng*, E-8, E-40 **Disp**
+ Estagnação do *Qi* do Fígado	+ frustração, depressão, náusea, distensão ou desconforto nas regiões epigástrica ou abdominal	+ em corda	+ talvez violácea	+ PC-6, F-3, F-13 **H** ou **Disp**
+ Hiperatividade do *Yang* do Fígado	+ sensação de cansaço, desmaio, irritabilidade e dor de cabeça se não comer em intervalos freqüentes	+ em corda, talvez flutuante	+ talvez trêmula	+ VG-20, VB-20, VB-40 **H**
Deficiência do *Yang* do Baço	sensação de frio, membros e abdome frios, desejo de se aquecer, exaustão, edema, alimentos não digeridos presentes nas fezes	vazio, profundo, lento, talvez escorregadio	pálida, úmida, talvez aumentada de volume, saburra branca	VC-6, VC-12, E-28, E-36, R-7 **Ton M**
+ Frio Umidade no Baço	+ sensação aguda de frio, peso, letargia e falta de apetite após exposição ao Frio e Umidade Exterior	+ com fluxo abundante ou apertado	pálida, úmida, talvez aumentada de volume, saburra branca	+ VC-9, BP-9 **Disp M**; BP-2 **Ton M**
Estagnação do *Qi* do Baço e do Estômago	sensação de plenitude na região epigástrica ou abdominal, congestionamento mental, excesso de solicitude ou apego em relação aos outros	com fluxo abundante, talvez escorregadio	talvez saburra oleosa	VC-6, VC-12, IG-10, E-40, BP-4 **H** ou **Disp**
+ Estagnação do *Qi* do Fígado	+ frustração, depressão, raiva reprimida, náusea ou dor abdominal	+ em corda	+ talvez violácea	+ PC-6, F-1, F-3, F-13 **Disp**

Ton = Método de Tonificação; **Disp** = Método de Dispersão; **H** = Método de Harmonização; **M** = Moxa.

Fortalece o Baço

Como um ponto Poço, BP-1 é capaz de fortificar o Baço e o canal do Baço, mover a Estagnação em cada um dos três Aquecedores:

Aquecedor Superior	por exemplo, sensação de plenitude e dor no peito
Aquecedor Médio	por exemplo, dor e sensação de plenitude na região epigástrica, náusea
Aquecedor Inferior	por exemplo, distensão abdominal, irregularidades da menstruação

BP-1 é usado especialmente em situações agudas de Estagnação e Excesso local.

Detém a hemorragia

BP-1 fortalece a função do Baço de manter o sangue dentro dos vasos e pode ser usado ou com agulha ou cones de moxa para interromper a hemorragia do nariz, estômago, intestinos, bexiga ou útero, independentemente da hemorragia ser decorrente da Deficiência ou do Calor no Sangue.

Equilibra a mente

BP-1 pode tratar problemas psicológicos associados com os efeitos do Calor ou da Estagnação no Coração e no Baço:

Excesso de Calor
Estagnação no Coração
Estagnação no Baço
Problemas relacionados ao apetite

Excesso de Calor. Como um ponto Poço, BP-1 pode eliminar o Calor e o Vento Interior para tratar condições agudas graves, como: convulsões e mania.

Estagnação no Coração. BP-1 não trata apenas a dor no peito ou a sensação de opressão no peito, mas também depressão, melancolia, insônia e excesso de sonhos.

Estagnação no Baço. BP-1 pode ser usado para o congestionamento mental, ou quando a mente parece estar bloqueada e hiperaquecida por excesso de preocupação ou estudo.

Problemas relacionados ao apetite. BP-1 pode ajudar a regular o excesso de peso e a gula, especialmente quando esses problemas estão associados com preocupação e depressão. Pode ser usado com Método de Dispersão para diminuir o desejo intenso por alimentos doces, ou pode ser usado com Método de Tonificação e Moxa para estimular o apetite e o ganho de peso naqueles casos nos quais existe Deficiência do *Yang* do Baço com Estagnação do *Qi* do Baço.

Síndromes

Estagnação do *Qi* no canal do Baço
Hemorragia
Problemas psicológicos
    Estagnação do Coração
    Estagnação do Baço
    Problemas relacionados ao apetite

Estagnação do Qi *no canal do Baço*

Pulso. Em corda, talvez cheio, com fluxo abundante ou escorregadio.

Indicações. Dor no peito, dor epigástrica, distensão do baixo abdome, irregularidades menstruais.

Exemplo. Sensação de frio nas pernas.

Combinação. BP-1, BP-4, BP-8, E-41, VC-4 **H M**; PC-6 **H**.

Hemorragia

Pulso. Talvez vazio, fino, flutuante e lento; ou em corda, cheio e rápido.

Indicações. Epistaxe, hemorróidas com sangramento, hematúria.

Exemplo. Sangramento retal.

Combinação. BP-1 **M**; BP-6 **H**; E-36, VC-4, VG-20 Ton **M**.

Problemas psicológicos

Estagnação no Coração

Pulso. Retardado ou em corda, talvez flutuante ou irregular.

Indicações. Depressão, sono perturbado pelos sonhos.

Exemplo. Sensação de opressão ao redor do coração com melancolia e inquietação mental.

Combinação. BP-1, BP-21, VC-17, PC-1, PC-5 **Disp**.

Estagnação do Baço

Pulso. Retardado ou em corda, talvez escorregadio ou rápido.

Indicações. Sensações, embotamento mental, congestão ou bloqueio.

Exemplo. Preocupação, pensamentos repetitivos, sonhos repetitivos e sono inquieto.

Combinação. BP-1, BP-6, BP-21, VC-17, *yìn táng*, *ān mián*, C-5 **Disp**.

Problemas relacionados ao apetite

Pulso. Em corda, escorregadio e com fluxo abundante; ou vazio e retardado.

Indicações. Bulimia, obesidade.

Exemplo. Comer em excesso com desejo por doces.

Combinação. BP-1, BP-4, E-36, F-1, F-3, F-13, VC-12, IG-4 **Disp**.

BP-2 *dà dū*

Ponto Nascente, ponto Fogo, ponto de Tonificação.

Geral

BP-2 pode ser usado, como BP-1, para mover a Estagnação no canal do Baço que esteja afetando os Aquecedores Inferior, Médio ou Superior. Entretanto, suas indicações específicas são como ponto Fogo, ou para dispersar o Calor ou para tonificar o *Yang* e o Fogo do Baço.

BP-2 para dispersar o Fogo

BP-2 é o ponto Fogo do canal do Baço e também um ponto Nascente. Pode ser usado nas febres, para remover o Calor Exterior e provocar a transpiração, mas sua principal função é eliminar o Calor ou a Umidade Calor no Baço ou no Estômago, com sinais como dor epigástrica, vômitos ou diarréia.

BP-2 para tonificar o Yang do Baço

Embora BP-2 seja raramente usado para tonificar o *Qi* do Baço, já que BP-3, BP-4, BP-6 e E-36 são mais eficazes para essa condição, pode ser usado para tonificar o *Yang* e o Fogo do Baço, com sinais de Deficiência, Frio e Umidade. Para esse propósito, é usado com Método de Tonificação e Moxa, amiúde, combinado com E-36 e VC-4.

Síndromes

Calor no Baço ou no Estômago
Deficiência do *Yang* do Baço

Calor no Baço ou no Estômago

Pulso. Rápido, talvez em corda, escorregadio ou com fluxo abundante.

Indicações. Dor epigástrica, vômitos, diarréia.

Exemplo. Gastrite com náusea, inquietação e insônia.

Combinação. BP-2, E-21, E-36, E-44, PC-3, PC-8 **Disp**.

Deficiência do Yang do Baço

Pulso. Vazio, talvez profundo e lento.

Indicações. Falta de apetite, distensão abdominal, letargia, mãos e pés frios.

Exemplo. Cansaço e embotamento mental.

Combinação. BP-1, BP-2, E-36, E-45, VC-12, VG-20, IG-1 **Ton M**; IG-4 **H**.

BP-3 *tài bái*

Ponto Fonte, ponto Riacho, ponto Terra.

Geral

BP-3 pode ser usado com método de Dispersão para mover a Estagnação do *Qi* do Baço, como na dor epigástrica, ou para drenar a Umidade Calor, como na gastroenterite aguda. Entretanto, seu principal uso é para tonificar a Deficiência, de fato BP-3 e E-36 são os dois pontos mais importantes para fortalecer o Baço.

Os principais efeitos tônicos de BP-3 estão resumidos na Tabela 15.5

Os problemas psicológicos tratados por BP-3 incluem o esgotamento mental decorrente da Deficiência do *Qi* e do *Yang* do Baço, embotamento mental por Umidade e Fleuma e inquietação mental e memória fraca por Deficiência de Sangue.

BP-3 pode tratar problemas crônicos das costas do tipo Deficiência porque é o ponto Fonte e porque o canal Tendino-Muscular do Baço termina na espinha dorsal.

Síndromes

Deficiência do *Qi* e do *Yang* do Baço
Umidade e Fleuma
Deficiência de Sangue
Problemas psicológicos

TABELA 15.5 – Ações tônicas de BP-3

Desordem	Exemplo	Combinação
Deficiência de *Qi*	cansaço	BP-3, E-36, P-9, IG-4 **Ton**
Deficiência de *Yang*	sensação de frio	BP-3, R-3, E-36, VC-4 **Ton M**
Afundamento do *Qi* do Baço	prolapsos	BP-3, R-7, E-36, VG-20 **Ton M**
Umidade e Deficiência	edema	BP-3, BP-9, VC-4, VC-9, **Ton M**
Fleuma e Deficiência	bronquite	BP-3 **Ton M**; E-40, VC-17, P-7 **H**
Deficiência de Sangue	vertigem	BP-3, BP-10, E-36, F-3, VG-20, IG-4 **Ton**
Problemas psicológicos	preocupação e esgotamento mental	BP-1, BP-3, E-36, IG-4, *yìn táng* **Ton**
Problemas crônicos das costas	dor e fraqueza na região lombar	BP-3, B-23, B-60 **Ton M**

Deficiência do Qi e do Yang do Baço

Pulso. Vazio, talvez profundo, lento ou escorregadio.

Indicações. Falta de apetite ou prazer de comer, perda de peso ou ganho de peso, cansaço, sensação de frio.

Exemplo. Distensão abdominal com sensação de frio e vazio e borborigmo.

Combinação. BP-3, BP-15, E-36, VC-4, VC-12 **Ton M**; IG-4 **H**.

Umidade e Fleuma

Pulso. Escorregadio, talvez vazio ou com fluxo abundante.

Indicações. Catarro nos seios da face, bronquite, edema, letargia e sensação de peso na cabeça e nos membros.

Exemplo. Artrite dos joelhos que piora com cansaço, frio e umidade.

Combinação. BP-3, BP-9, BP-10, E-35, E-36, TA-6 **Ton M**.

Deficiência de Sangue

Pulso. Fino, flutuante.

Indicações. Cansaço, visão turva, insônia.

Exemplo. Fraqueza muscular e pele seca.

Combinação. BP-3, E-36, B-18, B-20 **Ton M**; IG-4 **Ton**.

Problemas psicológicos

Pulso. Vazio, flutuante ou escorregadio.

Indicações. Exaustão mental, memória fraca, preocupação.

Exemplo. A mente parece cansada, pesada, vaga e embotada.

Combinação. BP-1, BP-3, BP-9, E-8, E-40, E-45, VG-20, IG-4 **Ton**.

BP-4 *gōng sūn*

Ponto de Conexão, ponto de Abertura do Vaso Penetrador.

Geral

BP-4 é o ponto de Conexão entre os canais do Baço e do Estômago, pode ser usado para padrões que envolvem o Estômago e o Baço juntos: indigestão com estado crônico de fezes soltas.

BP-4 é o ponto de Abertura do Vaso Penetrador, grande parte das indicações de BP-4 está relacionada com as funções deste Canal Extraordinário. As conexões mais importantes do Vaso Penetrador são com os Rins e com o útero no Aquecedor Inferior, com o Estômago no Aquecedor Médio e com o Coração e o tórax no Aquecedor Superior.

A principal função do BP-4 e do Vaso Penetrador é mover a Estagnação e pelo fato do Vaso Penetrador passar pelos três Aquecedores antes de se dispersar no peito, BP-4 pode ser usado para a Estagnação do *Qi* e do Sangue no Aquecedor Inferior, Médio e Superior.

Funções de BP-4

As funções de BP-4 são:

    mover o *Qi* e o Sangue nas pernas
    mover o *Qi* e o Sangue no útero
    mover o *Qi* e o Sangue no Aquecedor Inferior
    mover o *Qi* e o Sangue e acalmar a Rebelião do *Qi* do Estômago
    mover o *Qi* e o Sangue no Coração e no tórax
    tonificar o *Qi* dos Rins, do Estômago e do Baço

Mover o Qi e o Sangue nas pernas

O Vaso Penetrador representado por BP-4 é importante nas distúrbios circulatórios porque:

- é capaz de mover o *Qi* e o Sangue Estagnados nas pernas, especialmente quando combinado com E-30 e E-31
- é capaz de mover a Estagnação de Sangue decorrente da Estagnação no próprio Coração, especialmente quando combinado com VC-17 e PC-6
- é capaz de mover o Sangue Estagnado associado com Deficiência de Sangue, especialmente quando combinado com E-36 e BP-10
- é capaz de mover a Estagnação de Sangue associada com a Deficiência do *Qi* do Rim ou com a Deficiência do *Yang* do Rim, especialmente quando combinado com VC-4

Mover o Qi e o Sangue no útero

Vaso Concepção e Vaso Penetrador regulam o útero. O Vaso Concepção está mais associado com a Deficiência do *Qi* do Rim e com a Estagnação do fluxo de *Qi*, ao passo que o Vaso Penetrador está mais relacionado com a Deficiência de Sangue e com a Estagnação de Sangue. Entretanto, combinando BP-4 e PC-6 com pontos do Vaso Concepção, o Vaso Concepção e o Vaso Penetrador podem ser tratados simultaneamente. Por exemplo, para amenorréia decorrente da Deficiência do *Qi* do Rim e Deficiência de Sangue, BP-4 e PC-6 podem ser combinados com

VC-4; ou para a dismenorréia decorrente da Estagnação de *Qi* e da Estagnação de Sangue, BP-4 e PC-6 podem ser combinados com VC-3 ou VC-6.

Mover o Qi e o Sangue no Aquecedor Inferior

BP-4 é capaz de regular a Estagnação do *Qi* nos Intestinos, incluindo problemas em que Umidade ou Umidade Calor estejam associados com a Estagnação do *Qi*, como: borborigmo, distensão abdominal ou diarréia. BP-4 pode ser usado para condições envolvendo o Aquecedor Médio e o Aquecedor Inferior: nas gastroenterites envolvendo o Estômago e os Intestinos. BP-4 também é capaz de tratar massas abdominais ou condições dolorosas de Estagnação de Sangue no Aquecedor Inferior, como nas condições após traumatismo ou cirurgia.

Mover o Qi e o Sangue e acalmar a Rebelião do Qi do Estômago

BP-4 pode ser usado com PC-6 para mover a Estagnação no Estômago: em casos de dor e hemorragia epigástrica, amiúde, em combinação com VC-12; também pode ser usado para acalmar a Rebelião do *Qi* do Estômago, como nas condições de náusea e vômitos, normalmente em combinação com VC-14.

Mover o Qi e o Sangue no Coração e no tórax

BP-4 normalmente é combinado com PC-6 e VC-17 para esta síndrome, se houver Estagnação generalizada do *Qi*, VC-6 pode ser acrescentado. Além disso, BP-4 pode ser combinado com BP-21, o ponto do Grande Colateral do Baço, que se distribui no tórax.

BP-4 não é tão influente quanto BP-6 para acalmar a mente, se for usado com este propósito, normalmente é combinado com PC-6, que tem um efeito muito influente no Coração. BP-4 pode ser combinado com BP-1 para mover a Estagnação do *Qi* no peito, associada com depressão, melancolia e estagnação emocional, mas novamente, de forma geral, deve ser combinado com VC-17 e PC-6 para esse propósito.

Tonificar o Qi dos Rins, do Estômago e do Baço

O Vaso Penetrador liga as energias pré-natais do Rim com as energias pós-natais do Estômago e do Baço. BP-4 pode ser usado com Método de Tonificação para a capacidade do Baço em formar energia e a dos Rim em armazenar os dois tipos de energias, pré-natal e pós-natal, e liberá-las quando solicitadas pelas necessidades do corpo. BP-4 pode, portanto, ser usado quando houver fraqueza e cansaço crônicos associados com debilidade hereditária da constituição e digestão precária. BP-4, PC-6 e VC-4 são normalmente combinados para este problema, que normalmente vem acompanhado de má circulação periférica, especialmente na parte inferior das pernas. Este padrão pode ser acompanhado por ansiedade, depressão ou as duas coisas e as variações da combinação básica BP-4, PC-6 e VC-4 estão discutidas em detalhes na seção sobre os Oito Vasos Extraordinários.

Síndromes

Estagnação do *Qi* e do Sangue nas pernas
Estagnação do *Qi* e do Sangue no útero
Estagnação do *Qi* e do Sangue no Aquecedor Inferior
Estagnação do *Qi* e do Sangue e Rebelião do *Qi* do Estômago
Estagnação do *Qi* e do Sangue no Coração e no tórax
Deficiência do *Qi* dos Rins, do Estômago e do Baço

Estagnação do Qi e do Sangue nas pernas

Pulso. Em corda, escorregadio.

Indicações. Veias varicosas, doença de Raynaud, doença de Buerger.

Exemplo. Má circulação nas pernas.

Combinação. BP-1, BP-4, BP-8, E-30, E-31, E-41, PC-6 **Disp**; VC-6 **Ton M.**

Estagnação do Qi e do Sangue no útero

Pulso. Em corda, flutuante, talvez vazio ou cheio.

Indicações. Menstruação irregular, dismenorréia, endometriose.

Exemplo. Dismenorréia com sangramento intenso.

Combinação. BP-1, BP-4, E-29, PC-6 **Disp**; VC-3 **H.**

Estagnação do Qi e do Sangue no Aquecedor Inferior

Pulso. Em corda, talvez escorregadio.

Indicações. Massas abdominais, dor e distensão abdominal, traumatismo abdominal, diarréia.

Exemplo. Dor e distensão por nódulo uterino.

Combinação. BP-4, PC-6, E-30, VC-3 **Disp.**

Estagnação do Qi e do Sangue e Rebelião do Qi do Estômago

Pulso. Em corda, talvez escorregadio, talvez com fluxo abundante.

Indicações. Dor epigástrica, hemorragia gástrica, náuseas, vômitos.

Exemplo. Gastroenterite.

Combinação. BP-4, PC-6, VC-12, VC-6, E-39 **Disp.**

Estagnação do Qi e do Sangue no Coração e no tórax

Pulso. Em corda, talvez espasmódico ou irregular.

Indicações. Dor na região do coração ou no peito e sensação de desconforto do peito com depressão e sensação de isolamento.

Combinação. BP-1, BP-4, BP-21, PC-6 **Disp**; VC-6, VC-17 **H**.

Deficiência do Qi dos Rins, do Estômago e do Baço

Pulso. Vazio, talvez profundo e flutuante.

Indicações. Constituição debilitada, exaustão, má digestão, má circulação.

Exemplo. Exaustão com ansiedade e depressão.

Combinação. BP-4, PC-6, VC-4, VC-14, VC-17 **Ton**.

BP-6 sān yīn jiāo

Ponto de Cruzamento dos canais do Baço, do Fígado e do Rim.

Geral

BP-6 é um dos principais pontos de acupuntura, a variedade de suas funções está aqui relacionada:

tonifica o Baço
tonifica o Qi e o Sangue
faz subir o Qi
detém a hemorragia
regula o Qi do Fígado
amolece massas aumentadas hemorragias
move o Sangue e interrompe a dor
elimina a Umidade
tonifica o Yin
esfria o Sangue
acalma a mente
regula a pele
regula as articulações
regula o sistema circulatório
regula o sistema digestório
regula o sistema urinário
regula o sistema reprodutor

Tonifica o Baço

Qualquer ponto que tonifica o Baço: BP-3, BP-6, E-36, B-20 ou VC-12, tem cinco funções relacionadas:

tonifica o sistema digestório	BP-6 + VC-12
tonifica o Qi e o Sangue do corpo todo	BP-6 + E-36
elimina a Umidade	BP-6 + BP-9
faz subir o Qi	BP-6 + VG-20
contém o Sangue no vaso	BP-6 + BP-1

Combinações ilustrativas com BP-6, fornecidas para cada uma das cinco funções.

BP-6 distingue-se de BP-3 pelo fato de BP-6 ser melhor para a Deficiência do Qi do Baço com Estagnação do Qi no sistema digestório, com Método de Harmonização, enquanto BP-3 é melhor para a Deficiência do Qi e do Yang do Baço, com Método de Tonificação e moxa. BP-6 é amiúde combinado com VC-12, já que esses dois pontos possuem a ação de tonificar e de mover, BP-3 é combinado com VC-4, já que os dois pontos juntos tonificam o Baço e os Rins por meio do Qi Essencial.

Tonifica o Qi e o Sangue

A combinação de BP-6 e E-36 trata cansaço crônico devido à Deficiência de Qi e de Sangue, outros pontos podem ser acrescentados dependendo do padrão geral. Por exemplo, para cansaço crônico com incapacidade de concentração, o ponto *yìn táng* pode ser acrescentado, ou para o cansaço crônico com desejo de se deitar, VG-20 pode ser incluído.

Faz subir o Qi

Como tonifica o Qi do Baço, BP-6 pode ser incluído em combinações para fazer subir o Qi do Aquecedor Médio e Inferior, para tratar uma variedade de prolapsos de órgãos e também melhorar a pele e o tônus muscular.

Detém a hemorragia

BP-6 pode ser combinado com outros pontos, como BP-1, F-1 e VG-20 para aumentar a capacidade de manter o sangue nos vasos. Isso se deve, em parte, pelo fato de BP-6 esfriar o Calor no Sangue e drenar a Umidade Calor e em parte pelo fato de fazer subir o Qi.

Regula o Qi do Fígado

BP-6 afeta o Fígado de várias formas:

move a Estagnação do Qi do Fígado
acalma a Hiperatividade do Yang do Fígado
tonifica o Yin do Fígado
tonifica o Sangue do Fígado

Pode ser usado quando a Estagnação do Qi do Fígado estiver afetando o Aquecedor Inferior, no caso de dor e distensão abdominal ou dismenorréia. Pode ser também usado na hipertensão associada com Deficiência do Yin do Fígado e Hiperatividade do Yang do Fígado ou Fogo no Fígado, com sintomas como dor de cabeça, enxaqueca e vertigem.

Amolece massas aumentadas

BP-6 pode ser usado para tratar o aumento dos gânglios linfáticos, do baço ou do fígado, e tratar massas abdominais como miomas ou cistos. Isso ocorre pela capacidade que o ponto tem em mover o Qi do Fígado e o Sangue.

Move o Sangue e interrompe a dor

BP-6 é um dos principais pontos para mover a Estagnação do Sangue e aliviar a dor, especialmente na parte inferior do abdome e das pernas. É comum ser combinado com IG-4 e a eletroacupuntura pode ser usada caso a dor seja intensa ou não responda a um Método de Dispersão usual, como no caso de dismenorréia ou dor do parto.

Elimina a Umidade

BP-6, amiúde em combinação com BP-9, pode ajudar a eliminar a Umidade, especialmente no Aquecedor Inferior, como nos casos de diarréia, cistite, edema, leucorréia. Pode eliminar a Umidade Frio ou Umidade Calor, pode ser usado para remover a Umidade em condições cutâneas e na artrite.

Tonifica o Yin

A Tabela 15.6 mostra os pontos que podem ser combinados com BP-6 para tratar a síndrome da Deficiência do Yin e os pontos que podem ser acrescentados a essas combinações, quando houver também Fogo por Deficiência.

BP-6 pode ser usado como base de uma combinação para tratar a Deficiência do Yin ou Fogo por Deficiência de dois ou mais órgãos juntos, por exemplo:

Deficiência do Yin do Coração e do Rim BP-6, C-6, R-6 **Ton**	+ Fogo por Deficiência do Coração e do Rim + C-8, R-2 **Disp**	Por exemplo, inquietação e insônia
Deficiência do Yin do Pulmão e do Rim BP-6, P-3, R-6	+ Fogo por Deficiência do Pulmão e do Rim + P-10, R-2 **Disp**	Por exemplo, tosse seca e dor de garganta

Esfria o Sangue

BP-5 é o principal ponto para esfriar o Sangue: para interromper hemorragias ou para tratar distúrbios cutâneos. Isso ocorre, em parte, pela capacidade que BP-6 tem em tonificar o Yin.

TABELA 15.6 – Combinações de BP-6 para Deficiência de Yin

Síndrome	Ponto para a Deficiência de Yin	Ponto para Fogo por Deficiência	Exemplo
Deficiência do Yin do Rim	R-6	R-2	pele seca
Deficiência do Yin do Fígado	F-8	F-2	olhos secos
Deficiência do Yin do Estômago	E-36	E-44	gastrite
Deficiência do Yin do Coração	C-6	C-8	insônia
Deficiência do Yin do Pulmão	P-3	P-10	tosse seca

Acalma a mente

BP-6 pode regular a mente e as emoções por uma variedade de razões:

- movendo a Estagnação do Qi do Fígado, pode aliviar a depressão, a frustração e a raiva reprimida
- movendo a Estagnação de Sangue, é capaz de aliviar a dor
- pode tonificar o Sangue de forma que os Espíritos do Coração e do Fígado fiquem adequadamente equilibrados
- pode tonificar o Yin dos Rins, do Coração, do Fígado e do Estômago e aliviar a síndrome do Fogo por Deficiência desses órgãos
- pode acalmar a Hiperatividade do Yang do Fígado para tratar a hipersensibilidade, a irritabilidade e a labilidade emocional
- esfriando o Sangue, é capaz de aliviar o sofrimento associado com irritação intensa da pele

TABELA 15.7 – Combinações de BP-6 para acalmar a mente

Síndrome	Exemplo	Combinação
Estagnação do Qi do Fígado	Frustração e depressão	BP-6, BP-21, F-3, F-14, VC-17 **Disp**
Estagnação de Sangue	Ansiedade por dor no peito	BP-6, BP-21, PC-1, PC-6, VC-14, VC-17 **Disp**
Deficiência do Sangue do Baço e do Coração	Insônia e sensação de vulnerabilidade	BP-6, E-36, VG-20, VC-4 **Ton**; C-7 **Disp**
Deficiência do Yin do Coração e Fogo no Coração	Neurose da menopausa	BP-6, C-3, R-6 **Ton**; C-8, VC-14 **Disp**
Hiperatividade do Yang do Fígado e Deficiência do Qi do Rim	Irritabilidade e labilidade emocional	BP-6, R-3 **Ton**; F-3, VB-34, VG-20 **Disp**
Calor no Sangue	Grande aflição por irritação na pele	BP-6, BP-10, PC-3, PC-8, C-7 **Disp**

Disp = Método de Dispersão; **Ton** = Método de Tonificação.

Regula a pele

BP-6 é um ponto básico para problemas de pele, assunto discutido no Capítulo 33, já que pode ser usado, de acordo com a situação, para padrões de pele associados com:

Umidade
Umidade Calor
Secura
Deficiência de Sangue
Deficiência de *Yin*
Fogo por Deficiência
Calor no Sangue
Estagnação do *Qi* e do Sangue

Regula as articulações

BP-6 pode ser usado para eliminar a Umidade em casos de artrite, seja por Umidade Frio ou Umidade Calor, amiúde, em combinação com BP-9 e pontos locais adequados.

Regula o sistema circulatório

Hipertensão. BP-6 pode ser usado para tratar a hipertensão, já que é capaz de mover o *Qi* do Fígado, acalmar a Hiperatividade do *Yang* do Fígado, tonificar o *Yin* do Coração e do Fígado e aliviar o Fogo pela Deficiência desses órgãos. BP-6 também é capaz de eliminar a Umidade para tratar a hipertensão decorrente de Umidade afetando a cabeça.

Doença cardíaca. Embora BP-4 seja melhor para a dor de cabeça e dor no peito, especialmente quando combinado com BP-21 e BP-1, BP-6 é melhor para controlar os padrões do Coração associados com Deficiência do *Yin* do Coração e Fogo por Deficiência do Coração. BP-6 é, portanto, preferível para as palpitações acompanhadas por inquietação, insônia e agitação febril. BP-6 tem sido usado com sucesso para febre reumática em combinação com C-7, PC-6, PC-7 e VC-17.

Circulação periférica. BP-4 e PC-6 são comumente combinados para casos de mãos e pés frios ou para distúrbios circulatórios mais graves, como doença de Buerger. Entretanto, BP-6 e PC-6 é uma combinação alternativa, pode ser preferível especialmente quando a restrição é intermitente e relacionada com o estresse, como ocorre na doença de Raynaud.

Veias varicosas. Todos os pontos do Baço na parte inferior da perna, especialmente BP-1, 4, 6 e 8, são eficazes para tratar veias varicosas. Entretanto, é comum a presença de ulceração varicosa ou adelgaçamento e endurecimento da pele ao redor de BP-6, este ponto fica impossibilitado de ser usado, devendo ser substituído por outros pontos do Baço.

Regula o sistema digestório

Alguns dos usos de BP-6 para problemas digestórios são fornecidos na Tabela 15.8.

Regula o sistema urinário

Como BP-6 move o *Qi* Estagnado no Aquecedor Inferior e elimina a Umidade, independentemente de ser Umidade Frio ou Umidade Calor, é um ponto muito importante para tratar edemas e problemas urinários, como cistite, nefrite e incontinência ou retenção urinárias. A prostatite está incluída nesta seção e BP-6 é um ponto importante para esse distúrbio.

Regula o sistema reprodutor

As múltiplas funções de BP-6 capacitam-no a tratar uma enorme variação de distúrbios do sistema reprodutor, alguns exemplos na Tabela 15.9.

Síndromes

Deficiência de *Qi* e de Sangue
Afundamento do *Qi* do Baço
Distúrbios cutâneos
Distúrbios decorrentes de artrite
Distúrbios circulatórios
Distúrbios digestivos
Distúrbios urinários
Distúrbios do sistema reprodutor
Distúrbios psicológicos

Deficiência do Qi e do Sangue

Pulso. Vazio, flutuante, talvez variável ou profundo.
Indicações. Exaustão, tônus muscular e cutâneo debilitados, falta de interesse ou labilidade emocional.
Exemplo. Cansaço, visão turva e falta de concentração.
Combinação. BP-6, E-36, B-20, B-43, VG-20 **Ton**.

Afundamento do Qi do Baço

Pulso. Vazio, profundo, talvez lento.
Indicações. Prolapsos, desejo de se deitar, fraqueza muscular.
Exemplo. Hemorróidas que pioram com cansaço.
Combinação. BP-6, VG-1, VG-20, E-36 **Ton M**.

TABELA 15.8 – Combinações de BP-6 para problemas digestórios

Síndrome	Exemplo	Combinação
Deficiência do Qi do Baço e do Estômago	Distensão e desconforto na região epigástrica	BP-6, E-36, VC-12 **Ton M**
Deficiência do Qi e do Yin dos Intestinos	Constipação	BP-6, BP-15, VC-6, TA-6 **H**
Baço não mantendo o Sangue nos vasos	Sangramento gastrointestinal	BP-1, BP-6, BP-10, VC-4 **Ton M**
Estagnação do Qi nos Intestinos	Dor e distensão abdominais	BP-6, E-39, IG-10, VC-6 **Disp**
Umidade Calor nos Intestinos	Diarréia	BP-6, BP-9, E-25, VC-6 **Disp**
Deficiência do Yin do Estômago e Fogo no Estômago	Gastrite	BP-6, E-21, E-36, E-44, PC-6 **H**

TABELA 15.9 – Combinações para distúrbios do sistema reprodutor

Síndrome	Exemplo	Combinação
Deficiência do Yang do Rim e Estagnação do Qi	Impotência com depressão	BP-6, C-7, F-5 **H**; VC-4 **Ton M**
Estagnação do Qi e do Sangue no útero	Dismenorréia	BP-6, E-29, VC-3 **Disp**
Calor no Sangue	Menorragia	BP-1, BP-6, F-1, VC-7 **Disp**
Afundamento do Qi do Baço	Prolapso uterino	BP-6, VB-28, E-30, VC-6, VG-20 **Ton**
Umidade Calor no Aquecedor Inferior	Leucorréia	BP-6, VB-26, VC-3 **Disp**
Deficiência do Yin do Coração e do Fígado	Síndrome da menopausa	BP-6, C-6, R-6 **Ton**; F-2, TA-6 **Disp**

Distúrbios cutâneos

Pulso. Vários.

Indicações. Eczema, psoríase, pele seca.

Exemplo. Irritação e secreção vaginal.

Combinação. BP-6, BP-9, VB-26, VB-34, VC-3 **Disp**.

Distúrbios decorrentes de artrite

Pulso. Escorregadio, fino ou com fluxo abundante, talvez flutuante ou rápido e em corda.

Indicações. Todos os distúrbios decorrentes de artrite associadas com Umidade.

Exemplo. Artrite reumatóide do polegar e dos dois primeiros dedos das mãos.

Combinação. BP-6, BP-9, P-10, ponto especial na linha com P-10 na base do metacarpo, *bāxié* **Disp**; *sìfēng* **S**.

Distúrbios circulatórios

Pulso. Amiúde em corda, talvez escorregadio, flutuante, fino ou com fluxo abundante.

Indicações. Hipertensão, dor na região do coração, palpitações, má circulação periférica, veias varicosas.

Exemplo. Hipertensão decorrente da Deficiência do Yin do Fígado e da Hiperatividade do Yang do Fígado.

Combinação. BP-6 **Ton**; F-3, VB-20, VB-34, IG-4 **Disp**.

Distúrbios digestivos

Pulso. Talvez em corda, escorregadio, vazio ou com fluxo abundante.

Indicações. Dor ou distensão na região epigástrica ou abdominal, constipação ou diarréia, prolapso do estômago.

Exemplo. Gastrite e inquietação por consumo excessivo de chá.

Combinação. BP-6, E-21, E-36, E-44, VG-20, C-6 **H**.

Distúrbios urinários

Pulso. Amiúde escorregadio e em corda, talvez vazio profundo e lento, ou com fluxo abundante e rápido.

Indicações. Edema, nefrite, dor renal, cistite, incontinência urinária.

Exemplo. Prostatite e exaustão.

Combinação. BP-6, E-29, VC-2, IG-4 **H**; E-36, VC-4 **Ton M**.

Distúrbios do sistema reprodutor

Pulso. Vários.

Indicações. Impotência, infertilidade, menstruação irregular, parto difícil, síndrome da menopausa.

Exemplo. Infertilidade.

Combinação. BP-6, R-6, E-29, VC-3, IG-4 **H**.

Distúrbios psicológicos

Pulso. Vários.

Indicações. Insônia, inquietação, hipersensibilidade, labilidade emocional.

Exemplo. Dificuldade de concentração, sensação de irrealidade e inquietação.

Combinação. BP-6, E-36, IG-4, VG-20 **H**.

BP-8 *dì jī*

Ponto de Acúmulo.

Geral

A principal função de BP-8 é mover a Estagnação de Sangue e aliviar a dor, especialmente na parte inferior do abdome e pernas. BP-8 também é usado para tratar a Estagnação de *Qi* no Aquecedor Inferior com distensão abdominal, desconforto e edema. Embora BP-8 seja específico para condições dolorosas agudas graves como dismenorréia, pode também ser usado para condições crônicas de Estagnação de *Qi* e Sangue, como edema ou veias varicosas.

Síndromes

Estagnação de Sangue no útero
Estagnação de *Qi* e de Sangue nas pernas
Estagnação de *Qi* no abdome

Estagnação de Sangue no útero

Pulso. Em corda, talvez cheio ou flutuante.

Indicações. Menstruação irregular, amenorréia, menorragia, dismenorréia.

Exemplo. Dismenorréia decorrente de Estagnação de Sangue.

Combinação. BP-8, IG-4, E-30, VC-3 **Disp**.

Estagnação de Qi e de Sangue nas pernas

Pulso. Em corda, flutuante.

Indicações. Problemas de circulação periférica, veias varicosas, edema das pernas.

Exemplo. Veias varicosas e pés frios.

Combinação. BP-4, BP-8, PC-6 **Disp**; VC-4 **Ton M**.

Estagnação de Qi no abdome

Pulso. Em corda, escorregadio.

Indicações. Dor e distensão abdominais, edema, disúria.

Exemplo. Edema do abdome e das pernas.

Combinação. BP-4, BP-8, E-28, E-40, E-41, TA-6 **Disp**; VC-6 **Ton M**.

BP-9 *yìn líng quán*

Ponto Mar, ponto Água.

Geral

BP-9 é um dos principais pontos para eliminar a Umidade, independentemente de ser Umidade Frio ou Umidade Calor, especialmente Umidade na região inferior do corpo, como: edema. BP-9 pode ser usado em combinação com BP-6 para tratar distúrbios cutâneos, de articulações, dos sistemas digestório, urinário e reprodutor relacionadas com Umidade. Alguns exemplos estão na Tabela 15.10.

Combinações comuns de BP-9

Algumas combinações mais comuns com BP-9 estão na Tabela 15.11, em todos os casos ilustrados, BP-6 pode ser acrescentado à combinação. BP-6 e BP-9 são usados com Método de Dispersão e os outros pontos, conforme indicado.

Usos menos comuns de BP-9

BP-9 pode ser usado para palpitações, dor de cabeça ou vertigem, se esses padrões estiverem associados com

TABELA 15.10 – Combinações BP-6 + BP-9

Síndrome	Exemplo	Combinação
Umidade Calor	Eczema	BP-6, BP-9, VB-34, VB-39, TA-5 Disp
Umidade Frio	Artrite do joelho	BP-6, BP-9, F-7, E-36, *xī yǎn* Disp M
Umidade Frio	Distensão abdominal	BP-6, BP-9, VC-6, VC-9 Disp M
Umidade	Gotejamento urinário	BP-6, BP-9, B-23, B-31 Disp; VG-4 Ton M
Umidade Calor	Leucorréia	BP-6, BP-9, VC-3 Disp; VC-6 H

Disp = Método de Dispersão; Ton = Método de Tonificação; H = Método de Harmonização; M = Moxa.

TABELA 15.11 – Combinações comuns com BP-9

+ BP-15 **Disp**	Umidade Calor no Intestino
+ E-25 **Disp**	Umidade Frio ou Umidade Calor no Intestino
+ E-28 **Disp**	Umidade no Aquecedor Inferior, Estagnação do *Qi* no Rim e na Bexiga
+ E-36 **Ton**	Deficiência do *Qi* e Umidade
+ E-39 **Disp**	Umidade Calor nos Intestinos
+ E-40 **Disp**	Umidade e Fleuma
+ VB-34 **Disp**	Umidade Calor no Fígado–Vesícula Biliar
+ TA-6 **Disp**	Umidade no Aquecedor Inferior
+ VG-4 **Ton M**	Umidade Frio e Deficiência do *Yang* do Rim
+ VC-3 **Disp**	Umidade Calor
+ VC-4 **Ton M**	Umidade Frio e Deficiência do *Qi* do Rim
+ VC-6 **H**	Umidade e Estagnação do *Qi*
+ VC-9 **Disp**	Umidade Frio ou Umidade Calor
+ VC-12 **Ton**	Umidade e Deficiência do *Qi* do Baço

Umidade. BP-6, BP-9 e E-40 são usados com Método de Dispersão para eliminar a Umidade e a Fleuma, B-20 pode ser usado com Método de Tonificação e Moxa. Outros pontos são selecionados conforme o que for necessário para a situação.

BP-9, E-36, PC-6 e VC-12 podem ser usados com Método de Dispersão para náusea e vômitos quando decorrentes de Umidade. Além disso, *sìfèng* pode ser agulhado para remover a estagnação de alimentos.

Síndromes

Distúrbios cutâneos
Distúrbios decorrentes de artrite
Distúrbios digestivos decorrentes de Umidade – ver BP-6
Distúrbios urinários
Distúrbios do sistema reprodutor

BP-10 *xuè hái*

Geral

BP-10 governa o Sangue de três maneiras:

move o Sangue
esfria o Sangue
tonifica o Sangue

Move o Sangue

BP-10 é usado com Método de Dispersão para mover o Sangue em três áreas principais: útero, perna e joelho.

Move o Sangue no útero. BP-10 pode tratar amenorréia, menstruação irregular e dismenorréia, mas BP-4, BP-6 e BP-9 são mais influentes a esse respeito e BP-10 normalmente é usado como um acréscimo secundário a esses pontos primários.

Move o Sangue na perna. BP-10 pode ser usado como parte de uma cadeia de pontos do Baço para mover o Qi e o Sangue na perna para tratar psoríase crônica, veias varicosas ou má circulação.

Move o Sangue no joelho. BP-10 pode ser usado com Método de Dispersão, com sangria e ventosa para traumatismo local do joelho ou artrite crônica do joelho.

Esfria o Sangue

BP-10 pode ser usado em combinação com BP-1, BP-2 ou BP-6 com Método de Dispersão ou sangria, para esfriar o Calor no Sangue, para tratar distúrbios cutâneos caracterizadas por vermelhidão, calor e prurido, ou para tratar menorragia.

Tonifica o Sangue

Embora BP-10 possa ser um tônico do Sangue menos eficaz que BP-6, E-36, B-17, B-20 ou B-43, pode ser combinado com esses pontos: para umedecer e nutrir pele seca ou para tratar anemia de forma geral. Nesse caso, os pontos são usados com Método de Tonificação e talvez moxa, na ausência de Deficiência do *Yin*.

Síndromes

Estagnação de Sangue
Calor no Sangue
Deficiência de Sangue

Estagnação de Sangue

Pulso. Em corda, flutuante.
Indicações. Dismenorréia, veias varicosas, artrite do joelho.
Exemplo. Psoríase decorrente de Estagnação de Sangue.
Combinação. BP-6, BP-10, IG-4, IG-10, B-16, B-17, B-40 **Disp**.

Calor no Sangue

Pulso. Rápido, cheio, talvez em corda.
Indicações. Menorragia, lesões cutâneas vermelhas.
Exemplo. Eczema agudo com secura e prurido intenso.
Combinação. BP-6, BP-10, IG-4, C-7 **Disp**; BP-1, PC-9, B-40 **S**.

Deficiência de Sangue

Pulso. Fino, flutuante.
Indicações. Visão turva, vertigem, cansaço, insônia.
Exemplo. Pele seca e áspera que persiste após tratamento bem-sucedido de eczema decorrente de Calor no Sangue.
Combinação. BP-6, R-6, E-36, IG-4, B-17, B-20 **Ton**.

BP-15 *dà héng*

Ponto do Vaso de Ligação *Yin*.

Canal

BP-15 é um ponto para problemas abdominais, especialmente distúrbios do Intestino Grosso, com três funções principais:

mover o *Qi*
eliminar a Umidade
tonificar o *Qi* do Baço

Mover o Qi

A Estagnação do *Qi* pode surgir no abdome por falta de exercícios físicos, má postura, traumatismo, Frio e Umidade ou Estagnação do *Qi* do Fígado. O resultado pode ser distensão e dor abdominais e constipação. O ponto BP-15 pode tratar essas condições, movendo o *Qi* no abdome de forma geral e, em particular, nos Intestinos, amiúde em combinação com VC-6 e TA-6 com Método de Dispersão.

Eliminar a Umidade

A Umidade pode estar associada com Deficiência do *Qi* e do *Yang* do Baço e com a Estagnação do *Qi* do Fígado. A forma de se manifestar pode ser como Umidade Frio ou Umidade Calor, fezes soltas, diarréia ou disenteria. BP-15 pode ser combinado com BP-6 e BP-9 com Método de Dispersão para remover a Umidade.

Tonificar o Qi do Baço

Se o *Qi* do Baço e do Intestino Grosso estiverem Deficientes, pode haver constipação crônica, que pode ser tratada com BP-15 combinado com E-36 e VC-6 com método de Tonificação. Como BP-15 tonifica o *Qi* do Baço, pode ser utilizado, à semelhança de BP-21 com método de Tonificação e moxa para membros debilitados e frios.

Síndromes

Estagnação do *Qi* no abdome
Umidade nos Intestinos
Deficiência de *Qi* dos Intestinos

Estagnação do Qi no abdome

Pulso. Em corda, talvez escorregadio ou com fluxo abundante.
Indicações. Distensão e dor abdominais, constipação.
Exemplo. Síndrome do colo irritável com dor no colo.
Combinação. BP-6, BP-15, F-3, VB-27, VC-6, PC-6 H.

Umidade nos Intestinos

Pulso. Escorregadio, talvez em corda, com fluxo abundante.

Indicações. Distensão abdominal, diarréia, disenteria.
Exemplo. Indigestão e diarréia associadas com intolerância alimentar.
Combinação. BP-6, BP-15, E-36, F-3, F-13, IG-10 H.

Deficiência do Qi dos Intestinos

Pulso. Vazio ou grande, pode ser escorregadio.
Indicações. Constipação, incontinência fecal.
Exemplo. Constipação crônica, digestão lenta e cansaço.
Combinação. BP-15, E-36, IG-10, VC-6, VC-12 H.

BP-21 *dà bāo*

Ponto do Grande Colateral do Baço.

Geral

A principal função de BP-21 é mover a Estagnação do *Qi* e do Sangue no tórax, já que BP-21 controla o Grande Colateral do Baço, que se distribui pelo tórax. BP-21 é combinado com BP-4 para este propósito, já que BP-9 é o ponto de Abertura para o Vaso Penetrador, que flui por meio dos três Aquecedores e pode ser usado para a Estagnação de *Qi* e de Sangue no peito. É comum acrescentar BP-1 à combinação de BP-21 e BP-4, já que, como ponto terminal e ponto Poço do Baço, pode mover a Estagnação em qualquer lugar do canal.

BP-21, combinado com BP-1 ou BP-4, ou com os dois, pode ser usado para dor na região cardíaca ou no peito, dor no hipocôndrio, dispnéia e asma, para depressão e melancolia com sensação de plenitude no peito. Numa combinação adequada: com BP-1 e BP-6, esse ponto pode ser usado para insônia.

BP-21, como o ponto para o Grande Colateral do Baço, pode também ser usado para dores generalizadas e dores decorrentes da Estagnação do *Qi* e do Sangue, não apenas no peito, mas no corpo todo de forma geral. Além disso, se usado com Método de Tonificação, BP-21 pode ser eficaz nas condições de Deficiência como emagrecimento depois de uma doença prolongada ou fraqueza nos membros.

Síndromes

Estagnação do *Qi* e do Sangue no tórax
Estagnação do *Qi* e do Sangue no corpo todo

Estagnação do Qi e do Sangue no tórax

Pulso. Em corda, talvez flutuante, lento ou irregular.

Indicações. Dor no hipocôndrio, dores e incômodos, sensação de plenitude no peito ou no coração.

Exemplo. Depressão e sensação de obstrução no peito.

Combinação. BP-1, BP-4, BP-21, PC-1, PC-6, VC-17 Disp.

Estagnação do Qi e do Sangue no corpo todo

Pulso. Retardado ou em corda, cheio ou vazio, talvez flutuante.

Indicações. Cansaço e fraqueza de forma geral, sensação de incômodo nas pernas.

Combinação. BP-6, BP-21, E-36, IG-4 **Ton**; BP-1 M.

■ *Comparações e combinações dos pontos do canal do Baço-Pâncreas*

As funções dos principais pontos do canal do Baço-Pâncreas na Tabela 15.12.

TABELA 15.12 – Comparação dos pontos do canal do Baço-Pâncreas

Ponto	Tipo do ponto	Síndrome
BP-1	Ponto Poço	Estagnação do *Qi* do Baço
	Ponto Madeira	Hemorragia, problemas psicológicos
BP-2	Ponto Nascente	Calor no Baço e no Estômago
	Ponto Fogo	Deficiência do *Yang* do Baço
	Ponto de Tonificação	
BP-3	Ponto Riacho	Deficiência do *Qi* e do *Yang* do Baço
	Ponto Terra	Umidade e Fleuma
	Ponto Fonte	Deficiência do Sangue, problemas psicológicos
BP-4	Ponto de Conexão	Estagnação do *Qi* e Sangue nas pernas, no útero, no *Jiao*
	Ponto de Abertura do Vaso Penetrador	Inferior, no Estômago, no Coração e no tórax
		Deficiência do *Qi* dos Rins e do Baço
BP-6	Ponto de Encontro dos canais do Baço, Fígado e Rim	Deficiência do *Qi* e do Sangue
		Afundamento do *Qi* do Baço
		Distúrbios cutâneos, artrite, distúrbios circulatórios, distúrbios digestivos, distúrbios urinários, distúrbios do sistema reprodutor, distúrbios psicológicos
BP-8	Ponto de Acúmulo	Estagnação do Sangue no útero
		Estagnação de *Qi* e de Sangue nas pernas
		Estagnação de *Qi* no abdome
BP-9	Ponto Mar	Umidade
	Ponto Água	Distúrbios cutâneos, artrite, distúrbios digestivos, distúrbios urinários, distúrbios do sistema reprodutor
BP-10		Estagnação de Sangue, Calor no Sangue, Deficiência de Sangue
BP-15	Ponto do Vaso de Ligação *Yin*	Estagnação do *Qi* no abdome
		Umidade no Intestino
		Deficiência de *Qi* no Intestino
BP-21	Ponto do Grande Colateral do Baço	Estagnação do *Qi* e do Sangue no tórax, no corpo todo
		Deficiência do *Qi* e de Sangue

Algumas das combinações mais comuns dos pontos do canal do Baço, entre eles e com pontos de outros canais, nas Tabelas 15.13 e 15.14, respectivamente

TABELA 15.13 – Combinações dos pontos do canal do Baço–Pâncreas

Ponto	Combinação	Síndromes	Exemplo
BP-1	BP-2	Deficiência do *Yang* do Baço	Má circulação periférica
BP-1	BP-3	Deficiência do *Qi* do Baço	Digestão lenta
BP-1	BP-4	Estagnação do *Qi* do Baço	Dor e sensação de plenitude na região epigástrica
BP-1	BP-6	Baço não consegue conter o Sangue	Hemorróidas com sangramento
BP-1	BP-8	Estagnação de Sangue	Veias varicosas dolorosas
BP-1	BP-10	Calor no Sangue	Eczema agudo
BP-1	BP-21	Estagnação do *Qi* e do Sangue	Depressão e dor no peito
BP-2	BP-3	Deficiência do *Qi* e do *Yang* do Baço	Diarréia por Frio Umidade
BP-2	BP-10	Calor no Sangue	Inflamação varicosa
BP-2	BP-15	Deficiência do *Qi* e do *Yang* do Baço	Distensão abdominal
BP-3	BP-9	Deficiência do *Qi* do Baço e Umidade	Sensação de letargia e peso
BP-3	BP-10	Deficiência do Sangue do Baço	Anemia
BP-3	BP-15	Deficiência do *Qi* do Intestino	Constipação
BP-4	BP-8	Estagnação de Sangue	Dismenorréia
BP-4	BP-15	Estagnação de *Qi*	Distensão e dor abdominais
BP-4	BP-21	Estagnação de *Qi* e de Sangue	Dor no peito
BP-6	BP-8	Estagnação de *Qi* e de Sangue	Veias varicosas
BP-6	BP-9	Umidade Calor	Artrite
BP-6	BP-10	Calor no Sangue	Psoríase
BP-6	BP-15	Umidade Calor nos Intestinos	Diarréia
BP-6	BP-21	Deficiência do Sangue do Baço e do Coração	Cansaço e palpitações
BP-8	BP-10	Estagnação de Sangue	Traumatismo do joelho
BP-8	BP-15	Estagnação de *Qi* e de Sangue	Dor no baixo abdome
BP-9	BP-15	Umidade Calor no Aquecedor Inferior	Disenteria
BP-1	BP-2, 3	Estagnação do *Qi* do Baço	Comer em excesso
BP-1	BP-2, 4	Estagnação do *Qi* e do Sangue	Má circulação periférica
BP-1	BP-2, 6	Estagnação do *Qi* do Baço	Insônia
BP-1	BP-2, 10	Calor no Sangue	Menorragia
BP-1	BP-4, 8	Estagnação de Sangue nas pernas	Veias varicosas e má circulação
BP-1	BP-4, 15	Estagnação de *Qi* nos Intestinos	Distensão e dor abdominais
BP-1	BP-4, 21	Estagnação de *Qi* e de Sangue no tórax	Dores no peito e palpitações
BP-1	BP-6, 10	Estagnação de *Qi* e Calor no Aquecedor Inferior	Menorragia e dismenorréia
BP-2	BP-3, 9	Deficiência do *Qi* e do *Yang* do Baço com Umidade	Edema
BP-6	BP-9, 15	Umidade Calor nos Intestinos	Síndrome do colo irritável
BP-6	BP-10, 21	Calor no Sangue e Deficiência do *Yin* do Coração	Eczema e insônia
BP-1	BP-2, 4, 8	Estagnação de Sangue nas pernas	Pés frios
BP-1	BP-2, 4, 12	Estagnação de Sangue nas pernas	Doença de Buerger
BP-1	BP-2, 6, 21	Estagnação do *Qi* e Calor	Inquietação e insônia
BP-2	BP-6, 9, 10	Estagnação do *Qi* e do Sangue com Umidade Calor	Psoríase crônica

TABELA 15.14 – Combinações dos pontos do canal do Baço–Pâncreas com pontos do canal do Estômago

Ponto do Baço	Pontos do Estômago	Síndrome	Exemplo
BP-1	E-45	Fogo no Estômago	Gastrite com aumento do apetite
		Fogo no Estômago e no Coração	Sono perturbado pelos sonhos
		Calor no Sangue	Sangue nas fezes
		Estagnação do Qi no Baço e no Estômago	Congestionamento mental
		Estagnação de Sangue	Pernas e pés frios
BP-2	E-44	Calor no Estômago e Intestinos	Gastrite e constipação
		Deficiência do Yang do Baço	Sensação de frio e exaustão
		Estagnação do Qi do Estômago	Dor e distensão da região epigástrica
BP-3	E-36	Deficiência do Qi e do Sangue	Atrofia muscular
		Deficiência do Qi do Baço	Falta de apetite e emagrecimento
		Umidade e Fleuma	Náuseas e vômitos
BP-4	E-21	Estagnação do Qi do Estômago e Rebelião do Qi do Estômago	Dor epigástrica e eructações
BP-4	E-30	Deficiência do Qi e do Sangue	Letargia e fraqueza muscular
		Estagnação de Qi e de Sangue	Má circulação nas pernas
BP-4	E-36	Deficiência do Qi e do Sangue do Coração e do Baço	Palpitações e insônia
		Deficiência do Qi do Baço e dos Rins	Insegurança com medo
BP-4	E-40	Estagnação do Qi no Aquecedor Inferior	Distensão abdominal e edema
		Estagnação de Qi e de Sangue	Dor no peito após traumatismo no tórax
BP-6	E-2	Problemas oculares devidos à Deficiência de Qi e de Sangue	Visão turva
BP-6	E-8	Hiperatividade do Yang do Fígado	Dor de cabeça
BP-6	E-18	Deficiência de Qi e de Sangue	Lactação insuficiente
BP-6	E-21	Deficiência do Yin do Estômago	Gastrite e esgotamento com inquietação
BP-6	E-25	Umidade Calor nos Intestinos	Diarréia
BP-6	E-28	Umidade Calor na Bexiga	Disúria
BP-6	E-29	Estagnação de Sangue no útero	Dismenorréia
BP-6	E-30	Afundamento do Qi do Baço	Prolapso uterino
BP-6	E-36	Deficiência do Qi e de Sangue	Labilidade emocional
		Afundamento do Qi do Baço	Prolapso do estômago
		Deficiência de Sangue	Queda de cabelo
		Deficiência de Sangue do Coração e do Baço	Preocupação e insônia
		Deficiência do Yin do Estômago	Dor de garganta
		Deficiência do Qi e do Yin do Pulmão	Tosse e dor de garganta
		Deficiência do Qi do Rim e do Baço	Edema
		Fígado invade o Baço e o Estômago	Náusea, eructação e indigestão
BP-6	E-37	Secura nos Intestinos	Constipação
BP-6	E-39	Umidade Calor nos Intestinos	Enterite
BP-6	E-40	Umidade e Fleuma	Urina turva
BP-6	E-44	Deficiência do Yin do Estômago	Emagrecimento
BP-6	E-45	Deficiência do Yin do Estômago e do Coração	Insônia com inquietação
BP-8	E-40	Estagnação do Sangue nas pernas	Veias varicosas
BP-9	E-36	Deficiência do Yang do Baço	Retenção urinária
BP-9	E-39	Umidade Calor nos Intestinos	Disenteria
BP-9	E-40	Estagnação do Qi e Umidade no Aquecedor Inferior	Distensão e edema abdominais
BP-10	E-36	Deficiência de Sangue	Pele seca e áspera
BP-10	E-45	Calor no Sangue	Eczema
		Estagnação de Sangue	Psoríase
BP-12	E-30	Estagnação de Sangue	Mau jeito na virilha
		Umidade Calor	Retenção urinária
BP-15	E-25	Calor no Estômago e Intestinos	Constipação
		Umidade Calor nos Intestinos	Diarréia
		Estagnação do Qi nos Intestinos	Distensão e dor abdominais
BP-15	E-36	Deficiência do Yang do Baço	Sensação de frio e dor no abdome
BP-15	E-37 ou E-39	Umidade Calor nos Intestinos	Diarréia
BP-15	E-40	Estagnação do Qi e Umidade no Aquecedor Inferior	Dor abdominal
BP-21	E-16	Estagnação do Qi do Pulmão	Asma
BP-21	E-36	Deficiência de Qi	Emaciação por doença prolongada
BP-21	E-40	Estagnação de Qi e de Sangue no tórax	Dor no peito

Estômago 16

■ Canal do Estômago

CONEXÕES DO CANAL

TRAJETO PRINCIPAL DO CANAL

O trajeto principal começa ao lado da asa do nariz, no ponto IG-20, ascende até B-1, no canto interno do olho, e desce por E-1, E-2 e E-3 para penetrar na gengiva superior, em VG-26. Novamente emergindo, curva-se sobre os lábios para encontrar o canal do Intestino Grosso em E-4, antes de encontrar VC-24 abaixo dos lábios. Em seguida, retorna ao longo das bochechas por E-5, E-6 e E-7, ascendendo por VB-3, VB-6 e VB-4, para encontrar-se com o canal da Vesícula Biliar em E-8.

De E-5, um ramo desce pela garganta por de E-9 e E-10 para a fossa supraclavicular, com uma conexão em VG-14 na base do pescoço. Da fossa supraclavicular, um trajeto interno passa através do diafragma para se juntar ao Estômago e ao Baço. O trajeto superficial parte da fossa supraclavicular desce pelo tórax e abdome até E-30 na virilha, onde se encontra com o trajeto interno que desce do Estômago.

De E-30, o trajeto superficial desce pela parte ântero-lateral da perna até E-45 no ponto da unha do segundo dedo do pé. Um ramo originado de E-42 une-se com o canal do Baço em BP-1.

TRAJETO DO CANAL DE CONEXÃO

Começando em E-40, esse canal faz conexão com o canal do Baço. Um ramo segue em direção ascendente pela perna e pelo corpo para convergir com os outros canais *Yang*

TABELA 16.1 – Pontos de Cruzamento no canal do Estômago

Ponto	Cruzamento
E-1	Vaso *Yang* do Calcanhar
E-2	Vaso *Yang* do Calcanhar
E-3	Vaso *Yang* do Calcanhar
E-4	Intestino Grosso, Vaso *Yang* do Calcanhar
E-7	Vesícula Biliar
E-8	Vesícula Biliar, Vaso de Ligação *Yang*

no lado posterior da cabeça e do pescoço, outro ramo faz conexão com a garganta.

RELAÇÃO DO ESTÔMAGO COM O BAÇO

Baço e Estômago trabalham juntos na digestão dos alimentos, mas o Baço também está envolvido com a conversão dos produtos da digestão em *Qi*, Sangue e Fluidos Corporais. Portanto, os pontos do Baço são normalmente mais usados para tonificar o *Qi* e o Sangue, ou para regular os Fluidos Corporais que os pontos do Estômago. Há exceções para isso, já que E-36 pode ser usado para a Deficiência de *Qi* e de Sangue, da mesma forma que E-40 pode ser usado para Umidade e Fleuma. Da mesma forma, BP-4 pode ser usado para dor epigástrica, BP-6 pode ser usado para tonificar o *Yin* do Estômago. Entretanto, a maior parte dos pontos do Estômago é usada ou para problemas dos órgãos estômago e intestinos ou para problemas ao longo do curso do canal do Estômago.

RELACIONAMENTO COM O *YANG* BRILHANTE

Os canais do Estômago e do Intestino Grosso formam o par de canais *Yang* Brilhante das Seis Divisões. Este par de canais controla a parte anterior do corpo, especialmente a face, de forma que pontos locais e distais do Estômago e do Intestino Grosso possam ser combinados para problemas da face, olhos, nariz, seios da face, lábios, dentes e gengivas.

A conexão *Yang* Brilhante permite que problemas no canal do Intestino Grosso sejam tratados com pontos do Estômago: E-38 para mau jeito no ombro; ou que problemas no canal do Estômago sejam tratados com pontos do Intestino Grosso: IG-5 para mau jeito no tornozelo na área de E-41.

O estômago e os intestinos estão fisicamente ligados no sistema digestório, de forma que é comum os dois órgãos ficarem simultaneamente afetados por problemas digestivos de forma geral como nas condições de Calor e de Estagnação. Os pontos do Intestino Grosso e do Estômago podem ser usados para tratar alguns problemas, como para Calor no *Yang* Brilhante, IG-4 + E-44 Disp, ou para a Estagnação do *Qi* com indigestão e constipação, IG-10 + E-37.

Uma outra questão, do ponto de vista tradicional, é que os canais do *Yang* Brilhante são considerados ricos em *Qi* e em Sangue, de forma que a conhecida combinação IG-4 e E-36 pode ser usada para fraqueza generalizada e esgotamento decorrentes da Deficiência de *Qi* e de Sangue.

FUNÇÕES DOS PONTOS DO ESTÔMAGO

TRATAR PROBLEMAS DO CANAL

Os pontos do Estômago podem ser usados como pontos locais para tratar problemas no canal do Estômago. E-8: pode ser usado para dores de cabeça frontais, associadas com Deficiência de Sangue ou Umidade, provenientes da Deficiência do Baço e do Estômago. Os pontos do Estômago podem também ser usados como pontos distais para tratar problemas nos canais do *Yang* Brilhante: E-45 + IG-4 para problemas oculares, ou E-44 + IG-5 para gengivite. Pares de pontos ou cadeias de pontos de cada um dos canais do *Yang* Brilhante podem ser usados para isso, como IG-4, IG-20, E-2, E-45 para sinusite, ou IG-1, IG-4, IG-20, E-2, E-44, E-45 para rinite alérgica e conjuntivite.

TONIFICAR O QI E O SANGUE

A combinação dos pontos IG-4 + E-36 do *Yang* Brilhante é a mais influente para esse propósito, E-36 é, de longe, muito mais utilizado que o Ponto Fonte E-42. E-36 pode ser combinado com os Pontos de Abertura dos Canais Extraordinários BP-4 e PC-6, acrescentando E-30 para a Deficiência do *Qi* e do Sangue do Baço e do Coração, com fraqueza e insônia.

TRANSFORMAR A UMIDADE

E-36 pode reduzir a Umidade e a Fleuma, tonificando uma Deficiência do Baço, enquanto E-40 pode aliviar condições de Excesso de acúmulo de Umidade e Fleuma. E-8 pode abrandar a Umidade e a Fleuma na cabeça, e pontos como E-43 e E-44 podem aliviar a Umidade Calor local em quadros de artrite.

REGULAR A DIGESTÃO

Pontos locais como E-21, podem ser usados para dor e desconforto na região epigástrica, da mesma forma que pontos distais como E-44 e E-45. VC-12 e PC-6 são incluídos nessas combinações.

MOVER O QI E O SANGUE

Embora alguns pontos do Baço, como BP-4, BP-6, BP-8 e BP-10 sejam mais influentes para a Estagnação sistêmica de *Qi* e de Sangue, alguns pontos como E-30, E-31 e E-41 podem ser usados para tratar a má circulação nas pernas, e E-29 e E-30 podem ser usados como pontos locais para dor abdominal decorrente de Estagnação de Sangue.

CLAREAR A MENTE E ACALMAR AS EMOÇÕES

Fornecendo Qi e Sangue suficientes para nutrir e estabilizar o Espírito do Coração, E-36 pode tratar a ansiedade, a inquietação e a insônia. Dispersando a Umidade e a Fleuma, pontos como E-8, E-38 e E-40 podem tratar hipertensão, dor de cabeça, confusão mental e embotamento mental. Tonificando e regulando o Baço, E-36 pode tratar preocupação e insegurança. Movendo a Estagnação do Qi e drenando o Calor, E-41–45 podem aliviar congestionamento mental, desorientação, depressão, mania, histeria e sono perturbado pelos sonhos.

Síndromes do Estômago

As síndromes do Estômago estão resumidas na Tabela 16.2.

TABELA 16.2 – Combinações de pontos para síndromes do Estômago

Síndromes	Sinais e sintomas	Pulso	Língua	Combinação de pontos
Deficiência do Qi do Estômago	Cansaço, letargia, fraqueza, problemas de apetite, distensão abdominal, fezes soltas, preocupação e insegurança	Vazio	Pálida e flácida, marcas dos dentes	VC-12, E-36, BP-3 **Ton M**
Deficiência do Yang do Estômago	Sensação de frio, frio nos membros e no abdome, desejo de se aquecer, exaustão, edema, alimentos não digeridos nas fezes	Vazio, profundo, lento talvez escorregadio	Pálida, úmida, talvez de volume aumentado, saburra branca	VC-6, VC-12, E-28, E-36, R-7 **Ton M**
Fleuma Umidade no Estômago	Igual em Deficiência do Qi do Estômago + sensação de peso na cabeça, membros ou no corpo, talvez náusea, secreções esbranquiçadas ou erupções cutâneas que contêm líquido no interior	Vazio, escorregadio	Pálida e flácida, marcas dos dentes, úmida, oleosa, saburra branca	VC-12, E-36, BP-3 **Ton M** + VC-6, VC-9 **M**; BP-9 **Disp**
Frio invade o Estômago	Dor epigástrica súbita com sensação de frio, desejo por bebidas e alimentos quentes, normalmente após o consumo excessivo de bebidas e alimentos frios	Com fluxo abundante ou apertado, talvez profundo e lento	Saburra espessa oleosa e esbranquiçada	VC-10, VC-13, E-21, E-36, BP-4 **Disp M**
Estagnação do Qi do Estômago e do Fígado	Dor com sensação de distensão na região epigástrica, náusea e talvez vômito ou eructações azedas, com preocupação, frustração ou depressão	Retardado ou em corda, talvez escorregadio	Talvez violácea	VC-12, PC-6, F-3, F-13 **Disp**; E-36 **Ton**
Rebelião do Qi do Estômago	Desconforto na região epigástrica com náusea, vômito, eructações ou soluços	Talvez em corda ou com fluxo abundante	Vários	VC-10, VC-14, PC-6, BP-4 **Disp**
Retenção dos alimentos	Sensação prolongada de desconforto e distensão na região epigástrica, após refeição feita com pressa ou com excesso de alimentos	Cheio ou com fluxo abundante, escorregadio	Saburra gordurosa e espessa	VC-10, VC-13, PC-6, BP-4, IG-10 **Disp**
Medo e ansiedade invadem o Estômago	Desconforto na região epigástrica ou náusea que agrava por medo e ansiedade, talvez palpitações	Talvez móvel ou irregular	Talvez trêmula	VC-14, PC-6, BP-4 **Disp**; VC-4, E-36 **Ton**
Deficiência do Qi do Baço e do Estômago e Hiperatividade do Yang do Fígado	Gastrite com desmaio, cansaço e irritabilidade, quando o paciente passa longo tempo sem comer	Vazio, em corda, talvez áspero	Pálida, talvez trêmula	VG-20, VC-12, VB-34, F-3 **Disp**; BP-3, E-36 **Ton**
Deficiência do Yin do Estômago	Paciente sente-se cansado, mas inquieto, sensação de desconforto e talvez de queimação na região epigástrica	Rápido, fino	Vermelha, talvez descascada	VC-12, BP-6, E-36 **Ton**; E-44 **Disp**
Fogo no Estômago	Sensação de queimação e dor na região epigástrica, sede, fome constante, constipação, mau hálito	Rápido, cheio, talvez em corda	Vermelho-escura, saburra amarelada e seca	VC-12, PC-8, E-21, E-44 **Disp**; E-45 **S**; BP-6 **Ton**
Estagnação do Sangue no Estômago	Dor intensa em pontada na região epigástrica, talvez que piora depois de comer, talvez sangue nas fezes	Em corda, cheio, talvez áspero	Violácea ou manchas violáceas	VC-12, PC-6, E-21, E-34, E-36, BP-4 **Disp**

Disp = Método de Dispersão; **Ton** = Método de Tonificação; **S** = Sangria; **M** = Moxa.

■ Pontos do Estômago

E-1 *chéng qì*
Ponto do Vaso *Yang* do Calcanhar.

Geral
Este é um importante ponto para todos os problemas oculares, de causas variadas, incluindo Vento Frio, Vento Calor e Hiperatividade do *Yang* do Fígado. O ponto extra *qiú hòu*, pode ser usado como alternativa a E-1 para problemas oculares. Entretanto, ao usar E-1, os pontos *qiú hóu*, B-1 e outros pontos similares adjacentes ao globo ocular, deve-se tomar cuidado para evitar a punctura de pequenos vasos sangüíneos e o paciente deve ser informado que podem aparecer manchas roxas.

E-2 pode substituir E-1, assim como B-2 é uma alternativa para B-1, embora os pontos substitutos sejam menos influentes, o risco de ficar com "olhos roxos" é muito menor. Assim, E-1 e B-1 podem ser reservados para condições mais graves, quando E-2 e B-2 não tiverem sido eficazes o suficiente.

Combinações de E-1
Devido à ampla aplicação de E-1 para problemas oculares, esse ponto pode ser combinado com qualquer ponto indicado para o tratamento de problemas dos olhos, como o leitor pode observar no Capítulo 32. E-1 pode ser usado como parte de uma combinação de pontos dos canais do Estômago e do Intestino Grosso, como E-1, E-2, E-41, IG-1, IG-4, IG-14.

Síndromes: distúrbios oculares
Pulso. Vários
Indicações. Todos os distúrbios oculares, incluindo os estágios iniciais de catarata e glaucoma.
Exemplo. Neurite óptica.
Combinação. E-1, B-1, IG-4, IG-14, VB-20, F-3 **H**; E-36, R-6 **Ton**.

E-2 *sì bái*
Ponto do Vaso *Yang* do Calcanhar.

Geral
E-2 pode ser usado para todos os problemas oculares, à semelhança de E-1. De forma geral, é menos influente que E-1, mas existe menor risco de haver contusão na área dos olhos com E-2. Enquanto E-1 é usado apenas para problemas relacionados aos olhos, E-2 pode também ser usado para a paralisia facial, neuralgia do trigêmeo, inchaço da face de origem alérgica e para problemas relacionados ao nariz, como sinusite e dor de cabeça decorrente de sinusite.

Síndromes
Distúrbios oculares
Distúrbios nasais

Distúrbios oculares
Pulso. Vários.
Indicações. Todos os problemas relacionados com os olhos.
Exemplo. Visão turva, cansaço e dor de cabeça.
Combinação. E-2, E-8, IG-1, IG-4, VG-20 **H**; E-36, BP-6 **Ton**.

Distúrbios nasais
Pulso. Escorregadio, talvez em corda ou com fluxo abundante.
Indicações. Rinite, sinusite, dor de cabeça.
Exemplo. Catarro no nariz e dor de cabeça.
Combinação. E-2, E-3, E-40, E-45, IG-1, IG-4, IG-20, VB-20 **H**.

E-3 *jù liáo*
Ponto do Vaso *Yang* do Calcanhar.

Geral
E-3 pode ser usado para problemas oculares, mas é menos eficaz que E-1 e E-2. É usado principalmente para problemas faciais e nasais, em combinações similares às de E-2 mencionadas.

Síndromes: distúrbios nasais
Ver E-2.

E-4 *dì cāng*
Ponto de Cruzamento com o canal do Intestino Grosso, ponto do Vaso *Yang* do Calcanhar.

Geral
E-4 é um ponto indicado para regular a face e a boca.

Regular a face

E-4 pode ser usado para a paralisia facial decorrente de Vento Frio, ou para neuralgia do trigêmeo associada com Hiperatividade do *Yang* do Fígado. As duas condições podem ter uma Deficiência do *Qi* e do Sangue de base. Nesse caso, E-36 pode ser acrescentado à combinação, com Método de Tonificação e Moxa.

Regular a boca

E-4 pode ser combinado com IG-4 para tratar distúrbios dos lábios e da boca decorrentes de Vento Frio, Vento Calor, Calor no Estômago, Fogo Perverso, Deficiência do *Qi* e do Sangue, como ilustra a Tabela 16.3.

Síndromes

Distúrbios faciais
Distúrbios da boca

Distúrbios faciais

Pulso. Talvez em corda, vazio.

Indicações. Paralisia facial, neuralgia do trigêmeo, dor facial.

Exemplo. Paralisia facial.

Combinação. E-4, E-6, E-44, IG-4, IG-19, VG-26 **H**; E-36 **Ton M**; os pontos são agulhados no lado afetado, com exceção de IG-4, que é agulhado no lado oposto e E-36, que é agulhado bilateralmente.

Distúrbios da boca

Pulso. Vários.

Indicações. Úlceras na boca e nos lábios, lábios rachados ou inchados, dor de dente.

Exemplo. Hipersalivação.

Combinação. E-4, E-40, IG-4, VC-24 **Disp**.

E-6 e E-7 *jiá chē* e *xià guān*

Geral

Esses são pontos locais para problemas dos dentes, do queixo, da face, do pescoço e da garganta. São, amiúde, combinados com IG-4 e TA-17 para essas situações. Alguns exemplos estão ilustrados na Tabela 16.4. E-6 é mais indicado para problemas da parte inferior da cabeça, como dor de garganta e perda da voz, E-7 para problemas auditivos.

E-8 *tóu wéi*

Ponto de Cruzamento com o canal da Vesícula Biliar, ponto do Vaso de Ligação *Yang*.

Geral

A principal função de E-8 é tratar dores de cabeça e sua função secundária é tratar problemas oculares associados com invasão de Vento, que se manifestam com lacrimejamento excessivo.

E-8 e dores de cabeça

E-8 pode ser usado para qualquer tipo de dor de cabeça localizada na área do ponto, para dores de cabeça frontais decorrentes de invasão de Vento, para dores de cabeça associadas com problemas digestivos e para a dor de cabeça e vertigem associadas com Umidade e Fleuma na cabeça. A Tabela 16.5 mostra alguns exemplos.

TABELA 16.3 – Combinação de E-4 para problemas da boca

Síndrome	Exemplo	Combinação
Vento Frio	Lábios rachados e dor facial	E-4, IG-4, IG-20, VB-20 **Disp**
Calor no Estômago	Lábios rachados, vermelhos	E-4, E-44, IG-4, IG-11 **Disp**
Fogo perverso	Acne ao redor da boca	E-4, E-45, IG-4, IG-11, IG-18, VC-24 **Disp**
Deficiência de *Qi* e de Sangue	Feridas na boca por cansaço	E-4, IG-4, IG-11 **H**; E-36, BP-6 **Ton**

TABELA 16.4 – Combinações de E-6 e de E-7

Síndrome	Exemplo	Combinação
Vento Calor	Artrite têmporo-mandibular	E-6, E-7, E-44, IG-4 **Disp**
Vento Frio	Dor de ouvido	E-7, IG-4, TA-3, TA-17, TA-21 **Disp**
Fogo no Estômago	Dor de dente e gengivite	E-5, E-6, E-42, IG-4, IG-11 **Disp**

TABELA 16.5 – Combinações de E-8 para dores de cabeça

Síndrome	Exemplo	Combinação
Fogo no Estômago	Dor de cabeça e gastrite	E-8, E-44, E-45, IG-4, IG-11 **Disp**
Umidade e Fleuma	Dor de cabeça e letargia	E-8, E-40, E-45, IG-1, IG-4 **Disp**; VG-20, *yìn táng* **H**
Fleuma obstrui a cabeça e o Coração	Dor de cabeça e psicose	E-8, E-40, BP-6, F-3, R-1, PC-6, IG-4 **Disp**
Hiperatividade do *Yang* do Fígado	Enxaqueca	E-8, VB-14 **H**; VB-34, IG-4, P-7 **Disp**
Deficiência do *Qi* e do Sangue	Dor de cabeça e visão turva	E-8, B-2 **H**; IG-4, E-36, BP-6, VG-20 **Ton**

Síndromes: Dores de cabeça

Pulso. Talvez em corda, escorregadio, com fluxo abundante, vazio, fino ou áspero.

Indicações. Dor de cabeça e dor facial, dor de cabeça e vertigem, dor de cabeça e problemas visuais.

Exemplo. Dores de cabeça com cansaço.

Combinação. E-8, VG-20 **H**; E-36, BP-6, IG-4, VC-4 **Ton**.

E-9 *rén yíng*

Ponto Mar de *Qi*.

Geral

As duas principais utilizações deste ponto são para regular o pescoço e a garganta e regular a pressão arterial. E-9 também pode ser usado para acalmar a Rebelião do *Qi* do Estômago, como nas condições de soluço, náusea e vômitos, ou acalmar a Rebelião do *Qi* do Pulmão, como em situações de tosse e asma. E-9 é recomendado, de acordo com alguns textos, para mau jeito agudo na região lombar, mas o autor deste livro prefere usar outros pontos para esta situação.

Cautela

Alguns textos proíbem agulha e moxa nesse ponto em virtude da proximidade com a artéria carótida. A inserção de agulha pode ser feita com segurança, desde que se tome as devidas precauções (ver David Smyth, *Journal of Chinese Medicine* 1992, 39, 17–18). E-9 deve ser usado com cuidado ao tratar níveis muito elevados da pressão arterial, já que a pressão arterial pode se elevar durante alguns segundos após a inserção das agulhas.

Para regular o pescoço e a garganta

E-9 é amiúde combinado com IG-4 para tratar esses problemas, por exemplo:

bócio	E-9, E-36, ID-17, IG-4, PC-6, R-3, BP-6 **H**
obstrução dolorosa da garganta	E-9, ID-17, IG-4, VC-22, VC-23 **Disp**

Para regular a pressão arterial

E-9 é capaz de regular as pressões arteriais alta e baixa:

pressão baixa	E-9, IG-4 **H**; E-36, VG-20, VC-4 **Ton**
pressão alta	E-9, E-36, IG-4, IG-11, F-3 **H**

Síndromes

Distúrbios do pescoço e da garganta
Distúrbios da pressão arterial

Distúrbios do pescoço e da garganta

Pulso. Talvez em corda, escorregadio ou com fluxo abundante.

Indicações. Constrição esofágica, dor de garganta, obstrução dolorosa da garganta, aumento de volume da tireóide.

Exemplo. Laringite.

Combinação. E-9, IG-1, IG-15, ID-1, ID-17 **H**; R-6 **Ton**.

Distúrbios da pressão arterial

Pulso. Em corda, talvez rápido, cheio, com fluxo abundante ou vazio.

Indicações. Pressão alta ou pressão baixa, vertigem, face ruborizada.

Exemplo. Hipertensão arterial aguda.

Combinação. E-9, PC-6, R-1 **Disp**.

E-12 *quē pén* – E-17 *rŭ zhōng*

Geral

Os pontos 13–16 do Canal do Estômago estão no mesmo nível dos pontos do Vaso Concepção e do Rim mostrados na Tabela 16.6. Todos esses pontos, devido à posição anatômica que ocupam, podem ser eficazes para o tratamento de problemas respiratórios, como bronquite e asma, amiúde combinados com E-40, para dor no peito ou nas costelas e sensação de plenitude no peito, amiúde combinados com PC-6. Além disso, E-12 pode ser usado para a ansiedade nervosa e insônia, associadas com o Coração ou com o Estômago, pode ser combinado com BP-4, PC-6 e VC-14.

TABELA 16.6 – Localizações segmentares dos pontos do Estômago

Vaso Concepção	Rim	Estômago
21	27	13
20	26	14
19	25	15
18	24	16

Cautela

E-12 deve ter a agulha inserida em linha reta a uma profundidade de 0,3 a 0,5 unidade e E-13–16 devem ter inserções oblíquas de 0,5 a 0,8 unidade, evitando inserções profundas.

E-18 rǔ gēn

Geral

Esse ponto pode ser usado para problemas do pulmão e do peito, à semelhança de E-12–16, mas sua principal utilização é para regular as mamas e facilitar a lactação.

Síndromes: distúrbios das mamas

Pulso. Talvez retardado ou em corda, talvez rápido, escorregadio ou com fluxo abundante.

Indicações. Mastite, inchaço dos seios e sensação de desconforto no período pré-menstrual, lactação excessiva ou deficiente.

Exemplo. Mastite com pus.

Combinação. E-16, E-18, E-39, R-22, VB-41, IG-4, IG-11 **Disp**.

E-21 liáng mén

Geral

E-21 é usado principalmente para problemas agudos e dolorosos do Estômago do tipo Excesso, usando Método de Dispersão. Pode ser usado para padrões de Deficiência, mas VC-12 e E-36 são melhores para essas condições. E-21 pode ser um excelente ponto para padrões de Excesso, Estagnação e Calor afetando o estômago e o duodeno com dor e sensação de desconforto na região epigástrica.

Síndromes

Estagnação de Frio no Estômago
Estagnação dos alimentos no Estômago
Fogo no Estômago
Fígado invade o Estômago

Estagnação de Frio no Estômago

Pulso. Em corda, talvez cheio, escorregadio, profundo ou lento.

Indicações. Dor ou desconforto na região epigástrica com sensação de plenitude e frio.

Combinação. E-21, E-36, VC-12 **Disp M**; IG-10 **Disp**.

Estagnação dos alimentos no Estômago

Pulso. Em corda, escorregadio, cheio ou com fluxo abundante.

Indicações. Distensão e desconforto na região epigástrica com náusea.

Combinação. E-21, E-36, E-39, VC-10, PC-6 **Disp**.

Fogo no Estômago

Pulso. Rápido, cheio ou com fluxo abundante.

Indicações. Mau hálito, gengivite, lábios vermelhos e rachados, olhos vermelhos, dor de cabeça, gastrite.

Exemplo. Gastrite grave e inquietação.

Combinação. E-21, E-39, E-44, IG-4, IG-11, PC-3 **Disp**.

Fígado invade o Estômago

Pulso. Em corda, talvez cheio ou com fluxo abundante.

Indicações. Dor ou desconforto na região epigástrica, distensão abdominal, indigestão, vômitos, tensão nervosa.

Exemplo. Dor epigástrica intensa.

Combinação. E-21, E-34, F-3, F-13, PC-6 **Disp**.

E-25 tiān shū

Ponto de Alarme do canal do Estômago.

Geral

Enquanto E-21 está indicado principalmente para condições de Excesso com problemas na região epigástrica, E-25 está indicado para distúrbios abdominais do tipo Excesso. Ou seja, E-21 é mais indicado para o Estômago e E-25 mais indicado para os Intestinos. E-25 também pode ser usado para problemas menstruais e cálculos urinários.

E-25 e Distúrbios psicológicos

À semelhança de E-21, E-25 pode ser usado para distúrbios do Estômago e dos Intestinos associadas com diferentes tipos de estresse emocional e pode ser combinado com pontos apropriados como mostra a Tabela 16.7.

Síndromes

Deficiência e Frio no Baço e nos Intestinos
Umidade Calor nos Intestinos
Calor no Estômago e nos Intestinos
Estagnação do *Qi* nos Intestinos

TABELA 16.7 – Combinações com E-25 para distúrbios psicológicos

Síndrome	Exemplo	Combinação
Estagnação do Qi do Pulmão e do Intestino Grosso	Constipação, mágoa, recolhimento	+ P-7, VC-17 **Disp**
Fogo no Coração e no Estômago	Comportamento maníaco, gastrite e colite intensas	+ PC-3, E-44 **Disp**
Deficiência do Yin do Coração e do Estômago	Ansiedade, preocupação, síndrome do colo irritável	+ PC-6, BP-4, VC-14 **H**
Estagnação do Qi Vital	Frustração, depressão, distensão abdominal	+ PC-6, F-3, VC-6 **H**
Deficiência do Qi do Coração e do Rim	Ansiedade com medo, colite	+ C-5, R-7, VC-14 **H**

Deficiência e Frio no Baço e nos Intestinos

Pulso. Talvez em corda, escorregadio, vazio, profundo ou lento.

Indicações. Distensão e dor abdominais, diarréia.

Exemplo. Diarréia crônica e cansaço.

Combinação. E-25, E-37, VC-6 **Ton M**; VC-8 **M** (sobre gengibre ou sal).

Umidade Calor nos Intestinos

Pulso. Escorregadio, rápido.
Indicações. Diarréia, disenteria.
Exemplo. Diarréia aguda.
Combinação. E-25, E-37, E-44, BP-9 **Disp**.

Calor no Estômago e nos Intestinos

Pulso. Rápido, cheio ou com fluxo abundante.
Indicações. Úlcera gástrica ou úlcera do duodeno, constipação.
Combinação. E-25, E-39, E-44, IG-4, IG-11, TA-6 **Disp**.

Estagnação do Qi nos Intestinos

Pulso. Em corda, talvez cheio ou com fluxo abundante.
Indicações. Obstrução intestinal aguda, edema, massas abdominais, dor ou distensão abdominais.
Exemplo. Constipação e dor no colo.
Combinação. E-25, E-39, VC-12, VC-6, IG-4, TA-6 **Disp**.

E-28, E-29 e E-30 *shuǐ dào, guī lái* e *qì chōng*

Esses três pontos estão localizados no baixo abdome como mostrado abaixo.

VC-4	R-13	E-28
VC-3	R-12	E-29
VC-2	R-11	E-30

Possuem funções superpostas, de forma que todos os três podem ser usados para:

mover o Qi e o Sangue Estagnados no Aquecedor Inferior
aquecer e tonificar o Qi Deficiente e fazer o Qi subir, quando se encontra afundado no Aquecedor Inferior
eliminar a Umidade Calor no Aquecedor Inferior

Entretanto, os três pontos podem ser diferenciados da seguinte forma:

E-28 é principalmente para regular os fluidos
E-29 é principalmente para regular a menstruação
E-30 é principalmente para regular virilha e área genital, fortalecer Qi pré-natal e Qi pós-natal

E-28 *shuǐ dào*

Geral

Este ponto é útil para problemas relacionados aos fluidos, especialmente problemas associados com Excesso e Estagnação, com dor ou distensão. Para tratar distúrbios dos Fluidos, é necessário decidir se o princípio do tratamento vai ser tonificar a Deficiência, mover a Estagnação, drenar o Excesso ou combinar esses métodos no mesmo tratamento. A Tabela 16.8 dá exemplos.

TABELA 16.8 – Combinações com E-28 para distúrbios dos Fluidos

Síndrome	Exemplo	Método	Combinação
Deficiência do Qi e do Yang do Rim e do Baço	Edema e exaustão	Tonificar e aquecer	E-28, E-36, VC-4, VC-12 **Ton M**
Estagnação do Qi e Umidade no Aquecedor Inferior	Edema e distensão	Mover e drenar	E-28, E-40, VC-6, BP-6, BP-9, TA-6 **Disp**
Umidade Calor no Aquecedor Inferior e Deficiência do Yin do Rim	Disúria	Mover e drenar	E-28, VC-3, VC-6, BP-6, BP-9 **Disp**
Umidade Calor no Aquecedor Inferior e Deficiência do Yin do Rim	Infecções urinárias recorrentes	Mover e drenar	E-28, VC-3, BP-6, BP-9 **Disp**; R-6 **Ton**

Síndromes: distúrbios dos Fluidos

Pulso. Escorregadio, talvez em corda, cheio ou com fluxo abundante.

Indicações. Edema, retenção urinária, cálculos urinários.

Exemplo. Infecções recorrentes no trato urinário.

Combinação. E-28, VC-3, BP-6, BP-9, C-5, R-2 **H**.

Alternação. B-23, B-28, B-32, VB-25, BP-6, BP-9, C-5 **H**.

E-29 guī lái

Geral

E-29 pode ser usado para aquecer o Aquecedor Inferior: nos casos de prolapso uterino ou hérnias decorrentes do frio. Entretanto, a principal função de E-29 é mover o Sangue Estagnado no útero, quando é comum ser combinado com VC-3. E-29 pode ser alternado com *zǐ gōng* para este propósito, situado lateralmente, a uma unidade de distância. E-29 pode ser combinado com uma série de pontos para problemas menstruais, incluindo E-25, BP-4, BP-6, BP-8 e IG-4.

Síndromes: Estagnação do Sangue no útero

Pulso. Em corda, talvez áspero.

Indicações. Dismenorréia, nódulos no útero.

Exemplo. Menstruação irregular com dismenorréia.

Combinação. E-29, VC-2, VC-3, BP-6, IG-4 **Disp**.

E-30 qì chōng

Ponto do Vaso Penetrador, ponto Mar dos Alimentos.

Geral

E-30 tem as seguintes funções principais:

move a Estagnação de Sangue no útero
regula problemas locais da virilha e da região genital
faz subir o *Qi* para tratar prolapsos
regula o Vaso Penetrador

Move a Estagnação de Sangue no útero

E-30 é semelhante a E-29 nesta função, a diferença é que E-30 é melhor para problemas locais genitais e para tratar a infertilidade, devido à sua ligação com o Vaso Penetrador. E-30, à semelhança de E-29, pode ser combinado com VC-3 ou VC-6, para condições de Estagnação de Sangue no útero, mas para problemas genitais, pode ser combinado com VC-1, VC-2 ou VC-3.

Regula problemas locais da virilha e da região genital

E-30 pode ser usado para dor e inchaço da área genital externa, combinado com R-2 ou R-8, pode também ser usado para mau jeito na virilha, combinado com pontos E-31, VC-2, BP-12 e F-10–12. E-30 pode ser usado para frio, dor e inchaço no baixo abdome; em combinação com VC-2, VC-4, E-29 e E-36.

Faz subir o Qi para tratar prolapsos

E-28, E-29 e E-30 têm, todos eles, a função de tratar de prolapso do útero e hérnias intestinais; por exemplo, em combinação com VC-4, E-36, VG-20 e IG-4 com Método de Tonificação e Moxa.

Regula o Vaso Penetrador

E-30 é capaz de regular o Vaso Penetrador de três maneiras:

tonificando o *Jing*
tonificando o *Qi* pré-natal e o *Qi* pós-natal
movendo o Sangue

Tonificando o Jing. E-30 pode ser usado para tratar a infertilidade e a impotência decorrentes da Deficiência de *Jing*: em combinação com VC-4 e *zǐ gōng*.

Tonificando o Qi pré-natal e o Qi pós-natal. Como um ponto do Mar dos Alimentos, E-30 pode fortalecer a capacidade do Baço e do Estômago em formar *Qi* e Sangue. Como um ponto do Vaso Penetrador, E-30 pode ligar o *Qi* pré-natal dos Rins com o *Qi* pós-natal do Baço, e, assim, fortalecer o corpo todo. E-30 pode ser combinado com BP-4, PC-6 e E-3 com Método de Tonificação e Moxa.

Movendo o Sangue. O Vaso Penetrador é capaz de mover a Estagnação do Sangue não apenas no útero, mas no corpo de forma geral. Se BP-4, PC-6 e VC-6 forem combinados com E-30 com Método de Dispersão, este procedimento pode ajudar a melhorar a circulação nas pernas e nos pés especialmente, já que E-30 se localiza na junção das pernas com o corpo, onde é fácil ocorrer bloqueios de energia.

E-31 bìguān

Geral

E-31 fortalece e move o *Qi* e o Sangue, para tratar problemas do quadril, da virilha e da parte superior das pernas e joelhos. Pode ser usado para espasmos ou atrofia dos músculos nessas áreas para tratar mau jeito na virilha, linfadenite, hérnia, hemiplegia e problemas laterais dos joelhos. Por exemplo, E-31 usado em combinação com E-32, VB-29, VB-31 e VB-34, para espasmo e dor no quadril e parte superior da coxa. E-31 tem efeito maior que E-32 para ajudar a levantar a perna, quando esta se encontra com os movimentos prejudicados e arrastados como na hemiplegia. Pode ser usado para bloqueio da circulação arterial na perna, combinado com BP-4, PC-6, VC-6, E-31, E-36 e E-41.

E-34 *liáng qiū*

Ponto de Acúmulo.

Geral

E-34 tem duas funções principais. Uma é mover a Estagnação de *Qi* e de Sangue e remover o Vento Frio e a Umidade, para tratar problemas locais do joelho e da parte inferior da coxa. Outra função é, como ponto de Acúmulo, tratar distúrbios agudos do Estômago do tipo Excesso: vômitos e gastrite. É especialmente útil para dor epigástrica em combinação com E-21.

E-35 *dú bí*

Geral

E-35 é o lateral dos dois pontos *xī yǎn*, abaixo da rótula. São pontos excelentes para problemas dos joelhos. Para Vento Frio e Umidade, podem ser usados com agulha e bastão de moxa, ou moxa na agulha. Os pontos *xī yǎn* podem ser combinados com outros, de acordo com a localização do problema. Por exemplo, E-34, E-35 e E-36 podem ser combinados para a dor no joelho ao longo do canal do Estômago ou ainda, o ponto *xī yǎn* medial pode ser combinado com F-8 e pontos *Ah Shi* para dor medial do joelho.

E-36 *zú sān lǐ*

Ponto Mar, ponto Terra, ponto Mar dos Alimentos.

Geral

E-36 é um dos pontos mais importantes do corpo. Sua principal função é fortalecer o Baço e o Estômago para que produzam *Qi* e Sangue e eliminem a Umidade. As funções de E-36 são:

tonificar o *Qi*
harmonizar o *Qi* Nutridor e o *Qi* Defensivo
fazer o *Qi* subir
tonificar o Sangue
dispersar a Umidade
estabilizar a mente e as emoções
regular o *Qi* do Estômago
regular os Intestinos
regular a pressão arterial
outras

Tonificar o Qi

E-36 fortalece o *Qi* do corpo todo, tonificando o *Qi* do Baço e do Estômago. É o melhor ponto de todos para a melhora generalizada de força, saúde e resistência às doenças. É específico para tratar labilidade crônica decorrente de doenças, de constituição debilitada, excesso de trabalho ou da velhice. Pode ser usado isoladamente para este propósito, ou em combinação com outros pontos como as fórmulas clássicas E-36 + IG-4 e E-36 + BP-6 para tonificar o *Qi* e o Sangue.

Tonificar o Qi do Baço e do Estômago. Fortalecendo as funções de amadurecimento e degradação dos alimentos do Estômago e as funções de transformação e de transporte do Baço, E-36 é capaz de tonificar o *Qi* e o Sangue e eliminar a Umidade. Para esse propósito, pode ser combinado com pontos B-20, B-21, VC-12, BP-3 e BP-6. Tem também a função específica de fortalecer a digestão, melhorar o apetite, diminuir a indigestão, tratar a perda de peso e fortalecer músculos fracos. Para regular a perda de peso, E-36 pode ser combinado com BP-1, BP-2, BP-3 e VC-12, todos com Método de Tonificação.

Tonificar o Qi do Pulmão. E-36 pode ser usado em combinação com P-9 e B-13 para fortalecer a Deficiência de *Qi* do Pulmão, em casos, por exemplo, de tosse e bronquite. Como já dito anteriormente, também harmoniza o *Qi* Nutridor e o *Qi* Defensivo, capaz de evitar infecções respiratórias recorrentes.

Tonificar o Qi *do Rim.* Os Rins armazenam não apenas o *Qi* pré-natal, mas também o *Qi* pós-natal, feito pelo Baço, Estômago e Pulmões, a partir das energias dos alimentos e do ar. Quando E-36 é combinado com pontos como R-3, B-23 ou VC-4, é capaz de tratar problemas relacionados com os Rins, como exaustão, vontade fraca, região dorsal fraca, joelhos fracos e problemas urinários.

Tonificar o Qi *do Coração.* Quando E-36 é combinado com pontos como C-7, B-15 ou VC-17, é capaz de ajudar a tratar problemas relacionados com a Deficiência do *Qi* do Coração, como palpitações e má circulação. Pode também ajudar a estabilizar as emoções, assunto detalhado mais adiante.

Harmonizar o Qi *Defensivo e o* Qi *Nutridor*

A Invasão de Vento Frio no estágio *Yang* Maior pode ser de dois tipos: Excesso sem transpiração; e Deficiência com transpiração sem alívio dos sintomas. O princípio de tratamento é abrir os poros e induzir a transpiração no tipo Excesso e, no tipo Deficiência, interromper a transpiração, não obstante, expelir o fator invasor. E-36, com Método de Harmonização, pode fazer isso, porque fortalecendo o *Qi* Nutridor, interrompe a transpiração e, fortalecendo o *Qi* Defensivo, expele o fator invasor. E-36, pode, portanto, ser usado para resfriado, gripe e todos os padrões de Vento Frio do tipo Deficiência.

Entretanto, esse é apenas um dos aspectos da capacidade de E-36 em aumentar a resistência do corpo à invasão de fatores patogênicos. Esse ponto pode ser usado para tratar vários tipos de distúrbios, como alergias, herpes simples e disenteria bacilar aguda. Pode ser usado para evitar e tratar essas condições.

Fazer subir o Qi

E-36 pode ser combinado com IG-4 e VG-20, com Método de Tonificação e Moxa, para tratar prolapsos. Outros pontos podem ser acrescentados, dependendo do órgão. Por exemplo, VC-12 para o estômago e VC-4 para o útero. Entretanto, quando os prolapsos estiverem associados com Deficiência crônica de longa data, o tratamento pode ser prolongado e pode ser necessária uma cirurgia, quando for apropriado.

Tonificar o Sangue

E-36, em combinação com pontos IG-4, BP-6, BP-10, B-43, B-17, B-18 ou B-20, pode tonificar o Sangue do Baço, do Fígado e do Coração, portanto, é capaz de tratar uma enorme variedade de sintomas, incluindo amenorréia, palpitações, insônia, cansaço, vertigem, dor de cabeça, unhas quebradiças e pele seca. Um aspecto importante são os problemas de visão decorrentes da Deficiência de Sangue, especialmente nos idosos, quando E-36 e IG-4 podem ser incluídos na combinação.

Dispersar a Umidade

E-36 pode ser combinado com pontos como VC-12 ou B-20, com Método de Tonificação e Moxa, para fortalecer o Baço e transformar a Umidade associada com Deficiência. Isso contrasta com combinações como BP-6, BP-9, TA-6 e E-40, com Método de Dispersão para eliminar a Umidade associada com a Estagnação. É óbvio que pode haver Umidade decorrente de outra Deficiência e Estagnação, uma combinação adequada seria E-36, VC-6 **Ton M**; BP-6, BP-9, E-28 **Disp**.

Estabilizar a mente e as emoções

E-36 e a mente. E-36, de forma geral, clareia e fortalece a mente pela tonificação do *Qi* e do Sangue e pela eliminação da Umidade. Mais especificamente, E-36 ajuda a tonificar o *Qi* do Rim e o *Qi* e Sangue do Coração e do Baço, portanto, fortalece os processos mentais.

E-36 e as emoções. Os distúrbios emocionais podem estar associados com Excesso, Deficiência, Estagnação ou Irregularidade de *Qi*. E-36 é importante quando o problema emocional está associado com Deficiência: na depressão, ou com Irregularidade ou Estagnação baseadas na Deficiência, como na labilidade ou bloqueio emocional, respectivamente. A Tabela 16.9 mostra alguns exemplos.

E-36, pelo fato de fortalecer o elemento Terra, é capaz de aumentar as qualidades de estabilidade e solidez para estabilizar as emoções, propiciar os sentimentos de força e de segurança necessários até que as pessoas comecem a se libertar dos bloqueios emocionais. É comum as pessoas se agarrarem a bloqueios emocionais e a padrões negativos de pensamentos e de comportamento, pelo medo do vazio interior, caso não haja nada para substituí-los. E-36 é um ponto-chave para propiciar a abundância de energia e de sentimentos internos de segurança que permitem que as pessoas comecem a se libertar desses padrões. E-36 **Ton M** é, portanto, um excelente ponto para usar com P-7 **Disp**: para permitir que as pessoas se libertem do passado e comecem a se sentir conectadas com o presente.

Regular o Qi do Estômago

E-36 pode ser usado para padrões de Estagnação ou de Rebelião do *Qi* do Estômago, como quando há náuseas, vômitos, eructações e dor epigástrica. Pode ser combinado com VC-13 para vômitos, ou com VC-10 quando o alimento não está passando do estômago para o duodeno. Pode ser combinado com VC-14 quando indigestão e náusea estiverem associadas com tensão nervosa.

TABELA 16.9 – E-36 e distúrbios emocionais

Tipo	Síndrome	Exemplo	Combinação
Deficiência	Deficiência do *Qi* do Rim	Procrastinação devido a medo	E-36, R-3, B-52 **Ton M**
	Deficiência do *Qi* do Baço	Preocupação sobre não ter o suficiente, insegurança material	E-36, BP-3, B-49 **Ton M**
Irregularidade baseada na Deficiência	Hiperatividade do *Yang* do Fígado com Deficiência do *Qi*	Susceptibilidade, hipersensibilidade, insegurança	E-36 **Ton M**; F-3, B-47 **Disp**
	Distúrbio do Espírito do Coração com Deficiência de *Qi*	Labilidade emocional, hiperexcitabilidade	E-36 **Ton**; C-7, B-44 **H**
Estagnação baseada na Deficiência	Estagnação do *Qi* do Pulmão com Deficiência do *Qi* do Rim	Agarra-se ao passado, isolamento da vida	E-36 **Ton M**; P-7, B-42 **H M**

Ton = Método de Tonificação; **Disp** = Método de Dispersão; **H** = Método de Harmonização; **M** = Moxa.

Regular os Intestinos

E-36 pode tratar distúrbios dos Intestinos associadas com Deficiência ou Estagnação do *Qi*. Por exemplo, é específico para a constipação associada à Estagnação do *Qi*. Para a constipação de qualquer tipo, E-36 pode ser combinado com E-25 ou BP-15, qualquer uma dessas combinações pode também ser usada para dor e distensão no baixo abdome.

Regular a pressão arterial

E-36 pode ser usado com Método de Dispersão para diminuir a hipertensão arterial decorrente da Hiperatividade do *Yang* do Fígado, Fogo no Coração ou Fleuma e Umidade. É combinado com IG-4, IG-11, PC-6, F-3 e VG-20.

Outras

Três outras funções de E-36 são:

regular as mamas
regular os joelhos
expelir cálculos

Regular as mamas. E-36 pode ser usado com Método de Tonificação para lactação insuficiente decorrente de Deficiência, com Método de Dispersão para abscesso nas mamas. Isso reflete a capacidade dual de E-36 de tonificar a Deficiência crônica, ou rapidamente aumentar a resistência do corpo e reduzir uma infecção aguda.

Por exemplo:

deficiência de lactação com Deficiência de *Qi* e de Sangue	E-18, E-36, IG-4, VC-12, VC-17, B-20 **Ton** (moxa se for necessário)
mastite e abscesso da mama com Estagnação do *Qi* e Fogo Perverso	E-16, E-18, E-36, F-3, IG-10, ID-1, PC-6, VC-17 **Disp**

E-36 pode, de forma semelhante, ser usado para massas como aumento do baço, massas abdominais e aumento dos gânglios linfáticos. Pode ser combinado com pontos como IG-4, IG-10 e IG-11.

Regular os joelhos. E-36 pode ser usado com E-35 e E-34 para problemas locais dos joelhos, agudos ou crônicos, já que move e tonifica o *Qi* e o Sangue do canal do Estômago, o que ajuda a expelir o Vento, o Frio e a Umidade. Também ajuda a reduzir infecção e inflamação agudas localizadas.

Expelir cálculos. E-36 pode ser usado com Método de Dispersão para ajudar a expelir cálculos da vesícula biliar ou dos rins. Para cálculos renais, E-36 pode ser combinado com E-25, E-28 e VB-25. Para cálculos biliares, E-36 pode ser combinado com VB-24 e *dǎn náng*.

Síndromes

Deficiência de *Qi*
Afundamento do *Qi* do Baço
Deficiência de Sangue
Umidade e Fleuma
Problemas psicológicos
Rebelião do *Qi* do Estômago
Distúrbios Intestinais
Hipertensão

Deficiência do Qi

Pulso. Vazio, talvez áspero ou variável.
Indicações. Cansaço, fraqueza, debilidade crônica de saúde, incapacidade de concentração, depressão.
Exemplo. Infecções respiratórias recorrentes.
Combinação. E-36, P-9, R-3, B-13, B-20, B-23 **Ton M**.

Afundamento do Qi do Baço

Pulso. Vazio, talvez lento e profundo.
Indicações. Cansaço, fraqueza muscular, letargia, prolapso.
Exemplo. Prolapso retal com hemorróidas.
Combinação. E-36, IG-4, VG-1, VG-20 **Ton M**.

Deficiência de Sangue

Pulso. Fino, áspero, talvez vazio, profundo e lento, talvez rápido.
Indicações. Cansaço, sensação de vulnerabilidade, insônia, pele seca, branqueamento dos cabelos.
Exemplo. Visão turva e esgotamento.
Combinação. VB-1, B-2, VG-20, IG-4 **Ton**; E-36, VC-4 **Ton M**.

Umidade e Fleuma

Pulso. Escorregadio, talvez vazio ou cheio.
Indicações. Letargia, sensação de plenitude ou peso no abdome, tórax ou cabeça, catarro.
Exemplo. Preguiça mental e obesidade.
Combinação. E-36, E-45, BP-1, BP-2, VC-12, IG-4, VG-20 **Ton M**.

Problemas psicológicos

Pulso. Vazio, talvez áspero, variável ou escorregadio.
Indicações. Depressão, falta de ambição, instabilidade mental ou emocional.

Exemplo. Insegurança material, medo de não ter o suficiente.

Combinação. E-36, BP-4, VC-4, VG-20, PC-6 H.

Rebelião do Qi do Estômago

Pulso. Em corda, talvez escorregadio ou com fluxo abundante.

Indicações. Náusea, vômitos, eructações, soluços, indigestão.

Exemplo. Nervosismo de falar em público com náusea e vômitos.

Combinação. E-36, R-7, VC-14, VG-20, PC-6, PC-8 Disp.

Distúrbios intestinais

Pulso. Talvez vazio, escorregadio, com fluxo abundante ou em corda.

Indicações. Constipação, distensão abdominal, borborigmos.

Exemplo. Síndrome do colo irritável com preocupação e cansaço.

Combinação. E-25, E-36, VB-28, VC-6 H M; PC-6, *yìn táng* H.

Hipertensão

Pulso. Em corda, talvez escorregadio, rápido, cheio ou com fluxo abundante.

Indicações. Dor de cabeça, vertigem, congestionamento mental, sensação de plenitude no peito ou na cabeça.

Exemplo. Hipertensão com frustração e raiva.

Combinação. E-36, IG-4, F-3, R-1, PC-6, VG-20 **Disp.**

E-37 *shàng jù xū*

Ponto Mar Inferior do canal do Intestino Grosso, ponto do Mar de Sangue.

Geral

A principal função de E-37 é regular o Intestino Grosso. Especialmente útil para diarréia aguda ou crônica por Umidade Calor, para a qual pode ser combinado com E-25, ver mais adiante. E-37 é um ponto do Mar de Sangue, classicamente, pode ser combinado com B-11 e E-39 para tonificar o Sangue. Entretanto, no consultório, E-36 é usado com maior freqüência que E-37 para este propósito. Similarmente, E-37 pode ser usado para anorexia, gastrite e hemiplegia, mas E-36 é mais eficaz, de forma geral. E-36, E-37 ou E-39 podem ser combinados com E-13–16 para asma, mas se houver muita Fleuma, E-40 pode ser preferível.

Síndromes: distúrbios do Intestino Grosso

Pulso. Talvez em corda, escorregadio, rápido, cheio ou com fluxo abundante.

Indicações. Gastroenterite, diarréia, constipação, apendicite.

Exemplo. Espasmo do colo por tensão nervosa.

Combinação. E-37, BP-4, BP-15, VC-6, VC-14, PC-6 H.

E-38 *tiáo kǒu*

Geral

E-38 é basicamente indicado para a dor e rigidez do ombro. Normalmente, E-38 é manipulado no lado afetado, enquanto o paciente move o ombro até seu limite máximo, e, então, pontos locais do ombro e distais do braço são usados. À semelhança de E-37 e E-39, E-38 também pode ser usado para insensibilidade, dor e rigidez da perna, joelho e pé.

E-39 *xià jù xū*

Ponto Mar Inferior do Intestino Delgado, ponto Mar de Sangue.

Geral

A principal função de E-39 é regular o Intestino Delgado, especialmente para drenar a Umidade Calor. Pode ser combinado com BP-6, BP-9 e BP-15, com E-25 e E-37, ou com B-27, B-29 e B-31 para diarréia e disenteria.

Da mesma forma que E-37, E-39 pode ser usado para anemia, mas E-36 é usado com mais freqüência. E-39 pode ser usado em combinação com E-37 e E-41 para dor, paralisia ou atrofia dos músculos da perna.

Síndromes: distúrbios do Intestino Delgado

Pulso. Escorregadio, rápido, talvez em corda, cheio ou com fluxo abundante.

Indicações. Obstrução intestinal aguda, dor abdominal, diarréia.

Exemplo. Disenteria aguda.

Combinação. E-25, E-39, E-44, BP-1, IG-4, IG-11 Disp; VC-6 H.

E-40 *fēng lóng*

Ponto de Conexão.

Geral

E-40 é específico para Fleuma e Umidade. Embora outros pontos, como BP-6, BP-9 e VC-9 possam ser melhores para Umidade, E-40 é o melhor ponto geral para Fleuma. Tanto pode ser "Fleuma Substancial" em casos de catarro, obesidade ou nódulos abdominais ou subcutâneos, ou "Fleuma Não Substancial" em casos de hipertensão, depressão e confusão mental. De forma geral, Fleuma e Umidade obstruem o fluxo livre de *Qi* nos canais, levando a cansaço, letargia, depressão e sensação de peso na cabeça, peito, abdome ou nos membros. A Fleuma está associada com diferentes sintomas, de acordo com a área do corpo, para as quais E-40 pode ser combinado com diferentes pontos locais.

Cabeça

Os principais distúrbios são dor de cabeça ou tonteira (E-40 + E-8), sinusite (E-40 + IG-4, E-2, E-3) e surdez por acúmulo de catarro (E-40 + VB-20, TA-17).

Pescoço e garganta

Os principais problemas são furúnculos, garganta, catarro e aumento de volume das glândulas salivares, dos gânglios linfáticos e da tireóide (E-40 + IG-18, E-9, TA-17, ID-17, VC-23).

Aquecedor Superior

Para a Fleuma Substancial nos Pulmões, em casos de asma e bronquite, E-40 pode ser combinado com P-1, P-2, E-14–16, VC-17 ou VC-22. Para a Fleuma não Substancial no Coração, em casos de palpitações e sensação de opressão no tórax, E-40 pode ser combinado com VC-17, VC-22 ou PC-1. Se a Estagnação do *Qi* do Fígado agrava os padrões de Fleuma Substancial ou de Fleuma não Substancial no tórax, então E-40 pode ser combinado com F-14. Os pontos dorsais B-13, B-15, B-42 e B-44 podem também ser usados com E-40.

Aquecedor Médio

Fleuma e Umidade podem perturbar o Estômago, com náusea, vômitos e indigestão (E-40 + VC-12, F-13).

Aquecedor Inferior

E-40 pode ser combinado com VC-6 para edema e distensão abdominal e dor. Para Fleuma nos Intestinos, com muco nas fezes, o ponto pode ser combinado com E-25. Quando a infertilidade estiver associada com bloqueio das trompas por Fleuma, E-40 pode ser usado com E-29, E-30 ou *zǐ gōng*.

Problemas psicológicos

A Estagnação do *Qi* associada com Fleuma pode causar depressão e E-40 é combinado com pontos relacionados ao principal órgão envolvido:

Estagnação do *Qi* do Pulmão com Fleuma	E-40 + P-1, 6, 7 ou VC-17
Estagnação do *Qi* do Coração com Fleuma	E-40 + PC-6, C-6 ou VC-17
Estagnação do *Qi* do Fígado com Fleuma	E-40 + F-3 ou F-14

Entretanto, a Fleuma também pode obstruir o fluxo regular de *Qi* e tornar o modo de falar e o comportamento irregulares, erráticos, confusos, perturbados ou caóticos. Isso pode estar associado com a combinação de Fleuma com Fogo no Coração, ou com Fogo, *Yang* ou Vento no Fígado:

Fleuma Fogo no Coração	E-40 + R-1, PC-5, PC-6, C-6, C-7, C-8
Fogo e Vento no Fígado com Fleuma	E-40 + R-1, F-1, F-3
Hiperatividade do *Yang* do Fígado com Fleuma	E-40 + F-3, VB-20, VG-20

Quando a Fleuma e a Umidade estiverem associadas com Deficiência do *Qi* do Baço, os sintomas podem incluir embotamento mental, incapacidade de se concentrar, preocupação e confusão mental. E-40 pode então ser combinado com pontos como VG-20, *yìn táng*, VC-12, VC-6, E-36, E-45, BP-6, IG-1 e IG-4.

Dor no peito

E-40 pode ser usado para dor ou desconforto no peito: depois de traumatismo, amiúde, em combinação com PC-6. Esta combinação pode ser usada como alternativa a PC-6 + BP-4.

Síndromes

Fleuma no Pulmão
Fleuma no Coração
Fleuma e Umidade do Baço e no Estômago

Fleuma no Pulmão

Pulso. Escorregadio, talvez vazio ou com fluxo abundante, talvez em corda.

ESTÔMAGO 239

Tabela 16.10 – Combinações de E-40 para Fleuma e Umidade

Canal	Síndrome	Exemplo	Pontos
Vaso Concepção	Estagnação do *Qi* e Umidade no Aquecedor Inferior	Distensão abdominal	VC-6
	Fleuma e Umidade no Estômago	Náusea e vômito	VC-12
	Fleuma no Coração	Ansiedade nervosa	VC-14
	Fleuma no Coração	Sensação de plenitude no peito	VC-17
	Estagnação do *Qi* do Fígado e Fleuma	Sensação de bolo na garganta	VC-22
	Fogo Fleuma no Coração	Histeria, perda da voz	VC-23
	Fleuma e Umidade no Estômago	Hipersalivação	VC-24
Vaso Governador	Fleuma Umidade na cabeça	Congestionamento mental	VG-14, 15
	Deficiência do Baço e Umidade	Confusão mental	*yìn táng*
	Vento Fleuma	Paralisia facial	VG-26
Rim	Vento Fleuma e Fogo	Hipertensão	R-1
	Fleuma no Aquecedor Inferior	Infertilidade	R-13
Bexiga	Fleuma no Pulmão	Bronquite	B-13, 42
	Fleuma no Coração	Depressão	B-15, 44
	Deficiência do Baço e Fleuma	Sinusite	B-20, 49
Coração	Fleuma no Coração	Depressão maníaca	C-6, 7, 8
Intestino Delgado	Fleuma no Pulmão	Bronquiectasia	ID-15
Pericárdio	Fleuma no Coração	Distúrbios da fala	PC-5, 6
	Fleuma no Pulmão	Asma	PC-6
	Estagnação do *Qi* do Fígado e Fleuma	Vômito	PC-6
Triplo Aquecedor	Estagnação do *Qi* e Umidade no Aquecedor Inferior	Edema	TA-6
	Fleuma no Pulmão	Surdez catarral	TA-17
Fígado	Estagnação do *Qi* e Umidade	Depressão e letargia	F-3
	Estagnação de Umidade no Aquecedor Médio	Indigestão	F-13
	Estagnação do *Qi* e Fleuma no tórax	Palpitações e depressão	F-14
Vesícula Biliar	Fleuma no Pulmão	Catarro no nariz e garganta	VB-20
Baço–Pâncreas	Fleuma no tórax	Sensação de plenitude e dor no peito	BP-4
Estômago	Fleuma Umidade na cabeça	Dor de cabeça	E-8
	Fleuma Calor no Pulmão	Garganta dolorida e inchada	E-9
	Fleuma no Pulmão	Bronquite	E-14–16
	Fleuma nos Intestinos	Colite com muco	E-25
	Fleuma no Aquecedor Inferior	Infertilidade	E-29, 30
	Fleuma Fogo no Coração e no Estômago	Agitação mental	E-44
Pulmão	Fleuma no Pulmão	Asma brônquica	P-1, 5, 6, 7
Instestino Grosso	Fleuma no Pulmão	Catarro nasal	IG-4, 20
	Estagnação do *Qi* no Aquecedor Inferior	Distensão e dor abdominais	IG-10
	Fleuma e Fogo perverso	Furúnculos	IG-4, 11, 18

Indicações. Catarro nos pulmões, garganta e nariz.
Exemplo. Sinusite com dor de cabeça frontal.
Combinação. E 2, E 8, IG 20, VB 14 H; E 40, IG 4 Disp.

Fleuma no Coração

Pulso. Escorregadio, talvez irregular, lento ou rápido.
Indicações. Palpitações, sensação de plenitude no peito, depressão maníaca.
Exemplo. Linguagem e comportamento confusos.
Combinação. E-40, E-45, PC-6, C-5, VC-23, VG-15 H.

Fleuma e Umidade no Baço e no Estômago

Pulso. Escorregadio, talvez vazio ou com fluxo abundante, talvez em corda.
Indicações. Náusea, indigestão, preocupação e congestionamento mental.

Exemplo. Cansaço, confusão mental e memória fraca.
Combinação. E-40, E-45, IG-1, IG-4, B-10, B-20, VG-20 Ton.

E 41 *jiǔ xī*

Ponto Rio, ponto Fogo, Ponto de Tonificação.

Geral

E-41 não é usado necessariamente como Ponto de Tonificação; E-36 é o principal ponto para fortalecer o Estômago e o Baço. E-41 pode ser usado como um ponto Fogo, para drenar o Fogo do Estômago, para tratar olhos vermelhos, dores de cabeça, vômitos, constipação, mania e agitação. Entretanto, E-44, ponto Água, é mais usado para esse propósito por muitos acupunturistas.

E-41, talvez, é mais usado como um ponto Rio para tratar a articulação do tornozelo, em casos de artrite, dor, rigidez ou fraqueza nesse local.

E-42 chōng yáng
Ponto Fonte.

Geral
E-42 é pouco usado como ponto Fonte para tonificar o Estômago, ficando à sombra de E-36, muito mais influente. Pode ser usado como um ponto Fonte, entretanto, em combinação com IG-4 ou TA-4, para fortalecer o Qi e estabilizar as emoções. Pode ser usado para falta de apetite e anorexia.

E-44 nèi tíng
Ponto Nascente, ponto Água.

Geral
E-44 é o ponto mais importante para drenar o Fogo do Estômago, cuja combinação básica pode ser E-44, IG-4, IG-11; outros pontos podem ser acrescentados a essa fórmula dependendo da área do corpo afetada pelo Fogo do Estômago, como mostra a Tabela 16.11.

Regula a pele
O Fogo do Estômago pode contribuir para o aparecimento de erupções cutâneas, acne e furúnculos, pontos como PC-9, BP-1, F-1, VG-10 e B-17 podem ser acrescentados à fórmula básica E-44, IG-4 e IG-11.

Regula a mente e as emoções
Dispersando o Fogo do Estômago, E-44 pode tratar inquietação e agitação mental, melhorar a concentração e o estudo. Já que o Fogo do Estômago pode estar associado com Fogo do Coração, E-44 pode ser usado para ansiedade, histeria, pânico, mania e depressão maníaca, amiúde, em combinação com PC-3 e C-5.

TABELA 16.11 – Acréscimos à combinação básica para Fogo no Estômago

Área	Doença	Modificação
Cabeça	Dor de cabeça	+ E-8, tài yáng, VB-20
	Sinusite	+ E-2, E-3, IG-20
	Neuralgia do trigêmeo	+ E-4–7
	Dor de dente, gengivite	
Garganta	Garganta obstruída	+ E-9
	Dor de garganta	+ VC-23
	Tonsilite	+ ID-17
Abdome	Dor epigástrica	+ E-21
	Diarréia	+ E-25
	Constipação	+ E-15

Detém o sangramento
O Fogo do Estômago pode contribuir para o Calor no Sangue e isso pode causar sangramento no nariz, no estômago, intestinos e no sistema urinário. E-44, IG-4 e IG-11 podem ser combinados para drenar o Fogo do Estômago, podendo acrescentar outros pontos. Por exemplo, para epistaxe, acrescentar VG-23 e B-40; para hemorragia gastrointestinal, acrescentar BP-1 e PC-3; para hematúria, acrescentar C-5 e VC-3.

Regula a face
E-44 tem efeitos especiais sobre a face, é combinado com IG-4 para distúrbios faciais, não só decorrentes do Fogo do Estômago, mas também decorrentes de Vento Exterior e de Vento Interior, como nos casos de paralisia facial.

Síndromes
Fogo no Estômago

Distúrbios da cabeça e da face
Distúrbios do Estômago e Intestinos
Distúrbios cutâneos
Distúrbios psicológicos

Distúrbios da cabeça e da face
Pulso. Rápido, cheio ou com fluxo abundante, talvez em corda ou escorregadio.
Indicações. Dor de dente, neuralgia do trigêmeo, dor de cabeça.
Exemplo. Sinusite com secreção purulenta.
Combinação. E-2, E-40, E-44, IG-4, IG-11, IG-20, VB-20, B-13 **Disp**.

Distúrbios do Estômago e dos Intestinos
Pulso. Rápido, cheio ou com fluxo abundante, talvez em corda ou escorregadio.
Indicações. Gastrite, mau hálito, constipação.
Exemplo. Apetite voraz.
Combinação. E-21, E-39, E-44, IG-4, IG-10, PC-3, VC-14 **Disp**.

Distúrbios cutâneos
Pulso. Rápido, talvez fino, áspero ou cheio.
Indicações. Eczema, pele seca.
Exemplo. Eczema agudo intenso, avermelhado, com prurido.
Combinação. BP-1, E-45, P-11, IG-1 S; E-44, IG-4, IG-11 **Disp**.

Distúrbios psicológicos

Pulso. Rápido, talvez fino, cheio ou com fluxo abundante, talvez rápido ou irregular.

Indicações. Mania, epilepsia, esquizofrenia, histeria.

Exemplo. Preocupação intensa, agitação, inquietação e ansiedade.

Combinação. E-37, E-44, BP-1, BP-2, PC-3, PC-6, VC-14, VG-20 **Disp.**

E-45 *lì duì*

Ponto Poço, ponto Metal.

Geral

A principal função de E-45 é drenar o Fogo do Estômago e, à semelhança de E-44, é capaz de tratar padrões de Fogo do Estômago dos olhos, nariz, dentes, face, estômago e pele. À semelhança de E-44, amiúde, em combinação com este ponto, é capaz de tratar distúrbios mentais e emocionais associadas com o Fogo do Estômago e do Coração: desorientação, agitação com inquietação e sono perturbado pelos sonhos.

E-45 como um ponto Poço

E-45 também pode agir como um ponto Poço para revigorar não apenas a circulação do *Qi* e do Sangue no canal do Estômago, mas também revigorar a mente. Pode ser usado para circulação arterial nos pés, combinado com BP-1 e BP-2 para veias varicosas, com E-40, E-41 e BP-8. Para embotamento mental e congestionamento mental, pode ser combinado com BP-1 e *yìn táng*, e ressaca pode ser usado com E-40, IG-1 e IG-4.

Síndromes

Fogo no Estômago – ver E-44
Estagnação do *Qi* no canal do Estômago

Estagnação do Qi *no canal do Estômago*

Pulso. Retardado ou em corda, talvez escorregadio ou com fluxo abundante.

Indicações. Dor de cabeça, congestionamento mental, má circulação, ressaca.

Exemplo. Pés frios, cansaço, letargia mental.

Combinação. E-45, BP-1 M; E-40, IG-1, IG-4, VG-16, VG-20, *yìn táng* **H.**

Comparações e combinações de pontos do canal do Estômago

As funções dos principais pontos do canal do Estômago estão relacionadas na Tabela 16.12

TABELA 16.12 – Comparações dos pontos do canal do Estômago

Ponto	Tipo de ponto	Síndrome
E-1	Ponto do Vaso Yang do Calcanhar	Distúrbios oculares
E-2	Ponto do Vaso Yang do Calcanhar	Distúrbios oculares
		Distúrbios nasais
E-3	Ponto do Vaso Yang do Calcanhar	Distúrbios nasais
E-4	Ponto de Cruzamento com canal do Intestino Grosso	
	Ponto do Vaso Yang do Calcanhar	Distúrbios faciais
		Distúrbios da boca
E-8	Ponto de Cruzamento com o canal da Vesícula Biliar	
	Ponto do Vaso de Ligação Yang	Dores de cabeça
E-9	Ponto Mar do Qi	Distúrbios do pescoço e da garganta
		Distúrbios da pressão arterial
E-18		Distúrbios das mamas
E-21		Estagnação de Frio no Estômago
		Estagnação de alimentos no estômago
		Fogo no Estômago
		Fígado invade o Estômago
E-25	Ponto de Coleta Frontal	Deficiência e Frio no Baço e Intestinos
		Umidade Calor nos Intestinos
		Calor no Estômago e Intestinos
		Estagnação do Qi nos Intestinos
E-28		Distúrbios dos Fluidos
E-29		Estagnação de Sangue no útero
E-30	Ponto do Mar dos Alimentos	
	Ponto do Vaso Penetrador	Estagnação de Sangue no útero
		Distúrbios genitais e da virilha
		Prolapsos por afundamento do Qi
		Distúrbios do Vaso Penetrador
E-35		Distúrbios do joelho
E-36	Ponto Mar, ponto Terra	
	Ponto do Mar dos Alimentos	Deficiência de Qi
		Afundamento do Qi
		Deficiência de Sangue
		Umidade e Fleuma
		Distúrbios psicológicos
		Rebelião do Qi do Estômago
		Distúrbios Intestinais
		Hipertensão
E-37	Ponto Mar Inferior do Intestino Grosso	
	Ponto do Mar de Sangue	Distúrbios do Intestino Grosso
E-38		Distúrbios do ombro
E-39	Ponto Mar Inferior do Intestino Delgado	
	Ponto do Mar de Sangue	Distúrbios do Intestino Delgado
E-40	Ponto de Conexão	Fleuma no Pulmão
		Fleuma no Coração
		Umidade e Fleuma no Baço e no Estômago
E-41	Ponto Rio, ponto Fogo, ponto de Tonificação	Distúrbios do tornozelo e do pé
E-44	Ponto Nascente, ponto Água	Fogo no Estômago
		Distúrbios da cabeça e da face
		Distúrbios do Estômago e dos Intestinos
		Distúrbios cutâneos
		Distúrbios psicológicos
E-45	Ponto Poço, ponto Metal	Fogo do Estômago

Algumas das combinações mais usadas dos pontos do canal do Estômago estão resumidas na Tabela 16.13.

TABELA 16.13 – Combinações dos pontos do canal do Estômago

Ponto	Combinação	Síndromes	Exemplo
E-1	E-2	Distúrbios oculares	Neurite óptica
E-1	E-44	Distúrbios oculares por Fogo no Estômago	Olhos vermelhos e doloridos
E-2	E-3	Fleuma no Pulmão	Dor de cabeça por sinusite
E-2	E-36	Distúrbios oculares por Deficiência de Sangue	Visão turva
E-2	E-4	Fogo no Estômago	Dor no olho e na face
E-3	E-40	Fleuma no Pulmão	Sinusite
E-3	E-4	Vento Frio	Paralisia facial
E-4	E-36	Deficiência de Qi	Herpes simples ao redor da boca
E-4	E-44	Fogo no Estômago	Lábios vermelhos e rachados
E-8	E-36	Deficiência de Qi e de Sangue	Dor de cabeça e cansaço
E-8	E-40	Umidade e Fleuma	Dor de cabeça e embotamento mental
E-8	E-44	Fogo no Estômago	Dor de cabeça e sensação de calor na cabeça
E-9	E-44	Fogo no Estômago	Dor de garganta
E-18	E-36	Deficiência de Qi e de Sangue	Lactação insuficiente
E-18	E-37	Fogo perverso	Abscesso nas mamas
E-21	E-25	Estagnação do Qi no Estômago e nos Intestinos	Dor e distensão nas regiões abdominal e epigástrica
E-21	E-34	Fogo no Estômago	Dor epigástrica intensa
E-21	E-44	Deficiência do Yin no Estômago	Sensação de queimação na região epigástrica
E-25	E-36	Frio e Umidade nos Intestinos	Diarréia
E-25	E-37	Deficiência e Estagnação nos Intestinos	Constipação
E-25	E-39	Umidade Calor no Estômago e Intestinos	Gastroenterite
E-28	E-36	Frio e Umidade no Aquecedor Inferior	Edema
E-29	E-30	Estagnação de Sangue no útero	Dismenorréia
E-30	E-31	Estagnação de Sangue na perna	Doença de Buerger
E-30	E-36	Deficiência de Qi e de Sangue	Exaustão
E-31	E-32	Vento Frio Umidade na perna	Fraqueza na coxa
E-31	E-41	Estagnação de Sangue na perna	Má circulação
E-34	E-35	Vento Frio Umidade	Artrite no joelho
E-35	E-36	Vento Calor Umidade	Artrite no joelho
E-36	E-40	Deficiência do Qi do Baço e Fleuma	Asma crônica
E-36	E-44	Deficiência do Yin do Estômago	Exaustão com inquietação
E-36	E-45	Estagnação do Qi do Estômago	Congestionamento mental
E-37	E-44	Calor no Estômago e Intestinos	Constipação
E-39	E-44	Umidade Calor no Intestino Delgado	Disenteria
E-40	E-44	Fleuma Fogo no Coração e Estômago	Mania
E-40	E-45	Fleuma no Coração	Distúrbios da fala
E-41	E-43	Vento Calor Umidade	Artrite no pé
E-44	E-45	Calor no Sangue	Eczema
E-2	E-3, 40	Fleuma no Pulmão	Dor de cabeça por sinusite
E-2	E-40, 44	Fleuma Fogo nos Pulmões e Estômago	Sinusite com secreção amarelada pelo nariz
E-4	E-5, 6	Hiperatividade do Yang do Fígado	Neuralgia do trigêmeo
E-4	E-37, 44	Fogo perverso	Furúnculos e acne
E-5	E-6, 7	Vento Frio	Dor facial
E-6	E-7, 8	Vento Calor Umidade	Artrite têmporo-mandibular
E-8	E-40, 44	Fleuma e Fogo no Estômago	Dor de cabeça, gastrite e náusea
E-18	E-37, 44	Fogo perverso	Mastite
E-21	E-25, 39	Umidade Calor no Estômago e Intestinos	Gastroenterite
E-21	E-34, 44	Fogo no Estômago e Estagnação do Qi do Estômago	Distensão epigástrica com dor em queimação
E-25	E-37, 44	Calor no Intestino Grosso	Hemorragia colônica
E-30	E-31, 32	Estagnação de Sangue	Mau jeito na virilha e na coxa
E-2	E-3, 40, 45	Fleuma Fogo nos Pulmões e Estômago	Sinusite com secreção purulenta do nariz
E-2	E-8, 40, 45	Fleuma no Pulmão e Fleuma Umidade na cabeça	Sinusite, dor de cabeça frontal e tonteira
E-30	E-31, 36, 41	Deficiência do Qi e Estagnação do Sangue	Má circulação nas pernas
E-32	E-34, 35, 36	Estagnação do Qi e do Sangue com Vento Frio Umidade	Dor no joelho e na coxa

Fígado 17

■ Canal do Fígado

CONEXÕES DO CANAL

TRAJETO PRINCIPAL DO CANAL

Começando próximo a F-1 no hálux, o trajeto superficial ascende pela face medial da perna, cruzando o canal do Baço em BP-6 e, depois, em BP-12 e BP-13, antes de passar ao redor da área genital. Em seguida, sobe pelo abdome cruzando o Vaso Concepção em VC-2, VC-3 e VC-4, para terminar em F-14 no sexto espaço intercostal. No trajeto interno, entra no corpo a partir de F-13, fazendo uma curva ao redor do estômago e se conectando com o fígado e com a vesícula biliar antes de seguir em direção ascendente pelo diafragma para o interior do tórax. Um ramo interno parte de F-14 e sobe pela região do hipocôndrio e pelo tórax, chegando até garganta, nasofaringe e olho, antes de seguir em direção ascendente para se encontrar com o Vaso Governador em VG-20 no vértice.

TRAJETO DO CANAL DE CONEXÃO

O Canal de Conexão do Fígado começa em F-5 e um ramo se conecta com o canal da Vesícula Biliar e outro ramo sobe pela perna até a área genital.

TABELA 17.1 – Pontos de Cruzamento no canal do Fígado

Ponto	Cruzamento	Outras funções
F-13	Vesícula Biliar	Ponto de Alarme do Baço Ponto de Influência para os cinco órgãos *Yin*
F-14	Baço–Pâncreas	Ponto de Alarme do Fígado Ponto do Vaso de Ligação *Yin*

RELAÇÕES ORGÂNICAS DO FÍGADO

As funções dos pontos do Fígado dependem das conexões do canal do Fígado, ou das funções do Fígado e de suas ligações com outros órgãos.

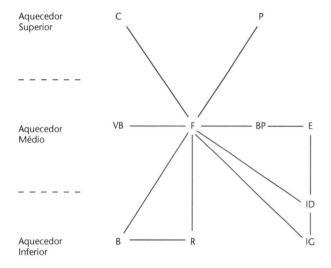

FIGURA 17.1 – Relações do Fígado com os órgãos.

RELAÇÃO *YIN* TERMINAL

Os canais do Fígado e do Pericárdio são combinados no par do canal *Yin* Terminal das Seis Divisões. Os pontos do Pericárdio podem ser usados para as conseqüências da Estagnação do *Qi* do Fígado e Fogo no Fígado nos Aquecedores Superior e Médio especialmente, combinados com pontos do Fígado. A Tabela 17.7 mostra combinações dos pontos do Fígado e do Pericárdio para uma variedade de doenças, que vai desde depressão até infecções fúngicas das mãos e pés.

CANAL DO FÍGADO E DO VASO CONCEPÇÃO

Os pontos do canal do Fígado e do Vaso Concepção têm, normalmente, a função de mover o *Qi* Estagnado. Os pontos do canal do Fígado e do Vaso Concepção, usados em combinação ou separados, podem mover o *Qi* Estagnado, o Sangue Estagnado, a Umidade, a Umidade Calor nos Aquecedores Superior, Médio e Inferior.

FUNÇÕES DOS PONTOS DO CANAL DO FÍGADO

REGULAR A MENTE E AS EMOÇÕES

Cada indivíduo traz dentro de si um potencial interno capaz de se desenvolver durante a vida. Quando as pessoas têm consciência desse potencial e entram em sintonia com ele, são capazes de vislumbrar o caminho que devem seguir na vida e assim conseguem agir com certeza e confiança. A intuição é a capacidade de sentir e perceber que a revelação interior, bem como a capacidade de planejamento, são a manifestação externa da intuição.

O problema para as personalidades do tipo Madeira, como já visto no Capítulo 4, é que caso percam o contato com a intuição, os planos e as decisões que tomam podem se tornar inadequadas, envolvendo-os em situações de vida cada vez mais difíceis, as quais podem levar anos para serem resolvidas. As pessoas Madeira, portanto, sentem-se cada vez mais bloqueadas e impedidas e se tornam facilmente frustradas, com raiva e deprimidas.

Os pontos do Fígado podem ajudar a melhorar a pressão interna que se origina do conflito entre a necessidade de tomar decisões rápidas e agir e a incerteza interna de qual será a melhor coisa a fazer. F-1, F-3 e F-14, podem aliviar a pressão interna e mover a Estagnação. F-2 pode aliviar as sensações de impaciência e inquietação que levam os tipos Madeira a uma sucessão de decisões apressadas feitas sem pensar. Esses pontos podem ser combinados com VG-20, *yìn táng* ou outros pontos da cabeça, para aliviar a sensação de pressão e tensão na cabeça e assim permitir que a pessoa encare a vida com mais paciência, calma e clareza.

Entretanto, o uso dos pontos do Fígado, ou de B-18 e B-47, Pontos de Transporte Dorsais para o Fígado, pode não produzir efeito para os tipos Madeira, a não ser que aprendam a lição da paciência e aprendam a agir guiados pela própria intuição que brota da quietude, e não da sensação de inquietação e pressão.

MOVER QI E SANGUE ESTAGNADOS

Quando as pessoas perdem o contato com a revelação harmoniosa do *self*, podem se sentir cada vez mais impedidas e bloqueadas. A Estagnação do *Qi* que segue pode resultar em dores de cabeça, tensão muscular, problemas nas mamas, problemas menstruais, ou na Estagnação do *Qi* no Coração, no Baço, nos Pulmões ou nos Rins.

Os pontos dos canais do Fígado, do Pericárdio e do Vaso Concepção, especialmente, podem ser combinados para tratar muitos desses problemas. Por exemplo, a dor no peito associada com raiva reprimida e depressão pode ser tratada com VC-17, PC-1, PC-6, F-3 e F-14.

ACALMAR A HIPERATIVIDADE DO YANG DO FÍGADO E O VENTO

A Hiperatividade do *Yang* do Fígado pode estar associada com padrões de Excesso de Estagnação do *Qi* do Fígado ou Fogo no Fígado, ou com os padrões do tipo Deficiência de Deficiência do *Qi*, Deficiência do Sangue ou Deficiência do *Yin*. Se VG-20, VB-20, F-3 H forem usados como fórmula básica para a Hiperatividade do *Yang*, então F-2, R-1 **Disp** podem ser acrescentados para Fogo no Fígado, ou PC-6, F-14 **Disp** acrescentados para a Estagnação do *Qi* do Fígado. De forma alternativa, VC-4,

R-3 **Ton** podem ser acrescentados para Deficiência do *Qi* do Rim, VC-12, E-36 **Ton** para a Deficiência do *Qi* do Baço, BP-6, BP-10, F-8 **Ton** para Deficiência de Sangue, ou BP-6, R-6 **Ton** acrescentados para Deficiência de *Yin*.

Além disso, a fórmula básica pode ser modificada de acordo com a área do corpo acometida pela Hiperatividade do *Yang* do Fígado:

+ VB-14, *tài yáng* H	dores de cabeça laterais
+ VB-1, TA-23 H	conjuntivite
+ VB-2, TA-17 H	problemas óticos
+ VG-9, VG-16 H	rigidez da espinha dorsal
+ VB-21, VB-34 **Disp**	tensão muscular generalizada
+ VB-34, B-58 **Disp**	espasmo da panturrilha

Assim, por exemplo, uma pessoa com Hiperatividade do *Yang* do Fígado associada com Deficiência do Sangue do Fígado, com dor vaga em toda a cabeça e visão turva, pode ser tratada com:

VG-20, *yìn táng*, VB-1, VB-40, BP-6, BP-10, F-3 **Ton**.

DESFAZER O FOGO NO FÍGADO

O Fogo do Fígado associado com raiva manifestada ou suprimida, impaciência, irritabilidade e ressentimento, pode se manifestar como dor de cabeça, erupções cutâneas, menorragia ou invadir o Coração, Estômago ou Pulmões. Os Pontos Nascente (e pontos Fogo) F-2 e PC-8 podem ser combinados para dispersar o Fogo no Fígado, no Coração ou Estômago. Sangria feita nos pontos Poço F-1 e PC-9, pode realçar este tratamento. Além disso, E-45 pode ser submetido à sangria para Fogo do Fígado invadindo o Estômago e P-11 pode ser submetido à sangria para Fogo do Fígado invadindo Pulmões. Para o Fogo do Fígado propriamente dito, *tài yáng*, *yìn táng* ou o ápice da orelha podem ser submetidos à sangria para dar alívio, ou F-2 e PC-8 podem ser combinados com VG-20 e R-1 com Método de Dispersão.

ELIMINAR UMIDADE CALOR NO FÍGADO–VESÍCULA BILIAR

A Estagnação do *Qi* do Fígado pode resultar no acúmulo de Umidade e Calor. Isso pode afetar a área da cabeça com infecções nos ouvidos, nos olhos ou na pele; o Aquecedor Médio com gastrite e colecistite; ou o Aquecedor Inferior com salpingite, uretrite ou prurido, dor ou corrimentos na área genital.

Os Pontos de Abertura dos Canais Extraordinários VB-41 + TA-5 podem agir como uma combinação básica para Calor Umidade em Fígado–Vesícula Biliar na área da cabeça ou no Aquecedor Inferior, e F-5, o ponto de Conexão pode ser acrescentado a essa Combinação. Para Umidade Calor no Aquecedor Médio, VB-34 + TA-6 é geralmente uma combinação melhor, à qual F-3 + F-14 pode ser acrescentada para colecistite, ou F-3 + F-13 acrescentada para gastrite.

FORTALECER A DEFICIÊNCIA DE SANGUE NO FÍGADO

A combinação de pontos F-3 + F-8 pode ser usada para a Deficiência do Sangue no Fígado, em combinação com E-36 + BP-6. Se a Deficiência do Sangue estiver associada à Deficiência do *Jing* do Rim, então VC-4 e R-6 podem ser acrescentados. A Tonificação de B-17, B-18, B-20 e B-23 pode ser alternada com tratamento na parte anterior do corpo. VG-20 e *yìn táng* podem ser acrescentados se a Deficiência de Sangue resultar em tontura e dor em toda a cabeça, ou VB-34 + VB-40 pode ser acrescentada se a Deficiência de Sangue levar à fraqueza muscular.

ELIMINAR O FRIO DO CANAL DO FÍGADO

F-5 pode ser combinado com VC-3 e F-10, F-11 e F-12 para remover o Frio invadindo o canal do Fígado e causando dor genital. Muita Moxa deve ser usada e pontos como F-1, VC-2, VC-6 e E-30 podem ser acrescentados.

FORTALECER O FOGO DO FÍGADO DEFICIENTE

Os tipos Madeira *Yin* podem carecer de *Qi*, *Yang* e Fogo do Fígado necessários para expressar suas próprias personalidades e se assegurarem o suficiente para não se tornarem dependentes, influenciados ou dominados pelos outros. Os pontos Fogo F-2 e VB-38 podem ser tonificados com agulhas e moxa, esse tratamento estabilizado com os pontos Fonte F-3 e VB-40. O tratamento deve ser discutido com o paciente, já que pode ocorrer aumento temporário da raiva e da irritabilidade.

SÍNDROMES DO FÍGADO

As síndromes do Fígado estão resumidas na Tabela 17.2.

■ *Pontos do Fígado*

F-1 *dà dǔn*

Ponto Poço, ponto Madeira.

TABELA 17.2 – Combinações de pontos para as síndromes do Fígado e da Vesícula Biliar

Síndromes	Sinais e sintomas	Pulso	Língua	Combinação de pontos
Estagnação do *Qi* **do Fígado**	Frustração, depressão, sentimento de bloqueio e impedimento, sensação de distensão no peito, no hipocôndrio ou no abdome, suspiros, dor de cabeça	Retardado ou em corda	Talvez violácea	PC-6, F-3, F-14 **Disp**
+ Estagnação do *Qi* do Coração	+ tristeza e melancolia, talvez dor ou sensação de desconforto no peito, talvez má circulação periférica	+ talvez irregular	Como a anterior	+ VC-17, PC-1, BP-4 **Disp**
+ Estagnação do *Qi* do Baço	+ preocupação e solicitude, distensão e desconforto na região abdominal, borborigmos, movimentos peristálticos irregulares	+ talvez escorregadio	+ saburra gordurosa	+ VC-6, VC-12, BP-4, BP-15 **Disp**
+ Estagnação do *Qi* do Estômago	+ distensão e desconforto na região epigástrica, náusea, vômitos, soluços ou eructações azedas	+ talvez escorregadio	+ saburra gordurosa	+ VC-13, E-21, E-36, BP-4 **Disp**
+ Estagnação do *Qi* do Pulmão	+ raiva reprimida e mágoa, apego às relações do passado, talvez sensação de dor, desconforto ou plenitude no peito	+ talvez com fluxo abundante e profundo	+ talvez aumentada na área do Pulmão	+ VC-17, P-1, P-7 **Disp**
+ Estagnação do *Qi* do Rim	+ medo e ressentimento pelas mudanças e períodos de transformações da vida, como menstruação, parto, meia-idade, amenorréia ou infertilidade	+ talvez profundo e áspero	+ talvez aumentada	+ VC-6, R-8, R-13 **H**
+ Estagnação do *Qi* da Vesícula Biliar	+ dor no hipocôndrio, náusea, icterícia, por exemplo, colecistite	+ talvez escorregadio	+ talvez saburra gordurosa amarelada	+ *dăn náng*, VB-24, VB-34 **Disp**
+ Estagnação do *Qi* nos músculos	+ tensão muscular nas pernas, ombros e pescoço especialmente, dor de cabeça, raiva reprimida	+ talvez cheio	+ talvez desviada	+ VB-21, VB-34 **Disp**
Estagnação do *Qi* no tórax ou nas mamas	+ sensação de distensão e dor no peito, que piora com emoções reprimidas ou antes da menstruação, talvez sensação de obstrução na garganta	+ talvez com fluxo abundante	+ vários	+ VC-17, ID-1, E-18 **Disp**
+ Estagnação do *Qi* e Umidade no Aquecedor Inferior	+ edema e distensão e dor abdominais, que pioram com emoções reprimidas, sensação de peso e de frio, talvez menstruação atrasada	+ talvez escorregadio ou vazio	+ talvez saburra gordurosa úmida	+ VC-6, E-28, BP-6, BP-9 **H M**
Estagnação de Sangue no Aquecedor Inferior	+ dismenorréia, endometriose, menstruação irregular	+ talvez áspero	+ talvez vermelha ou roxa	+ VC-3, VC-6, E-29, BP-6 **Disp**
Hiperatividade do *Yang* **do Fígado**	Irritabilidade, tontura, dor de cabeça	Em corda	Talvez normal	VG-20, VB-20, VB-34, BP-6, F-3 **Disp**
+ Distúrbio do Espírito do Coração	+ inquietação, hiperexcitabilidade ou ansiedade, insônia	+ talvez irregular	+ talvez trêmula	+ VC-14, C-6, R-6 **H**
+ Deficiência do *Qi* do Baço	+ cansaço, desmaio, dor de cabeça ou sensação de cabeça vazia, que piora se muito tempo sem comer	+ vazio talvez áspero	+ pálida, flácida	+ VC-12, E-36, BP-3 **Ton**
+ Deficiência do *Qi* do Rim	+ cansaço, labilidade emocional, talvez zumbidos nos ouvidos ou dor de cabeça com sensação de vazio na cabeça, melhora com repouso	+ profundo vazio, áspero	+ pálida, flácida	+ VC-12, E-36, R-3 **Ton**
+ Deficiência do *Yin* do Rim	+ cansaço com calor e inquieto, talvez com irritação nos olhos ou dor de cabeça com sensação de Calor	+ fino, rápido	+ vermelha, sem saburra	+ VC-4, R-6 **Ton**; R-2 **Disp**
Vento no Fígado	Tontura, perda da consciência, tremores, insensibilidade ou paralisia dos membros, tiques, espasmos ou desvio da boca e da face	Em corda e variado	Talvez móvel ou desviada + variada	VG-16, VG-20, VB-20, IG-4, BP-6, F-3 **H**
Fogo no Fígado	Raiva expressa ou reprimida, com dor de cabeça, tontura, sensação de calor, face e olhos vermelhos, talvez epistaxe	Em corda, rápido e cheio	Vermelha escura, saburra amarela	VG-20, PC-8, R-1, F-3 **Disp**; BP-6 **Ton**
+ Fogo no Coração	+ hiperexcitabilidade, fala excessiva, mania ou ansiedade	+ talvez apressado	+ ponta vermelha escura, trêmula	+ PC-9 **S**; C-3 **Ton**
+ Fogo no Pulmão	+ tosse, febre, hemoptise, talvez dor no peito que piora ao tossir	+ talvez com fluxo abundante	+ talvez saburra gordurosa	+ P-11 **S**; P-10 **Disp**; P-5 **Ton**

TABELA 17.2 – Combinações de pontos para as síndromes do Fígado e da Vesícula Biliar (*Continuação*)

Síndromes	Sinais e sintomas	Pulso	Língua	Combinação de pontos
+ Fogo no Estômago	+ dor em queimação na região epigástrica, sede, mau hálito, constipação, talvez hematêmese	+ talvez áspero	+ talvez fissura profunda no centro	+ VC-12, E-21, E-44, E-45 **Disp**
+ Calor no Sangue	+ menorragia ou erupção avermelhada intensa, quente com prurido	Em corda e cheio, rápido	Vermelha escura, saburra amarelada	+ IG-4, IG-11, BP-10, F-1 **Disp**
Umidade Calor em Fígado–Vesícula Biliar	Febril, talvez gosto amargo na boca, talvez sensação de peso, talvez raiva ou ressentimento reprimidos	Em corda, rápido, escorregadio	Vermelha, saburra gordurosa amarelada	VB-34, BP-6 **Disp**
+ Umidade Calor na área da cabeça	+ otite média ou conjuntivite	Em corda, rápido, escorregadio	Vermelha, saburra gordurosa amarelada	+ TA-3, TA-17, VB-1, VB-41, VB-44 **Disp**
+ Umidade Calor no Aquecedor Médio	+ náusea, dor no hipocôndrio ou em região epigástrica, talvez icterícia	Em corda, rápido, escorregadio	Vermelha, saburra gordurosa amarelada	*dăn náng*, TA-6, VB-24, BP-9 **Disp**
+ Umidade Calor no Aquecedor Inferior	+ dor, prurido e secreção na área genital	Em corda, rápido, escorregadio	Vermelha, saburra gordurosa amarelada	+ VC-3, TA-5, VB-24, VB-41 **Disp**
Deficiência de Sangue no Fígado	Visão turva, dor de cabeça vaga, cansaço, tonteira; fraqueza, insensibilidade ou tremores dos músculos	Fino, áspero	Pálida, fina	VG-20 **H**; IG-4, BP-6, E-36, F-8 **Ton**
+ Deficiência do *Jing* do Rim	+ memória fraca, falta de concentração, zumbidos nos ouvidos, articulações debilitadas, insegurança e mobilidade restrita	+ profundo	+ flácida	+ VC-4, R-6, VB-39 **Ton**
Frio invade o Canal do Fígado	Dor no baixo abdome e testículos, com sensação de frio que melhora com o calor	Profundo, em corda	Talvez pálida e úmida	VC-3, F-1, F-5, F-11, E-30 **Ton M**
Deficiência do Fogo em Fígado–Vesícula Biliar	Falta de independência, de afirmação e raiva, dificuldade em dizer não ou de impedir a invasão dos próprios limites	Vazio, talvez profundo e lento	Talvez pálida e flácida	VC-6, F-2, VB-38, **Ton M**; F-3, VB-40 **Ton**
Deficiência do *Qi* do Rim e da Vesícula Biliar	Medo, timidez, insegurança, falta de firmeza, incerteza e indecisão	Vazio, talvez retardado	Talvez pálida e flácida	VC-4, TA-4, VB-13, VB-40, R-7 **Ton M**

Disp = Método de Dispersão; **Ton** = Método de Tonificação; **H** = Método de Harmonização; **S** = Sangria; **M** = Moxa.

Geral

F-1 tem três funções principais:

fortalecer o Fígado
eliminar o Fogo do Fígado
regular o Aquecedor Inferior

Fortalecer o Fígado

À semelhança de outros pontos Poço, F-1 pode estimular o canal e o órgão do Fígado e mover a Estagnação do *Qi*. Esse efeito pode ajudar em caso de dores e padecimentos físicos, frustração emocional e depressão, ou obstrução mental do fluxo livre de planos e capacidade de discernimento. Para esses problemas mentais, F-1 pode ser combinado com F-14, para abrir o canal em todo o seu comprimento, com *yìn táng* para abrir a mente e clarear a visualização e a intuição.

Eliminar o Fogo do Fígado

F-1 é amiúde combinado com F 2 para eliminar o Fogo do Fígado e tratar casos de hipertensão, dor de cabeça, inflamações oculares, erupções cutâneas, epilepsia, raiva, irritabilidade e inquietação mental intensa. Como um ponto Poço, F-1 pode ser usado para a perda da consciência e condições agudas graves, enquanto F-2, o ponto Nascente, é usado para padrões agudos e crônicos de Fogo do Fígado.

Regular o Aquecedor Inferior

F-1 regula o Aquecedor Inferior de quatro maneiras principais:

eliminando a Umidade Calor
detendo o sangramento
movendo a Estagnação de *Qi* e de Sangue
regulando o tônus muscular

Eliminando a Umidade Calor. F-1 limpa a Umidade Calor da bexiga e da uretra para tratar cistite e dificuldade de urinar, drena a Umidade Calor dos genitais para tratar a dor, inflamação, inchaço, prurido ou corrimento na área genital.

Detendo o sangramento. Removendo o Fogo do Fígado, F-1 esfria o Calor no Sangue, que reduz a hemorragia do tipo Excesso de Calor no Aquecedor Inferior: em casos de hemorragia uterina anormal ou presença de sangue na urina ou nas fezes.

Movendo a Estagnação do Qi e de Sangue. Essa função do F-1 alivia a dor na área genital, útero, sistema urinário, intestinos ou nos músculos abdominais inferiores: decorrente de mau jeito da virilha ou por hérnia.

Regulando o tônus muscular. Além de reduzir a tensão muscular para tratar espasmos nos músculos da parte inferior do abdome, F-1 também é capaz de aumentar o tônus muscular para tratar prolapso uterino ou incontinência urinária.

Síndromes

Estagnação do *Qi* do Fígado
Fogo no Fígado
Problemas do Aquecedor Inferior
    Umidade Calor
    Hemorragia
    Estagnação do *Qi* e do Sangue
    Redução do tônus muscular

Estagnação do Qi do Fígado

Pulso. Em corda ou retardado.
Indicações. Congestionamento mental, depressão, dor de cabeça, ressaca, dor nas mamas e no hipocôndrio.
Exemplo. Dificuldade de visualizar ou planejar as futuras possibilidades da vida.
Combinação. F-1, VB-44 **Disp**; VB-13, VB-40, *yìn táng* **H**; R-3 **Ton**.

Fogo no Fígado

Pulso. Rápido, em corda, cheio ou com fluxo abundante.
Indicações. Ataques de raiva, hipertensão, frustração, dor de cabeça.
Exemplo. Frustração dos planos feitos, dos sonhos e da energia criativa, com raiva e depressão.
Combinação. F-1, F-2, VB-38, TA-6 **Disp**.

Problemas no Aquecedor Inferior

Umidade Calor

Pulso. Rápido, escorregadio, em corda, talvez fino ou com fluxo abundante.
Indicações. Cistite, uretrite, leucorréia, prurido escrotal ou vaginal.
Exemplo. Cistite com inquietação e irritabilidade.
Combinação. F-1, F-5, VC-3, B-66 **Disp**.

Hemorragia

Pulso. Rápido, talvez em corda, fino ou com fluxo abundante.
Indicações. Sangue na urina ou nas fezes, hemorragia uterina anormal.
Exemplo. Hemorragia uterina anormal decorrente de Calor.
Combinação. F-1, BP-1, BP-10, VC-3, E-36 **H**.

Estagnação do Qi e do Sangue

Pulso. Em corda, talvez áspero, talvez profundo e lento.
Indicações. Disúria, dor intestinal, dismenorréia, dor escrotal, dor por hérnia.
Exemplo. Mau jeito na virilha do lado direito.
Combinação. F-1, F-12, BP-12, E-30 do lado direito, VC-2 **Disp M**.

Redução do tônus muscular

Pulso. Talvez vazio, áspero ou em corda.
Indicações. Incontinência urinária, enurese, prolapso uterino.
Exemplo. Prolapso uterino e fraqueza dos músculos abdominais inferiores.
Combinação. F-1, F-8, E-29, E-36, VC-4, VG-20 **Ton M**.

F-2 *xíng jiān*

Ponto Nascente, ponto Fogo.

Geral

F-2 tem três funções principais:

    elimina o Fogo do Fígado
    elimina a Umidade Calor
    tonifica o Fogo do Fígado

Elimina o Fogo do Fígado

Essa função envolve cinco aspectos principais:

elimina o Fogo do Fígado e o Vento no Fígado
elimina o Fogo do Fígado e do Coração
elimina o Fogo do Fígado e do Pulmão
elimina o Fogo do Fígado e do Estômago
elimina o Fogo do Fígado e o Calor no Sangue

Todos esses aspectos são discutidos a seguir como síndromes.

Elimina a Umidade Calor

F-2 não é um ponto principal para Umidade Calor; de forma geral, sendo F-5 mais específico para este padrão.

Tonifica o Fogo do Fígado

A exemplo da maioria dos pontos Fogo, F-2 pode ser usado não apenas para drenar o Excesso de Fogo, mas também para tonificar o Fogo nos padrões de Deficiência de *Yang* e de Fogo. Por exemplo, F-2 pode ser usado com Método de Tonificação e Moxa para aumentar a autoconfiança e a auto-afirmação e assim ajudar os ditos "capachos humanos", pessoas que deixam os outros passar por cima de seus desejos, invadir suas vidas, dominar suas personalidades e sufocar sua criatividade. F-2 pode ser usado nesta forma para ajudar as pessoas que "não conseguem dizer não", de forma que consigam ter mais firmeza e determinação para colocarem um limite na influência que os outros promovem em suas vidas.

Quando F-2 é usado dessa forma, é necessário checar o pulso e a língua regularmente, para observar sinais de Calor excessivo, checar, com o paciente, se o equilíbrio não extrapolou da auto-estima apropriada para um comportamento agressivo. O paciente precisa ser informado que pode haver períodos de irritabilidade, intolerância, impaciência ou raiva, até que um novo equilíbrio pessoal seja atingido. Esse processo pode ser mais harmonioso se acompanhado de técnicas apropriadas de meditação.

Se o acupunturista não estiver acostumado a orientar seus pacientes sobre a melhor maneira de lidar com as emoções, é melhor não usar moxa em F-2 ou em VB-38.

Síndromes

Fogo no Fígado
   e Vento no Fígado
   e no Coração
   e no Pulmão
   e no Estômago
   e Calor no Sangue
Umidade Calor
Deficiência de Fogo do Fígado

Fogo no Fígado e Vento no Fígado

Pulso. Em corda, rápido, cheio ou com fluxo abundante.

Indicações. Hipertensão, dor de cabeça, vertigem, zumbidos nos ouvidos, epilepsia, convulsões na infância.

Exemplo. Ataques violentos de raiva com a sensação de estar sentado em um vulcão de emoções.

Combinação. F-2, IG-1, VG-20 **Disp**; F-1, PC-9, *tài yáng* S.

Fogo no Fígado e no Coração

Pulso. Em corda, rápido, cheio ou com fluxo abundante.

Indicações. Hipertensão, insônia, transpiração noturna, ansiedade nervosa com palpitações.

Exemplo. Facilidade em se sentir frustrado, tenso e com raiva quando os planos e entusiasmos parecem ficar bloqueados.

Combinação. F-2, R-1, BP-6, B-15, B-18, B-44, B-47, C-8 **H**.

Fogo no Fígado e no Pulmão

Pulso. Em corda, rápido, cheio ou com fluxo abundante, talvez escorregadio.

Indicações. Dor de garganta, tosse, bronquite, dor no peito.

Exemplo. Tosse esporádica em latido com fleuma pegajosa e amarelada difícil de ser expelida pela tosse, dor no peito ao tossir.

Combinação. F-2, F-14, VC-17, P-10 **Disp**; P-5, R-6 **Ton**.

Fogo no Fígado e no Estômago

Pulso. Em corda, rápido, fino, cheio ou com fluxo abundante, talvez escorregadio.

Indicações. Mau hálito, gengivite, dor de dente, dor de cabeça, gastrite.

Exemplo. Gastrite com extrema preocupação, tensão nervosa e irritabilidade associadas com estresse do trabalho.

Combinação. F-2, F-13, PC-7, VC-12, E-21, E-36, E-44 **Disp**; BP-6 **Ton**.

Fogo no Fígado e Calor no Sangue

Pulso. Em corda, rápido, cheio ou com fluxo abundante.

Indicações. Epistaxe, hemorragia uterina anormal, hematúria, melena agravada por frustração e raiva reprimida.

Combinação. F-2, PC-8, R-1 **Disp**; F-1, PC-9 **S**; VG-20 **H**.

Umidade Calor

Pulso. Em corda, escorregadio, rápido, talvez cheio com fluxo abundante ou fino.

Indicações. Cistite, uretrite, prurido genital.

Exemplo. Leucorréia, irritabilidade e impaciência.

Combinação. F-2, F-8, VC-3, PC-5 **Disp**.

Deficiência do Fogo do Fígado

Pulso. Talvez em corda, talvez áspero, profundo ou lento.

Indicações. Dor de cabeça, dor ou distensão epigástrica, fraqueza ou rigidez dos músculos, incerteza sobre si mesmo, falta de auto-afirmação.

Exemplo. Falta de certeza interna e direção na vida, a personalidade se projeta de forma tímida no ambiente.

Combinação. F-2, VB-38 **Ton M**; B-18, B-48, B-52 **Ton**.

F-3 *tài chōng*

Ponto Riacho, Ponto Fonte, ponto Terra.

Geral

F-3 é um dos pontos mais usados na acupuntura. É usado principalmente em condições de Excesso com Método de Dispersão ou Harmonização para mover a Estagnação do *Qi* ou do Sangue e acalmar a Hiperatividade do *Yang* do Fígado. As funções de F-3 podem ser relacionadas da seguinte forma:

  move a Estagnação do *Qi* e do Sangue
  acalma a Hiperatividade do *Yang* do Fígado
  elimina o Vento do Fígado e reduz espasmos e dor
  elimina a Umidade Calor em Fígado–Vesícula Biliar
  tonifica o Sangue do Fígado
  acalma o Espírito
  remove o Frio no canal do Fígado

Move a Estagnação do Qi e do Sangue

Essa função está relacionada com a função principal do Fígado em manter um fluxo livre de *Qi* e de Sangue em toda parte do corpo.

Problemas físicos. A Figura 17.2 mostra as principais áreas afetadas pela Estagnação do *Qi* do Fígado. Dependem das áreas adjacentes aos trajetos superficiais do canal do Fígado e da Vesícula Biliar e das conexões feitas com órgãos ou partes do corpo pelos trajetos internos do canal do Fígado.

Problemas emocionais e mentais. A personalidade do tipo Madeira é mais consciente das aparentes obstruções aos planos traçados, à criatividade e à expressão pessoal da energia que os outros tipos dos Cinco Elementos. O tipo Madeira tem maior probabilidade de reagir às obstruções com frustração e raiva ou depressão.

Acalma a Hiperatividade do Yang do Fígado

F-3 é melhor, de forma geral, para acalmar a Hiperatividade do *Yang* do Fígado que qualquer outro ponto do Fígado, especialmente quando há associação de Estagnação do *Qi* do Fígado, por exemplo, na síndrome pré-menstrual. F-2 pode, às vezes, ser superior a F-3 para tratar a Hiperatividade do *Yang* do Fígado, mas apenas se estiver associada com padrões de Fogo do Fígado.

Elimina o Vento do Fígado e reduz espasmos e dor

A Estagnação do *Qi* do Fígado, a Hiperatividade do *Yang* do Fígado e o Vento no Fígado, podem, todos esses padrões, produzir espasmos musculares e dor, e ser tratados com F-3. Para espasmo decorrente da Estagnação do *Qi* do Fígado e Hiperatividade do *Yang* do Fígado, pode ser melhor combinar F-3 com VB-34 e BP-6. Para espasmos e convulsões decorrentes de Vento no Fígado, talvez seja melhor combinar F-3 com VB-20, VG-20 e F-1.

Elimina a Umidade Calor em Fígado–Vesícula Biliar

F-3 não é tão eficaz para esta função, como F-5 ou VB-34, mas está especificamente indicado quando Umidade Calor estiver associada com a Estagnação do *Qi* do Fígado e da Vesícula Biliar. Se a Umidade Calor estiver mais associada com Fogo no Fígado, então pode ser mais eficaz combinar F-5 com F-2, ou VB-34 com VB-38.

Tonifica o Sangue do Fígado

O Sangue do Fígado é necessário para nutrir os olhos, os músculos e os tendões e para nutrir e estabilizar o Espírito Etéreo. F-3 ou F-8 tonificam o Sangue do Fígado, mas, em casos de Deficiência do Sangue do Fígado, esses pontos são normalmente combinados com pontos que tonificam a capacidade do Baço em produzir Sangue: BP-3, BP-6, BP-10 e E-36. F-3 também podem ser combinados com B-17, B-18, B-20 ou B-43 para tonificar o Sangue do Fígado.

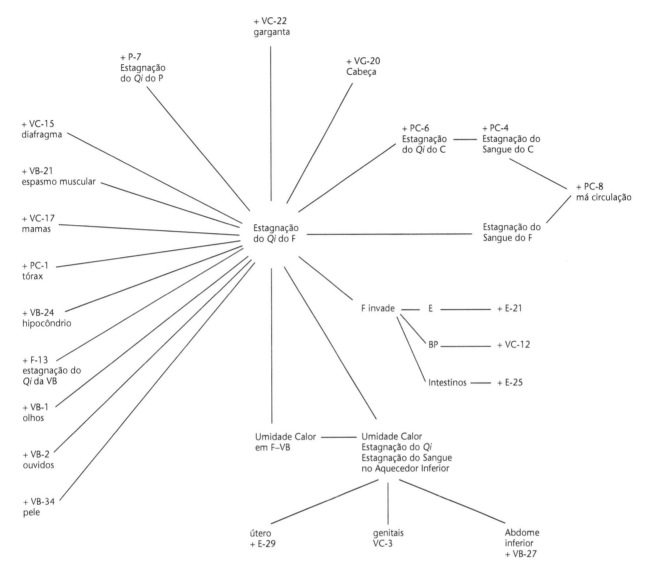

FIGURA 17.2 – Combinações de pontos com F-3 para a Estagnação do Qi (os pontos dados são apenas exemplos, havendo muitas outras possibilidades).

Acalmar o Espírito

Em primeiro lugar, F-3 é um dos principais pontos no corpo com efeito calmante generalizado e é comum combiná-lo com IG-4 para esse propósito. Em segundo lugar, como é um ponto Fonte, F-3 tem efeitos calmante e estabilizador específicos no Fígado, em parte por acalmar o Yang e o Vento do Fígado, e em parte por tonificar o Sangue do Fígado.

Remove o Frio no canal do Fígado

Essa é uma função menor de F-3, importante apenas quando houver invasão de Frio do canal do Fígado, com dor na região genital nos homens ou corrimento vaginal esbranquiçado nas mulheres. O princípio do tratamento é aquecer e mover a Estagnação no canal com pontos locais e distais.

Síndromes

Estagnação do Qi e do Sangue
    Estagnação do Qi do Fígado e do Coração
    Estagnação do Sangue do Fígado e do Coração
    Estagnação do Qi do Fígado e do Pulmão
    Problemas relacionados às mamas
    Fígado invade o Baço, o Estômago e os Intestinos
    Estagnação do Qi do Fígado e da Vesícula Biliar
    Estagnação do Qi e do Sangue no Aquecedor Inferior
Hiperatividade do Yang do Fígado
Vento no Fígado, espasmos e dor
Umidade Calor em Fígado–Vesícula Biliar
Deficiência do Sangue do Fígado
Distúrbio do Espírito
Frio no canal do Fígado

254 COMBINAÇÕES PARA OS PRINCIPAIS PONTOS DE ACUPUNTURA

Tabela 17.3 – Comparação de F-1, F-2 e F-3

Indicações	F-1	F-2	F-3
Perda da consciência decorrente de Fogo no Fígado, Vento e Fleuma	X	–	–
Espasmo muscular e dor decorrentes de Vento no Fígado ou Estagnação do Qi do Fígado	X	–	X
Deficiência de Sangue no Fígado, por exemplo, tiques, fraqueza muscular, visão turva	–	–	X
Hemorragia decorrente de Calor	X	X	–
Fogo no Fígado			
agudo	X	X	–
agudo e crônico	X	X	X
Fogo no Fígado e Estagnação do Qi do Fígado	X	X	X
Umidade Calor no Fígado			
com Fogo no Fígado	X	X	–
com Estagnação do Qi do Fígado	X	–	X
Hiperatividade do Yang do Fígado	X	X	X
Estagnação do Qi e do Sangue	X	–	X
Estagnação mental e depressão			
aguda	X	–	X
crônica	X	–	X
Calmante geral	–	–	X
Acalma o Espírito			
agitação decorrente de Fogo no Fígado	X	X	X
variações do humor decorrentes de Hiperatividade do Yang do Fígado	–	–	X

Estagnação do Qi do Fígado e do Coração

Pulso. Retardado ou em corda, vazio ou cheio, talvez profundo.

Indicações. Tristeza, depressão, dor ou desconforto no peito.

Exemplo. Dificuldades e frustrações em relação à comunicação em um relacionamento.

Combinação. F-3, PC-6, VC-6, VC-17, VC-22 H.

Estagnação do Sangue no Fígado e no Coração

Pulso. Em corda, áspero, talvez profundo ou com fluxo abundante.

Indicações. Dor no peito, dor de cabeça, má circulação, depressão.

Exemplo. Mãos e pés frios com sensação de congestão e calor no peito.

Combinação. F-3, F-14, PC-8, PC-1, VC-17 **Disp**; BP-6 H.

Estagnação do Qi do Fígado e do Pulmão

Pulso. Retardado ou em corda, talvez escorregadio.

Indicações. Respiração restrita, suspiro, depressão.

Exemplo. Sensação de congestionamento no peito, sentimentos de frustração e impedimento, recolhimento da vida.

Combinação. F-3, F-14, VC-15, VC-17, P-1, P-7 **Disp**.

Problemas relacionados às mamas

Pulso. Retardado ou em corda, talvez com fluxo abundante ou rápido.

Indicações. Lactação insuficiente, mastite, síndrome pré-menstrual.

Exemplo. Mastite e ulcerações com secreção.

Combinação. F-3, F-14, VC-17, PC-1, PC-8, pontos locais **Disp**.

Nota. A acupuntura não deve ser feita a não ser que haja, em primeiro lugar, um diagnóstico clínico ocidental. PC-1 e pontos locais são usados apenas com inserção horizontal, via subcutânea.

Fígado invade o Baço, Estômago ou Intestinos

Pulso. Em corda, talvez vazio ou com fluxo abundante, talvez escorregadio.

Indicações. Distensão, desconforto e dor na região abdominal ou na região epigástrica, náusea, constipação.

Exemplo. Constipação com dor abdominal do lado direito.

Combinação. F-3, VB-34, TA-6, VC-6 **Disp**; VB-28 no lado direito **Disp**.

Estagnação do Qi do Fígado e da Vesícula Biliar

Pulso. Retardado ou em corda, talvez vazio ou com fluxo abundante.

Indicações. Indigestão, colecistite, dor no hipocôndrio, depressão.

Exemplo. Músculos rígidos, doloridos, incerteza sobre si mesmo e frustração, procrastinação.

Combinação. F-3, VB-21, VB-34, BP-6, *yìn táng* H.

Estagnação do Qi e do Sangue no Aquecedor Inferior

Pulso. Retardado ou em corda, talvez vazio ou com fluxo abundante.

Indicações. Dor lombar, dor no baixo abdome, dismenorréia, menstruação irregular, disúria.

Exemplo. Dor durante o período de ovulação com depressão nos períodos da ovulação e da menstruação.

Combinação. F-3, BP-6, IG-4, VC-3, *zǐ gōng* **Disp**.

Hiperatividade do Yang do Fígado

Pulso. Em corda, vazio, variável, fino, com fluxo abundante ou cheio; talvez rápido.

Indicações. Hipertensão, enxaqueca, tontura, zumbidos nos ouvidos, fotofobia, tensão muscular.
Exemplo. Dor de cabeça, náusea, confusão mental e hipersensibilidade emocional.
Combinação. F-3, VB-20, *tài yáng* **H**; VC-4, R-3 **Ton.**

Vento no Fígado, espasmos e dor

Pulso. Em corda, espasmódico, talvez rápido.
Indicações. Convulsões, epilepsia, hemiplegia, tremores musculares, espasmos e dores musculares.
Exemplo. Raiva reprimida, com tremores, espasmos e dor nos músculos.
Combinação. F-3, VB-20, VB-21, VB-34, *sì shén cōng* **Disp.**

Umidade Calor em Fígado–Vesícula Biliar

Pulso. Em corda, escorregadio, rápido, talvez fino, cheio ou com fluxo abundante.
Indicações. Hepatite, colecistite, colelitíase, eczema, leucorréia.
Exemplo. Sensação de peso, inquietação e calor; náusea, dor de cabeça, amargura e rancor.
Combinação. F-3, F-14, IG-4, IG-11, BP-6, BP-9, VB-34 **Disp.**

Deficiência de Sangue no Fígado

Pulso. Áspero, fino, talvez em corda.
Indicações. Amenorréia, visão turva, vertigem, dor de cabeça, cansaço, fraqueza muscular.
Exemplo. Insônia, com sensação de estar fora do corpo antes de adormecer.
Combinação. F-8, BP-6, E-36, B-47, *yì míng* **Ton**

Distúrbio do Espírito

Pulso. Vários, talvez em corda, rápido, espasmódico ou irregular.
Indicações. Frustração, depressão, irritabilidade, impaciência, intolerância, ressentimento, raiva reprimida.
Exemplo. Tensão nervosa intensa generalizada.
Combinação. F-3, IG-4, VG-20 **Disp.**

Frio no canal do Fígado

Pulso. Em corda, profundo, lento.
Indicações. Dor genital, leucorréia, dor por hérnia.
Exemplo. Dor no testículo agravada por frio.
Combinação. F-3, F-12, VC-2, VC-3, E-30 **Disp M**; PC-6 **H.**

F-5 *lí gōu*

Ponto de Conexão.

Geral

A principal função de F-5 como ponto de Conexão que liga os canais do Fígado e da Vesícula Biliar é limpar a Umidade Calor no Aquecedor Inferior, especialmente para problemas genitais. Tem função secundária de mover a Estagnação do *Qi* no Aquecedor Inferior. Quanto à função, é mais limitado que F-3, tem a função principal de mover o *Qi* Estagnado, em qualquer parte do corpo, e função secundária de eliminar a Umidade Calor. Consideram que F-5 promove a firmeza de *Jing*, de forma que pode ser usado para muitas disfunções sexuais relacionadas com o Fígado e com o Rim: impotência, ejaculação precoce, frigidez e esterilidade.

Síndromes

Umidade Calor no Aquecedor Inferior
Estagnação do *Qi* no Aquecedor Inferior
Problemas sexuais

Umidade Calor no Aquecedor Inferior

Pulso. Em corda, rápido, escorregadio, talvez fino, cheio ou com fluxo abundante.
Indicações. Prurido vaginal, leucorréia, sangramento anormal na urina, salpingite.
Exemplo. Inflamação, prurido e dor no escroto.
Combinação. F-5, F-11, VC-1, VC-3, E-30, PC-8 **Disp.**

Estagnação do Qi no Aquecedor Inferior

Pulso. Em corda, talvez vazio, áspero, cheio ou com fluxo abundante.
Indicações. Dor lombar, dor no baixo abdome, orquite, dor por hérnia, disúria, endometriose.
Exemplo. Menstruação irregular e dismenorréia.
Combinação. F-5, VC-3, *zǐgōng*, PC-5 **Disp.**

Problemas sexuais

Pulso. Em corda, talvez vazio, áspero, fino ou com fluxo abundante; talvez lento ou rápido.

Indicações. Impotência, frigidez, esterilidade, depressão, dor durante ou depois do coito.

Exemplo. Dificuldade de obter ou manter ereção, erupções cutâneas, depressão.

Combinação. F-5, VC-3, VC-14, VC-17, PC-6 **Disp**; VC-4, R-6 **Ton**.

F-8 *qū quán*

Ponto Mar, ponto Água, ponto de Tonificação.

Geral

F-8 é usado principalmente com Método de Dispersão para drenar a Umidade Calor no Aquecedor Inferior, especialmente para problemas urinários. F-5 é mais indicado para problemas genitais e F-8 é mais para problemas urinários. F-8 também pode ser usado para Umidade Frio. F-8 pode ser usado com Método de Tonificação para o *Yin* do Fígado e o Sangue do Fígado e para umedecer a secura, refletindo suas funções de ponto Água e ponto de Tonificação. F-8, o ponto Água, com Método de Tonificação, pode ser combinado com F-2, o ponto Fogo, com Método de Dispersão, para controlar o Fogo do Fígado. F-8 pode ser usado para a Estagnação do *Qi* do Fígado no Aquecedor Inferior, mas é mais usado para problemas locais do joelho.

Síndromes

Umidade Calor no Aquecedor Inferior
Deficiência de Sangue no Fígado – ver F-3.
Deficiência do *Yin* do Fígado e Fogo no Fígado
Problemas locais do joelho
Estagnação do *Qi* no Aquecedor Inferior – ver F-5

Umidade Calor no Aquecedor Inferior

Pulso. Em corda, rápido, escorregadio, talvez fino.

Indicações. Retenção urinária, sensação de queimação durante a micção, diarréia, vaginite.

Exemplo. Disúria.

Combinação. F-8, BP-6, VC-3, VC-6, TA-6.

Deficiência do *Yin* do Fígado e Fogo no Fígado

Pulso. Fino, rápido, talvez áspero ou em corda.

Indicações. Pele áspera e seca, erupções cutâneas avermelhadas, olhos vermelhos e secos que coçam, dor de garganta.

Exemplo. Secura vaginal.

Combinação. F-8, R-6, E-36, VC-4 **Ton**; F-2, R-2 **Disp**.

Problemas locais do joelho

Pulso. Vários, talvez em corda, lento ou rápido.

Indicações. Dor, rigidez ou fraqueza no joelho.

Exemplo. Fraqueza no joelho, que aparece por estar em pé ou andando.

Combinação. F-4, F-7, F-8, F-9, R-10, B-39, B-40 **Ton M**.

F-10–12 *zú wǔ li, yīn lián* e *jí mài*

F-10–12 podem ser usados como pontos locais, secundários para Umidade Calor, Umidade Frio ou Estagnação do *Qi* e do Sangue na área da parte superior da coxa, virilha e genitais. Por exemplo, podem ser usados para retenção de urina, dor no pênis, inflamação do escroto, prolapso do útero ou dor por hérnia. São usados em combinação com pontos distais do Fígado.

F-13 *zhāng mén*

Ponto de Alarme do Baço. Ponto de Cruzamento com o canal da Vesícula Biliar, ponto de Influência para os cinco órgãos *Yin*.

Geral

F-13 tem três funções principais:

move a Estagnação do *Qi* do Fígado
harmoniza o Fígado e o Baço
elimina a Umidade Calor em Fígado–Vesícula Biliar

Além disso, como ponto de Alarme do Baço, quando usado com Método de Tonificação e Moxa, é capaz de tonificar o *Yang* do Baço e do Estômago, tratando letargia, dor e distensão abdominais, ascite e diarréia.

Síndromes

Estagnação do *Qi* do Fígado
Fígado invade o Baço e o Estômago
Umidade Calor no Fígado–Vesícula Biliar

Estagnação do *Qi* do Fígado

Pulso. Em corda.

Indicações. Dor no peito ou no hipocôndrio, aumento de volume do baço ou do fígado, depressão.

Exemplo. Dor no hipocôndrio, dor de cabeça e dor ciática.

Combinação. F-13, F-3, *tài yáng*, VB-21, VB-30, VB-34, TA-6 **Disp**.

Fígado invade o Baço e o Estômago

Pulso. Em corda, escorregadio, vazio ou cheio.

Indicações. Eructações, náusea, vômito, pancreatite, distensão ou dor abdominais ou epigástricas, borborigmos, constipação.

Exemplo. Indigestão e flatulência agravadas por preocupação e depressão.

Combinação. F-13, F-3, VC-12, VC-14, E-21, E-36 H.

Umidade Calor em Fígado–Vesícula Biliar

Pulso. Em corda, escorregadio, talvez fino ou com fluxo abundante.

Indicações. Náusea, vômito, indigestão com gosto amargo na boca, dor de cabeça.

Exemplo. Colecistite com irritabilidade e dor abdominal e no hipocôndrio direito.

Combinação. F-13, VB-24, VB-27, *dăn náng* Disp no lado direito; BP-6 H no lado esquerdo.

F-14 *qí mén*

Ponto de Alarme do Fígado, ponto de Cruzamento do Baço e do Vaso de Ligação *Yin* no canal do Fígado.

Geral

F-14 é usado, em primeiro lugar, para mover a Estagnação do *Qi* do Fígado e, em segundo lugar, para eliminar a Umidade Calor em Fígado–Vesícula Biliar. F-14 é mais usado que F-13 para tratar o congestionamento mental e emocional decorrentes da Estagnação do *Qi* do Fígado. Os dois pontos das extremidades do canal do Fígado, F-1 e F-14, são, amiúde, combinados para tratar estagnação mental com dificuldade em visualizar claramente as possibilidades da vida, a falta de um sentido de direção na vida e a falta de flexibilidade em adaptar planos pré-concebidos às situações reais da vida. F-13 e F-14 estão comparados na Tabela 17.4. Note que F-13 é o ponto de Coleta Frontal para o Baço e F-14 para o Fígado.

Síndromes

Estagnação do *Qi* do Fígado
Problemas relacionados às mamas – ver F-3
Umidade Calor em Fígado–Vesícula Biliar – ver F-13

Estagnação do Qi *do Fígado*

Pulso. Retardado ou em corda.

Indicações. Dor no peito, respiração restrita, tosse, hipertensão, tristeza, depressão.

Exemplo. Dor de cabeça, frustração e raiva por falta de capacidade de adaptar os planos para condições que foram alteradas.

Combinação. F-14, F-1, VG-20, *yìn táng*, TA-6, VB-37 Disp.

TABELA 17.4 – Comparação de F-13 e F-14

	F-13	F-14
Estagnação do *Qi* do Coração e do Pulmão	–	X
Mamas	–	X
Diafragma	–	X
Vesícula Biliar	X	X
Baço e Fígado aumentados	X	–
Distensão abdominal	X	–
Preocupação	X	–
Planejamento	–	X

■ Comparações e combinações dos pontos do canal do Fígado

As funções dos principais pontos do canal do Fígado, relacionadas na Tabela 17.5.

TABELA 17.5 – Comparações dos pontos do canal do Fígado

Ponto	Tipo do ponto	Síndromes

F-1	Ponto Poço
	Ponto Madeira
		Estagnação do Qi do Fígado
		Fogo no Fígado
		Problemas no Aquecedor Inferior
		    Umidade Calor
		    Estagnação do Qi e do Sangue
		    Hemorragia
		    Tônus muscular deficiente

F-2	Ponto Nascente Ponto Fogo Ponto de Sedação	Fogo no Fígado Umidade Calor Deficiência do Fogo do Fígado

F-3	Ponto Riacho
	Ponto Fonte
		Estagnação do Qi e do Sangue
		    Estagnação do Qi do Fígado e do Coração
		    Estagnação do Sangue do Fígado e do Coração
		    Estagnação do Qi do Fígado e do Pulmão
		    Problemas dos mamas
		    Fígado invade o Baço, Estômago e intestinos
		    Estagnação do Qi do Fígado e da Vesícula Biliar
		    Estagnação do Qi e do Sangue no Aquecedor Inferior
		Hiperatividade do Yang do Fígado
		Vento no Fígado, espasmos e dor
		Umidade Calor em Fígado–Vesícula Biliar
		Deficiência de Sangue do Fígado
		Distúrbio do Espírito
		Frio no canal do Fígado

F-5	Ponto de Conexão	Umidade Calor no Aquecedor Inferior Estagnação do Qi no Aquecedor Inferior Problemas sexuais
F-8	Ponto Mar Ponto Água Ponto de Tonificação	Umidade Calor no Aquecedor Inferior Deficiência de Sangue no Fígado Deficiência do Yin do Fígado e Fogo do Fígado Problemas locais do joelho Estagnação do Qi no Aquecedor Inferior
F-10–12		Problemas localizados da coxa, virilha e área genital
F-13	Ponto de Coleta Frontal do Baço, ponto de Encontro do Fígado e Vesícula Biliar, ponto de Influência para os cinco órgãos Yin	Estagnação do Qi do Fígado Fígado invade Baço e Estômago Umidade Calor em Fígado–Vesícula Biliar
F-14	Ponto de Coleta Frontal, ponto de Encontro do Fígado, Baço e Vaso de Ligação Yin	Estagnação do Qi do Fígado Estagnação do Qi do Fígado e Coração Estagnação do Qi do Fígado e do Pulmão Problemas nas mamas Umidade Calor em Fígado–Vesícula Biliar

Algumas das combinações mais comuns dos pontos do Fígado, entre eles e com pontos de outros canais, resumidas nas Tabelas 17.6, 17.7 e 17.8, respectivamente.

TABELA 17.6 – Combinações dos pontos do canal do Fígado

Ponto	Combinação	Síndromes	Exemplo
F-1	F-2	Fogo no Fígado	Eczema agudo vermelho e pruriginoso
F-1	F-3	Estagnação do Qi do Fígado	Congestionamento mental
F-1	F-8	Umidade Calor no Aquecedor Inferior	Eczema escrotal
F-1	F-14	Estagnação do Qi do Fígado	Síndrome pré-menstrual
F-2	F-5	Fogo no Fígado e Umidade Calor	Prurido vaginal
F-2	F-8	Deficiência de Yin do Fígado e Fogo no Fígado	Conjuntivite crônica
F-3	F-4	Vento no Fígado e Estagnação do Qi e Sangue	Hemiplegia com contratura no pé
F-3	F-5	Estagnação do Qi do Fígado e Umidade Calor	Dismenorréia e hemorragia uterina anormal
F-3	F-8	Deficiência do Sangue do Fígado	Estágio inicial de catarata
F-3	F-13	Fígado invade o Baço	Síndrome do colo irritável
F-3	F-14	Estagnação do Qi do Fígado	Frustração e depressão
F-5	F-8	Deficiência do Yin do Fígado e Umidade Calor	Cistite
F-5	F-13	Umidade Calor em Fígado–Vesícula Biliar	Colecistite
F-8	F-7	Estagnação de Sangue e Frio	Problemas do joelho
F-8	F-9–12	Estagnação no canal do Fígado	Problemas da coxa e da virilha
F-13	F-14	Estagnação do Qi do Fígado	Dor no hipocôndrio
F-1	F-2, F-5	Fogo no Fígado e Umidade Calor	Eczema varicoso
F-1	F-3, F-8	Estagnação de Qi e Sangue no canal do Fígado	Veias varicosas doloridas
F-1	F-3, F-12	Estagnação de Frio no canal do Fígado	Orquite
F-1	F-3, F-13	Fígado invade o Baço	Excesso de peso e depressão
F-1	F-3, F-14	Estagnação do Qi do Fígado	Raiva e ressentimento reprimidos
F-3	F-13, F-14	Estagnação do Qi do Fígado e Fígado invade o Estômago	Sensação opressiva no peito e na região epigástrica
F-7	F-8, F-9	Estagnação de Sangue no canal do Fígado	Dor no joelho

TABELA 17.7 – Combinações dos pontos do canal do Fígado e do Pericárdio

Ponto	Combinação	Síndromes	Exemplo
F-1	PC-3	Calor no Sangue	Diarréia com melena
	PC-4	Estagnação do Qi do Fígado e do Coração	Depressão aguda
	PC-9	Calor no Sangue	Eczema vermelho intenso e agudo
F-2	PC-3	Fogo no Fígado e no Estômago	Gastrite
	PC-5	Fogo no Fígado e no Coração	Hipertireoidismo
	PC-7	Calor no Sangue	Acne
	PC-8	Umidade Calor	Infecções fúngicas nas mãos e pés
	PC-9	Fogo no Fígado e no Coração	Hipertensão aguda
F-3	PC-1	Estagnação do Sangue no Fígado e no Coração	*Angina pectoris*
	PC-3	Estagnação do Qi do Coração e do Pulmão	Espasmo do diafragma
	PC-4	Estagnação e Distúrbio do Espírito	Ansiedade e depressão
	PC-5	Vento no Fígado e Fleuma no Coração	Linguagem confusa
	PC-6	Estagnação do Qi do Fígado e do Pulmão	Tosse esporádica e dolorosa
F-5	PC-8	Umidade Calor no Aquecedor Inferior	Icterícia
F-8	PC-5	Umidade Calor no Aquecedor Inferior	Menstruação irregular
F-13	PC-3	Fígado invade o Estômago	Vômito e dor epigástrica
	PC-6	Fígado invade o Baço e o Estômago	Eructação e flatulência
F-14	PC-1	Estagnação de Qi nas mamas	Mastite
	PC-2	Estagnação do Qi do Pulmão	Tosse com sensação de sufocação
	PC-4	Estagnação do Sangue do Coração	Dor na área do coração e no peito
	PC-6	Estagnação do Qi do Coração	Frustração nos relacionamentos
	PC-7	Estagnação do Qi do Fígado	Sensação de plenitude e dor no hipocôndrio

Nota. Estes são apenas alguns exemplos, podendo haver muitas outras combinações.

TABELA 17.8 – Combinações dos pontos do canal do Fígado e canal da Vesícula Biliar

Ponto do Fígado	Ponto da Vesícula Biliar	Síndrome	Exemplo
F-1	VB-1, VB-38, VB-44	Fogo em Fígado–Vesícula Biliar	Conjuntivite
	VB-26, VB-41	Umidade Calor em Fígado–Vesícula Biliar	Vaginite
F-2	VB-20, VB-38	Fogo em Fígado–Vesícula Biliar	Hipertensão
	VB-38	Deficiência do Fogo de Fígado–Vesícula Biliar	Falta de afirmação
F-3	VB-24, VB-34	Estagnação do *Qi* da Vesícula Biliar	Colecistite
	VB-21, VB-34	Estagnação do *Qi* do Fígado	Espasmo muscular
	VB-28, VB-34	Fígado invade os Intestinos	Constipação
	VB-14, VB-20	Hiperatividade do *Yang* do Fígado	Enxaqueca
F-5	VB-26, VB-34	Umidade em Fígado–Vesícula Biliar	Menstruação irregular
F-8	VB-1, VB-37	Deficiência de Sangue do Fígado	Visão turva
F-10–12	VB-26–28	Umidade Calor no Aquecedor Inferior	Inflamação genital
F-13	VB-24, VB-34	Fígado invade o Estômago	Regurgitação ácida
F-14	VB-23, VB-24	Estagnação do *Qi* do Fígado	Dor no hipocôndrio

Vesícula Biliar

■ Canal da Vesícula Biliar

CONEXÕES DO CANAL

TRAJETO PRINCIPAL DO CANAL

O trajeto principal do canal começa em VB-1 no canto externo do olho, cruza o TA-22, na têmpora, ascende até E-8, na fronte, em seguida, desce por trás da orelha, passa pelo pescoço para cruzar ID-17. Do ombro, o canal faz conexão com VG-14, desce pelo ombro, cruza ID-12, indo até a fossa supraclavicular.

Um ramo do trajeto principal começa atrás da aurícula, entra no ouvido no ponto TA-17, emerge da orelha para cruzar ID-19 e E-7 e termina no canto externo do olho. Outro ramo desce do canto externo do olho para cruzar E-5 no queixo, retorna à região do olho e desce pelo pescoço até a fossa supraclavicular. Um trajeto interno originado na fossa supraclavicular desce pelo corpo fazendo conexão com o fígado e com a vesícula biliar, desce até os órgãos genitais, se conecta a B-31–34 e se une com VB-30 no quadril.

O trajeto superficial desce da fossa supraclavicular, passando pelos lados do tórax e do abdome, cruza o canal do Fígado em F-13, continua em direção descendente pela lateral da perna até terminar em VB-44 no quarto dedo do pé. Um ramo sai de VB-41 e se liga com o canal do Fígado em F-1.

TRAJETO DO CANAL DE CONEXÃO

Esse canal se separa do trajeto principal na coxa, cruza a articulação do quadril, entra na região pélvica e converge com o canal Divergente do Fígado. Em seguida, ascende

TABELA 18.1 – Pontos de Cruzamento no canal da Vesícula Biliar

Ponto	Cruzamento
VB-1	TA, ID
VB-3, 4, 6	TA, E
VB-7, 8, 10, 11, 12, 30	B
VB-13–21, VB-35	Vaso de Ligação *Yang*
VB-15	B, Vaso de Ligação *Yang*
VB-26–28	Vaso da Cintura

pelo corpo e se conecta com o fígado e com a vesícula biliar. Ao ascender, cruza o coração e o esôfago, se dispersa na face, faz conexão com o olho e une-se novamente com o trajeto principal no canto externo do olho.

RELAÇÃO DA VESÍCULA BILIAR COM O FÍGADO

Embora os pontos do Fígado e da Vesícula Biliar possam muitas vezes ser usados reciprocamente para problemas um do outro, como F-3 para problemas da vesícula biliar e VB-34 para Hiperatividade do *Yang* do Fígado, os pontos do canal da Vesícula Biliar são, de forma geral, mais indicados para problemas localizados no próprio canal. Por exemplo, VB-21 é específico para o espasmo do trapézio e VB-2 é específico para problemas dos ouvidos. De forma geral, os pontos do canal da Vesícula Biliar tendem a ter um efeito mais direto sobre o *Yang*, promovendo, por exemplo, o afundamento da Hiperatividade do *Yang* na cabeça, enquanto os pontos do Fígado também são capazes de produzir o efeito de controlar o *Yang*, pela nutrição do *Yin*. É comum, caso os pontos da Vesícula Biliar sejam utilizados, acrescentar-se BP-6, R-6 ou pontos do Fígado para propiciar ao tratamento melhor equilíbrio *Yin-Yang*.

RELAÇÃO *YANG* MENOR

Os canais da Vesícula Biliar e do Triplo Aquecedor formam o par chamado *Yang* Menor das Seis Divisões, o qual controla o lado da cabeça, do corpo e das pernas. O par *Yang* Menor pode ser equilibrado por pares de pontos como VB-41 + TA-5, ou VB-34 + TA-6, para tratar padrões que envolvem simultaneamente diferentes áreas dos lados do corpo. A combinação VB-41 + TA-5 pode ser usada para um quadro misto de otite média e erupção com prurido nos lados das pernas decorrentes de Umidade Calor, ou VB-34 + TA-6 pode ser usada para um quadro misto de dores de cabeça laterais e síndrome do colo irritável, decorrente da Estagnação do *Qi* do Fígado + Hiperatividade do *Yang* do Fígado. Outra combinação é TA-3 + VB-44 para conjuntivite decorrente de Fogo em Fígado–Vesícula Biliar. Essa combinação deve ser equilibrada com R-6 para nutrir o *Yin*.

Pode-se usar cadeias de pontos nos dois canais do *Yang* Menor se houver uma variedade de sintomas em áreas diferentes. Por exemplo, TA-3, TA-5, TA-17 + VB-1, VB-2, VB-26, VB-41, para Umidade Calor em Fígado–Vesícula Biliar, com inflamação nos olhos e ouvidos e irritação genital com corrimento. É particularmente importante, ao usar cadeias de pontos dos pares de canais *Yang* das Seis Divisões, equilibrar o *Yin* e o *Yang*, acrescentando pontos *Yin*, como F-5 e VC-3 na ocasião.

Em alguns casos, pontos no par *Yang* Menor podem ser combinados com pontos no par *Yin* Terminal: depressão com dor no peito e náusea decorrentes da Estagnação do *Qi* do Fígado.

FUNÇÕES DOS PONTOS DO CANAL DA VESÍCULA BILIAR

TRATAR PROBLEMAS DO CANAL

Uma das principais aplicações para os pontos do canal da Vesícula Biliar é tratar problemas ao longo do curso do canal. Pontos do canal da Vesícula Biliar locais e distais podem ser combinados com pontos locais e distais do Triplo Aquecedor, como já mencionado anteriormente. Os pontos a serem utilizados podem ser aqueles nos quais o canal da Vesícula Biliar cruza com outros canais. Por exemplo:

VB-13 + E-8	dores de cabeça laterais e superiores
VB-20 + VG-14	problemas do pescoço
VB-21 + ID-12	problemas do ombro
VB-24 + F-13	problemas das costelas
VB-30 + B-32	dor ciática

MOVER A ESTAGNAÇÃO DO QI DO FÍGADO

F-1, F-3, F-14, VC-6 e PC-6 são melhores que a maior parte dos pontos do canal da Vesícula Biliar para mover a Estagnação generalizada do *Qi* do Fígado. Os pontos da Vesícula Biliar são melhores para mover a Estagnação do *Qi* nos músculos: VB-21 e VB-34, ou em áreas específicas, como VB-24, no hipocôndrio, ou VB-28 no colo.

A ação geral dos pontos do Fígado e o efeito mais localizado dos pontos da Vesícula Biliar podem ser combinados: F-1 pode ser combinado com VB-27 para dor abdominal unilateral, ou F-3 pode ser combinado com VB-25 para dor na região lombar e lateral.

TA-6 pode ser combinado com VB-34 para a Estagnação generalizada do *Qi* do Fígado: constipação ou dor no peito e nos lados.

ACALMAR A HIPERATIVIDADE DO YANG DO FÍGADO

A principal consideração a ser feita é definir a causa de base da Hiperatividade do *Yang*. Por exemplo, se a Hiperatividade se originar da Deficiência do *Qi* do Rim, então, não apenas a Deficiência do Rim pode ser tratada com acupuntura, mas se deve mostrar ao paciente como as mudanças no estilo de vida são capazes de reduzir o consumo do *Qi* do Rim e como aumentar as energias do centro *Dan Tian* com o *Qi Gong* e a meditação.

ELIMINAR A UMIDADE CALOR EM FÍGADO–VESÍCULA BILIAR

As combinações de Umidade Calor são discutidas anteriormente na seção sobre a relação *Yang* Menor. É importante estabelecer as origens da Umidade Calor. Por exemplo, se um ressentimento crônico e a mortificação com sentimentos de amargura e ódio estiverem contribuindo com a Umidade Calor, então se pode usar técnicas de aconselhamento e visualização para ajudar a dissipar esse aspecto da personalidade. De outra forma, só a acupuntura não é suficiente, de forma geral.

FORTALECER O QI DA VESÍCULA BILIAR

Os pontos Fonte VB-40 e TA-4 podem ser combinados com VC-4 e R-3, para fortalecer o *Qi* da Vesícula Biliar e do Rim, para ajudar a pessoa a encontrar a força interior e a segurança dentro de si mesma, assim, tratar a indecisão, a falta de confiança e a incerteza sobre si mesma. Esse tratamento pode ser alternado com B-19, B-23, B-48 e B-52.

SÍNDROMES DA VESÍCULA BILIAR

As síndromes da Vesícula Biliar estão incluídas na Tabela 17.2, junto com as Síndromes do Fígado.

■ Pontos do canal da Vesícula Biliar

VB-1 *tóng zǐ liáo*

Ponto de Cruzamento com os canais do Intestino Delgado e do Triplo Aquecedor.

Geral

As duas principais indicações de VB-1 são os problemas oculares e as dores de cabeça laterais.

Problemas oculares

VB-1 pode ser usado para todos os problemas dos olhos, mas, especialmente, aqueles com envolvimento de Fígado, Vesícula Biliar e Triplo Aquecedor (ver Tabela 18.2).

Dores de cabeça laterais

VB-1 pode ser utilizado para dores de cabeça laterais e enxaquecas associadas com Fogo no Fígado e Hiperatividade do *Yang* do Fígado (ver Tabela 18.3).

TABELA 18.2 – VB-1 e distúrbios dos olhos

Síndromes	Exemplo	Combinação
Vento Calor	Conjuntivite	VB-1, B-2 **H**; VB-43, TA-3 **Disp**
Fogo em Fígado–Vesícula Biliar	Olhos vermelhos e doloridos	VB-1, B-2 **H**; VB-38, F-2 **Disp** ou VB-1, B-2 **H**; VB-41, TA-3 **Disp**
Hiperatividade do *Yang* do Fígado	Fotofobia	VB-1, VB-14 **H**; VB-34, F-3 **Disp**
Deficiência do *Yin* do Rim e do Fígado	Olhos secos com prurido	VB-1, B-2 **H**; F-2 **Disp**; BP-6, R-6 **Ton**
Deficiência do *Jing* do Rim	Estágio inicial da catarata	VB-1, VB-20, B-2, B-62, R-6 **Ton**
Deficiência do Sangue do Fígado	Visão turva	VB-1, B-2 **H**; F-3, F-8, VB-37, E-36 **Ton**

Disp = Método de Dispersão; **Ton** = Método de Tonificação; **H** = Método de Harmonização.

TABELA 18.3 – VB-1 e dores de cabeça

Síndromes	Exemplo	Combinação
Fogo em Fígado–Vesícula Biliar	Enxaqueca e hipertensão	VB-1, *tài yáng* **H**; R-1, F-2, PC-8 **Disp**
Fogo no Fígado e Deficiência do *Yin* do Rim	Dor de cabeça lateral	VB-1, VB-14 **H**; F-2, VB-38, TA-5 **Disp**; BP-6, R-6 **Ton**
Hiperatividade do *Yang* do Fígado e Deficiência do *Qi* do Rim	Dor de cabeça e vista cansada	VB-1, VB-20, TA-23 **H**; VB-34, F-3, TA-3 **Disp**; R-3 **Ton**
Hiperatividade do *Yang* do Fígado e Deficiência do *Qi* do Baço	Dor de cabeça e hipoglicemia	VB-1, VB-20 **H**; VB-34, F-3 **Disp**; IG-4, E-36 **Ton**

Disp = Método de Dispersão; **Ton** = Método de Tonificação; **H** = Método de Harmonização.

Síndromes

Problemas oculares
Dores de cabeça

Problemas oculares

Pulso. Variado.

Indicações. Conjuntivite, estágio inicial de catarata ou de glaucoma, fotofobia, visão turva.

Exemplo. Vista cansada, dor de cabeça e tensão muscular.

Combinação. VB-1, VB-14, B-2 **H**; VB-21, VB-34, F-3, C-7 **Disp**; BP-6 **Ton**.

Dores de cabeça

Pulso. Em corda, talvez rápido e superficial, fino ou cheio.

Indicações. Dores de cabeça laterais e enxaquecas.

Exemplo. Dor de cabeça e irritabilidade no período pré-menstrual.

Combinação. VB-1, VB-41, *tài yáng*, TA-5 H; VC-4 Ton.

VB-2 *tīng huì*

Geral

A principal indicação de VB-2 é tratar todos os distúrbios dos ouvidos. Além disso, pode tratar problemas faciais localizados, por exemplo, dor de dente, paralisia facial ou dor de cabeça, independentemente de serem decorrentes de Vento Frio, Vento Calor ou outros fatores.

Problemas auditivos

VB-2 pode ser usado para tratar todos os problemas relacionados aos ouvidos, embora talvez não seja tão eficaz quanto TA-17, com o qual é combinado muitas vezes (ver Tabela 18.4).

Síndromes

Problemas auditivos
Problemas faciais

Problemas auditivos

Pulso. Variado.

Indicações. Surdez, zumbidos nos ouvidos, otite média.

Exemplo. Zumbidos nos ouvidos que pioram com cansaço.

Combinação. VB-2, TA-17, ID-3, VG-20 H; B-62, R-6 Ton.

TABELA 18.4 – VB-2 e distúrbios óticos

Síndromes	Exemplo	Combinação
Vento Frio	Dor de ouvido	VB-2, VB-20 H; TA-5, IG-4 Disp
Vento Calor	Inflamação do ouvido e dor de garganta	VB-2, ID-17 H; TA-5, ID-2 Disp
Umidade Calor em Fígado–Vesícula Biliar	Otite média	VB-2, TA-17 H; VB-34, F-5, TA-3 Disp
Hiperatividade do *Yang* do Fígado e Deficiência do *Qi* do Rim	Zumbidos nos ouvidos	VB-2, VB-20, TA-17, VG-20 H; F-3, VB-34 Disp; R-3, VC-4 Ton

Disp = Método de Dispersão; **Ton** = Método de Tonificação; **H** = Método de Harmonização.

Problemas faciais

Pulso. Variado.

Indicações. Hemiplegia, paralisia facial, artrite têmporo-mandibular, dor de dente, caxumba.

Exemplo. Dor facial lateral e dor de cabeça lateral.

Combinação. VB-1, VB-2, VB-43, ID-2, ID-17, ID-18, IG-4 H.

VB-5–VB-12

Os pontos VB-5–VB-12 podem ser usados para enxaqueca, zumbidos nos ouvidos, surdez e epilepsia, quando decorrentes do Fogo *Yang* e Vento do Fígado. Por exemplo, VB-7 ou VB-8 podem ser usados para dor no pescoço, enxaqueca ou vômitos causados por álcool. VB-5, VB-6 e VB-9 podem também ser usados para distúrbio do movimento e da fala originados na parte central do sistema nervoso. VB-5 e VB-6 estão localizados próximos à área motora e VB-8 e VB-9, próximos à área lateral da linguagem da acupuntura do couro cabeludo.

VB-6 e VB-9 podem ser usados para acalmar a mente nos distúrbios mentais graves, amiúde combinados entre si e com VB-34. VB-12 também é capaz de acalmar a mente para tratar mania e insônia, mas, além disso, é capaz de tratar problemas relacionados com os ouvidos, pescoço e cabeça decorrentes de Vento Frio ou Calor.

VB-13 *běn shén*

Ponto do Vaso de Ligação *Yang*.

Geral

VB-13 é um ponto importante para distúrbios psicológicos e pode ser combinado com uma variedade de pontos dependendo do padrão da desarmonia (ver Tabela 18.5). VB-13 também é capaz de acalmar o Vento Interior para tratar epilepsia e hemiplegia e acalmar a Hiperatividade do *Yang* do Fígado para tratar dor de cabeça ou vertigem.

Síndromes: problemas psicológicos

Pulso. Talvez em corda, vazio ou cheio, áspero, variável, irregular ou disperso.

Indicações. Esquizofrenia, alucinações, mania, confusão, ciúme, desconfiança, medo.

Exemplo. Pensamentos obsessivos e repetitivos e preocupação.

Combinação. VB-13, E-40, E-45, BP-1, *yìn táng*, IG-4 Disp.

TABELA 18.5 – VB-13 e distúrbios psicológicos

Síndromes	Exemplo	Combinação
Fogo no Coração e na Vesícula Biliar	Esquizofrenia	VB-13, VB-38, E-40, C-5 Disp
Hiperatividade do *Yang* do Fígado e Fogo no Coração	Alucinações e insanidade	VB-13, VB-40, VG-24, PC-5 Disp
Hiperatividade do *Yang* do Fígado	Confusão e raiva	VB-13, VB-34, VG-20, IG-4 Disp
Hiperatividade do *Yang* do Fígado e Deficiência do *Qi* do Baço	Extrema preocupação e confusão	VB-13, VB-34, E-36, BP-6, *yìn táng* H
Deficiência do *Qi* do Rim	Medo e desconfiança	VB-13, VB-40, ID-3, B-62 H

Disp = Método de Dispersão; **H** = Método de Harmonização.

VB-14 *yáng bái*

Ponto de Cruzamento com os canais do Estômago e Vaso de Ligação *Yang*.

Geral

VB-14 tem três indicações principais: problemas dos olhos, dores de cabeça frontais decorrentes do *Yang* do Fígado e problemas faciais decorrentes de Vento Frio.

Síndromes

Problemas oculares
Dores de cabeça frontais
Paralisia facial

Problemas oculares

Pulso. Talvez em corda, rápido e superficial, fino ou áspero.

Indicações. Lacrimejamento, espasmos palpebrais, ptose palpebral, dor no canto externo do olho.

Exemplo. Fotofobia e vista cansada.

Combinação. VB-14, VB-20, VB-37, F-3, IG-4, *tài yáng* H.

Dores de cabeça frontais

Pulso. Em corda, talvez fino, vazio, áspero, variável ou rápido.

Indicações. Dor de cabeça frontal, dor supra-orbital, dor ocular, dor no canto externo do olho, vertigem.

Exemplo. Dor de cabeça frontal e dor nos seios da face.

Combinação. VB-14, VB-20, B-2, IG-4, E-2, E-40 H.

Paralisia facial

Pulso. Superficial e apertado, talvez vazio ou lento.

Indicações. Paralisia facial.

Exemplo. Paralisia facial com dificuldade para franzir a testa e levantar as sobrancelhas.

Combinação. VB-14, B-2, TA-23, IG-4 H.

VB-20 *fèng chí*

Ponto de Encontro com os canais do Triplo Aquecedor e Vaso de Ligação *Yang*.

Geral

VB-20 é um dos principais pontos de acupuntura do corpo. É específico para problemas oculares, dos ouvidos e dos seios da face; para dor e rigidez do ombro e do pescoço, para dores musculares generalizadas e para dores de cabeça occipitais.

VB-20 é capaz de dispersar o Vento Frio ou o Vento Calor para tratar resfriados ou gripes, é capaz de acalmar o Vento Interior para tratar vertigem, ataques apopléticos e hemiplegia. Pode ser usado para fortalecer o cérebro para tratar memória fraca e falta de concentração, é capaz de eliminar o Fogo e o *Yang* do Fígado para tratar da hipertensão, hipertireoidismo, raiva e hiperatividade estressante.

Síndromes

Problemas oculares
Problemas auditivos
Problemas dos seios da face
Vento Frio e Vento Calor
Problemas na cabeça, no pescoço e no ombro
Fogo no Fígado e Hiperatividade do *Yang* do Fígado
Vento no Fígado
Problemas mentais

Problemas oculares

Pulso. Vários.

Indicações. Cegueira de determinadas cores, cegueira súbita, estágio inicial de catarata e de glaucoma, conjuntivite.

Exemplo. Visão turva, cansaço, fraqueza muscular.

Combinação. VB-1, VB-20, VB-37, F-3, *yìn táng*, E-36, BP-6 **Ton**.

Problemas auditivos

Pulso. Vários, talvez em corda.

Indicações. Aura em forma de vertigem, surdez, zumbidos nos ouvidos, dor de ouvido.

Exemplo. Surdez catarral.
Combinação. VB-2, VB-20, TA-3, TA-17, ID-17, E-40 **H**.

Problemas dos seios da face

Pulso. Escorregadio, talvez em corda.
Indicações. Congestão e dor nos seios da face, surdez catarral, dor de cabeça frontal, sensação de peso na cabeça.
Exemplo. Sinusite aguda com elevação da temperatura.
Combinação. VB-20, E-3, E-44, E-45, IG-1, IG-4, IG-20 **Disp**.

Vento Frio e Vento Calor

Pulso. Superficial e apertado ou rápido.
Indicações. Dor no corpo generalizada, dor no ombro e no pescoço, dor de cabeça occipital, resfriado comum.
Exemplo. Gripe com calafrios e tosse.
Combinação. VB-20, P-7, IG-4 **Disp**; B-11, B-13 **Disp M**.

Problemas na cabeça, no pescoço e nos ombros

Pulso. Em corda, talvez vazio, fino, áspero.
Indicações. Traumatismo no pescoço, torcicolo, artrite no pescoço e nos ombros.
Exemplo. Depressão, tensão com torcicolo e rigidez nos ombros.
Combinação. VB-20, VB-21, VB-34, B-10, B-11, B-62, ID-3 **H**.

Fogo no Fígado e Hiperatividade do Yang do Fígado

Pulso. Em corda, talvez rápido, fino ou cheio.
Indicações. Hipertensão, dor de cabeça, hipertireoidismo, vertigem, zumbidos nos ouvidos, surdez.
Exemplo. Hipertensão com comportamento estressante e abrasivo.
Combinação. VB-20, VB-34, VG-20, *tài yáng*, F-2, PC-8 **Disp**; F-8, BP-6 **Ton**.

Vento no Fígado

Pulso. Em corda, talvez áspero, fino ou cheio, rápido.
Indicações. Espasmo muscular, tremores musculares, vertigem, convulsões, confusão mental, epilepsia, hemiplegia.
Exemplo. Miniataques com tonteira, confusão mental e hemiplegia temporária.
Combinação. VB-20, VG-20, F-3, R-1, E-40, PC-5 **Disp**; BP-6, R-3 **Ton M**.

Problemas mentais

Pulso. Vazio, fino, áspero, talvez profundo ou lento.
Indicações. Memória fraca, perda da concentração, fadiga mental.
Exemplo. Confusão mental e anuviamento mental nos idosos.
Combinação. VB-20, VB-39, VG-16, VG-20, B-62, R-6, ID-3 **Ton**.

VB-21 *jiān jǐng*

Ponto de Encontro com os canais do Triplo Aquecedor e Vaso de Ligação *Yang*.

Geral

A principal função de VB-21 é aliviar a tensão nos músculos de forma geral e nos músculos dos ombros e pescoço em particular.

VB-21 e VB-20

VB-21 pode ser usado como VB-20 para aliviar a hipertensão decorrente da Hiperatividade do *Yang* do Fígado com Estagnação do *Qi* do Fígado ou com Fogo no Fígado; de fato, VB-20 e VB-21 são usados juntos. VB-20 é normalmente mais eficaz para esse propósito, mas, naqueles pacientes que tiveram agravação da dor de cabeça ou que desmaiaram, depois do uso de VB-20, pode ser preferível usar VB-21. Entretanto, deve-se observar que alguns autores recomendam cautela ao usar VB-21 em grávidas ou em pacientes com problemas cardíacos.

VB-21 na ginecologia e na obstetrícia

VB-21 pode ser usado para hemorragia uterina anormal, parto difícil, retenção de placenta, hemorragia pós-parto e sensação de frio depois do parto. Também trata a lactação insuficiente e mastite.

Síndromes

Tensão muscular
Hiperatividade do *Yang* do Fígado
Problemas ginecológicos e obstétricos

Tensão muscular

Pulso. Em corda, talvez vazio, fino, áspero ou cheio.

Indicações. Tensão muscular generalizada, espasmo muscular nos ombros e no pescoço, torcicolo.

Exemplo. Sensação de rigidez e entorpecimento que se irradia para baixo em direção ao lado esquerdo do corpo e que piora com tensão.

Combinação. VB-21, VB-30, VB-34, VB-41, TA-5 **Disp** do lado esquerdo; BP-6 **Ton** do lado direito.

Hiperatividade do Yang do Fígado

Pulso. Em corda, talvez vazio, fino ou rápido.

Indicações. Hipertensão, dor de cabeça, hemiplegia.

Exemplo. Raiva reprimida com dores nos ombros e ranger dos dentes à noite.

Combinação. VB-21, VB-38, F-2, B-47, P-7 **Disp**.

Problemas ginecológicos e obstétricos

Pulso. Em corda, talvez áspero.

Indicações. Parto difícil, retenção da placenta, hemorragia pós-parto.

Exemplo. Lactação insuficiente.

Combinação. VB-21, VC-17, E-18, ID-1 **H**.

VB-24 rì yuè

Ponto de Alarme da Vesícula Biliar.

Geral

VB-24 tem duas funções principais: eliminar a Umidade Calor em Fígado–Vesícula Biliar e mover a Estagnação do Qi do Fígado, incluindo Invasão do Estômago pelo Fígado, com sinais como úlceras gástricas e duodenais, eructação e vômito. VB-24 também é um ponto indicado para expelir cálculos biliares.

Síndromes

Umidade Calor em Fígado–Vesícula Biliar
Estagnação do Qi do Fígado
Fígado invade o Estômago

Umidade Calor em Fígado–Vesícula Biliar

Pulso. Em corda, escorregadio e rápido, talvez fino ou com fluxo abundante.

Indicações. Colecistite, colelitíase, hepatite.

Exemplo. Colecistite aguda.

Combinação. VB-24, *dǎn náng*, F-13, PC-6 **Disp**.

Estagnação do Qi do Fígado

Pulso. Retardado ou em corda.

Indicações. Dificuldade para falar, suspiros freqüentes, dor intercostal, espasmo do diafragma.

Exemplo. Depressão e recolhimento com cansaço e sensação de peso no peito.

Combinação. VB-24, VB-34, F-3, F-14, PC-6, P-7 **Disp**.

Fígado invade o Estômago

Pulso. Em corda, talvez escorregadio, fino ou com fluxo abundante.

Indicações. Náusea, vômito, eructação, soluços, gastrite.

Exemplo. Ulceração gástrica com excesso de trabalho estressante.

Combinação. VB-24, VB-34, E-21, E-44, VC-12, PC-3 **Disp**.

VB-25 jīng mén

Ponto de Alarme dos Rins.

Geral

A função mais importante de VB-25 é ser capaz de mover a Estagnação do Qi na área ao seu redor, que possui três aspectos principais como mostra a Tabela 18.6. Se usado com Método de Tonificação e Moxa, em combinação com B-23 e R-7, por exemplo, é capaz de tonificar o Qi e o Yang do Rim, para tratar o Frio e a Umidade na região lombar ou no sistema urinário.

Síndrome: Estagnação do Qi

Pulso. Em corda, talvez vazio, fino, áspero ou profundo.

Indicações. Dor e distensão no baixo abdome, dor intercostal, nefrite.

Exemplo. Dor ao redor da área do Rim e nos hipocôndrios com exaustão e irritabilidade.

Combinação. VB-24, VB-25, VB-34 **Disp**; B-22, B-23 **H M**; R-3 **Ton M**.

TABELA 18.6 – Três funções de VB-25 para mover a Estagnação do Qi

Exemplo	Combinação
Estagnação do Qi Intestinal	Dor no baixo abdome, borborigmos, diarréia VB-25 + VB-27, BP-15
Estagnação do Qi do Fígado–Vesícula Biliar	Dispnéia, dor intercostal ou no hipocôndrio VB-25 + VB-24, F-13
Estagnação do Qi do Rim	Disúria, nefrite, dor lombar, cálculos no trato urinário superior VB-25 + B-23, B-52 ou VB-25 + E-28, VC-4

VB-26 *dài mài*

Ponto de Cruzamento com o Vaso da Cintura.

Geral

VB-26 regula o Vaso da Cintura e tem três funções principais: move a Estagnação do *Qi* e do Sangue no útero para regular a menstruação; transforma a Umidade Calor em Fígado–Vesícula Biliar no Aquecedor Inferior; e regula a Estagnação dos canais da perna para mover a Estagnação do *Qi* na parte inferior do corpo.

Síndromes: desarmonias no Vaso da Cintura

Pulso. Em corda, talvez escorregadio e rápido ou lento.

Indicações. Endometriose, menstruação irregular, prolapso vaginal, hérnia, pernas e pés frios.

Exemplo. Dismenorréia com dor lombar.

Combinação. VB-25, VB-26, VB-41, VC-6, BP-6, IG-4 H.

TABELA 18.7 – Três funções de VB-26

Síndromes	Exemplo	Combinação
Estagnação do Qi e do Sangue no útero	Menstruação irregular, dismenorréia	VB-26 + VB-41, BP-6, VC-6
Umidade Calor no Aquecedor Inferior	Leucorréia, cistite, diarréia	VB-26 + VB-27, VB-41, F-5, VC-6
Estagnação do Qi na parte inferior do corpo	Sensação de frio ou dor no baixo abdome, região lombar, quadril ou pernas	VB-26 + VB-28, VB-41, BP-4, E-30, VC-6

VB-27 e VB-28 *wǔ shā* e *wéi dào*

Pontos de Cruzamento com o Vaso da Cintura.

Geral

Esses pontos têm funções semelhantes às de VB-26, mas seus efeitos são mais locais. À semelhança de VB-26, como pontos no Vaso da Cintura, são capazes de regular a menstruação e eliminar a Umidade Calor no Aquecedor Inferior. Entretanto, VB-26 é melhor para problemas do quadril e da perna, enquanto VB-27 e VB-28 são melhores para prolapso útero-vaginal ou hérnia. Esses dois pontos são especialmente úteis quando houver dor ou desconforto de origem desconhecida do lado direito ou esquerdo do baixo abdome em pacientes do tipo Madeira, com história de dor de localização variada dos lados do corpo. Podem ser combinados com VB-21, VB-25, VB-41 e TA-5 ou TA-6.

VB-30 *huán tiào*

Ponto de Cruzamento com o canal da Bexiga.

Geral

A principal indicação de VB-30 é para problemas do quadril e da perna, especialmente dor ciática. Que pode envolver a pressão e a inflamação do nervo ciático ou dos nervos espinais que levam a esta dor. Pode haver dor unilateral na região lombar, no quadril e na nádega, com irradiação para os canais da Vesícula Biliar e/ou da Bexiga na perna e, às vezes, irradiação para a virilha e parte anterior da coxa. VB-30 pode também ser usado para artrite do quadril, para atrofia dos músculos do quadril e da perna e para hemiplegia. O principal efeito de VB-30 é mover a Estagnação do *Qi* e do Sangue nos canais da Vesícula Biliar e da Bexiga e, em segundo lugar, remover o Vento Exterior, Frio e Umidade e drenar a Umidade Calor e tonificar o *Qi* e o Sangue.

Combinando pontos com VB-30

Os pontos podem ser combinados com VB-30 de acordo com a localização da dor e de acordo com as síndromes da medicina chinesa envolvidas. Se não houver sensação pela inserção da agulha com VB-30, o ponto pode ser substituído por *zuǒ gǔ*. Se a sensação pela inserção da agulha chegar até o pé, então não há necessidade de outra agulha ou talvez seja necessário apenas outra agulha no local principal da dor na perna. Quanto maior a distância na perna alcançada pela sensação da inserção da agulha a partir de VB-30, menos pontos precisam ser usados.

VB-30 e erupções cutâneas

VB-30 e VB-31 podem ser usados para erupções cutâneas na parte inferior do corpo por Vento Calor, podem

TABELA 18.8 – Combinações com VB-30 para problemas associados com dor ciática

Problema associado com a ciática	Combinação com VB-30
Envolvimento de nervo espinal	Pontos *jiā jǐ* no lado e próximos da vértebra afetada
Deficiência do *Qi* do Rim	B-23, R-3 **Ton**
Deficiência do *Yang* do Rim com invasão de Frio e Umidade	VG-4, B-23, B-60 **Ton M**
Umidade Calor em Fígado–Vesícula Biliar	VB-41 **Disp**
Deficiência do *Qi* no canal da Vesícula Biliar	VB-40 **Ton**
Hiperatividade do *Yang* do Fígado e tensão muscular	VB-21, VB-34 **Disp**
Estagnação do *Qi* com espasmo muscular na parte superior do quadril e na parte lateral da coxa	VB-29, VB-31 **Disp M**
Dor e espasmo na parte lateral do joelho e da panturrilha	VB-33, VB-39 **Disp**
Dor ao longo do canal da Bexiga, da nádega até o tornozelo	VB-54, B-36, B-37, B-40, B-57, B-59 **Disp**
Dor no sacro	B-31–33 **Disp**
Dor com irradiação para virilha e parte frontal da coxa no canal do Estômago	E-30, E-31, E-41 **Disp**
Deficiência do *Qi* e do Sangue	E-36 **Ton M**

Disp = Método de Dispersão; **Ton** = Método de Tonificação; **M** = Moxa.

ser combinados com VB-20, se as erupções também estiverem situadas na parte superior do corpo. Se houver envolvimento de Umidade Calor, então VB-30 e VB-31 podem ser combinados com VB-41 e TA-5.

Síndromes: problemas no quadril e na perna

Pulso. Em corda, talvez vazio, fino ou áspero, talvez lento e profundo ou superficial e rápido.

Indicações. Artrite na articulação do quadril, dor ciática, hemiplegia, atrofia dos músculos da perna.

Exemplo. Problemas do disco da quinta vértebra lombar do lado direito com dor que desce ao longo dos canais da Bexiga e Vesícula Biliar na perna direita.

Combinação. VB-30, VB-34, VB-40, B-36, B-40, B-64, *jiā jǐ* quinta lombar, H; no lado direito.

VB-31 *fēng shì*

Geral

Esse ponto pode ser usado para problemas do quadril e da perna, normalmente em combinação com VB-30 e pontos distais do canal da Vesícula Biliar. Pode também ser usado para erupções cutâneas decorrentes de Vento Calor e Umidade Calor, como mencionado anteriormente.

VB-33 *xi yáng guān*

Geral

Este é um ponto importante para todos os problemas do joelho envolvendo o canal da Vesícula Biliar, independentemente de serem decorrentes da Estagnação do *Qi* e de Sangue após traumatismo, Umidade Calor nas artrites ou Invasão de Vento, Frio e Umidade associados com Deficiência do *Qi* no canal da Vesícula Biliar. Pode ser combinado com pontos locais e distais do canal da Vesícula Biliar ou pontos locais do joelho localizados em outros canais.

VB-34 *yáng líng quán*

Ponto Mar, ponto Terra, ponto de Influência para os tendões.

Geral

VB-34 é um dos pontos mais usados do corpo e tem as seguintes funções principais:

regula os músculos e tendões
regula o canal da Vesícula Biliar
move a Estagnação do *Qi* do Fígado e da Vesícula Biliar
acalma a Hiperatividade do *Yang* do Fígado
acalma o Vento no Fígado
regula a mente e as emoções
elimina a Umidade Calor em Fígado–Vesícula Biliar
regula os Intestinos

Regula os músculos e tendões

Juntamente com VB-40, o ponto Fonte, VB-34, o ponto de Influência para os tendões, tem um efeito tonificante sobre o canal e o órgão da Vesícula Biliar e sobre os músculos e tendões. Pode, portanto, ser usado para fortalecer ou tonificar músculos fracos e também para relaxar espasmos musculares decorrentes da Estagnação do *Qi* do Fígado, da Hiperatividade do *Yang* do Fígado ou de Vento no Fígado. VB-34, com sua ação principal sobre os músculos da parte inferior do corpo, pode ser combinado com VB-21, que tem sua principal ação sobre a parte superior do corpo.

Regula o canal da Vesícula Biliar

Embora VB-34 seja capaz de regular todo o canal da Vesícula Biliar, podendo ser usado especialmente para dor de cabeça decorrente da Hiperatividade do *Yang* do Fígado, sua maior ação ocorre no hipocôndrio, nos quadris, nas pernas e nos joelhos.

Move a Estagnação do Qi do Fígado e da Vesícula Biliar

Enquanto F-3 pode mover a Estagnação do *Qi* do Fígado em qualquer parte do corpo, VB-34 é mais eficaz para tratar os efeitos da Estagnação do *Qi* do Fígado na Vesícula Biliar e no Estômago.

Acalma a Hiperatividade do Yang do Fígado

VB-34 e F-3 são os dois pontos na parte inferior do corpo mais usados para acalmar a Hiperatividade do *Yang* do Fígado. Podem ser combinados juntos e os pontos VB-20 e VG-20 acrescentados à combinação.

Polaridade nas combinações. A vantagem de F-3 e de VB-34 sobre VG-20 e VB-20 é os pontos da perna estarem na extremidade oposta do corpo em relação à cabeça, o local principal do distúrbio, esses pontos são mais eficazes para afundar o *Yang* em Hiperatividade. Se apenas os pontos da cabeça fossem usados, poderiam não ser tão eficazes, ou até poderiam agravar o movimento perturbado do *Qi*.

Origens da Hiperatividade do Yang do Fígado. Pontos diferentes podem ser combinados com VB-34, dependendo da origem da Hiperatividade do *Yang*:

Hiperatividade do *Yang* do Fígado e Deficiência do *Yin* do Rim	VB-34 + VB-38 **Disp** BP-6, R-6 **Ton**
Hiperatividade do *Yang* do Fígado e Deficiência do *Qi* do Rim	VB-34 + VB-40 **H** R-3 **Ton**
Hiperatividade do *Yang* do Fígado e Deficiência do *Qi* do Baço	VB-34 + VB-20 **Disp** BP-3, VC-12 **Ton**
Hiperatividade do *Yang* do Fígado e Estagnação do *Qi* do Fígado	VB-34 + F-3, VG-20 **H** ou **Disp**

Acalma o Vento do Fígado

Embora VB-34 não seja o principal ponto para controlar o Fogo em Fígado–Vesícula Biliar, é capaz de acalmar o Vento no Fígado associado com Fogo do Fígado, Hiperatividade do *Yang* do Fígado ou Deficiência do Sangue do Fígado e, assim, tratar convulsões, vertigem, espasmos e tremores musculares. Pode ser combinado da seguinte maneira:

Vento do Fígado associado com Fogo no Fígado	VB-34 + R-1, F-2 **Disp**; *tài yáng* **S**
Vento no Fígado associado com *Yang* do Fígado	VB-34 + VB-20, VG-20, F-3 **Disp**; R-3 **Ton**
Vento do Fígado associado com Deficiência do Sangue do Fígado	VB-34 + VG-20 **Disp**; E-36, BP-6, IG-4 **Ton**

Regula a mente e as emoções

VB-34 não tem o efeito forte de F-3 para tratar a dor de forma geral ou a tensão nervosa, mas pode ser usado para os efeitos de síndromes específicas do Fígado e Vesícula Biliar na mente e emoções, como ilustra a Figura 18.1.

Elimina a Umidade Calor em Fígado–Vesícula Biliar

Isso se refere especialmente à Umidade Calor no Aquecedor Médio, com sintomas do Estômago e da Vesícula Biliar.

Regula os Intestinos

VB-34 é um ponto empírico para constipação crônica.

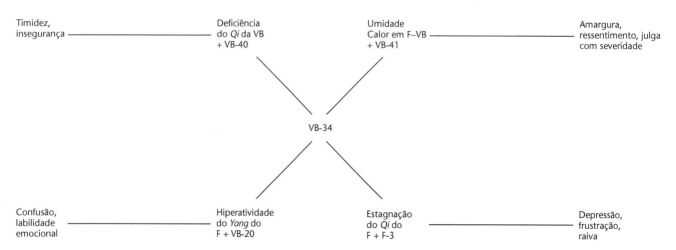

Figura 18.1 – VB-34 e distúrbios psicológicos.

Síndromes

Problemas musculares e nos tendões
Problemas no canal da Vesícula Biliar
Estagnação do *Qi* em Fígado–Vesícula Biliar
Hiperatividade do *Yang* e Vento no Fígado
Problemas psicológicos
Umidade Calor em Fígado–Vesícula Biliar
Constipação

Problemas musculares e nos tendões

Combinação. VB-21, VB-34, F-3, PC-6 **Disp**; BP-6 **Ton**.

Problemas no canal da Vesícula Biliar

Pulso. Em corda, talvez vazio, fino, áspero ou cheio.
Indicações. Hemiplegia, dor ciática, rigidez ou fraqueza do quadril ou da lateral da coxa, do joelho ou da panturrilha.
Exemplo. Dor no hipocôndrio e espasmo na panturrilha.
Combinação. VB-24, VB-34, B-58, BP-6 **Disp**.

Estagnação do Qi em Fígado–Vesícula Biliar

Pulso. Em corda, talvez vazio ou cheio, talvez escorregadio.
Indicações. Dor intercostal, dor no hipocôndrio, dor de cabeça, sensação de opressão no peito.
Exemplo. Depressão e frustração com muitos suspiros, cansaço aparente e rigidez muscular.
Combinação. VB-21, VB-24, VB-34, TA-6, F-3 **H**.

Hiperatividade do Yang e Vento do Fígado

Pulso. Em corda, talvez vazio, fino áspero ou cheio, talvez rápido.
Indicações. Hipertensão, hemiplegia, dor de cabeça, zumbidos nos ouvidos, surdez, tremores musculares.
Exemplo. Vertigem com frustração e raiva reprimida.
Combinação. VB-34, VB-43, F-3 **Disp**; R-6, R-10 **Ton**.

Problemas psicológicos

Pulso. Retardado ou em corda, talvez lento ou rápido, talvez vazio, fino, áspero ou cheio.
Indicações. Incerteza sobre si mesmo, falta de afirmação, indecisão, confusão mental, alterações do humor, irritabilidade.
Exemplo. Esquecimento, desorientação, medo e indecisão.
Combinação. VB-13, VB-34, R-3, C-3 **H**.

Umidade Calor em Fígado–Vesícula Biliar

Pulso. Em corda, talvez escorregadio e rápido, talvez fino ou com fluxo abundante.
Indicações. Hepatite, colecistite, náusea, indigestão.
Exemplo. Desconforto em região epigástrica ou no hipocôndrio e regurgitação ácida.
Combinação. VB-34, F-13, VC-12, E-36, PC-6 **H**.

Constipação

Pulso. Retardado ou em corda, talvez fino, vazio ou com fluxo abundante.
Indicações. Constipação crônica.
Combinação. VB-28, VB-34, VC-6, IG-10, TA-6 **Disp**.

VB-37 guāng míng

Ponto de Conexão.

Geral

A principal função desse ponto é tratar distúrbios dos olhos de todos os tipos, para as quais, pode ser combinado com VB-1. Pode tratar também a dor e o espasmo da panturrilha e do pé.

Síndromes: problemas oculares

Pulso. Vários.
Indicações. Todas as distúrbios oculares.
Exemplo. Degeneração da visão, fraqueza nas pernas e confusão mental nos idosos.
Combinação. VB-1, VB-13, VB-37, BP-6, R-3, TA-3 **H**.

VB-38 yáng fǔ

Ponto Rio, ponto Fogo.

Geral

Este ponto pode ser usado para a Estagnação do *Qi* no canal da Vesícula Biliar, com tensão muscular generalizada e dor no hipocôndrio, ou pode ser usado para Umidade Calor, mas VB-34 é melhor para ambas as funções. O principal uso de VB-38 é como ponto Fogo.

VB-34 pode ser usado com Método de Dispersão para drenar o Fogo na Vesícula Biliar e assim tratar vermelhidão nos olhos, gastrite, constipação, enxaqueca e raiva.

VB-38 também pode ser usado com Método de Tonificação e Moxa para aumentar o Fogo na Vesícula Biliar, assim, ajudar aos pacientes a serem mais fortemente individualizados e para que consigam ampliar os limites de suas personalidades e da criatividade com mais confiança e afirmação. Para isso, pode ser combinado com F-2 e B-48.

Síndromes

Fogo na Vesícula Biliar
Deficiência de Fogo na Vesícula Biliar

Fogo na Vesícula Biliar

Pulso. Em corda, rápido, talvez fino ou cheio.

Indicações. Enxaqueca, conjuntivite, indigestão com gosto amargo na boca.

Exemplo. Dor de cabeça com inquietação, sensação de calor na cabeça e no peito, irritabilidade.

Combinação. VB-38, VB-43, *tài yáng*, TA-5 **Disp**; BP-6 **Ton**.

Deficiência de Fogo na Vesícula Biliar

Pulso. Retardado ou em corda, talvez vazio, fino, áspero ou profundo.

Indicações. Hesitação, procrastinação, incerteza, tremor.

Exemplo. Sempre pedindo conselho, mas nunca agindo conforme o que foi aconselhado.

Combinação. VB-38 **Ton M**; VC-4, R-4, BP-6, *yìn táng* **Ton**.

VB-39 *xuán zhōng*

Ponto de Influência para a Medula.

Geral

A função mais importante desse ponto é tonificar o *Jing* do Rim e a Medula, de forma que pode ser usado para a fraqueza e espasmos musculares, debilidade, rigidez e inflamação das articulações, para a degeneração dos ossos e para zumbidos nos ouvidos e perda gradual da audição.

Para tonificar o *Jing* do Rim, VB-39 pode ser combinado com B-62, ID-3 e R-6. Para fortalecer os ossos, pode ser combinado com B-11, B-23 e VG-4. Para regular os músculos e tendões para que consigam suportar as articulações, VB-39 pode ser combinado com VB-34 e VG-12. VB-39 é especialmente útil para tratar as pessoas idosas com declínio de *Jing*, para tratar membros fracos, zumbidos nos ouvidos e surdez. VB-20 pode ser acrescentado para tonificar a Medula e melhorar a clareza mental. Se combinado com BP-6 e R-6 para tonificar o *Yin* do Rim, com F-3 para sedar o Vento Interior, VB-39 pode ajudar a prevenir derrames.

Aplicações adicionais de VB-39

À semelhança de VB-34, VB-39 pode ser usado para obstrução crônica da garganta, para tosse com sensação de plenitude e dor no peito. Da mesma forma que VB-28, VB-34 e VB-38, o ponto VB-39 pode ser usado para constipação e também pode ser usado para disúria, defecação dolorosa e hemorróidas. VB-39 pode ser usado amiúde em combinação com VB-20 e VB-21, para dor lateral do pescoço com rigidez.

Síndromes

Problemas musculares, articulares e ósseos
Problemas crônicos óticos

Problemas musculares, articulares e ósseos

Pulso. Vazio, fino, áspero ou profundo, talvez em corda.

Indicações. Hemiplegia, artrite, espondilite ancilosante, fraqueza nas pernas dos idosos.

Exemplo. Fraqueza do joelho esquerdo.

Combinação. VB-33, VB-34, VB-39, B-40, R-3, R-10 **Ton** no lado esquerdo; BP-6 **Ton** do lado direito.

Problemas crônicos óticos

Pulso. Vazio, fino, áspero ou profundo, talvez lento ou rápido.

Indicações. Surdez ou zumbidos nos ouvidos que aumentam gradualmente.

Exemplo. Surdez crônica, lentidão e confusão mentais.

Combinação. VB-2, VB-13, VB-39, VG-20, TA-3, C-7, R-6 **Ton**.

VB-40 *qiū xū*

Ponto Fonte.

Geral

O principal uso de VB-40 é tonificar e mover o *Qi* no canal da Vesícula Biliar, quando houver problemas ao longo do trajeto do canal decorrentes de Deficiência ou de Estagnação de *Qi*, e tonificar o *Qi* da Vesícula Biliar para tratar a indecisão e a timidez. Em ambos os casos, VB-40 pode ser combinado com VB-34.

Para tratar a incerteza sobre si mesmo e a timidez decorrentes da Deficiência do *Qi* da Vesícula Biliar, VB-40 pode ser combinado com R-7 e com B-48 e B-52. Para tratar a falta de confiança e a falta de afirmação decorrentes da Deficiência do Fogo da Vesícula Biliar, VB-40 pode ser combinado com VB-38, o ponto Fogo.

Síndromes

Deficiência e Estagnação do *Qi* no canal da Vesícula Biliar
Deficiência do *Qi* da Vesícula Biliar

Deficiência e Estagnação do Qi no canal da Vesícula Biliar

Pulso. Em corda e vazio.
Indicações. Sensação de dor nos quadris e nas pernas que se move, acompanhada de sensação de frio.
Exemplo. Fraqueza na região lombar, no quadril e pernas.
Combinação. VB-25, VB-30, VB-40, B-23, B-60 **Ton M**.

Deficiência do Qi da Vesícula Biliar

Pulso. Retardado ou em corda, vazio, fino, áspero ou profundo.
Indicações. Dor de cabeça, frustração, incerteza, indecisão.
Exemplo. Falta de senso de direção na vida, adiamento de decisões, seguindo o dia a dia de modo atabalhoado.
Combinação. VB-40, R-7, VG-24, TA-4 **Ton M**; R-1 **M**.

VB-41 *zú lín qì*

Ponto Riacho, ponto Madeira, ponto de Abertura do Vaso da Cintura.

Regula a menstruação

Como ponto de Abertura do Vaso da Cintura, VB-41 tem um forte efeito regulador não apenas sobre o útero, mas também sobre o equilíbrio hormonal do ciclo menstrual. É capaz de tratar não apenas a dor e a irregularidade menstruais, mas também as alterações de humor durante o ciclo, relacionadas com a Estagnação do *Qi* do Fígado e com a Hiperatividade do *Yang* do Fígado. É capaz de tratar dores de cabeça e incômodo nas mamas no período pré-menstrual e problemas menstruais causados pelos efeitos colaterais de pílulas anticoncepcionais; independentemente dos efeitos serem pelo início da tomada das pílulas, ou pela interrupção ou pela mudança de um tipo para outro. Para regular o equilíbrio hormonal do ciclo menstrual, o melhor é combinar VB-41 com TA-5, ponto de Abertura do Vaso de Ligação *Yang* – ver Capítulo 10.

Elimina a Umidade Calor

VB-41 é talvez o ponto principal do canal da Vesícula Biliar para eliminar a Umidade Calor no Aquecedor Inferior e nas mamas, para tratar leucorréia ou cistite, ao passo que VB-34 é melhor para tratar a Umidade Calor no Aquecedor Médio, com colecistite. VB-41 ou VB-34, quando combinados com TA-3 e TA-17, podem tratar otite média decorrente de Umidade Calor.

Regula o Fígado

VB-41 é capaz de drenar o Fogo do Fígado e tratar conjuntivite, mover a Estagnação do *Qi* do Fígado e tratar a dispnéia, dor no peito e no hipocôndrio e acalmar a Hiperatividade do *Yang* do Fígado para tratar dor de cabeça.

Síndromes

Problemas menstruais
Problemas nas mamas
Umidade Calor no Aquecedor Inferior

Problemas menstruais

Pulso. Em corda, talvez rápido, fino e áspero.
Indicações. Síndrome pré-menstrual, menstruação irregular, dor lombar com a menstruação.
Exemplo. Dores de cabeça e depressão como efeitos colaterais de pílula anticoncepcional.
Combinação. VB-14, VB-20, VB-41, BP-6, VC-6, TA-5 **H**.

Problemas nas mamas

Pulso. Em corda, talvez escorregadio e rápido.
Indicações. Mamas doloridas no período menstrual, mastite, abscesso das mamas.
Exemplo. Mastite.
Combinação. VB-21, VB-41, F-3, VC-17, TA-6 **Disp**.

Umidade Calor no Aquecedor Inferior

Pulso.   Em corda, rápido, escorregadio, fino ou cheio.

Indicações.   Eczema genital, leucorréia, cistite, uretrite.

Exemplo.   Prurido e secreção vaginais.

Combinação.   VB-26, VB-41, VC-3, BP-6, TA-5 H.

VB-43 *xiá xī*

Ponto Nascente, ponto Água, ponto de Tonificação.

Geral

Esse ponto é útil para o tratamento de problemas na garganta, nos ouvidos, nos olhos e na cabeça, que surgem por Hiperatividade do *Yang* do Fígado e Fogo no Fígado e é amiúde combinado com TA-3. Pode também ser usado para ansiedade, palpitações, hipertensão e dor no peito, combinado com C-3.

VB-44 *zú qiào yīn*

Ponto Poço, ponto Metal.

Geral

VB-44 é semelhante a VB-43 para tratar problemas da garganta, dos ouvidos, dos olhos e da cabeça decorrentes do Fogo e do *Yang* do Fígado, também pode ser usado para hipertensão e sono perturbado pelos sonhos. VB-44 talvez seja melhor para problemas oculares e VB-43 para problemas dos ouvidos, mas os dois pontos têm funções muito parecidas. VB-44 pode ser sedado ou submetido à sangria.

Comparações e combinações dos pontos do canal da Vesícula Biliar

As funções dos principais pontos do canal da Vesícula Biliar estão relacionadas na Tabela 18.9

TABELA 18.9 – Comparações dos pontos do canal da Vesícula Biliar

Ponto	Tipo do ponto	Síndromes
VB-1		Problemas oculares Dores de cabeça laterais
VB-2		Problemas auditivos Problemas da face
VB-13		Problemas psicológicos
VB-14		Problemas oculares Dor de cabeça frontal Paralisia facial
VB-20		Problemas oculares Problemas auditivos Problemas dos seios da face Vento Frio e Vento Calor Problemas na cabeça, no pescoço e nos ombros Fogo no Fígado e Hiperatividade do *Yang* do Fígado Vento no Fígado Problemas mentais
VB-21		Tensão muscular Hiperatividade do *Yang* do Fígado Problemas ginecológicos e obstétricos
VB-24	Ponto de Coleta Frontal da Vesícula Biliar	Umidade Calor no Fígado–Vesícula Biliar Estagnação do *Qi* do Fígado Fígado invade Estômago
VB-25	Ponto de Coleta Frontal do Rim	Estagnação do *Qi* Intestinal Fígado–Vesícula Biliar Rins
VB-26	Ponto de Encontro com Vaso da Cintura	Desarmonias no Vaso da Cintura
VB-30	Ponto de Encontro com o canal da Bexiga	Problemas no quadril e na perna
VB-34	Ponto Mar, ponto Terra, ponto de Influência para os tendões	Problemas nos músculos e tendões Problemas no canal da Vesícula Biliar Estagnação do *Qi* em Fígado–Vesícula Biliar Hiperatividade do *Yang* do Fígado Problemas psicológicos Umidade Calor em Fígado–Vesícula Biliar Constipação
VB-37	Ponto de Conexão	Problemas oculares
VB-38	Ponto Fogo, Ponto de Sedação	Fogo na Vesícula Biliar Deficiência do Fogo da Vesícula Biliar
VB-39	Ponto de Influência para a medula	Problemas musculares, articulares e ósseos Problemas crônicos auditivos
VB-40	Ponto Fonte	Deficiência e Estagnação do *Qi* no canal da Vesícula Biliar Deficiência do *Qi* da Vesícula Biliar
VB-41	Ponto Riacho, ponto Madeira, ponto de Abertura do Vaso da Cintura	Problemas menstruais Problemas nas mamas Umidade Calor no Aquecedor Inferior
VB-43	Ponto Nascente, ponto Água, ponto de Tonificação	Hiperatividade do *Yang* e Fogo no Fígado Problemas auditivos
VB-44	Ponto Poço, ponto Metal	Hiperatividade do *Yang* do Fígado e Fogo Problemas oculares

Algumas das combinações mais usadas dos pontos do canal da Vesícula Biliar entre eles estão resumidas na Tabela 18.10

TABELA 18.10 – Combinações dos pontos do canal da Vesícula Biliar

Ponto	Combinação	Síndrome	Exemplo
VB-1	VB-2	Hiperatividade do *Yang* do Fígado e Vento Frio	Dor de cabeça lateral e dor de ouvido
VB-1	VB-14	Hiperatividade do *Yang* do Fígado	Dor de cabeça e fotofobia
VB-1	VB-20	Deficiência do *Qi* e de Sangue	Visão turva
VB-1	VB-37	Deficiência de Sangue e de *Jing*	Estágio inicial de catarata
VB-1	VB-38	Fogo no Fígado	Olhos vermelhos, doloridos com prurido
VB-1	VB-44	Hiperatividade do *Yang* do Fígado	Sono perturbado pelos sonhos
VB-2	VB-20	Vento Calor e Fleuma	Surdez catarral
VB-2	VB-34	Umidade Calor em Fígado–Vesícula Biliar	Otite média
VB-2	VB-39	Deficiência do *Jing* do Rim	Diminuição da acuidade visual nos idosos
VB-2	VB-43	Hiperatividade do *Yang* do Fígado	Zumbidos nos ouvidos
VB-13	VB-38	Fogo no Fígado	Esquizofrenia
VB-13	VB-40	Deficiência do *Qi* da Vesícula Biliar	Incerteza e confusão
VB-14	VB-20	Hiperatividade do *Yang* do Fígado	Dor de cabeça e vista cansada
VB-14	VB-34	Hiperatividade do *Yang* do Fígado	Dor de cabeça frontal
VB-20	VB-21	Estagnação do *Qi* do Fígado	Tensão muscular do ombro
VB-20	VB-34	Hiperatividade do *Yang* do Fígado	Vertigem e zumbidos nos ouvidos
VB-20	VB-40	Deficiência do *Qi* do Rim e Hiperatividade do *Yang* do Fígado	Tonteira, sensação de um vazio se movendo na cabeça
VB-21	VB-34	Estagnação do *Qi* em Fígado–Vesícula Biliar	Tensão muscular generalizada
VB-21	VB-41	Estagnação do *Qi*	Problemas nas mamas
VB-24	VB-34	Fígado invade o Estômago	Gastrite
VB-25	VB-34	Estagnação do *Qi* no canal da Vesícula Biliar	Dor no hipocôndrio e dor lombar
VB-26	VB-27	Umidade Calor no Aquecedor Inferior	Leucorréia
VB-26	VB-41	Estagnação do *Qi* no útero	Menstruação irregular
VB-30	VB-31	Estagnação do *Qi* e do Sangue	Traumatismo no quadril e na coxa
VB-30	VB-34	Deficiência e Estagnação do *Qi* no canal da Vesícula Biliar	Fraqueza e dor nos músculos da perna
VB-30	VB-39	Deficiência do *Jing* do Rim e do Sangue do Fígado	Fraqueza nas articulações do quadril e dos joelhos
VB-30	VB-40	Estagnação do *Qi* e do Sangue	Dor ciática
VB-34	VB-39	Estagnação do *Qi* do Fígado e do *Jing* e *Yin* do Rim	Hemiplegia
VB-34	VB-40	Deficiência do *Qi* da Vesícula Biliar	Indecisão
VB-34	VB-41	Estagnação e Umidade Calor em Fígado–Vesícula Biliar	Gastrite e eczema
VB-34	VB-39	Umidade Calor	Eczema varicoso
VB-40	VB-41	Estagnação de Sangue	Mau jeito no tornozelo
VB-41	VB-44	Fogo no Fígado	Dor de cabeça e inflamação nos olhos
VB-1	VB-14, 20	Hiperatividade do *Yang* do Fígado	Hipertensão e dor de cabeça
VB-1	VB-38, 44	Fogo em Fígado–Vesícula Biliar	Estágio inicial de glaucoma
VB-2	VB-20, 34	Hiperatividade do *Yang* do Fígado	Zumbidos nos ouvidos que pioram com estresse
VB-14	VB-20, 34	Hiperatividade do *Yang* do Fígado	Enxaqueca
VB-20	VB-21, 34	Estagnação do *Qi* do Fígado e Hiperatividade do *Yang* do Fígado	Dor de cabeça e tensão muscular generalizada
VB-24	VB-27, VB-34	Estagnação do *Qi* em Fígado–Vesícula Biliar	Dor epigástrica e lateral abdominal
VB-29	VB-30, 40	Estagnação do *Qi* e do Sangue	Dor ciática
VB-30	VB-31, 33	Estagnação do *Qi* e do Sangue	Dor no quadril e no joelho
VB-30	VB-34, 39	Deficiência do *Jing* e Estagnação do *Qi*	Quadris e pernas rígidas e fracas nos idosos
VB-30	VB-34, 41	Umidade Calor e Estagnação do *Qi*	Artrite no quadril
VB-31	VB-34, 41	Umidade Calor e Vento Calor	Eczema das pernas
VB-3	VB-14, 20, 34	Hiperatividade do *Yang* do Fígado	Enxaqueca e hipertensão
VB-2	VB-8, 20, 41	Umidade Calor em Fígado–Vesícula Biliar	Erupção cutânea unilateral na orelha, na têmpora e no mastóide
VB-21	VB-25, 27, 34	Estagnação do *Qi* no canal da Vesícula Biliar	Dor unilateral no pescoço, costas e baixo abdome
VB-29	VB-30, 31, 40	Vento Frio e Estagnação do *Qi* e do Sangue	Dor ciática com espasmo do músculo do quadril
VB-30	VB-33, 34, 40	Estagnação do *Qi* e do Sangue	Dor ciática e dor no joelho

Coração 19

■ Canal do Coração

CONEXÕES DO CANAL

TRAJETO PRINCIPAL DO CANAL

Um ramo do canal originado do coração desce pelo diafragma e se conecta com o intestino delgado. Um segundo ramo emerge do coração e ascende até a garganta e o olho. Um terceiro ramo do coração se conecta aos pulmões e emerge na axila, descendo pelo braço em forma de trajeto superficial, ao longo da parte medial do braço até o meio da ponta do dedo mínimo.

TRAJETO DO CANAL DE CONEXÃO

Começando em C-5, este canal se conecta com o canal do Intestino Delgado. Um segundo ramo segue o canal principal até o coração antes de ascender até a língua e os olhos.

PONTOS DE CRUZAMENTO DO CANAL DO CORAÇÃO

Não existem pontos de Cruzamento no canal superficial, mas estes canais têm conexões com o coração em seus trajetos profundos:

Canais principais: ID, BP, R
Canais Divergentes: ID, B, E, VB
Canal de Conexão: PC
Canal Extraordinário: VG

SISTEMA DO ÓRGÃO CORAÇÃO E CENTROS DE ENERGIA

CENTRO DO CORAÇÃO

Se estiver em conexão com as energias do *self* superior, o centro do Coração é o foco para as energias do amor altruísta e da compaixão; se estiver em sintonia com o *self* inferior, o centro do Coração pode ficar perturbado pelas emoções do amor egoísta, paixão, medo e uma mistura confusa de afeição e ódio. Essas emoções podem perturbar o sistema do órgão Coração e levar à Deficiência, Estagnação ou Irregularidade do Espírito do Coração. Os pontos relacionados com o centro do Coração, VC-17, VG-11, B-15 e B-44, podem ser utilizados para tratar esses problemas.

CORAÇÃO E CENTROS DA CABEÇA

Se a confusão mental estiver combinada com o distúrbio emocional e as preocupações mentais afetarem o fluxo do amor no centro do Coração, ou a paixão egoísta anuviar o pensamento, os pontos *yìn táng* ou VG-20 podem ser combinados com VC-17.

CORAÇÃO E CENTRO DA GARGANTA

O centro da Garganta governa a comunicação das idéias e dos sentimentos por meio da linguagem. Se a pessoa não consegue expressar suas necessidades num relacionamento e a pressão emocional crescer causando problemas na garganta e no peito, VC-23 pode ser combinado com VC-17. Se a pessoa pensa e sente demais sem ser capaz de expressar ou eliminar a pressão de seus pensamentos e sentimentos, VG-24 pode ser acrescentado aos pontos VC-23 e VC-17.

CORAÇÃO E CENTRO DO PLEXO SOLAR

Se o centro do Plexo Solar estiver aberto demais e suscetível às circunstâncias emocionais, então o centro do Coração pode ser afetado, havendo insônia, palpitações e ansiedade. VC-17 pode, então, ser combinado com VC-14 ou VC-15. Se a pessoa é um tipo Água *Yang*, com grande estresse interno provocado pelo medo de perder o controle e pelo esforço constante de tentar dominar os fatos da vida, então VC-14 pode ser combinado com VG-20 e R-1 ou R-7. Se a pessoa tem um tipo de personalidade nervosa e medrosa do par Vaso Penetrador + Vaso de Ligação *Yin*, então BP-4 e PC-6 podem ser acrescentados ao ponto VC-14.

CORAÇÃO E DAN TIAN

Se a energia do *Dan Tian* estiver fraca, então ou o Espírito pode estar Deficiente e a pessoa deprimida, ou a pessoa pode não ter *Qi* suficiente para manter as emoções estáveis. Em qualquer um dos casos, VC-4 pode ser combinado com VC-17.

As técnicas de *Qi Gong* e de meditação focalizadas nos centros *Dan Tian* e R-1 podem acalmar, estabilizar e fortalecer, fazendo com que a pessoa desvie sua atenção do distúrbio dos centros da Cabeça e do Coração, para a parte de baixo do corpo físico.

CORAÇÃO E CENTRO REPRODUTOR

O sexo e a reprodução podem estar intimamente relacionados com o amor e a criatividade. Os problemas dos centros do Coração e Reprodutor juntos podem levar à depressão crônica, ao sentimento de isolamento e à falta de satisfação, ou a carcinomas das mamas e do útero. VC-17 pode ser combinado com VC-3 e com P-7 + R-6.

COMO EQUILIBRAR OS CENTROS DA CABEÇA, DO CORAÇÃO E DO CORPO

O ideal para um ser humano é criar um equilíbrio harmonioso entre os centros da Cabeça, do Coração e do corpo, entre sabedoria, amor e força. Embora a combinação de pontos baseada em VG-20, VC-17 e VC-4 possa ajudar nesse processo, esse equilíbrio será atingido apenas pelo trabalho constante, diário e disciplinado junto aos centros de energia do corpo. O primeiro passo, normalmente, é fortalecer o centro *Dan Tian* para dar força e estabilidade e, depois, mais tarde, acalmar os centros da Cabeça e do Coração, finalmente, equilibrar esses três centros principais entre si.

RELAÇÃO DO CORAÇÃO COM OUTROS ÓRGÃOS

CORAÇÃO E PERICÁRDIO

A relação entre o coração e o pericárdio está discutida no Capítulo 23 e as funções dos pontos do Coração e do Pericárdio estão comparadas na Tabela 23.1.

CORAÇÃO E INTESTINO

A relação Coração–Intestino Delgado encontra-se principalmente entre os canais *Yin-Yang* acoplados e nem tanto entre os dois órgãos, como discutido no Capítulo 20.

CORAÇÃO E RINS

O Coração e os Rins estão ligados pelo ciclo de Controle dos Cinco Elementos, no qual existe um equilíbrio evolutivo entre Água e Fogo. As energias expansivas do espírito, do amor, são equilibradas pelas energias concentradoras da vontade e das limitações, a alegria é controlada pelo medo.

O Coração também precisa da energia armazenada dos Rins para agir, isso é suprido pelo Baço. VC-4, VC-12 e VC-17 podem ser combinados para fortalecer o Baço, os Rins e o Coração. Os canais do Coração e do Rim são combinados como o par *Yin* Menor das Seis Divisões, esses dois canais estão ligados e equilibrados pelo sistema de canais Extraordinários dos Vasos Concepção, Penetrador e de Ligação *Yin*.

FUNÇÕES DOS PONTOS DO CANAL DO CORAÇÃO

TRATAR PROBLEMAS DO CANAL

Esta função não é tão importante neste caso. Os pontos do Coração são mais usados para problemas sistêmicos. Entretanto, possuem sua utilidade local: C-8 para eczema palmar ou contratura de Dupuytren. Os pontos do Coração e do Pericárdio podem ser combinados para problemas locais, como para infecções fúngicas da palma da mão, ou para síndrome do túnel do carpo; ou os pontos do Coração e do Intestino Delgado podem ser combinados para traumatismos do lado ulnar do pulso.

EQUILIBRAR O ESPÍRITO DO CORAÇÃO

C-7 é capaz de tonificar o *Qi* e o Sangue para estabilizar o Espírito; C-6 é capaz de mover a Estagnação do *Qi* e mover a depressão e a Estagnação do Espírito; C-5 é capaz de mover a Fleuma no Coração e tratar a confusão; C-3 ou C-8 são capazes de eliminar o Fogo e acalmar o Espírito, como na mania e na insônia.

Quando a Fleuma ou o Fogo do Estômago perturbarem o Espírito, pontos do Estômago como E-8, E-40, E-44 e E-45 podem ser combinados com pontos do Coração e do Pericárdio. Quando a Estagnação do *Qi* do Fígado, a Hiperatividade do *Yang* do Fígado ou o Fogo do Fígado perturbarem o Espírito, F-3, VB-34 ou F-2, respectivamente, podem ser acrescentados. Para equilibrar o Coração e o Rim, C-7 e R-3 podem ser combinados para a Deficiência do *Qi* do Coração e do Rim; C-6 e R-6 para a Deficiência do *Yin* do Coração e do Rim; e C-8 e R-2 para Fogo do Coração e do Rim. C-6 + R-6 podem ser utilizados para transpiração nervosa e C-7, R-3, VC-4, VC-14 podem ser utilizados para tremor nervoso.

A Tabela 19.1 relata as síndromes do Coração para problemas mentais, emocionais e da linguagem.

TRATAR DO EMBOTAMENTO MENTAL

Os pontos Poço C-9 e PC-9 podem ser combinados com os pontos Fonte C-7 e PC-7 para tratar o embotamento mental, VC-4 e VG-4 podem ser acrescentados. Se houver Fleuma anuviando a mente, podem ser acrescentados E-8 e E-40.

TRATAR DAS DISTÚRBIOS DA FALA

A combinação de PC-5, C-5, VC-23 e VG-15 pode ser utilizada como base para problemas da fala, acrescentando E-40 e VC-22 para Fleuma ou R-2 e C-8 para gagueira decorrente de Fogo por Deficiência do Coração–Rim.

TABELA 19.1 – Síndromes do Coração e problemas comportamentais

Síndrome	Problema mental	Problema emocional	Problema de linguagem
Deficiência do *Yang* do Coração	Exaustão mental, intensa falta de interesse mental e de clareza mental	Apatia, depressão, introversão profunda	Fica em silêncio ou fala pouco, embotado, entediado e sem interesse
Deficiência do *Qi* do Coração	Fadiga mental, dificuldade de manter a atenção firme	Falta de alegria e de vivacidade ou labilidade emocional	Passa de um assunto para outro ou falta de interesse
Deficiência de Sangue do Coração	Fadiga mental, memória fraca	Sensação de estar emocionalmente fraco e vulnerável	Esquece-se do que ia dizer
Deficiência do *Yin* do Coração	Fadiga mental e inquietação	Labilidade emocional, dificuldade de se sentir em paz, entusiasmo excessivo	Discurso muito apressado, cansa ao falar, talvez gagueira
Fogo por Deficiência do Coração	Agitação mental, dificuldade de concentração devido à inquietação	Entusiasmo em excesso, hiperexcitabilidade, hiperatividade	Fala demais e muito rapidamente, fala em arrancadas abruptas
Fogo por Excesso no Coração	Agitação mental intensa, atividade mental impulsiva, excessiva e intensa	Mania, depressão maníaca, hiperatividade intensa que esgota	Discurso rápido, muito forçado, talvez alternando com períodos de silêncio
Estagnação do *Qi* do Coração	Pensamentos e idéias sem fluírem livremente, raciocínio parece bloqueado	Tristeza, frustração e sensação de bloqueio, especialmente nos relacionamentos	Silêncio, talvez alternando com discurso entusiasmado numa situação social
Fleuma obstrui o Coração	Sensação de raciocínio embotado, lento, pesado, obstruído ou confuso	Talvez letargia e reação emocional lenta e repentes de raiva e excitação	Afasia ou discurso com pronúncia indistinta ou confusa

DISPERSAR O FOGO DO CORAÇÃO

O Fogo do Coração, que resulta em hipertensão, dores de cabeça, mania ou esgotamento, pode ser tratado tonificando simultaneamente os pontos Água C-3, PC-3, R-10 e dispersando os pontos Fogo C-8, PC-8, R-2. Alternativamente, os Pontos Poço e os Pontos Nascente podem ser combinados com Método de Dispersão, C-9 + C-8, PC-9 + PC-8 ou R-1 + R-2.

MOVER A ESTAGNAÇÃO DO QI E DO SANGUE DO CORAÇÃO

Os Pontos de Acúmulo, C-6 e PC-4, podem ser combinados com os Pontos de Alarme VC-14 e VC-17 e com os Pontos de Transporte Dorsais B-15 e B-14, para tratar da dor no peito ou má circulação periférica decorrentes da Estagnação do *Qi* e do Sangue do Coração. P-7 pode ser acrescentado para a Estagnação do *Qi* do Pulmão, F-3 e F-14 para a Estagnação do *Qi* do Fígado, ou PC-6 + BP-4 serem combinados com VC-4 para aplicar o par Vaso Penetrador + Vaso de Ligação *Yin*.

VC-4, R-2 e R-7 Ton M podem ser acrescentados se houver Deficiência do *Yang* do Coração e do Rim de base, como ocorre na angina com exaustão e cianose dos lábios e unhas.

DISPERSAR O FOGO DO CORAÇÃO QUE SE MOVE PARA BAIXO

C-5, C-8, ID-2 e ID-5 podem ser combinados para eliminar o Fogo do Coração que se movimenta para a parte baixa do corpo afetando o Aquecedor Inferior com problemas como inflamação e irritação genital ou cistite. VC-3 e BP-6 podem ser acrescentados aos pontos do Coração e do Intestino Delgado.

SÍNDROMES DO CORAÇÃO

As síndromes do Coração estão resumidas na Tabela 19.2.

■ *Pontos do Coração*

C-3 *shào hăi*

Ponto Água do canal do Coração.

Geral

As duas principais funções de C-3 são:
  eliminar o Excesso de Fogo ou o Fogo por
    Deficiência do Coração: eczema ou insônia
  mover a Estagnação no canal do Coração: dor no
    braço ou no peito

Existem duas principais tradições de métodos de inserção de agulha para C-3: uma tradição usa C-3 com Método de Dispersão e a outra usa este ponto com Método de Tonificação.

C-3 com Método de Dispersão

C-3 é usado com Método de Dispersão para eliminar o Excesso de Fogo ou Fogo por Deficiência ou para mover a Estagnação no canal do Coração. Por exemplo, C-3 pode ser sedado para tratar eczema avermelhado, quente, pruriginoso com agitação mental. Se a condição for muito aguda e grave, então, C-3 pode ser combinado com C-9, o ponto Poço, e os dois pontos podem ser agulhados com Método de Dispersão ou submetidos à Sangria.

Se a condição for relativamente superficial ou física: irritação cutânea ou estado febril, os pontos do Pericárdio podem ser preferíveis aos pontos do Coração, PC-3 e PC-9. Se a condição for relativamente profunda ou emocional, por exemplo, uma agitação extrema e desespero, os pontos do Coração podem ser preferíveis em relação aos pontos do Pericárdio.

C-3 com Método de Tonificação

C-3 é usado como ponto Água, de acordo com a teoria dos Cinco Elementos, com Método de Tonificação para controlar o Fogo do Coração, pela Tonificação da Água.

Tonificar o ponto Água, sedar o ponto Fogo

O efeito do ponto Água em controlar o Fogo pode ser enfatizado sedando simultaneamente o ponto Fogo:

C-3 Ton		C-8 Disp
Ponto Água	+	Ponto Fogo

Essa técnica pode ser usada para tratar o Excesso de Fogo ou o Fogo por Deficiência de um órgão, nesse caso, o Coração.

Como tratar o Fogo de dois órgãos

Se houver Excesso de Fogo ou Fogo por Deficiência em dois órgãos ao mesmo tempo, isso pode ser tratado tonificando o ponto Água e sedando o ponto Fogo de cada órgão. Por exemplo, se houver Fogo no Coração e no Fígado e a pessoa se encontra agressiva e entusiasmada demais, a combinação de pontos pode ser:

Pontos Água		Pontos Fogo
Ton		Disp
C-3 + F-8	+	C-8 + F-2

Se houver Fogo do Coração e do Rim simultaneamente e a pessoa tem insônia, inquietação e cistite, a combinação de pontos pode ser:

TABELA 19.2 – Combinações de pontos para as síndromes do Coração

Síndrome	Sinais e sintomas	Pulso	Língua	Combinação de pontos
Deficiência do Qi do Coração	Pior por esforço, cansaço, palpitações, falta de alegria ou labilidade emocional	Vazio, talvez variável ou com fluxo abundante	Depressão ou fissura na área do Coração	VC-4, VC-17, E-36, R-3 **Ton M**; C-7 **Ton**
Deficiência do Yang do Coração	Exaustão, palidez, talvez cianose, extremidades frias, sensação de frio, palpitações, talvez dor no peito	Vazio a pequeno, profundo, lento	Pálida, inchada, úmida	VG-20, VC-4, VC-6, VC-17, C-8, R-2 **Ton M**
Deficiência do Sangue do Coração	Cansaço, tonteira, insônia, palpitações, memória fraca, palidez	Fino, áspero	Pálida, fina, talvez seca	VC-4, VC-17, E-36, BP-6, BP-10 **Ton M**; C-7, PC-7 **H**
Estagnação do Qi do Coração	Tristeza e depressão que melhoram com exercícios físicos ou estímulo social, talvez dor ou sensação de opressão no peito	Retardado, talvez irregular	Talvez levemente violácea	VC-6, VC-17, P-7, PC-6, BP-6, F-3 **H**
Estagnação do Sangue do Coração	Dor e desconforto na região cardíaca, talvez com irradiação para o braço, talvez cianose dos lábios e unhas	Em corda, talvez áspero ou irregular	Violácea	VC-14, VC-17, PC-1, PC-6, BP-4, BP-21 **Disp** + VC-4, R-7 **Ton M** para Deficiência do Yang do Rim
Deficiência do Yin do Coração	Ansiedade com inquietação e insônia, palpitações, sensação de calor, rubor na região malar, transpiração, boca seca	Fino, rápido, talvez irregular	Vermelha, especialmente na ponta, fina, seca, talvez rachada na ponta, sem saburra	VC-14, VC-17, C-7 **H**; C-3, BP-6, R-6 **Ton**
Fogo no Coração	Hiperexcitabilidade, excesso de entusiasmo, desassossegado, hiperatividade com pressa, loquacidade, mania e talvez depressão grave, talvez toda a face vermelha, sensação de calor	Cheio, rápido, talvez irregular	Vermelha escura, especialmente na ponta, saburra amarelada	VC-14, PC-8, R-1 **Disp**; R-6, BP-6 **Ton** + F-1, F-2 **Disp** para Fogo no Fígado + IG-11, E-45 **Disp** para Fogo no Estômago
Fogo do Coração se movendo para baixo	Inquietação e agitação, talvez sensação de calor e desconforto no peito, sede, talvez úlceras na língua, talvez queimação durante micção ou hematúria	Rápido, com fluxo abundante	Vermelha com ponta vermelho-escura, saburra amarelada	C-5, C-8, ID-2, ID-5, E-39 **Disp** + VC-3, BP-6 para cistite + VC-23, VC-24, E-4, E-45 **Disp** para úlceras na língua
Medo do Rim invade o Coração	Sobressalto com receio e apreensão, medo de perder o controle das emoções ou de uma situação, talvez sensação de tremor ou tremor real	Vazio ou fino, talvez móvel ou irregular	Talvez trêmula	VG-20, VC-14, R-1 **H**; VC-4, C-7, R-3, E-36 **Ton**
Fleuma no Coração	Depressão, confusão ou embotamento mental, talvez discurso confuso ou reduzido, letargia, talvez sensação de opressão ou dor vaga no peito	Escorregadio, talvez em corda ou retardado	Talvez aumentada de volume, talvez pálida, saburra espessa gordurosa	VC-17, B-15, C-5, C-9, PC-5, E-40 **Disp**; VC-12 **Ton M**
Fleuma Fogo no Coração	Inquietação, confusão ou perturbação da mente ou das emoções, que podem ser graves, talvez discurso incoerente, insônia ou palpitações	Cheio ou com fluxo abundante, rápido	Vermelha ou vermelho-escura com saburra espessa amarelada e gordurosa	VG-20, VG-24, B-15, C-5, PC-5, R-1, E-40 **Disp**; C-9, PC-9 **S**

Ton = Método de Tonificação; **Disp** = Método de Dispersão; **H** = Método de Harmonização; **M** = Moxa; **S** = Sangria.

Pontos Água
Ton
C-3 + R-10   +

Pontos Fogo
Disp
C-8 + R-2

Como reforçar a Água do Rim para controlar o Fogo por Deficiência do Coração

Em alguns padrões de Fogo por Deficiência do Coração, não há Fogo do Rim simultaneamente, mas há Deficiência do Yin do Rim. Como o Yin do Rim pode ser a fonte do Yin de outros órgãos, a tonificação do Yin do Rim é capaz de tonificar o Yin do Coração e assim ajudar a controlar o Fogo do Coração. Dessa forma, o ponto R-6 **Ton** pode ser acrescentado à combinação de C-3 **Ton** + C-8 **Disp**.

Quando predomina a Deficiência do Yin do Coração

Nos casos em que a Deficiência do Coração, especialmente a Deficiência do Yin do Coração, é mais importante que o Fogo por Deficiência do Coração, a ênfase é mais na tonificação e menos na dispersão do Calor. Por exemplo, se o paciente estiver cansado e inquieto, mas o pulso se encontra mais fino que rápido. Nesse caso, uma combinação adequada seria:

| Ton do Ponto Água C-3 para controlar qualquer Fogo | Ton do Ponto Fonte C-7 para tonificar o *Qi* | Ton do Ponto Fonte R-3 para tonificar o *Yin* e o *Qi* |

Seqüência das combinações à medida que o tratamento evolui

À medida o tratamento evolui, pode ser necessário mudar sua ênfase, de surtir um efeito imediato para atingir a causa de base, existente há mais tempo. Por exemplo, um paciente pode inicialmente ter vindo à consulta com uma condição aguda de Excesso do Fogo do Coração, com um eczema grave com muito prurido, agitação e desespero. Nessa fase aguda, o método de sedar C-3 ou submeter o ponto à sangria seria o mais indicado:

C-3 S + C-9 S

Se, na próxima consulta, houver diminuído a gravidade dos sinais e o pulso tiver mudado de rápido, cheio e em corda para rápido e fino, o Método de Tonificar C-3 para tratar o Fogo por Deficiência do Coração pode ser usado:

C-3 Ton + C-8 Disp

Com mais sessões de tratamentos, o Fogo do Coração pode ir diminuindo, e o pulso se tornar menos rápido, revelando uma Deficiência do *Yin* do Coração e do Rim de base. A combinação de pontos então deve mudar para:

C-3 + C-6 + R-6 Ton

Síndromes

Fogo por Excesso no Coração
Fogo por Deficiência do Coração

Fogo por Excesso no Coração

Pulso. Rápido, cheio ou com fluxo abundante, talvez em corda.
Indicações. Extrema inquietação, agitação ou insônia, eczema agudo grave com aflição.
Exemplo. Hiperatividade maníaca com entusiasmo em excesso.
Combinação. C-3, C-9, R-1 **Disp**.

Fogo por Deficiência do Coração

Pulso. Fino, rápido.
Indicações. Entusiasmo com inquietação alternando com cansaço, transpiração noturna, palpitações, ansiedade.
Exemplo. Insônia.
Combinação. C-3, C-6, R-6, R-10 **Ton**; C-8 **Disp**.

C-5 tōng lĭ

Ponto de Conexão do canal do Coração.

Geral

C-5 pode ser usado para tonificar o *Qi* do Coração: para tratar sintomas de cansaço, visão turva, dor no peito e sensação de peso no corpo. Entretanto, C-5 também tem duas outras funções específicas:

regula a comunicação
elimina o Fogo do Coração que se movimenta para baixo

C-5 regula a comunicação

C-5 regula a comunicação de três maneiras: clareia a mente, acalma a mente e as emoções e regula a língua.

C-5 clareia a mente. Tonificando o *Qi* do Coração, C-5 fortalece a capacidade do espírito de vitalizar e ativar a mente, de forma que o pensamento rápido e claro possa formar a base de uma comunicação eficiente. Para esse propósito, C-5 pode ser combinado com outros pontos para fortalecer e clarear a mente: B-10, B-44, B-52, B-64, B-67 e R-3 **Ton**.

C-5 acalma a mente e as emoções. Se a mente e as emoções estiverem agitadas, o pensamento se torna confuso e errático. Tonificando o *Qi* do Coração e eliminando o Fogo do Coração, C-5 acalma a mente e permite que o pensamento e a linguagem fiquem mais claros. Nesse caso, C-5 pode ser combinado com outros pontos para acalmar o distúrbio do Espírito do Coração: PC-6, VC-14, VC-24 **Disp**; R-6 **Ton**.

C-5 regula a língua. Os sentimentos do Coração e as idéias da mente podem ser expressas em linguagem apenas por meio da língua. C-5 é capaz de tratar seqüelas de acidente vascular cerebral ou de traumatismo craniano que afetaram a língua e a capacidade de falar. C-5 pode ser combinado com outros pontos para aumentar a liberdade de movimentos da língua e a fluência do discurso, com VC-23, VG-15, E-40 **H**.

C-5 elimina o Fogo do Coração que se movimenta para baixo

Como C-5 é o ponto de Conexão entre os canais do Coração e do Intestino Delgado, pode ser usado para eliminar o Fogo do Coração que tenha se movimentado para baixo, pelos canais do Intestino Delgado e da Bexiga, para o Aquecedor Inferior, causando hemorragia uterina anormal, cistite ou inflamação da vagina.

Síndromes

Problemas de comunicação
Fogo do Coração escoando

Problemas de comunicação

Pulso. Vários.
Indicações. Hemiplegia com afasia, depressão ou histeria com afasia, gagueira, perda súbita da voz e linguagem confusa.
Exemplo. Transposição de palavras ou sílabas por cansaço.
Combinação. C-5, VC-4, VC-17, E-36, R-3 **Ton**.

Fogo do Coração escoando

Pulso. Rápido, talvez cheio ou fino, talvez em corda.
Indicações. Hipertensão, úlceras na língua, transpiração, insônia, menorragia.
Exemplo. Cistite com agitação febril.
Combinação. C-5, C-8, ID-5, VC-3, E-39 **Disp**.

C-6 yīn xì

Ponto de Acúmulo do canal do Coração.

Geral

As duas principais funções de C-6 são tonificar o *Yin* do Coração e mover a Estagnação do *Qi* e do Sangue do canal do Coração. Esse ponto também é capaz de eliminar o Fogo por Deficiência do Coração que ocorre com a Deficiência do *Yin* do Coração.

C-6 como ponto de Acúmulo

Pode ser usado para condições agudas dolorosas do Coração ou do canal do Coração – envolvendo a Estagnação do *Qi*, Sangue ou Fleuma, podendo assim ser usado para dor e rigidez ao longo do canal do Coração e para dor ou sensação de opressão no peito e no coração. A seleção dos pontos a serem combinados com C-6 vai depender do tipo da Estagnação:

Estagnação do *Qi*	C-6 + VC-17, PC-6, VC-6, F-3
Estagnação do Sangue	C-6 + VC-17, PC-4, PC-2, BP-4
Estagnação da Fleuma	C-6 + VC-17, PC-6, VG-15, E-40

C-6 para tonificar o Yin e drenar o Fogo por Deficiência

C-6 é o ponto de escolha para tonificar o *Yin* do Coração. C-3 e C-7 são capazes de tonificar o *Yin* do Coração, mas C-3 é mais indicado para fortalecer a Água e assim controlar o Fogo e C-6 pode ser combinado com R-6 e/ou BP-6 para tonificar o *Yin* do Coração, já que esses pontos são capazes de tonificar o *Yin* do Rim, no qual o *Yin* do Coração se baseia. C-7 é mais indicado para tonificar o *Qi*. C-3 e C-8 usados juntos, podem ser melhores que C-6 para eliminar o Fogo por Deficiência do Coração, e se o Fogo por Deficiência do Coração estiver escoando, então C-5 ou C-8 podem ser mais eficazes que C-6.

Síndromes

Estagnação do *Qi* e do Sangue do canal do Coração
Deficiência do *Yin* do Coração

Estagnação do Qi e do Sangue do canal do Coração

Pulso. Retardado ou em corda, talvez vazio ou cheio.
Indicações. Dor ou rigidez ao longo do braço, dor ou sensação de opressão no coração ou no peito.
Exemplo. *Angina pectoris*.
Combinação. C-6, PC-4, BP-4, VC-14, VC-17 **Disp**.
Alternação. C-6, PC-4, BP-4, B-15, B-17 **Disp**.

Deficiência do Yin do Coração

Pulso. Fino, rápido, talvez áspero ou irregular.
Indicações. Palpitações, ansiedade, inquietação, insônia.
Exemplo. Transpiração noturna.
Combinação. C-6 + R-7 **H**.

C-7 shén mén

Ponto Fonte, ponto Terra e ponto de Sedação do canal do Coração.

Geral

C-7 é o ponto mais usado do canal do Coração e um dos pontos mais importantes do corpo. É o ponto mais usado para o Distúrbio do Espírito e é específico para problemas emocionais de padrão do Coração com Deficiência crônica de base. C-7 é comparado com C-5 e C-6 na Tabela 19.3.

TABELA 19.3 – Comparação de C-5, C-6 e C-7

Síndrome	C-5	C-6	C-7
Deficiência do Qi do Coração	x	–	X
Deficiência do Sangue do Coração	–	–	x
Deficiência do Yin do Coração	–	X	x
Deficiência do Fogo do Coração	x	x	x
Fogo por Excesso no Coração	X	–	x
Fogo do Coração escoando	X	–	x
Estagnação no canal do Coração	x	X	x
Fleuma obstrui o Coração	x	x	x
Embotamento mental	x	x	x
Distúrbio do Espírito	x	x	X
Problemas da fala	X	x	x

X = uso primário; x = uso secundário.

C-7 e a teoria dos Cinco Elementos

De acordo com a teoria dos Cinco Elementos, C-7 é o ponto de Sedação do canal do Coração porque é o ponto Terra. As condições de Excesso do Coração são tratadas sedando C-7 para mover a energia em Excesso e em relação ao ciclo de promoção dos Cinco Elementos, fazer a energia se movimentar do Coração para o Baço, do Fogo para a Terra.

Uso clínico de C-7 para síndromes de Excesso do Coração

Na prática clínica, C-7 é comumente tonificado, já que é o ponto Fonte, capaz de tonificar o Qi, o Sangue e o Yin do Coração. C-7 está indicado para três tipos principais de padrão de Excesso do Coração:

Estagnação do Qi, do Sangue ou de Fleuma no canal do Coração
Fogo no Coração por Excesso
Tensão nervosa aguda acompanhada de ansiedade

Na prática, C-6 é amiúde preferível para a Estagnação e C-3, C-8 ou C-9 mais eficazes para Fogo no Coração por Excesso. O principal uso clínico de C-7 para condições de Excesso é para acalmar a tensão nervosa intensa e aguda acompanhada de ansiedade. Para esse caso, o ponto é amiúde combinado com PC-6.

C-7 como um Ponto Fonte

O ponto Fonte dos órgãos Yin são excelentes pontos neutros capazes de tonificar o órgão e equilibrar o Yin e o Yang. Pontos como C-7, PC-7, P-9 e R-3 são principalmente usados para fortalecer e estabilizar, como mencionado. C-7 não apenas é capaz de fortalecer a função do Coração por meio da tonificação do Qi do Coração e, a um menor grau, o Yin e o Sangue do Coração, mas também é excelente para tratar a labilidade emocional pela estabilização do Espírito. Para esse propósito, C-7 pode ser combinado da seguinte maneira:

tratamento na parte anterior do corpo   C-7 + VC-4, VC-17, E-36, BP-6, R-3 **Ton**

tratamento dorsal   C-7 + B-15, B-44, E-36, BP-6, R-3 **Ton**

C-7 clareia a mente

C-7, fortalecendo e regulando o Espírito que vitaliza a atividade mental, é capaz de fortalecer e clarear a mente.

Papel do Coração e do Baço. C-7 tonifica o Qi que propicia a energia e o Sangue, o qual fornece a matéria-prima para a atividade mental. C-7 pode ser combinado com BP-3, E-36 e B-20 para tonificar a capacidade do Baço em suprir o Coração com Qi e Sangue, para fortalecer a memória.

Papel do Coração e do Rim. C-7 pode também ser combinado com VC-4, R-3 e B-64 para tonificar a capacidade dos Rins de suprir o Coração com Qi e Yang, e assim fortalecer a capacidade da mente de centralizar e se concentrar em uma tarefa ou num tema com resolução e persistência.

C-7 e pontos Poço. Os pontos Poço, especialmente B-67, E-45 e IG-1, podem revigorar a mente, mas não a tonificam. O efeito desses pontos é mais de uma estimulação rápida, por meio da movimentação da Estagnação, e não o efeito de uma tonificação duradoura da Deficiência crônica. Entretanto, uma combinação dos pontos Poço com pontos como C-7, B-64, R-3 e E-36, consegue estimular e tonificar a mente ao mesmo tempo: para a estagnação mental e cansaço após um trabalho longo ou um estudo prolongado.

C-7 acalma a mente e as emoções

C-7, à semelhança de IG-4 e F-3, pode aliviar a tensão nervosa generalizada, independentemente de ser aguda ou crônica, mas é especificamente indicado para a tensão nervosa associada com ansiedade, hiperexcitabilidade, entusiasmo excessivo e os outros desequilíbrios emocionais associados com o sistema de órgão do Coração.

Coração e Rins. Muitas indicações para os problemas emocionais associados com os pontos do Coração, de forma geral, e com C-7, em particular, estão relacionadas com o equilíbrio entre o Coração e os Rins. Por exemplo, a impotência associada com ansiedade e medo do fracasso, hiperexcitabilidade associada ao medo, riso e gracejos na tentativa de suprimir o medo, ou o sono inquieto com sonhos assustadores. Para essas condições, C-7 pode ser combinado com R-3, o ponto Fonte dos Rins, e com os pontos da linha interna e externa do canal da Bexiga, B-15 e B-23, e B-44 e B-52.

Coração e outros órgãos Yin. Embora a combinação de ansiedade e medo, do Coração e dos Rins, possa ser predominante, outras combinações de órgãos são encontradas na prática clínica, como mostra a Tabela 19.4.

TABELA 19.4 – C-7 e o tratamento das Cinco Emoções

Pontos Fonte	Pontos Dorsais	Emoções
C-7 + R-3	B-15, B-44 + B-23, B-52	ansiedade + medo
C-7 + F-3	B-15, B-44 + B-18, B-47	ansiedade + raiva
C-7 + BP-3	B-15, B-44 + B-20, B-49	ansiedade + preocupação
C-7 + P-9	B-15, B-44 + B-13, B-42	ansiedade + recolhimento

Variação de comportamento e emoções do Coração

A lista de adjetivos abaixo designa a variedade de comportamento relacionado com o Coração indo muito além da simples ansiedade, excesso ou falta de alegria.

Compassivo	Expansivo	Vulnerável
Encantador	Livre	Desorientado
Afetuoso	Teatral	Confuso
Impetuoso	Vívido	Apavorado
Exaltado	Espontâneo	Histérico
Passional	Impulsivo	Esgotado
Intenso	Errático	Entediado
Maníaco	Instável	Sério
Hiperativo	Tolo	Depressivo
Entusiasta	Imaturo	Egoísta

C-7 pode tratar uma variedade de síndromes do Coração, bem como os problemas comportamentais associados, dependendo dos outros pontos com os quais é combinado.

Síndromes

Deficiência do *Qi* do Coração
Deficiência do *Qi* e do *Sangue* do Coração
Deficiência do *Qi* e do *Yang* do Coração
Instabilidade do equilíbrio *Yin-Yang* do Coração
Deficiência do *Qi* e do *Yin* do Coração
Deficiência do *Qi* do Coração e Fogo por Deficiência do Coração
Nervosismo intenso agudo

Deficiência do Qi do Coração

Pulso. Vazio, talvez áspero, variável ou irregular.

Indicações. Cansaço físico e mental, labilidade emocional, palpitações, asma.

Exemplo. Cansado de falar, evitando situações sociais.

Combinação. C-7, VC-4, VC-17, E-36, R-3 **Ton**.

Deficiência do Qi e do Sangue do Coração

Pulso. Fino ou vazio, áspero.

Indicações. Insônia, memória fraca, turbilhão de pensamentos, tonteira, dor de cabeça.

Exemplo. Cansaço e humor choroso com sensação de vulnerabilidade.

Combinação. C-7, B-20, B-44, B-49, BP-6, BP-10, E-36 **Ton**.

Deficiência do Qi e do Yang do Coração

Pulso. Vazio, lento, profundo.

Indicações. Mãos e pés frios, dor no peito, exaustão, depressão, falta de interesse sexual.

Exemplo. Exaustão mental, embotamento, lentidão e falta de interesse.

Combinação. C-7 **Ton**; VG-4, VG-11, VG-14, VG-20, R-3 **Ton M**.

Instabilidade do equilíbrio Yin-Yang do Coração

Pulso. Vazio ou fino, talvez irregular ou rápido na ocasião.

Indicações. Às vezes com calor, às vezes com frio, ora hipoativo, ora hiperativo, às vezes maníaco, às vezes deprimido.

Exemplo. Síndrome da menopausa com mudanças de humor.

Combinação. C-7, R-3, B-42, B-52, BP-6, E-36 **H**.

Deficiência do Qi e do Yin do Coração

Pulso. Vazio ou fino, levemente rápido, talvez irregular.

Indicações. Inquietação, cansaço, labilidade emocional, insônia, palpitações.

Exemplo. Ansiedade com inquietação, ansiando por paz e quietude.

Combinação. C-7, C-3, R-3, R-10, VC-4, VC-14, VG-20 **H**.

Deficiência do Qi do Coração e Fogo por Deficiência do Coração

Pulso. Fino, talvez áspero ou vazio, rápido ou apressado.

Indicações. Sensação febril no peito, hiperexcitabilidade, loquacidade, fala demais e de maneira rápida.

Exemplo. Nervosismo, gagueira e embaraço em situações sociais.

Combinação. C-7, R-3, VC-4 **Ton**; C-8, R-2, VC-14 **Disp**.

Nervosismo intenso e agudo

Pulso. Fino, rápido, talvez móvel ou apressado.

Indicações. Sensível, sobressaltado, ansioso, tenso, facilmente perturbado.

Exemplo. Hipersensibilidade emocional extrema.

Combinação. C-7, PC-6, F-3, R-1, VG-20 **Disp**.

C-8 shào fǔ

Ponto Fogo e ponto Nascente do canal do Coração.

Geral

As funções de C-8 são as de um ponto Fogo. C-8 é capaz de sedar e eliminar o Fogo por Excesso, o Fogo por Deficiência, a Fleuma Fogo ou Fogo escoando para baixo do canal do Coração. Por outro lado, C-8 também pode ser usado com Método de Tonificação e Moxa para tonificar o *Yang* do Coração e o Fogo do Coração. Entretanto, o principal uso de C-8 é com Método de Dispersão para eliminar todos os tipos de Fogo por Excesso no Coração. Pode também ser usado combinado com pontos como VG-10, VG-12 e B-40 para eliminar o Fogo Perverso e tratar furúnculos.

C-8 e C-7

C-8 e C-7 podem ser utilizados juntos, os dois com Método de Dispersão, para acalmar a ansiedade nervosa intensa aguda. De forma alternativa, C-8 pode ser sedado para eliminar o Fogo por Deficiência do Coração, enquanto C-7 é fortalecido para tonificar o padrão de Deficiência do *Qi* e do *Yin* do Coração subjacente. Em terceiro lugar, se C-8 for usado com Método de Tonificação e Moxa para fortalecer o Fogo do Coração, C-7 pode ser tonificado, como Ponto Fonte, para estabilizar o tratamento e impedir a hiperexcitação do Espírito.

Entretanto, o normal é C-8 ser usado com Método de Dispersão para condições do tipo Excesso agudo de Fogo no Coração com agitação e inquietação impetuosa intensa mental e emocional, ao passo que C-7 é usado para tonificar o *Qi* e o Sangue do Coração para estabilizar sintomas menos intensos de labilidade emocional crônica e estresse.

Síndromes

Fogo por Deficiência do Coração
Fogo por Excesso no Coração
Fogo do Coração escoando
Fleuma Fogo no Coração
Deficiência do *Yang* do Coração
Problemas locais das mãos

Fogo por Deficiência do Coração

Pulso. Fino, rápido, talvez apressado.

Indicações. Sensação febril nas palmas das mãos e no peito, arritmia, dor de garganta, irritação nos olhos.

Exemplo. Cansaço constante por excesso de entusiasmo acompanhado de inquietação.

Combinação. C-8, R-2, VC-14 **Disp**; C-6, R-6, VC-4 **Ton**.

Fogo por Excesso no Coração

Pulso. Cheio ou com fluxo abundante, rápido, talvez em corda.

Indicações. Hemoptise, febres, hipertireoidismo, hipertensão e dores de cabeça.

Exemplo. Eczema com intenso prurido e aflição.

Combinação. C-8, PC-8, C-9, PC-9, R-1, VG-20 **Disp**.

Fogo do Coração escoando

Pulso. Cheio ou com fluxo abundante, rápido, talvez em corda.

Indicações. Melena, hematúria, menorragia, cistite, estado febril, úlceras na língua.

Exemplo. Prurido vulvar.

Combinação. C-5, C-8, VC-2, VC-3, F-5, R-2 **Disp**.

Fleuma Fogo no Coração

Pulso. Cheio, escorregadio, rápido, talvez irregular.

Indicações. Pensamentos desorientados, confusos e caóticos, linguagem ou comportamento com irritabilidade e ira súbitas.

Exemplo. Comportamento confuso com raiva e súbita irritabilidade.

Combinação. C-5, C-8, VB-13, VB-34, E-40, VG-20 **Disp**.

Deficiência do Yang do Coração

Pulso. Vazio a pequeno, profundo, lento.

Indicações. Pensamentos embotados e lentos, hipoatividade, extremidades frias, hipersonia.

Exemplo. Tédio, apatia, depressão.

Combinação. C-8, C-9, ID-1, ID-5, B-64, R-3 **Ton M**.

Problemas locais das mãos

Pulso. Vários.

Indicações. Contratura de Dupuytren, distúrbios cutâneos das palmas das mãos, traumatismos e artrite das mãos e das palmas das mãos.

Exemplo. Eczema das palmas das mãos com irritação e exudação.

Combinação. C-7, C-8, PC-7, PC-8, BP-6, BP-9, E-44 H.

C-9 shào chōng

Ponto Poço, ponto Madeira e Ponto de Tonificação do canal do Coração.

C-9 como ponto Poço

A exemplo dos Pontos Poço, C-9 pode ser usado para remover o Calor intenso e o Vento Interior no caso de febres graves, delírio, ataques apopléticos e perda da consciência. Como um Ponto Poço do canal do Coração, quando submetido à sangria ou sedado, pode remover o Fogo por Excesso no Coração e o Calor no Sangue e assim tratar condições agudas graves e intensas, que estejam afetando o corpo físico e as emoções, como ansiedade intensa com sensação de plenitude na região cardíaca, eczema com extrema agitação e mania e histeria com palpitações violentas.

C-9 como Ponto de Tonificação

Por C-9 ser o ponto Madeira, conforme o sistema dos Cinco Elementos, é o Ponto de Tonificação do canal do Coração. Entretanto, na prática clínica, embora C-9 possa ser usado junto com C-8 para tonificar o *Yang* do Coração, não é tão usado para tonificar o *Qi*, o Sangue ou o *Yin* do Coração.

Síndromes

Perda da consciência
Fogo por Excesso no Coração
Deficiência do *Yang* do Coração

Perda da consciência

Pulso. Talvez pequeno ou em corda.

Indicações. Convulsões, apoplexia, desmaio, insolação.

Exemplo. Insolação e queimadura por exposição ao sol.

Combinação. C-9 e VG-26 H para restaurar a consciência e, em seguida, C-9, C-3, VG-14, IG-4 H assim que a consciência estiver adequadamente restaurada.

Fogo por Excesso no Coração

Pulso. Cheio ou com fluxo abundante, rápido, talvez em corda.

Indicações. Vermelhidão e calor na face e no pescoço, desconforto e sensação de calor no peito, inquietação extrema.

Exemplo. Hipertensão, dor de cabeça e irritação nos olhos.

Combinação. C-3, C-9, R-1, B-66, VG-20 **Disp**; B-2 H.

Deficiência do Yang do Coração

Pulso. Vazio a pequeno, lento profundo.

Indicações. Exaustão, depressão, extremidades frias.

Exemplo. Depressão grave, dor no peito, insensibilidade no braço e no dedo.

Combinação. C-9, C-6, VG-14, VG-20, PC-6, E-36, R-2 **Ton**.

C-9 está comparado com C-3, 5, 6 e 8 na Tabela 19.5.

TABELA 19.5 – Comparação de C-3, 5, 6, 8 e 9 para regular o Fogo

Síndrome	C-3 ponto Água	C-5 ponto de Conexão	C-6 ponto de Acúmulo	C-8 ponto Fogo	C-9 ponto Poço
Deficiência do *Yang* do Coração	–	–	–	X	x
Deficiência do *Yin* do Coração	x	–	X	–	–
Fogo por Deficiência do Coração	X	x	x	X	–
Fogo por Excesso no Coração	X	x	x	X	X
Fogo do Coração move para baixo	–	X	–	x	–
Fleuma Fogo no Coração	–	x	x	x	–

X = uso primário; x = uso secundário.

Comparações e combinações de pontos do canal do Coração

As funções dos principais pontos do canal do Coração estão comparadas na Tabela 19.6

TABELA 19.6 – Comparação dos pontos do canal do Coração

Ponto	Tipo do ponto	Síndromes
C-3	Ponto Água	Fogo por Excesso no Coração Fogo por Deficiência do Coração Estagnação no canal do Coração
C-5	Ponto de Conexão	Problemas de comunicação Fogo do Coração escoando
C-6	Ponto de Acúmulo	Estagnação no canal do Coração Deficiência do Yin do Rim
C-7	Ponto Fonte	Deficiência do Qi do Coração Instabilidade do equilíbrio Yin-Yang do Coração Nervosismo agudo
C-8	Ponto Fogo	Fogo por Deficiência do Coração Fogo por Excesso no Coração Fogo do Coração escoando Fogo Fleuma no Coração Deficiência do Yang do Coração Problemas localizados das mãos
C-9	Ponto Poço	Perda da consciência Fogo por Excesso no Coração Deficiência do Yang do Coração

Algumas das combinações mais usadas dos pontos do canal do Coração, entre eles e com pontos de outros canais, resumidas nas Tabelas 19.7 e 19.8, respectivamente.

TABELA 19.7 – Combinação dos pontos do Coração

Ponto	Combinação	Síndromes	Exemplo
C-3	C-6	Deficiência do Yin do Coração e Fogo por Deficiência do Coração	Cansaço, inquietação e insônia
C-3	C-7	Deficiência do Qi do Coração e Deficiência do Yin do Coração	Labilidade emocional e ansiedade com inquietação
C-3	C-8	Fogo por Deficiência do Coração	Fala excessiva com cansaço fácil
C-3	C-9	Fogo por Excesso no Coração	Eczema intenso
C-5	C-8	Fogo Fleuma no Coração	Discurso e comportamento confusos
C-6	C-2	Estagnação no canal do Coração	Dor no braço e no peito
C-7	C-8	Deficiência do Yang do Coração	Cansaço e impotência
C-7	C-9	Deficiência e Estagnação do Qi do Coração	Dificuldade de expressar os sentimentos
C-8	C-9	Fogo por Excesso no Coração	Excitação maníaca com estado febril

TABELA 19.8 – Combinação dos pontos do Coração com outros pontos

Ponto do Coração	Tipo do ponto do Coração	Ponto do Rim	Ponto do Vaso Governador	Ponto do Vaso Concepção	Função do ponto do Vaso Concepção
C-3	Ponto Água	R-10	–	VC-14	Distúrbio do Espírito
C-5	Ponto de Conexão	–	VG-15	VC-23	Problemas de comunicação
C-6	Ponto de Acúmulo	R-6	VG-11	VC-17 VC-14	Estagnação no canal do Coração Distúrbio do Espírito
C-7	Ponto Fonte	R-3	VG-11	VC-14 VC-12 VC-4	Distúrbio do Espírito Deficiência do Sangue do Coração + Baço Deficiência do Qi do Coração + Rim
C-8	Ponto Fogo	R-2	VG-14	VC-14 VC-4	Distúrbio do Espírito Deficiência do Yang do Coração
C-9	Ponto Poço	R-1	VG-26	VC-1	Perda da consciência

Intestino Delgado

■ Canal do Intestino Delgado

CONEXÕES DO CANAL

TRAJETO PRINCIPAL DO CANAL

Originando-se do lado ulnar do dedo mínimo, o trajeto principal do canal sobe pelo lado posterior do braço até a articulação do ombro. Passa ao redor da escápula, cruzando o canal da Bexiga em B-36 e B-11 e o Vaso Governador em VG-14, para seguir sobre o ombro, descendo pela fossa supraclavicular, para o interior do corpo. Este ramo interno se conecta com o coração, passa ao longo do esôfago, se conecta com o estômago e com o intestino delgado, encontra o Vaso Concepção em VC-13 e VC-14. Um ramo sai do intestino delgado e desce pela perna para encontrar o canal do Estômago em E-39, o ponto Mar Inferior do Intestino Delgado.

Da fossa supraclavicular, o trajeto superficial segue em direção ascendente pelo pescoço e se divide no queixo. Um ramo sobe pelo canto externo do olho, encontra o canal da Vesícula Biliar em VB-1 e passa por trás da têmpora para entrar na orelha em ID-19. O outro ramo ascende até a bochecha no canto interno do olho para encontrar o canal da Bexiga em B-1.

TRAJETO DO CANAL DE CONEXÃO

Seguindo a partir de ID-7, um ramo se conecta com o meridiano do Coração e outro ramo sobe pelo braço para se conectar com IG-15.

TABELA 20.1 – Pontos de Cruzamento no canal do Intestino Delgado

Ponto	Cruzamento
ID-10	Vaso de Ligação *Yang*, Vaso *Yang* do Calcanhar
ID-12	VB, TA, E, IG
ID-18	TA
ID-19	VB, TA

FUNÇÕES DOS PONTOS DO CANAL DO INTESTINO DELGADO

As indicações dos pontos do Intestino Delgado são, em sua grande parte, para problemas do canal do Intestino Delgado, sejam na forma de pontos distais ou locais – ver Tabela 20.2. Por exemplo, ID-17 e ID-1 são pontos locais e distais para dor de garganta e ID-19 e ID-3 são pontos locais e distais para zumbidos nos ouvidos. As outras principais funções dos pontos do Intestino Delgado incluem acalmar o Espírito do Coração quando este se encontra perturbado pelo Fogo do Coração e regular o Vaso Governador. ID-3 é o ponto de Abertura para o Vaso Governador, que é capaz, por si mesmo, de regular a espinha dorsal e acalmar ou estimular o Espírito do Coração.

Uma das funções do órgão Intestino Delgado é receber o material do Estômago, resultante do processamento dos alimentos e dos líquidos pelo Baço, e separar esse material em componentes menos úteis para enviar os resíduos ao Intestino Grosso e absorver os produtos mais puros para o transporte feito pelo Baço.

Enquanto os sólidos e alguns fluidos passam do Intestino Delgado para o Intestino Grosso, a maior parte dos fluidos impuros passa do Intestino Delgado para a Bexiga. Esses processos de digestão, absorção e eliminação são providos de energia pelo *Yang* do Baço e do Rim. Entretanto, os pontos do Intestino Delgado são raramente usados para problemas do órgão Intestino Delgado, como enterite ou dor no baixo abdome. Os principais pontos para essas condições são os pontos dos canais do Estômago e do Baço, como E-25 e E-39 e BP-15.

Também os pontos do Intestino Delgado são raramente usados para regular o metabolismo dos fluidos. ID-2 pode ser usado para queimação durante a micção, mas esse ponto está indicado principalmente para o Fogo do Coração movendo-se para baixo. Portanto, no físico, os pontos do Intestino Delgado não são muito usados para separar o puro do impuro.

CLAREIA A MENTE

Simultaneamente, ao processo de separação do material de componentes sólidos e líquidos feito pelo Intestino Delgado, ocorre a digestão e a filtragem das informações e das idéias. Isso envolve a absorção do que é útil e sua integração junto aos sistemas do cérebro responsáveis pelos conceitos que se encontram armazenados e em atividade, bem como a liberação do lixo, daquilo que é inútil ou daquilo que não serve mais. O papel mental do Intestino Delgado é, portanto, intermediário entre o Baço e o Intestino Grosso, o aspecto da separação entre o mais útil e o menos útil é semelhante à função da Vesícula Biliar, decidir entre as possíveis opções.

Pontos como ID-1 e ID-3 podem ser usados para ajudar o Vaso Governador e o cérebro, podem ser pontos úteis para tratar o congestionamento mental e a fadiga.

ACALMAR O ESPÍRITO DO CORAÇÃO

Não existe uma relação clínica íntima entre o Coração e o Intestino Delgado, embora sejam órgãos Fogo acoplados com uma conexão profunda do canal do Intestino Delgado para o Coração. Os principais pontos do Intestino Delgado, usados para problemas do Coração, são ID-3, 4, 5 e 7 para acalmar o distúrbio do Espírito associado principalmente com Fogo do Coração. ID-3 tem função dual: acalmar o Espírito, tratando a ansiedade e a inquietação mental; e regular o Vaso Governador, clareando a mente e fortalecendo a concentração. ID-2 pode ser usado com C-8 para tratar o Fogo do Coração escoando, mas existem alguns outros exemplos dos pontos do Intestino Delgado usados para problemas do Coração.

REGULAR O VASO GOVERNADOR

ID-3 é o ponto de Abertura para o Vaso Governador e combinado com B-62 é capaz de regular espinha dorsal, pescoço, ombros e pernas (ver Cap. 10). Além disso, a combinação dos canais do Intestino Delgado e da Bexiga representa o par *Yang* Maior das Seis Divisões. Devido às relações do Canal Extraordinário e das Seis Divisões, cadeias de pontos nos canais do Intestino Delgado e da Bexiga podem ser combinadas para tratar problemas nas costas do corpo: ID-3, ID-12, ID-15 com B-10, B-23 e B-62 para esclerose múltipla (ver Cap. 27).

TABELA 20.2 – Problemas tratados com pontos do Intestino Delgado

Problemas do canal	Pontos locais	Pontos distais
dedos	ID-1–3	–
pulso e mão	ID-3–5	–
antebraço	ID-6–7	ID-3–5
cotovelo	ID-8	ID-3, 6, 7
ombro e pescoço	ID-9–15	ID-3–6
espinha dorsal e Vaso Governador	ID-15	ID-3
respiração	ID-15	–
garganta	ID-16, 17	ID-1–5
queixo, dentes, bochecha, nariz	ID-18	ID-2, 5
ouvidos	ID-19	ID-1–3, 5
olhos	–	ID-1–6
cabeça	–	ID-1–5
outros problemas		
Vaso Governador (por exemplo, problemas espinais)	ID-10, 14, 15	ID-3
Distúrbio do Espírito (por exemplo, decorrente de Fogo no Coração)	ID-16	ID-3–5, 7
mamas	–	ID-1, 11
urina	–	ID-2
digestão	–	ID-4, 8

SÍNDROMES DO INTESTINO DELGADO

As combinações de pontos para as síndromes dos Intestinos Delgado e Grosso são encontradas na Tabela 22.2.

■ Pontos do canal do Intestino Delgado

ID-1 *shào zé*

Ponto Poço, ponto Metal.

Geral

ID-1 como ponto Poço

Condições agudas. Como ponto Poço, ID-1 pode tratar condições agudas e graves de Excesso do Coração e Vento Interno com febre ou perda da consciência.

Condições físicas crônicas. ID-1 também pode ser usado como um ponto Poço para condições de Deficiência crônica e estagnação do *Qi* e assim revigorar o canal do Intestino Delgado. Por exemplo, pode ser usado como parte de uma cadeia de pontos do Intestino Delgado para tratar a rigidez do ombro e da parte superior do braço, como ID-1, ID-9, ID-10 e ID-12 com Método de Dispersão e Moxa.

Condições mentais crônicas. ID-1 pode ser usado como ponto Poço para revigorar a mente e estimular a capacidade de digerir e ter acesso às idéias, separando o que é útil do que não passa de refugo. Pode ser combinado com B-67 para estimular a mente e depois combinado com ID-3 e B-62 para efeito de tonificação mais profundo na mente.

ID-1 para remover o Vento Calor

À semelhança dos outros pontos do Intestino Delgado na parte inferior do braço, ID-1 pode ser usado para remover o Vento Calor, especialmente para dor de garganta e tonsilite aguda, em combinação com ID-17.

ID-1 para tratar problemas do canal do Intestino Delgado

Novamente a exemplo dos outros pontos do Intestino Delgado na parte inferior do braço, ID-1 pode ser usado para tratar problemas crônicos desse canal, desde dor no dedo até dor de ouvido.

ID-1 para tratar problemas das mamas

Um importante uso empírico de ID-1 é tratar mastite e lactação insuficiente, especialmente decorrentes do Excesso ou da Estagnação.

Síndromes

Problemas do canal do Intestino Delgado
Calor e Vento Calor
Problemas das mamas
Congestionamento mental

Problemas no canal do Intestino Delgado

Pulso. Vazio ou cheio, talvez em corda, talvez superficial.
Indicações. Dor de cabeça, torcicolo crônico, surdez, zumbidos nos ouvidos, problemas localizados na parte posterior e lateral do braço.
Exemplo. Torcicolo agudo.
Combinação. ID-1, ID-3, ID-15, B-66 **Disp**.

Calor e Vento Calor

Pulso. Superficial, rápido.
Indicações. Tonsilite, dor de garganta, dor de cabeça, epistaxe, conjuntivite.
Exemplo. Conjuntivite.
Combinação. ID-1, B-2, B-67, TA-3, VB-1 **H**.

Problemas das mamas

Pulso. Vários, talvez em corda.
Indicações. Mastite, lactação insuficiente.
Exemplo. Mamas doloridas antes da menstruação.
Combinação. ID-1, E-18, VC-17, F-3, F-14, PC-6 **Disp**.

Congestionamento mental

Pulso. Retardado, talvez vazio ou áspero.
Indicações. Dificuldade em separar as informações mais apropriadas das informações menos adequadas.
Exemplo. Congestionamento mental e cansaço após estudo excessivo.
Combinação. ID-1, B-67, E-36, E-45, IG-1, *yìn táng* **H**.

ID-2 *qiàn gǔ*

Ponto Nascente, ponto Água.

Geral

Como Ponto Nascente e ponto Água, ID-2 pode ser usado para remover o Calor e o Vento Calor. Devido à relação do Intestino Delgado e da Bexiga no metabolismo dos fluidos, ID-2, como ponto Água, é capaz de tratar a sensação de queimação durante a micção, especialmente nos casos do movimento do Fogo do Coração para baixo. Como todos os pontos do Intestino Delgado, desde ID-1 até ID-8, ID-2 pode tratar problemas do canal do Intestino Delgado, desde artrite dos dedos até otite média e conjuntivite.

Síndromes

Calor e Vento Calor no canal do Intestino Delgado
Calor na Bexiga

Calor e Vento Calor no canal do Intestino Delgado

Pulso. Superficial, rápido ou cheio, rápido, talvez em corda.

Indicações. Dor e inchaço no queixo, dor de garganta, dor de cabeça, febre, problemas nos ouvidos.

Exemplo. Artrite da mão com calor e inchaço.

Combinação. ID-2, ID-3, ID-5 **Disp**; B-66, R-6 **Ton**.

Calor na Bexiga

Pulso. Rápido, em corda, talvez fino ou cheio.

Indicações. Queimação durante a micção, hematúria, estado febril, insônia.

Exemplo. Cistite com inquietação à noite.

Combinação. ID-2, C-8, VC-3, BP-6 **H**.

ID-3 hòu xī

Ponto de Abertura no Vaso Governador, ponto Madeira do canal do Intestino Delgado, ponto de Tonificação.

Geral

Este é o ponto mais importante do canal do Intestino Delgado. Embora os outros pontos do Intestino Delgado na parte inferior do braço possam tratar problemas do canal do Intestino Delgado, ID-3 também é capaz de tratar problemas do Vaso Governador, especialmente os problemas da parte superior do corpo. Se ID-3 for combinado com B-62, essa combinação pode tratar problemas de toda a espinha dorsal, dos braços e das pernas.

Calor e Vento Calor

ID-3 trata o Calor e o Vento Calor, não apenas porque é um ponto do Intestino Delgado na parte inferior do braço, mas também porque regula o Vaso Governador que regula o Calor. ID-3 pode, portanto, ser usado para tratar febres, resfriados e gripes, por exemplo, em combinação com VG-14.

Problemas no canal do Intestino Delgado e no Vaso Governador

ID-3 é capaz de tratar problemas das áreas cobertas por esses dois canais, independentemente de serem decorrentes do Vento Frio, Vento Calor, Deficiência, Excesso ou Estagnação. Isso inclui dor ou rigidez da parte superior das costas, espinha dorsal, ombros, braços, pescoço ou dor de cabeça e também problemas de Vento Interior no Vaso Governador como tonteira, tremores, epilepsia ou convulsões.

Problemas do pescoço

Além de tratar problemas da mão, braço, ouvidos e olhos, da mesma forma que outros pontos do Intestino Delgado situados na parte inferior do braço, ID-3 é específico para problemas agudos ou crônicos do pescoço. Pode ser usado como parte de uma cadeia de pontos do Intestino Delgado, ou, no caso de mau jeito agudo do pescoço, pode ser usado inicialmente sozinho, manipulando a agulha enquanto o paciente move o pescoço.

Acalma o Espírito

Assim como ID-5 e ID-7, ID-3 é capaz de acalmar o Espírito do Coração, por conta das conexões internas do canal do Intestino Delgado e do Vaso Governador com o Coração. O Intestino Delgado é um órgão que pertence ao elemento Fogo, e ID-3 é capaz de remover o Fogo do Coração associado com mania, histeria, agitação, inquietação e insônia com sono perturbado pelos sonhos e transpiração noturna.

Regula a mente

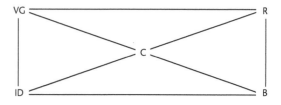

Figura 20.1 –

Além do papel de ID-3 em ligar o Vaso Governador, o Intestino Delgado e o Coração para remover o Fogo do Coração e acalmar o Espírito, quando ID-3 é combinado com B-62, os Rins e o canal da Bexiga passam a integrar essa relação. Rins, Vaso Governador e o canal da Bexiga nutrem e regulam o cérebro. ID-3 e B-62 podem ser usados com Método de Tonificação para tratar exaustão mental e perda da capacidade de investigar e escolher as idéias, ou em dar alguma força mental, estrutura e fibra para ajudar a encarar os problemas e escolhas da vida. ID-3 e B-62 podem ser usados com Método de Harmonização ou de Dispersão para tratar a rigidez mental ou física, a inflexibilidade e a relutância em assimilar idéias novas, em parte, por causa do medo do desprendimento das antigas estruturas.

Síndromes

Calor e Vento Calor
Problemas do Intestino Delgado e do Vaso Governador
Problemas do pescoço
Problemas da mente e do Espírito

Calor e Vento Calor

Pulso. Rápido, superficial ou cheio, talvez em corda.

Indicações. Conjuntivite, epistaxe, febre, artrite da mão, do braço, dos cotovelos ou do ombro.

Exemplo. Dor de garganta, boca seca, estado febril.

Combinação. ID-3, ID-17, VG-14 **Disp**; R-6 **Ton**

Problemas do Intestino Delgado e do Vaso Governador

Pulso. Vários.

Indicações. Dor ou rigidez na coluna vertebral, na parte superior das costas, nos ombros, nos braços, no pescoço, dor de cabeça, tonteira e tremores.

Exemplo. Artrite dos ombros, da espinha dorsal e pernas com inflamação e cansaço.

Combinação. ID-3, ID-10, B-11, B-62, VG-3, VG-14 **H**.

Problemas do pescoço

Pulso. Vários, talvez em corda.

Indicações. Problemas agudos ou crônicos do pescoço.

Exemplo. Mau jeito agudo no pescoço.

Combinação. ID-3, ID-15, B-66, VG-13, VG-14 **Disp**.

Problemas da mente e do Espírito

Pulso. Vários.

Indicações. Agitação mental, inflexibilidade mental, exaustão mental, incapacidade de discriminação.

Exemplo. Sem capacidade de decisão, falta clareza mental e decisão.

Combinação. ID-1, ID-3, B-62, B-67, VG-4, VG-24, R-7 **Ton**.

ID-4 *wàn gǔ*

Ponto Fonte.

Geral

ID-4 é usado principalmente para problemas locais do pulso, mão ou dedos, também para problemas distais do canal do Intestino Delgado, por exemplo, dor do cotovelo, pescoço ou da cabeça. Os pontos ID-1–8 podem remover o Calor e o Vento Calor e ID-4 pode tratar febres sem transpiração, dor de garganta, caxumba e convulsões na infância. Embora ID-4 seja o Ponto Fonte do canal, não é muito usado para tonificar ou regular o órgão Intestino Delgado. Na verdade, como já visto anteriormente, os pontos do Intestino Delgado, de forma geral, não são os principais pontos usados para o tratar o órgão Intestino Delgado, mas sim o canal.

ID-4 pode ser usado para tratar problemas do Aquecedor Médio, como vômitos, gastrite, diabetes, colecistite e dor no hipocôndrio. O trajeto interno do Intestino Delgado passa ao longo do esôfago, pelo diafragma, para se conectar com o estômago e o intestino delgado.

Síndromes

As principais síndromes para as quais ID-4 é usado são os problemas do canal do Intestino Delgado.

Pulso. Vários.

Indicações. Dor na mão, cotovelo e no pescoço, dor na garganta e dor de cabeça.

Exemplo. Artrite do pulso e dos dedos com inflamação e calor.

Combinação. ID-3, ID-4, ID-5, IG-4 **Disp**; *shí xuān* no quinto dedo, *bā xié* entre o quarto e o quinto dedos **S**; BP-6, R-6 **Ton**.

ID-5 *yáng gǔ*

Ponto Fogo.

Geral

ID-5 tem as funções usuais de um ponto do Intestino Delgado na parte inferior do braço para tratar problemas do canal do Intestino Delgado e remover o Calor e o Vento Calor. É especialmente útil como um ponto local para problemas do pulso, incluindo artrite. Os outros usos de ID-5 estão relacionados com suas funções como um ponto Fogo em um canal que pertence ao elemento Fogo. Pode ser usado para remover o Fogo do Coração e acalmar a mente e as emoções, para esse propósito pode ser combinado com C-8, ambos com método de Dispersão. Removendo o Calor e acalmando o Espírito do Coração, ID-5 é capaz de permitir que o paciente investigue com calma as várias possibilidades abertas que existem na vida. É comum uma personalidade do tipo Fogo se sentir apressada demais, tensa e agitada para assimilar as informações que chegam de forma adequada e discriminar entre as possibilidades que lhe são convenientes e as que não são apropriadas.

Síndromes

Problemas do canal do Intestino Delgado – como para ID-4
Distúrbio do Espírito do Coração

Distúrbio do Espírito do Coração

Pulso. Rápido, fino ou cheio, talvez em corda ou irregular.

Indicações. Medo e agitação nas crianças, mania, depressão, inquietação e ansiedade, linguagem incoerente.

Exemplo. Sensação de estar apressado e pressionado demais para separar com calma os aspectos importantes e os que não são importantes de uma situação.

Combinação. ID-5, B-60 **Disp**; C-6, R-6 **Ton**; *yìn táng* H.

ID-6 *yăng lăo*

Ponto de Acúmulo.

Geral

ID-6, como ponto de Acúmulo do canal, é usado para dor e rigidez ao longo do curso do canal, especialmente envolvendo a rigidez nos tendões e nas articulações que restringe o movimento do cotovelo, ombro e pescoço. Isto inclui dor lombar e hemiplegia. O outro uso importante de ID-6 é tratar dor no olho ou problemas de visão relacionados com os canais Intestino Delgado, Bexiga e Coração.

Síndromes

Problemas do canal do Intestino Delgado
Problemas oculares

Problemas do canal do Intestino Delgado

Pulso. Em corda, vazio ou cheio.

Indicações. Restrição do movimento do cotovelo, ombro ou pescoço, artrite, hemiplegia.

Exemplo. Rigidez de toda a coluna vertebral e das costas.

Combinação. ID-6, ID-10, B-11, B-59, VG-12 **Disp**.

Nota. ID-6 é o ponto de Acúmulo do Intestino Delgado, ID-10 é o ponto de Cruzamento do Vaso *Yang* do Calcanhar e Intestino Delgado, B-59 é o ponto de Acúmulo do Vaso *Yang* do Calcanhar.

Problemas oculares

Pulso. Vários.

Indicações. Dor no olho, visão turva, sensação de congestionamento ou peso nos olhos.

Exemplo. Dor vaga nos olhos e visão turva que piora com o cansaço.

Combinação. ID-1, ID-6, B-2, B-62, B-67 H.

ID-7 *zhī zhèng*

Ponto de Conexão. ID-7 pode tratar problemas do canal do Intestino Delgado, especialmente dor no antebraço e no cotovelo e, como é o ponto de Conexão, também pode ser usado para acalmar o Espírito do Coração. As síndromes que trata são semelhantes às do ponto ID-5.

ID-8 *xiăo hăi*

Ponto Terra.

Geral

Usado principalmente para problemas do cotovelo. Também é capaz de tratar os sintomas usuais do canal do Intestino Delgado e acalmar o Espírito do Coração. As síndromes tratadas são semelhantes às do ponto ID-5.

ID-9 *jiān zhēn*

ID-9 é um excelente ponto para problemas do ombro, quando o ponto se encontra doloroso à palpação, mesmo quando o canal do Intestino Delgado não estiver envolvido. ID-9 também pode ser usado para transpiração excessiva debaixo do braço.

ID-10 nào shū

Ponto de Encontro do Vaso *Yang* do Calcanhar, Vaso de Ligação *Yang* e canal do Intestino Delgado.

Geral

ID-10 é muito semelhante a ID-9 quanto à função, especialmente útil no fato de poder ser combinado com B-57 ou B-62, respectivamente o ponto de Acúmulo e o ponto de Abertura para o Vaso *Yang* do Calcanhar, para problemas dos ombros, das costas e da espinha dorsal. ID-10 pode ser usado tanto para o movimento restrito do ombro, amiúde em combinação com ID-9, como também para rigidez generalizada dos ombros e da espinha dorsal, nesse caso combinado com ID-3 e B-62. ID-10 também está indicado para inflamação aguda e crônica da garganta, como parotidite e linfadenite, para as quais pode ser combinado com ID-8.

Síndromes

Movimento restrito do ombro
Rigidez generalizada da espinha dorsal

Movimento restrito do ombro

Pulso. Talvez em corda, talvez vazio ou com fluxo abundante.

Indicações. Restrição aguda ou crônica do movimento do ombro.

Combinação. E-38 com manipulação da agulha enquanto o paciente movimenta o ombro; depois ID-9 e ID-10 **Disp** se esses pontos estiverem sensíveis à palpação, e finalmente IG-4, IG-10, IG-15 **Disp** ou outros pontos relevantes.

Rigidez generalizada da espinha dorsal

Pulso. Talvez em corda, talvez fino, vazio ou áspero.

Indicações. Rigidez crônica do pescoço, ombros e parte superior e inferior da espinha dorsal.

Combinação. ID-3, ID-10, ID-15, B-10, B-11, B-62, VG-12, VG-14 **H**.

ID-11 tiān zōng

Geral

Este ponto é parecido com ID-9 e ID-10 por estar freqüentemente dolorido à palpação durante problemas do ombro e pode ser usado como um ponto local. Pode também ser usado com PC-6 para dor ou plenitude no peito e quadris, com ID-1 para mastite, com ID-15 para tosse e asma, com B-17 para soluços dolorosos e com ID-18 para inchaço na bochecha e queixo.

ID-12 a ID-15 bǐng fēng, qū yuán, jiān wài shū, jiān zhōng shū

Todos esses pontos podem ser usados para problemas do ombro e do pescoço. ID-15 é mais específico para o pescoço e combinado com VB-20 e VB-21, TA-15 e TA-16, B-11 e B-10 ou com VG-14, VG-15 ou VG-16 para problemas do pescoço. ID-15 também pode ser combinado com B-13 para bronquite.

ID-16 tiān chuāng

Ponto Janela do Céu.

ID-16 e ID-17 estão na lista dos pontos chamados Janela do Céu, e de fato o nome *tiān chuāng* significa "janela celestial". Céu pode significar o terço superior do corpo, de forma que os pontos Janela do Céu conseguem desimpedir bloqueios do fluxo de energia entre a cabeça e o corpo, aliviando assim sintomas dos órgãos dos sentidos, pescoço e cabeça. Por exemplo, ID-16 pode ser usado quando o paciente se sentir sobrecarregado com informações e deprimido, pressionado ou confuso pela falta de tempo e de paz de espírito para digerir as informações e separar as coisas úteis das inúteis. Essa sensação de pressão e de estresse pode estar associada com o Fogo do Coração e Fogo Perverso no pescoço e na região da cabeça, por exemplo, acne e furúnculos.

Síndromes

Congestionamento mental e depressão
Fogo no Coração e Fogo Perverso

Congestionamento mental e depressão

Pulso. Retardado, talvez escorregadio.

Indicações. Congestionamento mental, confusão, depressão.

Exemplo. Sensação de peso, falta de energia e plenitude na cabeça com confusão sobre o correto curso das ações.

Combinação. ID-1, ID-3, ID-16, B-67, B-62 **H**.

Fogo no Coração e Fogo Perverso

Pulso. Rápido, fino ou com fluxo abundante, talvez em corda ou escorregadio.

Indicações. Tensão nervosa, insônia, concentração difícil, erupções cutâneas avermelhadas no pescoço e na face.

Exemplo. Acne grave, agravada pelo estresse.

Combinação. ID-5, ID-16, IG-5, IG-18, E-40, C-8 **Disp**.

ID-17 tiān róng

Ponto Janela do Céu.

Geral

ID-17 pode ser usado como um ponto Janela do Céu isoladamente ou em combinação com ID-16. Esses dois pontos podem também ser usados para problemas da garganta decorrentes de Umidade Calor e Fogo Perverso; por exemplo, parotidite ou dor e inflamação na garganta, em combinação com ID-2 ou ID-5. O ponto *tiān róng* é específico para tonsilite aguda grave, especialmente em combinação com E-1 ou P-11.

Síndromes

ID-17 é usado principalmente para tratar problemas da garganta.

Pulso. Rápido ou normal, talvez fino ou com fluxo abundante, talvez escorregadio.

Indicações. Dor ou dificuldade de engolir, parotidite, tonsilite, faringite.

Exemplo. Surdez catarral com obstrução das tubas auditivas após sinusite e dor de garganta.

Combinação. ID-2, ID-17, TA-17, VB-20, IG-4, E-40 **Disp.**

ID-18 quán liáo

Ponto de Cruzamento dos canais do Intestino Delgado e do Triplo Aquecedor. ID-18 é usado principalmente como um ponto local para problemas faciais para remover Vento, Frio ou Calor, como ocorre em casos de neuralgia do trigêmeo, paralisia facial, tiques, dor de dente, inflamação do maxilar, sensação de inflamação ou de queimação nas bochechas. Para esses problemas, ID-18 pode ser combinado com ID-2 ou ID-5.

ID-19 tīng gōng

Ponto de Encontro dos canais da Vesícula Biliar, Triplo Aquecedor e Intestino Delgado.

Geral

O principal uso deste ponto é tratar distúrbios dos ouvidos, para os quais, pode ser combinado com ID-1, ID-2 ou ID-5, especialmente se houver sinais de Calor ou Vento Calor. Para os distúrbios dos ouvidos mais relacionados com a Deficiência, ID-19 é mais bem combinado com ID-3 e B-62. Uma função secundária de ID-19 é acalmar o Espírito do Coração para tratar insanidade ou alucinações auditivas.

Síndromes: distúrbios dos ouvidos

Pulso. Rápido ou normal, fino ou com fluxo abundante, talvez em corda ou escorregadio.

Indicações. Surdez, zumbidos nos ouvidos, otite média, dor de ouvido, face e cabeça.

Exemplo. Dor de ouvido e dor de cabeça decorrentes de invasão de Vento Calor.

Combinação. ID-5, ID-19, B-60, VB-20 **Disp.**

■ Comparações e combinações dos pontos do canal do Intestino Delgado

As funções dos principais pontos do canal do Intestino Delgado estão na Tabela 20.3.

TABELA 20.3 – Comparações dos pontos do canal do Intestino Delgado

Ponto	Tipo do ponto	Síndromes
ID-1	Ponto Poço Ponto Metal	Problemas do canal do Intestino Delgado Vento Calor Problemas nas mamas Congestionamento mental
ID-2	Ponto Nascente, ponto Água	Calor e Vento Calor no canal do Intestino Delgado Calor na Bexiga
ID-3	Ponto de Abertura do Vaso Governador, Ponto Madeira, Ponto de Tonificação	Problemas no canal do Intestino Delgado Calor e Vento Calor Problemas no Vaso Governador Distúrbio do Espírito Congestionamento mental
ID-4	Ponto Fonte	Problemas do canal do Intestino Delgado
ID-5	Ponto Fogo	Problemas do canal do Intestino Delgado Distúrbio do Espírito
ID-6	Ponto de Acúmulo	Problemas do canal do Intestino Delgado (dor aguda) Problemas oculares
ID-8 ID-9	Ponto Terra	Problemas do canal do Intestino Delgado Problemas do ombro
ID-10	Ponto de Encontro do Intestino Delgado, Vaso *Yang* do Calcanhar, Vaso de Ligação *Yang*	Problemas do ombro Problemas espinais
ID-11–15		Problemas locais do ombro e do pescoço ID-11 e ID-15 podem também tratar da tosse e da asma
ID-16	Ponto Janela do Céu	Congestionamento mental e depressão Fogo no Coração e Fogo Perverso
ID-17	Ponto Janela do Céu	Problemas da garganta
ID-18	Ponto de Encontro do Intestino Delgado e do Triplo Aquecedor	Problemas faciais
ID-19	Ponto de Encontro do Intestino Delgado, Triplo Aquecedor e Vesícula Biliar	Problemas dos ouvidos

Algumas das combinações mais usadas dos pontos do canal do Intestino Delgado, entre eles e com pontos, do canal da Bexiga estão nas Tabelas 20.4 e 20.5, respectivamente.

TABELA 20.4 – Combinações dos pontos do canal do Intestino Delgado

Ponto	Combinação	Síndromes	Exemplo
ID-1	ID-3	Deficiência e Estagnação do Qi do Intestino Delgado	Congestionamento mental
ID-1	ID-6	Deficiência e Estagnação do Qi do Intestino Delgado	Problemas oculares
ID-1	ID-17	Calor e Vento Calor	Tonsilite
ID-1	ID-18	Vento Exterior e Estagnação do Qi	Dor facial
ID-1	ID-19	Deficiência e Estagnação do Qi do Intestino Delgado	Zumbidos nos ouvidos
ID-2	ID-5	Fogo no Coração	Cistite e inquietação
ID-2	ID-17	Vento Calor	Faringite
ID-2	ID-19	Vento Calor, Umidade Calor	Infecção dos ouvidos
ID-3 4 ou 5	ID-2	Umidade Calor	Artrite da mão e do pulso
ID-3	ID-8	Estagnação do Qi e do Sangue	Problemas no cotovelo
ID-3	ID-10	Estagnação do Qi nos canais do Intestino Delgado e do Vaso Governador	Problemas do ombro, pescoço e parte superior da região dorsal
ID-3	ID-15		
ID-4	ID-5 ou 6	Estagnação do Qi ou Umidade Calor no canal do Intestino Delgado	Problemas do pulso
ID-5	ID-16	Fogo no Coração e Fogo Perverso	Acne
ID-5	ID-17	Vento Calor e Fogo Perverso	Parotite
ID-6	ID-8–15	Estagnação do Qi e do Sangue	Problemas locais
ID-7	ID-8	Estagnação do Qi e do Sangue	Problemas do cotovelo
Qualquer combinação das duas ID-9–ID-15		Estagnação do Qi e do Sangue Invasão de Vento	Problemas locais do ombro, pescoço ou parte superior da região dorsal
ID-11	ID-15	Estagnação do Qi do Pulmão	Problemas respiratórios
ID-16	ID-17	Estagnação do Qi do Intestino Delgado	Depressão e congestionamento mental
ID-17	ID-19	Estagnação do Qi e Fleuma	Surdez catarral

A principal função dos pontos do Intestino Delgado é tratar problemas no trajeto superficial do canal desde o dedo até a orelha. Pares de pontos do Intestino Delgado podem ser dois pontos locais: ID-1 e ID-2 para um problema do dedo; ou um ponto local mais um ponto distal: ID-6 e ID-10 para um problema do ombro. Cadeias de três ou mais pontos do Intestino Delgado podem também ser compostas de três pontos locais: ID-3, 4 e 5 para um problema da mão ou do pulso; ou uma mistura de pontos locais e distais: ID-5, 17 e 19 para um problema de garganta e ouvido decorrente de Vento Calor. Cadeias de três ou mais pontos podem também ser usadas para problemas que envolvem áreas diferentes do canal do Intestino Delgado: ID-5, 8, 10 e 15 para artrite do pulso, cotovelo, ombro e pescoço.

TABELA 20.5 – Combinações dos pontos do Intestino Delgado e da Bexiga

Pontos do Intestino Delgado	Pontos da Bexiga	Síndromes	Exemplo
ID-1	B-67	Estagnação do Qi	Congestionamento mental
ID-2	B-66	Vento Calor ou Calor na Bexiga	Dor de cabeça e torcicolo, cistite
ID-3	B-62	Deficiência do Jing e do Qi	Visão turva
ID-5	B-60	Fogo no Coração	Agitação e ansiedade
ID-15	B-11	Estagnação do Qi e do Sangue	Problemas do pescoço e da parte superior das costas
ID-16	B-40	Fogo Perverso	Acne

Pulmão | 21

■ Canal do Pulmão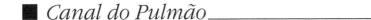

CONEXÕES DO CANAL

TRAJETO PRINCIPAL DO CANAL

Começando no Aquecedor Médio, o trajeto interno desce para se conectar com o intestino grosso, antes de ascender para o estômago e passar pelo diafragma para se conectar com os pulmões. Em seguida, ascende até a garganta, antes de emergir em P-1. O trajeto superficial segue para baixo pela face medial do braço a partir de P-1, para terminar no ponto médio da unha do polegar, P-11.

TRAJETO DO CANAL DE CONEXÃO

Este canal se separa do trajeto principal em P-7 e se conecta com o canal do Intestino Grosso. Outro ramo flui de P-7 para se dispersar por meio da eminência tenar.

FUNÇÕES DOS PONTOS DO PULMÃO

TRATAR PROBLEMAS DO CANAL

Os pontos do Pulmão podem ser usados para tratar problemas locais do canal, como P-1 e P-2 para problemas do ombro ou P-5 para problemas do cotovelo. Esses pontos locais podem ser combinados com P-7, aplicado como ponto distal. Como P-7 se conecta com o canal do Intestino Grosso e, como o canal Tendino-Muscular desse canal segue pelo pescoço e pela cabeça, P-7 pode ser usado para dor no pescoço e na cabeça. Também, como ponto de Conexão, P-7 pode ser usado no lado oposto, para equilibrar uma cadeia de pontos do Intestino Grosso no lado afetado: IG-4, 10, 14 e 15 para espasmo do ombro.

TONIFICAR O QI E O YIN DO PULMÃO

P-9, E-36 e R-7 podem ser combinados para tonificar a Deficiência do *Qi* do Pulmão e a Deficiência do *Qi* Defensivo, impedindo assim as infecções recorrentes. Essa combinação pode ser alternada com B-13, B-20 e B-23. P-5, P-9, E-36 e R-6 podem ser combinados para tonificar o *Yin* do Pulmão e umedecer a secura. Se o *Yin* do Pulmão estiver associado com Fogo do Pulmão, então R-2 e P-10 podem ser sedados.

DISPERSAR O VENTO EXTERIOR

P-7 + IG-4 é a combinação básica para dispersar o Vento Frio Exterior ou Vento Calor. Os pontos dorsais como VG-14, VG-15, VG-16, B-11, B-12, B-13 ou VB-20 podem ser acrescentados.

DISPERSAR A FLEUMA RETIDA NOS PULMÕES

Os pontos básicos são P-1, P-6 e P-7, que podem ser combinados com B-13, VC-17, PC-6 e E-40, todos com Método de Dispersão. P-10 ou P-11 podem ser sedados também, se houver Fleuma Calor. Para Fleuma Frio, os pontos básicos são agulhados com moxa, se o Frio for baseado na Deficiência do *Yang* do Baço e do Rim, então VC-6, VC-12 **Ton M** podem ser acrescentados.

MOVER A ESTAGNAÇÃO DO QI DO PULMÃO

P-1, P-2, P-6 e P-7 podem mover a Estagnação do *Qi* do Pulmão, independentemente de estar associada com mágoa reprimida ou com falta de exercícios e má postura. P-7 é normalmente mais eficaz para soltar bloqueios emocionais. VC-3, VC-6, VC-12, VC-17, VC-22 ou VC-23 podem ser acrescentados dependendo de quais centros de energia estejam envolvidos na Estagnação. VG-12, B-13 e B-42 podem ser usados como alternativa, combinados com VG-9, B-17 e B-46, se houver dispnéia por Estagnação no centro do Plexo Solar. Se outros sistemas de órgãos estiverem envolvidos na Estagnação emocional, então os pontos apropriados podem ser acrescentados como mostra a Tabela 21.1.

SÍNDROMES DO PULMÃO

As síndromes do Pulmão estão resumidas na Tabela 21.1.

■ *Pontos do Pulmão*

P-1 *zhōng fŭ*

Ponto de Alarme, ponto de Cruzamento dos Pulmões e Baço.

Geral

P-1 é usado principalmente com Método de Dispersão para padrões de Excesso ou de Estagnação, especialmente para condições agudas ou para fases agudas de alguma doença crônica.

Estagnação do Qi *do Pulmão*

P-1 pode ser usado para Estagnação do *Qi* do Pulmão, independentemente de estar associada com pesar, traumatismo ou Retenção de Fleuma. Por exemplo, P-1 é amiúde combinado com P-7 e VC-17 para abrir o centro de energia do peito, tratando assim casos de depressão, melancolia, bronquite e outras condições associadas com mágoa reprimida.

Estagnação Local de Qi *e de Sangue*

Como o canal Tendino-Muscular dos Pulmões se ramifica sobre o peito e o ombro, P-1 pode ser usado, especialmente com P-7 ou P-6 para tratar dores, incômodos e rigidez do peito, coração, garganta, pescoço, ombro e parte superior das costas. Pontos locais, especialmente do canal do Intestino Grosso, podem ser acrescentados.

Retenção de Fleuma

P-1 pode ajudar a dispersar a Fleuma acumulada nos Pulmões, especialmente Fleuma Calor. Pode ser combinado com P-6 e B-13 em casos agudos, como asma brônquica, VC-17, PC-6 e E-40 podem ser acrescentados para remover a Fleuma do peito.

Calor nos Pulmões

P-1 pode ser usado para remover a Fleuma Calor nos Pulmões, é capaz de tratar condições agudas de Calor no Pulmão, como na pneumonia, coqueluche ou tonsilite. P-1 pode ser combinado com P-5, P-10 ou P-11 e com IG-4, IG-11 ou VG-14.

Deficiência do Qi *do Pulmão e do Baço*

P-1 é o ponto de Cruzamento dos canais do Pulmão e do Baço, de forma que pode ser usado para tratar tosse decorrente do acúmulo de Fleuma associada com Deficiência do *Qi* do Pulmão e do Baço. Pode ser combinado com P-9, E-36 e B-13 para esse propósito.

Comparação de P-1 com outros pontos

P-1 tem algumas funções similares com P-5, P-6 e B-13, e é, amiúde, combinado com esses pontos.

P-1 e P-5. Esses dois pontos podem ser usados com Método de Dispersão, para tratar Calor no Pulmão e

TABELA 21.1 – Combinações de pontos para as síndromes do Pulmão

Síndromes	Sinais e sintomas	Pulso	Língua	Combinação de pontos
Deficiência do Qi do Pulmão	Face lustrosa e pálida, facilidade de se resfriar, voz fraca, tosse fraca, fleuma aquosa	Vazio	Pálida	VC-4, VC-17, P-9, E-36 **Ton M**
+ Umidade no Baço	+ muita fleuma, letargia, sensação de peso, distensão abdominal, fezes soltas	+ escorregadio	+ saburra gordurosa	+ VC-12, P-6, E-40 **Disp M**
Deficiência do Yin do Pulmão	Cansado, mas inquieto, rubor na região malar, dor de garganta com secura, tosse seca com pouca fleuma, voz rouca	Fino, rápido	Vermelha, fina, seca, sem saburra	VC-4, VC-17, P-5, P-9, R-6, E-36 **Ton**; P-10, R-2 **Disp**
Invasão de Vento nos Pulmões	Calafrios e febre, tosse com coceira na garganta, obstrução nasal, dores pelo corpo	Superficial	Saburra fina	P-7, IG-4, B-12 **Disp**
+ Vento Frio	+ calafrios predominantes, aversão ao frio, espirros, muco aquoso transparente	+ apertado	+ saburra branca	+ moxa nos pontos básicos
+ Vento Calor	+ febre predominante, sede, garganta dolorida e hiperemiada, talvez muco nasal amarelado	+ rápido	+ pontos vermelhos nos lados ou na ponta	+ VG-14, TA-5, IG-11 **Disp** (sem moxa)
+ Vento Secura	+ secura na mucosa nasal, garganta e nos pulmões, amiúde, depois de exposição aguda ou prolongada à fumaça ou aquecimento central muito seco	Superficial	saburra fina	+ P-5, R-6 **Ton**
Estagnação do Qi do Pulmão	Sensação de bloqueio no peito, dispnéia, mágoa reprimida, depressão e dificuldades em se libertar do passado	Retardado, talvez escorregadio e com fluxo abundante	Normal ou aumentada na área do Pulmão	VC-6, VC-17, P-1, P-7, R-6 **H** ou **Disp**
+ Estagnação do Qi do Coração	+ talvez palpitações ou dor no peito, dificuldades em expor os sentimentos num relacionamento íntimo	+ talvez irregular	+ talvez irregular na área do Coração	+ VC-23, PC-6 **Disp**
+ Estagnação do Qi do Baço	+ solicitude com apego e possessividade por insegurança, talvez com indigestão	+ talvez em corda	+ talvez aumentada na área do Baço–Estômago	+ VC-12, PC-6, E-40 **Disp**
+ Estagnação do Qi do Rim	+ medo de ficar só, medo das mudanças, medo do desconhecido, talvez carcinoma de mama ou do útero	+ talvez profundo	+ pálida	+ VC-3, P-6, R-8, R-13, R-25 **H**
+ Estagnação do Qi do Fígado	+ raiva reprimida, ressentimento e amargura durante as fases de mudança da vida ou dos relacionamentos	+ em corda	+ violácea	+ PC-6, F-3, F-14 **Disp**
Retenção de Fleuma nos Pulmões	Bronquite crônica com sensação de plenitude no peito	Escorregadio, cheio	Saburra espessa gordurosa	VC-17, B-13, P-1, P-6, E-40 **Disp**
+ Frio	+ fleuma profusa esbranquiçada, talvez sensação de frio	+ talvez apertado	+ pálida, saburra branca	+ moxa nos pontos básicos
+ Calor	+ tosse estridente, com fleuma amarelada ou esverdeada que pode ser pegajosa ou difícil de ser expectorada, talvez febril	+ rápido	+ vermelha + saburra amarela	+ P-10 **Disp**; P-11 **S**

Ton = Método de Tonificação; **Disp** = Método de Dispersão; **H** = Método de Harmonização; **M** = Moxa; **S** = Sangria.

Retenção de Fleuma Calor nos Pulmões, mas P-1 pode também tratar a Estagnação do Qi do Pulmão e problemas locais do pescoço, ombros e parte superior das costas. P-5, usado com Método de Tonificação é capaz de tonificar a Deficiência do Yin do Pulmão e umedecer a Secura.

P-1 e P-6. Esses dois pontos podem tratar condições agudas e graves de Excesso, como asma, mas P-6 é o mais influente dos dois, e é capaz de interromper a hemorragia decorrente de Calor no Pulmão.

P-1 e B-13. P-1 está mais indicado para tratar padrões agudos de Excesso e é melhor para tratar a dor, ao passo que B-13 está mais indicado para condições crônicas de Deficiência, ou para Invasão aguda de Vento. P-1 não é normalmente usado para Vento Frio Exterior ou Vento Calor; P-7, IG-4, B-11 ou B-13 são melhores para este propósito. P-1 é melhor para condições mais profundas, mais graves ou para a Estagnação do Qi do peito decorrente de bloqueio emocional.

P-1 e P-2. P-2 é semelhante a P-1, com menos influência.

Síndromes

Estagnação do Qi do Pulmão
Estagnação local do Qi e do Sangue
Retenção de Fleuma
Calor nos Pulmões

Estagnação do Qi do Pulmão

Pulso. Retardado ou em corda, cheio ou com fluxo abundante, talvez escorregadio.

Indicações. Mágoa reprimida, bronquite, dispnéia.

Exemplo. Depressão e suspiros ocasionais e sensação de plenitude no peito.

Combinação. P-1, P-7, VC-17, R-6 **Disp**.

Estagnação local do Qi e do Sangue

Pulso. Em corda.

Indicações. Rigidez, dor ou incômodo no peito, pescoço, ombros ou parte superior das costas.

Exemplo. Rigidez e dor no ombro e na parte superior do braço.

Combinação. P-1, P-3, P-6, IG-15, IG-16, E-38 **Disp**.

Retenção de Fleuma

Pulso. Escorregadio, cheio ou com fluxo abundante, talvez em corda.

Indicações. Asma, bronquite, dispnéia, tosse.

Exemplo. Fase aguda de asma brônquica.

Combinação. P-1, P-6, VC-17, B-13, *dìng chuǎn*, E-40 **Disp**; R-3 **Ton**.

Calor nos Pulmões

Pulso. Rápido, cheio ou com fluxo abundante, talvez em corda.

Indicações. Coqueluche, pneumonia, tonsilite.

Exemplo. Bronquite aguda com febre.

Combinação. P-1, P-5, IG-4, E-36 **Disp**.

P-3 *tiān fŭ*

Ponto Janela do Céu.

Geral

Como ponto Janela do Céu, P-3 pode ser usado para distúrbios psicológicas associadas com o elemento Metal: quando uma pessoa se sente bloqueada por dentro, à margem da vida e dos relacionamentos, ou incapaz de se livrar de antigos medos e padrões negativos de sentimentos e comportamento. P-3 pode ser combinado com IG-18, P-1 ou P-7 para aliviar a depressão e as fobias.

Síndrome: Estagnação do Qi do Pulmão

Pulso. Retardado ou em corda, talvez profundo ou com fluxo abundante.

Indicações. Mágoa reprimida, agorafobia, claustrofobia.

Exemplo. Medo de janelas, depressão e bronquite.

Combinação. P-1, P-3, P-7, IG-4, IG-18, VC-14 **Disp**; R-7 **Ton**.

P-5 *chǐ zé*

Ponto Mar, ponto Água, ponto de Sedação.

Geral

P-5 é o ponto Água do canal do Pulmão e é usado principalmente para esfriar o Calor, tonificar o *Yin* e umedecer a secura. As três principais síndromes tratadas por P-5 são Calor do Pulmão, Retenção de Fleuma Calor nos Pulmões e Deficiência do *Yin* do Pulmão.

Calor no Pulmão

P-5 pode ser usado com Método de Dispersão ou submetido à Sangria para condições agudas de Calor no Pulmão como na bronquite aguda ou tonsilite. Pode ser combinado com P-1, P-6, P-10 ou P-11. P-1 é mais indicado para Calor com Estagnação do *Qi* do Pulmão. P-6 é mais indicado para Fleuma Calor com sangramento ou com asma; P-10 é mais indicado para tosse seca e dor de garganta com sinais de Calor crônico; e P-11 está mais indicado para febre aguda e intensa.

Retenção de Fleuma Calor nos Pulmões

P-5 pode ser usado para Retenção de Fleuma nos Pulmões, com Método de Dispersão. Embora seja especialmente eficaz para Fleuma Calor, também pode ser usado para Fleuma Frio. Para esses padrões, P-5 pode ser combinado com E-40.

Deficiência do Yin do Pulmão

P-5 pode ser usado com Método de Dispersão para tonificar o *Yin* do Pulmão, ou numa situação crônica de Deficiência, ou depois que o *Yin* do Pulmão tiver sido prejudicado por uma febre intensa. Se houver Fogo por Deficiência, P-5, o ponto Água, usado com Método de Tonificação, pode ser combinado com P-10, o ponto Fogo, com Método de Dispersão. Se houver Secura: garganta seca ou pele seca, P-5 pode ser combinado com BP-6 e R-6, todos com Método de Tonificação.

Síndromes

Calor no Pulmão
Retenção de Fleuma Calor nos Pulmões
Deficiência do *Yin* do Pulmão

Calor no Pulmão

Pulso. Rápido, cheio ou com fluxo abundante, talvez em corda.

Indicações. Pneumonia, tonsilite, bronquite aguda.

Exemplo. Bronquite crônica mais Invasão aguda de Vento Calor.

Combinação. P-5, IG-4, IG-11, VG-14 **Disp**; P-11 **S**.

Retenção de Fleuma Calor nos Pulmões

Pulso. Escorregadio, rápido, cheio ou com fluxo abundante, talvez em corda.

Indicações. Bronquiectasia, asma brônquica.

Exemplo. Bronquite crônica mais Invasão aguda de Vento Calor.

Combinação. P-2, P-5, P-7, IG-4, VC-17, VC-22, E-40 **Disp**.

Deficiência do Yin *do Pulmão*

Pulso. Fino, rápido.

Indicações. Laringite crônica, tosse seca.

Exemplo. Bronquite crônica com febre ao entardecer.

Combinação. P-5, C-6, R-6, BP-6 **Ton**; R-2, P-10 **Disp**.

P-6 *kǒng zuì*

Ponto de Acúmulo.

Geral

P-6 é usado principalmente como o ponto de Acúmulo para condições agudas e graves de Excesso e de Estagnação.

Síndromes

Estagnação do *Qi* do Pulmão
Calor no Pulmão, especialmente com sangramento
Retenção de Fleuma Calor nos Pulmões

Estagnação do Qi *do Pulmão*

Pulso. Em corda, cheio ou com fluxo abundante, talvez escorregadio.

Indicações. Asma, bronquite.

Exemplo. Tosse intensa com dor no peito.

Combinação. P-6, F-3, F-14, VC-17, VC-22, E-40 **Disp**.

Calor no Pulmão

Pulso. Rápido, cheio ou com fluxo abundante, talvez em corda.

Indicações. Fase aguda da tuberculose pulmonar ou bronquite.

Exemplo. Bronquite aguda com estado febril.

Combinação. P-6, P-10, B-13 **Disp**; R-6 **Ton**.

Retenção de Fleuma Calor nos Pulmões

Pulso. Rápido, escorregadio, cheio ou com fluxo abundante, talvez em corda.

Indicações. Bronquite, bronquiectasia.

Exemplo. Fase aguda da bronquite com tosse dolorosa não produtiva.

Combinação. P-1, P-6, PC-6, VC-17, E-40 **Disp**; R-6 **Ton**.

P-7 *liè quē*

Ponto de Conexão, Ponto de Abertura do Vaso Concepção.

Geral

Este é, talvez, o ponto mais usado do canal do Pulmão. P-7 pode ser usado para tratar problemas ao longo do curso dos canais do Pulmão, Intestino Grosso e Vaso Concepção. Como um ponto do Pulmão, pode ser usado para tratar problemas dos pulmões, peito e garganta. Como um ponto de Conexão entre os canais do Pulmão e do Intestino Grosso, este ponto pode ser usado para tratar problemas do canal do Intestino Grosso, como hemiplegia, artrite do ombro, torcicolo, trismo, dor de dente, paralisia facial, problemas do nariz, neuralgia do trigêmeo e tiques faciais. Pelo fato do canal Tendino-Muscular do Intestino Grosso cruzar sobre a cabeça, o ponto pode também ser usado para dores de cabeça frontais e laterais.

Como ponto de Abertura do Vaso Concepção, o ponto pode ser usado para tratar distúrbios do Vaso Concepção, principalmente no Aquecedor Superior e Aquecedor Inferior, normalmente em combinação com R-6.

P-7 e Vento Exterior

P-7 é um dos principais pontos para expelir o Vento Exterior do corpo. Pode ser usado para Vento Frio como para Vento Calor, mas é mais eficaz para Vento Frio, especialmente nos estágios iniciais da invasão. Este ponto fortalece a função de dispersão dos Pulmões para circular o *Qi* Defensivo pela superfície do corpo, abrir os poros, estimular a transpiração e expelir o fator patogênico externo.

P-7 pode, portanto, ser usado para resfriados ou gripes, não apenas com tosse e dor de garganta, mas também com secreção ou obstrução do nariz, dor de cabeça e dores musculares do pescoço e dos ombros. Para isso, P-7, o Ponto de Conexão do canal do Pulmão, é amiúde combinado com IG-4, o Ponto Fonte do canal do Intestino Grosso.

P-7 e problemas do canal do Intestino Grosso

Por meio do seu elo com o canal do Intestino Grosso, P-7 pode tratar afecções do ombro e do braço, pescoço, cabeça, face e nariz.

Problemas do ombro e do braço. P-7 pode ser usado como um ponto distal para problemas do ombro e do braço do canal do Intestino Grosso; por exemplo, hemiplegia, artrite ou "ombro congelado". P-7 é usado com Método de Dispersão no lado oposto ao problema.

Problemas do pescoço. P-7 pode ser usado para invasão de Vento Frio do pescoço em combinação com IG-4, B-10 e B-11 com Método de Dispersão e Moxa. P-7 pode também ser usado com Método de Dispersão para problemas do pescoço e do ombro no canal do Intestino Grosso, quando combinado com pontos como IG-4, IG-15, IG-16 e IG-18. Para essas afecções, P-7 pode ser usado no mesmo lado ou no lado oposto do problema, como o terapeuta preferir.

Problemas da cabeça e da face. P-7 pode ser usado com Método de Dispersão para problemas da cabeça e da face envolvendo o canal do Intestino Grosso, em combinação com os pontos apropriados do Intestino Grosso e do Estômago. Nesse caso, P-7 é normalmente usado no mesmo lado do problema. Por exemplo, para dor de cabeça frontal e dor na face depois de exposição a Vento Frio, P-7 pode ser combinado com IG-4, IG-20 e B-2.

Problemas nasais. P-7 pode ser usado em combinação com IG-4 e IG-20 e B-2, para secreção nasal e obstrução nasal associadas com Vento Frio ou Vento Calor, que ocorre: em casos de resfriado comum, rinite alérgica, sinusite. P-7 é usado principalmente para problemas nasais por invasão aguda de Vento, nem tanto para condições crônicas de retenção de Fleuma.

P-7 e Estagnação do Qi do Pulmão

P-7 não está indicado apenas para invasão aguda de Vento. Também trata condições crônicas de Estagnação ou Rebelião do Qi do Pulmão: asma ou tosse, por meio do fortalecimento das funções de dispersão e de descensão dos Pulmões.

P-7 e energia da respiração

Respirar é o ato pelo qual a energia do ar é introduzida no corpo, se tornando a energia da respiração, para catalisar as energias do corpo na realização de suas várias funções. O ato de respirar pode ser restringido por várias emoções, como preocupação, medo, mágoa, tristeza, frustração e depressão, dessa forma diminuindo a entrada do ar e reduzindo a energia correspondente do corpo. O cansaço que resulta dessa Estagnação do Qi do peito pode ser tratado pelo uso de P-7 com Método de Dispersão. Esse quadro deve ser diferenciado da simples Deficiência do Qi do Pulmão, que é tratado com P-9 com Método de Tonificação.

P-7 e emoções

P-7 é especialmente indicado para a estagnação das emoções relacionadas aos Pulmões e ao elemento Metal – mágoa reprimida ou não totalmente expressa, com tristeza, depressão e isolamento. É comum o paciente derramar lágrimas depois do uso deste ponto e, nesses casos, os pacientes devem ser informados que isso pode acontecer. A liberação das emoções pode ser imediatamente após a sensação obtida pela inserção da agulha ou pode ocorrer depois de uma semana de tratamento.

P-7 pode ser combinado com P-1, P-3, B-13, B-42 ou VC-17 para esse propósito, normalmente com Método de Dispersão. Entretanto, P-7 pode ser combinado com outros pontos quando o Qi do tórax se tornou Estagnado em decorrência de outras emoções, como mostra a Tabela 21.2.

P-7 e Vaso Concepção

Qualquer um dos Canais Extraordinários pode ser ativado de duas formas: através do Ponto de Abertura usado isoladamente ou combinando seu Ponto de Abertura com o Ponto de Abertura do canal acoplado. Dos oito Canais Extraordinários, o Vaso Concepção é o que normalmente é ativado pelos dois Pontos de Abertura em combinação, P-7 e R-6, ao invés do uso apenas de P-7. O Vaso Concepção é fundamentado nos Rins e no Aquecedor Inferior e requer R-6 para uma ativação completa. Quando combinado com R-6, P-7 é capaz de tratar as desarmonias do Vaso Concepção no Aquecedor Superior, como asma, ou respiração debilitada nos idosos, e no Aquecedor Inferior, como infertilidade, nódulos e problemas da menopausa.

TABELA 21.2 – Combinações com P-7 para problemas emocionais

Órgãos	Emoções	Pontos Dorsais	Pontos distais	Pontos do Vaso Concepção
Pulmões	pesar	B-13, B-42	–	VC-17, VC-22
Coração	tristeza	B-15, B-44	PC-6	VC-17, VC-22
Diafragma	vários	B-17, B-46	Vários	VD-14
Fígado	frustração	B-18, B-47	F-3	VC-14, VC-17
Baço	preocupação	B-20, B-49	BP-6	VC-12, VC-14
Rins	medo	B-23, B-52	R-3	VC-6, VC-14

P-7 e metabolismo da água

P-7 pode ser usado para edema do tipo Excesso, decorrente de invasão de Vento Exterior, já que acentua as funções de dispersão e de descensão dos Pulmões. P-7 pode, portanto, ser combinado com IG-4, B-13, B-22 e BP-9, todos com Método de Dispersão. Entretanto, P-7 pode também ser usado para edema crônico do tipo Deficiência, amiúde associado com fadiga ou idade avançada. Nesse caso, os Pontos de Abertura para o Vaso Concepção e para o Vaso de Ligação *Yin*, P-7 e R-6, com Método de Harmonização, são usados juntos, amiúde com VC-6 ou VC-9 com Método de Dispersão e Moxa.

A combinação de P-7 e R-6 fortalece a comunicação entre os Pulmões e os Rins tanto no processo de respiração como no metabolismo da água, pode ser alternado ou combinado com B-13 e B-23.

P-7 e distúrbios cutâneos

P-7 pode ser usado para dois tipos de distúrbios de pele: as associadas com invasão de Vento, como urticária; e as associadas com problemas do Vaso Concepção, como dor e prurido na linha média anterior do abdome e tórax. Para urticária, P-7 pode ser combinado com IG-4, B-12 e B-13 com Método de Dispersão. Para problemas de pele do Vaso Concepção, P-7 e R-6 podem ser combinados com pontos próprios locais do Vaso Concepção, com Método de Dispersão.

Síndromes

Vento Exterior
Problemas do canal do Intestino Grosso
Problemas psicológicos
Problemas do Vaso Concepção
Retenção de água
Distúrbios cutâneos

Vento Exterior

Pulso. Apertado, superficial, talvez rápido.

Indicações. Resfriados, gripes.

Exemplo. Invasão de vento Frio da área occipital e pescoço.

Combinação. P-7, IG-4 **Disp**; B-10, B-11, VG-16 **Disp M**.

Problemas do canal do Intestino Grosso

Pulso. Em corda.

Indicações. Problemas dos braços, ombro, pescoço, cabeça, face e nariz.

Exemplo. Invasão aguda de Vento Frio em condição crônica de sinusite.

Combinação. P-7, IG-4, IG-20, E-2, E-3, E-40 **Disp**.

Problemas psicológicos

Pulso. Retardado ou em corda.

Indicações. Pesar ou outras emoções que congestionam o *Qi* no peito com sensação de plenitude no peito.

Exemplo. Medo e preocupação que fazem a respiração ficar restringida, com cansaço e bronquite.

Combinação. P-7, VC-14, VC-17, B-42 **Disp**; E-36 **Ton M**.

Problemas do Vaso Concepção

Pulso. Vazio ou cheio, talvez em corda ou escorregadio.

Indicações. Asma, edema, prurido, infertilidade, problemas da menopausa, cansaço, depressão.

Exemplo. Impotência associada com depressão e estresse.

Combinação. P-7, R-6, VC-6, VC-14, *yìn táng* H.

Retenção de água

Pulso. Vazio ou com fluxo abundante, escorregadio – talvez profundo e lento.

Indicações. Edema, retenção urinária.

Exemplo. Edema com depressão e cansaço.

Combinação. P-7, R-6 H; B-23, B-22, B-13 **Ton M**.

Alternação. P-7, R-6 H; VC-4 **Ton M**; VC-8 **M** (sobre gengibre ou sal).

Distúrbios cutâneos

Pulso. Superficial, apertado, rápido.

Indicações. Eczema, urticária.

Exemplo. Eczema alérgico agudo recorrente.

Combinação. P-7, IG-4, E-36, E-44 **Disp**.

P-9 tài yuān

Ponto Riacho, ponto Terra, ponto de Tonificação, Ponto Fonte, ponto de Influência para os vasos sangüíneos.

Geral

A principal função de P-9 é tonificar o *Qi* do Pulmão e é o melhor ponto no canal do Pulmão para esse propósito. P-9 é capaz de tonificar o *Qi* e o *Yin* do Pulmão, mas P-9 é mais eficaz para a Deficiência do *Qi* do Pulmão, enquanto P-5 é mais eficaz para a Deficiência de *Yin* do Pulmão. Como Ponto Fonte, P-9 fortalece os Pulmões disponibilizando o *Qi* Essencial, e P-9, portanto, pode ser combinado com VC-4.

Sendo o ponto Terra, P-9 une a Terra e o Metal, o Baço e os Pulmões, na produção da energia do corpo a partir do ar e dos alimentos. Pelo fato dessa relação especial, P-9 é eficaz como ponto de Tonificação para a Deficiência do Qi, ao contrário de alguns pontos de Tonificação, como BP-2.

Como a Terra é a mãe do Metal, pontos como BP-3 e E-36 estão entre os ponto mais eficazes para fortalecer o Qi do Pulmão, sendo, na verdade, mais eficazes que qualquer outro ponto no canal do Pulmão, a não ser P-9.

Comparação dos pontos para tonificar o Qi do Pulmão

P-9, B-13 e E-36 são talvez os pontos mais eficazes para a Deficiência do Qi do Pulmão.

P-9, B-13, E-36. P-9 é específico para Deficiência crônica do Pulmão e age diretamente no órgão e no canal do Pulmão. E-36 é da mesma forma eficaz, mas age mais indiretamente, fortalecendo a energia do Baço e do Estômago e do corpo de uma forma geral. B-13 tem efeito mais específico no órgão Pulmão, mas também pode ser usado para uma mistura de Deficiência do Pulmão e invasão de Vento.

Outros pontos. P-7 é capaz de tonificar o Qi Defensivo e fortalecer a função de dispersão dos Pulmões para expelir a invasão Exterior, mas não é muito usado para cansaço que surge da Deficiência crônica do Pulmão. VC-12 é capaz de tonificar o Qi do Pulmão, mas esta é apenas uma das muitas funções deste ponto, que incluem a expulsão do Vento Calor, mover a Estagnação do Qi do Pulmão e acalmar o Espírito. VC-17 pode ser usado para tonificar o Qi do Coração e do Pulmão, mas sua função mais importante é mover a Estagnação do Qi do Coração ou do Pulmão. Entretanto, quando VC-17 é combinado com VC-4, essa combinação é capaz de tonificar intensamente o Qi do Coração e do Pulmão, especialmente quando há Deficiência do Qi do Rim de base.

P-9 como ponto de Influência para os vasos sangüíneos

Classicamente, P-9 é recomendado para fortalecer os vasos sangüíneos: para a má circulação ou veias varicosas. Pode, portanto, ser combinado com VC-4, VC-17 e C-7, todos com Método de Tonificação.

Combinações de P-9

P-9 pode ser combinado com B-13 e E-36 para tonificar o Qi do Pulmão ou pode ser usado nas combinações mostradas na Tabela 21.3, quando a Deficiência dos Pulmões está combinada com a Deficiência de outros órgãos. Todos os pontos podem ser usados com Método de Tonificação e com Moxa, se não houver Deficiência de Yin concomitante, visto que P-7 é usado com Método de Dispersão para tosse por Excesso, seja por invasão de Vento Exterior, seja por Estagnação Interior do Qi do Pulmão. Por exemplo:

Tosse devido à Deficiência do Qi do Pulmão	P-9, B-13, E-36 **Ton**
Tosse devido a Vento Frio Exterior	P-7, IG-4, B-11, B-13 **Disp**
Tosse devido à Estagnação do Qi do Pulmão	P-7, PC-6, VC-17 **Disp**

P-7 e P-9 podem ser usados para o cansaço, mas P-9 seria usado com método de Tonificação para o cansaço decorrente de Deficiência com pulso vazio, ao passo que P-7 seria usado com método de Dispersão para o cansaço decorrente da obstrução do movimento livre do Qi no peito, com pulso retardado ou em corda. P-9 pode ser combinado com VC-4 para tonificar o Qi Essencial, enquanto P-7 pode ser combinado com VC-6 para mover a Estagnação do Qi associada com depressão.

Síndromes

Deficiência do Qi do Pulmão e do Coração
Deficiência do Qi do Pulmão e do Baço
Deficiência do Qi do Pulmão e do Rim

Deficiência do Qi do Pulmão e do Coração

Pulso. Vazio, talvez variável, talvez irregular.
Indicações. Asma, bronquite ou dispnéia com palpitações ou má circulação.
Exemplo. Cansaço, depressão, tosse e extremidades frias.
Combinação. P-9, C-7, VC-4, VC-17, E-36 **Ton M**.

Deficiência do Qi do Pulmão e do Baço

Pulso. Vazio, talvez escorregadio.

TABELA 21.3 – Combinações com P-9 para Deficiência do Qi

Deficiência do Qi dos Pulmões e	Problema	Ponto Fonte	Pontos Dorsais	Pontos do Vaso Concepção
Coração	Debilidade respiratória e circulatória	C-7	B-13 + B-15	VC-17
Baço	Debilidade respiratória e digestória	BP-3	B-13 + B-20	VC-12
Rins	Debilidade respiratória e urinária	R-3	B-13 + B-23	VC-4

Indicações. Digestão lenta, fezes soltas, cansaço, bronquite.

Exemplo. Bronquite crônica com muito catarro, náusea e indigestão.

Combinação. P-1, P-9, BP-3, E-40, VC-17, VC-12 **Ton M**.

Deficiência do Qi do Pulmão e do Rim

Pulso. Vazio, escorregadio, profundo, talvez lento ou com fluxo abundante.

Indicações. Exaustão, sensação de insegurança, indigestão, retenção de fluido.

Exemplo. Respiração curta e edema.

Combinação. P-7, P-9, VC-4, VC-12, E-40, BP-9 **Ton M**.

P-10 *yú jì*

Ponto Nascente, ponto Fogo.

Geral

A função específica de P-10 é remover o Calor do Pulmão. Pode ser usado com Método de Dispersão para remover o Calor do Pulmão em situações agudas e crônicas. P-10 não é eficaz para a Retenção de Fleuma Calor, situação em que P-1, P-5 ou P-6 seriam mais apropriados. P-10 também não é eficaz para Secura do Pulmão ou Fogo por Deficiência do Pulmão baseados na Deficiência do *Yin* do Pulmão, a não ser que seja combinado com pontos como P-5 ou R-6 com Método de Tonificação para fortalecer o *Yin* do Pulmão. Para condições graves, agudas e dolorosas de Calor no Pulmão com febre, P-11 com sangria, dá resultados mais rápidos e melhores que P-10.

Podemos resumir da seguinte forma:

tonsilite aguda grave com febre	P-11 S
dor de garganta aguda ou crônica por Calor no Pulmão	P-10 **Disp**
dor de garganta crônica por Calor no Pulmão e Deficiência do *Yin* do Pulmão	P-10 **Disp**; P-5 **Ton**
garganta seca crônica por Deficiência do *Yin*	P-5 + R-6 **Ton**

Síndromes: Calor no Pulmão

Pulso. Rápido, fino ou cheio, talvez em corda.

Indicações. Pneumonia, hemoptise, dor de garganta, mastite, dor no peito, ansiedade com palpitações.

Exemplo. Dor de garganta crônica com inquietação, estado febril e insônia.

Combinação. P-10, VC-23 **Disp**; C-6, BP-6, R-6 **Ton**.

P-11 *shào shāng*

Ponto Poço, ponto Madeira.

Geral

Além das indicações usuais de um Ponto Poço, P-11 é específico para as condições agudas e graves de garganta, nas quais o Vento Calor está se transformando em Calor Interior nos Pulmões. Num caso de tonsilite aguda grave, por exemplo, P-11 pode ser submetido à sangria para proporcionar alívio rápido. P-11 pode também ser submetido à sangria para aliviar condições de pele nas quais o Calor no Sangue está associado com o Calor no Pulmão. Para isso, P-11 pode ser combinado com P-5.

Síndrome: Vento Calor e Calor no Pulmão

Pulso. Rápido, cheio, talvez em corda.

Indicações. Caxumba, tonsilite, eczema, insolação.

Exemplo. Garganta inflamada e dolorida.

Combinação. P-11 S; IG-4, IG-18, ID-17 **Disp**.

■ Comparações e combinações dos pontos do canal do Pulmão

As funções dos principais pontos do canal do Pulmão estão na Tabela 21.4.

TABELA 21.4 – Comparação dos pontos do canal do Pulmão

Ponto	Tipo do ponto	Síndromes
P-1	Ponto de Alarme Ponto de Cruzamento dos Pulmões e do Baço	Estagnação do Qi do Pulmão Estagnação local do Qi e do Sangue Retenção de Fleuma Calor nos Pulmões
P-3	Ponto Janela do Céu	Distúrbios psicológicos
P-5	Ponto Mar, ponto Água, ponto de Sedação	Calor no Pulmão Retenção de Fleuma Calor nos Pulmões Deficiência do Yin dos Pulmões
P-6	Ponto de Acúmulo	Estagnação do Qi do Pulmão Calor no Pulmão Retenção de Fleuma Calor nos Pulmões
P-7	Ponto de Conexão, ponto de Abertura do Vaso Concepção	Vento Exterior Distúrbios do canal do Intestino Grosso Distúrbios psicológicos Distúrbios do Vaso Concepção Retenção de água Distúrbios cutâneos
P-9	Ponto Terra, ponto de Tonificação, ponto Fonte, ponto de Influência para os vasos sangüíneos	Deficiência do Qi do Pulmão
P-10	Ponto Nascente, ponto Fogo	Vento Calor e Calor no Pulmão
P-11	Ponto Poço, ponto Madeira	Calor no Sangue

Algumas das combinações mais usadas dos pontos do canal do Pulmão, entre eles, estão na Tabela 21.5

TABELA 21.5 – Combinações dos pontos do canal do Pulmão

Ponto	Combinação	Síndromes	Exemplo
P-1	P-3	Estagnação do Qi do Pulmão	Depressão e isolamento
P-1	P-6	Retenção de Fleuma nos Pulmões	Tosse com dor com catarro pegajoso
P-1	P-7	Estagnação do Qi do Pulmão	Mágoa silenciosa
P-1	P-9	Deficiência do Qi do Pulmão com Retenção de Fleuma	Bronquite crônica
P-1	P-10	Calor nos Pulmões	Infecção pulmonar aguda
P-3	P-7	Estagnação do Qi dos Pulmões	Claustrofobia
P-5	P-9	Deficiência do Qi e do Yin do Pulmão	Bronquite recorrente
P-5	P-10	Deficiência do Yin do Pulmão e Calor no Pulmão	Tosse seca crônica
P-5	P-11	Calor no Sangue	Eczema agudo
P-6	P-7	Estagnação do Qi do Pulmão e Retenção de Fleuma	Asma aguda
P-6	P-10	Calor nos Pulmões	Hemoptise
P-10	P-11	Vento Calor e Calor nos Pulmões	Tonsilite e febre
P-1	P-3, 7	Estagnação do Qi do Pulmão	Sensação de isolamento, vive no passado
P-1	P-6, 7	Estagnação do Qi do Pulmão e Retenção de Fleuma	Asma com muito catarro

Intestino Grosso | 22

■ *Canal do Intestino Grosso*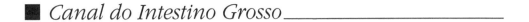

CONEXÕES DO CANAL

TRAJETO PRINCIPAL DO CANAL

Começando em IG-1, na ponta do dedo indicador da mão, o canal do Intestino Grosso ascende pelo aspecto lateral anterior do braço até o ombro, seguindo por ID-12 para encontrar VG-14, antes de passar pelo pescoço até a fossa supraclavicular. O trajeto interno desce da fossa supraclavicular para se conectar com os pulmões e com o intestino grosso. O trajeto superficial passa pelo pescoço para entrar nas gengivas da arcada dentária inferior e circular os lábios, passando por E-4, VC-24 e VG-26. Do filtro nasolabial, os trajetos da direita e da esquerda se cruzam e o trajeto do braço direito vai para o lado esquerdo do nariz e o trajeto do braço esquerdo vai para o lado direito do nariz. O trajeto termina em IG-20, onde se encontra com o canal do Estômago.

TRAJETO DO CANAL DE CONEXÃO

De IG-6, um ramo se conecta com o canal do Pulmão, outro ramo segue ao longo do canal principal pelo ombro até os dentes. No maxilar, outro ramo entra na orelha.

TABELA 22.1 – Pontos de Cruzamento no canal do Intestino Grosso

Ponto	Cruzamento
IG-14–16	Vaso *Yang* do Calcanhar
IG-20	E

RELAÇÕES DO INTESTINO GROSSO COM OS ÓRGÃOS

A relação *Yang* Brilhante do canal do Intestino Grosso e canal do Estômago é discutida no Capítulo 16, e combinações do tipo IG-10, E-25 e E-37 podem ser usadas para problemas do Intestino Grosso. Não existe um elo muito forte entre os Pulmões e o Intestino Grosso, e os pontos do Pulmão geralmente não são usados para tratar problemas do colo. A exceção é P-7, quando o pesar estiver causando Estagnação do *Qi* nos Intestinos.

Há uma relação muito mais forte entre o Intestino Grosso, o Baço e o Estômago. De fato, a maior parte dos pontos usados para tratar problemas dos órgãos Intestino Delgado e Intestino Grosso tem origem nos canais do Baço e do Estômago. Por exemplo, BP-1, BP-4, BP-6, BP-9, BP-15, E-25, E-36, E-37, E-39, E-40, E-44 e E-45. Os pontos do Intestino Delgado são raramente usados para problemas do Intestino Delgado ou do Intestino Grosso; na prática clínica, a principal aplicação desses pontos ocorre para problemas do canal do Intestino Delgado localizados na parte superior do corpo.

FUNÇÕES DOS PONTOS DO CANAL DO INTESTINO GROSSO

TRATAR PROBLEMAS DO CANAL

Os pontos do Intestino Grosso podem ser usados para tratar problemas do canal. Por exemplo, IG-20 para sinusite, IG-18 para acne localizada no pescoço, IG-16 para problemas do ombro, assim por diante. IG-4 é o ponto distal mais usado em combinação com esses pontos locais, mas outros pontos distais podem ser usados, como IG-1 para sinusite e embotamento mental.

Cadeias de pontos do Intestino Grosso podem ser usadas, como IG-4, 10 e 11 para problemas do ombro, e é comum serem combinadas com cadeias de pontos do canal do Estômago, como IG-14 e IG-20, com E-37, E-44 e E-45, para sinusite associada com Calor nos canais do *Yang* Brilhante. As cadeias de pontos do Intestino Grosso no lado afetado, em uma condição unilateral, podem ser combinadas com P-7 no lado saudável para equilibrar *Yin-Yang*. Os pontos do Intestino Grosso para problemas do ombro e do braço podem ser combinados com VG-14 e ID-12, já que o trajeto principal cruza esses pontos e os pontos do Intestino Grosso para problemas da face podem ser combinados com VG-26, VC-24 e E-4 pela mesma razão.

ACALMAR E CLAREAR A MENTE

IG-1, especialmente em combinação com E-45, pode ajudar a clarear a mente, por exemplo, para tratar ressaca ou congestionamento mental, depois de muito estudo ou trabalho mental. IG-4, especialmente em combinação com F-3, é capaz de ajudar a acalmar o estresse emocional generalizado, especialmente associado com a Hiperatividade do *Yang* do Fígado.

REMOVER O VENTO FRIO E O VENTO CALOR

Os pontos do canal do Intestino Grosso são capazes de ajudar a remover os efeitos locais da Invasão de Vento Exterior, mas IG-4, em combinação com P-7 ou TA-5 podem ser usados como pontos sistêmicos para Vento Exterior.

REMOVER O CALOR NO ESTÔMAGO E NOS INTESTINOS

Os pontos do Intestino Grosso e do Estômago podem ser combinados para tratar o Calor nos sistemas de órgãos do Intestino Grosso e do Estômago. Por exemplo, IG-11, E-25, E-37 e E-44 podem ser sedados para a constipação, IG-1 e E-45 podem ser acrescentados a este tratamento para gengivite. Além disso, E-4 pode ser acrescentado para lábios rachados com sangramento.

REMOVER O CALOR NO SANGUE

Combinações como IG-4, IG-11, BP-6, BP-10 **Disp** podem ser usadas para erupções cutâneas pruriginosas, avermelhadas e quentes, decorrentes de Calor no Sangue. Em casos agudos e graves, antes de usar esta combinação, pode-se, inicialmente, submeter os pontos B-40, PC-3 e PC-9 à sangria.

MOVER A ESTAGNAÇÃO DO QI E DO SANGUE

IG-4 é um dos pontos mais influentes para dor decorrente de condições sistêmicas ou locais de Estagnação do *Qi* e do Sangue. Pode ser combinado com BP-6 para facilitar o parto, com E-29 para dismenorréia, com PC-6 para dor na garganta ou na região epigástrica, com P-7 para dor no pescoço e, assim por diante. IG-10 é útil para dor e distensão no baixo abdome, por exemplo, em combinação com pontos como VC-6, TA-6, VB-34, E-25, E-37 e BP-15.

TONIFICAR A DEFICIÊNCIA DE QI E DE SANGUE

IG-4 é o único ponto deste canal capaz de ter um efeito forte para tonificar o *Qi* e o Sangue, normalmente é combinado com E-36 para tal condição.

SÍNDROMES DO INTESTINO GROSSO

As síndromes do Intestino Grosso e do Intestino Delgado estão resumidas na Tabela 22.2.

TABELA 22.2 – Combinações de pontos para as síndromes dos Intestinos

Síndrome	Sinais e sintomas	Pulso	Língua	Combinação de pontos
Deficiência do *Yang* do Intestino	Sensação de frio, membros e abdome frios, desejo de aquecer-se, exaustão, edema, alimentos não digeridos nas fezes	Vazio, profundo, lento, talvez escorregadio	Pálida, úmida, talvez aumentada, saburra branca	VC-6, VC-12, E-28, E-36, R-7 **Ton M**
Frio invade os Intestinos	Dor abdominal aguda e diarréia, com sensação de frio, após exposição do abdome ao Frio Exterior	Talvez profundo, em corda	Talvez saburra branca espessa	VC-6, IG-10, E-25, E-27, E-37 **Disp M**
Secura no Intestino Grosso (Deficiência de Sangue e de *Yin*)	Constipação com fezes ressecadas, talvez corpo fino e boca seca, por exemplo, nos idosos ou depois de perda grave de sangue na gravidez	Fino, talvez áspero	Vermelha ou pálida, fina, seca, sem saburra	VC-4, TA-6, E-36, BP-6, R-6 **Ton**
Umidade Calor nos Intestinos	Diarréia ou disenteria, talvez com dor abdominal, muco ou sangue nas fezes, odor ofensivo das fezes ou dor em queimação anal	Escorregadio, rápido, talvez com fluxo abundante	Vermelha, saburra amarelada, gordurosa	IG-11, E-25, E-37, E-44, BP-6, BP-9 **Disp**
Calor no Intestino Delgado	Inquietação e agitação, talvez sensação de calor e desconforto no peito, sede, talvez úlceras na língua, talvez queimação durante micção ou hematúria	Rápido, com fluxo abundante	Vermelha com a ponta vermelho-escura, saburra amarelada	C-5, C-8, ID-2, ID-5, E-39 **Disp** + VC-3, BP-6 **Disp** para cistite + VC-23, VC-24, E-4, E-45 **Disp** para úlceras na língua
Calor no Intestino Grosso e Estômago	Constipação com sede, mau hálito, sensação de calor e, amiúde, com desconforto na região epigástrica	Rápido, cheio	Vermelha, saburra seca espessa amarelada a marrom	IG-11, E-25, E-37, E-44, **Disp**; VC-6 **H**; BP-6, R-6 **Ton**
Estagnação do *Qi* nos Intestinos	Constipação ou movimentos peristálticos irregulares, com distensão e desconforto abdominais, talvez pior depois de contrariedade emocional ou supressão de aborrecimento	Retardado ou em corda, talvez com fluxo abundante	Vários	VC-6, TA-6, IG-10, E-25, E-37, VB-34 **Disp**
+ Estagnação do *Qi* do Fígado	+ raiva reprimida, frustração ou depressão, talvez dor de cabeça	+ em corda	+ violácea	+ F-3, F-14 **Disp**
+ Estagnação do *Qi* do Pulmão	+ mágoa reprimida, talvez sensação de plenitude no peito	+ talvez profundo	+ talvez irregular na área do Pulmão	+ VC-17, P-7 **Disp**
+ Estagnação do *Qi* do Estômago (retenção de alimentos)	+ distensão e desconforto na região epigástrica prolongados depois de comer ou comer demais, talvez depois de aborrecimento ou preocupação	+ escorregadio	+ saburra espessa gordurosa	+ VC-10, PC-6, E-21 **Disp**
Obstrução do *Qi* no Intestino Delgado	Obstrução intestinal aguda com dor violenta, talvez sem passagem de gases ou fezes, talvez vômito, talvez de matéria fecal	Em corda, talvez escorregadio e com fluxo abundante	Saburra espessa	Condições graves necessitam de tratamento médico ocidental imediato VC-6, VC-12, PC-6, E-25, E-29, F-3 **Disp**
Medo e ansiedade invadem o Intestino	Distensão abdominal e movimentos peristálticos irregulares associados com medo e ansiedade	Talvez rápido, irregular	Talvez trêmula	VC-14 **Disp**; VC-12, PC-6, ansiedade E-25, E-37, BP-4 **H**; VC-4 **Ton**

Ton = Método de Tonificação; **Disp** = Método de Dispersão; **H** = Método de Harmonização; **M** = Moxa.

Pontos do Intestino Grosso

IG-1 *shāng yáng*

Ponto Poço, ponto Metal.

Geral

As principais funções de IG-1 estão relacionadas com sua condição de ponto Poço:

remove o Vento Calor e o Calor do Pulmão
move a Estagnação do *Qi* e do Sangue
clareia a mente

Remove o Vento Calor e o Calor do Pulmão

IG-1 pode ser usado como ponto Poço em condições agudas, com Método de Dispersão ou submetido à sangria, para remover o Vento Calor Exterior ou o Calor do Pulmão, por exemplo, em casos de dor de garganta, caxumba e tonsilite. Entretanto, a sangria feita em P-11 é mais eficaz para tonsilite aguda, IG-1 é mais usado para febres, como pleurisia ou gripe, quando há ausência de transpiração. IG-1 também pode ser usado, como outros Pontos Poço, para remover o Calor e o Vento Interior em condições agudas.

Regula o canal do Intestino Grosso

Como ponto situado na extremidade do canal, IG-1 pode ser usado para mover a Estagnação do *Qi* e do Sangue em qualquer parte do trajeto do canal, por exemplo, em casos de adormecimento dos dedos, dor no ombro ou dor de dente. IG-1 é capaz de expelir o Vento Calor, por exemplo, em casos de conjuntivite aguda, ou Vento Frio, em casos de artrites do ombro. No segundo caso, quando o Vento Frio piorar a Estagnação do *Qi* e do Sangue, IG-1 pode ser aquecido com pequenos cones de moxa. Quando usado como ponto distal, IG-1 pode ser combinado com um ponto local no canal do Intestino Grosso, ou, na verdade, com uma cadeia de pontos do Intestino Grosso: IG-1, IG-4, IG-15, IG-16 para diminuição do movimento do ombro.

Clareia a mente

IG-1, com método de Dispersão, pode ser usado para clarear a mente, como nos casos de congestionamento mental ou ressaca. É mais eficaz combinado com E-45, para utilizar a relação *Yang* Brilhante, esta combinação pode ser usada de três formas principais:

IG-1 + E-45 **S**	Remove o Calor no *Yang* Brilhante	Por exemplo, inquietação mental
IG-1 + E-45 **Disp**	Move a Estagnação do *Qi*	Por exemplo, congestionamento mental
IG-1 + E-45 **M**	Tonifica o *Yang* Brilhante	Por exemplo, cansaço mental.

Em cada uma dessas três situações, outros pontos do *Yang* Brilhante podem ser acrescentados à combinação. Se houver exaustão mental crônica com Deficiência do *Qi* e do Sangue, E-36 e IG-4 devem ser acrescentados.

Síndromes

Vento Calor e Calor no Pulmão
Estagnação do *Qi* e do Sangue
Vento Exterior
Distúrbios mentais

Vento Calor e Calor no Pulmão

Pulso. Cheio, rápido, talvez em corda.
Indicações. Febre sem transpiração, caxumba, pleurisia.
Exemplo. Gripe com dor de garganta.
Combinação. IG-1, IG-4, ID-17, VG-14 **Disp**.

Estagnação do Qi e do Sangue

Pulso. Em corda.
Indicações. Tosse com dor no ombro, tosse com sensação de plenitude no peito, dor de dente.
Exemplo. Adormecimento dos dedos.
Combinação. IG-1, IG-4, VG-14 **Disp**.

Vento Exterior

Pulso. Superficial, talvez rápido.
Indicações. Artrite da mão e do ombro, dor facial.
Exemplo. Conjuntivite aguda.
Combinação. IG-1, IG-4, B-62 **Disp**; B-2, VB-1 **H**.

Distúrbios mentais

Pulso. Retardado, talvez vazio, fino ou áspero.
Indicações. Ressaca, inquietação mental, congestionamento mental, cansaço mental.
Exemplo. Confusão mental e incapacidade de concentração.
Combinação. IG-1, VB-13, VG-24, B-2, B-62 **H**.

IG-2 *èr jiān*

Ponto Nascente, ponto Água, ponto de Sedação.

Geral

IG-2 é menos importante que IG-1. Como ponto Nascente e como ponto Água, remove o Calor do canal e do órgão Intestino Grosso e pode ser usado para artrite dos dedos ou para constipação com fezes ressecadas.

IG-3 *sān jiān*

Ponto Riacho, ponto Madeira.

Geral

O principal uso de IG-3 é como ponto local para artrite da mão. Se a artrite estiver localizada no primeiro dedo e no polegar, então IG-3 pode ser combinado com IG-1, IG-2, IG-4 ou IG-5. Se a artrite estiver sobre as quartas articulações falângicas metacarpais, então IG-3 e ID-3 podem ser usados com agulhas inseridas uma em direção à outra, cada uma à profundidade de 1 a 1,5 unidade. IG-3 também pode ser usado para remover o Vento Calor: para inflamações agudas dos olhos.

IG-4 *hé gǔ*

Ponto Fonte.

Geral

IG-4 é um dos maiores pontos de acupuntura, com uma enorme variedade de efeitos:

remove o Vento Exterior
regula o canal do Intestino Grosso
regula o órgão do Intestino Grosso
remove o Calor e o Calor do Verão
relaxa a tensão muscular
move massas de tecidos
move a Estagnação de Sangue no útero
alivia a dor
acalma a Hiperatividade do *Yang* do Fígado e o Vento Interior
acalma a mente
alivia distúrbios cutâneos
tonifica o *Qi* e o Sangue

Remove o Vento Exterior

IG-4 com Método de Dispersão, capaz de remover o Vento Frio e o Vento Calor e, na verdade, IG-4 é o ponto mais eficaz no corpo para expelir o Vento Calor. IG-4 fortalece a ação de dispersão dos Pulmões, é amiúde combinado com P-7 para expelir o Vento Exterior invadindo o corpo com sinais como espirros, coriza, torcicolo e rigidez nos ombros, como é comum acontecer em quadros de resfriados e gripes. IG-4 pode ser combinado com R-7 para regular a transpiração. Esta combinação pode ser usada quando há excesso de transpiração, como ocorre em condições de Vento Calor ou Deficiência, ou para induzir a transpiração para expelir o Vento Frio.

Regula o canal do Intestino Grosso

IG-4 é capaz de tratar a dor, a inflamação ou a perda da função em qualquer parte no canal do Intestino Grosso. Por exemplo, pode ser usado para tratar artrite dos dedos, mãos, punho, cotovelo ou ombro, independentemente da artrite piorar por Vento, Frio, Calor ou Umidade.

Braços. IG-4 pode ser incluído em uma cadeia de pontos para tratar os dedos da mão, as mãos, o pulso, o antebraço, o cotovelo, a parte superior do braço ou o ombro. Dependendo da etiologia, pode-ser usar: Método de Dispersão, Moxa, Ventosa ou Eletricidade.

Pescoço, garganta e língua. IG-4 pode ser combinado com IG-17, IG-18 e outros pontos locais para tratar dor ou rigidez do pescoço, dor ou inflamação da garganta, ou dor e rigidez da língua. Por exemplo, IG-4, C-5, R-1 **Disp** para afasia.

Face e cabeça. IG-4 pode ser usado para paralisia facial, neuralgia do trigêmeo, dor de dente, trismo e dores de cabeça na fronte ou dos lados. Por exemplo, IG-4, P-7, *tài yáng*, E-40 para dor de cabeça temporal.

Nariz. IG-4 é o ponto distal mais importante para problemas do nariz, como a rinite, rinite alérgica, sinusite e epistaxe. Normalmente é combinado com IG-20 e é também comum ser combinado com B-2, *yìn táng*, VG-23, E-3, B-10 e VB-20.

Olhos. IG-4 pode ser usado não apenas para problemas agudos dos olhos associados com Vento Calor, mas também para distúrbios crônicos dos olhos, como estágio inicial de glaucoma ou de catarata e visão turva. Por exemplo, IG-1, IG-4, B-2, VB-1, VB-20, E-36 **H** para visão turva.

Regula o órgão Intestino Delgado

IG-4 pode ser usado para diarréia infantil, disenteria, constipação e dor abdominal. Entretanto, para a constipação crônica, normalmente o ponto mais usado é IG-10.

Remove o Calor e o Calor do Verão

IG-4, IG-11 e VG-14 é uma das combinações mais comuns para febres, quando o Vento Calor passou a ser Calor Interior. IG-4 com IG-11 pode também ser usado para Calor no Sangue, em casos de distúrbios cutâneos agudas com muita hiperemia, a mesma combinação pode ser usada para queimadura de sol ou insolação decorrente do Calor do Verão. Neste caso, IG-1 com sangria, pode ser acrescentado à combinação.

Relaxa a tensão muscular

Associada à capacidade que IG-4 tem em mover a Estagnação de Sangue, aliviar a dor, acalmar a Hiperatividade do *Yang* do Fígado e acalmar a mente, está a capacidade deste ponto em relaxar a tensão muscular. Na hemiplegia, a capacidade de relaxar o espasmo muscular é combinado com a função de IG-4 em fortalecer os músculos fracos e atrofiados, pela movimentação e tonificação do Sangue. Na hemiplegia, IG-4 é amiúde combinado com IG-10, podendo diminuir a tensão muscular no antebraço.

Mover massas de tecidos

IG-4 pode ser usado com Método de Dispersão para mover massas endurecidas como aumento de gânglios linfáticos ou de glândulas salivares ou da tireóide. Quando combinado com pontos que controlam o *Jiao* Inferior, como BP-4 ou BP-6, IG-4 pode ajudar a mover massas tumorais no abdome ou útero.

Move a Estagnação de Sangue no útero

IG-4 é um dos pontos importantes para dismenorréia, parto difícil ou demorado, ou placenta retida, normalmente em combinação com BP-4, BP-6 ou BP-8 com Método de Dispersão ou Eletricidade.

Alivia a dor

IG-4, numa combinação adequada, é um excelente ponto geral para aliviar a dor, especialmente da face, braços, intestino ou útero.

Acalma a Hiperatividade do Yang e o Vento Interior

IG-4 e F-3, conhecidos como os Quatro Portões, é uma das combinações de pontos mais famosas. Produz excelente efeito calmante e analgésico e especificamente acalma a Hiperatividade do *Yang* do Fígado e o Vento Interior. Esta combinação, portanto, pode ser usada para hipertensão com tonteira, dor de cabeça e comportamento agressivo. Para maior efeito, IG-4 e F-3 podem ser combinados com VG-20 e R-1, que são eficazes para hipertensão aguda e grave.

Acalma a mente

A combinação chamada "Os Quatro Portões" é excelente como tratamento inicial geral para acalmar a mente, e de fato é notória como um substituto sintomático para um tratamento inteligente. Existem muitas fórmulas eficazes, envolvendo IG-4, para acalmar a mente, que devem ser selecionadas ou modificadas de acordo com a necessidade do paciente:

IG-4 + F-3
IG-4 + F-3 + R-1
IG-4 + F-3 + VG-20
IG-4 + F-3 + R-1 + VG-20
IG-4 + F-3 + BP-6
IG-4 + F-3 + PC-6
IG-4 + F-3 + BP-6 + PC-6
IG-4 + VB-20 + VB-34

Um importante princípio ao usar essas combinações é a polaridade; o acupunturista deve decidir se quer acalmar a energia perturbada na parte superior do corpo usando pontos na própria cabeça ou se quer drenar a energia para baixo usando pontos nos pés, ou se quer as duas coisas.

Alivia distúrbios cutâneos

IG-4, normalmente em combinação com IG-11, pode ser usado para tratar distúrbios de pele decorrentes de Vento Calor, Calor no Sangue, Estagnação do Sangue, Fogo Perverso, Umidade Calor ou Deficiência de Sangue. As combinações comuns são:

IG-4 + IG-11 + BP-6 + BP-9	Umidade Calor
IG-4 + IG-11 + BP-6 + BP-10	Calor no Sangue
IG-4 + IG-11 + VB-20 + VB-31	Vento Calor
IG-4 + IG-11 + B-40 + VG-14	Calor do Verão
IG-4 + IG-11 + B-17 + VG-12	Fogo Perverso
IG-4 + IG-11 + BP-8 + PC-4	Estagnação de Sangue
IG-4 + IG-11 + E-36 + BP-6	Deficiência de Sangue

Tonifica o Qi e o Sangue

IG-4 é normalmente combinado com E-36 para tonificar o *Qi* e o Sangue, já que o par *Yang* Brilhante deve ser "rico em *Qi* e em Sangue". Essa combinação pode ser usada como uma base para a fraqueza muscular, visão turva, distúrbios da pele por cansaço e Deficiência de Sangue. Pontos como B-17, B-18 e B-43 podem ser acrescentados à combinação básica.

Síndromes

Vento Exterior
Distúrbios do canal do Intestino Grosso
Calor e Calor do Verão
Tensão e dor musculares
Estagnação do Sangue no útero
Hiperatividade do *Yang* do Fígado
Distúrbios psicológicos
Distúrbios cutâneos

Vento Exterior

Pulso. Superficial, apertado, talvez rápido.
Indicações. Resfriado, gripe.
Exemplo. Bronquite aguda.
Combinação. IG-4, P-7, B-13, E-36 **Disp**.

Distúrbios do canal do Intestino Grosso

Pulso. Em corda, vazio ou cheio, lento ou rápido.
Indicações. Artrite, hemiplegia, distúrbios nasais, paralisia facial, neuralgia do trigêmeo.
Exemplo. Dor de garganta com dificuldade de engolir.
Combinação. IG-1, IG-4, IG-18, E-9, E-44 **Disp**.

Calor e Calor do Verão

Pulso. Rápido, cheio ou com fluxo abundante.
Indicações. Eczema, febre, diarréia, tonsilite.
Exemplo. Insolação.
Combinação. IG-4, VG-14 **Disp**; IG-1, B-40 **S**.

Tensão e dor musculares

Pulso. Em corda, talvez áspero, talvez com fluxo abundante.
Indicações. Hemiplegia, neuralgia do trigêmeo, trismo, dor de cabeça.
Exemplo. Tensão muscular generalizada e nervosismo.
Combinação. IG-4, VG-21, VB-34, VG-20, F-3, BP-6 **Disp**.

Estagnação do Sangue no útero

Pulso. Em corda, talvez áspero.
Indicações. Endometriose, dismenorréia, dor do parto.
Exemplo. Dismenorréia com dor nas costas.
Combinação. IG-4, BP-6, B-24, B-31 **Disp**.

Hiperatividade do Yang do Fígado

Pulso. Em corda.
Indicações. Hipertensão com dor de cabeça ou tonteira, tensão nervosa.
Exemplo. Dor de cabeça e dor no olho.
Combinação. IG-4, VB-20, F-3 **Disp**; VB-1, VB-14, BP-6 **H**.

Distúrbios psicológicos

Pulso. Retardado ou em corda.
Indicações. Tensão nervosa generalizada, hipersensibilidade, mágoa reprimida.
Exemplo. Isolamento e depressão.
Combinação. IG-4, IG-18, P-7, B-42, BP-6 **Disp**.

Distúrbios cutâneos

Pulso. Vários.
Indicações. Urticária, eczema agudo avermelhado, queimadura aguda por sol, eczema exsudativo, psoríase, acne, furúnculos.
Exemplo. Acne nas costas e no pescoço.
Combinação. IG-4, IG-18, VG-10, VG-12, VG-14, B-17, B-40 **Disp**.

IG-5 yáng xī

Ponto Rio, ponto Fogo.

Geral

IG-5 tem funções similares às de IG-4, mas não chega a ser tão influente. IG-5 é usado principalmente com Método de Dispersão como ponto Fogo, para remover o Vento Calor, o Calor, a Umidade Calor ou Calor no Sangue, associados com problemas como artrite, constipação, erupções cutâneas e inflamação dos olhos, dos dentes ou da garganta. Algumas combinações de IG-5 são:

IG-5 + IG-2	constipação
IG-5 + IG-2	inflamação dos dentes e da garganta
IG-5 + ID-5	vermelhidão e inflamação dos olhos
IG-5 + IG-15	erupção por Calor no Sangue
IG-5 + P-7	artrite no punho
IG-5 + P-10	artrite no polegar
IG-5 + IG-3, 4, 6	artrite dos dedos, mão e pulso

O uso mais comum de IG-5 é para artrite do pulso e da mão, especialmente, quando há inflamação associada com Calor.

Síndromes

Artrite do pulso e da mão
Pulso. Talvez rápido e em corda, talvez fino ou com fluxo abundante.
Exemplo. Artrite reumatóide aguda do pulso
Combinação. IG-4, IG-5, ID-4, ID-5, E-41, E-44, BP-6, VG-14 **Disp**.

IG-6 piān lì

Ponto de Conexão.

Geral

IG-6 é usado principalmente como ponto local para problemas do pulso e do antebraço, ou para ajudar os Pulmões a regular o metabolismo da água, reduzir edemas na parte superior do corpo. Para edemas, pode ser combinado com P-7. IG-6 também pode ser usado, como uma alternativa a P-7 ou em combinação com este ponto para tratar problemas psicológicos relacionados com os Pulmões.

IG-7 wēn liǔ

Ponto de Acúmulo.

Geral

IG-7 pode ser usado como alternativa a IG-4, ou em combinação com ele, para condições dolorosas agudas e graves do órgão ou do canal do Intestino Grosso.

IG-10 shǒu sān lǐ

Geral

IG-10 tem três funções principais:

regula as distúrbios do canal do Intestino Grosso
move a Estagnação no Estômago e nos Intestinos
amolece massas tumorais

Regula distúrbios do canal do Intestino Grosso

IG-10 pode tratar problemas em qualquer parte do canal, mas é especialmente eficaz para problemas de dor, espasmo ou atrofia nos músculos da parte inferior do braço, por exemplo, hemiplegia, traumatismo do braço ou problemas do braço decorrentes de esforço repetitivo. IG-10 move e tonifica o *Qi* e o Sangue e é comum ser combinado com IG-4 e IG-5. IG-10 é particularmente importante na hemiplegia, para liberar espasmo nos músculos do antebraço.

Síndromes

Distúrbios do canal do Intestino Grosso

Pulso. Em corda, talvez vazio, fino ou com fluxo abundante.
Indicações. Dor de dente, câimbras dos braços, traumatismo nos braços, atrofia dos músculos do braço, hemiplegia.
Exemplo. Incapacidade do movimento de extensão do cotovelo.
Combinação. IG-4, IG-10, IG-11, IG-12, pontos Ah Shi, E-36 do lado oposto **Disp**.

Estagnação do Qi no Estômago e nos Intestinos

Pulso. Retardado ou em corda, talvez vazio, escorregadio ou com fluxo abundante.
Indicações. Indigestão, edema, distensão abdominal, incontinência fecal.
Exemplo. Borborigmos, flatulência e desconforto abdominal.
Combinação. IG-10, TA-6, VC-6, VB-27, VB-34 **Disp**.

Massas tumorais

Pulso. Talvez retardado ou em corda, talvez escorregadio ou com fluxo abundante.
Indicações. Nódulos e abscessos das mamas, bócio, caxumba, aumento dos gânglios linfáticos e das glândulas salivares.
Exemplo. Abscesso das mamas.
Combinação. IG-4, IG-10, ID-1, E-18, E-36, VC-17 **Disp**.

IG-11 qū chí

Ponto Mar, ponto Terra.

Geral

IG-11 é parecido com IG-4 por ser um dos maiores pontos de acupuntura, com efeitos poderosos e uma enorme variedade de ações. A relação dos efeitos produzidos por IG-11 lembra a de IG-4, mas existem diferenças importantes:

expele o Vento Exterior
remove o Calor
regula o canal do Intestino Grosso
regula o órgão Intestino Grosso
relaxa a tensão muscular e alivia a dor
move massas de tecidos
acalma a Hiperatividade do *Yang* do Fígado e remove o Fogo do Fígado
alivia distúrbios cutâneos

Expele o Vento Exterior

IG-11 pode ser usado para expelir o Vento Calor, à semelhança de IG-4, mas não muito para o estágio inicial da Invasão de Vento Calor e mais para quando o Vento Calor estiver se movendo em direção ao Calor no estágio *Yang* Brilhante, ou Calor no Sangue, como em alguns casos de erupções cutâneas. Também IG-11 não é usado para Vento Frio, como IG-4.

Remove o Calor

IG-11 é amiúde usado com IG-4 e VG-14 para condições agudas de febres e, além disso, em casos extremos, os Pontos Poço podem ser submetidos à sangria. IG-11 e IG-4 são muito semelhantes quanto ao uso para o Calor do Verão e Calor no Sangue. IG-11 é talvez um pouco mais eficaz para Umidade Calor, especialmente quando associada com Estagnação nos órgãos do *Yang* Brilhante. Tanto IG-4 quanto IG-11 podem ser usados para Fogo Perverso, especialmente para furúnculos ou inflamações da garganta.

Regula o canal do Intestino Grosso

IG-4 e IG-11 são muito eficazes para esse propósito, mas IG-4 é específico para a face e para as mãos, enquanto IG-11 é específico para o cotovelo e para o antebraço.

Regula o órgão Intestino Grosso

IG-11 é talvez mais eficaz que IG-4 para a Estagnação do *Qi*, Calor e Umidade Calor nos Intestinos. Entretanto, para a Estagnação do *Qi* nos Intestinos com constipação, distensão e dor, IG-10 é o ponto de escolha.

Relaxa a tensão muscular e alivia a dor

IG-11 é eficaz para este propósito no ombro, cotovelo e braço, mas não tem o efeito geral poderoso que IG-4 possui, nem é tão eficaz para a Estagnação de Sangue no útero, ou para problemas psicológicos.

Move massas de tecidos

Enquanto IG-4 pode mover massas na parte superior e na parte inferior do corpo, IG-11 está indicado principalmente para massas tumorais nas costas e parte superior do corpo apenas, como nos casos de bócio e furúnculos.

Acalma a Hiperatividade do Yang do Fígado e remove o Fogo do Fígado

À semelhança de IG-4, IG-11 é capaz de aliviar o *Yang*, o Fogo e o Vento do Fígado, para tratar a hipertensão, alergias e as ondas de calor da menopausa.

Alivia distúrbios cutâneos

IG-4 e IG-11 são muito parecidos quanto à função, neste caso, e são usados juntos. IG-4 é bem melhor para distúrbios de pele decorrentes de Vento Calor e IG-11 é preferível para erupções cutâneas relacionadas com Fogo no *Yang* Brilhante ou Fogo no Fígado.

Síndromes

Distúrbios no canal do Intestino Grosso
Calor, Calor do Verão
Hiperatividade do *Yang* do Fígado
Distúrbios cutâneos

Essas síndromes já foram discutidas anteriormente.

IG-14 *bì nào*

Ponto de Cruzamento com o Vaso de Ligação *Yang*.

Geral

IG-14 é usado principalmente como um ponto local para problemas da parte superior do braço e ombro, amiúde, como parte de uma cadeia de pontos como IG-4, IG-11, IG-14, IG-15, IG-16. Alternativamente, IG-14 pode ser usado como parte de um grupo de pontos locais para problemas do ombro, como *jiān nèi líng*, P-2, IG-14, IG-15, TA-14, VG-14. IG-14 pode também ser usado para problemas oculares: em combinação com IG-1 e IG-4.

IG-15 *jiān yú*

Ponto de Cruzamento com o Vaso *Yang* do Calcanhar.

Geral

IG-15 é usado principalmente como um ponto local para todos os problemas do ombro e da parte superior do braço, incluindo hemiplegia, artrite, bursite e traumatismo. É normalmente usado como parte de uma cadeia ou grupo de pontos, como designado para IG-14. É amiúde usado como parte de uma segunda fase do tratamento para "ombro congelado", depois do uso de E-38. IG-15 é normalmente usado com Método de Dispersão, Moxa ou Eletricidade podem ser acrescentadas quando apropriado.

Outras funções de IG-15

IG-15 também pode ser usado como um ponto secundário ou um ponto local para erupções cutâneas, amiúde em combinação com IG-4 e IG-11. Para transpiração excessiva, IG-15 pode ser combinado com IG-4 e R-7 e com ID-9 para transpiração excessiva debaixo do braço.

Diferenciação correta

É mais importante se assegurar quais os canais, ou canal, envolvidos nos problemas do ombro, pedindo ao paciente para localizar as áreas dolorosas ou que apresentam o movimento restringido. IG-15 não surtirá nenhum efeito se a restrição estiver localizada sobre o canal do Pulmão ou do Intestino Delgado, e não no trajeto do canal do Intestino Grosso.

IG-16 *jù gǔ*

Ponto de Encontro com o Vaso *Yang* do Calcanhar.

Geral

Embora IG-16 possa ser usado para uma variedade de sintomas que incluem tosse, hemoptise, bócio e medo nas crianças, sua principal utilização é para problemas dos ombros e a um menor grau, para problemas do braço e do pescoço. Algumas combinações são:

IG-16 + IG-4, IG-14, IG-15	problemas do ombro e do braço
IG-16 + TA-14, TA-15, ID-10, ID-12	problemas do ombro
IG-16 + IG-4, IG-17, IG-18	problemas do pescoço e do ombro

IG-18 fú tù

Ponto Janela do Céu.

Geral

IG-18 tem duas funções principais:

regula o equilíbrio psicológico
regula o pescoço e a garganta

Regula o equilíbrio psicológico

IG-18 é um ponto Janela do Céu no pescoço, onde podem surgir bloqueios do fluxo livre da energia entre a cabeça e o pescoço. IG-18, especialmente, está relacionado com o livre fluxo e a livre expressão das energias dos Pulmões, as energias relacionadas com o apego humano, formação e término de relacionamentos, com o desprendimento, com o entristecer-se e com a consternação. IG-18 pode ser usado para pessoas que passaram por perdas, que se sentem sozinhas e fechadas, mas que não conseguem romper a prisão auto-imposta, para as pessoas que não conseguem se livrar da escuridão e do peso da depressão em que vivem, para encontrar novamente a luz e o prazer de estar vivo. Para este propósito, IG-18 pode ser combinado com B-42, P-7 e IG-4, ou com IG-6, P-1, VC-17 e VC-22.

Regula o pescoço e a garganta

IG-18 pode ser usado com IG-4 para mau jeito no pescoço, mas é mais usado para problemas da garganta e das pregas vocais, dor de garganta, asma, dispnéia, fleuma na garganta, dificuldade de engolir, nódulos nas pregas vocais, afasia ou hipersalivação. IG-18 pode ser combinado com IG-4, P-7, C-5, E-40, ID-17, E-9, VC-22, VC-23 ou VG-15, conforme o mais adequado.

IG-18 pode também ser usado para erupções cutâneas, acne ou furúnculos no pescoço, normalmente em combinação com IG-4, IG-11, B-17 e VG-12.

Síndromes

Distúrbios psicológicos
Distúrbios do pescoço e da garganta

Distúrbios psicológicos

Pulso. Retardado, talvez com fluxo abundante ou profundo.
Indicações. Sentimento de solidão, incapacidade de expressar pesar, evita relacionamentos.
Exemplo. Sensação de estar preso, mas incapaz de sair do estado de isolamento.
Combinação. IG-18, P-7, R-6, B-42, B-52 **H**.

Distúrbios do pescoço e da garganta

Pulso. Talvez em corda, talvez escorregadio, talvez com fluxo abundante.
Indicações. Mau jeito no pescoço, tensão no pescoço, perda da voz, fleuma na garganta, furúnculos.
Exemplo. Sensação de tensão no pescoço e na garganta, medo de perder a voz.
Combinação. IG-4, IG-18, PC-6, VC-22, VC-23, F-3 **H**.

IG-20 yíng xiāng

Ponto de Cruzamento com o canal do Estômago.

Geral

A principal função de IG-20 é limpar o nariz. Além disso, IG-20 pode ser usado para dor, inflamação, coceira ou erupções na face, especialmente próximas ao nariz e à boca.

Limpa o nariz

A combinação básica pode ser IG-20 com IG-4, B-2 e P-7. IG-20 é inserido 0,5 unidade acima de *bítōng*, e B-2 é inserido sob a pele chegando quase a B-1. B-2 não é manipulado, mas se o nariz não ficar limpo, IG-20 pode ser manipulado periodicamente. Em casos resistentes de congestão crônica do nariz, IG-20 pode ser conectado a IG-4 com eletricidade. P-7 e IG-4 são usados com Método de Dispersão. A fórmula básica pode ser modificada de acordo com a síndrome, como mostra a Tabela 22.3.

TABELA 22.3 – Combinações de IG-20 para distúrbios nasais

Síndrome	Acréscimo à fórmula básica
Vento Frio	+ B-10, B-13 **Disp M**
Vento Calor	+ TA-5, IG-11 **Disp**
Deficiência do Qi do Pulmão	+ P-9, B-13, E-36 **Ton**
Deficiência do Qi do Baço com Fleuma	+ E-40 **Disp**; E-36 **Ton M**
Fleuma Frio nos Pulmões	+ P-6, E-40 **Disp**; B-13 **Ton M**
Fleuma Calor nos Pulmões	+ P-6, P-10, E-40, VB-20 **Disp**
Fogo no Estômago	+ E-2, E-3 **H**; E-44, F-2 **Disp**

Disp = Método de Dispersão; **Ton** = Método de Tonificação; **H** = Método de Harmonização, **M** = Moxa.

Regula a face

Enquanto IG-4 pode tratar a dor em qualquer parte da face, IG-20 é mais restrito às áreas do nariz, da boca e do queixo. Isso ocorre em conseqüência das conexões de canais entre IG-20, E-4, VG-26 e VC-24. IG-20 também é especialmente indicado para problemas envolvendo Deficiência, Estagnação ou Calor nos canais do Intestino Grosso e Estômago:

lábios rachados com Fogo no Estômago	IG-4, IG-11, E-44 **Disp**; IG-20, E-4 **H**
úlceras ao redor da boca com Deficiência do *Qi*	IG-4, IG-20, E-4 **H**; E-36, BP-6 **Ton**
acne ao redor do nariz, queixo e garganta	IG-4, IG-18, E-44 **Disp**; IG-20, VG-26, VC-24 **H**

Síndromes

Distúrbios nasais
Distúrbios faciais

Distúrbios nasais

Pulso. Vários, talvez escorregadio.

Indicações. Rinite, pólipo nasal, perda do sentido do olfato.

Exemplo. Rinite alérgica e eczema da face.

Combinação. IG-4, IG-11, IG-20, E-44 **Disp**; E-3 **H**; F-1, PC-1 **S**.

Distúrbios faciais

Pulso. Vários.

Indicações. Neuralgia do trigêmeo, acne, eczema, paralisia facial, epistaxe.

Exemplo. Dor facial.

Combinação. IG-20, E-5 **EA**; IG-4, F-3 **Disp**.

■ Comparações e combinações dos pontos do canal do Intestino Grosso

As funções dos principais pontos do canal do Intestino Grosso estão na Tabela 22.4.

TABELA 22.4 – Comparações dos pontos do canal do Intestino Grosso

Ponto	Tipo do ponto	Síndromes
IG-1	Ponto Poço, ponto Metal	Vento Calor e Calor no Pulmão; problemas no canal do Intestino Grosso; distúrbios mentais
IG-4	Ponto Fonte	Vento Exterior; distúrbios no canal do Intestino Grosso, Calor e Calor do Verão; tensão muscular e dor
		Estagnação de Sangue no útero; Hiperatividade do *Yang* do Fígado; distúrbios psicológicos, distúrbios cutâneos
IG-5	Ponto Rio, ponto Fogo	Artrite do pulso e da mão
IG-10		Distúrbios no canal do Intestino Grosso; Estagnação do *Qi* no Estômago e Intestinos; massas
IG-11	Ponto Mar; ponto Terra	Distúrbios do canal do Intestino Grosso; Calor, Calor do Verão, Umidade Calor, Calor no Sangue; Hiperatividade do *Yang* e Fogo do Fígado; distúrbios cutâneos
IG-14	Ponto de Cruzamento com Vaso de Ligação *Yang*	Distúrbios de braço e ombro
IG-15	Ponto de Cruzamento com Vaso *Yang* do Calcanhar	Distúrbios do ombro
IG-16	Ponto de Cruzamento com Vaso *Yang* do Calcanhar	Distúrbios do ombro e do pescoço
IG-18	Ponto Janela do Céu	Distúrbios psicológicos, do pescoço e da garganta
IG-20	Ponto de Cruzamento com o Estômago	Distúrbios nasais e faciais

Algumas das combinações mais usadas dos pontos do Intestino Grosso, entre eles e com pontos do canal do Estômago, relacionadas nas Tabelas 22.5 e 22.6, respectivamente.

TABELA 22.5 – Combinações dos pontos do Intestino Grosso

Ponto	Combinação	Síndromes	Exemplo
IG-1	IG-4	Estagnação de Qi e de Sangue	Congestionamento mental
IG-1	IG-5	Umidade Calor	Artrite das mãos
IG-1	IG-15	Estagnação do Qi e do Sangue	Rigidez do ombro
IG-2	IG-5	Calor no Yang Brilhante	Constipação com fezes ressecadas
IG-3	IG-4	Estagnação do Qi e do Sangue	Dor no polegar e no dedo indicador
IG-4	IG-5	Deficiência de Qi e de Sangue	Atrofia dos músculos da mão
IG-4	IG-10	Estagnação do Qi e do Sangue	Hemiplegia
IG-4	IG-11	Umidade Calor	Eczema
IG-4	IG-14	Hiperatividade do Yang do Fígado	Estágio inicial de glaucoma
IG-4	IG-15	Estagnação do Qi e do Sangue	Dor no ombro e no braço
IG-4	IG-18	Fogo Perverso	Furúnculos no pescoço
IG-4	IG-20	Vento Calor	Rinite alérgica
IG-5	IG-11	Calor no Sangue	Eczema com grande inquietação
IG-6	IG-18	Estagnação do Qi do Pulmão	Depressão
IG-10	IG-11	Estagnação de Sangue	Dor no antebraço e no cotovelo
IG-11	IG-12	Estagnação de Sangue	Movimento restrito do cotovelo
IG-11	IG-14	Estagnação de Sangue	Dor no cotovelo e na parte superior do braço
IG-14	IG-15	Estagnação de Sangue	Dor no ombro e na parte superior do braço
IG-15	IG-16	Estagnação de Sangue	Dor no ombro
IG-16	IG-18	Estagnação de Sangue	Dor no ombro e no pescoço
IG-18	IG-20	Fogo Perverso	Acne no pescoço e na face
IG-1	IG-2, 3	Umidade Calor	Artrite do dedo indicador
IG-1	IG-4, 18	Estagnação de Qi	Congestionamento mental e depressão
IG-1	IG-4, 20	Estagnação de Qi e de Sangue	Congestionamento e dor no nariz
IG-3	IG-4, 5	Vento Frio e Estagnação de Qi	Artrite da mão
IG-4	IG-11, 15	Frio, Umidade e Estagnação de Qi e de Sangue	Rigidez do ombro e do braço
IG-4	IG-11, 18	Calor no Yang Brilhante	Acne e furúnculos
IG-4	IG-18, 20	Vento Frio	Torcicolo e contratura muscular do ombro
IG-4	IG-18, 20	Vento Calor	Dor na garganta e na face
IG-4	IG-11, 14, 15	Estagnação de Qi e de Sangue	Dor no braço e no ombro
IG-4	IG-14, 15, 16	Estagnação do Qi e de Sangue	Dor no braço e no ombro
IG-4	IG-11, 18, 20	Umidade Calor	Eczema da cabeça e do pescoço

TABELA 22.6 – Combinações dos pontos do Intestino Grosso e do Estômago

Ponto do Intestino Grosso	Pontos do Estômago	Exemplo
IG-1	E-45	Congestionamento mental
IG-4	E-1, 2	Problemas oculares
	E-2, 3	Sinusite e dor de cabeça frontal
	E-4	Lábios rachados ou doloridos
	E-5, 6, 7	Dor facial e de dente
	E-8	Dor de cabeça
	E-18	Mastite
	E-29, 30	Dismenorréia
	E-36	Cansaço com visão turva
	E-44	Urticária
IG-5	E-41	Dor de cabeça com hiperatividade inquieta
	E-44	Dor de dente com gengivite
IG-10	E-40	Distensão abdominal
IG-11	E-37	Diarréia
	E-44	Psoríase
IG-15	E-38	Dor no ombro
IG-18	E-4	Acne
	E-9	Constrição do esôfago
	E-40	Fleuma na garganta
	E-44	Furúnculos
IG-20	E-2, 3	Sinusite
	E-4	Lábios rachados
	E-36	Rinite de repetição
	E-40	Fleuma nos seios da face
	E-44	Secreção nasal purulenta
	E-45	Epistaxe

Pericárdio | 23

■ Canal do Pericárdio

CONEXÕES DO CANAL

TRAJETO PRINCIPAL DO CANAL

Este canal começa no tórax, onde está conectado com o pericárdio. Um ramo do trajeto interno desce pelo peito e diafragma até o abdome, se conectando com os Aquecedores Superior, Médio e Inferior. Outro ramo do trajeto interno cruza o peito para emergir em PC-1 e desce pela face medial do braço para terminar na ponta do dedo médio da mão. Um ramo sai de PC-8 e percorre o dedo anelar para se juntar ao canal do Triplo Aquecedor em TA-1.

TRAJETO DO CANAL DE CONEXÃO

De PC-6, esse canal sobe pelo braço até o peito para se conectar com o pericárdio e com o coração. O canal Divergente se separa do canal principal na axila, entra no tórax para se juntar ao Triplo Aquecedor e sobe até a garganta para emergir atrás da orelha, onde se junta com o canal do Triplo Aquecedor.

RELAÇÕES DO PERICÁRDIO

O órgão do pericárdio está intimamente integrado com o Coração. O canal do Pericárdio é o acoplado do Triplo Aquecedor, de acordo com o aspecto *Yin-Yang*, e também está ligado ao Fígado, de acordo com a classificação das Seis Divisões, como o par *Yin* Terminal. Essas relações estão resumidas na Figura 23.1.

RELAÇÃO CORAÇÃO–PERICÁRDIO

O Pericárdio é de importância secundária ao Coração e ajuda as funções do Coração a regular o Espírito, governar o Sangue e mediar o domínio da comunicação, comportamentos sociais e relações. Os pontos do Coração e do Pericárdio podem ser usados para muitas indicações similares, como dor na região cardíaca e arritmias e problemas emocionais como ansiedade e mania. Entretanto, existem diferenças importantes, mostradas nas Tabelas 23.1 e 23.2.

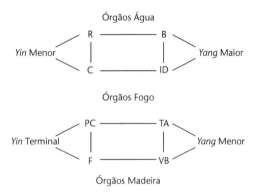

FIGURA 23.1 – Relações do Pericárdio e do Coração.

TABELA 23.1 – Comparação das funções dos pontos do Coração e do Pericárdio

Funções	Pontos do Coração	Pontos do Pericárdio
Crônica/aguda Excesso/Deficiência	Mais para crônica Mais para Deficiência crônica, por exemplo, Qi, Sangue ou Yin do Coração	Mais para aguda/grave Mais para Excesso agudo, por exemplo, Fogo ou Fleuma do Coração, Estagnação do Qi e do Sangue do Coração
Fogo	Fogo por Excesso e Fogo por Deficiência do Coração; Fogo escoa do Coração, por exemplo, cistite, prurido	Fogo por Excesso do Coração, febre alta, delírio, mania
Tórax	Mais para dor no peito associado com Estagnação do Sangue do Coração	Também para dor no peito por traumatismo ou Estagnação do Qi do Pulmão
Pulmões	Mais para Deficiência, por exemplo, Deficiência do Qi ou do Yang do Coração e do Pulmão ou dor de garganta devido a Fogo por Deficiência do Coração	Mais para Estagnação do Qi do Pulmão, por exemplo, asma, tosse ou dor no peito
Diafragma	Mais para espasmo do diafragma por ansiedade do Coração e medo do Rim	Também para espasmo do diafragma devido à Estagnação do Qi do Pulmão ou do Fígado, por exemplo, Rebelião do Qi do Estômago, por exemplo, dispnéia, soluços
Baço ou Estômago	Mais para Deficiência crônica do Coração–Baço, especialmente Deficiência do Sangue do Coração e do Baço, por exemplo, insônia	Mais para Estagnação aguda do Estômago ou Rebelião do Qi, por exemplo, náusea, vômito, dor epigástrica

TABELA 23.2 – Comparação dos pontos equivalentes do Pericárdio e do Coração

Tipo de ponto	Ponto do Pericárdio	Ponto do Coração	Comparação
Água	PC-3	C-3	Podem ser usados para Fogo por Excesso no Coração. PC-3 é melhor para Calor do Verão e Calor no Sangue, C-3 é melhor para Fogo por Deficiência do Coração
Acúmulo	PC-4	C-6	Podem ser usados para padrões agudos e dolorosos de Estagnação do Sangue do Coração. C-6 pode também ser usado para tonificar o Yin do Coração.
Conexão	PC-6	C-5	Acalmam o Espírito, mas C-5 é mais para melhorar a comunicação e remover o Fogo do Coração drenando para baixo, enquanto PC-6 é mais para Estagnação do Qi e do Sangue. PC-6 também é um ponto de Abertura para o Vaso de Ligação Yin
Fonte Terra	PC-7	C-7	Podem estabilizar o Qi do Coração, mas C-7 é melhor para tonificar o Qi e o Sangue do Coração, enquanto PC-7 é melhor para problemas do Estômago e para distúrbios de pele por Umidade Calor
Nascente	PC-8	C-8	Podem drenar o Fogo por Excesso do Coração, mas C-8 pode também tratar o Fogo por Deficiência do Coração e o Fogo do Coração drenando para baixo. C-8 também é melhor para tonificar o Fogo do Coração. PC-8 é melhor para Umidade Calor. C-8 é melhor para Fogo do Coração e do Rim. PC-8 é melhor para o Coração, Fígado e Estômago
Poço	PC-9	C-9	Podem agir como pontos Poço para remover o Calor e o Vento na febre aguda ou perda da consciência. Novamente, PC-9 é mais combinado com F-1 e C-9 com R-1. C-9 é melhor para agitação emocional extrema decorrente de Fogo do Coração e PC-9 é melhor para febres ou Calor do Verão

RELAÇÃO PERICÁRDIO–TRIPLO AQUECEDOR

Embora o Pericárdio e o Triplo Aquecedor sejam canais acoplados *Yin-Yang* e ambos integrem o sistema do elemento Fogo, eles têm muito pouco em comum. Enquanto os pontos do Triplo Aquecedor tratam principalmente problemas do canal, os pontos do Pericárdio tratam os órgãos. As diferenças entre os dois sistemas estão resumidas na Tabela 23.3.

RELAÇÃO PERICÁRDIO–FÍGADO

Os canais do Pericárdio e do Fígado são combinados no par *Yin* Terminal das Seis Divisões. PC-6 ou PC-1 podem ser usados para a Estagnação do *Qi* do Fígado, especialmente se este invadir Coração, Pulmões ou Estômago. PC-8 pode ser usado para Fogo no Fígado, especialmente quando este está combinado com Fogo do Coração, Pulmões ou do Estômago.

FUNÇÕES DOS PONTOS DO PERICÁRDIO

MOVER A ESTAGNAÇÃO DO QI E DO SANGUE

Os pontos do Pericárdio são indicados especialmente para mover a Estagnação do *Qi* de Fígado, Coração, Pulmões ou Estômago, ou para mover a Estagnação de Sangue no Coração:

PC-6 + F-3	para depressão por Estagnação do *Qi* do Fígado
PC-6 + VC-17	para melancolia por Estagnação do *Qi* do Coração
PC-6 + P-7	para dispnéia por Estagnação do *Qi* do Pulmão
PC-6 + E-21	para dor epigástrica por Estagnação do *Qi* do Estômago
PC-4 + C-6	para angina por Estagnação do *Qi* do Coração

MOVER A FLEUMA

Os pontos do Pericárdio podem ajudar a dispersar a Fleuma:

PC-5 + C-5	para dor no peito por Fleuma no Coração
PC-6 + P-6	para bronquite por Fleuma no Pulmão
PC-6 + E-40	para náusea por Fleuma no Estômago
PC-6 + E-8	para confusão mental por Fleuma na cabeça

TABELA 23.3 – Comparação das funções dos pontos do Pericárdio e do Triplo Aquecedor

Função	Pontos do Pericárdio	Pontos do Triplo Aquecedor
Nível de ação	Problemas de órgãos – Internos	Problemas do canal – Externos
Órgãos	Coração, Fígado, Estômago	Vesícula Biliar
Áreas do corpo	Tórax, hipocôndrio, diafragma, região epigástrica	Olhos, ouvidos, lados da cabeça, pescoço, garganta, ombros, braços
Padrões de Calor	Excesso de Calor, Fogo por Excesso do Coração, Calor do Verão	Vento Calor, Umidade Calor em Fígado – Vesícula Biliar
Distúrbios cutâneos	Eczema por Calor no Sangue ou por Umidade Calor	Urticária por Vento Calor ou eczema por Fogo e Umidade Calor em Fígado – Vesícula Biliar

DISPERSAR O CALOR

Os pontos do Pericárdio podem ajudar a dispersar o Calor:

PC-9 + B-40	para queimadura de sol e insolação por Calor do Verão
PC-9 + PC-3	para erupção aguda avermelhada por Calor no Sangue
PC-8 + C-8	para mania por Fogo do Coração
PC-8 + F-2	para dor de cabeça por Fogo do Fígado
PC-8 + E-44	para gastrite por Fogo do Estômago

ACALMAR A REBELIÃO DO QI

PC-6 pode ser combinado com VC-22 para tosse decorrente da Rebelião do *Qi* do Pulmão, ou com VC-13 para náusea decorrente da Rebelião do *Qi* do Estômago.

REGULAR AS EMOÇÕES

Como mencionado, os pontos do Pericárdio, especialmente PC-6, podem tratar a depressão, a melancolia e a mágoa associadas com a Estagnação do *Qi*; e podem tratar confusão mental e emocional, distúrbio e mania associados com Fogo, Fleuma e Vento Interior. PC-6 é um ponto importante para estresse emocional de forma geral, seja pela conexão com a ansiedade do Coração, medo do Rim, raiva do Fígado ou preocupação do Baço. Pode ser combinado com BP-4 no par de Canais Extraordinários Vaso Penetrador + Vaso de Ligação *Yin*, para tratar as emoções, já que este par trata o grupo de órgãos Rins, Coração e Baço. PC-6 + BP-4 podem ser combinados com VC-14, para tratar qualquer distúrbio do centro de energia do Plexo Solar.

TRATAR DOR E CHOQUE

PC-9 pode ser combinado com VG-26 para perda da consciência; PC-6 pode ser combinado com R-3 e C-7 para choques e recuperação pós-operatória; e PC-6 pode ser usado como um ponto analgésico durante cirurgias, especialmente da parte superior do abdome, peito e garganta.

SÍNDROMES DO PERICÁRDIO

Os pontos do Pericárdio são amplamente usados para tratar as síndromes do Coração, que estão resumidas na Tabela 19.2. As aplicações gerais dos pontos do canal do Pericárdio estão na Tabela 23.4.

TABELA 23.4 – Síndromes tratadas com pontos do Pericárdio

Síndromes	Exemplo	Pontos
Estagnação do Qi do Pulmão	asma	PC-1, 6
Retenção de Fleuma nos Pulmões	bronquite	PC-6
Rebelião do Qi do Pulmão	tosse	PC-1, 6
Estagnação do Qi do Coração	depressão	PC-1, 4, 6, 9
Estagnação do Sangue do Coração	Angina pectoris	PC-1, 4, 6
Fleuma no Coração	confusão mental	PC-5, 6
Distúrbio do Espírito	ansiedade	PC-1–9
Estagnação do Qi em Fígado–Vesícula Biliar	dor em hipocôndrio	PC-1, 6, 7, 8, 9
Estagnação + Rebelião do Qi do Estômago	náusea	PC-6
Problemas do diafragma	respiração restringida	PC-4, 6
Problemas das mamas	síndrome pré-menstrual	PC-6
Dor e traumatismo	fratura de costelas	PC-6
Fogo do Coração	insônia e mania	PC-3–9
Calor no Sangue	eczema agudo	PC-3, 8, 9
Calor do Verão	insolação e queimadura por sol	PC-3, 7, 8, 9
Umidade Calor	eczema das palmas das mãos	PC-7, 8
Fogo do Estômago	gastrite, mau hálito	PC-3, 5, 7, 8, 9
Fogo e Vento do Fígado	hipertensão	PC-6, 8, 9
Perda da consciência	insolação	PC-9
Padrões do Vaso de Ligação Yin	palpitações	PC-6
Problemas do pulso e da mão	síndrome do túnel do carpo	PC-6, 7, 8

■ *Pontos do Pericárdio*

PC-1 *tiān chí*

Ponto de Cruzamento dos canais do Pericárdio e do Fígado, ponto Janela do Céu.

Geral

Semelhante à maior parte dos pontos do Pericárdio, PC-1 pode mover a Estagnação do Qi do Coração, do Fígado e dos Pulmões e a Estagnação do Sangue do Coração. É usado principalmente para problemas locais do tórax. Embora este ponto esteja indicado para problemas das mamas, pode não ser conveniente usá-lo em mulheres devido à sua proximidade com o tecido glandular. Nos homens, pode ser útil para tratar angina e outros problemas cardíacos com dor ou desconforto no peito, especialmente quando os problemas estão relacionados com depressão. PC-1, como ponto Janela do Céu, pode mover a Estagnação do Qi do Coração e do Fígado, de forma que o paciente possa sentir uma conexão mais profunda com a vida e um amor mais intenso por si mesmo e pelos outros.

Algumas combinações de PC-1 para mover o Qi no tórax são:

PC-1 + PC-4, PC-9
PC-1 + PC-6, BP-1, BP-4, BP-21
PC-1 + PC-6, F-1, F-3, F-14

VC-17, R-23 e R-24 podem ser acrescentados a essas combinações.

Síndrome: Estagnação do Qi e do Sangue no tórax

Pulso. Em corda, talvez áspero.

Indicações. Dor ou desconforto no peito, inquietação ou depressão.

Exemplo. *Angina pectoris* e arteriosclerose com dor do lado esquerdo do peito e na coxa.

Combinação. BP-4, E-40 **Disp** do lado direito; PC-1, PC-6, VC-17, R-24, E-30, E-31 **Disp** no lado esquerdo.

PC-3 *qū zé*

Ponto Água.

Geral

Como um ponto Água, PC-3 é parecido com C-3, pois os dois pontos podem ser usados com Método de Dispersão para tratar Excesso agudo de Fogo do Coração. Os dois pontos também podem ser usados para tratar problemas como doença reumática, miocardite, dor no peito, dor no braço e no cotovelo e tremores da mão e do braço. Entretanto, como mostra a Tabela 23.5, existem diferenças significativas na aplicação de PC-3 e C-3 para tratar síndromes de Fogo do Coração. PC-3 também pode ser usado para problemas de Estagnação do Qi do Pulmão, como tosse e bronquite; problemas do diafragma como dispnéia; e distúrbios do Estômago: vômito e dor do estômago.

TABELA 23.5 – Comparação das aplicações de PC-3 e C-3 para distúrbios do tipo Calor

Distúrbio	PC-3	C-3
Calor do Verão, exemplo insolação e queimadura por sol	X	X
Calor no Sangue, Fogo perverso, exemplo erupções cutâneas febris, eczema agudo	X	X
Calor no sangue com Estagnação do Sangue, exemplo hemorragia uterina anormal	X	–
Fogo por Excesso no Coração, exemplo inquietação intensa e ansiedade	X	X
Fogo por Deficiência do Coração, especialmente com Deficiência do Yin do Rim, exemplo insônia	–	X
Umidade Calor no Estômago e Intestinos, exemplo gastroenterite aguda	X	–

Síndromes

Calor do Verão
Calor no Sangue
Fogo por Excesso no Coração

Calor do Verão

Pulso. Superficial, rápido, com fluxo abundante.
Indicações. Queimadura pelo sol, insolação.
Exemplo. Insolação com gastroenterite.
Combinação. PC-3, PC-6, IG-4, E-39 **Disp**; VG-20 **H**.

Calor no Sangue

Pulso. Rápido, talvez cheio ou com fluxo abundante, talvez em corda.
Indicações. Erupções febris, distúrbios cutâneos agudos, quentes, com prurido e hiperemia.
Exemplo. Eczema agudo com inquietação e irritabilidade.
Combinação. PC-3, PC-9, F-1 **S**; IG-4, IG-11, BP-6, BP-10 **Disp**.

Fogo por Excesso no Coração

Pulso. Rápido, cheio, talvez em corda.
Indicações. Mania, depressão maníaca, problemas da menopausa, hiperatividade, hipertensão, dor de cabeça.
Exemplo. Hipertensão e grande excitabilidade.
Combinação. PC-3, PC-6, F-3, VG-20, R-1 **Disp**.

PC-4 *xì mén*

Ponto de Acúmulo.

Geral

À semelhança de PC-1, PC-4 pode tratar uma variedade de problemas cardíacos, como doença reumática, miocardite e *angina pectoris*. Como o ponto de Acúmulo, é especialmente útil para condições agudas e dolorosas decorrentes da Estagnação do *Qi* e do Sangue do Coração. Pode também regular o ritmo cardíaco para tratar a palpitação e as arritmias, é capaz de acalmar o Espírito, tratando mania, histeria e depressão. Embora PC-4 seja capaz de tratar condições de pele decorrentes do Calor no Sangue, é mais útil quando houver, também, Estagnação do Sangue, como nos furúnculos. PC-4, assim como PC-1, pode ser usado para tratar espasmos do diafragma e a Rebelião do *Qi* dos Pulmões e do Estômago.

Síndromes

Estagnação do *Qi* e do Sangue do Coração
Distúrbio do Espírito
Problemas do diafragma e de Rebelião do *Qi*

Estagnação do Qi e do Sangue do Coração

Pulso. Em corda, talvez áspero.
Indicações. Sensação de plenitude ou dor no peito, miocardite, doença cardíaca de origem reumática.
Exemplo. *Angina pectoris*.
Combinação. PC-4, PC-7, C-6, VC-14, VC-17, BP-4 **Disp**.

Distúrbio do Espírito

Pulso. Talvez irregular, rápido, espasmódico, fino ou áspero.
Indicações. Nervoso com palpitações, medo de estranhos, ansiedade, mania e depressão.
Exemplo. Medo de encontrar pessoas, ataques de pânico em lugares cheios de gente.
Combinação. PC-4, C-5, VC-14 **Disp**; BP-6, E-36, R-3 **Ton**.

Problemas do diafragma e de Rebelião do Qi

Pulso. Talvez irregular, espasmódico ou em corda.
Indicações. Tosse, dispnéia, respiração restrita, náusea, vômito.
Exemplo. Dor no peito com vômito.
Combinação. PC-4, E-36, VC-13, VC-17 **Disp**.

PC-5 *jiān shǐ*

Ponto Metal.

Geral

Talvez a função mais característica de PC-5 seja a de transformar a Fleuma do Coração. Portanto, pode ser usado para tratar epilepsia, apoplexia, afasia, convulsões das crianças, depressão maníaca e confusão mental. PC-5 também remove o Fogo e pode ser usado para tratar tonsilite com febre, insônia e hipertireoidismo. É um ponto empírico para malária, como PC-4, é capaz de acalmar o Espírito, mover o Qi e o Sangue Estagnados e acalmar a Rebelião do Qi do Estômago.

Síndromes

Fleuma obstruindo o Coração
Distúrbio do Espírito
Problemas do diafragma
  e de Rebelião do Qi } ver PC-4

Fleuma obstruindo o Coração

Pulso. Escorregadio, talvez irregular, em corda, espasmódico ou com fluxo abundante.

Indicações. Confusão da mente ou da fala, depressão maníaca, alucinações, afasia.

Exemplo. Imprecisão mental e incoerência da fala que aparece e desaparece.

Combinação. PC-5, PC-9, E-40, E-45, *yìn táng*, VG-20, B-62, B-67 **H**.

PC-6 *nèi guān*

Ponto de Conexão, ponto de Abertura do Vaso de Ligação *Yin*.

Geral

As principais funções de PC-6 são mover a Estagnação do Qi, Sangue e Fleuma e acalmar a Irregularidade do Qi. PC-6 não é muito usado para tonificar a Deficiência, e apesar de ser usado para condições de Excesso, como Fogo do Coração, de forma geral apenas é usado para Excesso, quando esse padrão está associado com Estagnação, como Retenção de Fleuma nos Pulmões decorrente de Estagnação do Qi do Pulmão.

PC-6 e o tratamento de Estagnação e Rebelião do Qi

As principais áreas de ação de PC-6 estão resumidas na Figura 23.2. Por exemplo, PC-6 pode ser usado para tratar a Estagnação do Qi da Vesícula Biliar com dor no hipocôndrio, colecistite ou cálculos biliares, ou Rebelião do Qi do Estômago com enjôo matinal ou dor ou desconforto na região epigástrica.

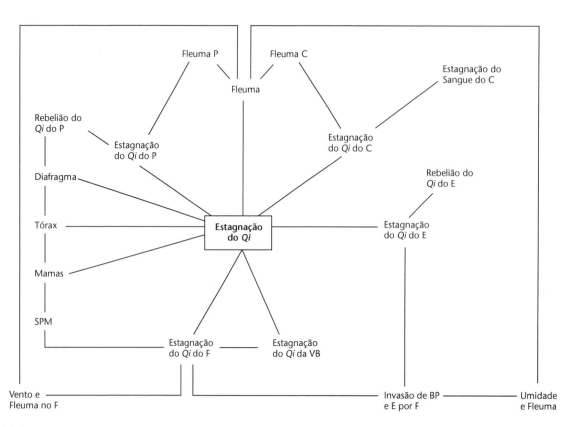

FIGURA 23.2 –

PC-6 trata principalmente a Estagnação do *Qi* nos Aquecedores Superior e Médio. É usado para Estagnação no Aquecedor Inferior apenas quando combinado com pontos que têm ação específica na parte inferior do abdome, como BP-4.

Combinando PC-6 com pontos do Vaso Concepção e do canal do Fígado

PC-6 pode ser combinado com pontos do Vaso Concepção e do canal do Fígado em especial, já que esses dois canais estão também envolvidos com a manutenção do fluxo livre do *Qi*. Algumas combinações possíveis com os pontos do Vaso Concepção são:

Aquecedor Superior	+ VC-24	acalma
	+ VC-17	move e acalma
Aquecedor Médio	+ VC-14	acalma
	+ VC-12	move e acalma
Aquecedor Inferior	+ VC-6	move

e com pontos do canal do Fígado:

+ F-14   problemas das mamas, tórax, costelas, diafragma
+ F-13   problemas do hipocôndrio, Baço, Estômago e Vesícula Biliar
+ F-3   todos os problemas de Estagnação do *Qi* do Fígado, incluindo hipertensão e dor de cabeça
+ F-1   dor nas mamas, dor genital, dor na parte inferior do abdome

PC-6 para dor e choque

PC-6 pode ser usado durante a cirurgia para neutralizar a dor e o choque, ou depois de cirurgia ou acidente. Ajuda a evitar a Estagnação do *Qi* e do Sangue e também tem um forte efeito calmante. Embora possa ser usado para traumatismo em qualquer área do corpo, PC-6 é especialmente útil para traumatismo torácico, como fratura de costelas. PC-6 pode ser combinado com outros pontos importantes, como IG-4, BP-6, F-3 ou C-7 para acalmar e mover o *Qi*, como na dor ou hipertensão.

PC-6 para acalmar o espírito

PC-6, ao mover o *Qi* Estagnado do Fígado, do Coração, do Pulmão e do Estômago, produz indiretamente um efeito calmante sobre o Espírito. Além disso, tem efeito calmante direto sobre o Coração e, amiúde, é combinado com C-7, VC-17 ou VC-14 para este propósito. Comparado a C-7, é mais usado para condições agudas de Excesso, especialmente as relacionadas com Fleuma no Coração, ao passo que C-7 está mais relacionado com Deficiência do *Qi* e de Sangue do Coração ou Fogo por Deficiência do Coração. PC-6 é usado principalmente para acalmar, em situações crônicas, quando combinado com BP-4 como parte do tratamento baseado nos Canais Extraordinários.

PC-6 como ponto de Canal Extraordinário

Embora PC-6 tenha sua principal ação sobre os Aquecedores Superior e Médio, a combinação de PC-6 e BP-4, usando o Vaso de Ligação *Yin* e o Vaso Penetrador como um par, pode tratar problemas do corpo todo por meio da ligação dos Rins, Baço e Coração. Os pontos do Vaso Concepção como VC-4, 12, 14 ou 17 são amiúde acrescentados à combinação PC-6–BP-4 básica:

PC-6 + BP-4 + VC-4   para exaustão e má circulação periférica com Deficiência do *Qi* do Rim

PC-6 + BP-4 + VC-12   para preocupação, cansaço e desconforto na região epigástrica com Deficiência do *Qi* do Baço e do Estômago

PC-6 + BP-4 + VC-14   ansiedade, insônia e dor no peito com Deficiência do *Yin* do Coração

PC-6 + BP-4 + VC-17   tristeza, depressão, palpitações e sensação de bloqueio no peito com Estagnação do *Qi* do Coração

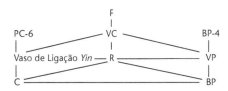

Figura 23.3 – PC-6 e os Canais Extraordinários.

Síndromes

Estagnação do *Qi* do Coração
Estagnação do Sangue do Coração
Fleuma no Coração
Estagnação do *Qi* do Pulmão
Retenção de Fleuma nos Pulmões
Rebelião do *Qi* do Pulmão
Estagnação e Rebelião do *Qi* do Estômago
Estagnação do *Qi* do Fígado e da Vesícula Biliar
Distúrbio do Espírito
Dor, choque e traumatismo
Problemas do Canal Extraordinário

Estagnação do Qi do Coração

Pulso. Retardado ou em corda, talvez vazio ou cheio.

Indicações. Tristeza, depressão, dor ou desconforto no peito ou no coração.

Exemplo. Dor e sensação de aperto ao redor do coração depois de terminar um relacionamento complicado.
Combinação. PC-6, VC-14, VC-17 **Disp**; BP-6, E-36 **Ton**.

Estagnação do Sangue do Coração

Pulso. Em corda, talvez áspero, cheio ou irregular.
Indicações. *Angina pectoris*, cardiopatia crônica.
Exemplo. Dor no peito após operação de revascularização miocárdica.
Combinação. PC-6, PC-1, BP-4, BP-21, pontos locais do tórax **Disp**; E-36, R-3 **Ton**.

Fleuma no Coração

Pulso. Escorregadio, talvez retardado, em corda ou irregular.
Indicações. Lentidão, embotamento ou confusão mental, comportamento errático, linguagem confusa ou pronúncia indistinta.
Exemplo. Hipertensão com sensação vaga de peso na cabeça, sensação de congestão no peito, depressão e irritabilidade.
Combinação. PC-6, E-40, F-3, VG-20, VC-17 **Disp**.

Estagnação do Qi do Pulmão

Pulso. Retardado ou em corda, talvez com fluxo abundante, grande vazio, ou escorregadio.
Indicações. Dor no peito, sensação de constrição ou plenitude no peito, mágoa ou depressão, tosse.
Exemplo. Mágoa reprimida e isolamento da vida e dos relacionamentos.
Combinação. PC-6, P-7, R-6, VC-6, VC-17, *yìn táng* **H**.

Retenção de Fleuma nos Pulmões

Pulso. Escorregadio, talvez com fluxo abundante, cheio ou em corda, rápido ou lento.
Indicações. Tosse, bronquite, asma.
Exemplo. Tosse dolorosa com fleuma abundante e pegajosa e aperto no peito.
Combinação. PC-6, VC-17, VC-22, E-16, E-40, F-3 **Disp**.

Rebelião do Qi do Pulmão

Pulso. Em corda, talvez escorregadio.
Indicações. Tosse, dispnéia, espasmo do diafragma.

Exemplo. Tosse espasmódica com respiração restringida.
Combinação. PC-6, R-4, B-13, B-17, B-46 **Disp**.

Estagnação e Rebelião do Qi do Estômago

Pulso. Em corda, talvez escorregadio.
Indicações. Desconforto ou dor na região epigástrica, náusea, vômito, soluços, eructação, enjôo matinal.
Exemplo. Náusea e distensão epigástrica após comer em excesso.
Combinação. PC-6, E-21, E-36, VC-13 **Disp**.

Estagnação do Qi do Fígado e da Vesícula Biliar

Pulso. Em corda ou retardado, talvez áspero, escorregadio ou vazio, lento ou rápido.
Indicações. Hipertensão, dor de cabeça, náusea, síndrome pré-menstrual, dor em hipocôndrio, colecistite, depressão.
Exemplo. Frustração prolongada na execução de planos, com dor no peito e dor de cabeça.
Combinação. PC-6, PC-1, F-3, F-14, VC-17, VG-20, *yìn táng*, *tài yáng* **Disp**.

Distúrbio do Espírito

Pulso. Vários.
Indicações. Ansiedade extrema, pânico, histeria, mania, delírio, insônia, palpitações.
Exemplo. Ataques de pânico.
Combinação. PC-6, VC-14, VC-17, VC-24, R-1 **Disp**; VC-4, R-3 **Ton**.

Dor, choque e traumatismo

Pulso. Talvez em corda, talvez vazio ou pequeno.
Indicações. Traumatismo durante ou depois de cirurgia, lesões.
Exemplo. Fratura da quinta e sexta costelas do lado direito.
Combinação. PC-6, VC-16, E-18, F-3, F-14 do lado direito **Disp**.

Problemas do Canal Extraordinário

Pulso. Talvez em corda, áspero, fino ou irregular.
Indicações. Cansaço, preocupação, ansiedade, insônia, palpitações, problemas menstruais, indigestão, dor no peito.

Exemplo. Exaustão, falta de apetite, indigestão, palpitações e nervosismo.

Combinação. PC-6, BP-4, VC-14 **H**; E-36, VC-4 **Ton**.

PC-7 *dà líng*

Ponto Fonte, ponto Terra.

Geral

As principais funções de PC-7 são acalmar o Espírito, tratar problemas locais da mão e do pulso, tratar distúrbios de pele decorrentes de Calor no Sangue e Umidade Calor.

PC-7 e tonificação

PC-8 e PC-9, à semelhança de C-8 e C-9, podem ser usados com Método de Tonificação e Moxa para tonificar o Fogo do Coração, mas fora isso, os pontos do Pericárdio não têm uma função de tonificação muito importante. PC-7, como o Ponto Fonte, pode ser usado da mesma forma que C-7, para estabilizar um tratamento; PC-7 pode ser combinado com PC-8 para estabilizar a tonificação ou a sedação do Fogo do Coração. Entretanto, PC-7 é menos eficaz do que C-7 para tonificar o *Qi* e o Sangue do Coração.

PC-7 e a regulação do Qi

PC-7 é capaz de mover a Estagnação do *Qi* do Coração e do Estômago, mas é menos eficaz para isso que PC-6, que tem a função adicional de mover a Estagnação do *Qi* dos Pulmões, Fígado e Vesícula Biliar.

PC-7 acalma o Espírito

PC-7, PC-6 e C-7 podem ser usados em casos agudos e graves de Distúrbio do Espírito, mas PC-6 é melhor quando há envolvimento de Vento do Fígado, e PC-7 e C-7 são melhores em casos de Fogo do Coração. C-7 é melhor para acalmar o Espírito, quando é necessário tonificar o *Qi* e o Sangue do Coração, embora tanto C-7 quanto PC-7 possam acalmar o Espírito, por meio da estabilização do *Qi* do Coração. C-7 é melhor quando há Deficiência do Coração e do Rim, como Deficiência do *Yin* do Coração e do Rim, com medo, ansiedade e inquietação.

PC-7 e PC-6 normalmente não são combinados para problemas orgânicos, apenas como parte de uma cadeia de pontos para tratar problemas locais, como PC-7, PC-6 para tratar síndrome do túnel do carpo. PC-7 e C-7 são amiúde combinados para estabilizar e tonificar o *Qi* do Coração e acalmar o Espírito.

TABELA 23.6 – Comparação de PC-7, PC-6 e C-7

Distúrbio	PC-6	PC-7	C-7
Estagnação do Sangue do Coração	X	–	–
Estagnação do *Qi* do Coração	X	X	X
Fleuma no Coração	X	X	X
Estagnação do *Qi* do Fígado	X	–	–
Problemas do Estômago	X	X	–
Deficiência do *Qi* do Coração	–	–	X
Fogo por Deficiência do Coração, exemplo problemas de garganta	–	X	X
Problemas de pele com Calor e prurido intenso	–	X	X
Problemas de pele com Umidade	–	X	–
Problemas do Coração e Rim, exemplo medo e ansiedade	–	X	X

Síndromes

Distúrbio do Espírito
Problemas do pulso e da mão
Distúrbios cutâneos

Distúrbio do Espírito

Pulso. Talvez irregular, em corda, retardado, fino, rápido ou lento.

Indicações. Insônia, palpitações, ansiedade, labilidade emocional, pânico, histeria, pavor.

Exemplo. Ansiedade e alteração do humor decorrentes de Deficiência do *Qi* do Coração e Fogo por Deficiência do Coração.

Combinação. PC-7, C-7, BP-6, VC-17 **H**; VC-4 **Ton**.

Problemas do pulso e da mão

Pulso. Talvez em corda.

Indicações. Traumatismo, síndrome do túnel do carpo.

Exemplo. Contratura de Dupuytren.

Combinação. PC-7, PC-6, PC-8, C-8, C-7, TA-5, F-3 **H**.

Distúrbios cutâneos

Pulso. Rápido, talvez fino, com fluxo abundante, escorregadio ou em corda.

Indicações. Eczema, sarna, acne.

Exemplo. Fissura exsudativas nas palmas das mãos e dedos associadas com Umidade Calor.

Combinação. PC-7, PC-8, PC-3, C-8, BP-6, BP-9, F-5 **Disp**.

PC-8 *láo gōng*

Ponto Fogo, Ponto Nascente.

Geral

PC-8 é usado principalmente como ponto Fogo e ponto Nascente para drenar o Fogo do Coração. Pode ser usado para padrões de Fogo crônico do Coração, como úlceras na boca e na língua ou linguagem incoerente, ou febres agudas ou insolação. Pode ser combinado com F-2 para tratar Fogo do Fígado e do Coração, ou com E-44 para tratar Fogo do Estômago com gastrite e hálito fétido.

PC-8 pode ser usado com moxa para tonificar o Fogo do Coração, mas C-8 é mais usado para isso, já que, de forma geral, o canal do Coração é melhor para a Deficiência e o canal do Pericárdio, para o Excesso. PC-8 é mais importante como ponto local para dor ou rigidez da mão, infecções fúngicas, transpiração excessiva das palmas das mãos ou má circulação periférica.

Síndromes

Fogo do Coração
Problemas locais

Fogo do Coração

Pulso. Rápido, talvez com fluxo abundante, cheio ou em corda.

Indicações. Febre, insolação, dor de cabeça, histeria, discurso incoerente, dor no peito.

Exemplo. Hipertensão com raiva violenta.

Combinação. PC-8, F-2, VG-20, R-1 **Disp**; PC-9, F-1 **S**.

Problemas locais

Pulso. Vários.

Indicações. Síndrome do túnel do carpo, contratura de Dupuytren, eczema, infecções fúngicas.

Exemplo. Mãos frias.

Combinação. PC-8, PC-6, BP-4, VC-4 **Ton M**.

PC-9 *zhōng chōng*

Ponto Poço, ponto Madeira.

Geral

A principal função de PC-9 é remover o Calor em condições agudas. Esse ponto é capaz de restaurar a consciência, especialmente quando a perda da consciência segue-se ao Vento, Fleuma e Fogo no Fígado, febre ou insolação.

Síndromes

Calor
Distúrbios cutâneos – ver Calor
Perda da consciência – ver C-9

Calor

Pulso. Rápido, cheio e com fluxo abundante, talvez em corda.

Indicações. Febre intensa, delírio, insolação, dor na região cardíaca e palpitações, aumento de volume da língua.

Exemplo. Eczema agudo com sensação de opressão.

Combinação. PC-9, PC-3, F-1 **S**; R-1, VG-20 **Disp**.

Combinações e comparações dos pontos do canal do Pericárdio

As funções dos principais pontos do canal do Pericárdio estão na Tabela 23.7.

TABELA 23.7 – Comparações dos pontos do Pericárdio

Ponto	Tipo do ponto	Síndromes
PC-1	Ponto Janela do Céu	Estagnação do Qi e do Sangue no peito
PC-3	Ponto Água	Calor no Sangue Fogo por Excesso no Coração
PC-4	Ponto de Acúmulo	Estagnação do Qi e do Sangue do Coração
PC-5	Ponto Metal	Fleuma no Coração
PC-6	Ponto de Abertura do Vaso de Ligação Yin Ponto de Conexão	Estagnação do Qi do Coração Estagnação do Sangue do Coração Fleuma no Coração Estagnação do Qi do Pulmão Rebelião do Qi do Estômago Retenção de Fleuma nos Pulmões Estagnação do Qi no Fígado e na Vesícula Biliar Distúrbio do Espírito Dor, choque e traumatismo Problemas do Canal Extraordinário
PC-7	Ponto Fonte Ponto Terra	Distúrbio do Espírito Problemas do pulso e da mão Distúrbios cutâneos
PC-8	Ponto Fogo Ponto Nascente	Fogo do Coração Problemas locais (incluindo pele)
PC-9	Ponto Poço Ponto Madeira	Calor Distúrbios de pele Perda da consciência

Algumas das combinações mais usadas dos pontos do canal do Pericárdio, entre eles, na Tabela 23.8.

TABELA 23.8 – Combinações dos pontos do Pericárdio

Ponto	Combinações	Síndrome	Exemplo
PC-1	PC-4	Estagnação do Sangue do Coração	*Angina pectoris*
PC-1	PC-6	Fleuma no Coração	Sensação de opressão no peito
PC-1	PC-9	Estagnação do Qi do Coração	Dor no peito e depressão
PC-3	PC-8	Fogo no Coração	Eczema
PC-3	PC-9	Calor do Verão	Queimadura por sol e insolação
PC-4	PC-7	Estagnação do Qi do Coração e Deficiência do Qi do Coração	Humor instável e dor no peito
PC-4	PC-1	Estagnação do Sangue do Coração e Fogo do Coração	Dor no peito, hipertensão
PC-5	PC-8	Fogo Fleuma no Coração	Mania e linguagem confusa
PC-6	PC-7	Estagnação de Sangue	Problemas no pulso
PC-7	PC-8	Umidade Calor	Eczema da mão
PC-8	PC-9	Fogo no Coração	Excitação excessiva e agitação

Triplo Aquecedor | 24

■ *Canal do Triplo Aquecedor*

CONEXÕES DO CANAL

TRAJETO PRINCIPAL DO CANAL

Começando do lado ulnar da ponta do quarto dedo da mão, o canal do Triplo Aquecedor sobe pela face lateral do braço até o ombro, onde cruza com o canal do Intestino Delgado em ID-12 e com o Vaso Governador em VG-14. Seguindo sobre o ombro, cruzando o Vaso da Vesícula Biliar em VB-21, para entrar na fossa supraclavicular.

    Um ramo interno desce para o peito, se conecta com o pericárdio e descende pelo diafragma para se conectar com os Aquecedores Superior, Médio e Inferior. Uma divisão desse ramo interno segue para baixo para se conectar com B-39, ponto Mar Inferior do Triplo Aquecedor. Outro ramo interno sobe pelo tórax para do pericárdio emergir no pescoço e subir para a face posterior da orelha, cruza o canal da Vesícula Biliar em VB-6 e VB-4 e descende até a bochecha para encontrar ID-18. Uma divisão deste ramo entra na orelha, emerge na face anterior da orelha para se juntar a ID-19 e depois VB-3, para terminar em TA-23 no canto externo do olho.

TRAJETO DO CANAL DE CONEXÃO

Este canal começa em TA-5 e sobe até o peito para se juntar ao canal do Pericárdio. O canal Tendino-Muscular do Triplo Aquecedor tem uma conexão com a raiz da língua.

TABELA 24.1 – Pontos de Cruzamento no canal do Triplo Aquecedor

Ponto	Cruzamento
TA-17	VB
TA-20	VB, IG
TA-22	VB, ID

FUNÇÕES DO TRIPLO AQUECEDOR COMO UM SISTEMA DE ÓRGÃO

Este tópico é bem controverso e pode ser resumido de acordo com três teorias principais:

Triplo Aquecedor como regulador da digestão e do metabolismo dos fluidos

Triplo Aquecedor como sistema de distribuição do *Qi* Essencial

Triplo Aquecedor como Três Divisões do Corpo (três Aquecedores)

Essas três teorias não se excluem mutuamente e se superpõem em função. Entretanto, a maior parte das funções dos pontos do Triplo Aquecedor não está tão relacionada com essas três teorias, e sim com o tratamento dos problemas do Triplo Aquecedor e da porção superior do canal da Vesícula Biliar.

Existem algumas poucas exceções a isso. TA-5 pode ser usado para incontinência urinária; TA-4 pode ser usado para tonificar o *Qi* Essencial e TA-6 pode ser usado para mover a Estagnação do *Qi* em cada um dos três Aquecedores. B-39 e B-22, respectivamente o ponto Mar Inferior e Ponto de Transporte Dorsal do Triplo Aquecedor, realmente influenciam o metabolismo dos fluidos, mas o fato é que esses dois pontos estão no canal da Bexiga. B-40 é capaz de tratar problemas urinários semelhantes aos de B-39, e as indicações de B-20 e B-23 são similares, relacionadas com a posição anatômica nas costas.

RELAÇÕES DO TRIPLO AQUECEDOR COM OS ÓRGÃOS

TRIPLO AQUECEDOR E OS SISTEMAS DOS CINCO ELEMENTOS

Os pontos do Triplo Aquecedor não são muito usados para problemas dos sistemas do Pericárdio, Coração ou Intestino Delgado; são mais usados para problemas de canais, do canal do Triplo Aquecedor e do canal superior da Vesícula Biliar.

RELAÇÃO DO TRIPLO AQUECEDOR COM A VESÍCULA BILIAR

Esses dois canais estão combinados no par *Yang* Menor das Seis Divisões, de forma que os pontos do Triplo Aquecedor e da Vesícula Biliar podem ser combinados para tratar problemas nos lados da cabeça e do corpo. Por exemplo, TA-3, TA-17, VB-2, VB-43 para problemas dos ouvidos. Além disso, VB-41 + TA-5 são os pontos de Abertura para o par de Canais Extraordinários Vaso da Cintura + Vaso de Ligação *Yang*. Por exemplo, VB-41 + TA-5 podem ser combinados com VB-26 e VC-3 para leucorréia.

FUNÇÕES DOS PONTOS DO TRIPLO AQUECEDOR

TRATAR PROBLEMAS DO CANAL

Os pontos do Triplo Aquecedor podem ser usados para problemas locais, como TA-17 para surdez, ou TA-23 para conjuntivite. Os pontos do Triplo Aquecedor podem ser combinados com os pontos da Vesícula Biliar para esses problemas: TA-17 + VB-2, ou TA-23 + VB-1. Cadeias de pontos do Triplo Aquecedor no lado afetado, em um problema unilateral, podem ser equilibrados com PC-6 no lado saudável, assim como cadeias de pontos da Vesícula Biliar podem ser equilibradas com F-3 no lado oposto.

DISPERSAR O VENTO CALOR

Os pontos do Triplo Aquecedor podem dispersar o Vento Calor em suas áreas locais, TA-5 pode dispersar o Vento Calor sistemicamente: em combinação com IG-4, ou VB-20, ou VB-41.

DISPERSAR A UMIDADE CALOR

TA-5 em combinação com VB-41 pode dispersar a Umidade Calor sistêmica, pontos locais podem ser acrescentados: VB-2 para otite média. BP-6 pode ser acrescentado para equilibrar este tratamento, um pouco *Yang* demais.

ACALMAR A HIPERATIVIDADE DO YANG

TA-5 pode ser combinado com VB-41, TA-6 com VB-34, ou TA-4 com VB-40, para acalmar a Hiperatividade do

TABELA 24.2 – Problemas tratados com pontos do Triplo Aquecedor

Problemas do canal	Pontos locais	Pontos distais
Dedos	TA-1–4	–
Pulsos e mãos	TA-4–5	–
Antebraços	TA-5–9	TA-3, 4
Cotovelos	TA-10–11	TA-3, 4, 9
Ombros	TA-12–15	TA-1, 4, 7
Pescoço	TA-15, 16	TA-1, 5
Ouvidos, garganta, maxilar, língua	TA-17, 21	TA-1–5, 10
Olhos	TA-23	TA-1–5
Cabeça	TA-23, 22	TA-1–3, 5
Canal da Vesícula Biliar	TA-17–23	TA-3, 5, 6
Pele	–	TA-6, 7, 10
Intestino Grosso	–	TA-6
Micção, edema	–	TA-6
Digestão	–	TA-6, 7

Yang do Fígado, como em dores de cabeça, tonteira ou zumbidos nos ouvidos. Pontos locais como VB-20 ou VB-2 podem ser acrescentados.

MOVER A ESTAGNAÇÃO DO QI

TA-6 pode mover a Estagnação do *Qi* na parte inferior do abdome, por exemplo, na constipação, em combinação com VB-34, ou no edema, em combinação com E-40.

COMPARAÇÃO DOS PONTOS DO INTESTINO DELGADO E DO TRIPLO AQUECEDOR

A principal função da maior parte dos pontos desses dois canais é tratar problemas locais ou distais no mesmo canal. Os dois canais podem tratar problemas dos dedos, mão, punho, antebraço, cotovelo, ombro, pescoço, garganta, orelhas e olhos. Devido à relação *Yang* Maior do Intestino Delgado com a Bexiga, os pontos do Intestino Delgado tratam principalmente a parte dorsal do corpo, ao passo que, devido à relação *Yang* Menor do Triplo Aquecedor e Vesícula Biliar, os pontos do Triplo Aquecedor tratam principalmente os lados do corpo.

Embora ambos os canais possam tratar problemas oculares e auditivos decorrentes de Calor e Vento Calor, os pontos do Intestino Delgado são um pouco melhores para esses problemas decorrentes da Deficiência do Rim, enquanto os pontos do Triplo Aquecedor são um pouco melhores quando esses problemas forem decorrentes da Hiperatividade do *Yang* do Fígado, Fogo no Fígado ou Umidade Calor em Fígado–Vesícula Biliar.

TABELA 24.3 – Comparação das funções do Triplo Aquecedor e do Intestino Delgado

Função	ID	TA
Vaso Governador e espinha dorsal	X	–
Parte dorsal do corpo (*Yang* Maior)	X	–
Lados do corpo (*Yang* Menor)	–	X
Yang, Fogo ou Umidade Calor em Fígado–Vesícula Biliar	–	X
Invasão no estágio *Yang* Maior	X	X
Invasão no estágio *Yang* Menor	x	X
Estagnação do *Qi* no Triplo Aquecedor	–	X
Depressão e mau humor do Fígado	–	X
Distúrbio do Espírito	X	x
Pele	–	X
Intestino Grosso	–	X
Mamas	X	x
Micção, edema	x	x
Respiração	x	x
Digestão	x	x

X = uso primário; x = uso secundário.

SÍNDROMES DO TRIPLO AQUECEDOR

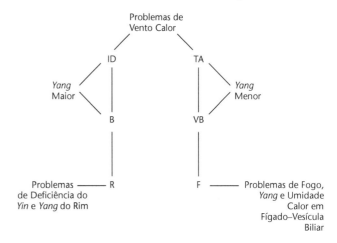

FIGURA 24.1 – Comparação dos problemas oculares e auditivos tratados pelo Triplo Aquecedor e pelo Intestino Delgado.

Não estamos fornecendo nenhuma tabela para as síndromes do Triplo Aquecedor, pois esse sistema normalmente não está associado com síndromes próprias.

■ *Pontos do Triplo Aquecedor*

TA-1 *guān chōng*

Ponto Poço, ponto Metal.

TA-1 como um ponto Poço

TA-1 pode ser usado assim como outros pontos Poço das mãos, para tratar condições agudas e graves de Excesso de Calor e Vento Interior, como no caso de febres, insolação e perda da consciência. Entretanto, PC-9 é mais usado para essas situações.

TA-1 para remover o Vento Calor

Todos os pontos do Triplo Aquecedor situados na parte inferior do braço, de TA-1 até TA-10, podem ser usados para remover o Vento Calor e o Calor. TA-1 está especialmente indicado para condições agudas e graves.

TA-1 para tratar problemas do canal do Triplo Aquecedor

TA-1–10 podem ser usados para tratar problemas locais ou distais no canal, incluindo distúrbios da garganta, maxilares, face, orelhas, olhos e cabeça. TA-1 é usado preferencialmente a ID-1, quando o problema está mais relacionado à Umidade Calor em Vesícula Biliar–Triplo Aquecedor e Calor ou Vento Calor do Fígado e não tanto quando está relacionado com Deficiência/Vento Frio/Vento Calor da Bexiga–Intestino Delgado. ID-1 também é melhor que TA-1 para tratar congestionamento mental.

Sangria em TA-1

Dos seis pontos Poço da mão, talvez TA-1 seja o menos usado. Entretanto, pode ser submetido à sangria para aliviar problemas oculares e auditivos associados com Vento Calor ou Calor, ou problemas dos ombros associados com Estagnação do *Qi* e do Sangue, se esses problemas envolverem os canais do *Yang* Menor e se for combinado com outros pontos do *Yang* Menor.

Síndromes

Problemas do canal do Triplo Aquecedor
Calor e Vento Calor

Problemas do canal do Triplo Aquecedor

Pulso. Talvez rápido, talvez em corda.

Indicações. Dor de cabeça, dor no pescoço, visão turva, surdez, zumbidos nos ouvidos.

Exemplo. Rigidez da língua.

Combinação. TA-1, PC-9, VC-23 **Disp**.

Calor e Vento Calor

Pulso. Rápido, superficial ou cheio.

Indicações. Conjuntivite, tonsilite, dor de cabeça.

Exemplo. Lábios, boca e garganta secos e machucados.

Combinação. TA-1, TA-4, R-6, BP-6, E-36 **H**.

TA-2 *yè mén*

Ponto Nascente, ponto Água.

Geral

TA-2, tal qual TA-1, pode tratar os problemas do canal do Triplo Aquecedor e como Ponto Nascente e como ponto Água, à semelhança de ID-2, pode remover o Calor e o Vento Calor. É especificamente usado para tratar artrite dos dedos, problemas auditivos decorrentes de Fogo ou Umidade Calor em Fígado–Vesícula Biliar, para gerar fluidos e assim umedecer a secura e a sensibilidade da garganta e da boca.

Síndrome: Calor e Vento Calor no canal do Triplo Aquecedor

Pulso. Rápido, superficial ou cheio.

Indicações. Dor de cabeça, vertigem, conjuntivite, infecções do ouvido.

Exemplo. Artrite dos dedos e da mão.

Combinação. TA-1, TA-2, TA-3, TA-4, VB-43 **Disp**; R-6 **Ton**.

TA-3 *zhōng zhǔ*

Ponto Madeira, ponto de Tonificação.

Geral

TA-3 é o principal ponto no braço para problemas dos olhos e dos ouvidos. Tem as funções usuais do canal *Yang* da parte inferior do braço de remover o Calor e o Vento Calor, tratar problemas locais e distais do canal. À semelhança de outros pontos do Triplo Aquecedor, esse ponto também umedece a secura. Entretanto, suas qualidades especiais são baseadas em sua capacidade de tratar distúrbios do olho e do ouvido do canal *Yang* relacionadas com Calor ou Umidade Calor no Fígado e Vesícula Biliar. Além disso, TA-3 tem a função secundária de mover a Estagnação do *Qi* do Fígado e de acalmar a Hiperatividade do *Yang* do Fígado, para tratar dor no olho, dor de cabeça, tonteira, zumbidos nos ouvidos, neuralgia intercostal, depressão e alterações de humor. Para tratar esses problemas, TA-3 pode ser combinado com pontos como F-2, F-3, VB-20, VB-37, VB-38 e VB-41. Pontos do Rim, como R-3 ou R-6 podem ser acrescentados se a Hiperatividade do *Yang* estiver associada com Deficiência do *Qi* ou do *Yin* do Rim.

Síndromes

Problemas do canal do Triplo Aquecedor
Problemas oculares
Problemas auditivos

Problemas do canal do Triplo Aquecedor

Pulso. Rápido ou em corda ou retardado.

Indicações. Neuralgia intercostal, dor no ombro, dor de cabeça, vertigem.

Exemplo. Dor e rigidez no ombro e no pescoço.

Combinação. TA-3, TA-15, TA-16, VB-20, VB-21, VB-40 **Disp**; R-3 **Ton**.

Problemas oculares

Pulso. Vários.

Indicações. Conjuntivite, visão turva, opacidade da córnea.

Exemplo. Conjuntivite.

Combinação. TA-3, TA-23, VB-37 H; R-6, BP-6 **Ton**.

Problemas auditivos

Pulso. Vários.

Indicações. Surdez, zumbidos nos ouvidos, otite média.

Exemplo. Herpes-zóster se estendendo sobre o mastóide em direção ao ouvido.

Combinação. TA-3, TA-17, VB-3, VB-20, VB-34, F-5 **Disp**.

TA-4 *yáng chí*

Ponto Fonte.

Geral

Os pontos do Triplo Aquecedor são usados principalmente para remover o Excesso de Vento e Calor ou para mover a Estagnação do *Qi* do canal do Triplo Aquecedor. Normalmente não são usados para tonificação. Entretanto, de acordo com a teoria dos Pontos Fonte, TA-4 pode ser usado para tonificar a Deficiência, especialmente a Deficiência do *Qi* do Rim, por exemplo, em caso de zumbidos nos ouvidos ou surdez. Segundo uma das teorias da função do Triplo Aquecedor, isso ocorre pelo fato do seu trajeto ser por onde o *Qi* Essencial do Rim alcança o corpo de forma geral e, em particular, os Pontos Fonte. De acordo com essa teoria, TA-4 pode ser combinado com VC-4 e B-64 para tratar edema decorrente da Deficiência do Rim ou TA-4 pode ser combinado com VC-12 e E-42 para tratar má digestão e letargia.

Síndromes

Problemas do canal do Triplo Aquecedor
Deficiência do *Qi* e do *Yin* do Rim

Problemas do canal do Triplo Aquecedor

Pulso. Retardado ou em corda, talvez vazio.

Indicações. Dor no punho, braço, ombro ou peito, resfriado, dor de garganta.

Exemplo. Artrite do punho direito.

Combinação. TA-4, TA-5, ID-4, ID-5 no lado direito **Disp**; VB-40, B-62 no lado esquerdo **Disp**.

Deficiência do Qi e do Yin do Rim

Pulso. Vazio, talvez áspero, variável e profundo.

Indicações. Visão turva, surdez, zumbidos nos ouvidos, dor de garganta, sede.

Exemplo. Garganta seca e dolorida, irritação nos ouvidos, cansaço.

Combinação. TA-4, TA-17, R-6, BP-6, E-36 **Ton**.

TA-5 *wài guān*

Ponto de Conexão, Ponto de Abertura do Vaso de Ligação *Yang*.

Geral

TA-5 é o ponto mais importante no canal e um dos pontos mais usados do corpo. Está indicado principalmente para tratar problemas do canal ou do Exterior, mais que problemas dos órgãos *Yin* ou da psique. Tem pouca aplicação como Ponto de Conexão com o canal do Pericárdio, mas uma aplicação extensa como Ponto de Abertura do Vaso de Ligação *Yang* que integra os canais do Triplo Aquecedor e da Vesícula Biliar e regula os lados da cabeça, membros e corpo.

Conceito do Yang Menor e Vaso de Ligação Yang

A integração dos canais do Triplo Aquecedor e da Vesícula Biliar fica fortalecida quando os Vasos de Ligação *Yang* e da Cintura são usados juntos (ver Fig. 24.2).

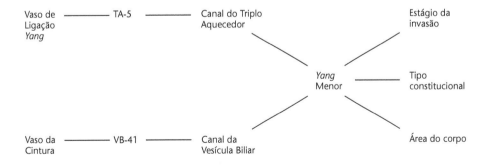

FIGURA 24.2 –

Funções de TA-5

TA-5 tem as seguintes funções principais:
  tratar problemas do canal do Triplo Aquecedor
  tratar problemas do canal da Vesícula Biliar
    Estagnação do *Qi* do Fígado–Vesícula Biliar
    Hiperatividade do *Yang* do Fígado–Vesícula Biliar
    Umidade Calor em Fígado–Vesícula Biliar
  remover o Vento Calor no estágio *Yang* Maior
  regular o *Yang* Menor
    regular os lados do corpo
    remover agentes patogênicos no estágio *Yang* Menor
    regular a constituição *Yang* Menor

Problemas do canal Triplo Aquecedor

TA-5 pode ser usado para problemas do canal, como por exemplo, artrite, especialmente quando é do tipo Vento. TA-3 e TA-5 podem ser usados para problemas dos ouvidos, mas TA-5 é especialmente útil quando houver Umidade Calor, Fogo ou Hiperatividade do *Yang* do Fígado–Vesícula Biliar.

Problemas do canal da Vesícula Biliar

Pelo fato de ser o Ponto de Abertura do Vaso de Ligação *Yang*, TA-5 pode tratar problemas dos dois canais, ou seja, do Triplo Aquecedor e da Vesícula Biliar na parte superior do corpo, como por exemplo:

Estagnação do *Qi* do Fígado–Vesícula Biliar	dor no peito e no hipocôndrio, náusea, vômito
Hiperatividade do *Yang* do Fígado–Vesícula Biliar	dor de cabeça, enxaqueca, hipertensão, tensão muscular
Umidade Calor em Fígado–Vesícula Biliar	otite média, conjuntivite, gosto amargo na boca, náusea

Esses sintomas são, em sua grande parte, problemas do órgão *Yang* e do canal, ao invés de distúrbios psicológicos ou do órgão *Yin*.

Vento Calor no estágio Yang Maior

TA-5 é um ponto importante para remover o Vento Calor quando há sinais de *Yang* Maior como pulso rápido e superficial, dor de garganta e febre predominando sobre os calafrios. TA-5 pode ser usado para Vento Frio, mas é mais eficaz para Vento Calor. Dizem também que tonifica o *Qi* Defensivo (*Wei*), mas TA-4 em combinação com R-3 e E-36, seria melhor opção para esta condição, ao passo que TA-5 é mais indicado para invasão aguda de Vento.

Problemas do Yang Menor

Regular as laterais do corpo. Combinado com VB-41, TA-5 pode ser excelente para regular problemas localizados nas laterais do corpo ou em apenas um dos lados. Isolado, TA-5 pode tratar apenas a metade superior do corpo, enquanto a combinação de TA-5 mais VB-41 pode tratar problemas localizados da cabeça aos pés. Esses problemas podem envolver sensação de dor, incômodo, insensibilidade, peso, vazio no lado da cabeça, membros ou do corpo, que ocasionalmente podem estar associados com sentimentos de alienação, irrealidade ou incerteza, para os quais VB-13 pode ser acrescentado para ajudar o tratamento.

Remover agentes patogênicos no estágio **Yang Menor**. TA-5 pode remover agentes patogênicos no estágio *Yang* Menor, com sinais de pulso em corda e rápido, gosto amargo na boca e alternação de calafrios e febre. Entretanto, se esses sinais mudarem para pulso rápido com fluxo abundante com febre predominando sobre os calafrios, este é o estágio do *Yang* Brilhante e TA-5 deve ser substituído por IG-4 e IG-11.

Regular a constituição **Yang Menor**. Diferente de sinais agudos de invasão de agente patogênico, a continuação de sinais como pulso fino, rápido e em corda, gosto amargo na boca, náusea, dor no hipocôndrio, dores de cabeça, tensão muscular, irritabilidade e impaciência podem estar ligados à constituição *Yang* Menor. Uma base eficaz para harmonizar esta constituição é TA-5 mais VB-41. Pode também ser necessário tonificar o *Qi* e o *Yin* do Rim para essa constituição, de forma que uma base para uma combinação de pontos possa ser TA-5, VB-41 **Disp**; R-6, BP-6 **Ton**.

Síndromes

Problemas do canal do Triplo Aquecedor
Vento Calor
Problemas do canal da Vesícula Biliar
Problemas de constituição do *Yang* Menor
Problemas dos lados do corpo

Problemas do canal do Triplo Aquecedor

Pulso. Retardado ou em corda, talvez rápido.
Indicações. Problemas dos olhos ou dos ouvidos, parotidite, neuralgia do trigêmeo, hemiplegia.
Exemplo. Artrite do punho, cotovelo e ombro.
Combinação. TA-3, TA-5, TA-10, TA-14 **Disp**; BP-6 **Ton**.

Vento Calor

Pulso. Superficial, rápido.
Indicações. Resfriado, gripe, dor de garganta.
Exemplo. Gripe com estado febril e dor de cabeça.
Combinação. TA-5, IG-4, VB-20, VG-14.

Problemas do canal da Vesícula Biliar

Pulso. Em corda, talvez rápido e fino ou cheio.

Indicações. Enxaqueca, dor de ouvido, zumbidos nos ouvidos, irritabilidade.

Exemplo. Hipertensão, dor de cabeça e tensão muscular.

Combinação. TA-5, VB-20, VB-21, VB-34, F-3 **Disp**.

Problemas da constituição Yang Menor

Pulso. Em corda, fino, rápido, talvez vazio na posição do Rim.

Indicações. Pessoa sensível, tensa, irritável, com músculos tensos e dores de cabeça.

Exemplo. Síndrome pré-menstrual com gastrite e gosto amargo na boca.

Combinação. TA-5, VB-21, VB-41, E-36, BP-6 **H**.

Problemas dos lados do corpo

Pulso. Em corda ou retardado, talvez vazio fino, áspero ou variável.

Indicações. Problemas envolvendo sintomas de um lado ou dos dois lados do corpo.

Exemplo. Sensação de incômodo e vazio no lado esquerdo da panturrilha, do quadril e da têmpora.

Combinação. TA-5, VB-1, VB-30, VB-34, VB-41 **H** no lado esquerdo; R-3 **Ton** do lado direito.

TA-6 zhī gōu

Ponto Fogo.

Geral

TA-6 é quase tão importante quanto TA-5, mas trata num nível de energia um pouco mais profundo. Pode ser usado como TA-5 para tratar Vento Calor e problemas do canal, mas é mais importante para remover o Vento Calor combinado com Calor no Sangue, e mover a Estagnação do Qi em cada um dos três Aquecedores.

TA-6 para tratar problemas de pele

Pelo fato de não apenas remover o Vento Calor e umedecer a secura, como outros pontos do Triplo Aquecedor, mas também remover o Calor no Sangue e mover a Estagnação do Qi, TA-6 é capaz de tratar uma variedade de distúrbios da pele incluindo urticária, eczema, psoríase e herpes-zóster.

Isso se deve, em parte, ao fato de TA-6 ser o ponto Fogo do canal, de forma que remove o Calor num nível mais profundo que TA-5. TA-6 também pode ser usado para remover o Calor na síndrome da menopausa, como o ponto Fogo em um canal Fogo, pelo fato de regular o Qi do tórax.

TA-6 move o Qi

TA-6 pode regular a Estagnação do Qi em cada um dos três Aquecedores.

- Aquecedor Superior: *angina pectoris*, pleurite, dor no peito ou sensação de constrição no peito, dor intercostal, lactação insuficiente
- Aquecedor Médio: dor no hipocôndrio, eructação, vômito, dor de colecistite
- Aquecedor Inferior: edema, constipação, defecação dolorosa

A Estagnação do Qi pode ser decorrente não apenas do Fígado, mas também do Coração, Pulmões, Estômago ou Bexiga.

Síndromes

Problemas do canal do Triplo Aquecedor – ver TA-5
Problemas cutâneos
Estagnação do Qi
    no Aquecedor Superior
    no Aquecedor Médio
    no Aquecedor Inferior
      constipação
      edema

Problemas cutâneos

Pulso. Talvez em corda, rápido e fino ou com fluxo abundante.

Indicações. Urticária, eczema, psoríase, herpes-zóster.

Exemplo. Psoríase em fase crônica, resistente ao tratamento.

Combinação. TA-6, IG-4, IG-11, BP-6, BP-10 **Disp**.

Estagnação do Qi no Aquecedor Superior

Pulso. Em corda ou retardado.

Indicações. Pleurite, miocardite, *angina pectoris*.

Exemplo. Dor no peito e na parte superior das costas durante gripe com tosse.

Combinação. TA-3, TA-6, VB-21, VB-39 **Disp**.

Estagnação do Qi no Aquecedor Médio

Pulso. Em corda, talvez escorregadio e com fluxo abundante.

Indicações. Colecistite, dor no hipocôndrio, vômito.

Combinação. TA-6, VB-34, VC-12, E-21.

Estagnação do Qi no Aquecedor Inferior: constipação

Pulso. Talvez em corda, fino ou vazio.

Indicações. Distensão abdominal, constipação, dor durante a defecação.

Exemplo. Constipação nos idosos.

Combinação. TA-6, IG-10, VB-34 **Disp**; VC-6 **H**; R-6 **Ton**.

Estagnação do Qi no Aquecedor Inferior: edema

Pulso. Talvez em corda, escorregadio, com fluxo abundante ou vazio.

Indicações. Edema, distensão abdominal.

Exemplo. Edema do abdome e das pernas.

Combinação. TA-6, IG-10, E-40, BP-8, VC-6, VC-9 **H**.

TA-7 huì zōng

Ponto de Acúmulo.

Geral

Como um Ponto de Acúmulo, TA-7 pode ser usado em condições de Excesso grave e agudo para alívio da dor: condições de pele dolorida, dor no traço, dor no ouvido e ao redor dele.

TA-8 sān yáng luò

Ponto de Cruzamento dos canais do Triplo Aquecedor, Intestinos Delgado e Grosso.

Geral

Como o ponto de Cruzamento dos três canais *Yang* do braço, TA-8 pode ser usado para problemas que afetam mais de um canal no braço ou no ombro. É também capaz de clarear os sentidos e tratar a surdez, vertigem, lassitude e rouquidão súbita ou perda da voz.

TA-10 tiān jǐng

Ponto Terra, ponto de Sedação.

Geral

TA-10 pode ser usado para problemas do canal do Triplo Aquecedor, especialmente para o cotovelo. A outra aplicação importante de TA-10 é remover a Umidade Calor, Fleuma e Fogo Perverso e assim tratar problemas de pele e inflamação das tonsilas e aumento de gânglios linfáticos. Uma aplicação secundária é regular o Espírito do Coração e a Estagnação do *Qi* do Fígado e tratar a ansiedade, histeria, depressão e mau humor.

Síndromes

Problemas do cotovelo
Problemas cutâneos
Problemas da garganta e de gânglios linfáticos

Problemas do cotovelo

Pulso. Em corda, talvez vazio.

Indicações. Dor na parte inferior do braço, no cotovelo e na parte superior do braço.

Exemplo. Rigidez da articulação do cotovelo e tensão nos músculos do antebraço.

Combinação. TA-8, TA-10, TA-11 **Disp M**.

Problemas cutâneos

Pulso. Superficial e rápido ou escorregadio e rápido.

Indicações. Urticária, eczema.

Exemplo. Urticária.

Combinação. TA-6, TA-10, P-7, VB-31 **Disp**.

Problemas da garganta e dos gânglios linfáticos

Pulso. Escorregadio, talvez rápido e com fluxo abundante, talvez retardado ou em corda.

Indicações. Tonsilite, obstrução dolorosa da garganta, tosse com pus e sangue, bócio.

Exemplo. Tosse dolorosa com obstrução da garganta e gânglios linfáticos do pescoço aumentados.

Combinação. TA-1, TA-10, ID-17, E-40 **Disp**.

TA-14 e TA-15 jiān liáo e tiān liáo

Esses dois pontos são aplicados principalmente para problemas do ombro envolvendo o canal do Triplo Aquecedor, ao contrário dos canais do Intestino Grosso e Intestino Delgado. Entretanto, TA-14 pode ser combinado com IG-15 ou ID-10 para problemas gerais do ombro envolvendo mais de um canal. TA-14 e TA-15 podem ser usados, cada um, como parte de uma cadeia de pontos para tratar problemas envolvendo o braço, o ombro e a parte superior das costas, como TA-4, 10, 14 e 15. TA-14 pode ser usado com ID-9 e C-6 para transpiração excessiva debaixo do braço, ou com TA-6 e TA-10 para urticária na parte superior do corpo.

TA-17 yì fēng

Ponto de Cruzamento com canal da Vesícula Biliar.

Geral

TA-17 é o ponto local mais usado e de forma geral o mais eficaz para todos os tipos de problemas dos ouvidos, incluindo dor com irradiação do ouvido para as áreas facial e mastóide, vertigem aural e alucinações auditivas. É também capaz de tratar uma variedade de problemas faciais, especialmente quando são decorrentes de Vento Exterior:

parotidite	TA-17, ID-17, TA-6, IG-4 **Disp**
paralisia facial	TA-17, E-4, IG-4, IG-20 **H**
artrite da mandíbula	TA-17, E-7, E-44 **H**
perda de voz súbita	TA-8, TA-17, C-5 **H**
vertigem aural	TA-8, TA-17, VB-20, VG-15, PC-6, F-3 **H**

Síndromes

Problemas óticos por Excesso
Problemas óticos por Deficiência

Problemas óticos por Excesso

Pulso. Rápido, talvez em corda, escorregadio, cheio ou com fluxo abundante.
Indicações. Hipertensão, dor de cabeça, infecção do ouvido, febre, irritabilidade, inquietação.
Exemplo. Otite média decorrente de Umidade Calor em Fígado–Vesícula Biliar.
Combinação. TA-5, TA-17, VB-34, F-5 **Disp**.

Problemas óticos por Deficiência

Pulso. Vazio ou fino, talvez profundo e áspero na posição do Rim.
Indicações. Surdez, zumbidos nos ouvidos, tonteira.
Exemplo. Infecções do ouvido recorrentes de pouca gravidade.

Combinação. TA-3, TA-17, VB-2, VB-34 **H**; E-36, R-3 **Ton**.

TA-21 ěr mén

Geral

Este é um ponto local com funções parecidas às de TA-17, mas menos influentes em efeito. Está mais indicado para problemas óticos com dor de cabeça decorrentes da Hiperatividade do *Yang* de Fígado–Vesícula Biliar e não tanto indicado quanto TA-17 para problemas de garganta. Pode ser combinado com TA-23 para dor de cabeça ou com TA-17 para problemas dos ouvidos.

TA-23 sī zhú kōng

Geral

Este é um ponto local para problemas oculares e da face, independentemente de serem decorrentes de invasão de Vento ou de *Yang* e Fogo do Fígado.

Síndromes

Hiperatividade do *Yang* do Fígado
Problemas oculares

Hiperatividade do Yang do Fígado

Pulso. Em corda, talvez vazio, fino ou cheio.
Indicações. Dor de cabeça temporal, enxaqueca, neuralgia do trigêmeo.
Exemplo. Dor de cabeça com vista cansada e tensão muscular.
Combinação. TA-23, VB-20, VB-21, VB-34 **Disp**; BP-6, R-3 **Ton**.

Problemas oculares

Pulso. Superficial e rápido, ou em corda e vários.
Indicações. Opacidade da córnea, conjuntivite, histeria com perda da visão, cílios que crescem para dentro, visão turva.
Exemplo. Vermelhidão, prurido e inflamação dos olhos.
Combinação. TA-23, B-2, VB-44 **H**; R-6 **Ton**.

Comparações e combinações dos pontos do Triplo Aquecedor

As funções dos principais pontos do canal do Triplo Aquecedor estão na Tabela 24.4

TABELA 24.4 – Comparação dos pontos do Triplo Aquecedor

Ponto	Tipo do ponto	Síndrome
TA-1	Ponto Poço Ponto Metal	Problemas do canal do Triplo Aquecedor Calor e Vento Calor
TA-2	Ponto Nascente Ponto Água	Calor e Vento Calor no canal do Triplo Aquecedor Problemas do canal do Triplo Aquecedor
TA-3	Ponto Madeira Ponto de Tonificação	Problemas oculares e auditivos Problemas do canal do Triplo Aquecedor
TA-4	Ponto Fonte	Deficiência do *Qi* ou do *Yin* do Rim
TA-5	Ponto de Conexão Ponto de Abertura do Vaso de Ligação *Yang*	Problemas do canal do Triplo Aquecedor Vento Calor (estágio *Yang* Maior) Problemas dos lados do corpo Problemas constitucionais do *Yang* Menor
TA-6	Ponto Fogo	Problemas do canal do Triplo Aquecedor Problemas de pele Estagnação do *Qi*
TA-10	Ponto Terra Ponto de Sedação	Problemas do canal do Triplo Aquecedor (especialmente cotovelo) Problemas da garganta de gânglios linfáticos
TA-14 TA-15		Problemas do ombro Problemas óticos
TA-17	Ponto de Encontro com Vesícula Biliar	Hiperatividade do *Yang* do Fígado
TA-23		Problemas oculares

Algumas das combinações dos pontos do Triplo Aquecedor, entre eles e com pontos do canal da Vesícula Biliar, nas Tabelas 24.5 e 24.6, respectivamente.

TABELA 24.5 – Combinações dos pontos do canal do Triplo Aquecedor

Ponto	Combinação	Síndromes	Exemplo
TA-1	TA-3	Calor e Vento Calor	Problemas oculares e auditivos
TA-1	TA-14	Estagnação do *Qi* e do Sangue	Problemas dos ombros
TA-1	TA-10	Fogo perverso e Vento Calor	Problemas da garganta
TA-1	TA-17	Calor e Vento Calor	Problemas auditivos
TA-2	TA-23	Vento Calor	Conjuntivite, dor de cabeça
TA-3	TA-17	Várias	Todos os problemas auditivos
TA-3	TA-23	Vento Calor, Fogo no Fígado, *Yang* do Fígado, Umidade Calor em Fígado–Vesícula Biliar	Problemas oculares e dor de cabeça
TA-4	TA-10	Estagnação do *Qi* e do Sangue	Problemas do cotovelo
TA-4	TA-14	Deficiência e Estagnação do *Qi*	Dor no ombro e fadiga
TA-5	TA-17	Umidade Calor em Fígado–Vesícula Biliar	Otite média
TA-5	TA-23	Hiperatividade do *Yang* do Fígado	Enxaqueca
TA-6	TA-10	Vento Calor	Urticária
TA-6	TA-17	Fogo e Umidade Calor em Fígado–Vesícula Biliar	Herpes-zóster (local)
TA-10	TA-17	Retenção de Fleuma ou Fogo Perverso	Parotidite
TA-17	TA-21	Vários	Todos os problemas óticos
TA-2	TA-17, 23	Vento Calor	Dor de garganta e conjuntivite
TA-3	TA-17, 23	Hiperatividade do *Yang* do Fígado	Zumbidos nos ouvidos e dor de cabeça

Além disso, cadeias de três ou mais pontos do Triplo Aquecedor podem ser usadas para tratar problemas do canal, por exemplo, TA-1, 14 e 15 para problemas do ombro ou TA-4, 10 e 11 para problemas do cotovelo.

Tabela 24.6 – Combinações dos pontos do Triplo Aquecedor com pontos da Vesícula Biliar

Ponto do Triplo Aquecedor	Ponto da Vesícula Biliar	Síndrome	Exemplo
TA-1	VB-44	Vento Calor, Fogo no Fígado	Conjuntivite
TA-2	VB-43	Fogo e Hiperatividade do *Yang* do Fígado	Enxaqueca
TA-3	VB-37	Várias	todos os problemas oculares
TA-4	VB-40	Deficiência do *Qi* da Vesícula Biliar	indecisão, incerteza
TA-5	VB-41	Vaso *Yang* do Calcanhar e Vaso da Cintura	dores de cabeça, como efeito colateral de pílula anticoncepcional
TA-6	VB-34	Estagnação do *Qi* no Aquecedor Inferior	constipação
TA-10	VB-31	Vento Calor/Calor no Sangue	urticária
TA-15	VB-21	Estagnação do *Qi* e do Sangue	problemas dos ombros
TA-17	VB-20	Estagnação do *Qi* e Fleuma	surdez catarral
TA-17	VB-2	Várias	todos os problemas óticos
TA-23	VB-14	Hiperatividade do *Yang* do Fígado	dor de cabeça e fotofobia, problemas oculares

PARTE III

Combinações de pontos para o tratamento de doenças

A Parte III fornece combinações de pontos para algumas das principais doenças tratadas pela acupuntura. Cada capítulo é habitualmente dividido em seções sobre diferentes doenças. Cada seção dá a etiologia, as síndromes e o tratamento para a doença, da forma mais resumida possível. No final, há uma tabela contendo os sinais essenciais, o pulso e a língua para cada síndrome da doença, com o objetivo de ajudar na diferenciação. Para cada síndrome, são dadas as combinações de pontos e, quando apropriado, também são fornecidas as modificações das combinações básicas. Discussões mais detalhadas sobre etiologia são dadas para as doenças para as quais as informações disponíveis são poucas, por exemplo, os distúrbios psicológicos.

Síndromes Respiratórias

■ Síndromes do resfriado comum e da gripe

No Ocidente, a acupuntura não é muito usada para tratar quadros agudos de resfriados e gripes. É mais para tratar o padrão de resistência baixa do organismo com resfriados e gripes recorrentes, especialmente quando existe a probabilidade desses quadros evoluírem para asma, bronquite ou outras síndromes. A acupuntura também pode ser usada para tratar a debilidade persistente que, às vezes, surge depois de uma gripe.

Existem dois aspectos principais do tratamento: o primeiro, na fase aguda, para expelir o Vento Frio ou Vento Calor invasores; e, o segundo, entre as crises agudas, para fortalecer a Deficiência.

ETIOLOGIA

Na Medicina Chinesa, os resfriados e as gripes são considerados padrões de Invasão pelo Vento Frio ou Vento Calor. A invasão pode ser seguinte a uma exposição ao Vento, ao Frio ou à Umidade, esses fatores podem se converter no organismo em padrão de Vento Calor.

DEFICIÊNCIA DE YIN E DEFICIÊNCIA DE YANG

A Invasão fica predisposta pela Deficiência do *Qi* Defensivo. Com a Invasão de Vento, as constituições com Deficiência do *Yang* tenderão a apresentar uma reação de Vento Frio, enquanto as constituições com Deficiência do *Yin* tenderão a apresentar uma reação de Vento Calor no corpo, mesmo que o clima externo tenha sido Vento Frio. Fatores como má nutrição, excesso de trabalho físico e viver ou trabalhar em ambientes frios e úmidos tenderão a produzir uma Deficiência do *Yang* e reação de Vento Frio. O hábito de fumar, o estresse emocional, viver e trabalhar em ambientes secos e quentes, como os ambientes com aquecimento central e ar-condicionado, tenderão a produzir Deficiência do *Yin* e uma reação de Vento Calor.

FATORES PSICOLÓGICOS

Os fatores que apresentam maior predisposição para criar Deficiência ou Estagnação do *Qi*, tenderão a prejudicar a circulação do *Qi* do Pulmão e do *Qi* Defensivo, necessária para evitar a invasão. O medo do Rim, a raiva do Fígado, a ansiedade do Coração e a preocupação do Baço podem, todos, resultar em Deficiência do *Qi*. A Estagnação do *Qi* pode resultar da mágoa do Pulmão, da depressão do Fígado e da melancolia do Coração. Todos esses fatores psicológicos podem contribuir para reduzir a resistência às invasões dos Fatores Patogênicos Externos.

FUNÇÃO DE RESFRIADOS E GRIPES

Uma das funções dessas doenças é indicar que existe Deficiência do *Qi* Defensivo, que o sistema está fraco e que precisa descansar. Muita gente ignora esses sinais de alerta. Trabalham mesmo com gripe, fazendo com que o quadro clínico fique pior, estabelecendo assim um padrão de cansaço crônico e tornando-se predispostos a doenças futuras.

Uma segunda função de resfriados e gripes, também das febres de um modo geral, é talvez a de agirem como um fator de liberação da tensão psicológica acumulada pelo contínuo estresse do dia a dia. Podem ser também um processo periódico de limpeza em que as toxinas acumuladas são metabolizadas propiciando a liberação do Calor. Se for esse o caso, então, a supressão do processo vai levar à retenção de Calor e Umidade Calor no interior do corpo, que com o tempo vai se manifestar em forma de doença.

Nos casos em que resfriados e gripes indicarem a Deficiência do *Qi* Defensivo, este deve ser tonificado, nos casos em que indicarem um acúmulo de Calor Interior, este deve ser liberado. Na Deficiência, o pulso se encontra vazio e, no Calor Interior, o pulso pode estar rápido e com fluxo abundante.

SÍNDROMES

Agudas

Vento Frio
Vento Calor

Padrões de Base

Deficiência do *Qi* Defensivo
Deficiência do *Yang*
Deficiência do *Yin*
Calor Interior Retido

TRATAMENTO

Na fase aguda, usar Método de Dispersão para remover o Vento Frio ou Vento Calor. Entre as crises, tonificar a Deficiência do *Qi* Defensivo, de *Yang* ou *Yin*, ou remover o Fogo por Deficiência ou Calor Retido no Interior.

As síndromes de resfriados e gripes estão na Tabela 25.1.

EXAUSTÃO PÓS-GRIPE

A gripe é, muitas vezes, seguida por exaustão e debilidade que duram algum tempo. Em alguns desses casos, podem ocorrer acessos recorrentes dos sintomas iniciais do estado febril e dor muscular. Esse padrão pode se juntar ao de encefalomielite miálgica, ver mais adiante. O descanso é essencial, especialmente durante o estado febril recorrente. O tratamento, na fase crônica, se faz de acordo com qual dos quatro padrões de base está presente. Durante a fase aguda, o fator patológico Exterior ou Retido deve ser expelido.

Exemplo

Um homem de 40 anos apresentava resfriados intensos ocasionais ou acessos de gripe entre os quais se sentia cansado e debilitado, às vezes, inquieto, com calor, irritável, pesado e com sensação de mal-estar sem outros sinais de resfriado ou gripe. Seu pulso era normalmente profundo, vazio e áspero, mas quando se sentia com calor e inquieto, tornava-se levemente rápido, com fluxo abundante e em corda. Sua língua era pálida, com pontos vermelhos nas bordas e saburra amarelada gordurosa.

O diagnóstico do padrão de base foi Deficiência do *Qi* do Rim e do Pulmão, com fator patológico Retido de Umidade Calor, talvez como resultado de infecções prévias que não haviam sido expelidas do corpo. Durante os acessos de gripe, foram usadas as combinações de pontos próprias para Vento Calor: VG-14, P-7, IG-4, TA-5 **Disp**. Na fase crônica em que apresentava cansaço, a combinação foi P-7, E-36, R-7 com Método de Tonificação para fortalecer o *Qi* Defensivo. Durante os intervalos de calor e irritabilidade, quando a Umidade Calor se manifestava, mas não saía do sistema, TA-5, IG-10, VB-34, VB-41, BP-6 e BP-9 foram usados com Método de Dispersão.

TABELA 25.1 – Síndromes de resfriados e gripes

Síndromes	Sinais e sintomas	Pulso	Língua	Combinação de pontos
Aguda				
Vento Frio	Crises agudas de espirros, obstrução nasal com secreção transparente e copiosa, dores musculares, mais calafrios que febre, aversão ao Vento e ao Frio	Superficial, apertado	Normal ou pálida, saburra fina branca	P-7, IG-4 **Disp**; B-11, B-13 **Disp M** + VB-20 **Disp M** para dor de cabeça + ID-3, B-63 **Disp M** para dor no pescoço e ombros + IG-20 **Disp** para rinite
Vento Calor	Dor de garganta aguda, obstrução nasal talvez com fleuma amarela, mais febre que calafrios	Superficial, rápido	Normal ou vermelha, saburra fina amarela	VG-14, IG-14, IG-11 TA-5 **Disp** + P-10, ID-17 **Disp** para dor de garganta
Padrões de base				
Deficiência do *Qi* Defensivo	Fácil de se resfriar ou pegar gripes, que evoluem rapidamente para bronquite ou outras condições crônicas, cansaço crônico	Vazio, talvez profundo	Pálida, flácida	P-7, E-36, R-7 **Ton M** Alternar com B-13, B-20, B-23 **Ton M**
Deficiência do *Yang*	Membros e corpo frios, exaustão, talvez depressão, resfriados e gripes freqüentes do tipo Vento Frio	Lento, vazio, profundo	Pálida, flácida, saburra branca úmida	VG-4, VG-14, P-7, E-36, R-7, B-13, B-23 **Ton M** + VC-4, VC-17, R-27 **Ton M** para tosse crônica e asma
Deficiência do *Yin*	Resfriados e gripes freqüentes do tipo Vento Calor, cansaço, estado febril, dor de garganta crônica ou tosse seca	Fino, rápido	Vermelha, sem saburra	VC-4, P-7, E-36, R-6 **Ton** + R-2, P-10 **Disp** para Fogo por Deficiência + VC-23 ou ID-17 para dor de garganta + VC-22 **Disp**; P-5 **Ton** para tosse
Calor Retido no Interior	Resfriados e gripes recorrentes com sinais de Calor, inquietação crônica, sensação de Calor no corpo, piora com estresse emocional	Rápido, fino ou com fluxo abundante	Vermelha, talvez aumentada	P-7, IG-10, TA-6, E-37, E-44 **Disp** Alternar com VG-14, B-13, B-17, B-40 **Disp** + F-3 **Disp** para Estagnação do *Qi* do Fígado + VC-17 **Disp** para Estagnação do *Qi* do Pulmão ou do Coração

Disp = Método de Dispersão; **Ton** = Método de Tonificação; **M** = Moxa.

■ Síndromes da asma

A síndrome ocidental chamada asma se aproxima da síndrome chinesa chamada *Xiao Chuan*, que significa respiração difícil e sibilante. Se a crise for muito intensa, a acupuntura não é a terapia mais adequada e a asma deve ser tratada com a Medicina Ocidental. A asma pode ser tratada durante as crises, quando o princípio de tratamento é remover o espasmo ou, entre as crises, quando o princípio de tratamento é tratar as causas de base e remover o espasmo.

ETIOLOGIA

Os três principais fatores etiológicos da asma são a Deficiência, a Invasão de Vento e o estresse emocional.

DEFICIÊNCIA

Deficiências de três principais sistemas de órgãos podem predispor à asma:

Deficiência dos Pulmões
Deficiência dos Rins
Deficiência do Baço

Deficiência dos Pulmões

A Deficiência dos Pulmões pode facilitar a Invasão de Vento Frio ou falhar em dispersar a Fleuma, fazendo com que esta se acumule, agravando a asma.

Deficiência dos Rins

A Deficiência dos Rins pode falhar em manter a respiração na parte de baixo do corpo de forma adequada, ocorrendo respiração curta, ou contribuir para a fraqueza do *Qi* Defensivo e infecções respiratórias de repetição.

Deficiência do Baço

Se o Baço não estiver transformando a Umidade adequadamente e a Fleuma se acumular no corpo, ela pode obstruir as vias aéreas, agravando a asma.

INVASÃO DE VENTO

O conceito de Invasão de Vento na Medicina Chinesa inclui a asma precipitada por vento frio propriamente dito, por infecções agudas ou por reações a agentes alergênicos presentes no ar ou nos alimentos ou bebidas.

FATORES PSICOLÓGICOS

Além da Deficiência e Invasão de Vento, a asma pode também se originar de estresse emocional, como medo do Rim ou ansiedade e excesso de entusiasmo do Coração. O tratamento, nesses casos, teria como objetivo estabilizar o Rim ou o Coração.

SÍNDROMES

Durante as crises

Retenção de Fleuma e Frio no Pulmão
Retenção de Fleuma e Calor no Pulmão
Retenção de Fleuma no Pulmão e Deficiência do Pulmão e do Rim

Entre as crises

Deficiência do *Qi* do Pulmão e Deficiência do *Qi* Defensivo
Deficiência do *Qi* do Pulmão e Deficiência do *Yin* do Pulmão
Deficiência do *Qi* do Baço e Acúmulo de Fleuma
Deficiência do *Qi* do Pulmão e Deficiência do *Qi* do Rim

Durante ou entre as crises

Estresse por medo do Rim
Estresse por ansiedade do Coração
Alergia

TRATAMENTO

COMBINAÇÃO BÁSICA DE PONTOS

A combinação básica de pontos para todas as síndromes de asma, relacionadas na Tabela 25.2, é:

dìng chuăn, VC-17, B-13, P-6, PC-6, E-40 **Disp**; R-3 **Ton**

Durante uma crise, pode-se usar um Método de Dispersão vigoroso em todos os pontos, com exceção de R-3, e, entre as crises, o Método de Harmonização. Se esses pontos não forem suficientes, P-1 e P-7 podem ser acrescentados com Método de Dispersão.

Cautela

Esta combinação, que envolve Método de Dispersão em pontos dos braços, das pernas, da região dorsal e da região ventral, pode ser forte demais para pacientes com Deficiência do *Qi* dos Pulmões e dos Rins, que se encontram cansados, debilitados e temerosos, especialmente em um primeiro tratamento. Esses pacientes podem desmaiar com esta combinação, uma modificação para esse tipo de paciente, durante uma crise pode ser:

VC-17, P-6, PC-6, E-40 **Disp**; R-3 **Ton**

Esse tratamento pode ser feito com o paciente deitado. R-1 pode também ser massageado se o paciente estiver com muito medo. Se for preciso, outros pontos podem ser acrescentados, em sessões subseqüentes.

Crianças

Para crianças pequenas, P-6, PC-6, E-40 **Disp** podem ser o suficiente durante uma crise moderada. Entre as crises, a combinação de B-13, B-20 e B-23 pode ser usada com Moxa, para fortalecer o *Qi* Defensivo e evitar infecções respiratórias que, amiúde, desencadeiam as crises asmáticas. Esses três pontos podem ser usados com Moxa como tratamento preventivo no final do verão, para diminuir a freqüência de infecções respiratórias que surgem no outono e no inverno.

Modificações das combinações básicas

A combinação básica pode ser modificada para cada tipo diferente de síndrome de asma, como mostra a Tabela 25.2. Por exemplo, durante uma crise agravada pela ansiedade e excesso de excitação, VC-14 e C-7, com Método de Harmonização, podem ser acrescentados à combinação básica.

Exemplo

Uma mulher de 50 anos tinha asma contínua que, na maior parte do tempo, permanecia fraca, mas apresentava crises graves ocasionais agravadas pelo cansaço e pela insegurança acompanhada de medo. A paciente apresentava tosse esporadicamente com fleuma branca, um pulso que era escorregadio e vazio, especialmente nas posições do Pulmão e do Rim, e língua pálida com marcas de dentes profundas, depressão na área do Pulmão e camada branca espessa, escorregadia, úmida e gordurosa. Esses sintomas indicavam a síndrome de asma com Retenção de Fleuma e Deficiência do *Qi* do Pulmão e do Rim com medo do Rim.

Os pontos selecionados poderiam ser:

dìng chuān, VC-17, VC-14, B-13, PC-6 **Disp**; P-9, E-36, R-3 **Ton** alternando com dìng chuān, VG-14, B-13 **H**; VG-4, B-23 **Ton**

TABELA 25.2 – Síndromes da asma: a combinação básica é dìng chuān, VC-17, B-13, P-6, PC-6, E-40 **Disp**; R-3 **Ton**

Combinação da síndrome	Sinais e sintomas	Pulso	Língua	Modificações para a combinação básica
Durante				
Retenção de Fleuma Frio no Pulmão	Asma aguda, muita fleuma branca, sensação de frio	Escorregadio, em corda	Pálida, saburra espessa branca e gordurosa	+ **M** em B-13, E-40 R-3
Retenção de Fleuma Calor no Pulmão	Asma aguda, fleuma pegajosa, amarela, sensação de calor	Escorregadio, em corda, rápido	Vermelha, saburra espessa gordurosa amarela	+ VG-14, IG-11 **Disp**
Retenção de Fleuma + Deficiência do *Qi* do Pulmã e do Rim	Asma aguda, cansaço crônico e respiração curta	Escorregadio, em corda, vazio	Pálida, flácida, saburra branca gordurosa	+ P-9, E-36 **Ton** (- E-40)
Entre				
Deficiência de *Qi* do Pulmão + Deficiência do *Wei Qi* Defensivo	Facilidade de pegar resfriados, que depois evoluem para asma e bronquite	Vazio, especialmente no nível superficial	Pálida	+ P-7, E-36, R-7 **Ton M** (- E-40, R-3)
Deficiência do *Qi* do Pulmão + Deficiência do *Yin* do Pulmão	Asma crônica, tosse seca crônica, cansaço, inquietação	Fino, talvez rápido	Pálida com ponta vermelha	+ P-9, R-6 **Ton** (- R-3)
Deficiência do Baço + Fleuma	Asma crônica, falta de apetite, cansaço, tosse com muita fleuma	Vazio, escorregadio	Pálida, flácida, saburra branca gordurosa	+ VC-22 **Disp**; VC-12 **Ton M**
Deficiência do *Qi* do Pulmão + Deficiência do *Qi* do Rim	Asma crônica e respiração curta, cansaço, talvez problemas lombares e urinários	Vazio, escorregadio	Pálida, flácida, talvez funda	+ P-9, R-27 **Ton M**
Durante ou entre				
Medo do Rim	Asma agravada especialmente por medo, talvez dor lombar	Vazio, fino ou áspero	Pálida, flácida	+ VC-14 **Disp**; R-1 **M**
Ansiedade do Coração	Asma agravada especialmente por ansiedade ou hiperexcitabilidade, humor instável	Talvez irregular	Talvez vermelha na ponta, talvez trêmula	+ VC-14, C-7 **H**
Alergia	Asma agravada especialmente por certos alimentos ou certas bebidas, ou por alérgenos vindos pelo ar	Talvez em corda, fino, rápido	Talvez vermelha, talvez saburra amarela	+ IG-4, E-44, F-2 **Disp** (- R-3) para alimentos + P-7, IG-4, IG-20 **Disp** (- P-6, R-3) para alérgenos vindos do ar

Disp = Método de Dispersão; **Ton** = Método de Tonificação; **H** = Método de Harmonização; **M** = Moxa.

■ Síndromes de tosse e bronquite

Na Medicina Chinesa, a tosse é um sinal de muitos distúrbios do Pulmão, brandos ou graves, agudos ou crônicas, de Frio ou Calor, Deficiência ou Excesso, Interior ou Exterior. A categoria ocidental de bronquite pode também ser subdividida em síndromes chinesas.

ETIOLOGIA

A tosse pode ocorrer independentemente da bronquite e tem etiologia ampla. A bronquite é uma condição do Interior envolvendo Retenção de Fleuma, ao passo que a tosse pode ser Exterior ou Interior e não envolve necessariamente a Retenção de Fleuma. A tosse pode ser decorrente de fatores do Exterior como Vento Frio, Vento Calor ou Vento Secura. Essas invasões do Exterior podem ser predispostas por Deficiência crônica de *Qi* Defensivo associada com Deficiência dos Pulmões, dos Rins e do Baço. A Deficiência do *Qi* do Baço pode resultar em Fleuma, que pode ficar retida nos Pulmões e se tornar Fleuma Frio ou Fleuma Calor, dependendo se a Invasão tiver sido de Vento Frio ou de Vento Calor, se a pessoa apresentar uma Deficiência constitucional de *Yang* ou de *Yin*.

A Deficiência do *Yin* do Pulmão ou do Rim pode levar à tosse seca crônica, ou pode evoluir para Calor no Pulmão, especialmente se também houver Fogo no Fígado ou no Coração. Calor no Pulmão pode causar hemoptise, ou pode se combinar com Fleuma para Retenção de Fleuma Calor como ocorre nas infecções brônquicas agudas ou crônicas.

FATORES PSICOLÓGICOS

A Estagnação do *Qi* do Pulmão decorrente de mágoa recente reprimida ou de um processo longo de pesar reprimido, pode enfraquecer a função de dispersão dos pulmões e causar Retenção de Fleuma. A excitação suprimida ou a raiva suprimida podem se tornar Fogo do Coração ou Fogo do Fígado, respectivamente, e contribuir com o Calor no Pulmão. O estresse geral crônico pode levar à Deficiência do *Qi* ou do *Yin* dos Rins ou dos Pulmões e o medo crônico pode levar à restrição da respiração.

SÍNDROMES

Exterior

Vento Frio
Vento Calor
Vento Secura

Excesso Interior

Retenção de Fleuma Frio
Retenção de Fleuma Calor

Deficiência Interior

Deficiência do *Qi* do Pulmão
Deficiência do *Qi* do Rim
Deficiência do Baço com Fleuma
Deficiência do *Yin* do Pulmão e do Rim

TRATAMENTO

Não existe combinação básica para todos os tipos de síndromes de tosse e de bronquite, como ocorre na asma, já que todas as síndromes têm suas combinações individuais como mostra a Tabela 25.3.

Exemplo

Um homem de 65 anos tinha asma e bronquite contínuas, com agravações periódicas. Durante as agravações, havia muita fleuma pegajosa amarelo-esverdeada e aumento de temperatura. O paciente também apresentava sinusite. Seu pulso era de fluxo abundante, escorregadio e rápido, a língua vermelha com saburra seca, gordurosa, castanho-amarelada.

O diagnóstico foi de Retenção de Fleuma Calor nos Pulmões com Fogo periódico no Pulmão. A combinação de pontos foi:

dìng chuān, VC-17, VC-22, P-1, P-6, E-40, E-44 **Disp**

VG-14 e IG-11 **Disp** foram acrescentados para o Fogo no Pulmão durante as crises agudas, IG-4, IG-20 e E-3 **Disp** acrescentados para a sinusite, quando necessário.

TABELA 25.3 – Síndromes de tosse e bronquite

Síndromes	Sinais e sintomas	Pulso	Língua	Combinação de pontos
Exterior				
Vento Frio	Resfriado com tosse aguda, com catarro branco e predomínio de calafrios	Superficial, apertado	Saburra fina branca	VC-22 **Disp**; P-7, IG-4, B-13 **Disp M**
Vento Calor	Resfriado com tosse aguda, com dor de garganta e predomínio de febre	Superficial, rápido	Vermelha, saburra fina amarela	VG-14, VC-22, P-7, IG-4, TA-5 **Disp**
Vento Secura	Tosse seca aguda, com nariz e garganta secos, sem necessariamente haver sinais de Calor	Superficial	Saburra fina, seca, branca ou amarela	P-7, IG-4 **Disp**; P-5, R-6 **Ton**
Excesso Interior				
Retenção de Fleuma Frio nos Pulmões	Tosse com muita fleuma branca, sensação de frio	Escorregadio, cheio	Pálida, saburra branca espessa	VC-17, VC-22, B-13, P-1, P-6, E-40 **Disp M**
Retenção de Fleuma Calor	Tosse com catarro amarelo espesso, sensação de calor	Escorregadio, cheio, rápido	Língua vermelha, saburra amarela gordurosa	VC-17, B-13, P-1, P-6, P-10, E-40 **Disp** + VG-14, IG-11 **Disp** para Fogo no Pulmão + P-5, R-6 **Ton** para Deficiência do *Yin* do Pulmão e do Rim
Deficiência Interior				
Deficiência do *Qi* do Pulmão	Tosse fraca crônica, voz fraca, fácil de pegar resfriados	Vazio	Pálida, talvez côncava atrás da ponta	VC-17, B-13, P-9, E-36 **Ton**
Deficiência do *Qi* do Rim	Tosse fraca, facilmente cansado, dor nas costas, micção freqüente	Vazio, profundo	Pálida, saburra fina branca	VC-4, VC-17, P-9, R-3, E-36 **Ton**
Deficiência do *Qi* do Baço com Fleuma	Tosse crônica com catarro, falta de apetite, fezes soltas, cansaço	Vazio, escorregadio	Língua pálida, saburra espessa branca gordurosa	VC-17, VC-22, E-40 **Disp M**; VC-12, BP-3 **Ton M**
Deficiência do *Yin* do Pulmão e do Rim	Tosse seca crônica com cansaço e inquietação	Fino rápido	Vermelha, sem saburra	VC-22 ou VC-23 **Disp**; VC-4, P-7, R-6 **Ton** + P-10, IG-2 **Ton** para Calor no Pulmão e hemoptise

Disp = Método de Dispersão; **Ton** = Método de Tonificação; **M** = Moxa.

■ *Síndromes de rinite e sinusite*

A rinite se refere a infecções das mucosas do nariz e a sinusite se refere a infecções da mucosa dos seios da face. A rinite normalmente é mais aguda, ligada à Invasão de Vento Frio ou de Vento Calor na Medicina Chinesa. A sinusite normalmente tem um caráter mais crônico, muitas vezes, é uma evolução da rinite e está ligada à Retenção de Fleuma Frio ou Retenção de Fleuma Calor.

ETIOLOGIA

Qualquer fator que resulte em enfraquecimento do *Qi* Defensivo e em Deficiência do *Qi* do Pulmão pode predispor à Invasão de Vento. Esses fatores incluem uma constituição debilitada e o estresse constante físico ou emocional da vida. Pode haver tendência hereditária a problemas nasais e respiratórios, qualquer fator que aumente a Fleuma, como Deficiência do Baço, Deficiência dos Pulmões e dieta inadequada, pode agravar esta tendência. As reações alérgicas envolvendo o sistema respiratório estão incluídas na categoria de Invasão de Vento na Medicina Chinesa. Essas reações incluem as reações aos alergênicos presentes no ar como poeira, ácaros e pólen e àqueles presentes nos alimentos e bebidas. Essas reações podem envolver rinite, sinusite ou asma, e estão discutidas com mais detalhes no Capítulo 28.

A sinusite pode estar associada à dor facial, dor de cabeça, dor de ouvido, otite média e bronquite aguda ou crônica e pode estar ligada à Retenção de Fleuma Calor nos Pulmões, Fogo no Coração ou Fogo no Fígado.

SÍNDROMES

Exterior

Vento Frio
Vento Calor

Excesso Interior

Retenção de Fleuma Frio no Pulmão
Retenção de Fleuma Calor no Pulmão
Fogo no Estômago

Deficiência Interior

Deficiência do *Qi* do Pulmão
Deficiência do *Qi* do Baço com Fleuma

TRATAMENTO

O tratamento de rinite e sinusite pode envolver combinações de pontos locais e distais nos mesmos canais:

Ponto local	Ponto distal
IG-20	IG-4
E-2 ou 3	E-45
B-2	B-67

O principal ponto local é IG-20, que pode ter a inserção subcutânea em direção ao ponto *bí tōng*. Pontos locais complementares são *bí tōng, yìn táng*, VG-25, B-2, E-2 e E-3. Os pontos adjacentes são VG-23, VG-24, B-7, B-10 e VB-20. Os pontos distais podem ser selecionados de acordo com a função:

Ponto distal	Função
P-7	Invasão de Vento
P-9	Deficiência do *Qi* do Pulmão
IG-4	Todos os problemas nasais
TA-5	Vento Calor
E-36	Deficiência do *Qi* Defensivo
E-40	Retenção de Fleuma
E-44	Fogo do Estômago
E-45	Fogo do Estômago
F-2	Fogo do Fígado
R-7	Deficiência do *Qi* Defensivo
B-67	Obstrução e secreção nasais

Além disso, B-13 pode ser usado para dispersar o Vento ou para fortalecer os Pulmões, B-20 para fortalecer o Baço e remover a Fleuma e B-13, B-20 e B-23 juntos para tonificar o *Qi* Defensivo.

As principais síndromes de rinite e de sinusite estão na Tabela 25.4.

Exemplo

Um homem de 35 anos de idade tinha obstrução nasal com secreção que às vezes era esbranquiçada e copiosa e, às vezes, amarelada e espessa. Normalmente sentia frio, mas, quando a secreção ficava amarelada, era comum apresentar a face ruborizada e mau hálito. O pulso era vazio e escorregadio, mas fino e em corda na posição do Estômago. A língua era pálida com alguns pontos vermelhos, a saburra era gordurosa e normalmente branca, mas, às vezes, amarela e seca. O diagnóstico foi de Deficiência do *Qi* do Baço com Retenção de Fleuma no nariz com Fogo do Estômago ocasional.

A combinação básica foi IG-4, IG-20, E-40 **Disp**; E-2 **H**; B-13, E-36 **Ton M**. Quando a Fleuma ficasse amarela, P-10, E-44 e E-45 eram acrescentados com Método de Dispersão, B-13 e E-36 omitidos.

TABELA 25.4 – Síndromes de rinite e sinusite

Síndromes	Sinais e sintomas	Pulso	Língua	Combinação de pontos
Exterior				
Vento Frio	Rinite aguda com muco transparente, espirros, predominância de calafrios	Superficial, apertado	Saburra branca fina	IG-4, IG-20, P-7 **Disp**; B-2 **H**; B-11, B-13 **Disp M**
Vento Calor	Rinite aguda com coceira na garganta e nos olhos, dor de garganta, sinais de Calor	Superficial, rápido	Língua vermelha, saburra fina amarela	IG-4, IG-20, P-7, TA-5, IG-11 **Disp**; B-2 **H**
Excesso Interior				
Retenção de Fleuma Frio no Pulmão	Sinusite crônica com muita fleuma branca, talvez tosse com muita fleuma branca	Escorregadio, cheio	Língua pálida, saburra espessa amarela gordurosa	IG-4, IG-20, P-6, E-40 **Disp**; B-2 **H**; B-13 **Ton M**
Retenção de Fleuma Calor no Pulmão	Sinusite crônica com fleuma amarela purulenta, sinais de Calor	Escorregadio, cheio, rápido	Língua vermelha, saburra amarela espessa gordurosa	*bí tōng*, IG-4, IG-20, P-10, E-40, VB-20, B-13 **Disp**
Fogo do Estômago	Sinusite com fleuma purulenta amarelada, agravada por alergias a alimentos, indigestão, mau hálito	Escorregadio, cheio, em corda	Língua vermelha, saburra espessa, seca amarela	IG-4, IG-20, E-44, E-45, IG-2 **Disp**; E-2 **H**
Deficiência Interior				
Deficiência do *Qi* do Pulmão	Sinusite crônica, facilidade de pegar resfriado, tosse fraca, fleuma branca	Vazio	Língua pálida, saburra branca	IG-4, IG-20 **Disp**; B-2 **H**; P-9, B-13, E-36 **Ton**; alterar com B-13, B-20, B-23 **Ton M**
Deficiência do Baço com Fleuma	Sinusite crônica, cansaço fácil, falta de apetite, muita fleuma	Vazio, escorregadio	Língua pálida, saburra espessa branca gordurosa	IG-4, IG-20, E-40 **Disp**; B-2 **H**; BP-3, E-36 **Ton M**

Ton = Método de Tonificação; **Disp** = Método de Dispersão; **H** = Método de Harmonização; **M** = Moxa.

Síndromes de dor de garganta e perda da voz

A dor de garganta e a perda da voz podem ser sintomas presentes, mas o comum é serem aspectos secundários de uma variedade de síndromes. Algumas delas podem ser graves, como o carcinoma dos pulmões e das cordas vocais, devem ser excluídas do diagnóstico.

ETIOLOGIA

Na Medicina Chinesa, as etiologias da dor de garganta e da perda da voz são semelhantes e serão discutidas juntas nesta ocasião. Embora a rouquidão da voz possa ser decorrente da Invasão de Vento Frio, as principais síndromes são as de Calor e Secura; especificamente Vento Calor, Fogo no Pulmão, Fogo do Estômago e Fogo por Deficiência dos Rins e dos Pulmões. A força da voz depende da força do *Qi* do Pulmão e do Rim e a lubrificação da garganta e das cordas vocais dependem do *Yin* do Pulmão e do Rim.

Se a constituição for fraca, ou se o *Yin* do Pulmão e do Rim estiverem debilitados por doença, trabalho excessivo, falta de sono e estresse emocional, então a dor de garganta e a perda da voz podem surgir. O estilo de vida é um aspecto muito importante nesse caso, o hábito de fumar, viver e trabalhar em ambientes secos, empoeirados, enfumaçados ou poluídos e a exposição a alérgenos podem agravar as condições da garganta. Qualquer fator que aumente o Fogo do Estômago, como álcool, alimentos gordurosos e condimentados e hábitos irregulares de alimentação, também pode contribuir para a inflamação e dor na garganta.

PERDA DA VOZ

Os Pulmões governam as cordas vocais e a voz, o Coração governa a língua e a fala, mas existe alguma superposição dos dois. A rouquidão pode resultar de síndromes do Pulmão, como também pode resultar de boca seca durante estágio agudo de pavor ou por estresse crônico por medo e ansiedade associados com Deficiência do *Yin* do Coração e dos Rins.

SÍNDROMES

Exterior

Vento Calor
Vento Secura

Excesso Interior

Fogo no Pulmão
Fogo no Estômago

Deficiência Interior

Deficiência do *Yin* do Pulmão e do Rim

TRATAMENTO

PONTOS LOCAIS E DISTAIS

Pode ser usado o princípio da combinação dos pontos locais e distais no mesmo canal:

Ponto local	Ponto distal
IG-18	IG-4
ID-17	ID-2
E-9	E-44
VC-23	VC-4

As combinações podem ser escolhidas de acordo com a localização do desconforto, com os órgãos afetados ou com o tipo de síndrome. Por exemplo, para o Fogo por Deficiência dos Rins, VC-4 **Ton** + VC-23 **Disp** pode ser uma combinação útil para tonificar o *Qi* do Rim e para aliviar a inflamação local.

PONTOS DO RIM

R-6 é específico para dor de garganta e rouquidão decorrentes de Deficiência do *Yin* do Rim, pode ser combinado com P-5, o ponto Água, para umedecer a garganta. R-2, ponto Nascente e ponto Fogo, pode ser sedado para drenar o Fogo por Deficiência dos Rins, e pode ser combinado com P-10, o ponto Fogo dos Pulmões, para Fogo do Pulmão e Rim. R-3 pode ser combinado com P-9 para fortalecer a voz na perda da voz decorrente da debilidade do *Qi* dos Pulmões e dos Rins. VC-4 pode ser acrescentado para realçar esse aspecto, ou B-13 + B-23.

CANAIS EXTRAORDINÁRIOS

A combinação de P-7 + R-6 dos Canais Extraordinários pode ser excelente para dor de garganta e rouquidão decorrentes de Deficiência de *Yin* crônica de base com Invasão aguda de Vento Calor. P-7 é sedado para eliminar o Vento Calor. R-6 é tonificado para fortalecer o *Yin* e VC-23 pode ser sedado para dispersar o Calor e a dor no local.

PONTOS POÇO E PONTOS NASCENTE

Os Pontos Poço e os Pontos Nascente podem ser usados na dor de garganta ou tonsilite aguda intensa, quer estejam combinadas ou isoladas. Por exemplo, P-10 + P-11 ou E-44 + E-45. Os Pontos Poço podem ser submetidos à sangria nos casos agudos, sendo o caso clássico P-11 para tonsilite aguda, que pode surtir resultados positivos em minutos, dispersando o calor, a dor e a inflamação.

PERDA DA VOZ DEVIDO A ESTRESSE

Quando a ansiedade, o pavor e a apreensão, associados com Deficiência do *Yin* do Coração e do Rim, contribuírem para a perda da voz, PC-5 ou C-5 podem ser acrescentados com Método de Harmonização ou de Dispersão. C-5, o ponto de Conexão, pode ser combinado com ID-2 e ID-17 no canal acoplado.

Exemplo

Uma menina de 10 anos tinha dor de garganta crônica, de intensidade branda com inquietação e rubor malar. A menina apresentava tonsilite ocasional grave com febre alta, dor e inflamação da garganta. O pulso normalmente era fino e rápido, mas cheio e rápido durante a tonsilite. Sua língua era normalmente vermelha sem saburra, mas durante a tonsilite ficava vermelho-escura.

O diagnóstico foi de Deficiência do *Yin* dos Pulmões e dos Rins com Fogo por Deficiência, Fogo no Pulmão ocasional durante a tonsilite. A combinação básica foi P-5, R-6 **Ton**; P-10, R-2 **Disp**. Durante a tonsilite, P-11 foi submetido à sangria primeiro e, depois, IG-4 e ID-17 foram sedados. À medida que foi melhorando, os sinais de Fogo por Deficiência foram diminuindo e a combinação básica foi mudando para P-5, R-6, E-36 **Ton**.

TABELA 25.5 – Síndromes de dor de garganta e perda da voz

Síndromes	Sinais e sintomas	Pulso	Língua	Combinação de pontos
Exterior				
Vento Calor	Dor de garganta aguda com resfriado ou gripe, sinais de Calor	Superficial, rápido	Língua vermelha, saburra fina amarela	TA-3, TA-5, P-7, IG-4 **Disp** ou ID-2, ID-17, IG-4 **Disp**
Vento Secura	Dor de garganta aguda ou crônica com secura na garganta e rouquidão, amiúde por ambientes secos	Talvez fino	Talvez normal ou levemente vermelha	P-7, IG-4 **Disp**; P-5, R-6 **Ton**
Excesso Interior				
Fogo do Pulmão	Tonsilite aguda, garganta com dor intensa, hiperemia e inchaço	Cheio, rápido	Língua vermelho-escura	P-11 **S**; IG-4, ID-17 **Disp**
Fogo no Estômago	Garganta dolorida e hiperemiada, mau hálito, gengivite, gastrite	Cheio, rápido, em corda	Língua vermelho-escura, saburra seca amarela	IG-4, IG-18, E-43, E-45 **Disp**; BP-6 **Ton** + VC-22, E-40 **Disp** para Fleuma
Deficiência Interior				
Deficiência do *Yin* do Pulmão e do Rim	Rouquidão crônica e garganta dolorida e seca, cansado, mas inquieto	Fino, rápido	Língua vermelha, sem saburra	VC-4, P-5, R-6 **Ton** + VC-23, P-10, R-2 **Disp** para Fogo por Deficiência + VC-23, VC-14, C-5 **Disp** para medo e ansiedade

Disp = Método de Dispersão; **Ton** = Método de Tonificação; **S** = Sangria.

Síndromes circulatórias e associadas

■ Síndromes de dores de cabeça e hipertensão

Na Medicina Chinesa e Ocidental, a dor de cabeça e a enxaqueca são meramente sintomas que se apresentam, manifestações de síndromes de base. A hipertensão essencial, também chamada de hipertensão primária, pode ser assintomática ou se manifestar na forma de sintomas de dor de cabeça e tonteira. Embora a dor de cabeça e a hipertensão nem sempre ocorram juntas, estão na mesma seção deste livro, já que a etiologia Interior e as síndromes das duas condições são muito semelhantes.

Como as dores de cabeça podem estar associadas com uma condição grave, como tumor cerebral ou hemorragia, é melhor obter o diagnóstico médico ocidental antes de aplicar a acupuntura para toda dor de cabeça aguda sem diagnóstico, ou para uma dor de cabeça crônica que vem se mantendo persistente ou que tenha aumentado subitamente de intensidade.

ETIOLOGIA

Na Medicina Ocidental, a origem da dor de cabeça e da hipertensão primária é amplamente desconhecida. Na Medicina Chinesa, esses sintomas estão principalmente relacionados com síndromes do Fígado. Pode haver tendências hereditárias para a dor de cabeça e para a hipertensão, que são desencadeadas por uma variedade de fatores, incluindo cansaço, trabalho em excesso, horários irregulares, falta de sono, doença, nutrição deficiente, hábitos inadequados de alimentação, reações alérgicas, medicação em uso, traumatismo e estresse emocional. Talvez o fator mais importante seja provavelmente o estresse emocional.

FUNÇÃO DAS DORES DE CABEÇA

As dores de cabeça podem ter duas funções principais. A primeira, uma maneira relativamente segura de "pôr pra fora", liberar a pressão das emoções reprimidas. Muita gente não apenas vive a vida de forma a criar estresse emocional, como também fica incapaz de processar e resolver esses estresses dentro de si. As doenças, como as dores de cabeça, febres ou erupções cutâneas, podem ser uma forma de liberação para o estresse acumulado e a emoção reprimida.

A segunda função das dores de cabeça pode ser um alerta feito pelo corpo que nem tudo vai bem com o corpo, a pessoa precisa, em primeiro lugar, descansar, em segundo lugar, examinar a própria vida, corrigindo padrões negativos de comportamento, antes que surja uma doença mais grave. Afinal de contas, se a dor de cabeça for uma indicação de hipertensão, é muito comum a evolução desse quadro para duas situações, ou seja, o enfarte do miocárdio ou o acidente vascular cerebral, duas das causas mais comuns de morte.

TIPOS PSICOLÓGICOS

As dores de cabeça podem estar associadas com a preocupação, excesso de pensamentos e com esforço mental do tipo do Baço. Podem estar relacionadas com a ansiedade, o pânico, a mania expressa ou hiperexcitação reprimida do tipo Fogo. Entretanto, provavelmente a causa mais comum das dores de cabeça e das enxaquecas seja irritação e raiva reprimidas. Não são apenas os tipos *Yang* do Fígado, os dotados de energia, agressivos, assertivos e extrovertidos que sofrem de dores de cabeça, mas também os tipo *Yin* do Fígado. Enquanto o tipo *Yang* tem maior inclinação em expressar a irritação e a raiva, o tipo *Yin* é mais propenso a reprimir esses sentimentos. As pessoas *Yin* podem não se sentir seguras ou fortes o suficiente para expressar a raiva que sentem, ou podem se sentir assustadas ou desgostosas pelo sentimento, podem tentar manter a imagem de pessoa agradável e submissa, reprimindo suas emoções.

PADRÕES DO EXTERIOR

A exposição ao Vento Frio pode produzir dores de cabeça agudas, na forma de um único sintoma, ou como parte de um padrão de resfriado ou gripe. P-7 e IG-4, com Método de Dispersão, podem ser combinados com VB-20 e VB-21, com B-10 e B-11, ou com VG-14 e VG-15, dependendo dos canais afetados e o Método de Dispersão pode ser usado nesses pontos com Moxa ou Ventosa, como o acupunturista preferir.

As reações alérgicas com rinite ou sinusite, consideradas pela Medicina Chinesa como Vento Calor, podem envolver dores de cabeça frontais, tratadas combinando P-7 e IG-4 com pontos locais na canal *Yang* Brilhante, como IG-20, E-2 e E-3. Para a dor de cabeça sobre os olhos, B-2 e B-67 podem ser acrescentados.

Normalmente, o Vento Frio é meramente um fator agravante de um padrão crônico já existente de dor de cabeça e dor no pescoço decorrentes de Deficiência e Estagnação do *Qi* e do Sangue. É comum esse quadro estar associado com artrite crônica ou seqüelas de traumatismo no pescoço. ID-3 e B-62 são os pontos distais básicos, aos quais são acrescentados pontos locais selecionados: VG-13, VG-14, VG-15, VG-16, B-10, B-11 ou B-12, com Método de Harmonização e com Moxa, se não houver sinais de calor.

EXCESSO INTERIOR

Os padrões principais de Excesso Interior são os de Hiperatividade do *Yang* do Fígado com Estagnação do *Qi* do Fígado e de Fogo em Fígado–Vesícula Biliar. Esses padrões estão especialmente relacionados com a pressão das emoções de raiva, frustração e ressentimento, e com o acúmulo de estresses diários das pessoas do tipo Madeira.

O Fogo do Coração e o Fogo do Estômago podem dar origem a dores de cabeça. O Fogo do Coração pode surgir de um padrão de vida de hiperexcitação e hiperestimulação crônicas, ou pode estar associado com a Estagnação do *Qi* do Coração e supressão de excitação ou afetos bloqueados. A Estagnação do *Qi* do Coração pode se combinar com Fleuma, produzindo Fleuma no Coração e isso pode se combinar com Fogo, produzindo Fogo Fleuma no Coração. Todos esses padrões do Coração podem contribuir com a hipertensão, com a dor de cabeça e, com o tempo, com o enfarte do miocárdio e com acidente vascular cerebral.

A Deficiência e a Estagnação do *Qi* do Baço e do Estômago, decorrentes de alimentação incorreta, preocupação ou esforço mental, podem resultar em Fleuma Umidade que sobe à cabeça, resultando dor de cabeça com sensação vaga de peso. Para esse padrão, pontos que removem a Fleuma, como PC-6, E-40 e E-45 podem ser combinados com pontos locais como E-8, *yìn táng* e VG-20 para clarear a mente.

DEFICIÊNCIA INTERIOR

Os padrões de Deficiência do *Qi* do Rim ou de Deficiência do Sangue do Baço podem gerar uma dor surda em toda a cabeça, talvez com sensação de tonteira, desmaio ou vazio na cabeça. Essas síndromes de Deficiência não são tão comuns na prática clínica como as síndromes mistas de Deficiência e Excesso.

EXCESSO E DEFICIÊNCIA DO INTERIOR

Os padrões mais comuns de dor de cabeça são os de Deficiência do Rim com Hiperatividade do *Yang* do Fígado, resultado da etiologia mais comum de todas, a combinação de cansaço e estresse. O princípio do tratamento é tonificar o Rim e acalmar a Hiperatividade do *Yang* do Fígado. Os pontos de combinações como VC-4, R-3 e E-36 podem ser tonificados para a Deficiência do *Qi* do Rim e R-6 e BP-6 acrescentados para a Deficiência do *Yin* do Rim, ou R-2 com Método de Dispersão acrescentado para o Fogo por Deficiência.

A Hiperatividade do *Yang* pode ser tratada com combinações como VG-20, VB-20 e VB-34, com Método de Dispersão ou com VG-20, VB-20 e VB-40 com Método de Harmonização, se houver alguma Deficiência do *Qi* da Vesícula Biliar.

Outro padrão muito comum é a Hiperatividade do *Yang* do Fígado com Deficiência do *Qi* do Baço, comumente considerada como dor de cabeça associada à hipoglicemia, naqueles que apresentam essa tendência e que não comem em intervalos suficientemente regulares. A Hiperatividade do *Yang* também pode surgir quando há Deficiência do Sangue do Baço e do Fígado, nesse caso, pontos para a Deficiência do Sangue podem ser usados, como E-36, BP-6, BP-10, F-8, B-17, B-18 e B-20.

DORES DE CABEÇA APÓS TRAUMATISMO

Deve haver muita investigação médica ocidental meticulosa de todas as dores de cabeça que se seguem após traumatismo. A acupuntura pode ajudar as dores de cabeça decorrentes de traumatismo no pescoço ou na cabeça. Quando houver choque prolongado, R-7 e E-36 podem ser usados com Método de Tonificação e Moxa, e C-7 e P-7 com Método de Harmonização. O paciente deve ser informado que precisará repousar depois desse tratamento.

Pontos como IG-4, F-3 e B-17 podem ser usados com Método de Harmonização ou Dispersão para mover o Sangue Estagnado e pontos locais da cabeça podem ser acrescentados próximos ao local do traumatismo, desde que não haja cicatrização excessiva, sensibilidade e dor na área; se houver, então as agulhas podem ser aplicadas ao redor da área, com inserção rasa, mas não aplicadas na área mais sensível.

SÍNDROMES

Exterior

Vento Frio
Vento Frio e Deficiência ou Estagnação no Interior

Excesso Interior

Hiperatividade do *Yang* do Fígado e Estagnação do *Qi* do Fígado
Fogo em Fígado–Vesícula Biliar
Retenção de Fleuma Umidade
Fogo do Estômago
Fogo no Coração

Deficiência Interior

Deficiência do *Qi* do Rim
Deficiência do *Qi* do Baço e Deficiência de Sangue

Excesso e Deficiência Interior

Deficiência do *Yin* do Rim e Hiperatividade do *Yang* e Fogo do Fígado
Deficiência do *Qi* do Rim e Hiperatividade do *Yang* do Fígado
Deficiência do *Qi* do Baço e Hiperatividade do *Yang* do Fígado
Deficiência do *Qi* do Baço e Retenção de Fleuma
Estagnação do Sangue depois de traumatismo

TRATAMENTO

Os tratamentos das síndromes de dor de cabeça e de hipertensão estão resumidos na Tabela 26.1. Na síndromes mistas de Deficiência e Excesso, durante uma crise

TABELA 26.1 – Síndromes de dor de cabeça e hipertensão

Síndromes	Sinais e sintomas	Pulso	Língua	Combinação de pontos
Exterior				
Vento Frio	Dor de cabeça occipital aguda, dor nos músculos do pescoço e dos ombros, por exemplo, com resfriado ou gripe	Superficial, apertado	Saburra fina e branca	P-7, IG-4 **Disp**, VG-14, VG-15, B-10, B-11 **Disp M**
Vento Frio e Deficiência ou Estagnação no Interior	Agravação aguda de dores de cabeça occipitais por Vento Frio com dor e rigidez do pescoço e talvez dos ombros, por exemplo, artrite ou seqüelas de traumatismo do pescoço	Superficial, apertado, vazio	Pálida, flácida, saburra fina branca	ID-3, B-62 **H**; VG-14, VG-15, *jiā jǐ*, B-10, B-11 **Disp M** + B-23, R-6 **Ton** para Deficiência do *Qi* do Rim + VG-3, VG-12 **H** para rigidez generalizada da coluna
Excesso Interior				
Hiperatividade do *Yang* do Fígado e Estagnação do *Qi* do Fígado	Dor de cabeça lateral ou no vértice, espasmo muscular generalizado, raiva reprimida, frustração, depressão, por exemplo, dor de cabeça pré-menstrual	Em corda, cheio	Normal ou pálida	TA-5, VB-14, VB-20, VB-21, VB-41, BP-6 **H** ou **Disp** ou PC-6, VB-14, VB-20, VB-34, F-3, F-14 **Disp**

Continua

TABELA 26.1 – Síndromes de dor de cabeça e hipertensão (*Continuação*)

Síndromes	Sinais e Sintomas	Pulso	Língua	Combinação de pontos
Fogo em Fígado–Vesícula Biliar	Dor de cabeça intensa, ou hipertensão, raiva violenta, grita, face vermelha, sensação de calor, talvez epistaxe	Em corda, cheio, rápido	Vermelho-escura, saburra amarela	VG-20, PC-8, F-2, R-1 **Disp**; *tài yáng*, PC-9, F-1 **S**
Retenção de Fleuma Umidade	Sensação de incômodo, embotamento e peso na cabeça e talvez nos membros e no corpo, ou dor de cabeça frontal com sinusite	Escorregadio, cheio	Saburra espessa gordurosa	VG-20, *yìn táng*, IG-4, IG-10, E-8, E-40, E-45 **Disp** ou IG-4, IG-20, *bí tóng*, E-2, E-3, E-40 **Disp**
Fogo no Estômago	Dor em toda a cabeça que piora com excesso de alimentos ricos ou com esforço mental e preocupação, talvez dor em queimação na região epigástrica e mau hálito	Em corda, escorregadio, cheio, rápido	Vermelha, saburra espessa amarela gordurosa	VC-12, IG-4, IG-11, E-8, E-21, E-44 **Disp** + PC-6, E-40 **Disp** para Fleuma + F-3, F-1 **Disp** para Fígado invadindo o Estômago + PC-3, C-3 **H** para insônia
Fogo no Coração	Dor em toda a cabeça, inquietação, vermelhidão na face, insônia, com ansiedade, hiperestimulação ou excitação reprimida	Cheio, rápido, talvez em corda, escorregadio ou irregular	Vermelho-escura, especialmente na ponta, saburra seca amarela	VG-20, VC-4, R-1 **Disp**; C-3, R-10 **Ton** + PC-5, E-40 **Disp** para Fleuma no Coração + VC-17, PC-6 **Disp** para Estagnação do *Qi* do Coração
Deficiência Interior				
Deficiência do *Qi* do Rim	Dor em toda a cabeça que piora com excesso de trabalho e melhora com repouso, cansaço, dor lombar, talvez zumbidos nos ouvidos	Vazio, profundo, talvez lento ou áspero	Pálida, flácida, saburra branca	VG-20, VC-4, R-3, E-36, BP-6 **Ton** + B-2, B-64 **Ton** para esgotamento mental
Deficiência do *Qi* do Baço e Deficiência de Sangue	Dor em toda a cabeça que piora com o estudo, com falta de alimentação ou com perda de sangue, por exemplo, depois da menstruação	Fino, áspero	Pálida, flácida, talvez fina ou aumentada nas margens	VG-20, VC-12, IG-4, E-36, BP-3 **Ton M** + *yìn táng*, BP-1 **H** para memória fraca + F-8, BP-10 **Ton** para Deficiência de Sangue
Excesso e Deficiência Interior				
Deficiência do *Yin* do Rim e Hiperatividade do *Yang* e Fogo do Fígado	Dor de cabeça lateral que piora com cansaço ou estresse, cansaço, inquietação, irritabilidade, insônia, sinais de Calor	Em corda, fino, rápido	Vermelha ou bordas vermelhas, fina, seca	TA-5, VB-1, VB-14, VB-20, VB-38, F-2 **Disp**; R-6, BP-6 **Ton** + *ān mián*, *yìn táng* para insônia + VC-4 **Ton** para a Deficiência do *Yin* do Rim
Deficiência do *Qi* do Rim e Hiperatividade do *Yang* do Fígado	Dor de cabeça lateral que piora com o cansaço e pelo excesso de trabalho e melhora com o descanso, talvez tonteira, zumbidos nos ouvidos	Em corda, vazio, talvez profundo	Pálida, flácida	IG-4, VB-20, IG-3 **Disp**; VC-4, TA-4, R-3, VG-40 **Ton** + VB-2, TA-17 **H** para zumbidos nos ouvidos + VC-4 **Ton** para Deficiência do *Yin* do Rim
Deficiência do *Qi* do Baço e Hiperatividade do *Yang* do Fígado	Dor em toda a cabeça ou nas laterais que piora com fome e melhora comendo, desmaio e irritabilidade	Em corda, vazio, talvez escorregadio	Pálida, flácida, saburra branca, talvez gordurosa	VG-20, VB-20, F-3 **Disp**; VC-12, E-36, **Ton M** + PC-6, F-13, BP-3 **Ton M** para Fígado invadindo Baço
Deficiência do *Qi* do Baço e Retenção de Fleuma	Dor de cabeça frontal com embotamento mental, sinusite, cansaço, talvez pior com alimentos gordurosos	Vazio, escorregadio	Pálida, flácida, saburra branca espessa e gordurosa	IG-4, IG-20, B-2, E-2, E-40, E-45 **Disp**; VC-12, BP-3 **Ton M**
Estagnação de Sangue depois de traumatismo	Dor de cabeça intensa localizada após traumatismo, talvez choque prolongado ou isolamento emocional	Em corda, áspero, talvez fino	Talvez pontos ou áreas arroxeadas	Pontos *Ah Shi*, VG-20, IG-4, F-3, BP-8 **Disp** + P-7, C-7 **H**; R-7, E-36 **Ton M** para choque

Disp = Método de Dispersão; **Ton** = Método de Tonificação; **H** = Método de Harmonização; **M** = Moxa; **S** = Sangria.

aguda intensa, a ênfase normalmente é primeiro acalmar a Hiperatividade do *Yang* com Método de Dispersão. Entretanto, se não houver melhora, durante o tratamento de uma crise aguda se o pulso do Rim estiver vazio ou em corda com vazio de base, então, a tonificação de R-3 ou R-6 pode proporcionar alívio imediato.

É óbvio que entre as crises, a ênfase fica na tonificação da Deficiência do Baço ou do Rim, mas a regulação do Fígado com Método de Harmonização ou de Dispersão também deve ser feita. As combinações de Pontos de Transporte Dorsais podem ser alternadas com outras combinações. Por exemplo, para a dor de cabeça decorrente de Excesso de Vontade do Rim e de Deficiência do *Qi* do Rim e Hiperatividade do *Yang*, VG-20, B-47 e B-52 com Método de Harmonização podem ser usados como tratamento alternativo.

■ Síndromes de dor no peito decorrentes de doença cardíaca

Esta seção considera as síndromes de dor no peito decorrentes de doença cardíaca, não aquelas decorrentes de problemas digestivos, pulmonares ou das costelas. O sintoma a ser discutido é a dor, não a sensação de peso, distensão ou opressão no peito, embora esses sintomas possam acompanhar a dor. As síndromes ocidentais incluem cardiopatia crônica, como a *angina pectoris* e a recuperação de condições agudas, como do enfarte do miocárdio. A dor também pode ser acompanhada de dispnéia ou de sensação de debilidade e esgotamento, dependendo da síndrome.

ETIOLOGIA

Na Medicina Chinesa, a causa imediata de dor no peito decorrente de cardiopatia é a Estagnação do Sangue do Coração. Existem seis padrões principais que podem contribuir com a Estagnação do Sangue no Coração:

Excesso

Estagnação do *Qi* do Coração
   + Estagnação do *Qi* do Pulmão
   + Estagnação do *Qi* do Fígado
Fleuma no Coração
Fogo do Coração

Deficiência

Deficiência do *Qi* e do *Yang* do Coração
   + Deficiência do *Qi* do Rim
   + Deficiência do *Qi* do Baço

Deficiência do Sangue do Coração e do Baço
Deficiência do *Yin* do Coração e Distúrbio do
   Espírito do Coração

Pode haver uma predisposição à cardiopatia em alguns casos, por algum defeito físico hereditário no coração ou que surge após uma determinada doença, com na febre reumática. O esforço físico, forçando o coração, pode ser um fator agravante, seja por obesidade, excesso de trabalho físico ou excesso de exercícios físicos, já que tal situação pode gerar uma Deficiência do *Qi* do Coração e dos Rins. Entretanto, a falta de exercícios físicos pode causar obesidade, Estagnação do *Qi* do Coração e Fleuma no Coração.

Vários fatores nutricionais, em excesso, como sal, açúcar e gordura animal, podem causar ateromas, o espessamento das paredes das artérias coronárias, que pode estar associado com Fleuma no Coração na Medicina Chinesa. Drogas como o fumo, álcool, anfetaminas, chá e café fortes podem ter uma variedade de efeitos. Por exemplo, o café tem a tendência de perturbar o Espírito do Coração e de esgotar o *Qi* e o *Yin* do Coração e do Rim. O álcool em excesso pode causar a Estagnação do *Qi* do Fígado, Fogo no Fígado e no Coração e Fleuma no Coração.

A atividade excessiva, com horários de atividades longos ou irregulares, a falta de intervalo durante as atividades, descanso insuficiente e falta de sono, podem resultar em Deficiência do *Qi* e do *Yin* do Coração e do Rim. A nutrição deficiente e o esforço excessivo de estudo ou de trabalho mental podem resultar em Deficiência do *Qi* e do Sangue do Baço e em Deficiência do *Qi* e do Sangue do Coração, que deve ser nutrido pelo Baço.

FATORES PSICOLÓGICOS

A função do Coração é facilmente afetada pelo estresse emocional; não é simplesmente o número de horas de trabalho e sim o nível de estresse com o qual o trabalho é feito. Na verdade, é uma questão do nível de estresse com o qual a pessoa vive a vida. Os que correm risco não são apenas os hiperativos, os extrovertidos dotados de muita energia, mas também as personalidades mais *Yin*, que internalizam altos níveis de preocupação, ansiedade e raiva, que "levam muito a sério todas as situações". Também não são apenas das emoções mais dinâmicas de medo, raiva e hiperexcitabilidade que são capazes de predispor a uma doença cardíaca, mas também as emoções mais *yin* de pesar e depressão. Particularmente, é a dificuldade em expressar sentimentos e afetos e em lidar com esses problemas e pressões de relacionamentos, com os desapontamentos e com as mágoas.

CENTROS DE ENERGIA E DOENÇAS CARDÍACAS

CENTRO DAN TIAN

Se o centro *Dan Tian*, representando a energia armazenada do corpo, estiver fraco ou se seu processamento em liberar a energia estiver bloqueado por depressão, existe maior probabilidade de cardiopatia decorrente de Deficiência. VC-4 com Método de Tonificação pode ser usado com VC-17 para fortalecer a Deficiência, VC-6 pode ser usado com Método de Harmonização e talvez Moxa, com VC-17 para mover a Estagnação nos centros *Dan Tian* e do Coração.

CENTRO DO BAÇO

Se o centro do Baço estiver fraco, então o Coração pode não receber suprimento de *Qi* e de Sangue suficiente, ou a Umidade pode se acumular e se transformar em Fleuma, obstruindo o sistema do Coração. Na Deficiência do centro do Baço, VC-12 pode ser combinado com VC-17 e, talvez, também com VC-4, com Método de Tonificação. Na Estagnação do centro do Baço, VC-12 pode ser combinado com VC-17 e, talvez, também com VC-6, com Método de Harmonização.

CENTRO DO PLEXO SOLAR

O centro de energia do Plexo Solar é particularmente importante no tratamento de cardiopatia associada com o constante estresse do medo da perda do controle. Os níveis elevados desse medo diário constante podem gerar uma pressão extra no coração, por exemplo, em casos nos quais as responsabilidades foram expandidas, ou por medo das responsabilidades existentes serem retiradas. VC-14 com Método de Harmonização ou Dispersão pode ser combinado com VC-17. O ponto VC-4 também pode ser acrescentado com Método de Dispersão, para fortalecer a Deficiência do Rim e diminuir o medo.

AMOR E MEDO

Muita doença cardíaca pode ser precipitada pelo estresse constante no coração gerado pela tensão entre o amor e o medo. Numa situação ideal, o centro do coração fica aberto para dar e receber amor, mas a espontaneidade e o poder desses sentimentos podem criar o medo. Os padrões de vida regulares e familiares podem parecer ameaçados pela força irresistível desses sentimentos. Se a vida parecer um processo basicamente perigoso e cheio de ameaças, então a pessoa pode se sentir mais vulnerável e com medo ao se tornar mais aberta aos fluxos de amor e afeição.

Nas personalidades do tipo Rim em particular, existe a tendência de fechar o centro do Coração, para se sentir menos vulnerável, de forma que, assim, a vida fica mais fácil de ser controlada pela vontade e pela mente racional. Esta atitude tende a isolar essas pessoas de seus companheiros e de suas próprias fontes internas de amor e afeição, fato que gera uma enorme pressão interna, já que as energias do amor e da espontaneidade são forças poderosas que não são facilmente bloqueadas. Essa pressão interna aumenta o medo da perda de controle. Na Medicina Chinesa, podemos dizer que esse processo é o supercontrole do Coração pelos Rins.

As combinações de VC-14, VC-17, C-7, R-3 H ou B-15, B-23, B-44, B-52 são adequadas.

CENTRO DO CORAÇÃO

A dor na área do Coração em decorrência da Estagnação do Sangue pode estar ligada à Deficiência ou à Estagnação de energia no centro do Coração. A obstrução, ou a dificuldade, do fluxo de amor e de afeto pode ser decorrente do medo do Rim; pode ser devida à raiva reprimida, ressentimento, frustração e depressão do Fígado; pode surgir dentro do próprio Coração, a partir de sentimentos misturados de amor e ódio; pode estar associada com o apego e a solicitude excessiva do Baço; ou pode se seguir ao choque e pesar pela morte de uma pessoa querida, divórcio ou separação.

Em cada caso, VC-17 e B-15 formam a base da combinação de pontos, pontos para o sistema de órgão afetado são acrescentados, como B-13, P-1, P-6 e P-7 para pesar do Pulmão.

CENTRO DA GARGANTA

O centro da Garganta é responsável pela expressão e pela comunicação das idéias, sentimentos e criatividade. Quando a dor cardíaca crônica estiver associada com as dificuldades em expressar os sentimentos e as necessidades nos relacionamentos, VC-23 com Método de Harmonização ou Dispersão pode ser acrescentado ao ponto VC-17. Se houver medo de expressar os sentimentos, então VC-14 também pode ser acrescentado com Método de Harmonização ou de Dispersão.

CENTROS DA CABEÇA

VG-20 e *yìn táng* podem ser acrescentados para acalmar o distúrbio do Espírito do Coração e, assim, permitir que a pessoa veja os problemas de sua vida mais claramente, numa perspectiva mais ampla, em combinação com VC-17 para começar a equilibrar a mente e as emoções.

SÍNDROMES

Excesso

Estagnação do *Qi* do Coração
Fleuma no Coração
Fogo no Coração

Deficiência

Deficiência do *Qi* e do *Yang* do Coração
Deficiência do Sangue do Coração e do Baço
Deficiência do *Yin* do Coração e Distúrbio do Espírito do Coração

É muito comum os padrões de Excesso estarem associados com padrões de Deficiência de base:

Excesso	Deficiência
Estagnação do Sangue do Coração	+ Deficiência do *Yang* do Coração
Estagnação do Sangue do Coração	+ Deficiência de Sangue do Coração
Fleuma no Coração	+ Deficiência do *Qi* do Baço
Fogo no Coração	+ Deficiência do *Yin* do Coração e do Rim

Durante as agravações, a ênfase do tratamento é dispersar o Excesso, com Método de Harmonização ou de Dispersão, entre as agravações, a ênfase é dispersar o Excesso e tonificar a Deficiência.

TRATAMENTO

As combinações de pontos para as principais síndromes de base da dor na região cardíaca estão na Tabela 26.2.

PRINCIPAIS PONTOS

Os principais pontos para a dor na região cardíaca são aqueles indicados para mover a Estagnação do Sangue do Coração:

VC-14, 15, 17
B-14, 15, 43, 44
C-3–8, especialmente C-5, 6, 7
PC-1–9, especialmente PC-4, 5, 6

Esses pontos principais podem ser combinados com pontos que tratam a síndrome de base, como VC-12, E-36, BP-6 **Ton** para a Deficiência do *Qi* e do Sangue do Coração e do Baço.

COMBINAÇÕES DOS PRINCIPAIS PONTOS

Diferentes combinações dos principais pontos podem ser usadas de acordo com as necessidades do paciente e a preferência do acupunturista:

VC-17, B-15, C-6, PC-4 **Disp**
PC-1, PC-6, BP-4, BP-21 **Disp**

Na primeira combinação, C-6 e PC-4 são usados porque são Pontos de Acúmulo, indicados para condições graves, agudas e dolorosas, e VC-17 e B-15 são usados como uma combinação de pontos anteriores e posteriores do corpo. Essa combinação pode ser preferível para condições agudas de Excesso.

Na segunda combinação, a combinação de BP-4 e PC-6 dos Canais Extraordinários é a escolhida, já que os Vasos Penetrador e de Ligação *Yin* governam o Coração, e BP-21 e PC-1 são pontos locais para dor no peito nos mesmos canais de BP-4 e PC-6. Essa combinação pode ser preferível para dor em região cardíaca com ansiedade nervosa e palpitações.

DURANTE E ENTRE AS AGRAVAÇÕES

Para episódios graves de dor no peito, é necessário aplicar a Medicina Ocidental de emergência, pode não ser adequado o uso da acupuntura ou, no máximo, usar a acupuntura como terapia secundária complementar à Medicina Ocidental. Para as agravações moderadas de dor no peito, situação em que a acupuntura é adequada, a ênfase do tratamento é mover a Estagnação do Sangue do Coração para aliviar a dor na região cardíaca e acalmar a ansiedade e o medo. Entre as agravações, o princípio de tratamento é mover o Sangue do Coração e tratar as síndromes de base:

- durante agravações moderadas: VC-14, VC-17, PC-1, PC-4, BP-4, BP-8, BP-21 **Disp**.
- entre as agravações para a Deficiência do Baço e Fleuma no Coração: VC-17, C-5, PC-5, E-40 **Disp**; VC-12, BP-3, E-36 **Ton M**.

PREVENÇÃO DE DOENÇAS CARDÍACAS

A acupuntura pode ser aplicada para ajudar na prevenção de doenças cardíacas, nas pessoas que demonstraram, por meio de exame médico, estar sob alto risco. O diagnóstico chinês pelo pulso pode ajudar no processo de investigação médica, detectando anomalias do sistema do Coração. A acupuntura também pode ser aplicada para diminuir a probabilidade de futuros enfartes do miocárdio nas pessoas que já sofreram um ataque cardíaco; pode ser usada para ajudar a recuperação de cirurgias cardíacas, como operações de revascularização miocárdica.

TABELA 26.2 – Síndromes de dor no peito decorrentes de doença cardíaca

Síndromes	Sinais e sintomas	Pulso	Língua	Combinação de pontos
Excesso				
Estagnação do Qi e do Sangue do Coração	Dor intensa no peito, talvez sensação de opressão no peito, talvez extremidades frias com lábios e unhas cianóticos	Em corda, talvez irregular	Violácea	VC-17, B-15, C-6, PC-6, BP-4 **Disp** + B-13, P-1, P-6 **Disp** para Estagnação do Qi do Pulmão + F-1, F-3, F-14 **Disp** para Estagnação do Qi do Fígado + E-36, R-3 **Ton** para Deficiência do Qi e do Sangue
Fleuma no Coração	Dor no peito com sensação de peso e talvez na cabeça, letargia e embotamento ou confusão mental	Em corda, escorregadio, talvez irregular	Violácea, saburra gordurosa branca ou amarela	VC-15, VC-17, C-5, PC-5, E-40 **Disp** + yìn táng, E-45 **H** para confusão mental + VC-12, E-36, E-45 **Ton M** para Deficiência do Baço + C-8, PC-8 **Disp** para Fleuma Fogo
Fogo no Coração	Dor no peito com agitação e ansiedade intensas, sensação de calor, inquietação e insônia	Em corda, rápido, cheio, talvez irregular	Vermelho-escura, saburra seca amarela	VC-14, VC-17, C-8, PC-8 **Disp**; C-9, PC-9 **S** + BP-6, R-6 **Ton** para Deficiência do Yin + E-40, E-45 **Disp** para Fleuma
Deficiência				
Deficiência do Qi e do Yang do Coração	Dor no peito com dispnéia e exaustão, talvez extremidades frias, lábios e unhas cianóticos, palpitações	Vazio, talvez profundo ou lento, talvez em corda ou irregular	Roxa pálida, flácida, talvez úmida, saburra branca gordurosa	PC-4, C-6 **Disp**; VC-4, VC-17, R-3, E-36 **Ton M** + R-1 **M**; R-27 **Ton M** para Deficiência do Qi do Rim + VC-12, BP-2 **Ton M** para Deficiência do Qi do Baço + VG-20, yìn táng, VC-14 **H**; R-7 **Ton** para Excesso de Vontade do Rim e Deficiência do Qi do Rim
Deficiência do Sangue do Coração e do Baço	Dor no peito com palpitações, insônia, cansaço, tonteira, memória fraca	Fino, áspero, talvez irregular	Fina, pálida, talvez purpúrea	PC-6, BP-4 **Disp**; VG-20, VC-17, VC-12, E-36, BP-6 **Ton M** + yìn táng, ān mián **H** para insônia + VC-4 **Ton M** para Deficiência do Qi e do Yang
Deficiência do Yin do Coração e Distúrbio do Espírito do Coração	Dor no peito com palpitações, cansaço, inquietação, insônia, transpiração noturna e ansiedade	Fino, rápido, talvez irregular	Fina, vermelha, talvez purpúrea, seca, sem saburra	VC-14, VC-17, C-6, PC-6, BP-4 **H**; R-6, E-36 **Ton** + VG-20, VC-24 para agitação + C-8, R-2 **Disp** para Fogo por Deficiência

Disp = Método de Dispersão; **Ton** = Método de Tonificação; **H** = Método de Harmonização; **M** = Moxa.

As combinações de pontos para prevenção são semelhantes às combinações para o tratamento entre as agravações, pois estão tratando a síndrome de base além de mover o Qi e Sangue do Coração. Por exemplo, para um homem de 45 anos com um padrão de Estagnação do Qi do Fígado e do Coração, que apresenta hipertensão e histórico familiar de enfarte do miocárdio, a seguinte combinação destinada à prevenção pode ser usada:

VC-15, VC-17, PC-6, TA-6, F-1, F-3, F-14, VB-34 **Disp** alternando com B-14, B-17, B-18, B-43, B-47 **H**.

Para a recuperação de ataques cardíacos ou cirurgias cardíacas, C-7 e R-7 **Ton** podem ser necessários para o choque, P-9 e E-36 **Ton** podem ser úteis para fortalecer o Qi e o Sangue. Se houver dor ou sensação de desconforto pelas cicatrizes da cirurgia, como no caso de operações de revascularização miocárdica, as agulhas podem ser inseridas sob as principais áreas dolorosas de cicatrização, com intervalos entre as agulhas de cerca de 1 a 2 unidades. A acupuntura pode ser uma parte de um programa equilibrado de prevenção ou de recuperação, incluindo, no programa, a orientação sobre nutrição, exercícios físicos, aconselhamento e meditação.

■ Síndromes de palpitação

Palpitações, a sensação subjetiva dos batimentos cardíacos de padrão ou intensidade anormais, representam simplesmente um sintoma de problemas de base do sistema do Coração. Seu tratamento consiste no tratamento da causa de base.

ETIOLOGIA

A etiologia das palpitações e da ansiedade são muito semelhantes, já que os dois sintomas refletem um distúrbio do Espírito do Coração. As palpitações, a ansiedade e a insônia podem ocorrer ao mesmo tempo como parte de um padrão de desequilíbrio do Coração. As três principais origens de Distúrbio do Espírito do Coração são o Excesso, a Estagnação e a Deficiência.

EXCESSO

O Excesso é de Fogo no Coração, que pode piorar pelo Fogo do Estômago ou do Fígado, pode ser acompanhado de Fleuma. O Fogo do Coração é gerado na personalidade *Yang* do Coração pela excitação muito constante, pelo excesso de entusiasmo e hiperatividade geral e hiperestimulação social. Isso tudo é agravado por uso de café, chá muito forte e outras drogas estimulantes. O Fogo do Estômago devido à preocupação e solicitude crônicas, ou por hábitos irregulares de alimentação, pode agravar o Fogo do Coração, como também pode o Fogo do Fígado, por raiva reprimida, álcool ou drogas.

ESTAGNAÇÃO

A Estagnação básica é do *Qi* do Coração, por exemplo, por excitação reprimida ou dificuldade de comunicar ou de expressar afeto nos relacionamentos. A Estagnação do *Qi* do Fígado por depressão e frustração pode se somar ao quadro, a Estagnação do *Qi* pode interferir com o batimento regular do coração, além disso, dá uma sensação de opressão ou de desconforto no peito. A Hiperatividade do *Yang* do Fígado, ocorrendo com a Estagnação do *Qi* do Fígado, vai futuramente perturbar o Espírito do Coração.

A Estagnação do *Qi* do Baço e do Estômago, decorrentes do congestionamento mental e emocional e da preocupação, podem resultar em Fleuma, capaz de obstruir o sistema de canal que circula no coração e ao redor dele, perturbando assim o batimento cardíaco.

DEFICIÊNCIA

A Deficiência do *Qi* do Coração pode estar associada com a Deficiência do *Qi* do Baço e do Rim. A Deficiência do Sangue do Coração pode estar ligada à Deficiência de Sangue do Baço, a Deficiência do *Yin* do Coração está ligada à Deficiência do *Yin* do Rim. Se o *Qi*, o Sangue ou o *Yin* estiverem Deficientes, o Espírito do Coração não fica mais controlado de forma conveniente e pode ficar perturbado. Essas Deficiências podem ser decorrentes da falta de sono e de descanso, trabalho em excesso e estresse emocional.

SÍNDROMES

Excesso

Fogo do Coração
    + Fogo do Fígado
    + Fogo do Estômago
    + Fleuma no Coração

Estagnação

Estagnação do *Qi* do Coração
    + Estagnação do *Qi* do Fígado
    + Hiperatividade do *Yang* do Fígado
    + Fleuma no Coração

Deficiência

Deficiência do *Qi* do Coração
    + Deficiência do *Qi* do Rim
    + Deficiência do *Qi* do Baço
Deficiência do Sangue do Coração
    + Deficiência do Sangue do Baço
Deficiência do *Yin* do Coração
    + Deficiência do *Yin* do Rim

TRATAMENTO

A Tabela 34.9 mostra as combinações básicas de pontos, com modificações para as principais síndromes de palpitação e ansiedade. As Palpitações nem sempre ocorrem com ansiedade, mas a associação é muito comum.

Exemplo

Uma mulher de 60 anos apresentava palpitações, ansiedade e insônia, há muitos anos, agravadas pelo estresse. A paciente tinha pouca energia e músculos fracos, era muito sensível ao estresse. O pulso era fino e áspero e, ocasionalmente, irregular. A língua era fina, pálida e trêmula.

O diagnóstico foi de Deficiência de Sangue do Coração, Baço e Fígado. A combinação básica de pontos e sua alternação foram:

VC-14, VC-167 **Disp**; VC-4, PC-6, BP-4, E-36 **Ton**
alternar com B-44 **Disp**; B-15, B-18, B-20

Quando as palpitações eram o sintoma mais aflitivo, C-6 era acrescentado com Método de Dispersão; quando a insônia era dominante, VG-20, ān mián e yìn táng eram sedados.

■ Síndromes da circulação periférica

As síndromes relacionadas à circulação periférica, com extremidades frias, referem-se aqui aos problemas de artérias periféricas ou ao controle nervoso dessas artérias, mas não aos problemas decorrentes da pressão de vértebras ou discos vertebrais ou de nervos espinais. O padrão mais comum na prática clínica é meramente a ocorrência de mãos e pés frios, talvez com frieiras.

A doença de Raynaud é menos comum e a doença de Buerger é rara.

ETIOLOGIA

Pode haver um forte componente de hereditariedade, que fica acentuado por fatores que produzam Deficiência do *Qi* e de Sangue. A nutrição deficiente, preocupações, excesso de trabalho, doenças ou esgotamento podem causar a Deficiência do *Qi*, do *Yang* e do Sangue; e a falta de exercícios físicos regulares, consumo excessivo de alimentos gordurosos, fumo e emoções reprimidas podem causar a Estagnação do *Qi* e de Sangue. Além disso, o estresse nervoso como medo do Rim e ansiedade do Coração podem afetar o controle nervoso da circulação, causando frio súbito, especialmente das mãos.

SÍNDROMES

Estagnação do *Qi* e do Sangue
Deficiência do Sangue e do *Yang*
Deficiência do *Yang* do Coração e do Rim

Na doença de Raynaud, o medo e a ansiedade podem estar associados com a Deficiência do *Qi* do Coração e do Rim.

TABELA 26.3 – Síndromes de circulação periférica

Síndromes	Sinais e sintomas	Pulso	Língua	Combinação de pontos
Estagnação do *Qi* e do Sangue	Sensação de frio principalmente nos dedos das mãos e dos pés, talvez sensação de congestionamento no peito e abdome, talvez sensação interna de calor no corpo, com inquietação e irritabilidade	Em corda, talvez rápido e com fluxo abundante	Violácea, talvez avermelhada com saburra amarela gordurosa	VC-6, VC-17, PC-6, PC-4 H + PC-4, C-6 **Disp** para Estagnação do *Qi* do Coração + P-1, P-6 **Disp** para Estagnação do *Qi* do Pulmão + F-3, F-14 **Disp** para Estagnação do *Qi* do Fígado + IG-11, E-37 **Disp** para Calor Interior + R-6 **Ton**; R-2 **Disp** para Fogo por Deficiência + BP-1, BP-8 **Disp** para Estagnação do Sangue
Deficiência de Sangue e Deficiência de *Yang*	Frio nas mãos e nos pés, palidez, cansaço, talvez tonteira, visão turva, insônia, memória fraca	Áspero, talvez fino ou vazio, talvez profundo	Pálida, fina, seca	VC-4, VC-12, VC-17, E-36, BP-4 **Ton**; PC-6 H alternar com B-17, B-20, B-43 **Ton M**
Deficiência do *Yang* do Coração e do Rim	Frio se estende para braços e pernas, baixo abdome e região dorsal, ou talvez até pelo corpo todo, exaustão, palidez intensa, talvez depressão e falta de iniciativa, dispnéia, dor nas costas ou micção freqüente	Vazio a pequeno	Pálida, flácida, úmida, talvez saburra branca	VC-4, VC-6, VC-17, C-8, R-2, BP-4 **Ton M**; PC-6 H alternar com VG-4, VG-11, VG-20, B-15, B-23 **Ton M**

Modificações adicionais	
+ PC-8, PC-9 **Ton M**	para mãos frias
+ BP-1, BP-2 **Ton M**; R-1 M	para pés frios
+ VG-20, VC-14, VC-24 **Disp**	para doença de Raynaud, com estresse
+ BP-1, BP-8, E-30, E-31, E-41 **Ton M**	para doença de Buerger

Disp = Método de Dispersão; **Ton** = Método de Tonificação; **H** = Método de Harmonização; **M** = Moxa.

TRATAMENTO

A combinação de pontos para as síndromes de circulação periférica está na Tabela 26.3, mas, além da aplicação da acupuntura, as mudanças no estilo de vida são, amiúde, essenciais como parar de fumar e dar início a exercícios físicos regulares e moderados.

COMBINAÇÃO BÁSICA

A combinação básica para as três síndromes é BP-4 + PC-6, já que os vasos Penetrador e de Ligação *Yin*, juntos, controlam o equilíbrio entre o Coração, o Baço e os Rins, a quantidade e o movimento do Sangue.

Exemplo 1

Uma mulher de 35 anos apresentava mãos frias e em especial, pés frios, condição que havia piorado depois do nascimento do segundo filho, quando se tornou exausta e deprimida. As extremidades frias ficavam piores pelo cansaço e pela melancolia. O pulso era fino, áspero, profundo e retardado. A língua era muito pálida, fina e flácida.

O diagnóstico foi de Deficiência de Sangue e Deficiência do *Yang*, com ocasional Estagnação do *Qi* do Coração. A combinação básica de pontos escolhida foi:

VC-4, PC-9, BP-1, BP-4, E-36 **Ton M**; VC-17, VC-6 **H M**; PC-6 **H**

Exemplo 2

Um homem de 75 anos, fazendo uso de propanolol para hipertensão, apresentava extremidades frias e depressão, que pioravam pelo propanolol, além da sensação de opressão, inquietação e calor no corpo. O pulso era em corda, rápido e com fluxo abundante, com irregularidade esporádica. Língua violácea com alguns pontos vermelhos e saburra amarela gordurosa.

O diagnóstico foi de Estagnação do *Qi* do Fígado e do Coração, com Retenção de Calor Interior. A combinação de pontos foi:

VC-6, VC-17, PC-6, BP-4 **H**; VC-10, PC-8, IG-10, E-37 **Disp**

■ *Síndromes de veias varicosas*

As principais queixas por veias varicosas das pernas são as próprias veias aumentadas de aparência desagradável, dor ou cansaço fácil dos músculos da panturrilha, erupções com prurido ou úlceras varicosas.

ETIOLOGIA

Os principais padrões que contribuem para as veias varicosas são a Estagnação do *Qi* e de Sangue, Deficiência do Baço com Afundamento do *Qi* do Baço, e Umidade Calor. Pode haver uma tendência hereditária a veias varicosas, que se agrava pela dieta incorreta, obesidade, gravidez, permanência em pé por muito tempo sem poder se mover, falta de exercícios físicos e cansaço generalizado. A preocupação crônica e a solicitude excessiva podem enfraquecer o Baço, irritação ou raiva reprimidas podem se combinar com Umidade para produzir Umidade Calor em Fígado–Vesícula Biliar.

No caso de eczema varicoso, qualquer fator, como suplementos alimentares, álcool ou alimentos, que aumente a Umidade e o Calor, pode agravar o quadro. Às vezes, viver e trabalhar em lugares muito quentes para o paciente pode exacerbar o eczema varicoso. As veias varicosas podem estar combinadas com má circulação periférica, de forma que os dedos dos pés e os pés possam estar frios e cianóticos, embora as manchas de eczema varicoso sobre as veias estejam quentes. O tratamento, portanto, tem como objetivo mover o *Qi* e o Sangue e drenar a Umidade Calor.

SÍNDROMES

Estagnação do *Qi* e do Sangue
Afundamento do *Qi* do Baço
Umidade Calor

Essas síndromes podem ocorrer ao mesmo tempo, às vezes, também, com Deficiência do *Qi* e do *Yang* do Baço.

TRATAMENTO

COMBINAÇÃO BÁSICA

Os pontos podem ser selecionados a partir de:

BP-1, 2, 4, 6, 8, 9, 10
E-36, 37, 40, 41, 44
PC-6, 9
F-1, 2, 3, 5
VB-34, 39, 41

Por exemplo: PC-6, BP-4, BP-6, BP-8, E-36, E-41 **H**.

As agulhas não são aplicadas em áreas de veias varicosas muito graves, para evitar a punctura em veias inflamadas, de forma que se, por exemplo, não for possível aplicar agulha BP-6 e F-5, então BP-8 e F-3 podem ser usados como alternativa. Pode também haver a possibilidade de usar BP-6 e F-5 do lado menos afetado.

MODIFICAÇÕES DA FÓRMULA BÁSICA

+ PC-9, BP-1, F-1 **Disp** para eczema por Calor no Sangue

+ IG-4, E-37, E-44 **Disp** para eczema por Calor no Estômago e nos Intestinos

\+ VB-34, VB-41, BP-9 **Disp**   para eczema por Umidade Calor

\+ VG-20, VC-4, VC-12 **Ton M**   para Afundamento do *Qi* do Baço

Para úlceras varicosas, as agulhas podem ser inseridas no lado de fora, na periferia da úlcera, em ângulos rasos sob a ferida em direção ao centro, com intervalos entre as agulhas de cerca de 1 unidade. Para veias varicosas com circulação periférica deficiente, sem sinais sistêmicos ou locais de calor, BP-1 e BP-2 podem ser usados com cones de moxa, para tonificar o *Yang* do Baço.

Síndromes de locomoção

Síndromes de dor nas costas

A dor nas costas pode ser aguda ou crônica, pode apresentar aspectos de Excesso ou de Deficiência, Calor ou Frio, fatores do Exterior ou do Interior, pode envolver diferentes canais e órgãos.

ETIOLOGIA

Normalmente, existe uma etiologia mista para problemas nas costas, a importância relativa dos fatores contribuintes deve ser investigada, não apenas para um tratamento eficaz, mas também para que se possa proporcionar conselhos adequados sobre as mudanças necessárias no estilo de vida. Os canais envolvidos nos problemas das costas são o Vaso Governador e o canal da Bexiga e, a um menor grau, os canais do Intestino Delgado e da Vesícula Biliar. Os principais sistemas de órgãos envolvidos são os Rins e, a um menor grau, o Fígado.

FATORES CONTRIBUINTES

Os principais fatores que contribuem para a dor nas costas são:

fatores climáticos
traumatismo, uso e postura
doenças crônicas
fatores psicológicos
Deficiência dos Rins

FATORES CLIMÁTICOS

Os principais fatores climáticos são Vento, Frio e Umidade do Exterior. Uma vez no corpo, esses fatores podem, mais tarde, dar sinais de Calor e inflamação. Para dispersar o fator invasor, pode-se usar técnicas de inserção local de agulhas, aplicar moxa e ventosa, também fazer uso de pontos distais como ID-3, B-62, IG-4 e TA-5, com Método de Dispersão. Os pacientes devem fazer o possível para evitar a exposição aos fatores climáticos: evitar sentir frio ao nadar, ficar muito tempo com roupas frias e molhadas no corpo ou deitar em chão úmido e frio.

TRAUMATISMO, USO E POSTURA

O mau jeito agudo nas costas durante o trabalho ou atividade esportiva, a contratura crônica nas costas pelo constante movimento de se abaixar e se levantar e a má postura em pé ou sentado, podem, todos, contribuir com problemas nas costas. Pontos empíricos ou locais podem ser usados para o mau jeito agudo, pontos locais e distais podem ser usados para problemas crônicos relacionados com o uso e a postura. É necessário que o paciente repouse, faça exercícios suaves e seja orientado sobre o uso do corpo e a postura correta; por exemplo: métodos seguros de suspender objetos pesados, evitar camas e cadeiras inadequadas e o uso mínimo de sapatos com saltos muito altos.

DOENÇAS CRÔNICAS

Distúrbios como espondilite, artrite, osteoporose, esclerose múltipla e deformação ou lesão na coluna, como seqüelas de traumatismo, podem contribuir para problemas crônicos das costas. O tratamento com acupuntura deve incluir pontos para tratar a distúrbio crônico de base, quando isso for possível.

FATORES PSICOLÓGICOS

Esses fatores se relacionam principalmente com os sistemas de órgão Rim e Fígado. O tipo *Yin* do Rim desistiu da vida e seus músculos espinais estarão flácidos e terá uma postura ruim, daí o termo em inglês "spineless", literalmente "sem espinha" para designar seu caráter, termo que significa em português, "sem capacidade de decisão". O tipo *Yang* do Rim pode ser rígido e inflexível por medo de perder o controle das situações, com músculos e coluna rígidos. Os tipos do Fígado podem apresentar tensão muscular generalizada associada com a supressão da raiva e com a impaciência e, embora essa contração muscular ocorra principalmente nas áreas da cabeça, pescoço e ombros, também pode incluir as costas.

O tratamento com acupuntura pode ser combinado com relaxamento, meditação e exercícios de *Qi Gong*. Para o tipo *Yin* do Rim, esses exercícios podem se concentrar em fortalecer o centro *Dan Tian*, as costas e a vontade, para melhorar o tônus dos músculos espinais. Para o tipo *Yang* do Rim, é necessário fortalecer o centro *Dan Tian* para controlar o medo, de forma que os músculos possam relaxar. Para os tipos do Fígado, é necessário desenvolver uma paz interior, para aliviar as pressões da impaciência e da raiva e, assim, relaxar os músculos.

DEFICIÊNCIA DOS RINS

Os Rins podem ser fracos, pela própria constituição, ou podem ficar esgotados por doença, excesso de trabalho, excesso de exercícios físicos, sexo em demasia, parto, estresse emocional, falta de sono e idade avançada. Esta Deficiência do Rim pode se manifestar na forma de baixa resistência às doenças, especificamente, na propensão em apresentar problemas lombares. A auto-ajuda e os exercícios de *Qi Gong* têm o objetivo aumentar o repouso e conservar a energia, para fortalecer as costas gradualmente.

SÍNDROMES

As principais síndromes de dor nas costas são:

Agudas

Traumatismo com protrusão importante de disco
Traumatismo sem protrusão importante de disco
Invasão de Vento, Frio, Umidade

Crônicas

Doenças crônicas
Deficiência dos Rins
    Deficiência do *Yang* dos Rins
    Deficiência do *Yin* dos Rins
    Deficiência dos Rins e do Baço
Estagnação do *Qi* do Fígado

TRAUMATISMO COM PROTRUSÃO IMPORTANTE DE DISCO

Esse padrão é raro na prática clínica da acupuntura. É mais seguro evitar o método de agulhar com movimento do paciente, de fato o paciente pode considerar este método doloroso demais. Os principais pontos usados são pontos locais do Vaso Governador e pontos *jiā jǐ* com Método de Dispersão e talvez Moxa ou Eletroacupuntura. Pode-se também usar pontos distais com Método de Dispersão ou Sangria.

TRAUMATISMO SEM PROTRUSÃO IMPORTANTE DE DISCO

Esta síndrome é comum na prática clínica de acupuntura. A diferença entre ela e o padrão anterior está simplesmente no grau da protrusão de disco e no grau da dor e da incapacidade. Existe uma escolha entre:

- pontos distais com movimento do paciente como tratamento primário;
- pontos locais como tratamento primário com pontos distais como secundários.

A técnica de usar pontos distais com o movimento do paciente é resumida mais adiante. Se o paciente considerar o método doloroso demais, ou se for o primeiro tratamento e o paciente tiver uma história de desmaio, pode-se usar pontos locais no lugar dos distais. De fato, alguns acupunturistas amiúde preferem o tratamento local como primário. Neste caso, pontos locais e distais podem ser agulhados com Método de Dispersão, também com Moxa se for necessário.

INVASÃO DE VENTO, FRIO, UMIDADE

Pontos locais e distais são usados com Métodos de Dispersão e Harmonização, com Moxa ou Ventosa.

DOENÇAS CRÔNICAS

Pontos locais do Vaso Governador e pontos *jiā jǐ* podem ser usados para tratar vértebras, articulações vertebrais e nervos espinais. Os pontos locais nas linhas mais externa e mais interna da Bexiga podem ser usados para tratar problemas musculares em um segmento espinal específico. Pontos distais como R-3, R-6, B-23, B-62, B-64, VB-39 e ID-3 podem ser usados para fortalecer os ossos e a medula e B-8, VB-34 e F-3, para nutrir e relaxar os músculos.

DEFICIÊNCIA DOS RINS

Pontos locais e distais: VG-4, B-23, B-52, B-60, B-62, B-64, R-3, R-6 e R-7, podem ser usados para tonificar a Deficiência dos Rins. Para a Deficiência do *Yang* do Rim, faz-se uso de moxa e pontos como B-60 e R-7 são enfatizados. Se houver Deficiência generalizada do *Yang*, então VG-1, VG-2, VG-3, VG-14, VG-20, R-1 ou R-2 podem ser acrescentados com Método de Tonificação e Moxa.

Para a Deficiência do *Yin* do Rim, não se faz uso da moxa, R-6 e BP-6 são enfatizados. Pode ser útil alternar tratamentos nas costas com tratamentos incluindo VC-4 na parte anterior do corpo. Para a Deficiência dos Rins e do Baço, BP-3, BP-6, E-36 e B-20 podem ser acrescentados com Método de Tonificação e Moxa. BP-3 pode ser útil para a fraqueza crônica das costas.

ESTAGNAÇÃO DO QI DO FÍGADO

Pontos locais, distais e *Ah Shi* podem ser usados para mover a Estagnação do *Qi* e do Sangue, sistêmica ou local, decorrentes de Estagnação do *Qi* do Fígado com frustração e raiva reprimida e impaciência. Podem ser selecionados entre VG-1, VG-8, VG-20, VG-26, B-17, B-18, B-47, VB-21, VB-25, VB-34, F-3, com Método de Harmonização ou Dispersão e Moxa, quando apropriado.

SÍNDROMES MISTAS

É comum a dor nas costas ser decorrente de uma combinação de síndromes. Por exemplo, a Deficiência do *Yang* do Rim pode predispor à invasão Exterior de Frio e Umidade. O tratamento inicial é remover o Frio e a Umidade, quando esses fatores estiverem dispersados, os tratamentos seguintes podem tonificar o *Yang* do Rim para evitar invasões futuras.

Outro exemplo poderia ser a dor lombar associada com esclerose múltipla, originada da Estagnação local do *Qi* e de Sangue, tendo como base uma Deficiência do *Yin* do Rim. B-22 pode ser usado como ponto local para a dor na região; VG-5 e os pontos *jiā jǐ* adjacentes podem ser usados para fortalecer o nervo espinal naquele segmento. B-23 e R-6 podem ser fortalecidos para tonificar o *Yin* do Rim, R-2 sedado para drenar o Fogo por Deficiência do Rim.

PONTOS PARA DOR NAS COSTAS

PONTOS DISTAIS USADOS COM MOVIMENTO DO PACIENTE

Alguns pontos distais podem ser manipulados enquanto o paciente movimenta as costas. Este método pode ser usado para mau jeito agudo nas costas sem protrusão importante de disco. No primeiro tratamento, deve-se tomar o máximo de cuidado com esse método para evitar dor excessiva ou desmaio. O método pode ser resumido da seguinte forma:

- Peça ao paciente que demonstre o grau da limitação do movimento.
- Insira a agulha no ponto distal no lado apropriado e obtenha uma sensação da agulha branda.
- Peça para o paciente mover o corpo na direção da limitação do movimento como antes, repita este procedimento ao mesmo tempo em que manipula a agulha para produzir a sensação da agulha. Fique atento para qualquer sinal de desmaio do paciente e manipule a agulha por apenas alguns segundos, em seguida pare e peça ao paciente que pare de se movimentar.
- Deixe o paciente descansar por alguns minutos, em seguida, repita o procedimento 1 a 2 vezes, dependendo da reação do paciente. Com pacientes que parecem ter maior probabilidade para desmaiar, faça manipulações mais suaves por períodos menores de tempo com menos repetições.
- Remova a agulha do ponto distal e peça ao paciente, mais uma vez, que demonstre o grau de limitação e relate o grau da dor. Deve haver melhora.
- Use agulha, moxa, ventosa, etc., de acordo com a necessidade, em pontos doloridos locais, se for apropriado.

Diferentes acupunturistas preferem pontos diferentes. Alguns exemplos são dados a seguir.

yāo tòng diǎn

Existem dois desses pontos no dorso de cada mão, localizados entre a junção do segundo com o terceiro metacarpos ou do quarto com o quinto metacarpos. Insira a agulha, verticalmente, 0,5 a 1 unidade e manipule enquanto o paciente movimenta as costas. Este ponto também pode ser usado para torcicolo. Está indicado para a dor de qualquer lado da linha média, agulhado do lado afetado.

B-40

Este ponto pode ser usado para dor aguda bilateral ou unilateral, mas não tanto para dor na linha média. O paciente fica em pé e movimenta as costas ao redor da região da dor. Se o paciente sentir que pode desmaiar, remova a agulha e peça-lhe que se deite.

VG-26

VG-26 está indicado para a dor apenas na linha média com dificuldades de flexão e extensão. A agulha deve ser inserida de forma oblíqua 0,3 a 0,5 unidade em direção ao nariz. O paciente se movimenta enquanto o acupunturista manipula a agulha.

B-40 também pode ser submetido à sangria, sem o paciente se movimentar, E-9 pode ser agulhado no lado afetado a 0,3 a 0,5 unidades, medialmente em relação à artéria carótida, também sem o paciente se movimentar.

PONTOS LOCAIS

Os pontos locais podem ser usados para dispersar os fatores de Excesso como Vento, Frio e Umidade; para mover a Estagnação decorrente de traumatismo ou Estagnação do Qi do Fígado; ou tonificar a Deficiência local dos Rins.

B-19–22 e B-52

Todos esses pontos podem ser usados com agulha e moxa para tratar Excesso, Estagnação ou Deficiência localizados. Além disso, B-23 e B-52 tonificam os Rins e tratam a fraqueza dos joelhos, a freqüência de micção e zumbidos nos ouvidos associados com dor nas costas decorrente da Deficiência do Rins.

B-31–34

Esses pontos locais podem tratar dor nas costas associada com a menstruação ou parto e dor nas costas associada com problemas no colo e na bexiga, como na esclerose múltipla.

yāo yāo

Este ponto, localizado na depressão situada lateralmente à distância de 3 a 4 unidades do processo espinal da terceira vértebra lombar, pode ser usado para dor lombar aguda e crônica, especialmente com dismenorréia.

B-54

Este ponto pode ser usado para dor na região lombar e sacral, para dor ciática aguda nas nádegas e nas pernas. É específico para dor nas costas, associada com problemas urinários do tipo Umidade Calor.

VG-2–5

Esses pontos aquecem e tonificam o Yang do Rim e dispersam o Frio e a Umidade. Podem ser usados para problemas na parte inferior da região dorsal e região sacral associados com sensação de frio, depressão, exaustão, impotência, micção freqüente e falta de força de vontade. VG-2 corresponde aproximadamente ao centro de energia sacral ou reprodutor, VG-4 corresponde ao centro Dan Tian em seu aspecto Yang.

shí qī zhuī xià

Localizado abaixo do processo espinhoso da quinta vértebra lombar, este ponto extraordinário no Vaso Governador pode ser usado com B-26, situado no mesmo nível, para dor lombar, ou com B-31 para problemas sacrais.

huá tuó jiā jǐ

Localizados a cerca de 0,5 a 1 unidade ao lado da extremidade inferior do processo espinhoso de uma vértebra, esses pontos podem ser usados para problemas de vértebras individuais, articulações das vértebras, nervos espinais ou segmentos espinais. É comum serem combinados com pontos do Vaso Governador ou do canal da Bexiga no mesmo nível.

PONTOS DISTAIS

Os principais pontos distais gerais para dor nas costas são B-40, 59, 60, 62 e R-3, 6, 7. O ponto ID-3 também pode ser combinado com B-62 para problemas da coluna de forma geral, mas não tanto para a região lombar. BP-3 pode fortalecer uma região lombar debilitada quando houver Deficiência do Qi e do Sangue do Baço.

B-40

Este ponto pode ser usado para problemas crônicos das costas, também para os agudos. Por exemplo, pode ser combinado com pontos locais do canal da Bexiga, como B-22, 23 ou 24, para Estagnação e Deficiência no canal da Bexiga, com rigidez crônica e dor nas costas que se irradia para a perna ao longo do canal da Bexiga.

B-59

Este é o Ponto de Acúmulo do Vaso *Yang* do Calcanhar, útil para fraqueza unilateral crônica, rigidez e dor da perna e das costas, especialmente com dor de cabeça ou sensação de peso na cabeça.

B-60

Como ponto Fogo, pode ser usado para padrões crônicos de Deficiência do *Yang* do Rim com invasão de Vento, Frio ou Umidade, dor ou rigidez na perna, nas costas, no ombro, no pescoço ou na região occipital; especialmente com traumatismo preexistente ou artrite.

B-62

Como o Ponto de Abertura para o Vaso *Yang* do Calcanhar, este ponto pode ser combinado com ID-3, Ponto de Abertura do Vaso Governador, para tratar todos os problemas da coluna vertebral, incluindo espondilite ancilosante, artrite, esclerose múltipla e seqüelas de acidentes. B-62 também pode ser usado isoladamente, ou em combinação com ID-3, para invasão de Vento Frio nas costas, com torcicolo e dor de cabeça occipital. B-62 pode ser útil para dor lombar aguda, especialmente se for unilateral, independente de ser decorrente de mau jeito ou de invasão de Frio.

As síndromes de dor nas costas estão resumidas na Tabela 27.1

Tabela 27.1 – Síndromes de dor nas costas

Síndromes	Sinais e sintomas	Pulso	Língua	Combinação de pontos
Traumatismo agudo (com protrusão importante de disco)	Dor intensa imobilizante que se segue a traumatismo	Em corda	Vários	VG locais, *jiā jǐ* e pontos da Bexiga **Disp** ou **M H** B-40 **Disp** ou **S**
Traumatismo agudo (sem protrusão importante de disco)	Dor e rigidez nas costas, mais ou menos capaz de andar	Em corda	Várias	Primeiro *yāo tòng diǎn* **Disp** com movimento do paciente, depois pontos locais **Disp** ou **M**: VG-5, B-22 ou locais: B-24, B-25 com distal: B-59
Invasão de Vento, Frio ou Umidade	Dor nas costas aguda depois de exposição ao Vento, Frio ou Umidade	Talvez em corda, vazio, profundo ou lento		Pontos locais: VG-3, B-25 com **Disp**, com pontos distais: B-60, **Ton M** ou **V**
Doenças crônicas	Dor nas costas crônica associada com doenças como artrite, espondilite, esclerose múltipla	Talvez em corda, fino ou áspero, talvez em corda	Fina ou flácida	Pontos locais de Vaso Governador, *jiā jǐ*, da Bexiga e do Intestino Delgado **H** (com moxa se não houver sinais de calor) com B-62, R-6, ID-3 **H** + VB-14 **Disp** para sinais de calor
Deficiência dos Rins	Dor nas costas crônica com zumbidos nos ouvidos, fraqueza nos joelhos, impotência, freqüência urinária ou outros sinais do Rim, agravados pelo cansaço	Vazio ou fino, talvez áspero profundo ou lento	Fina ou flácida	VG-4, B-23, B-52, B-64, R-3 **Ton** + VG-3, VG-20, B-60, R-2 **Ton M** para Deficiência do *Yang* do Rim + VC-4, R-6, BP-6 **Ton** para Deficiência do *Yin* do Rim + R-2 **Disp** para Fogo por Deficiência + BP-6, BP-9, B-54 **Disp** para Umidade Calor + BP-3, E-36, B-20 **Ton M** para Deficiência do Baço
Estagnação do *Qi* do Fígado	Rigidez e dor nas costas com torcicolo, frustração, raiva reprimida e irritabilidade	Em corda, talvez cheio ou vazio, talvez rápido	Talvez violácea ou vermelha, especialmente nas bordas	Pontos locais **Disp M**; VG-8, VG-20, VB-21, VB-34, B-18, BP-6, PC-6 **H**

Ton = Método de Tonificação; **Disp** = Método de Dispersão; **H** = Método de Harmonização; **M** = Moxa; **S** = Sangria; **V** = Ventosa.

Síndromes de dor no quadril e dor ciática

A dor no quadril e a dor ciática podem ser originadas de problemas locais do quadril, problemas vertebrais ou ambos. A dor no quadril está muitas vezes relacionada com inflamação: osteoartrite, artrite reumatóide, inflamação inespecífica de uma articulação ou bursite. Os tumores do quadril devem ser excluídos do diagnóstico. Os problemas das vértebras, com pressão em nervos espinais, podem resultar em dor nos quadris e nas pernas, com ou sem dor nas costas concomitante.

A etiologia da dor no quadril e da dor ciática são semelhantes à etiologia da dor nas costas, como traumatismo, invasão Exterior, doença crônica, Deficiência dos Rins e Estagnação do *Qi* do Fígado. As síndromes de dor no quadril e dor ciática são semelhantes às síndromes da dor nas costas mostradas na Tabela 27.1.

TRATAMENTO

ORIGEM VERTEBRAL

Quando a dor no quadril ou a dor ciática se originarem por problemas nas vértebras, as combinações de pontos são similares às combinações utilizadas para a dor lombar, mas podem incluir alguns pontos adicionais para dor no quadril e dor ciática relacionadas mais adiante.

INFLAMAÇÃO NA ARTICULAÇÃO DO QUADRIL

Quando a dor do quadril e a dor ciática forem decorrentes de inflamação da articulação do quadril, os pontos na parte inferior da região dorsal podem não ser necessários. Entretanto, se a inflamação da articulação do quadril piorar pelo cansaço e estiver relacionada com Deficiência dos Rins, VG-4, B-23 e B-52 podem ser tonificados. Se piorar pelo estresse e raiva reprimida e estiver relacionada com a Estagnação do *Qi* do Fígado, Umidade Calor em Fígado–Vesícula Biliar ou Fogo no Fígado, VG-8, B-18 e B-47 podem ser sedados.

ARTRITE REUMATÓIDE

Se a inflamação da articulação do quadril estiver associada com uma condição sistêmica como artrite reumatóide, pode ser que seja necessário usar pontos distais para a Umidade, Umidade Calor e Fogo por Deficiência, além dos pontos indicados para a dor do quadril e da perna. Por exemplo, BP-6, BP-9, R-2, R-6, F-2 e E-44.

BURSITE

Quando a dor no quadril for decorrente de bursite, as agulhas podem ser inseridas obliquamente, ao redor da bolsa sinovial, separadas por distâncias de aproximadamente 2cm. Bastão de moxa pode ser usado na área afetada, mas com cautela, se houver sinais locais de calor. Além disso, os pontos locais e distais no canal da Vesícula Biliar podem ser incluídos no tratamento.

PONTOS PARA DOR NO QUADRIL E DOR CIÁTICA

Esses pontos se situam principalmente no canal da Bexiga e da Vesícula Biliar, secundariamente no canal do Estômago. Os pontos são usados no canal ou nos canais afetados.

VB-30

Este ponto pode ser agulhado a uma profundidade de 1,5 a 2,5 unidades perpendicularmente em direção aos genitais. A sensação provocada pela agulha pode se irradiar para a perna. Se isso não acontecer, então o ponto pode ser agulhado 1 unidade mais abaixo que sua localização normal.

VB-30 pode ser combinado com pontos locais como VB-29 e *zuŏ gŭ*. Também pode ser incluído em uma cadeia de pontos para ciática, seja no canal da Vesícula Biliar ou no canal da Bexiga, ou ambos. Por exemplo:

VB-29, VB-30, VB-31, VB-33, VB-34
VB-30, VB-34, VB-39, VB-40
VB-30, B-36, B-37, B-40, B-60
VB-30, *zuŏ gŭ*, B-36, B-55, B-57, B-59

Pode ser combinado com VB-34, VB-41, BP-6 e BP-9 para artrite e dor no quadril por Umidade Calor. Pode ser combinado com VB-20, VB-21, VB-24, VB-27, BP-6 e TA-6 para Estagnação do *Qi* do Fígado e Hiperatividade do *Yang* do Fígado com pontos situados de um lado do corpo, da cabeça até o quadril. Para dor no quadril e ciática decorrentes de problemas nas vértebras, VB-30 pode ser combinado com pontos *jiā jĭ* do Vaso Governador e do canal da Bexiga no nível da lesão espinal. Para dor no quadril e dor na região sacral, VB-30 pode ser combinado com B-30, 31, 32, 33, 34 ou 54.

VB-29, 31, 32, 33, 34, 39, 40, 41

Para combinar com VB-30, os pontos podem ser selecionados a partir desse grupo, para dor local ciática. VB-34 produz o efeito geral de relaxar os tendões, VB-39 nutre a medula e VB-40, como Ponto Fonte, tonifica o canal da Vesícula Biliar. VB-41, à semelhança de VB-34, pode ser usado para remover a Umidade Calor, e em combinação com TA-5, pode controlar a totalidade dos lados do corpo.

huán zhōng e zuŏ gŭ

Huán zhōng situa-se a meio caminho entre VB-30 e VG-2; *zuŏ gŭ* situa-se à 1 unidade abaixo do ponto médio entre o trocanter maior e o cóccix. Os dois pontos podem ser agulhados perpendicularmente a uma profundidade de 1,5 a 2,5 unidades para ciática e combinado com B-37 e VB-34.

B-36–60

Um ou mais desses pontos podem ser combinados com VB-30, pontos *jiā jĭ* ou pontos sacrais, para tratar a ciática. B-58 é um ponto distal para dor em ambos os canais da Bexiga e da Vesícula Biliar. B-59 é o Ponto de Acúmulo do Vaso *Yang* do Calcanhar, pode ser usado para dor na região lombar, quadris e pernas, quando há incapacidade de se levantar. B-60, o ponto Fogo, pode ser usado para dor em qualquer parte do canal da Bexiga, da cabeça aos pés.

E-31, E-36, E-41

E-31 é especialmente indicado para dor na virilha e na coxa, pode ser combinado com VB-30 se a dor se irradiar a partir do quadril. E-36 está indicado para problemas de debilidade, atrofia, rigidez ou dor em qualquer parte da perna no canal do Estômago. E-41 está mais indicado para problemas da parte inferior da perna e do tornozelo. E-31, 36 e 41 podem ser combinados juntos com VB-30 para dor no quadril e na perna.

■ Síndromes do pescoço

Os problemas situados na região occipital e na região lateral do pescoço se superpõem aos problemas das costas, dos ombros e da cabeça, considerados em seções separadas. A artrite também é discutida separadamente.

ETIOLOGIA

A etiologia dos problemas do pescoço é quase idêntica à etiologia das síndromes das costas. Enquanto a dor nas costas, especialmente a que envolve nervos espinais, freqüentemente se irradia pelos quadris e pelas pernas, a dor no pescoço pode se irradiar pela região do ombro descendo para braços e mãos. Enquanto os Rins são o principal sistema envolvido nos problemas das costas, ficando o Fígado em segundo lugar, o sistema Fígado–Vesícula Biliar é de importância primária no caso do pescoço. As síndromes do Fígado, como Estagnação do *Qi* do Fígado e Hiperatividade do *Yang* do Fígado, podem estar associadas com torcicolo e contratura dos ombros, com dor de cabeça ou enxaqueca. Além disso, a área do pescoço é especialmente suscetível à invasão de Vento Frio, particularmente quando existem fatores predisponentes como Deficiência do *Qi* do Rim ou Estagnação do *Qi* por lesão anterior ou estresse emocional.

SÍNDROMES

Agudas

Traumatismo
Invasão de Vento Frio

Crônicas

Doenças crônicas
Estagnação do *Qi* do Fígado
Deficiência dos Rins

TRAUMATISMO

O traumatismo inclui torceduras, lesões por quedas, lesões em chicote e seqüelas de cirurgias no pescoço. Pode envolver músculos, tendões e ossos, quando há pressão sobre um nervo espinal cervical, pode haver dor, entorpecimento ou formigamento se irradiando para os braços e atingindo as mãos. ID-3 ou *luò zhĕn* podem ser usados como pontos distais com o paciente se movimentando, como forma de tratamento preliminar da torcedura do pescoço, semelhante à aplicação de *yāo tòng diăn* para mau jeito nas costas.

INVASÃO DE VENTO FRIO

O Vento e o Frio podem causar torcicolos agudos, também contribuir para dor e rigidez crônicas do pescoço por artrite ou seqüelas de traumatismo, especialmente quando o *Qi* Defensivo se encontra enfraquecido. Além de pontos adjacentes ou locais para dispersar o Vento (por exemplo, VG-14, 15, 16, VB-20, B-10, 11, 12), pontos distais (como IG-4, ID-3, TA-5, VB-39, B-62, B-64, B-65, B-66, B-67) também podem ser usados para remover os fatores Externos.

DOENÇAS CRÔNICAS

Certas doenças, como artrite, espondilite e osteoporose podem apresentar dor crônica e rigidez do pescoço associadas. Esses padrões podem se agravar por invasão de Vento, estresse emocional e Deficiência do Rim. Os pontos locais são combinados com pontos distais selecionados para:

Fatores patogênicos

Vento Frio	ID-3, B-62 **H M**
Vento Calor	TA-5, VB-39 **Disp**
Calor	IG-4, IG-11 **Disp**
Umidade	BP-3, BP-9 **Disp M**
Umidade Calor	BP-6, VB-39 **Disp**

Estresse emocional

medo do Rim	R-6 **Ton**; B-62 **Disp**
ansiedade nervosa do Rim–Coração	R-6 **Ton**; C-6 **Disp**
impaciência e raiva reprimida do Fígado	BP-6, VB-21, VB-34 **Disp**

Deficiência do Rim

Deficiência do *Jing* do Rim	ID-3, R-3, B-62, VB-39 **Ton**
Deficiência do *Yang* do Rim com Frio	VG-4, R-2, R-7, B-23, B-60 **Ton M**
Deficiência do *Yin* do Rim com inflamação	B-33, R-6, BP-6 **Ton**; R-2 **Disp**

ESTAGNAÇÃO DO QI DO FÍGADO

Pode ocorrer, juntamente com a Hiperatividade do *Yang* do Fígado, como uma condição crônica com agravações periódicas que estão relacionadas com picos de estresse emocional ou com invasão de Vento. Dor e rigidez do pescoço ocorrem ao mesmo tempo, com contratura dos músculos do ombro e dor de cabeça. Pontos locais como TA-5, TA-16, VB-20 e VB-21 podem ser combinados com pontos distais como TA-5, PC-6, VB-34, VB-40, F-3 e BP-6 para mover a Estagnação do *Qi* do Fígado e acalmar a Hiperatividade do *Yang* do Fígado.

DEFICIÊNCIA DOS RINS

A Deficiência do *Jing* do Rim contribui para problemas no pescoço nas pessoas mais idosas, e pontos como VG-4, ID-3, B-11, B-23, B-52, B-6 e VB-37, podem ser usados para tonificar o *Jing*, juntamente com BP-6 e E-36 para fornecer a energia que será armazenada pelos Rins. A Deficiência do *Yang* do Rim está associada com invasões fáceis de Vento no pescoço e retenção do Frio nos músculos. VG-4, VG-14, VG-16, VG-20, B-10, B-11, B-12, B-23, B-60 e ID-3, podem ser usados com Método de Tonificação e Moxa para fortalecer o *Yang* e o *Qi* do Rim nos canais do pescoço, assim, eliminar o Frio e a Umidade.

A Deficiência do *Yin* do Rim pode estar associada com artrite, com inflamação e sinais de Calor, que pode se agravar pela falta de sono, uso de café e estresse emocional. Pode ser necessário combinar pontos como VC-4, B-23, BP-6, E-36, R-3 e R-6 para nutrir o *Yin*, com pontos como E-44, BP-1, R-2 ou C-8 para dispersar o Fogo por Deficiência, quando estiver presente.

PONTOS PARA SÍNDROMES DO PESCOÇO

As combinações de pontos para as síndromes do pescoço estão na Tabela 27.2.

PONTOS DISTAIS USADOS COM MOVIMENTO DO PACIENTE

Em casos de mau jeito no pescoço ou invasão de Vento Frio com torcicolo, ID-3 ou *luò zhěn* podem ser manipulados no lado afetado enquanto o paciente movimenta continuamente o pescoço em direção à posição em que sente mais dor e restrição. Os detalhes desse método são os mesmos usados para o ponto *yāo tòng diǎn* para mau jeito nas costas descrito anteriormente. Esse método é feito como primeiro estágio do tratamento, seguido pelo uso de pontos locais com Método de Dispersão, moxa e massagem.

PONTOS AH SHI

Os pontos *Ah Shi* nos canais ou fora deles, na região do pescoço, podem ser usados com agulha e moxa para todas as síndromes do pescoço, quando for apropriado. Os pontos *Ah Shi*, tanto os que estão fora dos canais, nos músculos e nos canais do Vaso Governador, da Bexiga, Intestino Delgado e Vesícula Biliar podem ser usados, combinados com pontos distais nos canais.

PONTOS HUÁ TUÓ JIĀ JǏ

Os pontos *huá tuó jiā jǐ* são especialmente úteis para tratar a pressão sobre os nervos espinais cervicais, ou a inflamação deles. Esses pontos ficam a 0,5 a 1 unidade ao lado da extremidade inferior do processo espinhoso da vértebra. Na região cervical, eles podem ser inseridos verticalmente, com a agulha apontada levemente em direção à espinha dorsal, a uma profundidade de 1,5 unidade. Nos pacientes com músculos cervicais mais espessos, pode ser que sejam necessárias 2 unidades. Deve haver uma sensação nítida produzida pela agulha. Os pontos são especialmente úteis quando há pressão sobre um nervo espinal decorrente de traumatismo ou doença degenerativa.

OUTROS PONTOS LOCAIS

À parte os pontos *jiā jǐ*, os principais pontos locais são VB-20, VB-21, TA-15 e TA-16 para problemas laterais do pescoço e VG-14, VG-15, VG-16, B-10, B-11, B-12 e ID-15 para problemas da região posterior do pescoço.

TABELA 27.2 – Síndromes do pescoço

Síndromes	Sinais e sintomas	Pulso	Língua	Combinação de pontos
Traumatismo	Dor aguda e rigidez do pescoço após traumatismo, talvez dor ou entorpecimento se irradiando para os braços	Em corda	Várias	Primeiro ID-3 ou *luò zhěn* **Disp** com movimento do paciente, depois pontos locais **Disp M:** *Ah Shi, jiā jĭ,* B-10, VB-21
Invasão de Vento Frio	Dor aguda e rigidez do pescoço após exposição ao vento e ao frio, especialmente quando a resistência do corpo está baixa	Em corda, talvez vazio	Talvez pálida	Pontos locais: VG-14, VG-15, VG-16, B-10, B-11, B-12 ou VB-20 **Disp M**: com pontos distais: IG-4, ID-3, B-62 **Disp**
Doenças crônicas	Problemas crônicos do pescoço por doenças como artrite, espondilite, osteoporose	Em corda, talvez vazio ou fino, lento ou rápido	Talvez fina ou flácida	Pontos locais, especialmente *jiā jĭ,* pontos distais: B-62 e ID-3 **Ton** para fortalecer a espinha dorsal + VG-14, IG-4, BP-6, BP-9 **Disp** para artrite com Umidade Calor + VG-12, VG-14, VG-16, B-10, B-11, ID-15 para espondilite ancilosante
Estagnação do *Qi* do Fígado e Hiperatividade do Yang do Fígado	Rigidez e dor crônica do pescoço com agravações agudas por estresse emocional, talvez músculos dos ombros contraídos e dores de cabeça	Em corda ou retardado, talvez cheio ou vazio, lento ou rápido	Talvez violácea ou vermelha, especialmente nas bordas	Pontos locais: TA-5, TA-17, VB-21 **Disp** com pontos distais: VG-20, TA-5, VB-34, VB-40, PC-6, F-3, BP-6 **Disp**
Deficiência do Rim	Problemas crônicos do pescoço que pioram pelo cansaço, talvez com fraqueza da região lombar, zumbidos nos ouvidos ou freqüência urinária	Vazio ou fino, áspero, talvez profundo ou lento	Flácida	VG-14, VG-16, B-10, B-33, B-64, R-3, E-36 **Ton** + B-11, VB-39 para Deficiência do *Jing* do Rim + VG-4, VG-20, R-7 **Ton M** para Deficiência do *Yang* do Rim + BP-6, R-6 **Ton** para Deficiência do *Yin* do Rim + R-2, C-8 **Disp** para Fogo por Deficiência

Disp = Método de Dispersão; **Ton** = Método de Tonificação; **M** = Moxa.

PONTOS DISTAIS

Os pontos distais normalmente são selecionados nos mesmos canais da mesma forma que os pontos locais usados. Cadeias de pontos nos canais do Intestino Delgado, Triplo Aquecedor ou Intestino Grosso podem ser usadas quando houver dor ou insensibilidade que se irradia pelos braços como resultado da pressão em um nervo cervical; os pontos fundamentais são ID-3, TA-5 e IG-4, respectivamente. B-62, B-64, B-65, B-66 e B-67 podem, todos eles, ser usados para problemas na parte posterior do pescoço, sendo o mais importante o ponto B-62, já que, em combinação com ID-3, este ponto liga os canais Vaso Governador, Bexiga e Intestino Delgado. VB-34, VG-39 e VG-40 podem ser usados para problemas laterais do pescoço. VB-34 e VB-40 estão indicados principalmente para a tensão nos músculos do pescoço em decorrência de Estagnação em Fígado–Vesícula Biliar; VB-39 pode dispersar o Vento Exterior e fortalecer os ossos; e VB-40 é um ponto para contratura do pescoço lateral de forma geral. Quando a dor ou o entorpecimento se estenderem para um ou ambos os braços, pode-se usar cadeias de pontos no canal mais próximo do trajeto da dor: IG-4, IG-10, IG-16 ou ID-3, ID-6, ID-8, ID-15.

■ *Síndromes do ombro*

Os problemas da articulação do ombro e dos músculos do ombro estão relacionados com traumatismo, invasão por Vento Frio ou Umidade, doença crônica, Estagnação do *Qi* do Fígado e Deficiência generalizada do *Qi* e do Sangue. Os problemas do ombro podem ser classificados de acordo com o canal afetado, Pulmões, Intestino Grosso, Triplo Aquecedor ou Intestino Delgado. Pode-se usar pontos locais e distais no canal afetado, além de um ou mais pontos no canal acoplado segundo as Seis Divisões. Por exemplo, o Intestino Grosso é acoplado com o Estômago no estágio *Yang* Brilhante das Seis Divisões, de forma que E-38 pode ser acrescentado a IG-15. As relações dos dois Canais Extraordinários também podem ser aplicadas, como TA-5 + VB-41 para artrite do ombro com Umidade Calor e dor lateral do ombro, ou ID-3 + B-62 para dor na parte posterior do ombro, parte superior das costas e no pescoço por contratura muscular, doença crônica ou Vento Frio.

COMBINAÇÕES DE PONTOS

O primeiro passo é pedir ao paciente que mova o braço na direção da dificuldade, para encontrar o ponto de maior dor, e determinar os pontos e canais a serem usados. Por exemplo, se o local acima de *jiān nèi líng* é o mais dolorido, pode ser usado como um ponto *Ah Shi*, *jiān nèi líng* como um ponto adjacente, IG-15 como o ponto do canal local mais próximo e IG-4 como um ponto distal.

PONTOS DISTAIS USADOS COM MOVIMENTO DO PACIENTE

O ponto mais comum é E-38, usado de acordo com as instruções para esses pontos. Esse procedimento é realizado como primeiro estágio do tratamento, pode ser seguido, na mesma sessão de tratamento, por moxa e agulha em pontos locais. Esse procedimento pode ser eficaz não apenas para contratura muscular aguda do ombro, quadro conhecido como "ombro congelado", mas também, em alguns casos, para a restrição crônica dos movimentos do ombro.

PONTOS LOCAIS E DISTAIS

Além dos pontos *Ah Shi* situados no trajeto do canal e fora do trajeto dos canais, pontos locais e distais do canal podem ser selecionados no canal afetado, como mostra a Tabela 27.3.

PONTOS EXTRAS

Dois importantes pontos extras são *jiān nèi líng* e *naò shàng*.

jiān nèi líng

Situado a meia distância entre o ponto mais alto da prega axilar anterior e IG-15, este ponto pode ser usado para problemas da articulação do ombro. A agulha pode ser inserida perpendicularmente cerca de 1 a 1,5 unidade para obter a sensação produzida pela agulha. Se for preciso, a agulha pode, em seguida, ser levantada até um pouco abaixo da superfície da pele e reangulada para cima a 45°, para obter novamente a sensação produzida pela agulha. Esse ponto pode ser combinado com IG-11 e TA-14 para problemas do ombro.

naò shăng

Um ponto extra no canal do Intestino Grosso, no meio do músculo deltóide. Pode ser usado para problemas do ombro, em combinação com IG-4, IG-11, IG-15 e ID-9 para hemiplegia.

PONTOS ADICIONAIS PARA ARTRITE REUMATÓIDE

Quando houver problemas no ombro durante acometimento de artrite reumatóide, além de pontos locais e distais do braço para problemas do ombro, outros pontos podem ser selecionados para a artrite. Por exemplo:

IG-4, E-37, E-44 **Disp**	para Calor no Estômago e Intestinos
R-2 **Disp**; R-6, BP-6 **Ton**	para Fogo por Deficiência
TA-5, VB-34, VB-43 **Disp**	para Umidade Calor em Fígado–Vesícula Biliar

■ *Síndromes de artrite*

Esta seção discute aqueles problemas crônicos de dor ou de perda da motilidade em uma ou mais articulações, referidos como Síndromes *Bi* na Medicina Chinesa. Esses problemas podem ser divididos aproximadamente em dois grupos principais. Na osteoartrite e em condições associadas, uma ou mais articulações podem estar envolvidas e os sintomas estão confinados às articulações afetadas. Nas condições inflamatórias sistêmicas, como na artrite reumatóide, uma série de articulações estão afetadas e, além disso, pode haver sinais generalizados de fraqueza e pouca energia.

TABELA 27.3 – Combinações de pontos para as síndromes do ombro

Canal	Ombro	Ombro e parte superior dorsal	Pescoço	Distais	Canal acoplado
Pulmão	P-1, 2	–	–	P-7	–
Intestino Grosso	IG-14, 15, 16	–	IG-17, 18	IG-4, 10, 11	E-38
Triplo Aquecedor	TA-13, 14	TA-15	TA-16	TA-4, 5, 6	VB-34, 40, 41
Intestino Delgado	ID-9, 10	ID-11, 12, 13, 14, 15	–	ID-3, 6	B-62
Vesícula Biliar	–	VB-21	VB-20	VB-34, 40, 41	TA-4, 5, 15

ETIOLOGIA

OSTEOARTRITE

A osteoartrite pode ocorrer com maior probabilidade nas articulações que foram submetidas a esforços anormais, como um traumatismo, uso excessivo, má postura ou sustentação de um peso excessivo, como ocorre na obesidade.

ARTRITE REUMATÓIDE

Os pacientes que sofrem de artrite reumatóide podem herdar a tendência fisiológica e psicológica de reagirem aos estresses da vida desenvolvendo esta síndrome em particular. A condição pode piorar por fatores climáticos, como Vento, Frio, Umidade ou Calor do Verão, por fatores emocionais como uma raiva reprimida ou mágoa, por fatores do estilo de vida como dieta ou cansaço por excesso de trabalho e falta de sono. Essas pessoas podem apresentar um sentimento de culpa a respeito da raiva que sentem e adotarem um comportamento agradável, gentil e carinhoso. É a internalização da raiva que resulta na inflamação.

TIPO DE PERSONALIDADE

Pode ser que algumas pessoas com artrite reumatóide tenham um tipo de personalidade que inclua a supressão da irritação e da raiva, a incapacidade de encarar a própria agressão ou de expressá-la à pessoa com a qual está tendo essa dificuldade no relacionamento. O paciente pode se sentir preso a relacionamentos íntimos com pessoas que são dominadoras ou manipuladoras ou cujas necessidades emocionais os tornaram dependentes do paciente. Ao desenvolver artrite reumatóide, o paciente, por sua vez, pode se tornar dependente e fica assim imobilizado pela doença física e pela incapacidade de expressar a raiva e o ressentimento que sente.

Esse tipo de personalidade está associado com o equilíbrio entre Fígado e Baço. O Baço representa a preocupação e a solicitude em excesso pelos outros, a personalidade altruísta, agradável, que se sacrifica pelos outros. O Fígado representa a raiva e o ressentimento reprimidos e o aspecto aparentemente detestável, egoísta e desagradável da personalidade, que o paciente não quer aceitar. Entretanto, o Fígado também representa movimento, independência e liberdade, enquanto, nesse caso, o Baço representa a estagnação, a dependência e a restrição. Ao mesmo tempo em que este conflito da personalidade permanecer sem solução, haverá produção de Calor e Umidade, resultando em inflamação.

DEFICIÊNCIA DE QI E DE SANGUE

Existe, normalmente, um fundo de Deficiência de *Qi* e de Sangue na artrite reumatóide, amiúde agravada por tratamentos prolongados à base de esteróides, que aumentam a Deficiência do Rim e enfraquecem ainda mais o *Qi* Defensivo. O uso continuado de antiinflamatórios também pode agravar a condição existente de Deficiência de Sangue, por causar hemorragia gástrica.

DEFICIÊNCIA DO YIN E DEFICIÊNCIA DO YANG

Os pacientes com osteoartrite e com artrite reumatóide tendem a apresentar Deficiência do *Qi* do Rim, com sintomas de cansaço e baixa reserva de energia. Isso pode se manifestar mais como Deficiência de *Yang*, com extremidades frias e depressão, ou mais como Deficiência de *Yin* com inquietação e ansiedade e sinais de Calor. Pode haver uma mistura de Deficiência de *Yin* e Deficiência de *Yang*, com extremidades frias, mas também com articulações intumescidas. Os sinais de Calor Deficiente são mais comuns na artrite reumatóide, ao passo que os sinais de Umidade são comuns nos dois tipos de artrite.

TRATAMENTO DA OSTEOARTRITE

O tratamento da osteoartrite é basicamente feito pelo uso de pontos locais sobre e ao redor da articulação afetada. É comum o uso do Método de Harmonização com Moxa para remover Frio e Umidade. A Sangria pode ser aplicada para o calor e o intumescimento. O tratamento é tonificar o *Qi*, o Sangue ou o *Yang*, e diminuir o peso quando for necessário.

Exemplo

Uma mulher obesa de 55 anos tinha osteoartrite do joelho esquerdo, com dor e rigidez agravadas pelo cansaço, ficando em pé, com Umidade e Frio e que melhoravam por calor e descanso.

E-35 e E-36 foram escolhidos como pontos locais, com E-34 e E-41 como pontos distais e pontos *Ah Shi* na área dolorida; todos com Método de Harmonização e Moxa. Além desses pontos, VC-4 foi combinado com BP-4 bilateralmente, com Método de Tonificação e Moxa, para aumentar a velocidade do metabolismo e assim dar energia e ajudar a paciente a perder peso. Recomendou-se também uma dieta nutritiva, mas com o objetivo de reduzir o peso.

TRATAMENTO DA ARTRITE REUMATÓIDE

O tratamento tem três aspectos:
  pontos locais para as articulações afetadas
  pontos distais para causas de base
  Pontos de Transporte Dorsais para a Deficiência e
    outros fatores

PONTOS LOCAIS PARA AS ARTICULAÇÕES AFETADAS

Pode-se aplicar pancadinhas leves nas articulações intumescidas com o martelo de sete estrelas e assim produzir uma sangria leve, ou então pontos como *sì fèng* ou P-5 e PC-3 podem ser submetidos à sangria para aliviar a dor de articulações locais e a imobilidade. Os pontos mais doloridos nos tendões e músculos podem ser agulhados, seja por uma inserção profunda no tendão, ou agulhando o ponto dolorido no músculo com o paciente movimentando o membro, quando este procedimento for possível.

PONTOS DISTAIS PARA CAUSAS DE BASE

FÍGADO

Os pontos do Fígado e da Vesícula Biliar podem ser usados para tratar a raiva reprimida, o ressentimento e a Estagnação de Calor e Calor Umidade associadas com essas emoções:

Fogo no Fígado	F-2, VB-38 **Disp**
Estagnação do *Qi* do Fígado	F-2, VB-34, PC-6, TA-6 **Disp**
Umidade Calor em Fígado–Vesícula Biliar	F-5, VB-34, VB-41 **Disp**

BAÇO

Os pontos do Baço, Estômago e Intestino Grosso podem ser usados para tratar a preocupação e a solicitude em excesso, as reações aos alimentos e bebidas, a Deficiência, em geral, e os efeitos colaterais gástricos pelo uso de medicamentos antiinflamatórios:

Preocupação	VG-20, BP-1, BP-2, *yìn táng* **Disp**
Fogo no Estômago	E-21, E-44, PC-3 **Disp**
Calor no Estômago e Intestinos	IG-4, IG-11, E-37, E-44 **Disp**
Deficiência do *Yin* do Estômago	E-44 **Disp**; BP-6, E-36 **Ton**
Umidade e Umidade Calor	VC-6 **H**; BP-6, BP-9 **Disp**
Deficiência do *Qi* e do Sangue	BP-6, BP-10, E-36 **Ton**

CORAÇÃO

A ansiedade do Coração pode estar associada com a Deficiência do *Yin* do Rim e com a Deficiência do Sangue do Baço. Uma combinação é VG-20, VC-14, PC-6 **Disp**; VC-4, BP-4, E-36 **Ton**. Como alternativa, C-3, C-7 e C-8 podem ser usados com Método de Dispersão.

RIM

VC-4 e R-3 podem ser tonificados para a Deficiência do *Qi* do Rim e R-6 para a Deficiência do *Yin* do Rim. R-2 pode ser dispersado para o Fogo por Deficiência.

PULMÕES

P-7 e VC-17 podem ser dispersados quando a condição se agrava pelo pesar reprimido.

FATORES EXTERNOS

VG-14, IG-11 e PC-9 podem ser sedados para a agravação pelo Calor do Verão; VG-14, B-11, TA-5 e IG-4 sedados para Vento Frio ou Vento Calor; e TA-6, BP-6, BP-9 sedados para a Umidade.

PONTOS DORSAIS PARA A DEFICIÊNCIA E OUTROS FATORES

B-23 pode ser tonificado para a Deficiência dos Rins e B-20 para a Deficiência de Sangue. B-18 pode ser usado com Método de Harmonização ou Dispersão para regular o Fígado e B-27 pode ser sedado para remover o Calor dos Intestinos. VG-14 pode ser sedado para remover o Calor e VG-12, 11 e 8 sedados para regular as emoções dos Pulmões, Coração e Fígado, respectivamente. ID-11 pode ser sedado, inserindo a agulha em diferentes direções, para irradiação bem ampla da sensação provocada pela agulha e, assim, tratar problemas dos braços. B-40 pode ser submetido à sangria ou sedado para remover o Calor e a Umidade Calor.

RESUMO

Em primeiro lugar, uma seleção de pontos é usada, estando o paciente sentado ou deitado de costas. Em seguida, as agulhas são inseridas nos pontos distais dos membros e da parte anterior do corpo, permanecendo aplicadas por cerca de 20min, com manipulação ocasional se for preciso. Em seguida, as agulhas são removidas, o paciente se deita de bruços e inserem-se as agulhas numa seleção de pontos dorsais.

Exemplo

Uma mulher de 45 anos com artrite reumatóide, especialmente nos dedos das mãos e cotovelos, foi inicialmente tratada na posição sentada. Os seguintes pontos locais foram submetidos à sangria: PC-3, P-5 e os pontos *sì fèng* nos segundo e terceiro dedos de cada uma das mãos. Como a paciente havia tido uma agravação recente em decorrência de consumo excessivo de alimentos condimentados, IG-4, IG-11, E-37 e E-44 foram sedados para remover o Calor no Estômago e nos Intestinos. Depois de 15min, essas agulhas foram removidas e a paciente se deitou de bruços. B-20 e B-23 foram tonificados para neutralizar a Deficiência crônica de Sangue e a Deficiência dos Rins. VG-14, B-27 e B-40 foram sedados para remover o Calor no Estômago e nos Intestinos, B-18 e B-47 foram sedados para dispersar a raiva reprimida. As agulhas foram removidas depois de 10min.

■ Hemiplegia

Hemiplegia aqui se refere às seqüelas de acidente vascular cerebral (AVC), o Golpe de Vento da Medicina Chinesa. A experiência do autor é baseada principalmente em pacientes vindos para o tratamento de hemiplegia depois de 3 meses ou mais do acidente vascular cerebral. As discussões serão limitadas sobre esta categoria de paciente, para uma explicação mais detalhada dos diferentes estágios de AVC e suas seqüelas, recomenda-se ao leitor ver o artigo escrito pelo Dr. Sheng Canruo, *Journal of Chinese Medicine*, 22, 1986.

ETIOLOGIA E SÍNDROMES

MEDICINA CHINESA

Segundo a Medicina Chinesa, o Golpe de Vento está relacionado com quatro fatores principais:

Deficiência do *Yin* do Rim
Fogo no Coração
Fogo, *Yang* e Vento no Fígado
Fleuma

DEFICIÊNCIA DO *YIN* DO RIM

Se o *Yin* do Rim se tornar Deficiente por estresse, excesso de trabalho, etc., então pode não haver um controle adequado do Fogo e do *Yang*, fazendo estes fatores ascenderem no corpo.

FOGO NO CORAÇÃO

Se houver um padrão de hiperexcitabilidade prolongada e hiperestimulação estressante do Espírito do Coração, ou se houver uma Estagnação crônica do *Qi* do Coração, então pode haver desenvolvimento de Fogo no Coração.

FOGO, *YANG* E VENTO NO FÍGADO

O Fogo do Fígado e a Hiperatividade do *Yang* do Fígado podem ascender por Deficiência crônica do *Yin* do Rim ou Estagnação crônica do *Qi* do Fígado. O movimento perturbado do *Yang* e do Fogo do Fígado ascendendo pelo corpo é chamado de Vento do Fígado.

FLEUMA

Se houver Deficiência ou Estagnação do *Qi* do Baço ou do Estômago, pode haver acúmulo de Umidade e Fleuma. Se o efeito obstrutivo da Fleuma se combinar com o efeito perturbador do Vento do Fígado e esses dois fatores afetarem o cérebro, é possível ocorrer Golpe de Vento.

É óbvio que os aspectos do estilo de vida, como estresse, excesso de trabalho, fumo, álcool e consumo excessivo de alimentos gordurosos e condimentados tendem a agravar esses quatro fatores principais e predisporem ao Golpe de Vento.

FATORES PSICOLÓGICOS

Os estresses psicológicos, que predispõem o Golpe de Vento, surgem basicamente dos sistemas do Fígado, Rim e Coração.

FÍGADO

Muitos tipos do Fígado geram continuamente estresse pelo estilo de vida tenso, apressado e impaciente que adotam no trabalho e no dia a dia. Essas pessoas também se sentem facilmente impedidas e bloqueadas, situações que por sua vez, geram frustração e raiva. Entretanto, não são apenas os tipos *Yang* do Fígado, com sua característica raiva expressa externamente que correm perigo. Os tipos *Yin* do Fígado também podem correr perigo por internalizarem a raiva, enquanto adotam um comportamento submisso e agradável aos olhos do mundo.

RIM

Muito desta raiva pode surgir por medo, especialmente o medo de perder o controle. Por exemplo, uma pessoa dominadora pode se sentir segura somente quanto tudo corre de acordo com a sua vontade, caso contrário, se sente ameaçada, desenvolvendo uma enorme raiva. Outra pessoa, ao sentir que está quase perdendo o controle numa situação de trabalho, pode se sentir ameaçada pela mudança ou pelas pressões de maior responsabilidade. Uma pessoa mais velha pode ter medo de perder a capacidade de cuidar de si mesma, de ficar fisicamente ou emocionalmente dependente dos outros. Cada um desses indivíduos não confia na vida nem nas outras pessoas, a pressão do medo, da frustração e do ressentimento que sentem pode fazer com que fiquem predispostos ao Golpe de Vento.

CORAÇÃO

O estado crônico de estresse, ansiedade, hiperatividade, hiperexcitação ou mesmo maníaco das pessoas do tipo *Yang* do Coração pode resultar em hipertensão e a predisposição a um AVC, especialmente se houver Fleuma além de Fogo no Coração.

É importante ter compreensão clara dos fatores causais, para dar o conselho adequado sobre o estilo de vida capaz de ajudar na recuperação e diminuir as chances de futuros derrames.

TRATAMENTO

HEMIPLEGIA

O tratamento, neste caso, se refere aos pacientes que não chegaram ao consultório para tratamento antes de 3 meses depois do AVC. Os pontos para tratar o espasmo muscular ou a atrofia muscular são usados no lado afetado, selecionados a partir de pontos como:

VB-21, IG-15, TA-14, PC-2, IG-11, IG-10, TA-5, PC-7, IG-4, IG-3, ID-3, *bā xié*, VB-29, VB-30, VB-31, E-32, B-40, E-36, VB-34, B-57, VB-39, E-41, F-4, BP-5

Especialmente importante podem ser IG-10, PC-2, PC-3, E-36 e VB-30. Os pontos são selecionados principalmente dos canais *Yang*, mas é importante incluir um ou mais pontos dos canais *Yin* para manter o equilíbrio *Yin-Yang*.

ATROFIA MUSCULAR

Se a atrofia muscular estiver muito caracterizada, IG-10 e E-36 devem ser incluídos na combinação e usados bilateralmente, com pontos adicionais para tonificar o *Qi* do Baço, caso necessário, como VC-12 e B-20.

PARALISIA FACIAL

IG-4 e E-44 podem ser escolhidos como pontos distais e sedados dos dois lados. Pontos locais podem ser selecionados entre VG-26, VC-24, E-5, E-6, ID-18, IG-20, VB-14 e B-2, usados com Método de Tonificação e bastão de moxa no lado afetado.

DIFICULDADES DA FALA

Os principais pontos são VC-23, TA-1 e C-5 usados com Método de Harmonização. A acupuntura escalpiana pode ser útil.

COMO TRATAR AS CAUSAS DE BASE

É especialmente importante regular o Fígado, para aliviar a Estagnação do *Qi* do Fígado e controlar a Hiperatividade do *Yang*, se esses padrões estiverem presentes. F-3 e VB-20 podem ser usados dos dois lados com Método de Dispersão, se houver raiva reprimida, impaciência ou tonteira, pressão alta, pulso em corda ou outros sinais de Fígado. Se houver Fogo no Coração, PC-3, o ponto Água, pode ser incluído no tratamento com Método de Harmonização ou de Dispersão. R-6 com Método de Tonificação pode fortalecer o *Yin* o Rim e melhorar o medo. Os dois pontos podem ser usados dos dois lados.

Exemplo

Um homem de 50 anos procurou um consultório de acupuntura para se tratar de hemiplegia, 6 meses depois de um AVC. Tinha sido um homem muito ativo e ocupado até então, estava entusiasmado com os exercícios e animado para procurar ajuda, mas estava impaciente e frustrado pelo ritmo lento da recuperação. As principais causas de base foram diagnosticadas: Estagnação do *Qi* do Fígado, Hiperatividade do *Yang* do Fígado e Fogo do Coração.

F-3 e VB-20 com Método de Dispersão foram usados bilateralmente para regular o Fígado, e PC-3 foi usado com Método de Harmonização no lado afetado para acalmar o Fogo no Coração. Além desses, os seguintes pontos foram usados com Método de Harmonização no lado afetado para tratar a hemiplegia: PC-2, IG-10, IG-4, *bā xié* entre o terceiro e quarto dedos das mãos, VB-30, E-36, BP-5. Aplicou-se cone de moxa em IG-10 e E-36. O progresso do quadro clínico foi lento, mas definitivo, e em determinado estágio do tratamento, o paciente foi beneficiado pela inserção de agulhas com Método de Dispersão nos músculos espinais que se encontravam tensos, com inserção de agulha a uma profundidade de 0,5 a 0,8 unidade, na área de B-20 a B-22.

Foram dados exercícios de *Qi Gong*, visualizando a inalação para o centro *Dan Tian* e a exalação por meio do braço e da perna afetados, combinados com exercícios físicos. Também foram dados exercícios de relaxamento para ajudar o padrão básico de hiperentusiasmo seguido de impaciência e frustração interferiam em seu progresso.

■ *Esclerose Múltipla*

A Esclerose Múltipla (EM), muitas vezes conhecida como esclerose disseminada, é a mais comum das doenças desmielinizantes. Ocorre principalmente entre os 20 e os 40 anos de idade, iniciando-se com fraqueza, mais proeminente nas pernas, amiúde com incapacidade física que vai aumentando gradualmente. Podem haver distúrbios visuais, vertigem, problemas urinários e intestinais, a doença é, muitas vezes, caracterizada por uma alternação entre remissão e reincidência dos sintomas.

ETIOLOGIA

MEDICINA OCIDENTAL

Na Medicina Ocidental, a causa da EM é incerta. Pode ser uma tendência hereditária, o ataque inicial e as principais remissões podem ter sido precedidos por infecções como uma gripe.

MEDICINA CHINESA

Na Medicina Chinesa, a EM não é muito bem descrita e pode ser incluída sob o grupo da síndrome *Wei*. No estágio inicial de síndrome *Wei*, o tratamento pode ter como objetivo remover o Vento Calor ou Umidade Calor, e nos estágios crônicos posteriores, tonificar a Deficiência. Na opinião do autor, este problema está ligado em primeiro lugar a uma Deficiência do Rim, já que os Rins governam o desenvolvimento e a manutenção do sistema nervoso.

TIPO DE PERSONALIDADE

A opinião do autor é a de que alguns casos de esclerose múltipla estão relacionados com a personalidade do tipo *Yin* do Rim. Os Rins estão associados não apenas com o desenvolvimento do sistema nervoso e a força da constituição física, mas também com o desenvolvimento fisiológico e psicológico, especialmente nos estágios principais do ciclo da vida.

O tipo *Yin* do Rim pode carecer do vigor e da força de caráter necessários para a mudança que acarreta o desenvolvimento. Nesse caso, essas pessoas podem ter sentimentos profundos de inadequação e falta de força para entrar por inteiro no mundo das responsabilidades do adulto. Podem se sentir subjugadas ou esmagadas pela perspectiva das responsabilidades adultas, pelo aumento das responsabilidades ou por responsabilidades continuadas por muito tempo. Podem ter medo da falta de capacidade, ou medo de falharem com suas responsabilidades. A tendência do tipo *Yin* do Rim é desistir, perder o controle, de render-se, neste caso baterem em retirada dos desafios do mundo adulto, para continuar no mundo dependente da meninice. Na EM, a incapacidade do corpo pode fazer com que o paciente cada vez mais fique dependente dos outros.

O autor gostaria de enfatizar que apesar de haver certa tendência da doença acometer este tipo de personalidade, existem muitos pacientes com EM que apresentam a personalidade bem diferente.

TRATAMENTO

Este é um distúrbio do cérebro e da medula espinal, em que os sintomas e pontos usados vão depender, em grande parte, de quais segmentos espinais estão afetados. Pontos do Vaso Governador, *jiā jǐ* e do canal da Bexiga podem ser usados no segmento espinal afetado. B-62 e ID-3 podem ser combinados para fortalecer o Vaso Governador e o cérebro e a medula espinal. B-23 e R-6 podem ser acrescentados a essa combinação para fortalecer os Rins. VB-20 e VG-16 podem ser acrescentados para distúrbios visuais; B-20 pode ser acrescentado para Deficiência do Baço com Deficiência de Sangue e Umidade; e B-31, 32 ou 33 podem ser usados para problemas urinários e intestinais. VB-30, B-40 e B-57 podem ser acrescentados para a fraqueza das pernas, enquanto VG-14, IG-4 e IG-11 podem ser acrescentados para a fraqueza dos braços. Todos os pontos são usados com Método de Tonificação.

ALTERNAÇÃO

Esses pontos nas costas podem ser alternados, em um tratamento separado, com pontos anteriores do corpo. Por exemplo, VC-6 para fortalecer os Rins e remover a Umidade, VC-3 para problemas urinários, VC-12 para fortalecer o Baço, E-36 para tonificar o *Qi* e o Sangue, BP-6 e BP-9 para acalmar a Umidade. Todos os pontos são usados com Método de Tonificação ou Método de Harmonização.

ATAQUE INICIAL OU REINCIDÊNCIA GRAVE

Se o ataque inicial ou uma reincidência grave estiverem associados com sintomas de Vento Calor, Calor, Umidade Calor ou Umidade, com pulso rápido ou escorregadio, os pontos podem ser usados com Método de Harmonização ou Dispersão até que os sintomas tenham desaparecido e o paciente recuperado ou de volta ao estado crônico de Deficiência. Pontos como VG-14, TA-5 e IG-4 podem ser usados para Vento Calor; VG-14, IG-4 e IG-11 para Calor; e IG-10, BP-6 e BP-9 para Umidade e Umidade Calor.

Síndromes digestivas

■ Síndromes gástricas

Os distúrbios gástricos, nesta seção, incluem dor, desconforto ou distensão na região epigástrica; sensações de calor, frio, vazio, plenitude ou peso na região epigástrica e náusea, vômito, eructação e soluço.

As alergias aos alimentos e distúrbios de alimentação e peso são discutidas em seções separadas, embora a distensão abdominal possa acompanhar os distúrbios gástricos, essa síndrome não é discutida nesta seção, mas na seção sobre síndrome do colo irritável.

SISTEMAS DE ÓRGÃOS

BP	O sistema digestório está envolvido com a transformação, pelo Baço, dos alimentos e líquidos mantidos no Estômago em energia pura e resíduos. O Intestino Delgado separa a energia pura da impura e o Intestino Grosso elimina o resíduo material. Todo esse processo depende do ritmo regular do fluxo de energia e a função do Fígado em manter esse fluxo livre.
E	
Intestinos	

ETIOLOGIA

Os dois principais fatores que afetam o Estômago e causam distúrbios gástricos são os hábitos incorretos de alimentação e a desarmonia emocional. Os hábitos incorretos de alimentação estão relacionados com:

o tipo e a quantidade de alimentos consumidos
regularidade da alimentação
estado emocional enquanto se alimenta

As principais emoções que afetam o Estômago são:

preocupação	Baço	Terra
raiva	Fígado	Madeira
medo	Rins	Água

PREOCUPAÇÃO

O elemento Terra está relacionado com a mãe, com a nutrição, com o envolvimento de abraço, carinho e proteção de uma mãe devota ao seu filho pequeno. Se a criança não obtém isso com solidez e força, pode haver padrões de insegurança profunda e preocupação que permanecem pelo resto da vida. Preocupação e medo de não chegar a ter o suficiente, insegurança sobre posse material, necessidade de satisfação oral, necessidade de comer, necessidade de estar gordo para se sentir seguro e necessidade de agarrar-se àqueles com quem se relaciona. A preocupação crônica pode afetar os sucos gástricos, irritar a mucosa gástrica e prejudicar a eficiência da digestão e da absorção.

RAIVA

A impaciência, a irritabilidade, a raiva expressas, a raiva reprimida e a frustração, podem afetar o Estômago. Essas emoções podem resultar em hipersecreção do suco gástrico e inflamação da mucosa gástrica, ou então, podem estagnar a função do estômago, diminuindo o ritmo da passagem dos alimentos pelo estômago e pelos intestinos.

Efeito *Yang*

hipersecreção do ácido do estômago com inflamação gástrica
impaciência, irritabilidade, raiva

Efeito *Yin*

estagnação e diminuição do ritmo da passagem dos alimentos
frustração, depressão

A desarmonia do Fígado pode envolver os efeitos *Yang* e *Yin* ao mesmo tempo, ou uma alternação entre os dois. Os efeitos do Fígado sobre o Estômago podem ser divididos em três tipos principais:

- Fogo no Fígado — Fogo no Estômago
- Estagnação do *Qi* do Fígado — Estagnação do *Qi* do Estômago
  Excesso: Retenção de Alimentos
  Deficiência: Estagnação do *Qi* do Fígado e Deficiência do *Qi* do Baço
- Hiperatividade do *Yang* do Fígado — Rebelião do *Qi* do Estômago

Esses efeitos podem ocorrer juntos ou se converterem um no outro. Por exemplo, Estagnação e Rebelião do *Qi* do Estômago com distensão e náusea.

MEDO

O medo tem efeito imediato no centro do Plexo Solar e sobre o Estômago. O medo pode aparecer em várias combinações, o que requer diferentes combinações de pontos:

medo e ansiedade	Rins e Coração	VC-14, BP-4, PC-6 **H**
medo, preocupação e insegurança	Rins e Baço	VC-14 **H**; R-3, BP-3 **Ton**
medo e raiva	Rins e Fígado	VC-14, F-2 **H**; R-6 **Ton**

OUTRAS EMOÇÕES

A depressão pode surgir não apenas do Fígado, mas também pela Estagnação do *Qi* do Coração ou dos Pulmões. Entretanto, é o Fígado que tem maior efeito sobre o Estômago.

COMBINAÇÕES DE EMOÇÕES

Quando duas ou mais emoções ocorrem juntas, a ênfase do tratamento é dada para a emoção dominante. Por exemplo, numa combinação de raiva e preocupação:

raiva dominante	F-1, F-2, BP-6 **Disp**
preocupação dominante	VC-12, F-13, BP-3 **Disp**.

SÍNDROMES

Estagnação do *Qi* do Estômago
Retenção de alimentos
Rebelião do *Qi* do Estômago
Estagnação do Sangue do Estômago
Fogo no Estômago
Deficiência do *Yin* do Estômago
Medo e ansiedade invadem o Estômago
Frio invade o Estômago
Deficiência do *Qi* do Estômago e do Baço
Deficiência do *Yang* do Estômago e do Baço
Fleuma e Umidade no Estômago

As síndromes são encontradas em combinação umas com as outras e estão relacionadas como mostra a Figura 28.1.

TRATAMENTO

As combinações de pontos para as síndromes gástricas estão resumidas na Tabela 28.1. As síndromes gástricas são amiúde encontradas juntas na prática clínica, como mostra o seguinte exemplo.

TABELA 28.1 – Distúrbios gástricos

Síndromes	Sinais e sintomas	Pulso	Língua	Combinação de pontos
Estagnação do Qi do Estômago e Fígado	Dor por distensão da região epigástrica, hipocôndrios ou abdome, que piora com depressão e frustração, eructação azeda, talvez dor de cabeça	Retardado ou em corda, talvez escorregadio	Talvez violácea	VC-12, PC-6, F-3, F-14 **Disp** + E-36 **Ton** para Deficiência do Qi do Baço + VB-20, VB-34 **Disp** para dor de cabeça + VC-17, P-7 para Estagnação do Qi do Pulmão
Retenção de alimentos	Falta de apetite, sensação prolongada de plenitude no epigástrio relacionada ao excesso de alimentos ou à alimentação irregular, à refeição feita com pressa ou quando aborrecido	Cheio ou com fluxo abundante, escorregadio, talvez em corda, talvez rápido ou lento	Saburra espessa gordurosa, talvez amarela ou branca	VC-10, VC-13, BP-4, PC-6, IG-10 **Disp** + E-44, E-45 para Calor + M em VC-10 e VC-13 para Invasão de Frio no Estômago E-36 **Ton M** para Deficiência do Yang do Baço
Rebelião do Qi do Estômago	Náusea, vômitos, eructação, soluços, desconforto epigástrico	Talvez em corda, rápido ou lento	Várias	VC-10, VC-14, BP-4, PC-6 **Disp** + E-36 **Ton** para Deficiência do Qi do Baço + VB-34 **Disp** para Hiperatividade do Yang do Fígado
Estagnação do Sangue do Estômago	Dor em pontada intensa na região epigástrica, talvez pior depois de comer, talvez presença de sangue no vômito ou nas fezes	Em corda, talvez cheio ou áspero	Roxa ou pontos roxos	VC-12, E-21, E-36, BP-4, PC-6 **Disp** alternar com B-17, B-18, B-21 **Disp**
Fogo no Estômago	Dor e sensação de queimação na região epigástrica, sede, fome constante, constipação, mau hálito	Rápido, cheio, talvez em corda ou escorregadio	Vermelha, seca, saburra amarela	VC-12, E-21, E-44, PC-8 **Disp**; E-45 **S**; BP-6 **Ton** + F-1, F-2 **Disp** para Fogo no Fígado + PC-3 **Disp** para Fogo no Coração + E-37, IG-11 para constipação + F-1, BP-1 **S** para hemorragia gástrica
Deficiência do Yin do Estômago	Desconforto na região epigástrica e talvez sensação de queimação, paciente sente-se cansado, porém inquieto	Rápido, fino	Vermelha, talvez sem saburra, seca	VC-12, E-36, BP-6 **Ton**; E-44 **Disp** + VC-4, R-6 **Ton** para Deficiência do Yin do Rim + yìn táng, ān mián para preocupação e insônia
Medo e ansiedade invadem o Estômago	Dor e desconforto na região epigástrica, náusea ou falta de apetite agravadas por medo e ansiedade, talvez insônia e medo de lugares e pessoas	Talvez móvel ou irregular, vazio ou áspero	Talvez trêmula	VC-4, E-36 **Ton**; VC-14, BP-4, PC-6 **Disp** ou H alternar com B-15, B-21, B-23 H
Frio invade o Estômago	Súbita sensação de frio e dor na região epigástrica após excesso de consumo de bebidas ou alimentos frios, preferência por calor e bebidas quentes	Profundo, lento, talvez com fluxo abundante ou apertado	Saburra espessa branca	VC-10, VC-13, E-21, E-36, BP-4 **Disp M**
Deficiência do Qi do Estômago e do Baço	Desconforto na região epigástrica que piora com cansaço, membros fracos, cansaço mental, dificuldade de estudar, fezes soltas, alteração do apetite, perda do sentido do paladar	Vazio, talvez áspero ou escorregadio	Pálida, flácida, saburra branca	VC-12, F-13, E-36, BP-3, IG-4 **Ton M** alternar com B-20, B-23, B-49 **Ton M** + VC-4, R-3, para Deficiência do Qi do Rim + BP-1, E-45 **Ton M** para cansaço mental
Deficiência do Qi do Baço e do Estômago e Hiperatividade do Yang do Fígado	Gastrite com desmaio, tonteira, dor de cabeça branda, irritabilidade quando o paciente fica muito tempo sem comer	Vazio, em corda	Pálida	VG-20, VC-12, VB-34, F-3 **Disp**; BP-3, E-36 **Ton**

Continua

TABELA 28.1 – Distúrbios gástricos (*Continuação*)

Síndromes	Sinais e sintomas	Pulso	Língua	Combinação de pontos
Deficiência do *Yang* do Estômago e do Baço	Sensação de frio e desconforto na região epigástrica, exaustão e fraqueza nos membros, sensação de frio nos membros, preferência pelo calor, talvez prolapso do estômago ou hemorragia por Afundamento do *Qi* do Baço	Vazio, lento, profundo	Pálida, aumentada, úmida	VC-12, E-21, E-36, BP-2 **Ton** **M**; VC-6 **M** sobre gengibre + VC-8 **M** sobre gengibre ou sal para esgotamento e frio alternar com VG-4, B-20, B-21, B-23 **Ton M** + VG-20 **M** para prolapso do estômago + BP-1 **M** para hemorragia gástrica
Fleuma Umidade no Estômago	Distensão e sensação de plenitude na região epigástrica, sensação de peso nos membros ou na cabeça, tonteira, embotamento ou confusão mental, talvez dor de cabeça por sinusite	Escorregadio	Saburra gordurosa branca	VC-6, VC-12 **H M**; E-40, BP-9, PC-6, IG-4 **Disp** + VG-20, VB-20, E-8 para tontura e dor de cabeça + IG-20, E-2 **H** para sinusite

Disp = Método de Dispersão; **Ton** = Método de Tonificação; **H** = Método de Harmonização; **M** = Moxa; **S** = Sangria.

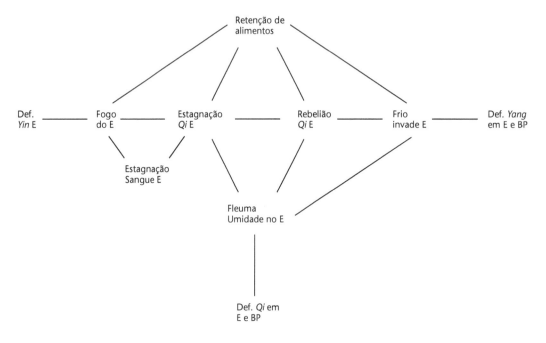

FIGURA 28.1 –

Exemplo

Um homem de 30 anos tinha desconforto gástrico crônico com distensão abdominal e epigástrica e eructação. Ocasionalmente, sentia queimação no epigástrio, especialmente quando estava cansado ou estressado. Seu pulso era em corda, fino e às vezes rápido. Sua língua era levemente violácea, com alguns pontos vermelhos na área do Estômago.

O diagnóstico foi de Estagnação do *Qi* do Estômago com certa Rebelião do *Qi* do Estômago, Deficiência ocasional do *Yin* do Estômago. A combinação de pontos foi:

VC-12, PC-6, F-3, E-21 **Disp**; E-36 **Ton**

à qual se pode acrescentar BP-6 **Ton**; E-44 **Disp** para a Deficiência do *Yin* do Estômago.

■ Síndromes de alergias a alimentos

INTRODUÇÃO

A alergia é uma reação exagerada ou inadequada do mecanismo de defesa do corpo a substâncias químicas específicas presentes:

no ar
nos alimentos e bebidas
em drogas e medicamentos

em contato com a superfície do corpo
em organismos patogênicos
nos próprios tecidos do corpo (reação auto-imune)

A alergia aos alimentos afeta seis áreas principais:

olhos, nariz e garganta
pulmões
estômago
intestinos
pele
articulações

O conceito de alergia a alimentos não faz parte da medicina chinesa clássica, de forma que a organização das síndromes desta seção e as combinações de pontos fornecidas para essas síndromes, são baseadas na experiência clínica do autor, não nos textos chineses.

ALERGIA E INTOLERÂNCIA

A resposta imunológica envolve a produção de anticorpos para não permitir que os antígenos ajam no organismo. Os antígenos da reação alérgica, chamados alérgenos, são ou proteínas ou substâncias químicas capazes de se ligarem a uma proteína, induzindo a resposta do anticorpo. Algumas reações adversas do corpo a determinadas substâncias químicas presentes nos alimentos acontecem sem a formação de anticorpos, podem ser chamadas de intolerância alimentar, para distingui-las das verdadeiras reações alérgicas.

Entretanto, nem sempre é possível estabelecer uma divisão nítida entre a alergia e a intolerância, na verdade as duas reações podem ocorrer simultaneamente em relação ao mesmo gênero alimentício. Por exemplo, o corpo pode ter intolerância ao álcool presente no vinho tinto e também uma reação alérgica a alguma outra substância química nele contida. Portanto, nesta seção, a palavra alergia foi usada de forma bem abrangente, para incluir tanto as respostas de alergia como de intolerância.

REAÇÕES ALÉRGICAS DO TIPO *YIN* E DO TIPO *YANG*

A reação alérgica pode ser dividida aproximadamente em tipos *Yin* e *Yang*.

TIPO YIN

O tipo *Yin* de reação alérgica pode estar associado com a Deficiência do *Qi* e, de uma forma geral, tem seu início mais lento, piora com cansaço e apresenta sinais de Frio e Umidade, ao invés de sinais de Calor. Pode estar associada com a Deficiência do *Qi* e do *Yang* do Rim, Pulmões e Baço. Por exemplo, a diarréia crônica da alergia ao glúten, ou o eczema crônico associado com a alergia aos produtos do leite de vaca.

TIPO YANG

A reação alérgica do tipo *Yang* pode ter aspectos de Deficiência do *Qi* ou Deficiência do *Wei Qi*, mas está especialmente associada com inícios rápidos com sinais de Calor. Por exemplo, urticária por Vento Calor, rinite alérgica por Vento Calor associada com alergia ao pólen ou gastrite por Fogo no Estômago associada com vinho tinto.

ETIOLOGIA

Vários fatores podem contribuir para o desenvolvimento de alergias na infância, entre eles a tendência hereditária, a saúde dos pais no ato da concepção, o estado da mãe durante a gravidez, o nascimento e a amamentação, a troca do peito pela mamadeira, ou da mamadeira para alimentos sólidos, pressões emocionais que rodeiam a criança.

VENTO EXTERIOR E ALERGIAS

Na Medicina Chinesa, o Vento Exterior pode significar a exposição ao vento ou a exposição às mudanças de temperatura. Envolve principalmente a pele e a superfície do corpo ou o sistema respiratório. Entretanto, pode também estar relacionado com alergias alimentares que resultam em rinite, asma ou urticária, quando esses quadros estiverem associados com início súbito, e no caso da urticária, com localização alternante. Portanto, P-7 e IG-4 podem ser usados nesses casos para dispersar o Vento Exterior, ou no caso de urticária, VB-20, VB-31 e TA-5 podem ser usados com Método de Dispersão.

EMOÇÕES E ALERGIAS

As alergias do tipo *Yin* podem estar associadas com a Deficiência do *Qi* e com o cansaço, que podem estar ligados ao excesso de trabalho e estresse. As alergias do tipo *Yang* normalmente se agravam por excitação ou raiva reprimidas, podem ser uma via de escape da pressão emocional acumulada.

O Calor associado às emoções bloqueadas pode estar associado com Deficiência do *Yin*, Estagnação do *Qi* ou Fogo, que podem ser de Rins, Fígado, Estômago e Coração, especialmente.

- Rins: a força de vontade não encontra uma saída adequada, ou a luta da vontade contra os medos.
- Fígado: irritação, frustração e raiva ficam sem ser expressas e as pessoas e as situações parecem bloquear a criatividade e a auto-expressão.
- Estômago: a pressão da preocupação, insegurança, solicitude excessiva e congestionamento mental.
- Coração: alegria e excitação reprimidas, ou frustração por incapacidade de expressar os sentimentos num relacionamento.

As combinações básicas para o componente emocional das alergias alimentares podem ser:

Deficiência de *Yin*   R-6, BP-6 **Ton**
Fogo   PC-8, E-44 **Disp**
Estagnação do *Qi*   VC-12, E-21, PC-6 **Disp**

Essas combinações básicas podem ser modificadas para cada sistema de órgão:

Deficiência de *Yin*	Fogo	Estagnação do *Qi*
R + R-10 **Ton**	+ R-1 **Disp**	+ R-8 **Disp**
F + F-8 **Ton**	+ F-1 **S**, F-2 **Disp**	+ F-1, F-3, F-13 **Disp**
E + E-36 **Ton**	+ E-45, PC-3 **Disp**	+ E-40, E-45 **Disp**
C + C-6 **Ton**	+ C-3 **Ton**, C-8 **Disp**	+ VC-17, B-15 **Disp**

SÍNDROMES

Existem oito síndromes principais de alergia alimentar, que podem ser divididas em dois grupos:

Tipo *Yang*
(sinais de Calor)
Vento Calor
Fogo no Estômago
Umidade Calor nos Intestinos
Fogo no Fígado
Fogo no Coração

Tipo *Yin*
(sem sinais de Calor)
Retenção de Fleuma no Pulmão
Deficiência do Baço e Umidade
Deficiência do *Qi* nos Intestinos

TRATAMENTO

As combinações básicas e suas modificações para cada uma das oito síndromes estão na Tabela 28.2. As síndromes podem estar misturadas na prática clínica, como ilustra o seguinte caso:

Exemplo

Uma mulher de 25 anos tinha urticária e conjuntivite de início rápido como reação a uma variedade de alimentos. Às vezes, sentia dor de cabeça, inquietação e irritabilidade, como reações a alimentos ou ao estresse emocional. Seu pulso era fino, em corda e rápido, com força anormal no nível superficial. Sua língua era fina e levemente vermelha, com pontos vermelhos ao longo das bordas. O diagnóstico foi Deficiência crônica do *Yin* do Fígado com Fogo no Fígado, que combinava com Vento Calor durante as crises agudas.

A combinação de pontos para a situação crônica pode ser:

E-21, E-44, F-2 **Disp**; VC-12, BP-6, R-6 **Ton**

Durante as crises agudas de urticária e conjuntivite, esta combinação pode ser mudada para:

IG-4, TA-5, VB-1, VB-44, E-44 **Disp**; BP-6 **Ton**

■ *Distúrbios de alimentação e peso*

A redução de peso tornou-se uma indústria de bilhões de dólares. Embora a dieta incorreta, a obesidade e a falta de exercícios físicos aumentem o risco de doenças e de morte prematura, a preocupação em perder peso pode ser física e psicologicamente destrutiva. A alternação contínua entre comer demais e comer de menos pode produzir não apenas uma desarmonia no sistema gastrointestinal e nutrição deficiente, como também pode reforçar padrões psicológicos negativos de uma auto-imagem depreciativa e baixa auto-estima.

A acupuntura pode ajudar a equilibrar as causas de base dos distúrbios relacionados com a alimentação e com o peso, mas torna-se muito mais eficaz quando combinada com aconselhamento e meditação. O aconselhamento não envolve apenas a orientação de uma nutrição balanceada simples e exercícios adequados moderados e regulares, mas também envolve uma profunda e sincera compreensão da personalidade e do padrão de vida. Em certos casos, o diagnóstico de um especialista na Medicina Ocidental será necessário, já que a perda excessiva de peso pode estar relacionada, por exemplo, com o câncer e com síndromes graves de má absorção dos alimentos.

TIPOS

Existem dois problemas principais que podem coincidir, ou seja, os distúrbios metabólicos e os distúrbios da alimentação.

DISTÚRBIOS METABÓLICOS

Os dois extremos são: excesso de peso, com ingestão normal ou a menos de alimentos; e peso abaixo do normal, com ingestão de alimentos normal ou a mais.

EXCESSO DE PESO

Este caso está normalmente associado com o baixo ritmo metabólico, que pode estar relacionado com a Deficiência do *Yang* do Baço, com acúmulo de gordura e fleuma, ou com Deficiência do *Yang* do Rim, com retenção de água. É comum essas duas síndromes ocorrerem simultaneamente.

PESO ABAIXO DO NORMAL

Esta situação pode estar associada com diminuição ou aceleração do ritmo metabólico. O metabolismo abaixo do normal está associado com Deficiência do *Yang* do Baço, com má absorção dos nutrientes, peso abaixo

SÍNDROMES DIGESTIVAS 391

TABELA 28.2 – Síndromes de alergias aos alimentos

Síndrome e sinais	Pulso	Língua	Combinação básica	Modificações Pontos	Modificações Exemplo
Vento Calor Exterior início rápido, talvez asma, inflamação dos olhos, nariz ou garganta, ou urticária de localização variável	Superficial, rápido ou apertado	Talvez vermelha	P-7, IG-4, E-36, E-44 **Disp**	+ B-2 H + IG-20, E-2 H + ID-17 **Disp** + VB-20, VB-31 **Disp** + B-13, B-20, B-23 **Ton** + IG-11, BP-6, BP-10 **Disp**	para conjuntivite para rinite para dor de garganta para urticária para Deficiência do *Qi* Defensivo para Calor no Sangue
Fogo no Estômago náusea, sensação de queimação, dor ou desconforto na região epigástrica, erupção avermelhada, quente e pruriginosa	Rápido, talvez fino ou cheio, em corda ou escorregadio	Vermelha, saburra seca amarela	VC-13, E-21, E-44, PC-3 **Disp**; BP-6 **Ton**	+ B-2, E-2 H; E-45 **Disp** + IG-20, E-40 **Disp** + IG-11, E-25 **Disp** + IG-11, BP-10 **Disp**; B-40 **S**	para conjuntivite para sinusite para constipação para eczema tipo Calor no Sangue
Umidade Calor no Intestino diarréia com mau cheiro, talvez com muco e sangue nas fezes, dor abdominal	Escorregadio, rápido, cheio ou com fluxo abundante	Vermelha, saburra gordurosa, amarela	VC-6, E-25, E-39, BP-6, BP-9, IG-11 **Disp**	+ VC-3 **Disp** + BP-1, BP-10 **Disp**	para dor no baixo abdome para sangue nas fezes
Fogo no Fígado dor de cabeça, irritabilidade, impaciência, raiva, talvez gastrite ou erupção cutânea	Em corda, rápido, cheio ou com fluxo abundante	Vermelha, especialmente nas bordas	VC-13, E-21, E-44, F-2, VB-38 **Disp**; BP-6 **Ton**	+ B-2, VB-1 H; VB-44 **Disp** + F-1, PC-9 **S**; IG-4, IG-11 **Disp** + R-1, VG-20, VB-20 **Disp**	para conjuntivite para Calor no Sangue para dor de cabeça
Fogo no Coração excitação reprimida, ansiedade, insônia, palpitações, gastrite, talvez diarréia, erupção cutânea	Rápido, cheio ou com fluxo abundante, talvez irregular, talvez escorregadio	Vermelha, especialmente na ponta, seca, talvez saburra amarela	VC-13, E-21, E-44, C-3, PC-3 **Disp**; BP-6 **Ton**	+ R-1 **Disp**; C-9 **S** + ān mián, E-45 **Disp** + R-6 **Ton** + E-40, PC-6 **Disp**	para prurido intenso para insônia para Deficiência do *Yin* do Coração para Fleuma no Coração
Retenção de Fleuma no Pulmão catarro no nariz, na garganta ou no peito, talvez tosse ou asma	Escorregadio, talvez vazio ou cheio	Saburra gordurosa	B-13, VC-12, E-40 H M; P-6 **Disp**	+ B-2, E-2, VB-20 H + VC-22 + VC-17, P-1	para sinusite para catarro na garganta para catarro no peito
Deficiência do *Qi* do Baço e Umidade cansaço crônico, fraqueza nos membros, catarro nas vias respiratórias, talvez erupções cutâneas com lesões contendo líquido no interior ou exsudativas	Vazio, escorregadio, talvez lento	Pálida, flácida, saburra branca gordurosa	VC-6, VC-12, E-21, E-36 **Ton** M; BP-6, BP-9 **Disp**	+ VC-17 **Ton** M; P-1, P-6 **Disp** + BP-1, BP-4 H M	para catarro brônquico para perda do apetite ou perda de peso
Deficiência e Estagnação do *Qi* do Intestino fezes soltas, diarréia, borborigmos, distensão abdominal que piora com cansaço e depressão	Vazio, escorregadio, talvez lento, talvez em corda	Pálida, flácida, saburra branca gordurosa, talvez um pouco roxa	VC-6, VC-12, E-25, E-39 **Ton** M; BP-6, BP-9 **Disp**	alternar com B-20, B-22, B-25, B-27 H M; IG-10, E-39 H + VG-20, BP-1 M	para perda do apetite, cansaço ou sangue nas fezes

Disp = Método de Dispersão; **Ton** = Método de Tonificação; **H** = Método de Harmonização; **M** = Moxa; **S** = Sangria.

do normal, atrofia e fraqueza dos músculos. (A Deficiência do *Yang* do Baço pode dar origem ao peso excessivo, se a gordura se acumular, ou à perda de peso, se houver má absorção.) O aumento do ritmo metabólico, relacionado com a Deficiência do *Yin* e Fogo e com a tensão nervosa crônica, pode causar perda de peso.

DISTÚRBIOS DA ALIMENTAÇÃO

Os dois extremos são o excesso de peso associado à alimentação em excesso, o peso abaixo do normal, relacionado com a falta de alimentação suficiente.

ALIMENTAÇÃO EXCESSIVA

A pessoa se encontra acima do peso por comer demais, mas pode alternar períodos em que come demais com períodos de jejum e talvez vômitos depois de comer.

ALIMENTAÇÃO INSUFICIENTE

O anoréxico come muito pouco, pode vomitar depois de comer e é magro. O que sofre de bulimia pode estar com seu peso normal ou abaixo e alternar ingestão reduzida de alimentos com períodos em que come compulsivamente e vomita.

BASE DO PESO CORPORAL

Supondo que a ingestão de alimentos seja relativamente normal, o peso do corpo depende do consumo e do tipo constitucional do metabolismo e do tipo emocional. Se o consumo for menor que o normal, a pessoa tende a ter seu peso acima do normal, se o consumo for maior que o normal, a pessoa tende a ficar abaixo do peso. O ritmo metabólico aumentado pode produzir peso abaixo do normal e o ritmo metabólico diminuído pode criar ou peso abaixo do normal ou excessivo, como discutido anteriormente.

INGESTÃO

O peso corporal depende dos tipos e da quantidade de alimentos ingeridos, também da combinação de alimentos e do estado emocional durante a alimentação e a digestão. A ingestão depende do ritmo do metabolismo, do estilo de vida e de desequilíbrios emocionais. Também a ingestão de alimentos e o ritmo do metabolismo vão variar com o fumo, álcool ou uso de drogas, que estão relacionados com o estado emocional.

CONSUMO

O consumo está relacionado com a atividade física e com o grau do estresse emocional e mental. A atividade física está ligada com o ritmo do metabolismo. Por exemplo, se uma pessoa faz muita atividade esportiva, quando jovem, pode criar, com o tempo, uma Deficiência de *Yang* do Rim ou do Coração, diminuindo o ritmo do metabolismo de forma a ganhar peso.

ORIGENS PSICOLÓGICAS DOS DISTÚRBIOS DA ALIMENTAÇÃO

BASE

Quando o *self* inferior, ou ego, está em harmonia com o *self* superior, o ato de se alimentar e o peso corporal ficam em equilíbrio, comer se torna uma parte agradável e necessária da vida. Quando o ego não está em harmonia com o *self* superior, quando o ego perdeu o contato com o amor, que é uma parte natural do *self* superior, então haverá sofrimento ou desconforto por essa separação.

FORMAS DE COMPENSAÇÃO

Para aplacar o sofrimento, a sensação de perda do amor ou a alienação, a pessoa pode usar as várias formas de compensação relacionadas no Capítulo 3. Essas compensações podem se tornar vícios. Os viciados não conseguem se satisfazer mesmo que adquiram o objeto do desejo, apenas quando restabelecerem o contato com a sensação de paz, força e amor que surgem do próprio interior, ou seja do *self* superior. Os viciados constantemente buscam algo fora de si mesmos para satisfazer o vazio interno que sentem, que só pode ser preenchido do próprio interior.

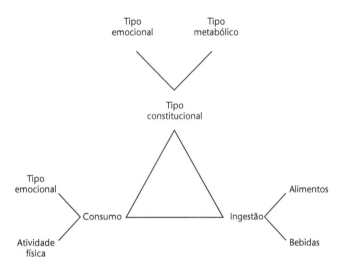

FIGURA 28.2 – A base do peso corporal.

POLARIDADE YIN-YANG

As duas compensações que são importantes neste caso são os alimentos e o asceticismo. Na verdade, trata-se de uma polaridade *Yin-Yang*:

hedonismo	puritanismo
indulgência	recusa
pecado	castigo
prazer	sofrimento
banquetear-se	jejuar
excesso de peso	peso abaixo do normal

Os dois extremos são a obesidade em decorrência do comer demais e a anorexia em decorrência do comer de menos, mas os dois são meramente parte do mesmo fenômeno e o obeso pode se tornar obsessivo com dietas e o anoréxico obsessivo em comer. Os dois extremos vivem na tensão desta polaridade.

OBESIDADE

A obesidade inclui as pressões relacionadas com o comer demais e estar acima do peso.

PRESSÃO POR ESTAR ACIMA DO PESO

A pessoa pode estar se escondendo por trás de sua gordura e usa o fato de estar acima do peso como uma proteção ou como um amortecedor entre o próprio *self* e as ameaças percebidas na vida. Quanto maior a insegurança de uma pessoa, mais medo ela terá da vida e maior a necessidade de sua gordura protetora. Quanto mais segura se sentir, menos necessidade terá dela.

A pessoa pode se sentir mais confortável estando mais gordinha, considerando o excesso de peso tranqüilizador e agradável. Pode não se sentir compacta o suficiente sem essa camada de gordura, podendo mesmo se sentir angulosa e sem chão. Pode achar que o peso extra lhe capacita a ser levado mais a sério, propiciando às suas opiniões um maior peso e consistência. O peso corporal extra, talvez a Umidade e Fleuma Extras no cérebro, podem propiciar a ilusão tranqüilizadora de que o mundo é lento, sólido e estável, quando na verdade o mundo externo muda rapidamente.

Essas sensações estão relacionadas com as emoções do medo, insegurança e preocupação associadas com Rins e Baço debilitados e instáveis, podem ser tratados fortalecendo e estabilizando o *Qi* do Rim e do Baço e os centros de energia *Dan Tian* e do Baço. Pode ser necessário acalmar os centros do Plexo Solar e da Fronte.

PRESSÃO POR COMER DEMAIS

O comer demais é basicamente uma compensação pela perda do contato com as energias positivas do *self* superior. Este fato tem vários aspectos.

FALTA DE AMOR

Muitos obesos perderam o contato com o entusiasmo e com o amor internos, de forma que não conseguem sentir amor por si e se tornam limitados em compartilhar o amor nos relacionamentos. De fato, podem se sentir desgostosos e se odiar, nutrirem um autodesprezo por se considerarem fracos e basicamente sem qualquer capacidade de despertar amor nos outros. Essa identidade que constroem de si lhes dá uma desculpa para evitar relacionamentos ou evitar o sexo e a sexualidade. O tratamento é centralizado no fortalecimento do Fogo do Coração e no *Qi* do Coração e do Baço.

DEPRESSÃO

Além da Deficiência do Fogo do Coração, a depressão resultante em comer demais pode estar associada com a Estagnação do *Qi* do Fígado, Coração ou Pulmão. O tratamento implica em mover o *Qi* nos órgãos Estagnados.

INSEGURANÇA

A insegurança emocional, talvez ligada a problemas de alimentação inadequada na infância, pode levar ao sentimento de nunca ter tido o suficiente, ou ao medo de que não vai haver o suficiente no futuro. Este sentimento pode estar relacionado a alimento, amor ou segurança material. O fato pode se agravar sob condições de estresse na vida, que faz aumentar a ingestão de alimentos, especialmente de coisas doces e assim aumentar o peso. Esta situação está especialmente ligada a problemas com a mãe e com o elemento Terra. Pode haver um exagero no prazer sensual normal em comer, resultando em gula e aumento do apetite. A tonificação do Baço e do Rim pode ajudar neste caso.

FOME PELA VIDA

O Espírito do Coração se manifesta por meio do corpo físico em excitação, interesse e prazer durante as experiências da vida, pelas quais, há crescimento e expansão da consciência. É como se fosse um tipo de fome pela vida. Mas se a pessoa, por medo e insegurança, se fecha para as experiências da vida, então essa fome pode se manifestar como necessidade por alimentos físicos. É como se fosse uma necessidade espiritual que se convertesse em necessidade física, a pessoa simplesmente se expande em tamanho ao invés de crescer em caráter. O tratamento consiste em acalmar a pressão emocional e a desobstrução dos blocos de energia, de forma que a energia possa se expressar externamente, participando da vida e dos relacionamentos.

TENSÃO NERVOSA

A simples tensão nervosa pode encontrar uma válvula de escape na comida, o tratamento consiste em tonificar o *Yin* e dispersar o Fogo dos Rins, Fígado, Estômago ou Coração.

ANOREXIA

A anorexia não é simplesmente um desequilíbrio emocional. Envolve uma ilusão rígida, fanaticamente sustentada pela mente do paciente, a respeito do tamanho e da forma do seu corpo. Consiste num problema principalmente de mulheres jovens entre 14 a 20 anos.

A ingestão de alimentos é reprimida pela culpa que se segue depois de comer ou pelo medo de se tornar horrivelmente gordo. O paciente pode também vomitar, usar laxantes ou exercícios extenuantes para perder peso. Nas pessoas que sofrem de bulimia, essas atividades podem se alternar com ataques compulsivos de comer. A menina pode se retirar da vida social, começar fazer exercícios físicos solitários, perder o interesse pelo namorado e evitar contato sexual.

A perda do peso pode ser seguida por amenorréia e em casos extremos morte por suicídio ou por complicações de nutrição deficiente como falência renal por depleção de potássio.

ORIGENS DA ANOREXIA

Pode haver um relacionamento familiar difícil, agravando os conflitos emocionais da puberdade, mas a base é novamente a falta de amor, mesmo que numa estrutura de conceitos distorcidos. Enquanto o comer em excesso pode incluir a necessidade de estruturar a pessoa com bases mais firmes no corpo físico, a anorexia é o oposto. As pessoas anoréxicas estão negando e tentando reduzir as demandas do corpo físico.

O tratamento da anorexia tem como objetivo desenvolver uma conexão com o *self*, de forma que a pessoa sinta amor e entusiasmo dentro de si. Além de tonificar o Baço, o tratamento consiste em fortalecer o Fogo do Coração.

TRATAMENTO

As combinações de pontos para os distúrbios alimentares e de peso corporal estão na Tabela 28.3.

■ *Síndromes de constipação*

A constipação pode ser designada como fezes duras ou infrequentes ou defecação difícil.

ETIOLOGIA E SÍNDROMES

A forma mais comum de constipação no Ocidente é a constipação imaginária. O fato se deve ao excesso de preocupação com a regularidade intestinal, que se segue após uso abusivo de laxantes, fato que leva à constipação secundária. A constipação pode também ter início por uma dieta de alimentos refinados pobres em fibra, frituras em excesso, hábitos alimentares irregulares, viagem, doença, repouso forçado, falta de exercícios físicos, drogas e medicamentos, como opiáceos, antidepressivos tricíclicos e anticolinérgicos.

A constipação pode começar como uma reação de retenção ao hábito forçado de ir ao banheiro; pode estar associada com depressão; pode se agravar por medos neuróticos de contaminação em assentos de banheiros públicos; pode ser concomitante ao estresse geral e à tensão nas pessoas que são apressadas ou incapazes de relaxar durante a defecação.

ETIOLOGIA CHINESA

Na Medicina Chinesa, a constipação pode ser decorrente do Excesso ou da Deficiência:

Excesso	Deficiência
Calor	Deficiência de *Qi*, Sangue e Fluidos
Estagnação do *Qi*	Deficiência do *Yang* e Frio

CALOR

A constipação aguda pode ser causada por febres do tipo *Yang* Brilhante. A constipação crônica decorrente de Calor no Estômago e Intestinos pode estar associada com congestionamento mental e emocional e preocupação, ou consumo excessivo de alimentos condimentados e álcool. O Fogo do Fígado por frustração e irritação tende a agravar a constipação, pelo aumento do Fogo do Estômago.

ESTAGNAÇÃO DO *QI*

A Estagnação do *Qi* dos Pulmões ou do Fígado pode causar constipação. Tanto os Pulmões, quanto o Intestino Grosso, órgãos Metal, estão envolvidos com o receber e deixar ir. O Fígado é especialmente importante para manter o fluxo do *Qi* livre no Aquecedor Inferior. Esse tipo de constipação pode ser agravado pela depressão, frustração ou repressão geral dos sentimentos. Trata-se de uma pessoa inflexível, tensa e rígida, que tem medo de deixar os sentimentos fluírem livres, tentando manter a vida sob controle rígido.

TABELA 28.3 – Distúrbios alimentares de peso corporal

Síndromes	Sinais e sintomas	Pulso	Língua	Combinação de pontos
Excesso de peso pelo processo metabólico				
Deficiência do *Qi* e do *Yang* do Baço	Excesso de peso, catarro no trato respiratório, preguiça, sensação de peso nos membros	Vazio, escorregadio	Pálida, saburra gordurosa branca	VC-6, VC-12, E-25, E-36, F-13 **Ton M** + IG-10, TA-6 **Disp** para Estagnação do *Qi*
Deficiência do *Qi* e do *Yang* do Rim	Excesso de peso, retenção de fluidos, sensação de frio nas costas, pernas e baixo abdome	Vazio, lento, escorregadio, profundo	Pálida, úmida, saburra branca	VC-6, VC-9, VC-12 **H M**; BP-6, BP-9, TA-6 **Disp** alternar com VG-4, VG-20, B-20, B-22, B-23 **Ton M**
Peso abaixo do normal pelo processo metabólico				
Deficiência do *Qi* e do *Yang* do Baço	Peso abaixo do normal, fezes soltas, atrofia e fraqueza muscular	Vazio, ou pequeno, áspero	Pálida, flácida, escavada na área de BP–E	VC-4, VC-12, E-21, E-25, E-36, IG-4 **Ton M** alternar com B-20, B-23, B-27, B-43 **Ton M**
Deficiência de *Yin* e Fogo	Peso abaixo do normal, hiperatividade, sinais de calor, tensão nervosa com inquietação, sono inquieto	Rápido, fino ou cheio, talvez em corda	Vermelha, especialmente na ponta e nas bordas, seca	VC-12, E-36, BP-6, R-6 **Ton**; R-2, F-2, E-44 ou C-8 **Disp**, se for adequado
Excesso de alimentação				
Fogo por Deficiência do Coração (falta de amor)	Come em excesso por falta de amor por si mesmo, sente solidão e considera-se incapaz de despertar amor, desgosto consigo mesmo	Vazio, talvez retardado ou lento	Pálida	VC-12, VC-17, E-36, C-8, PC-8 **Ton M**
Estagnação do *Qi* do Fígado (depressão)	Come em excesso por depressão e frustração	Em corda ou retardado	Talvez violácea	VC-12, VC-17, E-36, BP-1, BP-2 **Ton M**; F-1, F-3, F-13 **Disp**
Deficiência do *Qi* do Baço (insegurança)	Come em excesso por medo, preocupação e insegurança, precisa da gordura como uma forma de escudo de proteção, para se sentir protegido	Vazio ou com fluxo abundante, escorregadio	Pálida, saburra gordurosa	VC-4, VC-12, E-25, E-36, BP-1, BP-2 **Ton M** alternar com VG-20, B-44, B-48, B-52, IG-4, E-36 **Ton M**
Supressão do Espírito do Coração (da fome pela vida)	Come demais por excitação suprimida, come ao invés de participar da vida	Talvez rápido, retardado, irregular	Talvez vermelha, especialmente na ponta ou trêmula	E-36, R-4 **Ton M**; VC-23 **H**; VC-14, VC-17 **H M**; C-5, PC-4 **Disp**
Deficiência do *Yin* e Fogo (tensão nervosa)	Come demais por tensão nervosa com inquietação e hiperatividade	Rápido, fino ou cheio, talvez em corda	Vermelha, especialmente na ponta e bordas, seca	VC-12, E-36, BP-6, R-6 **Ton**; R-1, VC-14, VG-20 **Disp**; R-2, F-2, E-44 ou C-8 **Disp** caso adequado
Alimentação insuficiente – Anorexia				
Deficiência do *Qi* do Baço e Fogo por Deficiência do Coração	Come menos que o suficiente, emagrecimento, vômito deliberado depois das refeições, amenorréia	Vazio, fino ou áspero, talvez pequeno	Pálida, fina, flácida	VG-20, *yìn táng*, **H**; VC-12, VC-17, **M**; BP-1, BP-2, E-36, C-8 **Ton M**

Ton = Método de Tonificação; **Disp** = Método de Dispersão; **H** = Método de Harmonização; **M** = Moxa.

DEFICIÊNCIA DO *QI*, SANGUE E FLUIDOS

Pacientes depois de uma doença, mulheres depois do parto, ou idosos, podem se tornar muito cansados e deficientes em energia e fluidos necessários para a defecação.

Se a Deficiência dominante for de *Qi* e de Sangue, a língua será pálida, se a Deficiência dominante for de *Yin*, a língua será vermelha e descascada como nas pessoas idosas do tipo com Deficiência de *Yin*.

DEFICIÊNCIA DE *YANG* E FRIO

Esta síndrome é encontrada principalmente em pessoas velhas, debilitadas, com exaustão, membros frios, frio e dor no abdome.

TRATAMENTO

As combinações de pontos para a constipação estão resumidas na Tabela 28.4. Os pontos dorsais como B-18, B-20, B-25 e B-31–33 também podem ser usados para a constipação.

PROLAPSO RETAL E HEMORRÓIDAS

O principal ponto local é VG-1, inserido perpendicularmente. Se for preciso, a agulha pode ser direcionada para a direita e para a esquerda para se obter a sensação induzida pela agulha se irradiando pelo ânus. Pontos locais subsidiários podem ser escolhidos entre B-30, B-32, B-35 e B-54. O principal ponto distal é B-57, usado com Método de Dispersão.

MODIFICAÇÕES

PC-8 **Disp**	para sinais de Calor
BP-10 **Disp**	para hemorragia por Calor
B-25, E-37 **Disp**	para constipação
VG-20 **M**	para hemorróidas ou prolapso retal decorrentes do Afundamento do *Qi*; o bastão de moxa deve ser usado por 15min
VC-8 **M**	para Afundamento do *Qi*, cones de moxa sobre gengibre ou sal

■ *Síndromes de diarréia e disenteria*

GERAL

Diarréia e disenteria encontram-se em seções separadas nos textos chineses. A diarréia é definida como aumento da freqüência das evacuações, com fezes soltas e líquidas. A disenteria é definida como uma diarréia acompanhada de dor abdominal, tenesmo e presença de sangue e muco nas fezes. Como as duas doenças têm aspectos que se superpõem e são as mesmas combinações de pontos que normalmente tratam as duas condições, elas serão discutidas juntas nesta seção. A distensão abdominal com evacuações irregulares é abordada na última parte deste capítulo: "Síndrome do Colo Irritável e Distensão Abdominal", no qual as origens psicológicas dos movimentos peristálticos irregulares são discutidas.

IMPORTÂNCIA

As alterações dos padrões dos movimentos dos intestinos podem ser relativamente de pouca importância, requerendo apenas um ajuste no estilo de vida. Entretanto, essas alterações também podem refletir sérios distúrbios como câncer de intestino, de forma que pode haver necessidade de investigação criteriosa, baseada na medicina ocidental. Medicamentos ocidentais também podem ser necessários para o tratamento da diarréia ou disenteria decorrentes de organismos como *Entamoeba histolytica*, *Giardia*, *Shiegella* ou *Salmonella*.

SÍNDROMES

Diarréia ou disenteria agudas

Umidade Calor
Frio Umidade
Retenção de alimentos

Disenteria intermitente crônica

Diarréia crônica

Deficiência do *Qi* do Baço
Deficiência do *Qi* do Rim
Estagnação do *Qi* do Fígado
Medo e ansiedade

TRATAMENTO

As combinações de pontos para diarréia e disenteria estão na Tabela 28.5. A freqüência de tratamento vai variar de acordo com a gravidade do caso. Para casos agudos graves, os tratamentos podem ser aplicados três vezes ao dia, diminuindo para uma por dia, à medida que o paciente vai se recuperando e depois, pode passar para um tratamento em dias alternados. Para disenteria intermitente crônica, os tratamentos podem ser dados uma vez por dia ou em dias alternados durante a crise, diminuídos para um a cada semana entre as crises. Para diarréia crônica, o tratamento pode ser uma vez ou duas vezes por semana, dependendo da gravidade do caso.

■ *Síndrome do colo irritável e distensão abdominal*

GERAL

Uma síndrome dos distúrbios funcionais mais comuns é a do colo irritável (SCI), descrita como movimentos peristálticos e desconforto abdominal sem qualquer doença orgânica. Pode haver constipação ou diarréia, ou

TABELA 28.4 – Síndromes de constipação

Síndromes	Sinais e sintomas	Pulso	Língua	Combinação de pontos
Excesso				
Calor	Constipação com fezes ressecadas, talvez sensação de queimação no ânus, talvez gastrite, boca seca e mau hálito	Rápido e cheio ou com fluxo abundante	Vermelha, saburra amarela ou castanha	E-25, E-37, E-44, IG-11 **Disp**; VC-6 **H**; BP-6, R-6 **Ton**
Estagnação do *Qi*	Constipação com distensão abdominal, talvez desconforto na região epigástrica e eructação, supressão emocional	Em corda, talvez cheio ou com fluxo abundante	Várias	VC-6, BP-15, E-37, VB-34, IG-10, TA-6 **H** ou **Disp**
Deficiência				
Deficiência do *Qi*, Sangue e Fluidos	Constipação com fezes ressecadas, em pacientes cansados e debilitados, por exemplo depois de uma doença ou parto ou na velhice	Vazio ou fino, áspero	Pálida e fina, saburra branca, talvez seca	BP-15, IG-10, VB-34 **H** ou **Disp**; VC-4, E-36, BP-6, R-6 **Ton**
Deficiência do *Yang* com Frio	Constipação com sensação de frio e dor no abdome, frio nos membros, em pacientes idosos ou debilitados	Vazio, profundo, lento	Pálida e flácida, saburra branca	VC-6, E-25, E-37 **H M**; VG-34, IG-10, TA-6 **H**; VC-4 **Ton M**

Disp = Método de Dispersão; **Ton** = Método de Tonificação; **H** = Método de Harmonização; **M** = Moxa.

TABELA 28.5 – Síndromes de diarréia e disenteria

Síndromes	Sinais e sintomas	Pulso	Língua	Combinação de pontos
Diarréia ou disenteria agudas				**Combinação básica:** E-25, E-37 **Disp**
Umidade Calor	Diarréia com dor abdominal, sensação de queimação no ânus, estado febril, sede	Rápido, escorregadio	Vermelha, saburra gordurosa amarela	se Umidade predominar: fezes líquidas, acrescentar BP-6, BP-9 **Disp** se o Calor predominar: febre, escolha entre ID-1, IG-1, IG-11, E-44, VG-14 **Disp**
Frio Umidade	Diarréia líquida com dor abdominal, sensação de frio e ausência de sede	Profundo, lento, escorregadio	Pálida, saburra gordurosa branca	básica + VC-6, VC-12, BP-9 **H M**
Retenção de alimentos	Diarréia com falta de apetite, distensão na região epigástrica e no abdome	Escorregadio, em corda, talvez rápido	Talvez vermelha, saburra amarela gordurosa	básica + VC-12, PC-6 **Disp**
Disenteria crônica intermitente	Disenteria intermitente por longos períodos, resistente, menos grave que o tipo agudo, cansaço, sonolência, perda de peso	Talvez vazio, escorregadio	Saburra gordurosa	E-25, E-37 **Disp** se Deficiência de *Yin*, acrescentar R-6, BP-10 **Ton** se Deficiência de *Yang*, acrescentar B-20, B-23 **Ton M**
Diarréia crônica				**Combinação básica:**
Deficiência do *Qi* do Baço	Fezes soltas com alimentos não digeridos, cansaço, perda de peso, perda do apetite	Vazio	Pálida, flácida	VC-12, E-25, E-36 **Ton M** básica + B-20 **Ton M** se preocupação, acrescentar B-49 **Disp** se prolapso retal, acrescentar VG-1 **H**; VG-20 **M**
Deficiência do *Qi* do Rim	Diarréia com borborigmos e dor ao redor do umbigo, normalmente por volta do alvorecer, agravada por frio	Vazio, profundo	Pálida, úmida, saburra branca	básica + VG-4, VC-4, B-23, R-3 **Ton M**
Estagnação do *Qi* do Fígado	Diarréia associada com alterações do humor, distensão abdominal, eructação e flatulência	Em corda	Várias	básica + F-3, F-13, B-18 **Disp**
Medo e ansiedade	Diarréia associada com medo e ansiedade, amiúde antes de um determinado evento, por exemplo, desempenho diante de um público	Talvez rápido, ou irregular, móvel	Talvez trêmula	básica + VC-14, C-7 **Disp**; R-3 **Ton**

Disp = Método de Dispersão; **Ton** = Método de Tonificação; **H** = Método de Harmonização; **M** = Moxa.

alternância entre os dois sintomas, dor abdominal e distensão abdominal, que melhoram com a defecação, sensação de defecação incompleta ou muco nas fezes. A síndrome do colo irritável normalmente ocorre junto com sintomas gástricos e está associada com estresse emocional.

A distensão abdominal foi incluída com a SCI, já que as mesmas síndromes chinesas ocorrem com cada sintoma.

SÍNDROME DO COLO IRRITÁVEL E EMOÇÕES

As quatro principais emoções que agravam a SCI são medo, raiva, ansiedade e preocupação. Como essas emoções podem centralizar seus efeitos ao redor do centro de energia do Plexo Solar, a SCI pode ocorrer juntamente com freqüência urinária, gastrite, palpitações ou dispnéia, já que o estresse também afeta os sistemas da Bexiga, do Estômago, do Coração ou do Pulmão.

VC-14 é um ponto essencial para acalmar o centro do Plexo Solar, pode ser combinado com acupressão em R-1. É de extrema importância que os pacientes com SCI aprendam a relaxar profundamente e técnicas de meditação que associam a respiração com concentração no centro *Dan Tian* podem ser eficazes.

A SCI é um padrão associado com emoções reprimidas, por exemplo, de raiva e irritação, ou excitação e ansiedade, que a pessoa se sente incapaz de expressar ou de eliminar do sistema.

SÍNDROMES

Estagnação do *Qi* do Fígado
Deficiência do *Qi* e do *Yang* do Baço
Estagnação do *Qi* do Fígado e Deficiência do *Qi* do Baço
Medo do Rim e ansiedade do Coração
Retenção de alimentos

TRATAMENTO

As combinações de pontos para a SCI e para a distensão abdominal são dadas na Tabela 28.6. Os pontos são selecionados principalmente entre os seguintes pontos:

VC-4, VC-6, VC-12, VC-14
E-25, E-36, E-37
F-3, F-13
B-18, B-20, B-25, B-47, B-49

Além desses, as combinações dos Canais Extraordinários de BP-4 + PC-6 podem ser eficazes.

TABELA 28.6 – Síndrome do colo irritável e distensão abdominal

Síndromes	Sinais e sintomas	Pulso	Língua	Combinação de pontos
Estagnação do *Qi* do Fígado	Distensão abdominal, movimentos peristálticos irregulares e gastrite que piora por depressão, frustração ou raiva	Em corda ou retardado	Talvez levemente violácea	VC-6, VC-12, TA-6, E-25, E-37, F-3, F-13 **Disp** + PC-6 **Disp** para náusea + VB-27, VB-28 **Disp** para dor intestinal
Deficiência do *Qi* e do *Yang* do Baço	Distensão abdominal que piora com cansaço ou preocupação, falta de apetite, fezes soltas	Vazio, talvez escorregadio, talvez lento	Pálida, saburra úmida branca gordurosa	VC-6, E-25, F-13 **H M**; VC-12, E-36 **Ton M** alternar com B-20, B-25, B-27 **Ton M** + VC-9, BP-6, BP-9 **Disp** para fezes líquidas + VG-20, B-49 **H** para preocupação
Estagnação do *Qi* do Fígado e Deficiência do *Qi* do Baço	Distensão abdominal e epigástrica, que piora com cansaço ou depressão, pior por preocupação ou raiva	Vazio, em corda, talvez escorregadio	Pálida, talvez violácea, saburra gordurosa branca	VC-6, VC-12, E-25, E-37, F-13 **H M**; F-3 **Disp** alternar com B-18, B-20, B-25 **H M** + P-7, VC-17 ou B-13 **Disp** para Estagnação do *Qi* do Pulmão e do Intestino Grosso
Medo do Rim e ansiedade do Coração	Distensão abdominal e movimentos peristálticos irregulares agravados por medo e ansiedade, especialmente antes de compromissos importantes, exames, etc.	Talvez rápido, irregular, móvel	Talvez trêmula	VC-4 **Ton**; VC-12, E-25, E-37, BP-4, PC-6 **H** = VC-14 **Disp** alternar com B-20, B-25, B-44, B-52 **H**
Retenção de alimentos	Distensão abdominal e movimentos peristálticos irregulares com padrões de alimentação excessivos ou irregulares	Em corda, escorregadio, talvez com fluxo abundante ou rápido	Saburra gordurosa, talvez amarela	VC-6 **H**; VC-10, VC-13, E-25, E-37, IG-10, PC-6 **Disp** + E-44, IG-4 para sinais de Calor: constipação e mau hálito

Disp = Método de Dispersão; **Ton** = Método de Tonificação; **H** = Método de Harmonização; **M** = Moxa.

Centros de Energia e síndromes digestivas

As relações entre os centros de energia e algumas síndromes digestivas conhecidas, na Tabela 28.7.

TABELA 28.7 – Centros de Energia e síndromes digestivas

Centro	Ponto	Método	Síndromes	Exemplo
Coronário	VG-20	M ou Ton	Afundamento do Qi	Depressão, falta de vontade, tônus muscular fraco, prolapso do estômago, prolapso anal e hemorróidas, diarréia
		H ou Disp	Hiperatividade do Yang do Fígado Fogo do Rim, Fígado ou Coração	Excesso de comida por estresse, dor de cabeça de origem digestiva
Fronte	yìn táng	H	Estagnação do Qi do Baço–Estômago	Anorexia com estrutura mental rígida e falta de perspectiva, gastrite por congestionamento mental, SCI por preocupação e excesso de solicitude
Garganta	VC-23	Disp	Estagnação do Qi do Coração	Excesso de comida por frustração devido à incapacidade de expressar seus sentimentos nos relacionamentos
Coração	VC-17	Disp Ton M	Estagnação do Qi do Pulmão Fogo por Deficiência do Coração	Constipação, distensão epigástrica, excesso de comida por sensação de solidão e falta de amor por si mesmo, anorexia por perda de interesse na vida
Plexo Solar	VC-14	Disp ou H	Medo e ansiedade invadem o Estômago, Rebelião do Qi do Estômago	Comida em excesso, gastrite, soluço, síndrome do colo irritável ou diarréia por medo, preocupação, insegurança, medo da perda de controle
Baço	VC-12	Ton M	Deficiência do Yang Qi do Baço e do Estômago	Peso abaixo do normal por deficiência de nutrição, letargia e rejeição por exercícios físicos, alergias de alimentos do tipo Yin, desejo intenso por alimentos ou por doces em decorrência de insegurança
			Estagnação do Baço–Estômago	Náusea, distensão abdominal e epigástrica com depressão, ou por congestionamento mental por estudo em excesso
Dan Tian	VC-4	Ton	Deficiência do Yin do Rim	Peso abaixo do normal por metabolismo elevado, excesso de peso por comer quando se sente nervoso, SCI e gastrite por medo e ansiedade, constipação com fezes ressecadas
		Ton M	Deficiência do Yang do Rim	Excesso de peso por baixo metabolismo e retenção de fluidos, falta de energia ou desejo por exercícios, depressão e falta de interesse em alimentos, diarréia, alergias alimentares por Deficiência do Qi Defensivo
Reprodução	VC-3		Estagnação do Qi do Baço–Estômago	Anorexia ou obesidade por negação da sexualidade ou feminilidade, por frustração na expressão da sexualidade, reprodução e criatividade

Ton = Método de Tonificação; **Disp** = Método de Dispersão; **H** = Método de Harmonização; **M** = Moxa.

Síndromes urinárias e de edema

■ Síndromes urinárias

As queixas urinárias mais comuns observadas na prática clínica estão incluídas nesta seção: cistite, uretrite, enurese e prostatite, envolvendo sintomas como disúria, hematúria, micção incompleta, aumento da freqüência de micção e incontinência urinária.

ETIOLOGIA

A etiologia básica está resumida na Figura 29.1.

DEFICIÊNCIA DE QI

A Deficiência de *Qi* pode estar associada com a diminuição da resistência do organismo para adquirir infecções, ou com a capacidade reduzida de conter a urina no corpo ou o sangue nos vasos. A Deficiência do *Qi* pode surgir por excesso de trabalho físico e mental, sexo em excesso ou parto, estresse emocional, doença física, cirurgias e choque.

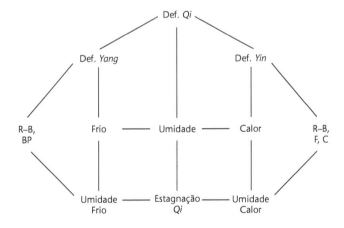

FIGURA 29.1 – Fatores etiológicos nas síndromes urinárias.

ESTAGNAÇÃO DO QI

A Estagnação do *Qi* pode estar associada com estagnação generalizada das emoções, especialmente dos Rins, Fígado e Coração, ou com estagnação local decorrente da falta de exercícios físicos, traumatismo, cirurgia ou parto.

UMIDADE CALOR NA BEXIGA

A Umidade pode surgir pela Deficiência do *Qi* do Baço e dos Rins, por Estagnação do *Qi*. O Calor pode surgir como uma evolução da Estagnação do *Qi*, especialmente naquelas pessoas cuja constituição é do tipo de Deficiência de *Yin* ou do tipo Fogo. A Umidade e o Calor, podem, então, se combinar para produzir uma das síndromes urinárias mais comuns, a síndrome de Umidade Calor na Bexiga.

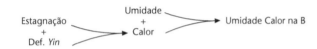

Figura 29.2 –

EMOÇÕES E SÍNDROMES URINÁRIAS

Os principais sistemas envolvidos são Rins, Fígado e Coração.

RINS

Emoções como o medo, o pavor e o choque podem enfraquecer os Rins e a Bexiga, resultando então no aumento da freqüência da micção, incontinência e enurese associadas com a Deficiência do *Qi* e do *Yang* do Rim. Esta fraqueza pode também resultar na diminuição da resistência às infecções, com aparecimento, por exemplo, de dirúria e hematúria, sinais de Calor pela Deficiência do *Yin* do Rim. O medo das mudanças, o medo da vida, suspeita e paranóia constantes, as atitudes de se restringir e se apegar, podem também resultar na Estagnação do *Qi* do Rim–Bexiga, com sensação de distensão e dor, ou micção incompleta ou difícil. A Estagnação do *Qi* do Rim e a Deficiência do *Yin* do Rim podem se combinar, propiciando a síndrome da Umidade Calor na Bexiga.

FÍGADO

Depressão, frustração, raiva reprimida e os sentimentos associados de amargura, ressentimento e ódio, podem estar associados com a Estagnação do *Qi* do Fígado e Calor, e com Umidade Calor na Bexiga. O Fogo do Fígado pode resultar em disúria com sensação de queimação e hematúria.

CORAÇÃO

O distúrbio do Espírito do Coração, associado com a Deficiência do *Qi* do Coração e do Rim, pode resultar em enurese ou urgência de micção. A Deficiência do *Yin* do Coração e o Fogo do Coração são amiúde ligados a sintomas como cistite e hematúria. A Estagnação do *Qi* do Coração pode estar relacionada com ansiedade ou excitação reprimidas, ou com a dificuldade em se comunicar num relacionamento, especialmente quando há sentimentos mesclados de amor e ódio. Essas síndromes de Estagnação e Calor podem evoluir para Umidade Calor na Bexiga.

SÍNDROMES

Excesso   Umidade Calor na Bexiga
Deficiência   Deficiência do *Qi* e do *Yang* do Rim
Excesso + Deficiência   Umidade Calor na Bexiga com Deficiência do *Qi*

ENURESE

Na Medicina Chinesa, a enurese é decorrente ou da Deficiência do *Yang* do Rim ou da Deficiência do *Qi* do Pulmão e do Baço. Na experiência do autor, a enurese resulta principalmente do medo do Rim, que está ligado à ansiedade do Coração. O autor, portanto, fortalece os Rins e acalma o medo e a ansiedade, escolhendo pontos como:

VG-20, VC-4, BP-6, R-3, C-7 **Ton**
alternando com VG-4, VG-20, B-15, B-23, R-3, C-7 **Ton**

Para crianças até 8 anos de idade, se usa um número mínimo de pontos:

VG-20, R-3, C-7 **Ton**

Para crianças mais velhas e adolescentes, pode-se acrescentar mais pontos. Se houver Deficiência generalizada do *Qi*, então B-13 e B-20 podem ser incluídos no tratamento, com Método de Tonificação e Moxa. A aplicação de moxa ou massagem suave em R-1 é muitas vezes útil para fortalecer os Rins e acalmar o medo.

PROSTATITE

Deve-se, antes de mais nada, fazer uma investigação ocidental precisa para excluir a possibilidade de carcinoma da próstata. Na Medicina Chinesa, a prostatite pode ser diferenciada em Umidade Calor e Deficiência, como mostra a Tabela 29.1. Muitos homens com prostatite têm síndromes combinadas de Umidade Calor e Deficiência do *Qi*, associadas ao estresse, à frustração, ao excesso de trabalho, à exaustão e à depressão. O mais eficaz é alternar os tratamentos na parte anterior do corpo com tratamentos na parte dorsal do corpo, como:

VC-1, VC-3, E-29, BP-6, TA-6 **Disp**; VC-6, VC-12, E-36 **Ton**
B-28, B-32, B-39 **Disp**; VG-4, VG-20, B-20, B-23 **Ton**

TABELA 29.1 – Síndromes urinárias

Síndromes	Sinais e sintomas	Pulso	Língua	Combinação de pontos
Umidade Calor na Bexiga	Cistite ou uretrite com disúria, aumento da freqüência de micção, urgência ou retenção urinárias, talvez com sensação de distensão na parte baixa do abdome, ousensação de queimação durante a micção, talvez estado febril ou inquietação, talvez agitação mental ou frustração	Rápido, talvez escorregadio, em corda, cheio, com fluxo abundante ou fino	Vermelha, ou pontos vermelhos, saburra gordurosa amarela	VC-3, E-28, BP-6, BP-9 **Disp** alternar com B-23, B-28, B-32, B-39, B-64 **Disp** + IG-4, TA-5 para sinais de Vento Calor + BP-1, BP-10 (- BP-9) para hematúria + VC-6 **H** ou **Disp** para Estagnação do *Qi* no baixo abdome + VC-6, R-8, BP-15, VB-25 **Disp** para cálculos do Rim + R-2 **Disp**; R-10 **Ton** para Fogo por Deficiência do Rim + F-2, F-11 **Disp** para Fogo e Umidade Calor no Fígado + C-8 **Disp**; C-3 para Fogo no Coração + R-8 **Disp** para Estagnação do *Qi* do Rim + F-1, F-3 **Disp** para Estagnação do *Qi* do Fígado + VC-17, C-5 para Estagnação do *Qi* do Coração
Deficiência do *Qi* do Rim	Retenção urinária, aumento da freqüência de micção, incontinência urinária, micção incompleta ou enurese, pior com cansaço, fraqueza na região lombar, talvez zumbidos nos ouvidos, depressão, impotência e sensação de frio nos membros, na região lombar e baixo abdome; talvez edema	Vazio, talvez profundo, lento áspero ou variável	Pálida, flácida, saburra branca úmida	VC-4, E-28, E-36, R-3 **Ton M**; BP-6 **Disp** alternar com VG-4, B-20, B-23, B-28, B-64 **Ton M**; B-32 **Disp** + VC-12, BP-9 **Ton M** para Deficiência do Baço + VC-14, VC-24 **H** ou **Disp** para medo e ansiedade + VG-20, C-7 **Ton** para enurese e um número menor de pontos para crianças – ver observação
Umidade Calor na Bexiga com Deficiência de *Qi*	Desordens urinárias com cansaço e inquietação ou frustração, e com sintomas que pioram tanto pelo cansaço como por estresse	Rápido, talvez escorregadio ou em corda, fino ou vazio	Talvez pálida, flácida com pontos vermelhos na ponta ou bordas, saburra amarela	VC-3, E-28, BP-6, BP-9 **Disp**; VC-4, E-36, B-64 **Ton** + R-6 **Ton** para Deficiência do *Yin* do Rim + R-3 **Ton** para Deficiência do *Qi* do Rim + VC-12 **Ton** para Deficiência do *Qi* do Baço

Disp = Método de Dispersão; **Ton** = Método de Tonificação; **H** = Método de Harmonização; **M** = Moxa.

■ *Síndromes de edema*

GERAL

O edema é o inchaço em decorrência do excesso de fluido nos tecidos. As causas do edema podem ser várias, causas que devem ser tratadas. Quando o edema representa uma condição orgânica grave, como a falência do coração, fígado ou rins, a acupuntura é uma terapia secundária à Medicina Ocidental.

TIPOS

Na Medicina Chinesa, o edema é dividido em tipo *Yang*, agudo, com início rápido e tipo *Yin*, crônico, com início gradual. O edema do tipo *Yang* está associado com a invasão de Vento Calor, como ocorre na nefrite aguda. O edema do tipo *Yin* está associado com a Deficiência do *Qi* e do *Yang* do Baço e do Rim, como ocorre no edema crônico da parte inferior do corpo. O edema também pode estar associado com a Estagnação sistêmica do *Qi*, ou com a Estagnação localizada do *Qi* e do Sangue em decorrência de traumatismo, como ocorre no fechamento cirúrgico de vasos linfáticos para impedir a disseminação de câncer.

SÍNDROMES

Vento Calor
Estagnação do *Qi*
Deficiência do *Qi* do Rim e do Baço
Estagnação do *Qi* e Deficiência do *Qi*

Talvez o mais comum seja uma combinação da Estagnação do *Qi* e da Deficiência do *Qi*. Os pontos são selecionados de acordo com a síndrome dominante.

TRATAMENTO

As combinações de pontos para as síndromes de edema estão na Tabela 29.2.

TABELA 29.2 – Síndromes de edema

Síndromes	Sinais e sintomas	Pulso	Língua	Combinação de pontos
Vento Calor	Calafrios e febre, tosse e dor de garganta, edema da face e generalizado, mais grave na parte superior do corpo, oligúria, talvez dor na região lombar	Superficial, rápido	Fina, saburra branca ou amarela	E-28, IG-4, P-7, R-7 **Disp** + VG-26, VC-24 **Disp** para edema facial + E-43, E-45, IG-6 para edema facial e edema na parte superior do corpo + B-13, P-1 **H** para Vento nos Pulmões + VG-14, TA-5 **Disp** para Vento Calor
Estagnação do *Qi*	Edema especialmente de abdome e pernas, sensação de distensão na região epigástrica ou no abdome, depressão, frustração, talvez náusea e indigestão	Retardado ou em corda, escorregadio	Violácea, talvez pálida, saburra gordurosa	VC-3, VC-6, E-28, E-40, BP-6, IG-10, TA-6 **H** ou **Disp** + F-3, F-13 **Disp** para Estagnação do *Qi* do Fígado + VC-17, P-7 **Disp M** para Estagnação do *Qi* do Pulmão com depressão
Deficiência do *Qi* e do *Yang* do Rim e do Baço	Edema crônico especialmente de abdome e pernas, cansaço, fraqueza muscular e na região lombar, sensação de frio nos membros, região lombar e no abdome, depressão, falta de iniciativa e preocupação	Vazio, lento, profundo, escorregadio	Pálida, flácida, saburra úmida branca	VC-4, VC-9, VC-12, E-28, E-36 **Ton M**; BP-6, BP-9, TA-6 **Disp** alternar com VG-4, VG-6, B-20, B-22, B-23, B-29 **Ton M**; BP-6, IG-10 **Disp** + BP-1, BP-2 **M** para síndrome de Deficiência do *Yang* do Baço + R-1, R-2 **M** para Deficiência do *Yang* do Rim
Estagnação do *Qi* e Deficiência do *Qi*	Edema crônico especialmente do abdome e pernas, que piora com cansaço ou depressão	Vazio, retardado, escorregadio	Pálida, talvez violácea, flácida, saburra úmida branca	VC-4, VC-12, E-36 **Ton M** VC-6, E-28, BP-6, TA-6 **H** ou **Disp M**

Disp = Método de Dispersão; **Ton** = Método de Tonificação; **H** = Método de Harmonização; **M** = Moxa.

Síndromes sexuais masculinas

■ Síndromes sexuais masculinas e de impotência

Os problemas considerados nesta seção incluem a falta de interesse pelo sexo, a incapacidade de obter ou de manter uma ereção, a ejaculação precoce, a falha em ejacular, a infertilidade masculina e a dor ou irritação dos órgãos genitais. Problemas decorrentes de anomalias endócrinas graves ou estruturais, de doenças graves como carcinoma ou doenças sexualmente transmissíveis (DST), não são discutidos nesta ocasião.

ETIOLOGIA

Na Medicina Chinesa, as principais origens dos problemas sexuais masculinos são Deficiência, Estagnação e Distúrbio do Espírito do Coração.

DEFICIÊNCIA

A Deficiência é basicamente do *Qi* e do *Jing* do Rim. A Deficiência do *Qi* do Baço pode ser um fator secundário, já que a reposição da energia do Rim se origina de alimentos e bebidas processados pelo Baço. Esgotamento em decorrência de doença, nutrição deficiente ou excesso de trabalho, exercícios, sexo ou estresse emocional, podem se combinar com uma constituição fraca hereditária e com a idade avançada e assim produzir Rins Deficientes. Uso de medicamentos, drogas e excesso de álcool também contribuem para a Deficiência do Rim.

DEFICIÊNCIA DO YANG *E DEFICIÊNCIA DO* YIN

A pessoa vai mostrar sinais de Deficiência do *Yang* do Rim ou de Deficiência do *Yin* do Rim, dependendo se sua constituição for de Deficiência de *Yin* ou de Deficiência do *Yang*, também da natureza do fator da doença. O excesso de trabalho físico, especialmente em condições frias e úmidas com nutrição deficiente tem maior probabilidade de produzir sinais de Deficiência do *Yang*. A pressão mental e emocional num ambiente de trabalho muito excitante, especialmente com uma atmosfera seca e quente, tem maior probabilidade de despertar sinais de Deficiência de *Yin*. Entretanto, com o tempo, uma pessoa com Deficiência de *Yin* pode se tornar tão esgotada que acaba apresentando Deficiência de *Yang*. As constituições com Deficiência de *Yang* tenderão a apresentar distúrbios sexuais com sinais de Deficiência de *Yang*, como falta de interesse ou impotência, enquanto os tipos com Deficiência de *Yin* tenderão a mostrar sinais de Deficiência de *Yin*, como hiperexcitabilidade sexual com estresse e inquietação ou ejaculação precoce.

ESTAGNAÇÃO

Os bloqueios mentais e emocionais e as inibições causam uma grande parte das disfunções sexuais masculinas. O sexo é simplesmente um aspecto dos relacionamentos pessoais, certas emoções como pesar, depressão, culpa, medo, raiva e ódio reprimidos, podem afetar o sexo exatamente da mesma forma que podem afetar qualquer outra forma de compartilhar e de comunicação.

Se houver dificuldades emocionais mal resolvidas entre duas pessoas, especialmente se os parceiros ignorarem e reprimirem essas distorções da energia ao invés de tentarem eliminá-las, elas podem vir à tona durante o ato sexual. A Tabela 30.1 mostra pontos adequados para alguns bloqueios emocionais que podem afetar a expressão sexual.

UMIDADE CALOR

A Estagnação do *Qi* em decorrência de emoção reprimida pode gerar Calor, o Calor pode se combinar com a Umidade produzindo Umidade Calor, que pode contribuir para alguns tipos de impotência, para dificuldades com o orgasmo ou com irritação e dor na área genital.

TABELA 30.1 – Estagnação das emoções e a expressão sexual

Órgão	Emoções	Pontos
Coração	Confusão entre amor e ódio	VC-3, VC-14, VC-17, C-5, BP-6 **H**
Baço	Apego e dominação Excesso de preocupação por insegurança	*yìn táng*, VC-3, VC-12, P-7, BP-1, BP-4, E-29 **H**; E-36 **Ton**
Pulmões	Pesar, culpa	VC-3, VC-17, P-1, P-7, R-6 **H**
Rins	Medo do fracasso, medo do sexo, medo da vulnerabilidade, medo de se entregar	VG-20, VC-3, VC-14, R-8, R-13 **H**
Fígado	Raiva reprimida, amargura, ressentimento	VC-3, VC-6, TA-5, VB-13, VB-41, BP-6 **H**

Ton = Método de Tonificação; **H** = Método de Harmonização.

DISTÚRBIO DO CORAÇÃO

O medo, a preocupação, a ansiedade e a inquietação, a hiperexcitabilidade estressante, são fatores que podem, todos, interferir com o desenvolvimento harmonioso do processo sexual. As constituições com Deficiência de *Yin* tendem a apresentar Distúrbio do Espírito do Coração devido ao Fogo por Deficiência, isso pode se agravar pela Deficiência concomitante de *Qi* e de Sangue do Coração.

A ansiedade e a depressão podem se combinar com a impotência, por exemplo, produzindo um círculo vicioso duplo como mostra a Figura 30.1.

SÍNDROMES

Deficiência do *Qi* e do *Jing* do Rim
    Deficiência do *Yang* do Rim
    Deficiência do *Yin* do Rim
Estagnação do *Qi*
Umidade Calor
Distúrbio do Espírito do Coração

TRATAMENTO

Se a Deficiência for extrema, então o paciente deve ser informado de que a melhora pode levar muito tempo, que ele não só precisa ser paciente, como também terá que construir com muito cuidado suas reservas de energia. Exercícios de *Qi Gong* focalizando o centro *Dan Tian* e enfatizando o armazenamento e a conservação de energia são apropriados. Pacientes com a síndrome de Excesso de Vontade do Rim com Deficiência do *Qi* do Rim são mais propensos a estabelecerem metas fora da realidade para si próprios, assim esgotar a energia logo que esta estiver acumulada – ver Capítulo 34. A combinação de VG-20 + R-1 **Ton M** pode ser necessária em algum estágio do tratamento para relaxar a vontade e, assim, permitir que esses pacientes se recuperem. Os pacientes com Deficiência do *Yin* do Rim também podem apresentar problemas, já que são propensos a sofrerem de insônia acompanhada de tensão e inquietação, acabam usando o sexo para relaxar e ajudar o sono, ou então se tornam sexualmente hiperativos, esgotando com o tempo as próprias reservas e exaurindo o *Yin* do organismo. Portanto, é importante sedar o Fogo do Coração e acalmar o Espírito, usando pontos como:

C-8, R-2 **Disp**; C-3, R-10 **Ton**; *yìn táng, ān mián* **H**

O aconselhamento pode ser uma parte importante do tratamento para aqueles pacientes com Estagnação do *Qi*. O simples fato de conversar com eles sobre seus problemas, já ajuda a movimentar as emoções e também a lhes dar a sensação de apoio e segurança para que consigam, aos poucos, se livrar dos bloqueios.

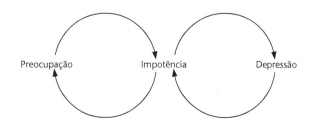

Figura 30.1 –

Tabela 30.2 – Síndromes de impotência

Síndromes	Sinais e sintomas	Pulso	Língua	Combinação de pontos
Deficiência do *Yang* do Rim	Falta de interesse em sexo, impotência ou número de espermas abaixo do normal, com esgotamento, depressão, sensação de frio no corpo e nas extremidades	Vazio ou pequeno, profundo, lento, áspero	Pálida, aumentada, saburra úmida branca	VG-20, VC-2, VC-4, R-2, R-7, E-30, E-36 **Ton M**; BP-6 **Ton** alternar com VG-4, VG-11, VG-20, B-23, B-31 **Ton M**
Deficiência do *Yin* do Rim	Impotência ou ejaculação precoce, com cansaço e esgotamento, inquietação e sinais de calor, que pioram com o estresse	Fino, áspero, rápido, talvez profundo	Fina, vermelha, talvez flácida	VC-4, C-6, R-6, E-29, E-36, BP-6 **Ton** alternar com VG-4, B-23, B-44, B-52 **Ton** + R-2, C-8 **Disp** para Fogo por Deficiência
Estagnação do *Qi*	Problemas de impotência, orgasmo ou dor genital, com depressão ou emoções reprimidas	Em corda ou retardado	Talvez roxa	VC-3, VC-6, VC-17, BP-6, E-29 **H** ou **Disp M** + C-5, ID-3 **Disp** para Estagnação do *Qi* do Coração + VC-12, F-13 **Disp** para Estagnação do *Qi* do Baço + P-1, P-7 **Disp** para Estagnação do *Qi* do Pulmão + R-8, R-13 **Disp** para Estagnação do *Qi* do Rim + F-1, F-11 **Disp** para Estagnação do *Qi* do Fígado + F-1, R-8 **Disp** para dor genital
Umidade Calor	Dor ou erupção com prurido na área genital, problemas com ereção ou com o orgasmo, sensação de peso nas pernas ou no corpo, talvez raiva reprimida ou depressão	Em corda, escorregadio, rápido	Vermelha, saburra amarela gordurosa	VC-3, F-1, F-5, F-11 **Disp** + BP-9 **Disp** para secreções
Distúrbio do Espírito	Impotência ou ejaculação precoce que piora com medo, preocupação ou ansiedade, talvez inquietação, insônia	Fino, rápido, talvez irregular	Vermelha, fina, seca, sem saburra, talvez rachada no centro ou trêmula	VC-3, VC-14, VC-17, C-7, E-29 **H**; R-6, BP-6 **Ton** + VG-20, *yìn táng* **H** para preocupação + VG-24, VB-13 **Disp** para distúrbio mental + C-8, R-2 **Disp**; C-3, R-10 **Ton** para Fogo por Deficiência

Ton = Método de Tonificação; **Disp** = Método de Dispersão; **H** = Método de Harmonização; **M** = Moxa.

Síndromes ginecológicas e obstétricas

■ Síndromes pré-menstruais

ETIOLOGIA

As principais síndromes envolvidas estão resumidas na Figura 31.1. A Estagnação do Qi do Fígado e o Fogo no Fígado são basicamente síndromes do tipo Excesso. A Hiperatividade do *Yang* do Fígado pode ter aspectos de Excesso, especialmente quando está associada com uma ou mais entre as quatro síndromes de Deficiência mostradas na Figura 31.1.

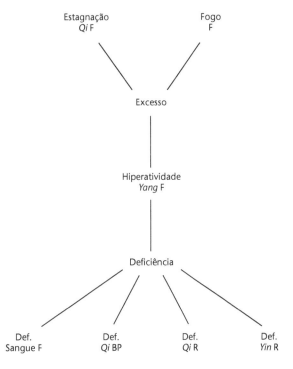

FIGURA 31.1 – Síndromes pré-menstruais.

HIPERATIVIDADE DO YANG E DEFICIÊNCIA

O *Yang* do Fígado precisa de *Yin*, de Sangue e de *Qi* do Baço e do Rim suficientes para se manter na parte inferior do corpo e de forma estável, para então ser capaz de realizar adequadamente sua função de manter o fluxo livre do *Qi* do Fígado, tão necessário na menstruação. Se um dos quatro fatores de controle se tornar Deficientes, então o *Yang* do Fígado se torna Hiperativo e pode subir pelo corpo, manifestando-se em forma de dor de cabeça, tontura, irritabilidade e alterações do humor.

HIPERATIVIDADE DO YANG DO FÍGADO E ESTAGNAÇÃO DO QI DO FÍGADO

No período após a ovulação, o *Yang* está crescendo para dar início e manter o fluxo do Sangue da menstruação. Se não houver movimento suficiente, como na Estagnação do *Qi* do Fígado, pode haver depressão, sensação de distensão nas mamas e abdome e menstruação dolorosa. Se houver excesso de movimento perturbado, na Hiperatividade do *Yang* do Fígado, então pode haver dores de cabeça com sensação de movimento na cabeça e tontura.

FOGO NO FÍGADO

Como a fase pré-menstrual pode exacerbar tendências já existentes, as mulheres com Fogo no Fígado podem ter essa característica exaltada nos dias antes da menstruação, manifestando raiva, gritos e, às vezes, violência física. Se o Fogo do Fígado se combinar com a Deficiência do *Yin* do Fígado, pode haver insônia, inquietação e dificuldade de concentração. Se o Fogo do Fígado estiver associado com a Estagnação do *Qi* do Fígado, pode haver depressão alternando com explosões de raiva.

SÍNDROMES

Estagnação do *Qi* do Fígado e Hiperatividade do *Yang* do Fígado
Fogo no Fígado e Deficiência do *Yin* do Fígado
Hiperatividade do *Yang* do Fígado e Deficiência de Sangue no Fígado
Hiperatividade do *Yang* do Fígado e Deficiência do *Qi* do Baço
Hiperatividade do *Yang* do Fígado e Deficiência do *Qi* do Rim

As cinco síndromes, descritas, combinadas não são as únicas possibilidades, havendo outras combinações que podem ser observadas na prática clínica, como Estagnação do *Qi* do Fígado e Deficiência do *Qi* do Baço, com náusea e indigestão. Ver Tabela 31.1.

ÉPOCA PARA O TRATAMENTO

As combinações de pontos destinadas a regular a Hiperatividade do *Yang*, a Estagnação do *Qi* e o Fogo do Fígado, podem ser usadas especialmente em duas épocas: no período pós-ovulatório e no período pré-menstrual.

PÓS-OVULAÇÃO

Os pontos podem ser usados com Método de Harmonização alguns dias antes de surgirem os sinais pré-menstruais, ou assim que estiverem começando, para impedir que a síndrome pré-menstrual se instale completamente.

PRÉ-MENSTRUAÇÃO

Os pontos também podem ser usados com Método de Dispersão na fase pré-menstrual, quando os sintomas estão na pior fase. Se os sintomas estiverem particularmente intensos, ou se a fase pré-menstrual se estender por muito tempo, pode ser necessário fazer duas ou mais sessões de tratamentos durante esta fase.

PÓS-MENSTRUAÇÃO

As combinações de pontos para tratar a Deficiência de *Qi*, Sangue ou *Jing* são mais eficazes na fase pós-menstrual, quando o *Yin* e o Sangue estão crescendo, mas podem ser incorporados nos tratamentos em qualquer período no ciclo.

Exemplo

Uma paciente apresenta sinais pré-menstruais em decorrência da Estagnação do *Qi* do Fígado e Hiperatividade do *Yang* do Fígado, combinada com Deficiência do *Qi* do Rim e Deficiência do Sangue do Fígado. Pode haver duas combinações de pontos básicas:

Estagnação do *Qi* do Fígado + Hiperatividade do *Yang* do Fígado	VG-20, VC-6, VC-17, F-3, F-14, PC-6 **Disp**; BP-6, E-36 **Ton**
Deficiência do *Qi* do Rim + Deficiência do Sangue do Fígado	B-18, B-20, B-23, E-36 **Ton**; F-3, IG-4 **Disp**

Cada uma das duas combinações trata o Excesso e a Deficiência, mas a ênfase é diferente. A primeira combinação pode ser usada nos períodos pós-ovulação e pré-menstrual, a segunda combinação pode ser usada após a menstruação.

TABELA 31.1 – Síndromes pré-menstruais

Síndromes	Sinais e sintomas	Pulso	Língua	Combinação de pontos
Estagnação do *Qi* do Fígado e Hiperatividade do *Yang* do Fígado	Depressão, irritabilidade, mamas doloridas, dor e distensão abdominais, talvez náusea ou dor de cabeça	Em corda	Talvez violácea	VG-20, VC-6, VC-17, F-3, F-14, BP-6, PC-6 **H** ou **Disp** + E-18, ID-1 **Disp** para mamas doloridas + VC-12, E-36 **H** para náusea + VC-12, BP-1, BP-2 **H M** para aumento ou diminuição do apetite + P-1, P-7, B-13 **H** ou **Disp** para pesar + C-6, B-15 **H** para frustração nos relacionamentos + VB-20, VB-21, *tài yáng* para dor de cabeça + VB-27, VB-34, TA-6 **H** para síndrome do colo irritável ou constipação
Fogo no Fígado e Deficiência do *Yin* do Fígado	Raiva violenta, irritabilidade, inquietação, sinais de calor, talvez insônia ou dor de cabeça	Em corda, rápido, fino ou cheio	Vermelha, seca	VG-20, F-2, F-3, PC-6, PC-8 **Disp**; VC-6, R-6 **Ton** + R-1 **Disp**; F-1, PC-9 **S** para raiva intensa + C-6, *ān mián* **H** para insônia
Hiperatividade do *Yang* do Fígado e Deficiência do *Qi* do Rim	Hipersensibilidade, suscetibilidade, irritabilidade, dor de cabeça, tontura ou zumbidos nos ouvidos, pior pelo cansaço ou por estresse, talvez dor lombar	Em corda, fino ou vazio, talvez profundo, talvez variável	Pálida, talvez flácida, talvez bordas vermelhas	VG-20, VB-20, VB-34, PC-6 **H** ou **Disp**; VC-4, BP-6, R-3 **Ton** + VC-9, TA-6 **H** ou **Disp** para edema
Hiperatividade do *Yang* do Fígado e Deficiência do *Qi* do Baço	Mau humor, irritabilidade, dor de cabeça ou tontura, piora pela falta de alimentação e melhora comendo, talvez edema ou desejo intenso por doces	Em corda, vazio, talvez escorregadio	Pálida, flácida, saburra branca gordurosa	F-3, F-13, BP-6 **Disp**; VG-20, VC-12, E-36 **Ton** + VB-14, VB-20, *tài yáng* **H** ou **Disp** para dor de cabeça + PC-6, E-21 **H** ou **Disp** para náusea ou gastrite + VC-6, E-40 **H** para edema
Hiperatividade do *Yang* do Fígado e Deficiência de Sangue do Fígado	Cansaço físico ou mental, depressão, irritabilidade, sentimento de fraqueza e de vulnerabilidade, talvez vertigem, dor de cabeça, falta de concentração	Retardado, em corda, áspero ou fino	Pálida, talvez fina	VG-20, VB-34, F-3 **H**; VC-4, BP-6, F-8 **Ton** alternar com VG-20, B-18, B-20, E-36, BP-6, IG-4 **Ton** + BP-1, *yìn táng* **H** para falta de concentração

Disp = Método de Dispersão; **Ton** = Método de Tonificação; **H** = Método de Harmonização; **M** = Moxa.

■ *Síndromes de amenorréia e infertilidade*

Nos dois casos, existe a necessidade de haver um diagnóstico especializado da Medicina Ocidental. A acupuntura pode ser eficaz quando a disfunção estiver relacionada com causas fisiológicas ou psicológicas, com exceção de um desequilíbrio endócrino grave, como um tumor da hipófise, quando a acupuntura pode ser adequada como terapia de apoio à Medicina Ocidental.

ETIOLOGIA E SÍNDROMES

As principais síndromes de amenorréia e infertilidade são:

Excesso

Estagnação do *Qi* e do Sangue
Fleuma Umidade

Deficiência

Deficiência do Rim
Deficiência do *Qi* e do Sangue
Deficiência do Sangue e do *Jing*

A Estagnação do *Qi* e do Sangue podem estar relacionadas com a estagnação emocional, falta de exercícios físicos, má postura, traumatismo ou cirurgia. Fleuma Umidade pode estar relacionada com a tendência que certas mulheres do tipo constitucional do Baço apresentam em acumular gordura e fleuma, de forma que a fleuma bloqueia as tubas uterinas ou o processo de reprodução de uma forma geral.

Algumas mulheres têm debilidade constitucional do Qi do Rim e, por isso, apresentam dificuldade de concepção, especialmente se a Deficiência do Rim for intensificada por excesso de trabalho, por falta de sono ou exercícios físicos excessivos. Outras se tornam deficientes em Sangue e Jing em decorrência de parto, doença ou esforços extenuantes, e ainda outras se tornam deficientes de Qi e de Sangue em decorrência de nutrição deficiente, como no caso de anorexia. Ver Tabela 31.2.

FATORES PSICOLÓGICOS

O estresse emocional pode inibir a menstruação e a concepção, está relacionado principalmente com o Fígado, Rins, Pulmões, Coração e Baço.

FÍGADO

A Estagnação do Qi do Fígado pode estar relacionada com depressão geral, frustração e raiva reprimida, ou mais especificamente com o ressentimento da feminilidade e resistência às alterações fisiológicas e psicológicas da sexualidade adulta.

RINS

Para muitas mulheres, os principais estágios de transformação, que consistem em puberdade, gravidez, parto e maternidade são envoltos por medo, o medo do desconhecido, o medo da dor, o medo da morte, o medo da responsabilidade, o medo de fracassar. Tudo isso pode causar Estagnação do Qi, tanto quanto a raiva e a frustração.

PULMÕES

O pesar e o medo das perdas estão intimamente relacionados com o medo do desconhecido. O apego ao passado, a tentativa de parar o tempo e a dificuldade de se desprender dos relacionamentos antigos e participar inteiramente dos novos, associados com a Estagnação do Qi do Pulmão.

TABELA 31.2 – Síndromes de amenorréia e infertilidade

Síndromes	Sinais e sintomas	Pulso	Língua	Combinação de pontos
Excesso				
Estagnação do Qi e do Sangue	Amenorréia ou infertilidade com depressão, frustração, medo ou tristeza, talvez distensão e desconforto no peito, região epigástrica ou abdome, talvez náusea	Em corda ou retardado	Talvez violácea	VC-3, VC-6, E-29, BP-8, F-3, IG-4 H ou **Disp** + F-1, F-14 **Disp** para Estagnação do Qi do Fígado + R-8, R-13 **Disp** para Estagnação do Qi do Rim + VC-17, P-1, P-7 **Disp** para Estagnação do Qi do Pulmão + VC-17, PC-6, C-5 **Disp** para Estagnação do Qi do Coração + VC-12, BP-4 **H M** para Estagnação do Qi do Baço
Fleuma Umidade	Amenorréia ou infertilidade com obesidade ou catarro respiratório, letargia, talvez falta de exercícios físicos	Escorregadio	Saburra gordurosa branca ou amarela	VC-3, VC-6, VC-12, E-30, E-40, BP-6, BP-9, TA-6 H ou **Disp**; moxa se não houver sinais de Calor alternar com B-20, B-22, B-32 **Disp**
Deficiência				
Deficiência do Qi do Rim	Amenorréia ou infertilidade com cansaço crônico, dor lombar, micção freqüente, talvez frio nas extremidades, no baixo abdome e na região lombar	Vazio, profundo, lento	Pálida, flácida, úmida, saburra branca	VC-4, E-29, E-36, R-3, R-13, BP-6, IG-4 **Ton M** alternar com VG-4, B-20, B-23, B-32 **Ton M** + VG-20, R-2 **M** para Deficiência do Yang do Rim
Deficiência de Sangue e Deficiência de Jing	Amenorréia ou infertilidade, especialmente depois de um ou mais partos, particularmente se o parto foi difícil, prolongado e com muita perda de sangue, esgotamento, vertigem, zumbidos nos ouvidos, depressão	Fino, áspero	Pálida, fina	VC-4, R-6, R-13, B-62, E-36, BP-6, IG-4 **Ton** alternar com B-17, B-20, B-23, B-43 **Ton**; B-32 H
Deficiência do Qi e Deficiência de Sangue	Amenorréia ou infertilidade com emaciação, cansaço e fraqueza por se submeter a regimes alimentares, anorexia, ou em decorrência de uma doença grave prolongada, depressão	Fino, áspero ou pequeno	Pálida, fina, flácida	VC-4, VC-12, E-29, E-36, BP-1, BP-6, IG-4 **Ton M** alternar com B-17, B-20, B-23, B-43 **Ton**; B-32 H + VG-20, yìn táng para anorexia

Disp = Método de Dispersão; **Ton** = Método de Tonificação; **H** = Método de Harmonização; **M** = Moxa.

CORAÇÃO

Pode haver relutância em participar de novos relacionamentos, com tendência de bloquear o fluxo do amor, da vida e da sexualidade, como ocorre na anorexia nervosa, com quadro de amenorréia. Ou, em alguns casos de infertilidade, pode haver situações de estresse e altos e baixos em relação aos afetos dentro de um relacionamento, com sentimentos confusos sobre a concepção. Existe um lado da mulher que quer conceber, enquanto outros mais fortes não querem um filho de jeito nenhum, ou não querem um filho com aquele homem em particular, ou não querem um filho naquela época em particular. Tudo indica que essas emoções misturadas e motivações mescladas podem impedir a concepção, que apenas ocorre quando o desejo de conceber se torna dominante.

BAÇO

Se não houve uma relação sólida, calorosa, permeada de carinho entre a mulher e a sua mãe, a mulher pode sentir uma enorme sensação de vazio interior, como se algo lhe faltasse, um sentimento de rejeição e falta de apoio, pode partir para a anorexia, ou evitar a maternidade, de forma subconsciente ou consciente. Pode sentir que não tem nada a dar para um filho, especialmente se for uma menina.

TRATAMENTO

A amenorréia pode inicialmente ser tratada uma vez por semana. Na infertilidade, quando a síndrome é de Estagnação do Qi e do Sangue, que necessita de Método de Dispersão nos pontos dotados de um forte efeito para mover, o tratamento só poderá ser uma vez por semana se não houver tentativa para engravidar ou se a paciente estiver fazendo uso de Método contraceptivo. Se ocorrer tentativa de engravidar durante o tratamento, as sessões de tratamento podem ser dadas apenas depois da menstruação e antes da ovulação. Se os tratamentos com forte efeito de mover forem dados entre o período de ovulação e da menstruação, e ocorrer concepção, pode haver uma chance de aborto. Entretanto, tratamentos com Método de Tonificação leve podem ser dados durante todo o ciclo, se pontos no sacro e no baixo abdome forem evitados e pontos para mover como BP-6 e IG-4 forem omitidos.

■ *Síndromes de menstruação irregular*

Existem três tipos principais de menstruação irregular:
 ciclo curto (freqüência aumentada da menstruação)
 ciclo longo (freqüência diminuída da menstruação)
 ciclo irregular

ETIOLOGIA

ESTAGNAÇÃO DO QI

A Estagnação de qualquer uma das cinco emoções, especialmente as do Fígado, pode resultar em ciclos menstruais longos ou irregulares, ou se a Estagnação se tornar Calor, em ciclos menstruais curtos.

CALOR NO SANGUE

A Estagnação do Qi do Coração ou do Fígado, associada com emoções reprimidas, podem gerar Calor no Sangue, encurtando o ciclo menstrual.

FRIO

Se houver Frio em decorrência de Deficiência do *Yang*, excesso de consumo de alimentos crus, excesso de bebidas ou alimentos frios, ou exposição ao frio e à umidade durante a menstruação, o movimento do Sangue fica mais lento pelo Frio, e o ciclo fica mais longo.

DEFICIÊNCIA DE SANGUE

Se houver Deficiência de Sangue, em decorrência de parto, menorragia, nutrição deficiente, doença ou preocupação, então o ciclo pode se tornar mais longo.

DEFICIÊNCIA DO QI

A nutrição deficiente ou excesso de trabalho podem levar à Deficiência do Qi do Baço em seguida ao Qi do Coração, de forma que o Qi falha em controlar o Sangue, resultando em ciclos mais curtos.

SÍNDROMES

As principais síndromes estão ilustradas na Figura 31.2

TRATAMENTO

As combinações de pontos para essas síndromes estão resumidas na Tabela 31.3.

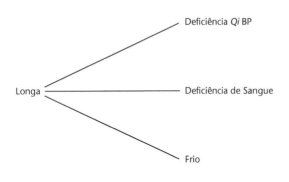

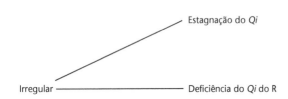

FIGURA 31.2 – Etiologia da menstruação irregular.

■ *Síndromes de dismenorréia*

ETIOLOGIA

A principal causa de dor durante a menstruação é a Estagnação do fluxo de *Qi* e de Sangue no útero. A Estagnação pode se originar do Fígado ou dos Rins.

ESTAGNAÇÃO DO QI *DO FÍGADO*

Esta condição pode estar associada com raiva reprimida, frustração e depressão, que surgem pelo estresse do dia a dia, especialmente se a pessoa for do tipo constitucional Madeira. Mais especificamente, pode haver ressentimento pela entrega do *self*, pelas limitações do ego e restrição da liberdade e da independência envolvidos na feminilidade e que estão simbolizados pela menstruação.

ESTAGNAÇÃO DO QI *DO RIM*

O medo do Rim também pode causar Estagnação do *Qi* e do Sangue no útero. Há o medo constante do fracasso e o medo da perda do controle envolvidos no dia a dia, sentidos de forma mais acentuada pelas personalidades do tipo Água. Especificamente, há medo da feminilidade com medo do desapego e medo do desconhecido, que podem envolver medo da sexualidade, medo da gravidez, medo da dor e medo da maternidade.

TABELA 31.3 – Síndromes de menstruação irregular

Tipo	Síndromes	Sinais e sintomas	Pulso	Língua	Combinação de pontos
Curta	Calor no Sangue	Sangue muito espesso e vermelho-escuro, irritabilidade, inquietação, insônia, urina escura	Rápido, cheio	Vermelha, saburra amarela e seca	VC-3, IG-11, BP-6, BP-10 **Disp** + F-1, F-2 **Disp** para Calor no Fígado + R-2 **Disp**; R-10 **Ton** para Deficiência do Yin do Rim
Longa	Deficiência do *Qi* do Baço	Sangue muito ralo e vermelho-claro, fraqueza, falta de apetite, fezes soltas	Fino, áspero, variável	Pálida, fina, talvez flácida	VC-4, VC-12, BP-6, E-36 **Ton M** + BP-1 **M** para hemorragia grave + VG-20 **M**; *yìn táng* **H** para preocupação
	Deficiência de Sangue	Menstruação escassa de coloração pálida, pele de tom amarelado, vertigem, visão turva, palpitações	Fino, áspero	Pálida, fina, seca	VC-4, IG-4, BP-6, BP-10, E-36 **Ton M** alternar com B-17, B-20, B-43 **Ton M** + VG-20, C-7 **H** para insônia
	Frio	Menstruação escassa e escura, dor e sensação de frio na parte baixa do abdome	Vazio, profundo, lento	Pálida, flácida, saburra úmida branca	VC-4, VC-6, E-29, E-36, BP-4 **H M**
Irregular	Estagnação do *Qi*	Menstruação atrasada ou irregular, talvez sangue espesso arroxeado, talvez distensão e dor nas mamas ou no abdome, depressão	Em corda	Talvez violácea	VC-6, TA-6, E-29, BP-8, F-3 **Disp** + VC-17, PC-6 **Disp** para Estagnação do *Qi* do Coração + VC-3, IG-4 **Disp** para dismenorréia + VB-20, F-13 **Disp** para Estagnação do *Qi* do Fígado
	Deficiência do *Qi* do Rim	Menstruação escassa e clara, cansaço, vertigem, zumbidos nos ouvidos, dor lombar	Vazio, profundo	Pálida, fina, saburra branca	VG-20, VC-4, R-8, R-10, E-36 **Ton M** alternar com VG-4, VG-20, B-23, B-32 **Ton M**

Disp = Método de Dispersão; **Ton** = Método de Tonificação; **H** = Método de Harmonização; **M** = Moxa.

DEFICIÊNCIA DE QI E DE SANGUE

Embora a principal síndrome associada com a dismenorréia seja a Estagnação do *Qi* e de Sangue, a Deficiência do *Qi* e de Sangue podem também ser uma síndrome secundária, na qual *Qi* e Sangue se tornaram Deficientes em decorrência de doença, excesso de trabalho, estresse, perda de sangue e assim por diante. Em alguns casos, o Frio e a Umidade, em outros casos, a Umidade Calor, podem também interferir com o movimento do *Qi* e de Sangue, causando dor.

SÍNDROMES

A principal síndrome é a Estagnação do *Qi* e de Sangue, mas existem três outras síndromes menos importantes, e como é comum, duas ou mais síndromes podem estar mescladas entre si.

Estagnação do *Qi* e do Sangue
Acúmulo de Frio e Umidade
Fluxo Descendente de Umidade Calor
Deficiência de *Qi* e de Sangue

TRATAMENTO

DURANTE E ENTRE A MENSTRUAÇÃO

Existem dois tipos de tratamentos para a dismenorréia: o primeiro durante ou um pouco antes do período da dor; e o segundo, entre as menstruações. O tratamento durante ou um pouco antes da dor, se concentra em mover a Estagnação para aliviar a dor. O tratamento entre as menstruações inclui mover a Estagnação, mas também envolve a tonificação de qualquer Deficiência e o equilíbrio dos fatores psicológicos.

PERÍODO DO TRATAMENTO

O tratamento "durante" pode ser aplicado no momento da dor, ou alguns dias antes do início da dor, normalmente mais eficaz no estágio pré-menstrual. Isso se aplica à dor associada especialmente com Estagnação do *Qi* e do Sangue. Se a dor for muito intensa, o tratamento pode ser feito alguns dias antes e também durante a menstruação. Os tratamentos "entre as menstruações" podem ser realizados uma vez por semana, no período entre as menstruações.

TRATAMENTO BÁSICO

Uma combinação básica eficaz para todas as quatro síndromes é:

VC-3, E-29, IG-4, BP-6 **Disp**

Essa combinação básica pode ser modificada de acordo com a síndrome e as diferentes necessidades do paciente.

OUTROS PONTOS

Outros pontos que podem ser úteis na dismenorréia e na endometriose são:

VC-4	**Ton M** para fortalecer o *Qi* e o Sangue, para aquecer e mover a Estagnação por Frio
VC-6	**H M** para fortalecer e aquecer o *Qi* e mover a Estagnação do *Qi* na depressão
R-8	**H** ou **Disp** para mover a Estagnação por Estagnação do *Qi* do Rim e medo do Rim
R-12, R-13	**H** ou **Disp** para mover a Estagnação no útero
E-28, E-29	**Disp** para mover a Estagnação de Sangue no útero
BP-4, BP-8	**Disp** para mover a Estagnação de Sangue no útero
BP-10	**Disp** para remover o Calor no Sangue e mover o Sangue, **Ton** para tonificar o Sangue
F-2	**Disp** para remover o Calor no Sangue
F-3	**Disp** para mover a Estagnação e de Sangue pela Estagnação do *Qi* do Fígado
F-5	**Disp** para remover a Umidade Calor
F-8	**Ton** para fortalecer o Sangue do Fígado
B-17	**Disp** para mover a Estagnação de Sangue e acalmar a Estagnação em decorrência do medo
B-18	**H** para regular o *Qi* do Fígado; **Ton** para fortalecer o Sangue do Fígado
B-20	**Ton** para fortalecer o *Qi* e o Sangue
B-23, B-52	**Ton** para fortalecer o *Qi*; **H** para acalmar o medo do Rim
B-32	**Disp** para mover a Estagnação do Sangue ou Umidade Calor no útero
zǐ gōng	**Disp** para mover a Estagnação de Sangue ou Umidade Calor no útero

(**Ton** = Método de Tonificação; **Disp** = Método de Dispersão; **H** = Método de Harmonização)

Exemplo

Uma mulher de 35 anos de idade tinha dor intensa, um dia antes da menstruação, também no primeiro dia da menstruação, até que eliminasse grandes coágulos de sangue. Depois que isso acontecia, não sentia mais nenhuma dor, mas, por 3 a 4 dias após a menstruação, sentia-se muito cansada com um pouco de tontura e uma dor vaga em toda a cabeça. O pulso estava em corda, fino e áspero e sua língua, pálida e fina.

O diagnóstico foi Estagnação de Sangue e Deficiência de Sangue. A seguinte combinação foi usada durante o período pré-menstrual, ou no primeiro dia da menstruação, se a dor fosse intensa e a paciente conseguisse ir ao consultório:

VC-3, E-29, IG-4, BP-6 **Disp M**; E-36 **Ton M**

TABELA 31.4 – Síndromes de dismenorréia e endometriose. Combinação básica: VC-3, E-29, IG-4, BP-6 **Disp**

Síndromes	Sinais e sintomas	Pulso	Língua	Combinação de pontos
Estagnação do Qi e de Sangue	Dor em distensão antes ou dor intensa durante a menstruação, amiúde aliviadas pela passagem de coágulos, talvez raiva reprimida, medo reprimido, frustração ou depressão, talvez náusea	Em corda	Normal ou violácea	**Durante** Básica + VC-6, VC-17, PC-6, F-3 **Disp** para Estagnação do Qi do Fígado Básica + R-8, R-13 **Disp**; R-1 **M** (BP-6 não) para Estagnação do Qi do Rim **Entre** B-18, B-24, B-32, IG-4, BP-6 **H** para Estagnação do Qi do Fígado B-17, B-23, B-32, B-52, P-7, R-8 para Estagnação do Qi do Rim
Acúmulo de Frio e Umidade	Dor intensa durante a menstruação com frio na parte baixa do abdome, aliviada por calor	Em corda, talvez lento e profundo	Violácea, saburra branca	**Durante**: Básica + VC-4, BP-4 **Ton M** **Entre**: VG-4, B-20, B-23, B-32 **H M**; IG-4, BP-6 **H**
Fluxo descendente de Umidade Calor	Dor abdominal que piora com pressão, talvez estado febril durante a menstruação com inquietação e sede	Em corda, rápido, talvez escorregadio	Vermelha, saburra amarela	**Durante**: Básica + VB-34, F-5, F-2 **Disp** **Entre**: B-18, B-32, TA-5, VB-41, F-2, BP-6 **Disp**
Deficiência do Qi e do Sangue	Dor surda depois da menstruação, cansaço, palidez, talvez vertigem, visão turva, memória fraca	Fino, áspero, talvez pequeno	Pálida	**Durante**: Básica **Disp** + VC-4, E-36, BP-10 **Ton** **Entre**: B-18, B-20, B-23, B-43, IG-4, E-36, BP-6 **Ton**

Disp = Método de Dispersão; **Ton** = Método de Tonificação; **H** = Método de Harmonização; **M** = Moxa.

Depois da menstruação, a seguinte combinação foi usada, em primeiro lugar, para fortalecer o Sangue e, em segundo, para regular o Fígado:

VC-4, BP-10, E-36 **Ton M**; VC-6 **H M**; PC-6, F-3 **Disp**

alternando com B-17, B-20, B-43 **Ton M**; B-18, B-32 **Disp**

ENDOMETRIOSE

A endometriose consiste no crescimento do endométrio fora do útero, normalmente anexado aos órgãos pélvicos. Há dor durante ou entre o período menstrual, talvez durante o coito, dor pelos movimentos peristálticos, infertilidade, cansaço e exaustão. Pode haver também hemorragia uterina intensa.

TRATAMENTO

À semelhança da dismenorréia, o tratamento deve se regular por 3 a 9 meses. É útil aplicar o tratamento nas últimas duas semanas do ciclo, quando está aumentando a Estagnação do Sangue, a não ser que a síndrome seja de Deficiência de Qi e de Sangue, situação que necessita de tonificação nas duas primeiras semanas do ciclo.

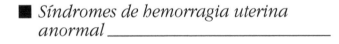

■ *Síndromes de hemorragia uterina anormal*

A hemorragia uterina anormal (HUA) se refere, nesta seção, apenas ao sangramento excessivo durante a menstruação. As irregularidades nos intervalos entre os ciclos ou em relação ao tempo de duração da menstruação estão discutidas na Seção de Síndromes de Irregularidade de Menstruação. Aqui, HUA se refere à hemorragia uterina não funcional, quando o exame ginecológico já excluiu outras causas de sangramento, como tumores, infecções, doença sistêmica ou presença de corpo estranho.

ETIOLOGIA

A Estagnação das emoções pode estar associada com a Estagnação do Qi e com o acúmulo de Calor, assim como a depressão e a frustração podem reter a energia confinada e o Calor da raiva. Isso acontece quando a pessoa tem Deficiência de Yin e Fogo dos Rins, Fígado ou Coração. O Calor em Excesso pode então permitir que o Sangue saia dos vasos. A Deficiência do Qi do Baço pode afetar a capacidade do Baço em manter o Sangue no interior dos vasos, nesse caso, pode haver hemorragia com sinais de Deficiência e Frio. A Deficiência do Qi e do Yang do Rim pode contribuir para isso. O trabalho físico excessivo, a preocupação e o excesso de estudo podem contribuir para a Deficiência do Qi do Baço e com a anemia por perda de sangue.

SÍNDROMES

Excesso

Estagnação do Qi e Calor

Tabela 31.5 – Hemorragia uterina anormal

Síndromes	Sinais e sintomas	Pulso	Língua	Combinação de pontos
Estagnação do Qi e Calor	Sangue vermelho escuro, depressão ou irritabilidade, inquietação, insônia, talvez vertigem	Em corda, rápido, fino ou cheio	Vermelha, especialmente na ponta e nas bordas	VC-3, BP-1, BP-6 **Disp** + F-3 **Disp** para Estagnação do Qi do Fígado + F-1, F-2 **Disp** para Fogo no Fígado + C-5 ou C-8 **Disp** para Fogo no Coração + BP-9 **Disp** para Umidade Calor + BP-10, R-5 **Disp** para Calor no Sangue + R-2 **Disp**; R-10 **Ton** para Deficiência de Yin do Rim
Estagnação do Qi e Deficiência do Qi	Hemorragia no período da menstruação ou sangramento no meio do ciclo com depressão e cansaço, talvez dor e distensão abdominais, falta de apetite ou dor lombar	Em corda ou retardado, vazio	Flácida, talvez pálida, com bordas vermelhas	F-1, F-3, BP-1, BP-6 **Disp**; VC-4, R-3, E-36 **Ton M**
Deficiência do Qi e do Sangue	Sangue fino e claro, cansaço, fraqueza, respiração curta, palidez e talvez extremidades frias	Vazio ou fino, áspero, talvez lento e profundo	Pálida, flácida ou fina, talvez saburra úmida branca	VG-20, VC-4, E-36, BP-6, TA-4 **Ton M**; BP-1 **M** (15–20 cones de moxa) alternar com B-17, B-20, B-23, B-43 **Ton M** + R-7 **Ton M** para Deficiência do Yang do Rim + yìn táng para preocupação

Disp = Método de Dispersão; **Ton** = Método de Tonificação; **M** = Moxa.

Excesso + Deficiência

Estagnação do Qi + Deficiência do Qi

Deficiência

Deficiência do Qi

TRATAMENTO

O objetivo imediato é conter o sangramento. O tratamento pode precisar ser feito uma vez ou duas vezes por dia nos casos graves e agudos. Assim que o sangramento for contido, o tratamento deve ser feito uma vez por semana, para corrigir a causa da hemorragia: o Calor ou a Deficiência de Qi, e, se houver Deficiência de Sangue como resultado da hemorragia, isso também pode ser corrigido:

B-17, B-20, B-43, E-36, BP-6, IG-4 **Ton**

Na menstruação subseqüente, mais uma vez, o objetivo será deter a hemorragia.

Exemplo

Uma mulher de 22 anos teve hemorragia uterina intensa depois de dormir em chão frio e úmido quando acampava. Antes disso, já apresentava sangramento intenso no período menstrual, mas não tanto quanto na ocasião. Normalmente, sentia-se cansada, deprimida e muitas vezes irritada. O pulso era fino, áspero e levemente em corda. Sua língua estava pálida e fina.

O diagnóstico foi de Deficiência crônica de Qi e de Sangue com certo grau de Estagnação do Qi do Fígado e invasão aguda de Frio. Para deter o sangramento, a seguinte combinação foi usada:

VG-20, VC-4, TA-4, BP-6, BP-10, E-36 **Ton M**;
BP-1 **M** (15 a 20 cones)

Mais tarde, quando o sangramento já havia sido detido, a seguinte combinação foi usada para tonificar o Sangue e o Qi, e regular o Fígado:

VC-4, BP-6, BP-10, E-36 **Ton M**
alternar com VG-4, VG-20, B-20, B-23 **Ton M**; B-18 **Disp**

■ Síndromes de inflamação da vagina

A vaginite é definida, nesta seção, como inflamação vaginal, que pode estar associada com corrimento excessivo (leucorréia), prurido ou secura e dor. O exame ginecológico baseado na Medicina Ocidental é necessário para uma investigação sobre ocorrência de carcinoma e doenças sexualmente transmissíveis (DST).

LEUCORRÉIA

Desde que a paciente realmente tenha corrimento excessivo e não esteja simplesmente impressionada com suas secreções absolutamente normais, a acupuntura pode ser eficaz, mas especialmente quando combinada com um programa básico de auto-ajuda e precauções de higiene.

AUTO-AJUDA

HIGIENE

A paciente deve evitar substâncias químicas potencialmente irritantes, como sais de banho, espuma de banho, desodorantes e sabonetes muito fortes ou perfumes muito ativos, usando apenas sabonetes suaves. A paciente deve manter a área o mais seca possível, evitar roupas ou calças jeans muito justas, usar calcinhas de algodão, não de náilon. No caso de DST, é preferível se abster de relações sexuais até a infecção ter sido debelada.

NUTRIÇÃO

A paciente deve comer vegetais verdes em abundância, crus ou cozidos, mas se a síndrome for de Deficiência do *Yang* do Baço, evitar alimentos crus ou bebidas ou alimentos frios. Deve evitar também o café, chá forte ou bebida alcoólica. Recomenda-se a ingestão moderada de açúcar, produtos lácteos e alimentos gordurosos ou muito condimentados.

MEDICAÇÃO

Pode haver necessidade de usar métodos alternativos de contracepção para substituir as pílulas anticoncepcionais, se houver problemas vaginais crônicos. Se a paciente estiver fazendo uso de antibióticos, pode usar iogurte intravaginal ou na forma de alimento, para restaurar o equilíbrio da flora vaginal.

ETIOLOGIA

DEFICIÊNCIA DO QI DO RIM

A Deficiência crônica do *Qi* do Rim, pelas causas usuais, pode enfraquecer o Vaso da Concepção e o Vaso da Cintura e levar a um corrimento.

DEFICIÊNCIA DO QI DO BAÇO E UMIDADE

A Deficiência crônica do Baço, pelas causas usuais, pode levar ao acúmulo de Umidade, também, enfraquecer a circulação do *Qi*, levando à Estagnação do *Qi*.

Umidade Calor

Numa paciente com Deficiência do *Yang*, a Deficiência do *Qi* do Rim ou do Baço tende a produzir leucorréia do tipo Frio Umidade. Numa paciente com Deficiência de *Yin*, a Umidade Calor é mais provável; por exemplo, nos casos em que as emoções reprimidas se transformam em Estagnação do *Qi* e Calor.

SÍNDROMES

Excesso

Umidade Calor

Deficiência

Deficiência do *Qi* do Baço e Umidade
Deficiência do *Qi* do Rim

PRURIDO VAGINAL E GENITAL

Na Medicina Chinesa, este quadro está relacionado principalmente com Umidade Calor, ou com Calor no Sangue. A Umidade Calor geralmente está ligada à Estagnação do *Qi* do Fígado e o Calor no Sangue pode estar ligado com Fogo no Fígado e no Coração e com irritação emocional, frustração, raiva reprimida e excitação. É útil determinar a causa emocional de base e tratá-la sempre que possível.

DOR E SECURA VAGINAIS

A secura da vagina pode ser decorrente da Deficiência do *Yin* e também da Deficiência de *Jing* e de Sangue na mulher que se encontra no período pós-menopausa. A dor, durante o coito, está amiúde ligada à secura vaginal, que, em muitos casos, não é decorrente de nenhuma patologia, mas da excitação sexual incompleta. O tratamento, portanto está relacionado mais com o aconselhamento e menos com acupuntura.

PONTOS PARA INFLAMAÇÃO DA VAGINA

Os principais pontos estão na Tabela 31.6. Os seguintes pontos podem ser usados em acréscimo, ou como alternativa:

VC-1, VC-2	para Umidade Calor ou Calor no Sangue
P-7 (com R-6)	para prurido com síndrome da menopausa
F-5	como alternativa para BP-6 para Umidade Calor
VB-27, VB-28	como acréscimos para VB-26 para Umidade Calor
C-7, C-8	para prurido intenso, com aflição e insônia, por Calor no Sangue
TA-6	para prurido com síndrome da menopausa

TABELA 31.6 – Síndromes de inflamação da vagina

Síndromes	Sinais e sintomas	Pulso	Língua	Combinação de pontos
Umidade Calor	Corrimento amarelo pegajoso com mau cheiro, prurido na vulva, talvez inquietação, estado febril, irritabilidade	Em corda, rápido, escorregadio	Vermelha, saburra gordurosa amarela	VC-3, VB-26, E-29, BP-6, F-3 **Disp** alternar: B-18, B-32 **Disp**
Calor no Sangue	Irritação genital intensa com áreas hiperemiadas e inflamadas, irritabilidade com inquietação, insônia, talvez erupção cutânea em outras áreas	Rápido, fino ou cheio	Vermelha, especialmente na ponta ou bordas, seca	VC-3, IG-4, IG-11, BP-6, BP-10 **Disp**; R-6 **Ton** + BP-1, F-1 **S**; F-2 **Disp**; F-8 **Ton** para Fogo no Fígado + PC-9, C-9 **S**; C-3, PC-3 **Ton** para Fogo no Coração
Deficiência do *Yin* do Rim	Secura vaginal com sensação de incômodo e irritação ou dor durante o coito, inquieto, mas cansado	Fino, rápido	Vermelha, fina, seca, sem saburra	VC-2, R-2 **Disp**; VC-4, R-6, BP-6, E-36 **Ton** alternar: B-20, B-23 **Ton**; B-32 **Disp**
Deficiência do *Jing* do Rim e Deficiência do Sangue no Fígado	Secura vagina durante ou depois da menopausa, pele seca, cansaço, tontura, zumbidos nos ouvidos, visão turva, memória fraca	Fino, áspero, talvez profundo	Pálida, fina, seca	VC-4, IG-4, F-8, BP-6, R-6, E-36 **Ton** alternar: B-18, B-20, B-23 **Ton**
Deficiência do *Qi* do Baço	Corrimento branco muito espesso ou amarelo desbotado, cansaço, falta de apetite	Vazio, escorregadio	Pálida, flácida, saburra branca gordurosa	VC-3, BP-6, BP-9, VB-26 **H**; VC-6, E-36 **H M** alternar: B-20, B-32 **H M**
Deficiência do *Qi* do Rim	Corrimento branco muito fino, esgotamento, dor lombar, membros e abdome frios, freqüência de micção	Vazio, profundo, lento	Pálida, flácida, saburra úmida e branca	VG-20, VC-4, E-28, E-36, R-7 **Ton M** alternar: VG-4, VG-20, B-20, B-23, B-32 **Ton M**

Disp = Método de Dispersão; **Ton** = Método de Tonificação; **H** = Método de Harmonização; **M** = Moxa.

■ *Síndromes das mamas*

Os problemas das mamas são basicamente decorrentes da Estagnação do *Qi* no tórax e nas mamas, independentemente da Estagnação ser do *Qi* do Fígado, do *Qi* do Pulmão, do *Qi* do Coração ou uma combinação delas. A Deficiência do *Qi* e do Sangue podem também contribuir para certos problemas da mama, por exemplo, para a lactação insuficiente.

TIPOS DE PROBLEMAS DE MAMAS

Nesta ocasião, serão considerados quatro tipos principais:

síndromes pré-menstruais
problemas de lactação
nódulos nas mamas
abscessos nas mamas

As combinações de pontos estão na Tabela 31.7.

SÍNDROMES PRÉ-MENSTRUAIS

Estas síndromes já foram discutidas, a distensão e a dor das mamas, neste caso, normalmente são decorrentes da combinação da Estagnação do *Qi* do Fígado e da Hiperatividade do *Yang* do Fígado.

PROBLEMAS DE LACTAÇÃO

O principal problema é a lactação insuficiente, que está associada com a Estagnação do *Qi* do Fígado, Deficiência do *Qi* e de Sangue, ou uma combinação das duas síndromes. A lactação excessiva pode ser tratada pela dispersão dos seguintes pontos:

VC-17, E-18, VB-37, VB-41

NÓDULOS NAS MAMAS

Nódulos nas mamas requerem um diagnóstico feito por um especialista na Medicina Ocidental, antes do tratamento com acupuntura, para verificar a possibilidade de carcinoma. Independentemente de serem benignos ou malignos, segundo a Medicina Chinesa, existem quatro principais fatores que contribuem para o surgimento de nódulos nas mamas: Estagnação do *Qi* do Fígado, Estagnação do *Qi* do Pulmão, Estagnação do *Qi* do Coração e Fleuma.

ESTAGNAÇÃO DO QI DO FÍGADO

A Estagnação do *Qi* do Fígado pode estar associada com o ressentimento da feminilidade, com o ressentimento pelas limitações da liberdade e da independência impostas sobre o ego pela menstruação, gravidez e maternidade. Pode haver também uma resistência às mudanças, uma relutância em fluir junto com as mudanças da vida e de se adaptar aos novos papéis e identidades associados com esses principais estágios pertinentes ao desenvolvimento individual, como puberdade, maternidade e menopausa. A resistência às mudanças e à estagnação do fluxo de *Qi* podem estar associadas com depressão, frustração e raiva reprimida.

ESTAGNAÇÃO DO QI DO PULMÃO E DO BAÇO

Os Pulmões e o elemento Metal estão associados com a formação de vínculos entre os indivíduos, por exemplo, entre companheiros, entre mãe e filho. Quando dois companheiros se separam, ou quando os filhos deixam o lar, ocorre pesar, a dor da separação, a dor de deixar os laços se dissolverem, de forma que cada indivíduo, sozinho, possa alcançar uma nova identidade e um outro nível de compreensão e perspectiva. A Estagnação do *Qi* do Pulmão ocorre quando há supressão do pesar, uma resistência à dissolução dos vínculos pelo medo da separação por conta do medo da dor da perda, medo da solidão, medo do desconhecido, medo de encarar a verdade.

O Baço e o elemento Terra estão associados com a nutrição, com cuidado e proteção, sejam físicos, emocionais ou mentais. As mamas são o órgão físico pelo qual a substância física leite flui da mãe para nutrir o corpo físico da criança, assim como o carinho, o desvelo, a solicitude e a tolerância nutrem as necessidades emocionais da criança para que se sinta confortável e segura.

Para a mãe, essa atitude dá satisfação e o sentimento do dever cumprido, a sensação de ser útil, a sensação gratificante de envolver um ser querido e tê-lo próximo a si. A Estagnação do *Qi* do Baço pode ocorrer quando os filhos partem do lar, ou quando o companheiro vai embora, já que a mãe pode sentir que não é mais necessária e que não vai mais conseguir encontrar a satisfação fora de si mesma por meio do desvelo físico e emocional dedicado aos outros. Se não conseguir encontrar a satisfação dentro de si mesma, ou descobrir uma nova maneira de prestar serviços aos outros, ela pode se tornar insegura, possessiva, dependente e dominadora em relação às vidas dos filhos, fazendo com que eles acabem se distanciando ainda mais dela. A Terra então começa a se transformar na direção do Metal, a tolerância vai caminhando em direção ao pesar, à medida que o prazer do cuidado vai se transformando na necessidade de manter os entes queridos próximos a si e no medo da separação.

A Estagnação do *Qi* do Pulmão e do Baço podem estar intimamente ligadas.

TABELA 31.7 – Síndromes das mamas

Síndromes	Sinais e sintomas	Pulso	Língua	Combinação de pontos
Estagnação do *Qi* do Fígado e Hiperatividade do *Yang* do Fígado	Síndrome pré-menstrual com depressão, irritabilidade, dor nas mamas, dor e distensão abdominais, talvez náusea ou dor de cabeça	Em corda	Talvez violácea	VG-20, VC-6, VC-17, PC-6, ID-1, F-3, F-14, E-18, BP-6 **H** ou **Disp**
Estagnação nos canais do Fígado e do Estômago	Abscesso nas mamas com vermelhidão, inchaço, dor e talvez secreção purulenta, talvez estado febril, inquietação, sede	Em corda, rápido, escorregadio, com fluxo abundante	Vermelha, saburra gordurosa amarela	VC-17, E-1, E-18, E-36, VB-21, F-3, F-14 **Disp** + IG-4, IG-10 **Disp** para Calor no Estômago e no Fígado + IG-4, TA-5 **Disp** para febre + F-5, VB-41 **Disp** para Umidade Calor
Estagnação do *Qi* do Fígado	Lactação insuficiente ou nódulos nas mamas com depressão, frustração, raiva reprimida, resistência às mudanças, incômodo e distensão nas mamas	Em corda	Talvez violácea	VC-17, PC-6, E-18, VB-21, F-3, F-14 **Disp** + ID-1 para lactação insuficiente + TA-6 para nódulos nas mamas
Estagnação do *Qi* do Pulmão e do Baço	Nódulos nas mamas, mágoa reprimida, necessidade de cuidar dos outros com dificuldade de cuidar e dar a devida atenção a si mesmo, apego aos fatos passados	Em corda ou retardado, talvez com fluxo abundante e profundo	Talvez violácea, saburra branca gordurosa	VC-17, PC-6, P-1, P-7, E-18, E-40, BP-4 **Disp** alternar B-13, B-16, B-20, B-42, B-49 **Disp**
Estagnação do *Qi* do Coração	Nódulos nas mamas, afeição reprimida, dificuldade em comunicar ou dar e receber amor num relacionamento	Retardado, talvez profundo	Talvez inchada na área do Coração	VC-17, PC-1, C-6, ID-1, E-18 **Disp** alternar B-15, B-16, B-44, ID-11 **Ton**
Deficiência do *Qi* e do Sangue	Lactação deficiente com cansaço, depressão, músculos fracos, fezes soltas, pele seca, especialmente depois de muita perda de sangue durante o parto	Vazio ou fino, áspero	Pálida, flácida, talvez seca	VC-17, E-18, ID-1 **H**; VC-4, IG-4, BP-6, E-36 **Ton** alternar B-18, B-20, B-23, B-43 **Ton**, moxa se não houver sinais de Calor

Disp = Método de Dispersão; **Ton** = Método de Tonificação; **H** = Método de Harmonização, **M** = Moxa.

ESTAGNAÇÃO DO QI DO CORAÇÃO

O Coração e o elemento Fogo governam a expressão de cordialidade e afeto, da alegria em dar e receber amor, do prazer pela comunicação com os outros e de um sentimento de unidade e comunhão com toda a vida. Se esta expressão ficar bloqueada, se a pessoa reprime seus sentimentos ou encontra dificuldade em expressar ou dar e receber amor num relacionamento, então pode haver Estagnação do *Qi* do Coração e Estagnação do *Qi* do tórax e das mamas. Pode haver tristeza, solidão e uma enorme necessidade de expressar os sentimentos e o afeto, mas dificuldade em encontrar ou cultivar relacionamentos em que isso aconteça.

ABSCESSO NA MAMA

Na Medicina Chinesa, o abscesso da mama está associado principalmente com a Estagnação nos canais do Fígado e do Estômago que governam a mama, e nos órgãos do Fígado e do Estômago, talvez com Fogo no Estômago ou Umidade Calor em Fígado–Vesícula Biliar.

PONTOS PARA PROBLEMAS DAS MAMAS

As combinações para as síndromes das mamas estão resumidas na Tabela 31.7. Além dessas, os principais pontos para essa síndrome são:

VC-17
P-1, P-6, P-7
IG-10
E-18, E-36
B-16
F-3, F-14
VB-21, VB-41
PC 1, PC 6
TA-6
ID-1, ID-11

■ *Síndromes da menopausa e da meia-idade*

INTRODUÇÃO

Existem três fatores associados no tratamento da menopausa:

menopausa
mudanças próprias da meia-idade
tipo da personalidade

MENOPAUSA

As mudanças fisiológicas da menopausa podem ter menos importância que normalmente se supõe. Em primeiro lugar, o principal fator da meia-idade para as mulheres pode não ser a menopausa, mas o estresse psicológico que decorre das mudanças de vida desta época. Em segundo lugar, os sinais e sintomas comumente associados com a menopausa podem não estar tão relacionados com as alterações hormonais, mas sim relacionados com a diminuição da auto-estima que surge a partir do ponto de vista das mulheres sobre a alteração do próprio *status* na sociedade.

MUDANÇAS PRÓPRIAS DA MEIA-IDADE

Entre as idades de 40 e 55 anos, surgem as principais mudanças de vida que requerem consideráveis adaptações psicológicas para mudar os papéis representados e a auto-imagem. Pode ser o tempo dos filhos partirem do lar, uma época de desilusão com o trabalho, um período em que surge o medo da perda da feminilidade ou da atração física, de desavenças ou separação do companheiro, de crises da meia-idade do companheiro, tempo de aposentadoria ou da aposentadoria do companheiro, chegada de netos ou morte dos pais.

Há uma necessidade de mudança e de se desvencilhar do passado, mas pode haver um enorme medo das mudanças, medo do desconhecido, medo da solidão, com o sentimento de não ser amado ou não ser mais útil. A tensão entre a necessidade da mudança e o medo da mudança pode criar uma grande depressão e ansiedade. A personalidade *Yin* acaba tendo a propensão de se apegar ao passado e não viver o presente, a personalidade *Yang* acaba tendo a propensão de se ocupar demais com as coisas externas e assim evitar encarar a necessidade de mudança.

A menopausa pode ser uma época extremamente positiva, quando a mulher pode incorporar suas experiências passadas à nova vida e, à medida que consegue discernir, pela própria experiência de vida, aquilo que lhe é útil do que não tem utilidade, descobre uma nova força interior e beleza dentro de si. A menopausa pode ser um tempo de aprofundar a sabedoria e adquirir um sentido mais amplo de propósitos e de satisfação.

TIPO DE PERSONALIDADE

A maneira pela qual uma mulher reage às alterações hormonais da menopausa e, talvez o mais importante, às alterações psicológicas do período da meia-idade, depende do seu tipo constitucional e de sua personalidade.

TIPO CORAÇÃO

No período da menopausa, a mulher do tipo Coração tende a correr de um lado para outro numa hipomania inquieta, com atividade incessante que lhe causa extremo estresse, ou se tornar uma pessoa solitária, melancólica e deprimida. A dádiva do elemento Fogo é a de um novo nível de consciência, de um sentimento novo de entusiasmo e percepção da vida, todos centrados da paz interior.

TIPO BAÇO

Durante a meia-idade, a mulher do tipo Baço pode sentir uma enorme insegurança, preocupação e autopiedade, ou se sentir vazia e rejeitada, já que aqueles com quem se preocupa partiram para cuidar de suas próprias vidas. A dádiva do elemento Terra é aprender a se cuidar e dar atenção a si mesma, acalentar novas esperanças e, então, encontrar prazer em cuidar dos outros sem que haja dependência mútua.

TIPO PULMÃO

Na meia-idade, a mulher do tipo Pulmão vai ter a tendência em se apegar à sua identidade antiga, tentar evitar encarar a verdade e resistir em mudar seus padrões antigos de vida. Mas se conseguir superar esse momento e se desvencilhar do passado, as dádivas do elemento Metal consistem em adquirir sabedoria bem definida e uma profunda percepção da vida, livre da confusão e das mágoas do passado.

TIPO RIM

A mulher do tipo Água pode ter medo das mudanças da menopausa e pode tentar resistir ou ignorá-las. Pode ter medo do envelhecimento ou de perder a atração física, ou ainda ter medo do desconhecido. Se no período da menopausa conseguir superar seus medos, vai ganhar a dádiva do elemento Água e encontrar uma nova fonte de força e de identidade bem no fundo de si mesma.

TIPO FÍGADO

As mulheres com personalidade do tipo Fígado vão apresentar tendência a reagir à menopausa com aumento da irritação e da raiva, que podem ser expressas ou reprimidas, ou com depressão. Se a mulher do tipo Fígado puder aceitar a menopausa e chegar a um acordo com as transformações que estão acontecendo internamente e ao seu redor, então vai poder ganhar as imensas e positivas dádivas do elemento Madeira, ou seja, o desenvolvimento da intuição e a capacidade de fluir pela vida em harmonia.

ETIOLOGIA

Como mostra a Figura 31.3, as três síndromes básicas da menopausa podem ser de Deficiência do *Yin* com Fogo por Deficiência, Deficiência do *Yang* ou Deficiência de Sangue. A mulher vai manifestar as síndromes de Deficiência de *Yin* ou de Deficiência de *Yang* na menopausa, dependendo se sua constituição for de Deficiência do *Yin* ou de Deficiência do *Yang*. A síndrome de Deficiência do Sangue do Coração e do Baço pode surgir pela perda de sangue no parto ou na menstruação, doença, preocupação e assim por diante.

Uma síndrome característica da menopausa é a oscilação entre a Deficiência de *Yin* com ansiedade, hiperexcitação e sinais de Calor, a Deficiência de *Yang* com depressão e sinais de Frio. Nesse caso, é comum haver um padrão de Deficiência do *Qi* do Rim de base, em que o *Qi* já não é forte o suficiente para manter a estabilidade da temperatura do corpo e das emoções. A Deficiência do *Jing* do Rim e do Sangue do Fígado é uma ocorrência concomitante natural do processo de envelhecimento, mas, quando ocorre na menopausa, pode representar tendência constitucional que é agravada por parto e por deficiências nutricionais da dieta ou pela má absorção de nutrientes como cálcio, ferro e ácidos graxos essenciais.

MENOPAUSA E CANAIS EXTRAORDINÁRIOS

Existem mais três síndromes relacionadas com a menopausa que se associam com a sintomatologia dos três pares de Canais Extraordinários:

Vaso Concepção + Vaso *Yin* do Calcanhar	Deficiência do *Qi*, Sangue e do *Yin* do Coração
Vaso Penetrador + Vaso de Ligação *Yin*	Deficiência do *Qi* do Rim e Estagnação do *Qi* do Pulmão
Vaso da Cintura + Vaso de Ligação *Yang*	Deficiência do *Yin* do Rim e Hiperatividade do *Yang* do Fígado

Os padrões de sintomas desses pares de Canais Extraordinários estão resumidos na Tabela 31.8. A combinação de ID-3 + B-62 para Vaso Governador + Vaso *Yang* do Calcanhar é menos usada nas situações que envolvem a menopausa. Pode ser usada para osteoporose ou artrite ligadas à menopausa, mas, neste caso, seria combinada com R-6 e C-6, para tonificar o *Yin* e equilibrar o tratamento, que de outra forma seria *Yang* demais, para reduzir as ondas de calor.

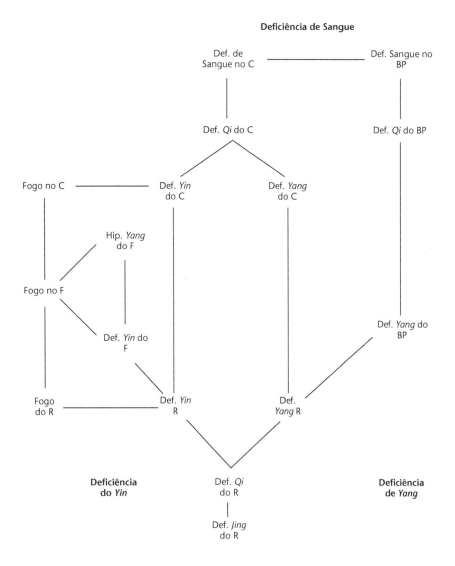

Figura 31.3 –

SÍNDROMES

Deficiência do *Yin* com Fogo
Deficiência do *Yang*
Deficiência do *Yin* e Deficiência do *Yang*
Deficiência do Sangue do Coração e do Baço
Deficiência do *Jing* do Rim e do Sangue do Fígado
Deficiência do *Qi*, Sangue e *Yin* do Coração
Deficiência do *Qi* do Rim e Estagnação do *Qi* do Pulmão
Deficiência do *Yin* do Rim e Hiperatividade do *Yang* do Fígado

Exemplo 1

Uma mulher de 45 anos tinha a parte inferior do corpo fria e edemaciada, encontrava-se exausta, deprimida e com labilidade emocional. A freqüência do pulso era de 68 e o pulso era curto, profundo, vazio e variável. A língua estava pálida e flácida. O diagnóstico foi Deficiência do *Qi* e do *Yang* do Rim, com Estagnação do *Qi* do Pulmão. A Deficiência do *Qi* era responsável pela labilidade emocional e pelo pulso variável. A combinação básica de pontos foi:

VC-4, R-6 **Ton**; VC-9, VC-17, P-1, P-7 **H** ou **Disp**

Exemplo 2

Uma mulher de 48 anos de idade tinha uma constituição debilitada, apresentando insônia e ondas de calor de vez em quando. Era inquieta, ansiosa, medrosa e sobressaltava-se facilmente. A freqüência do pulso era de 68 e o pulso era fino, áspero e móvel. Sua língua era pálida, com poucos pontos vermelhos e trêmula.

O diagnóstico foi Deficiência do Sangue do Baço e do Coração e Deficiência do *Yin* do Coração e do Rim. A combinação de pontos foi a seguinte:

VC-4, BP-4, E-36 **Ton**; VC-14, VC-17, PC-6, C-6 **H** ou **Disp**

TABELA 31.8 – Canais Extraordinários, menopausa e alterações próprias da meia-idade

Par de Canais Extraordinários	Pontos de Abertura	Sinais e sintomas	Combinação
Concepção + Yin do Calcanhar	P-7 + R-6	Medo das mudanças, medo da separação, depressão e mágoa reprimida, talvez nódulos nas mamas e no útero	VC-6, VC-17, P-1 H M; P-7, R-6 H
Penetrador + Ligação Yin	BP-4 + PC-6	Depressão com ansiedade, labilidade emocional, ondas de calor, mãos e pés frios, palpitação	VC-4, E-36 Ton; VG-20, VC-14, BP-4, PC-6, C-6 H
Cintura + Ligação Yang	VB-41 + TA-5	Incerteza sobre si mesmo ou da direção que deve seguir na vida, suscetibilidade, irritabilidade, depressão, dores de cabeça, ondas de calor	VC-6, R-6, C-6 Ton; VG-20, VB-20, VB-41, TA-5 H

Ton = Método de Tonificação; **H** = Método de Harmonização; **M** = Moxa.

TABELA 31.9 – Síndromes da menopausa

Síndromes	Sinais e sintomas	Pulso	Língua	Combinação de pontos
Deficiência do Yin com Fogo (Rim, Fígado, Coração)	Ondas de calor, hiperatividade, inquietação, insônia, hiperexcitabilidade, irritabilidade, talvez perda de peso, pele seca	Fino, rápido, talvez em corda fino, seco	Vermelha, especialmente na ponta ou nas bordas	VC-4, BP-6, R-6 Ton; VG-20, R-2 Disp + C-3 Ton; C-8 Disp para Fogo no Coração + F-8 Ton; F-2 Disp para Fogo no Fígado + VC-3, E-29 H para secura vaginal
Deficiência do Yang (Rim, Baço, Coração)	Exaustão, depressão, sentimento de solidão, membros frios, talvez edema, ganho de peso, artrite com sensação de frio	Vazio, profundo, lento, talvez escorregadio	Pálida, flácida ou aumentada, saburra úmida branca	VG-20, VC-4, R-7, E-36 Ton M; BP-6 H + VC-12, BP-2 Ton M para Deficiência do Yang do Baço + VC-17, C-8 Ton M para Deficiência do Yang do Coração + VC-9, BP-9, TA-5 Disp M para edema
Deficiência do Yin e Deficiência do Yang (Rim, Coração)	Às vezes ondas de calor, às vezes membros frios, às vezes depressão e recolhimento, às vezes hiperatividade e inquietação maníaca	Variação de velocidade e de força, talvez irregular	Variada, talvez pálida com a ponta vermelha, talvez trêmula	VC-4, E-36, BP-6, R-3 Ton; VG-20, C-6 H + VC-14, R-2 Disp para a fase de Deficiência de Yin + R-2, C-8 Ton para a fase de Deficiência de Yang
Deficiência de Sangue do Coração e do Baço	Vulnerabilidade emocional, insônia, depressão, cansaço, pele seca, visão turva, vertigem	Fino, áspero, talvez rápido ou lento	Pálida, fina, seca	VC-4, VC-12, VC-17, E-36, IG-4, BP-6, BP-10 Ton Alternar com B-17, B-20, B-43 Ton + yìn táng, ān mián, B-44 para insônia
Deficiência de Jing do Rim e Deficiência do Sangue do Fígado	Osteoporose, artrite, vertigem, zumbidos nos ouvidos, pele seca, recolhimento, talvez palpitações	Fino, áspero, talvez profundo	Pálida, fina, seca	VC-4, VC-12, E-36, R-6, F-8, C-6 Ton alternar com B-11, B-18, B-20, B-23, VB-39, R-6, C-6 Ton
Deficiência do Qi, Sangue e Yin do Coração	Ansiedade, depressão, labilidade emocional, gente fraca e nervosa, poucas ondas de calor, talvez mãos e pés frios	Fino, áspero, talvez irregular, móvel ou variável	Pálida, fina ou flácida, com ponta vermelha	VC-4, E-36 Ton; VG-20, VC-14, BP-4, PC-6, C-6 H
Deficiência do Qi do Rim e Estagnação do Qi do Pulmão	Medo das mudanças, medo da separação, depressão e mágoa reprimida, talvez dispnéia ou edema, talvez nódulos nas mamas ou no útero	Vazio ou com fluxo abundante no nível profundo, retardado, escorregadio	Pálida, talvez escavada ou aumentada na área do Pulmão	VC-6, VC-17, P-1 H M; P-7, R-6 H + E-40, P-6 Disp para nódulos nas mamas + VC-3, R-13, E-29 para nódulos no útero
Deficiência do Yin do Rim e Hiperatividade do Yang do Fígado	Ondas de calor, variações do humor, irritabilidade, suscetibilidade, incerteza sobre si mesmo, dores de cabeça, músculos retesados	Fino, rápido, em corda, talvez escorregadio	Vermelha, especialmente nas bordas, fina, seca, saburra amarela	VC-6, R-6, C-6 Ton; VG-20, VB-20, VB-41, TA-5 H

Disp = Método de Dispersão; **Ton** = Método de Tonificação; **H** = Método de Harmonização; **M** = Moxa.

Síndromes obstétricas

ENJÔO MATINAL DA GRAVIDEZ

A acupuntura pode ser eficaz e segura para o enjôo matinal da gravidez, desde que se tomem algumas precauções:

- Deve-se usar um número mínimo de pontos.
- Deve-se evitar a estimulação forte da agulha. Os Métodos de Tonificação ou de Harmonização devem ser usados em preferência ao Método de Dispersão.
- Para mulheres com história de aborto, a acupuntura durante a gravidez deve ser aplicada com extrema cautela, ou não ser aplicada de modo algum.
- Pontos que têm uma forte ação de mover, como IG-4, BP-6 e BP-8 devem ser evitados. Nos três primeiros meses, são contra-indicados os pontos sobre o baixo abdome e a região sacra, depois de 3 meses, qualquer ponto no abdome ou na região lombar está contra-indicado.

COMBINAÇÃO DE PONTOS

Uma boa combinação básica é VC-12, E-36, PC-6 **Ton** ou H. BP-4 pode ser acrescentado com Método de Tonificação e Moxa, quando cansaço, sonolência e pulso vazio indicarem que existe Deficiência do *Qi* do Baço. VC-17 pode ser acrescentado com Método de Harmonização para a depressão. VC-13 pode ser usado como alternativa ou acréscimo para VC-12 para náusea e vômito, PC-6 pode ser usado com Método de Tonificação, se necessário, já que este ponto influencia o estômago e a parte superior do corpo, mais que a parte baixa do abdome, a paciente pode ser orientada a fazer pressão com o dedo sobre este ponto quando necessário.

FETO EM POSIÇÃO INADEQUADA

O feto mal posicionado pode ser tratado pelo uso de bastão de moxa sobre B-67 bilateralmente por 15 a 20min diariamente até que a posição do feto se normalize. A causa de base da posição incorreta deve ser conhecida, para excluir problemas como deformidades da pelve ou do útero.

ACUPUNTURA NO PARTO

Esta seção recebeu a contribuição de Lilleba Olsen, responsável pelo treinamento de obstetras em acupuntura durante o parto, realizado na Suécia.

COOPERAÇÃO COM OS ESPECIALISTAS EM PARTO

Se o acupunturista não for especializado em partos, é essencial que haja uma boa troca de informações e cooperação entre ele e o obstetra. Caso contrário, essa falta de cooperação será sentida pelos futuros pais e esse fato pode complicar o parto. Se houver uma boa cooperação entre acupunturista e obstetra, que será capaz de informar ao acupunturista detalhes do parto com os quais ele não tem nenhuma familiaridade, de forma que possa aplicar a acupuntura de maneira mais eficaz.

MÉTODO DE INSERÇÃO DE AGULHAS

Neste sistema, a Eletroacupuntura não é usada no parto normal. É usada, às vezes, para iniciar as contrações e, às vezes, para controlar a dor durante a sutura. Normalmente, as agulhas são inseridas obliquamente, obtendo-se a sensação característica da inserção. As agulhas podem ser fixadas na pele, no primeiro estágio, por exemplo, de forma que a mulher possa se movimentar, ou podem permanecer soltas de forma que o acupunturista possa manipulá-las durante o parto, por exemplo. As agulhas podem ficar retidas pelo tempo em que forem eficazes, desde 10min até 3h ou mais, conforme necessário.

SELEÇÃO DOS PONTOS

Usa-se um número mínimo de pontos. Inicialmente são usados os pontos localizados mais acima no corpo, que são substituídos por pontos mais abaixo do corpo à medida que a dor muda de lugar durante a evolução do parto. Por exemplo, B-24, B-25 ou B-26 podem ser usados para dor nas costas no primeiro estágio, mudando para B-27, B-30 ou B-35 no segundo estágio.

PRIMEIRO ESTÁGIO

Dor

VB-25	dor na região lombar e no abdome
B-24, B-25 ou B-26	dor na região lombar
VB-27, VB-28	dor na virilha
VC-3, VC-4	dor na região central baixa do abdome
jiaŏ líng, BP-11	dor para baixo na parte anterior das coxas

(*jiaŏ líng* [*chiao ling*] está a 1 unidade abaixo de F-10)

Dois ou três pontos podem ser usados bilateralmente, caso seja necessário. Uma agulha pode ser inserida depois de uma contração, esperando uma ou duas contrações, para verificar se a inserção é eficaz. A mulher deve sentir algum alívio imediatamente. O acupunturista pode começar com VB-25, em seguida prosseguir com B-24 ou VB-27 ou VC-3, dependendo dos locais da dor.

Outros problemas

P-7	preocupação, ansiedade, hipertensão
VG-20	preocupação, ansiedade, hipertensão, mas tentar P-7 em primeiro lugar; se VG-20 for usado no início do trabalho de parto, remova a agulha deste ponto depois de 20min, de forma que possa ser usado novamente mais tarde, se for necessário
PC-6	náusea constante remanescente
VG-20, B-22 ou IG-4	contrações dolorosas, ineficientes

SEGUNDO ESTÁGIO

Se algum ponto ainda se mostrar eficaz, pode permanecer inserido, caso contrário, os pontos do primeiro estágio devem ser removidos e, à medida que o segundo estágio tem prosseguimento, lançar mão dos seguintes pontos, localizados na parte mais baixa do corpo:

B-27, B-28, B-29, B-30, B-35	Selecione um ou dois entre esses pontos para dor nas costas no final do segundo estágio
VC-2, VC-3, R-11, *jiaŏ líng*	Dor frontal
F-5 + *wei mo*	Contrações ineficientes (a Eletroacupuntura pode ser usada com esta combinação, se necessário: *wei mo* situa-se na parte lateral da panturrilha, em oposição a F-5)
F-3 + IG-4	Dor generalizada e contrações ineficientes
VC-2, R-11, B-35 ou *jiaŏ líng*	Dor perineal durante o parto; apenas uma ou duas agulhas devem ser usadas, B-35 e VC-2, ou *jiaŏ líng* e R-11, com contínua estimulação manual

TERCEIRO ESTÁGIO

R-11	R-11 pode proporcionar uma boa analgesia durante a sutura, se as agulhas forem estimuladas por 1 ou 2min antes do obstetra começar a examinar e suturar
F-5 + *wei mo*	Placenta retida, usando todos esses pontos juntos e estimulando F-5 e *wei mo* manualmente ou com Eletroacupuntura

DOR PÓS-NATAL E HEMORRAGIA

PRINCÍPIO DO TRATAMENTO

É necessário tratar o efeito: aliviar a dor ou conter a hemorragia; em seguida, a Deficiência de base pode ser tratada, como esgotamento pós-natal e depressão.

COMBINAÇÕES DE PONTOS

As seguintes combinações podem ser eficazes, mas devem ser modificadas para satisfazer as necessidades do paciente individualmente. A dor e a hemorragia, depois de todo o processo concluído, pode também ser tratada com essas combinações:

Placenta retida

VC-3, E-29, R-6, VB-21, TA-5 **Disp**

Dor abdominal pós-natal

VC-3, E-30, BP-6 **Disp**; E-36 **Ton M**

Hemorragia pós-natal

VC-3, BP-1, BP-6, F-3 **Disp** para Estagnação do *Qi* e Calor
VC-4, E-36, BP-6, TA-4 **Ton M**; BP-1 **M** para Deficiência de *Qi*

Exaustão pós-natal

VC-4, VC-12, VC-17, E-36, BP-6, IG-4 **Ton** (+ **M** se não houver sinais de Calor)
alternar com B-15, B-18, B-20, B-23 **Ton** (+ **M** se não houver sinais de Calor)

EXAUSTÃO PÓS-NATAL E DEPRESSÃO

Pode haver uma enorme exaustão física se o parto foi difícil e debilitante, se houve muita perda de sangue ou se o parto seguiu-se logo após outro parto ou alguma doença, da qual a mãe ainda não se recuperou completamente. Além dessa Deficiência de *Qi* e de Sangue, pode haver um esgotamento do *Yang* e Fogo.

DEFICIÊNCIA E DEPRESSÃO

As seguintes Deficiências podem estar associadas com depressão:

Deficiência do Rim	exaustão, depressão, medo, isolamento
Deficiência do Coração	falta de entusiasmo, interesse e atenção pelo bebê
Deficiência do Baço	sentimento de falta de capacidade para nutrir física ou emocionalmente o bebê, insegurança e preocupação

Todas essas Deficiências podem levar ao sentimento de culpa que aumenta a profundidade da depressão.

ESTAGNAÇÃO E DEPRESSÃO

A Depressão também pode estar associada com a Estagnação do *Qi*: Fígado, Coração ou Pulmões:

Estagnação do *Qi* do Fígado	ressentimento pelo bebê, do sofrimento do parto, da perda da liberdade
Estagnação do *Qi* do Coração	sentimentos confusos sobre o bebê ou sobre a relação com o companheiro, bloqueando o fluxo do afeto
Estagnação do *Qi* do Pulmão	pesar, sentimento de culpa e de autocensura

COMBINAÇÕES DE PONTOS

As combinações estão resumidas na Tabela 31.10. Entretanto, ao invés de ocorrerem em forma de síndromes isoladas, é comum essas diferentes síndromes de Deficiência e Estagnação se combinarem entre si e contribuírem com a depressão. A ênfase do tratamento, por isso, vai depender da importância relativa das síndromes que estejam contribuindo com a situação.

PROLAPSO UTERINO

O prolapso do útero é considerado pela medicina chinesa como uma Deficiência do *Qi*; especificamente a falha da função normal do *Qi* de manter os órgãos em suas posições. O prolapso do útero pode ocorrer depois do parto, caso em que o tratamento deve ser feito 2 semanas após, pois a demora pode diminuir a eficácia do tratamento. A acupuntura pode ser útil em alguns casos de prolapso uterino, além dessa terapia, pode ser útil a prática de exercícios suaves. As mulheres nessas condições devem evitar levantar objetos muito pesados durante o tratamento, devem repousar o máximo possível para permitir a recuperação do *Qi*.

COMBINAÇÃO DE PONTOS

VG-20 **M**; VC-6, E-36 **Ton M**; BP-6, R-6 **Ton**; VG-28 **Disp**

MÉTODO

Aproximadamente cinco cones de moxa podem ser usados em VG-20 para ascender o *Qi*. VC-6, E-36, BP-6 e R-6 ajudam nesta função. VB-28 e E-30, que podem ser acrescentados para ajudar o ponto, localizam-se sobre os ligamentos que sustentam as tubas uterinas e o útero.

VC-6 é agulhado a 3,8 a 5cm na direção dos órgãos genitais externos. A agulha em VB-28 é inserida formando um ângulo oblíquo, ao longo da virilha em direção aos genitais, rotacionada para causar uma sensação de tração. A agulha em E-30 pode ser inserida formando um ângulo oblíquo, direcionada para cima, voltada contra a virilha. Tanto VB-28 como E-30 podem ser agulhados a 3,8 a 5cm, com a agulha formando um ângulo oblíquo.

Se houver sinais de Umidade Calor, BP-9 e F-8 podem ser acrescentados com Método de Dispersão.

TABELA 31.10 – Síndromes de esgotamento e depressão pós-natais

Síndromes	Sinais e sintomas	Pulso	Língua	Combinação de pontos
Deficiência do *Qi* e de Sangue	Depressão e falta de interesse com exaustão, fraqueza e palidez, talvez sensação de frio ou de desmaio	Vazio, fino ou pequeno, áspero, talvez lento e profundo	Pálida, flácida	VG-20, VC-4, VC-12, VC-17, E-36, R-3, C-7 **Ton** alternar com B-15, B-18, B-20, B-23 **Ton** + R-7 ou VG-4 e B-52 **Ton** para Deficiência de Rim + C-8 ou VG-11 e B-44 **Ton** para Deficiência do Coração + BP-6 e BP-10 ou B-49 **Ton** para Deficiência do Baço Moxa em todos os casos se não houver sinais de Calor
Estagnação do *Qi*	Depressão com emoções reprimidas e sensação de plenitude no tórax, região epigástrica ou abdome, talvez náusea e indigestão	Em corda ou retardado, talvez vazio, áspero ou escorregadio	Talvez violácea	VC-6, VC-12, VC-17, BP-6, F-3, PC-6 **H** ou **Disp** alternar com B-15, B-18, B-20, B-31 **H** + F-14 ou B-47 **H** para Estagnação do *Qi* do Fígado + TA-6 ou B-44 **H** para Estagnação do *Qi* do Coração + P-7 ou B-42 **H** para Estagnação do *Qi* do Pulmão

Disp = Método de Dispersão; **Ton** = Método de Tonificação; **H** = Método de Harmonização.

Síndromes oculares, óticas e faciais

■ Síndromes oculares

INTRODUÇÃO

Esta seção discute o tratamento de dois tipos principais de distúrbios oculares: as condições inflamatórias, como conjuntivite, e as condições de perda progressiva da visão, como o glaucoma e a catarata, ainda em seus estágios iniciais. Tratamentos com acupuntura da miopia, estrabismo, daltonismo e distúrbios da retina, embora sejam realizados na China, estão fora do âmbito da experiência do autor e portanto não serão incluídos nesta seção.

ETIOLOGIA

Os fatores que contribuem com os distúrbios oculares incluem predisposição hereditária a problemas ópticos, exposição prolongada ao vento, irritantes químicos ou mecânicos, alérgenos presentes no ar ou nos alimentos, toxinas (medicamentos, drogas, álcool e tabaco), uso excessivo dos olhos (excesso de leitura ou uso da tela de um computador), o trabalho em ambientes pouco iluminados ou claros demais, estresse psicológico, velhice e qualquer fator que contribua para a Deficiência (excesso de trabalho, excesso de sexo, falta de sono, nutrição deficiente ou doença).

DEFICIÊNCIAS

As principais Deficiências que atingem a visão estão relacionadas principalmente com Rim, Fígado e Baço:

Deficiência do *Jing* do Rim, Deficiência do *Yin* do Rim
Deficiência do Sangue do Fígado, Deficiência do *Yin* do Fígado
Deficiência do Sangue do Baço, Deficiência do *Qi* do Baço

Na medida em que o *Jing* do Rim e do Sangue do Fígado diminuem, com a velhice, também diminui a acuidade visual. Esse processo é agravado pela Deficiência do Baço, que não fornece *Qi* e Sangue suficientes para serem armazenados pelos Rins e pelo Fígado, respectivamente. Se o *Yin* do Rim e do Fígado estiverem Deficientes, então *Yang* e Fogo do Fígado podem ficar sem controle adequado pelo *Yin* e podem ascender pelo corpo e atingir os olhos.

USO EXCESSIVO

O desgaste dos olhos, por leitura excessiva ou pelo uso da tela de um computador, está associado com tensão mental por excesso de estudo ou trabalho intelectual. Os distúrbios oculares podem ser parte de um padrão de má postura, tensão dos músculos oculares, tensão dos músculos dos ombros e do pescoço, dor de cabeça ou enxaqueca e esforço mental e exaustão. Nesse padrão, a Hiperatividade do *Yang* do Fígado está amiúde combinada com a Deficiência do *Qi* do Baço e do Rim.

FATORES PSICOLÓGICOS NOS DISTÚRBIOS OCULARES

FLUXO PARA O INTERIOR

A energia e as informações fluem para o olho, a partir do ambiente externo, mas os indivíduos podem não estar gostando do que vêem e podem tentar limitar suas percepções. Por exemplo, algumas pessoas querem restringir o campo de suas percepções, de forma que possam ver apenas o que querem enxergar, perceber o mundo por meio de lampejos de percepções. É possível que, pelo hábito de reduzir o campo de suas percepções, essas pessoas comecem também a diminuir gradativamente o campo da visão, como ocorre no glaucoma.

Outros podem querer embaçar suas percepções do mundo externo, de forma que não tenham de olhar para os detalhes desagradáveis da vida, considerados ameaçadores e cansativos de lidar. Preferem viver envoltos numa agradável névoa, evitando olhar ou lidar com a verdade, sem participação na vida. O hábito de entorpecer as percepções pode resultar no aumento do obscurecimento da visão, como na catarata.

Como outro exemplo, se as pessoas estiverem interessadas apenas em si mesmas e restringirem a área de suas percepções à área imediatamente ao seu redor, essa atitude pode levar à restrição da profundidade da visão e agravar a miopia.

FLUXO PARA O EXTERIOR

Os olhos são comumente chamados "as janelas da alma", por onde percebemos os sentimentos do outro – de amor, ódio, raiva, isolamento, pesar, preocupação, insanidade. É como se houvesse uma torrente de energia e de informações vinda daqueles olhos, de uma pessoa para outra. Algumas pessoas parecem fazer uso consciente dessa troca de energia pelo contato visual para manipular os outros. Algumas tentam usar o contato visual para dominar os outros, outras tentam descarregar seus medos, agressividade e amarguras, outras, ainda, parecem que usam o contato visual para drenar a energia das pessoas.

Se o fluxo externo ocorre, pode ser que aqueles que fazem uso desse fluxo para expressar amargura ou ódio ou ainda para dominar, criem uma pressão no interior do olho que pode se traduzir ou em inflamação, como na conjuntivite, ou em aumento da pressão intra-ocular, como no glaucoma. Entretanto, se o fluxo para fora dos olhos ficar bloqueado, como na repressão do processo do pesar, a pressão das lágrimas reprimidas podem atingir os ductos lacrimais resultando ou em secura dos olhos ou em lacrimejamento excessivo.

PRINCIPAIS SISTEMAS DE ÓRGÃOS

Os Rins fornecem o *Jing* aos olhos, fazem contato com eles por meio do Vaso Concepção, do Vaso *Yin* do Calcanhar e do Vaso *Yang* do Calcanhar, que seguem naquela direção. O Fígado fornece Sangue para o sistema ocular e entra em contato com os olhos por seu trajeto interno.

Além disso, algumas pessoas do tipo Água–Madeira, cujas emoções predominantes são o medo e a raiva, podem, pela tentativa de expressar suas agressividades e de dominar os outros com os olhos, precipitarem problemas oculares para si.

O Baço é outro componente em potencial para problemas oculares, em parte pelo esforço visual de estudar ou trabalhar demais, em parte pela Deficiência do *Qi* e do Sangue em decorrência do excesso de preocupação, de estudar demais e de nutrição deficiente. Os Pulmões podem contribuir para os distúrbios oculares no caso especial de mágoa reprimida, o Coração pode estar associado com condições inflamatórias dos olhos por Fogo no Coração relacionado ao comportamento maníaco ou excitação reprimida.

Em resumo, os principais distúrbios do olho por Excesso estão relacionados com o Fígado e os principais distúrbios associados com Deficiência estão relacionadas com Rins, Fígado e Baço.

SÍNDROMES

Independentemente do nome designado pela Medicina Ocidental, os distúrbios oculares podem ser subdivididos nas seguintes síndromes chinesas:

Excesso

Vento Calor
Fogo no Fígado e *Yang* do Fígado
   + Estagnação do *Qi* do Fígado
   + Deficiência do *Yin* do Rim e do Fígado
   + Fogo no Coração
   + Fleuma
Estagnação do Sangue

TABELA 32.1 – Síndromes oculares

Síndromes	Sinais e sintomas	Pulso	Língua	Combinação de pontos
Excesso				
Vento Calor	Inflamação aguda e súbita do olho com vermelhidão, prurido e secura, aversão ao vento, talvez lacrimejamento: alergias	Superficial, rápido, talvez apertado	Talvez vermelha	B-1, VB-1 **H**; IG-4, TA-5, VB-20 **Disp** + BP-6, R-6 **Ton** para Deficiência do *Yin* do Rim e do Fígado + VB-43, F-2 **Disp** para Fogo e *Yang* do Fígado + P-7, IG-20 **Disp** para conjuntivite e rinite alérgicas + IG-11, E-44 **Disp** para conjuntivite com alergia alimentar
Fogo no Fígado e Hiperatividade do *Yang* do Fígado	Olhos vermelhos, secos, quentes e doloridos, irritabilidade, raiva, frustração, talvez sensação de pressão nos olhos, fotofobia ou lacrimejamento, talvez dor de cabeça ou tensão muscular	Rápido, em corda, cheio	Vermelha, especialmente nas bordas, talvez saburra seca amarela	B-1, VB-1, TA-23 **H**; TA-5, F-2, VB-43 **Disp** + F-1 **S**; R-1 **Disp** para condição grave de Fogo no Fígado + VB-14, VB-20, VB-21 **Disp** para Hiperatividade do *Yang* do Fígado + F-3, F-14 **Disp** para Estagnação do *Qi* do Fígado + F-8, R-3, BP-6 **Ton** para Deficiência do *Yin* do Rim e do Fígado + C-5 **Disp** para Fogo no Coração + E-40 para Fleuma
Estagnação local	Ferimento localizado no olho com dor, vermelhidão ou queimação	Talvez em corda	Vários tipos	**H** em pontos locais; IG-4, VB-20, F-3, BP-8, B-62 **Disp**
Deficiência				
Deficiência do *Yin* do Rim e do Fígado	Secura crônica, sensação de incômodo e vermelhidão dos olhos, talvez irritabilidade, cansaço, inquietação, fraqueza na região lombar, zumbidos nos ouvidos e transpiração noturna	Fino, rápido	Vermelha, seca, talvez descascada	VC-4, TA-3, R-6, B-2, B-62, BP-6 **Ton** alternar B-10, B-18, B-23, B-62 **Ton**
Deficiência do *Jing*, *Qi* e de Sangue	Aumento gradual e crônico de embaçamento da visão ou da perda da acuidade visual, talvez pior com cansaço, talvez escotomas cintilantes, tontura ou zumbidos nos ouvidos	Vazio ou fino, áspero, talvez profundo	Talvez pálida e fina ou flácida	VC-4, IG-4, R-3, B-2, B-62, BP-6, E-36 alternar B-17, B-18, B-20, B-23 **Ton** + ID-3, B-10, VB-37 **Ton** para Deficiência de *Jing* + VC-12, BP-3 para Deficiência do *Qi* do Baço + F-8, BP-10 para Deficiência de Sangue do Fígado

Disp = Método de Dispersão; **Ton** = Método de Tonificação; **H** = Método de Harmonização.

Deficiência

Deficiência do *Yin* do Rim e do Fígado
Deficiência do *Jing*, *Qi* e do Sangue

Portanto, independentemente da doença ser classificada como conjuntivite, blefarite, neurite óptica, catarata ou glaucoma, o tratamento da acupuntura baseia-se em:

seleção dos pontos locais
combinação dos pontos de acordo com a síndrome chinesa

COMBINAÇÕES DE SÍNDROMES

Algumas combinações mais comuns são:

Vento Calor + Fogo e *Yang* do Fígado, por exemplo, alguns tipos de conjuntivite

Fogo e *Yang* do Fígado + Deficiência do *Yin* do Rim e do Fígado, por exemplo, alguns tipos de glaucoma
Deficiência do *Yin* do Rim e do Fígado + Deficiência do *Jing*, *Qi* e do Sangue, por exemplo, alguns tipos de catarata

O princípio básico é dispersar o Excesso e tonificar a Deficiência.

PONTOS PARA OS DISTÚRBIOS OCULARES

PONTOS LOCAIS

Os pontos locais para os distúrbios oculares incluem:

B-1, B-2, VB-1, E-1, E-2, TA-23, *yìn táng, tài yáng, qiú hòu, yú yāo*

Na opinião do autor, é uma questão de preferência a maneira pela qual os pontos locais são selecionados. É óbvio que, para os distúrbios oculares relacionados com o Rim e a Bexiga, B-1 e B-2 são pontos apropriados, se estiverem relacionadas com o Fígado–Vesícula Biliar, VB-1 e TA-23 são pontos apropriados e se relacionadas com o Estômago, E-1 e E-2.

Para os distúrbios oculares relacionadas com preocupação, excesso de estudo e esforço mental, *yìn táng* é um ponto conveniente, para problemas dos olhos relacionados com hipertensão, o ponto *tài yáng* pode ser usado. *Qiú hòu* e *yú yāo* são de aplicação geral, embora *yú yāo* possa ser combinado com VB-14 para esforço visual com enxaqueca.

PONTOS DISTAIS

Alguns pontos distais principais para distúrbios oculares são:

IG-4	todas, especialmente decorrentes de Vento Calor, Hiperatividade do *Yang* do Fígado, Deficiência de Sangue, Estagnação de Sangue
TA-3	todas, especialmente do Tipo Vento Calor
TA-5	Vento Calor
C-5	Fogo do Coração com sensação de congestão e calor nos olhos
ID-3	Vento Calor, Deficiência de *Jing* (em combinação com B-62)
BP-6	Deficiência de *Yin*, Deficiência de Sangue, Estagnação do *Qi* do Fígado
E-8	Vento Calor, também espasmos das pálpebras
E-36	Deficiência de *Qi* e de Sangue
E-40	Fleuma (secreções)
E-44	Fogo no Estômago, como na conjuntivite associada com alergias alimentares
E-45	
F-1	Fogo no Fígado
F-2	Fogo no Fígado, Hiperatividade do *Yang* do Fígado
F-3	Estagnação do *Qi* do Fígado, Hiperatividade do *Yang* do Fígado, Vento do Fígado
F-8	Deficiência do *Yin* do Fígado, Deficiência do Sangue do Fígado
VB-14	Hiperatividade do *Yang* do Fígado
VB-20	todas, especialmente do Tipo Vento Calor e Hiperatividade do *Yang* do Fígado
VB-37	todas
VB-41	Vento Calor, Fogo no Fígado, Umidade Calor em Fígado–Vesícula Biliar
VB-43	Vento Calor com Fogo e Hiperatividade do *Yang* do Fígado
VB-44	
R-1	Fogo do Rim, Fígado e Coração
R-3	Deficiência do *Jing*, *Qi* e do *Yin* do Rim
R-6	Deficiência do *Jing* e do *Yin* do Rim
B-10	Vento Calor
B-17	Deficiência de Sangue
B-18	todas, especialmente decorrentes de Deficiência do Sangue do Fígado, Deficiência do *Yin* do Fígado
B-20	Deficiência do *Qi* e do Sangue do Baço
B-23	Deficiência do *Jing* e do *Yin* do Rim, excesso de vontade do Rim produzindo esforço visual e inflamação
B-62	todas, especialmente de Vento Calor e Deficiência de *Jing*
B-63	pontos gerais para problemas visuais, incluindo inflamação e congestão, obstrução dos ductos lacrimais e opacidade da córnea
B-67	
VC-4	Deficiência do *Qi*, *Jing*, Sangue e do *Yin*
yì míng	miopia, atrofia do nervo óptico, cegueira noturna

■ Síndromes óticas

Os distúrbios óticos discutidos nesta seção incluem a otite média, doença de Ménière, zumbidos nos ouvidos e surdez.

OTITE MÉDIA

A otite média é a inflamação da orelha média, normalmente resultado da infecção da mucosa no nariz que se espalha para a orelha média pela tuba auditiva. Os sintomas normalmente são dor, secreção purulenta na orelha externa, febre e outros sintomas de infecção sistêmica. A otite média pode ocorrer de forma intensa e aguda ou de forma crônica com agravações periódicas. Embora a acupuntura possa ser eficaz para a forma aguda grave, o uso de antibióticos pode ser o mais recomendado, em decorrência das potenciais complicações graves da otite média aguda. Como forma alternativa de tratamento, a acupuntura e o uso de antibióticos podem ser feitos juntos.

ETIOLOGIA

Os quatro fatores importantes que predispõem à otite média são a Deficiência do *Qi* Defensivo, a Deficiência do *Qi* do Rim, a Deficiência do *Qi* do Baço com acúmulo de Fleuma e Fogo do Fígado.

DEFICIÊNCIA DO *QI* DEFENSIVO

Este é um caso especialmente importante nas crianças, nas quais a baixa resistência facilita os resfriados de repetição, que levam a infecções catarrais no nariz, que evoluem para otite média. O princípio do tratamento é tratar os incidentes da otite média, quando ocorrerem, mas, entre as crises, fortalecer o *Qi* Defensivo como medida preventiva. O que pode ser feito com algumas combinações, como B-13, B-20, B-23, P-7, E-36, R-7 **Ton**, que tonificando os Pulmões, Baço e Rins, fortalece o sistema de *Qi* Defensivo.

DEFICIÊNCIA DO *QI* DO RIM

Esta situação é mais importante nos adultos, nos quais a Deficiência do *Qi* e do *Jing* do Rim predispõe a infecções de ouvido e a zumbidos nos ouvidos e surdez. Nessa situação, os pontos locais devem ser combinados com pontos que tonificam os Rins, como VC-4, R-3, E-36, B-23.

DEFICIÊNCIA DO *QI* DO BAÇO E FLEUMA

A Deficiência do *Qi* do Baço pode levar à Deficiência do *Qi* e do Sangue, à Deficiência do *Qi* Defensivo, permitindo assim ocorrerem infecções de repetição. A outra importância da Deficiência do *Qi* do Baço é o acúmulo de fleuma capaz de bloquear as vias nasais e a tuba auditiva, formando um meio propício para as infecções.

É essencial, especialmente nas crianças, que os pacientes reduzam gradualmente a ingestão de alimentos que propiciam a formação de muco e que aumentem a ingestão de frutas e vegetais frescos. Algumas crianças apresentam reações fortes aos produtos derivados do leite de vaca, produtos que deveriam ser evitados, da mesma forma que o consumo excessivo de doces e chocolates.

FOGO NO FÍGADO

Uma condição vigente de Fogo no Fígado, ou de Umidade Calor em Fígado–Vesícula Biliar, predispõe à invasão de Vento Calor. O Fogo do Fígado pode ascender pela tensão crônica, frustração, ambição e raiva reprimida.

Nas crianças, as tensões emocionais entre os pais podem resultar em tensões emocionais internas na criança, com geração de Calor. Quando a criança recebe muitas instruções verbais e muitos comandos, pode resistir a aprender e a obedecer, pode desejar não escutar, pode querer calar aquelas vozes que lhe incomodam. É possível que essa resistência crie Calor e inflamação tanto no interior da orelha como em todo sistema, predispondo-o à otite média.

Também é importante reduzir a ingestão de qualquer coisa que aumente o Fogo no Fígado e a Umidade Calor em Fígado–Vesícula Biliar. Por exemplo, cigarro, álcool e alimentos gordurosos e condimentados.

O princípio do tratamento consiste, em primeiro lugar, dispersar o Vento Calor e dispersar o Fogo ou Umidade Calor em Fígado–Vesícula Biliar, tanto sistematicamente como localmente na orelha. Além disso, é útil mover a Estagnação do *Qi* do Fígado ou tonificar a Deficiência do *Yin*, que predispõe ao Fogo no Fígado.

SÍNDROMES

Excesso

Fogo no Fígado e Vento Calor

Deficiência

Deficiência do *Qi* Defensivo
Deficiência do Baço e Fleuma
Deficiência do *Qi* do Rim

Na otite média crônica, pode haver um desequilíbrio de base de Deficiência crônica, com invasões periódicas de Vento ou agravações de Fogo no Fígado.

TRATAMENTO

Inicialmente, nos casos agudos graves, o tratamento pode ser feito uma vez ou duas vezes ao dia, diminuindo para uma vez ao dia, quando houver possibilidade logística. Nas agravações moderadas agudas de casos crônicos, o tratamento pode ser uma ou duas vezes por semana, dependendo da gravidade do caso. Nas condições crônicas, entre as crises agudas, o tratamento pode ser feito uma vez por semana até que haja melhora definitiva, como redução do número de resfriados, diminuição da fleuma, mais energia no organismo e assim por diante. O tratamento preventivo de tonificar o *Qi*, mover a Estagnação do *Qi* do Fígado ou de dispersar o Fogo do Fígado, pode seguir uma vez por mês, se for necessário.

Em bebês e crianças pequenas, 2 a 4 pontos distais podem ser o suficiente, por exemplo, TA-5 e VB-41 do lado afetado e IG-4 e E-36 no outro lado. Em crianças maiores, TA-5, TA-17 e VB-41 **Disp** no lado afetado, podem ser combinados com E-36 e R-3 **Ton** no lado oposto, ou com quaisquer outros pontos apropriados. Nos adultos, pode-se usar o total de pontos mostrados na Tabela 32.3, usando TA-17 e VB-2 no lado afetado, os outros pontos bilateralmente ou unilateralmente, conforme a preferência.

SÍNDROME DE MÉNIÈRE

A Síndrome de Ménière é uma afecção da orelha interna com distúrbios da audição e do equilíbrio. Consiste de crises periódicas de vertigem, zumbidos nos ouvidos e surdez, em que a vertigem pode ser acompanhada de náusea, vômitos e uma incapacidade para se levantar. A vertigem indica que o sujeito tem a sensação de ele próprio ou o ambiente ao redor estar girando. Pode se distinguir da tontura, que indica uma sensação de leveza na cabeça, desmaio ou movimento vago, por meio dos critérios de rotação definida. A Síndrome de Ménière não é a única causa da vertigem, mas a vertigem é o aspecto característico do distúrbio.

ETIOLOGIA

A etiologia da síndrome de Ménière na Medicina Ocidental não é clara, mas, sob o ponto de vista da Medicina Chinesa, diz-se que os três principais fatores são a Hiperatividade do *Yang* do Fígado, a Fleuma e a Deficiência do *Yin* do Rim.

HIPERATIVIDADE DO *YANG* DO FÍGADO

O movimento irregular de Hiperatividade do *Yang* do Fígado e do Vento do Fígado pode dar origem à tontura e à vertigem, pode estar associado com um súbito aumento da pressão emocional numa situação em curso de raiva reprimida e frustração. O *Yang* do Fígado e o Vento do Fígado podem estar associados com Excesso, Fogo no Fígado ascendendo por Estagnação do *Qi* do Fígado, ou podem estar associados com Deficiência do *Qi* e do *Yin* do Rim.

O princípio do tratamento é, em primeiro lugar, acalmar a Hiperatividade do *Yang* do Fígado e o Vento do Fígado e, em segundo lugar, tratar as condições de base de Fogo do Fígado e Estagnação do Fígado, ou de Deficiência do *Yin* do Rim.

FLEUMA

A Fleuma pode causar tontura ou vertigem pela obstrução dos canais da cabeça. Pode também haver sensações de embotamento e peso na cabeça, náusea e vômitos. A Fleuma pode se combinar com Hiperatividade do *Yang* e com o Vento do Fígado, pode surgir pela Deficiência do Baço. Para uma condição de Excesso com Fleuma, PC-6 e E-40 **Disp** são adequados. Para a Deficiência do Baço com Fleuma, VC-12 e E-36 **Ton** podem ser necessários.

DEFICIÊNCIA DO *YIN* DO RIM

A Deficiência do *Yin* do Rim, ou uma combinação de Deficiência do *Yin* do Rim com Deficiência do *Qi* e do Sangue, pode significar que o *Yang* do Fígado não está sob controle adequado, e ascende pelo corpo até a cabeça.

SÍNDROMES

Hiperatividade do *Yang* do Fígado e Vento
Fleuma
Deficiência do *Yang* do Rim

É comum haver uma mistura das síndromes de Hiperatividade do *Yang* do Fígado, Fleuma e Deficiência do *Yin* do Rim na síndrome de Ménière. O tratamento, durante uma crise, dá ênfase em acalmar o *Yang* e o Vento do Fígado, os tratamentos entre as crises dão ênfase em resolver a Fleuma, tonificar a Deficiência e regular o Fígado.

ZUMBIDOS NOS OUVIDOS E SURDEZ

Os zumbidos nos ouvidos e a surdez podem resultar de algum dano do nervo auditivo ou por sua deterioração com a idade. A diminuição da audição pode também ser resultado de cera na orelha externa ou por catarro na tuba auditiva e por inflamação da orelha média. Um guia útil para servir de prognóstico está no fato de a surdez ou os zumbidos variarem com o tempo. Se não houver variação no grau da surdez ou no volume e na qualidade dos zumbidos, pode ser que o nervo auditivo esteja danificado gravemente e que a acupuntura vai apenas ser capaz de propiciar ajuda limitada. Se a surdez ou os zumbidos variam com a presença de catarro, ou com o cansaço ou o estresse, por exemplo, este fato pode indicar que o nervo auditivo está íntegro ou que tem, pelo menos, uma função parcial e que a acupuntura pode propiciar uma ajuda considerável.

ETIOLOGIA

Na Medicina Chinesa, os zumbidos nos ouvidos e a surdez dividem-se em dois tipos principais: Excesso e Deficiência. O tipo Excesso está principalmente associado com Fogo em Fígado–Vesícula Biliar e o tipo Deficiência com a Deficiência do *Jing* do Rim. Além disso, existe surdez catarral, muitas vezes associada com otite média, na qual a pressão do catarro nos seios da face e na tuba auditiva, associada com sinusite aguda ou crônica, reduz a capacidade auditiva. Na Medicina Chinesa, esse fato está associado com a síndrome mista de Deficiência e Excesso: Deficiência do *Qi* do Baço com Fleuma que se acumula nos seios da face e na tuba auditiva.

A surdez pode surgir de uma variedade de causas físicas: trabalhar em condições onde há muito barulho, medicamentos, traumatismo na cabeça, doença, além de outras. Entretanto, pode haver um componente psicológico para a diminuição da audição, pode ser possível fazer a diferença dos dois grupos, como mostra a Tabela 32.2. Pode ser que o tipo de personalidade *Yin* não queira ser

TABELA 32.2 – Surdez e tipo de personalidade

	Yin	*Yang*
Tipo de personalidade	Passiva	Ativa
Tipo de Síndrome	Deficiência, por exemplo, Deficiência do *Qi* do Rim e do Fígado	Excesso, por exemplo, Fogo em Fígado–Vesícula Biliar, Hiperatividade do *Yang* do Fígado
Tipo de surdez	surdez ou zumbidos nos ouvidos de caráter gradual	Surdez ou zumbidos nos ouvidos de caráter súbito, talvez inflamação

TABELA 32.3 – Síndromes óticas

Síndromes	Sinais e sintomas	Pulso	Língua	Combinação de pontos
Otite média				
Vento Calor, Fogo no Fígado ou Umidade Calor em Fígado–Vesícula Biliar	Dor de ouvido intensa, aguda, secreção amarela, talvez febre, dor de cabeça	Rápido, talvez em corda, talvez escorregadio	Vermelha, talvez saburra gordurosa amarela	IG-4, TA-5, TA-17, VB-2, VB-20, VB-41 **Disp** + VG-14, IG-11 **Disp** para febre alta + F-3, F-14 **Disp** para Estagnação do Qi do Fígado + BP-6, R-6 **Ton** para Deficiência do Yin do Rim e do Fígado + BP-9, VB-34 **Disp** para Umidade Calor
Deficiência do Qi Defensivo	Resfriados recorrentes, infecções nasais e otite média	Normalmente vazio, talvez escorregadio durante as infecções	Pálida, flácida, talvez saburra gordurosa branca	TA-17, VB-2, VB-40, E-36, R-3 **Ton** entre as crises B-13, B-20, B-23, P-7, E-36, R-3 **Ton**
Deficiência do Qi do Baço com Fleuma	Otite média crônica com muito catarro nos seios da face e sensação de obstrução no ouvido e talvez surdez catarral	Escorregadio, talvez cheio ou em corda	Pálida, saburra gordurosa espessa branca ou amarela	IG-4, TA-17, VB-2, VB-20, E-40 **Disp**; VC-12, E-36 **Ton**
Deficiência do Qi do Rim	Otite média crônica com tontura, zumbidos nos ouvidos e audição prejudicada agravada pelo cansaço	Vazio, profundo, talvez lento	Pálida	VC-4, TA-17, VB-2, VB-40, E-36, R-3 **Ton**
Síndrome de Ménière				
Hiperatividade do Yang e Vento do Fígado	Vertigem e talvez dor de cabeça com sensação de distensão, dor de cabeça induzida ou agravada por raiva e frustração	Em corda, talvez rápido, talvez cheio	Talvez vermelha, talvez saburra fina amarela	TA-17, PC-6, F-3, VB-20, VB-43 **Disp** + F-2, R-1 **Disp** para Fogo no Fígado + BP-6, R-6 **Ton** para Deficiência do Yin do Rim + ID-3, ID-19 **Disp** para vertigem grave
Fleuma	Vertigem com sensação de plenitude e peso na cabeça, náusea e vômitos, talvez confusão mental	Em corda, escorregadio, cheio ou vazio	Pálida ou vermelha, saburra gordurosa espessas	TA-17, PC-6, VB-20, VB-34, E-8, E-40 **Disp**; + E-36, VC-12 **Ton** para Deficiência do Qi do Baço
Deficiência do Yin do Rim	Vertigem com zumbidos nos ouvidos ou audição prejudicada, pior com cansaço, talvez fraqueza da região lombar ou insônia	Fino, rápido, talvez profundo, talvez áspero	Vermelha, fina, seca, sem saburra	VG-20, VC-4, TA-17, VB-34, E-36, R-3 **Ton** + E-36, BP-10 **Ton** para Deficiência de Sangue
Zumbidos nos ouvidos e surdez				
Fogo em Fígado Vesícula Biliar	Zumbidos nos ouvidos e surdez de ocorrência súbita e relacionados com raiva reprimida e frustração, talvez dor de cabeça, face vermelha, inquietação	Rápido, cheio, em corda	Vermelha, especialmente nas bordas	TA-3, TA-5, TA-17, VB-2, VB-20, VB-41 **Disp** + F-3, F-14 **Disp** para Estagnação do Qi do Fígado + *yìn táng, tài yáng* para tontura e dor de cabeça + *zhì lóng gù* para surdez e zumbidos nos ouvidos de ocorrência súbita + PC-5, E-40 para Fleuma Fogo
Deficiência do Jing do Rim	Zumbidos nos ouvidos ou surdez de ocorrência gradual, talvez de grau variável e agravados pelo cansaço, talvez tontura e dor lombar	Vazio, fino ou áspero, talvez profundo	Pálida	VC-4, TA-17, VB-2, R-3, E-36 **Ton** alternar VG-4, ID-2, B-18, B-23, B-62 **Ton**
Deficiência do Qi do Baço com Fleuma	Ver otite média, anteriormente			

Disp = Método de Dispersão; **Ton** = Método de Tonificação.

incomodado em escutar ou responder a muita coisa do que lhe dizem, apenas quer escutar as coisas agradáveis e prefere se isolar. Com o passar dos anos e com a diminuição de *Jing*, muitas pessoas perdem a capacidade de adaptação e não têm mais qualquer interesse ou mesmo a energia para responder às constantes mudanças e desafios da vida. Muitos se tornam convenientemente surdos. A personalidade *Yang*, com vontade forte do Rim e forte asserção e dogmatismo do Fígado, podem discordar veementemente do que ouvem, com as opiniões, instruções ou críticas dos outros, e podem tentar bloquear esse canal de insatisfação, ao mesmo tempo em que intensificam os sentimentos de raiva, frustração e ressentimento. Tal atitude pode dar origem e agravar a surdez, os zumbidos nos ouvidos e as infecções de ouvidos, pela promoção de Fogo em Fígado–Vesícula Biliar.

SÍNDROMES

Fogo em Fígado–Vesícula Biliar
Deficiência de *Jing* do Rim
Deficiência do *Qi* do Baço com Fleuma

TRATAMENTO

O tratamento é baseado na combinação de pontos locais e distais. O padrão de Excesso de Fogo em Fígado–Vesícula Biliar pode precisar de mais pontos locais com Método de Dispersão, o padrão de Deficiência de *Jing* requer menos pontos locais, com ênfase maior na Tonificação de pontos distais.

PONTOS LOCAIS

Normalmente, o ponto local mais eficaz é TA-17. Também são eficientes os pontos VB-2, TA-21, ID-9 e *yì míng*. Existem também vários pontos especiais ao redor do ouvido que podem ser usados de acordo com a preferência pessoal. O ponto *zhì lóng gǔ*, indicado para casos súbitos de surdez e zumbidos nos ouvidos, localiza-se pressionando o trago até sua ponta tocar a superfície interna da orelha. A agulha é inserida perpendicularmente a uma profundidade de 0,8 a 1 unidade. Para zumbidos em particular, podem ser acrescentados ao tratamento básico, pontos dos canais da Vesícula Biliar e do Triplo Aquecedor localizados acima da orelha: TA-18–22 e VB-6–12.

PONTOS DISTAIS

Pode-se usar pares ou cadeias de pontos distais em conjunção com um ou mais pontos locais no mesmo canal:

ID-3, ID-4, ID-5, ID-19
TA-3, TA-5, TA-17, TA-21
VB-2, VB-20, VB-34, VB-43

O princípio básico é começar com o número mínimo de pontos e acrescentar mais pontos se for necessário.

■ *Síndromes faciais*

PARALISIA FACIAL

A paralisia facial, muitas vezes conhecida como paralisia de Bell, é um distúrbio do nervo facial, que pode estar associado, na Medicina Ocidental, com acidente vascular cerebral, traumatismo na cabeça ou infecção, como também pode não ter origem óbvia. Na Medicina Chinesa, a paralisia facial, com desvio da boca ou do olho, está associada com a invasão dos canais da face pelo Vento Frio, que leva à Estagnação de *Qi* e de Sangue, resultando em nutrição insuficiente dos músculos. A invasão inicial por Vento Frio pode ser facilitada pela Deficiência de *Qi* e de Sangue.

TRATAMENTO

O tratamento é baseado principalmente no uso de pontos locais no lado afetado com Método de Harmonização e talvez Moxa, com um ou mais pontos distais usados bilateralmente.

PONTOS LOCAIS

Os pontos locais podem ser selecionados a partir da seguinte relação, de acordo com a área principal de dificuldade:

tài yáng, VB-14, TA-23, B-2, *yú yāo*, ID-18, E-2, E-3, E-4, E-6, E-7

TÉCNICA DA AGULHA LONGA

Um dos pontos locais pode ser agulhado horizontalmente, com a agulha inserida logo abaixo da pele, em direção a um segundo ponto: VB-14 em direção a *yú yāo*, E-4 em direção a E-6, ou *tài yáng* em direção a E-6.

PONTOS DISTAIS

IG-4 é normalmente usado bilateralmente, com Método de Dispersão. Além disso, E-36 pode ser usado com Método de Tonificação e Moxa, se houver Deficiência de *Qi* e de Sangue. VB-20 pode ser usado, bilateralmente, com Método de Dispersão para expelir o Vento Frio, especialmente se houver dor de cabeça associada. Para dor de ouvido ou sensibilidade do mastóide, TA-5 com Método de Dispersão e TA-17 com Método de Harmonização, podem ser acrescentados no lado afetado.

MÉTODO VASO GOVERNADOR–VASO CONCEPÇÃO

O par de pontos ID-3 + B-62, indicado para abrir o Vaso Governador, pode ser combinado com P-7 + R-6 para abrir o Vaso Concepção, VG-26 + VC-24 acrescentado aqueles para abrir todos os canais da face. Pontos locais apropriados podem ser acrescentados à combinação básica de VG-26, VC-24, P-7, ID-3, R-6, B-62.

NEURALGIA DO TRIGÊMEO

A neuralgia do trigêmeo é tratada em parte de acordo com o ramo ou ramos, do nervo trigêmeo, afetado e, em parte, com as causas de base.

SÍNDROMES

Externa

Vento Frio
Vento Calor

Interna

Fogo do Fígado
Fogo do Estômago
Deficiência do *Yin* do Rim

A neuralgia do trigêmeo, na Medicina Chinesa, pode se originar de invasão de Vento Frio na face, que pode ser facilitada por uma condição preexistente de Deficiência do *Qi* e de Sangue. O Vento Frio pode se converter em Vento Calor na face. Pode também se originar por problemas de dentes, ou por Fogo do Fígado ou Fogo do Estômago, associados com raiva reprimida e preocupação, ou com hábitos alimentares irregulares. A Deficiência do *Yin* do Rim por estresse ou excesso de trabalho, pode predispor a uma condição de Fogo.

TRATAMENTO DE ACORDO COM O RAMO DO NERVO

TABELA 32.4 – Tratamento dos ramos do nervo trigêmeo

Ramo	Pontos locais	Ponto distal
Primeiro ramo (oftálmico)	*tài yáng* em direção a E-7, B-2 em direção a B-1, VB-14, TA-23, E-8	TA-5
Segundo ramo (maxilar)	IG-20 em direção a E-3, E-3 em direção a E-7, E-2, ID-8	IG-4
Terceiro ramo (mandibular)	E-6 em direção a E-5, VC-24 em direção a *jiá chéng jiāng*, E-7	IG-4

Os pontos são selecionados da Tabela 32.4, de acordo com a área de maior dor. Pontos locais são usados no lado afetado com Método de Harmonização, TA-5 e IG-4 podem ser usados bilateralmente com Método de Dispersão. O ponto *jiá chéng jiāng*, também conhecido como *Keliao*, localizado a 1 unidade de distância ao lado de VC-24, diretamente abaixo de E-4, é agulhado a uma profundidade de 0,5 unidade para o interior do forame mentual da mandíbula.

TÉCNICA DA AGULHA LONGA

Quando a agulha é inserida num ponto direcionada para outro ponto, por exemplo, agulha inserida em *tài yáng* direcionada para E-7 na Tabela 32.4, a agulha pode ser inserida subcutânea e horizontalmente a uma profundidade de 0,5 a 1 unidade, ou colocada em sentido horizontal sob a pele no nível mais profundo, próximo à superfície óssea, por uma distância maior, para conectar os dois pontos. É uma questão de preferência pessoal, mas o autor normalmente tenta a inserção mais superficial e mais curta em primeiro lugar, apenas se esta técnica provar ser inadequada, usa a inserção mais profunda.

SANGRIA

Quando a neuralgia do trigêmeo está associada com Calor, independentemente de ser Interior ou Exterior, pode-se usar a sangria. Por exemplo, para a dor no ramo oftálmico, os pontos *tài yáng*, TA-1 e IG-1 podem ser submetidos à sangria. Para a neuralgia do trigêmeo com Fogo em Fígado–Vesícula Biliar, os pontos TA-23, TA-1, VB-44 e F-1 podem ser submetidos à sangria; para Fogo no Estômago, IG-1 e E-45 seriam os pontos apropriados. A sangria normalmente é combinada com acupuntura em outros pontos: IG-4 e VB-20 com Método de Dispersão, para remover a invasão de Vento.

ELETROACUPUNTURA

Um ponto local no ramo afetado pode ser conectado com um ponto distal no braço, normalmente IG-4 ou TA-5. A freqüência pode depender da preferência do paciente, mas pode, inicialmente, ser de aproximadamente 20cps. Na experiência do autor, é melhor reservar a eletroacupuntura para condições agudas de Excesso, com dor intensa e só depois de acupuntura regular não ter conseguido dar alívio suficiente. Se a intensidade ou a duração forem excessivas, as condições podem ser agravadas em alguns casos, especialmente na Deficiência e em pacientes nervosos. A eletroacupuntura tem enorme ação sedativa, pode ser equilibrada com agulhas bilaterais e moxa em E-36, se o paciente tiver Deficiência.

TRATAMENTO DE ACORDO COM AS CAUSAS DE BASE

Além de pontos locais selecionados de acordo com o ramo do nervo afetado, pontos distais podem ser selecionados a partir da seguinte relação, para tratar as causas de base:

Vento Frio ou Vento Calor	IG-4, P-7, TA-5, VB-20 **Disp**
Deficiência de *Qi* e de Sangue	E-36 **Ton**
Fogo no Fígado	F-2, VB-38 **Disp**
Fogo no Estômago	IG-4, E-44 **Disp**
Deficiência do *Yin* do Rim	R-6 **Ton**

Síndromes cutâneas | 33

Os distúrbios cutâneos podem ser vistos na prática clínica como transtornos primários, como a psoríase ou o eczema, ou como sinais secundários de uma doença sistêmica, como diabetes, patologia da tireóide, lúpus eritematoso sistêmico, carcinoma e doenças sexualmente transmissíveis. Esta seção lida apenas com os distúrbios cutâneos primários, não com as doenças sistêmicas.

ETIOLOGIA

São quatro principais fatores que predispõem aos distúrbios cutâneos: tendência hereditária, doença, estilo de vida e estresse psicológico. Na Medicina Chinesa, os principais tipos de distúrbios cutâneos são decorrentes de:

Calor
Estagnação
Deficiência de Sangue

Qualquer fator que aumente o Calor, a Estagnação ou a Deficiência de Sangue, portanto, também pode precipitar ou agravar os distúrbios da pele.

CALOR

Qualquer fator que aumente o Calor no corpo pode agravar as lesões de pele caracterizadas por vermelhidão, calor e prurido. Por exemplo, açúcar, álcool, alimentos gordurosos e condimentados, certos medicamentos e drogas, doenças, estresse psicológico e alérgenos, independentemente de estarem presentes pelo contato, no ar ou em alimentos e bebidas.

ESTAGNAÇÃO

Os fatores que aumentam a Estagnação do *Qi* e do Sangue podem agravar as lesões de pele associadas com a Estagnação de Sangue, ou com o acúmulo de Umidade ou Calor. Por exemplo, a supressão das emoções, a falta de exercícios físicos e a ingestão de alimentos gordurosos.

DEFICIÊNCIA DE SANGUE

Os fatores que aumentam a Deficiência de Sangue podem agravar o padrão associado com a pele pálida, seca e áspera que esteja fina ou escamosa, facilmente invadida por Vento Exterior. Por exemplo, a preocupação excessiva, estudo ou trabalho mental em excesso, doença e perda de sangue, como em casos de cirurgia, parto, menstruação ou hemorragia gástrica crônica.

ESTILO DE VIDA

Muitas doenças de pele podem ser aliviadas simplesmente pela mudança no estilo de vida. Por exemplo, em alguns adultos, o distúrbio cutâneo melhora quando se reduz café, chá, álcool, drogas e alimentos condimentados ou gordurosos e adotam uma alimentação nutritiva e equilibrada, melhorando os hábitos alimentares, dormindo na hora certa e fazendo exercícios físicos moderados e regulares. No caso de algumas crianças, a pele melhora muito quando diminui o consumo de produtos derivados do leite de vaca e se evitam todos os alimentos contendo aditivos químicos potencialmente alergênicos.

ESTRESSE PSICOLÓGICO

Nos distúrbios cutâneos, como em outras doenças, há uma pergunta para o paciente: "O quê estou fazendo que está causando este problema, quais as medidas que posso tomar para resolver este problema?" Esta pergunta está relacionada com o estilo de vida e leva à outra pergunta: "Quais desequilíbrios na minha personalidade estão associados com esta doença, quais são as lições de vida por trás de tudo isso, como posso usar esta doença para meu crescimento pessoal?" Muitos pacientes não querem lidar com nenhuma dessas perguntas e simplesmente solicitam o tratamento com acupuntura para o problema imediato dos sintomas de pele. Outros pacientes querem fazer as mudanças no estilo de vida, por exemplo, nas questões da nutrição e dos exercícios físicos, mas não querem se aprofundar nas origens do distúrbio da pele que estão enraizadas em suas personalidades.

PRESSÕES EMOCIONAIS

O autor é da opinião de que muitos distúrbios cutâneos tanto nas crianças como nos adultos, estão diretamente ligados a pressões emocionais, agindo como indicadores e como válvula de escape para essas pressões. Nas crianças, os distúrbios cutâneos são uma indicação das pressões emocionais dentro de casa, que acontecem entre os pais. Nessa situação, o tratamento de um ou de ambos os pais, quando isso é possível, pode melhorar o distúrbio cutâneo da criança.

Os distúrbios de pele podem começar depois de uma doença física, um choque, um incidente estressante ou depois de um longo período de distúrbio emocional. Nos adultos, pode ser difícil relacionar a agravação dos distúrbios de pele com um incidente específico, já que os adultos têm a propensão de reprimir as emoções mais que as crianças, as reações que expressam ao estresse podem ser retardadas e cumulativas.

FONTES DE CALOR

Quatro principais fontes de Calor nas doenças de pele estão relacionadas com pressões emocionais dentro dos sistemas Rins, Fígado, Coração e Baço, como mostra a Tabela 33.1. Tanto o distúrbio da pele propriamente dito como as pressões emocionais que estão por trás do distúrbio cutâneo podem ser tratadas.

DISTÚRBIOS CUTÂNEOS NA MEDICINA CHINESA

DEZ FATORES PRINCIPAIS

Podemos dizer que existem 10 fatores principais envolvidos nas doenças de pele:

Vento Calor
Deficiência de Sangue
Secura
Deficiência de *Yin*
Calor no Sangue
Estagnação do *Qi* e do Sangue
Umidade
Umidade Calor
Excesso de Calor
Fogo Perverso

Esses fatores estão relacionados como mostra a Figura 33.2.

COMBINAÇÃO DOS FATORES

É comum um paciente ter dois ou mais desses fatores agindo em conjunto:

Vento Calor, Deficiência de Sangue, Secura
Vento Calor, Umidade, Umidade Calor
Calor no Sangue, Deficiência de *Yin*, Umidade Calor, Fogo Perverso

A combinação dos pontos é determinada pela importância relativa dos diferentes fatores e qual fator deve ser tratado em primeiro lugar, qual pode ser deixado para mais tarde. Por exemplo, prurido intenso com aflição decorrente de Vento e de Calor, de forma geral, é tratado antes de se tentar resolver a Secura proveniente da Deficiência de Sangue e de Deficiência de *Yin*, que pode levar muito tempo para melhorar.

TABELA 33.1 – Emoções e Calor nos distúrbios de pele

Sistema	Emoção
Rim	Pressão da vontade quando há ligação com objetivos fora da realidade, pressão para tentar manter o controle, medo do fracasso
Fígado	Irritabilidade, intolerância, frustração, raiva reprimida
Coração	Excitação reprimida, hiperexcitação com inquietação, frustração e desapontamento com as dificuldades na comunicação nos relacionamentos
Baço–Pâncreas	Preocupação, esforço mental, solicitude com invasão nas vidas dos outros

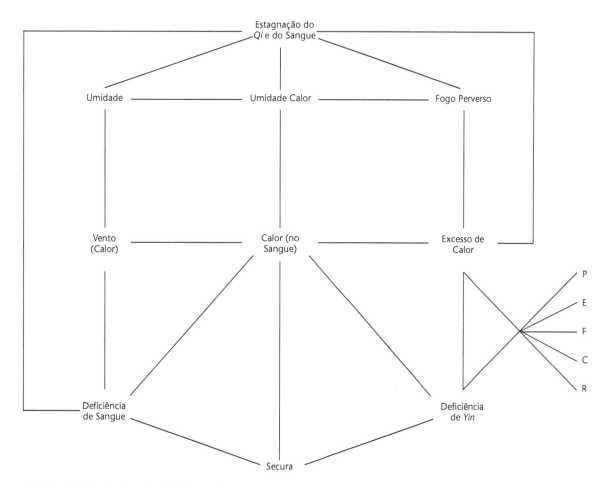

FIGURA 33.1 – Etiologia dos distúrbios cutâneos.

VENTO CALOR

Este tópico não se refere apenas à exposição ao vento, ou às alterações na temperatura ambiente, mas também aos distúrbios de pele de localização variável que aparecem e desaparecem subitamente, como urticária ou eczema agudo. Os problemas de pele decorrentes de Vento Calor são caracterizados por prurido. As lesões de pele podem ser de curta duração, podem não apresentar vermelhidão e calor.

Os distúrbios de pele do Tipo Vento Calor são associados com reações alérgicas: por substâncias em contato com a pele, por alérgenos presentes no ar, por alimentos, álcool, drogas ou medicamentos. Essas reações alérgicas cutâneas podem estar associadas com distúrbios respiratórios, como asma e rinite alérgica, distúrbios digestivos, como gastrite e enterite e com algumas formas de artrite reumatóide.

DEFICIÊNCIA DE SANGUE

A Deficiência de Sangue pode levar à invasão de Vento na pele, de forma que os fatores de Deficiência de Sangue e Vento Calor amiúde ocorrem juntos. O princípio do tratamento seria dispersar o Vento Calor e tonificar o Sangue para impedir outra invasão de Vento. A Deficiência de Sangue pode também resultar em secura da pele, que pode se tornar pálida, áspera e fina ou escamosa. Se a Deficiência de Sangue estiver combinada com Deficiência de *Yin*, então tanto o Sangue quanto o *Yin* devem ser tonificados para umedecer e nutrir a pele.

SECURA

A secura pode, logicamente, surgir do uso excessivo de detergentes fortes ou outras substâncias químicas que removem os óleos naturais da pele. Entretanto, a Secura normalmente é um fator secundário resultante da Deficiência de Sangue, Vento Calor, Deficiência de *Yin* ou Fogo. Deve-se tratar sempre o fator primário.

DEFICIÊNCIA DE *YIN*

Os dois principais fatores de problemas cutâneos associados com a Deficiência de *Yin* são Secura e Calor. O princípio de tratamento é tonificar o *Yin* e Dispersar o Calor nos sistemas de órgãos afetados.

CALOR NO SANGUE

Dentro do contexto dos distúrbios de pele, o Calor no Sangue envolve lesões cutâneas agudas ou crônicas que são avermelhadas, quentes, pruriginosas e talvez dolorosas ou sensíveis. O prurido pode ser intenso, com grande aflição e insônia, a pele pode estar seca e áspera. O Calor no Sangue pode ser uma progressão de Vento Calor na pele, ou pode surgir da Deficiência de Yin ou Excesso de Calor de um ou mais sistemas de órgãos. Embora alguns pontos, como BP-6, BP-10, IG-4, IG-11 e B-40 sejam específicos para problemas cutâneos por Calor no Sangue, pode ser necessário acrescentar outros pontos para tonificar o Yin, ou para dispersar o Calor nos sistemas de órgãos afetados.

EXCESSO DE CALOR

Este padrão é um precursor do Calor no Sangue e o tratamento vai depender de quais sistemas de órgãos apresentam Excesso de Calor.

UMIDADE E UMIDADE CALOR

A Umidade pode surgir de uma combinação da Deficiência do Qi do Baço e da Estagnação do Qi nos canais. Caracteriza-se por lesões cutâneas exsudativas ou contendo líquido em seu interior, é principalmente observada na forma de Umidade Calor, na qual as lesões têm fluido amarelado, podendo também ser vermelhas, quentes e pruriginosas. O princípio do tratamento é tonificar o Baço para transformar a Umidade, mover a Estagnação de Qi e drenar a Umidade Calor.

ESTAGNAÇÃO DO QI E DO SANGUE

A Estagnação pode levar ao acúmulo de Umidade, Calor e Fogo Perverso, mas além desses fatores, alguns acupunturistas chineses consideram que a Estagnação pode ser um fator majoritário nessas doenças de pele resistentes como psoríase, especialmente quando as lesões são arroxeadas e resistentes ao tratamento. Os pontos selecionados são capazes de mover o Sangue, como BP-8 e B-17.

FOGO PERVERSO

Este é um conceito que inclui furúnculos, abscessos e a caxumba, caracteriza-se por problemas de pele com inchações dolorosas e quentes, em que o paciente pode também ter sensações generalizadas de calor, mal-estar ou letargia. Os exemplos são furúnculos e algumas formas de acne.

DISTÚRBIOS CUTÂNEOS DO PONTO DE VISTA OCIDENTAL

Cada uma das doenças de pele classificadas de acordo com a Medicina Ocidental pode ser classificada de acordo com os 10 fatores já discutidos. A Tabela 33.2 mostra algumas das categorias ocidentais mais comuns.

PONTOS PARA OS DISTÚRBIOS CUTÂNEOS

Os pontos para os distúrbios cutâneos são selecionados de acordo com a combinação de fatores envolvidos e com o estresse psicológico por trás da doença.

TABELA 33.2 – Distúrbios cutâneos ocidentais e os 10 fatores

Doença ocidental	Fatores chineses
Queimadura por sol	Calor do Verão, Calor no Sangue
Urticária	Vento Calor
Eczema	Vento Calor, Deficiência de Sangue, Secura, Calor no Sangue, Deficiência de Yin, Excesso de Calor, Umidade Calor
Eczema varicoso	Calor no Sangue, Umidade Calor, Deficiência de Sangue, Estagnação de Sangue
Herpes-zóster	Vento Calor, Umidade Calor, Fogo em Fígado–Vesícula Biliar
Psoríase	Calor no Sangue, Deficiência de Yin, Excesso de Calor, Estagnação de Sangue, Umidade Calor
Acne, furúnculos	Fogo Perverso, Umidade Calor, Calor no Sangue, Estagnação de Sangue

TABELA 33.3 – Pontos Poço e distúrbios cutâneos

Ponto Poço	Combinação	Síndromes	Exemplo
P-11	+ IG-1	Calor no Pulmão e no Fígado	Urticária
IG-1	+ E-45	Calor no Fígado e no Estômago	Alergia alimentar
PC-9	+ B-40	Calor no Sangue	Queimadura de sol
TA-1	+ VB-44	Vento Calor	Eczema facial
C-9	+ C-3	Calor no Sangue	Eczema agudo
BP-1	+ BP-10	Calor no Sangue	Psoríase aguda
E-45	+ BP-1	Fogo no Estômago	Eczema e gastrite
F-1	+ F-5	Fogo no Fígado	Eczema genital
VB-44	+ VB-38	Fogo em Fígado–Vesícula Biliar e Umidade Calor	Eczema agudo
R-1	+ C-9	Calor no Sangue por Fogo em Coração e Rim	Eczema agudo
B-67	+ B-2	Vento Calor	Prurido generalizado

SELEÇÃO DE PONTOS

Vários tipos de pontos podem ser selecionados como mostram as Tabelas 33.6 e 33.7. Os Pontos Poço e Nascente são normalmente usados com Método de Dispersão para padrões agudos de Excesso de Calor e Estagnação. Os Pontos de Transporte Dorsais podem ser usados para todos os tipos de distúrbios de pele, mas são especialmente úteis para os padrões crônicos de Deficiência, como Deficiência do *Qi* Defensivo, Deficiência de Sangue e Deficiência de *Yin* com Secura.

PONTOS POÇO E PONTOS NASCENTE

Os Pontos Poço e Nascente, usados isoladamente ou em combinação, são eficazes em muitos distúrbios cutâneos agudos decorrentes de Calor no Sangue. Alguns exemplos estão nas Tabelas 33.3 e 33.4. Além disso, os Pontos Poço podem ser incorporados em combinações destinadas a mover o *Qi* e o Sangue Estagnados: IG-1, IG-4, E-37, E-45 para acne decorrente de Calor no Intestino Grosso e no Estômago.

CADEIAS DE PONTOS

As cadeias de pontos em um canal são usadas apenas quando pontos isolados ou pares de pontos naquele canal não são suficientemente eficazes. As cadeias de pontos em canais acoplados são especialmente úteis para os pares do *Yang* Menor e *Yang* Brilhante das Seis Divisões, como:

TA-1, 5, 10 + VB-20, 34, 41 para eczema nos lados do corpo com Umidade Calor

IG-1, 4, 11 + E-25, 37, 44 para psoríase com Calor no Fígado e Estômago

PONTOS LOCAIS

Os pontos locais são usados para tratar distúrbios cutâneos em áreas específicas. PC-8 para eczema palmar, VC-24 para acne no queixo, IG-18 para furúnculos no pescoço, ou B-40 para eczema na fossa poplítea.

INSERÇÃO SUPERFICIAL DAS AGULHAS

Para problemas de pele com lesões grandes, como a psoríase, herpes-zóster ou úlcera varicosa, as agulhas podem ser inseridas bem nas bordas da lesão, a pouca profundidade sob a pele, voltadas para o centro da lesão, a intervalos de distância de 0,5 a 1 unidade ao redor da lesão. Esse procedimento é feito além da combinação convencional de pontos. Para distúrbios cutâneos crônicos com lesões secas e escamosas com pele íntegra: no caso da psoríase, o martelo de sete pontas pode ser usado para romper a superfície escamosa e furar a pele localizada abaixo e, assim, produzir um leve sangramento. Esse procedimento se destina a mover a Estagnação de Sangue no local e é combinado com inserção de agulhas em pontos locais e distais para mover o Sangue.

TABELA 33.4 – Combinações de Pontos Poço e Pontos Nascente para a pele

Ponto Poço	Ponto Nascente	Combinação adicional	Síndromes	Exemplo
PC-9	PC-8	C-8	Calor no Sangue	Eczema das palmas das mãos
C-9	C-8	R-1	Fogo no Coração, Calor no Sangue	Eczema agudo e insônia
BP-1	BP-2	F-2	Calor no Sangue	Eczema varicoso
E-45	E-44	IG-11	Fogo no Estômago	Alergia alimentar
F-1	F-2	VC-3	Fogo no Fígado e Umidade Calor	Prurido genital
R-1	R-2	BP-6	Fogo no Umidade Calor	Eczema genital

TABELA 33.5 – Cadeias de pontos para distúrbios da pele

Canal	Pontos	Síndromes	Exemplo
IG	1, 4, 11	Calor no Sangue	Eczema
	1, 4, 15	Vento Calor	Eczema
	4, 11, 18	Fogo Perverso	Acne
	4, 11, 20	Vento Calor	Eczema facial
PC	3, 8, 9	Calor no Sangue	Eczema agudo
	7, 8, 9	Umidade Calor	Eczema palmar
C	3, 8, 9	Calor no Sangue	Eczema e insônia
BP	1, 2, 4	Umidade Calor	Eczema varicoso
	1, 6, 10	Calor no Sangue	Eczema
	1, 8, 10	Estagnação de Sangue	Psoríase
E	3, 4, 44	Fogo no Estômago	Acne
	25, 37, 45	Calor no Estômago e no Fígado	Psoríase aguda
F	1, 5, 11	Umidade Calor	Eczema das pernas e dos genitais
VB	20, 31, 44	Vento Calor	Eczema alérgico
	24, 34, 41	Umidade Calor	Eczema dos lados do corpo
B	17, 40, 67	Fogo Perverso Calor no Sangue	Furúnculos
VC	6, 12, 17	Estagnação do *Qi* e do Sangue	Psoríase no tórax e no abdome
VG	10, 12, 14	Fogo Perverso Estagnação de Sangue	Furúnculos

TABELA 33.6 – Síndromes cutâneas

Síndromes	Sinais e sintomas	Pulso	Língua	Combinação de pontos
Vento Calor	Lesões cutâneas agudas e pruriginosas de localização variável que surgem e desaparecem rapidamente: urticária ou eczema de origem alérgica	Superficial, apertado, rápido	Vermelha, saburra fina amarela	Escolher entre VG-14, VB-20, VB-31, B-2, B-10, B-13, P-7, IG-4, TA-5 **Disp** + B-13, B-20, B-23, E-36, R-7, P-7 **Ton** para baixa resistência + PC-7, C-7 para prurido intenso
Deficiência de Sangue	Pele áspera, seca e pálida de caráter crônico, que pode estar fina ou escamosa, talvez cansaço, tontura ou cabelos ressecados, ralos e grisalhos	Fino, áspero	Pálida, seca e fina	Escolher entre E-36, BP-6, BP-10, F-8, B-17, B-20, B-43 **Ton** + C-7, B-15 **Disp** para prurido intenso + P-7, IG-4 **Disp** para Vento Calor
Secura	Pele seca, quente, áspera, talvez vermelha, com prurido, talvez sede, boca seca	Fino, talvez rápido	Seca, talvez vermelha	Escolher entre B-22, B-23, BP-6, BP-10, R-3, R-6, P-5, IG-4, TA-6 **Ton** + R-2, P-10 **Disp** para Calor
Calor no Sangue, Deficiência de Yin, Excesso de Calor	Lesões cutâneas secas, avermelhadas, quentes, talvez doloridas ou sensíveis, talvez prurido intenso com grande aflição e insônia, por exemplo, queimadura de sol ou eczema agudo	Cheio, rápido, talvez em corda	Vermelha ou escura	B-40, BP-6, BP-10, IG-4, IG-11 **Disp** + sangria em pontos Nascente e pontos Poço para o Excesso de Calor + **Ton** de pontos Água para Deficiência de Yin
Umidade, Umidade Calor	Lesões cutâneas cheias de líquido ou exsudativas, talvez vermelhas ou doloridas se houver Umidade Calor	Escorregadio, vazio ou cheio, talvez rápido	Pálida ou vermelha, saburra gordurosa	Escolher entre VC-3, VC-6, BP-6, BP-9, E-40, IG-4, TA-6 **Disp** + BP-3, E-36, B-20 **Ton** para Umidade + B-39, B-40, VB-34, VB-41, F-5 **Disp** para Umidade Calor
Estagnação do Qi e do Sangue	Lesões cutâneas arroxeadas resistentes ao tratamento: psoríase crônica	Em corda ou retardado	Violácea, talvez saburra gordurosa amarela	Escolher entre VC-6, VC-17, B-13, B-15, B-17, B-18, BP-1, BP-4, BP-6, BP-8, E-40, F-1, F-3, VB-34, IG-4, IG-10, PC-6, TA-6 **Disp**
Fogo Perverso	Inchações elevadas, vermelhas, amiúde doloridas: furúnculos ou acne	Talvez cheio ou com fluxo abundante, talvez em corda ou rápido	Talvez vermelha ou violácea, talvez saburra gordurosa amarela	Escolher entre VG-10, VG-12, B-17, B-40, VB-20, VB-21, E-37, IG-4, IG-11, P-11 **Disp** + VC-24, E-4, IG-18 para acne

Disp = Método de Dispersão; **Ton** = Método de Tonificação.

TABELA 33.7 – Pontos para distúrbios cutâneos

Ponto	Tipo do ponto	Tipo do problema de pele	Combinação de pontos
P-5	Água	Vento Calor Secura Calor no Pulmão e Intestino Grosso	+ P-7, IG-4 **Disp** + R-6, BP-10 **Ton** + P-11, IG-4 **Disp**
P-7	Conexão Abertura do Vaso Concepção	Vento Calor Umidade Calor no Vaso Concepção: prurido abdominal	+ IG-4, B-13, VB-20 **Disp** + R-6, VC-3 **H**
P-11	Madeira, Poço	Vento Calor Calor no Sangue Calor do Verão	+ VG-14, IG-4 **Disp** + PC-9, PC-3 **S** + IG-11, B-40, VG-14 **Disp**
IG-4	Fonte	Vento Calor Secura Calor no Intestino Grosso e Estômago Umidade Calor Calor do Verão Estagnação do Qi e do Sangue	+ TA-5, VB-20, VB-21 **Disp** + P-5, BP-6 **Ton** + IG-11, E-44 **Disp** + F-5, VC-3 **Disp** + PC-9, VC-14 **Disp** + BP-4, BP-8, B-17 **Disp**
IG-5	Fogo	Vento Calor	+ IG-11, P-5, P-7 **Disp**
IG-10		Estagnação do Qi no Estômago e Intestinos	+ E-40 **Disp**
IG-11	Terra	como para IG-4, também Fogo Perverso: furúnculos	+ IG-4, E-37 **Disp**
IG-15		Vento Calor	+ IG-4, IG-11 **Disp**
IG-20	Cruzamento (Estômago)	Calor no Sangue/Fogo Perverso Problemas de pele na face por Vento Calor	+ VC-24, IG-18, E-44 **Disp** + P-7, IG-4, E-3 **Disp**
PC-3	Água	Calor do Verão, Calor	+ PC-9, B-40, IG-4 **Disp**

TABELA 33.7 – Pontos para distúrbios cutâneos (*Continuação*)

Ponto	Tipo do ponto	Tipo do problema de pele	Combinação de pontos
PC-7	Fonte, Terra	Calor do Verão, Calor como para PC-3	+ IG-4, IG-20, VC-24 **Disp**
		Fogo no Estômago: acne	+ C-8, PC-3, PC-7, IG-4 **Disp** mãos
PC-8		Calor, Umidade Calor: infecções fúngicas das mãos e pés	+ BP-2, F-2, BP-6 **Disp** pés
PC-9		Calor do Verão, Calor como para PC-3	
TA-5	Conexão	Vento Calor	+ IG-4, VB-20, VB-31 **Disp**
	Abertura do Vaso de Ligação *Yang*	Umidade Calor	+ VB-41, VC-3, F-5 **Disp**
TA-6	Fogo	Vento Calor, como para TA-5	
		Umidade Calor	+ VB-34, IG-4, IG-11 **Disp**
		Secura	+ BP-6, BP-10, B-22 **Disp**
TA-7	Acúmulo	Vento Calor, Calor: problemas de pele dolorosos	+ IG-4, BP-6, F-3 **Disp**
TA-10	Terra	Vento Calor, Umidade Calor	+ TA-5, IG-4, BP-6 **Disp**
TA-14			
C-3	Água	Calor	+ C-7, BP-6, BP-10 **Disp**
C-7	Fonte, Terra	Calor (acalma a mente – para eczema com prurido intenso)	+ PC-3, PC-9, B-40 **S**
C-8	Fogo	Calor: prurido	+ C-7, VC-3, F-2 **Disp**
		furúnculos	+ IG-4, PC-4, B-17, B-40 **Disp**
BP-6	Cruzamento (Fígado, Rim)	Secura	+ BP-10, R-6, P-5 **Ton**
		Calor	+ IG-4, IG-11, BP-10 **Disp**
		Umidade Calor	+ BP-9, VB-34, VB-38 **Disp**
		Umidade	+ BP-9, VC-6, VC-9 **Disp**
		Deficiência de Sangue	+ BP-10, E-36, F-8 **Ton**
BP-8	Acúmulo	Estagnação de Sangue	+ IG-4, BP-6, B-17 **Disp**
BP-9	Água	Umidade e Umidade Calor, como para BP-6	
BP-10		Secura, Calor, Deficiência de Sangue como para BP-6	
E-2		Vento Calor: inchações faciais de origem alérgica	+ E-44, E-45, IG-20 **Disp**
E-3			
E-36	Terra	Deficiência do *Qi* Defensivo: para prevenir alergias	+ R-7, P-7 **Ton**
		Deficiência de Sangue	+ BP-6, BP-10, F-8 **Ton**
E-37	Mar Inferior	Umidade Calor/Fogo Perverso: com constipação	+ IG-4, IG-11, TA-6 **Disp**
E-40	Conexão	Umidade	+ VC-6, VC-9, BP-9 **H**
E-44	Nascente, Água	Fogo no Estômago: alergia alimentar	+ IG-4, E-36, E-45 **Disp**
E-45	Poço, Metal	Como para E-44	
F-1	Madeira, Poço	Umidade Calor: erupções genitais	+ VC-2, VC-3, F-5 **Disp**
		Calor: inflamação varicosa	+ BP-1, BP-2, F-2, BP-6, BP-9 **Disp**
F-2	Fogo	Fogo no Fígado	+ R-1, F-8, BP-6, IG-4, IG-11
F-3	Fonte, Terra	Estagnação do *Qi* do Fígado, Fogo no Fígado	+ VB-34, BP-6, BP-9, VC-6, TA-6 **Disp**
		Umidade Calor em Fígado–Vesícula Biliar	
		Estagnação de Sangue	+ BP-4, BP-8, VC-6, IG-4, IG-11 **Disp**
F-5	Conexão	Umidade Calor	+ VC-3, VC-6, BP-9, VB-34 **Disp**
F-8	Água	Deficiência de Sangue no Fígado, Deficiência do *Yin* do Fígado	+ R-6, BP-6 **Ton**
VB 20	Cruzamento (Triplo Aquecedor, Ligação *Yang*)	Vento Calor: urticária da parte superior do corpo	+ TA-5, IG-4, R-7 **Disp**
VB-21	Cruzamento (Triplo Aquecedor, Ligação *Yang*)	Fogo Perverso: furúnculos	+ VB-20, B-10, B-11, ID-3 **Disp**
VB-31		Vento Calor: prurido unilateral	+ VB-30, TA-5 **Disp**
		Umidade Calor: herpes-zóster	+ VB-41, TA-5 **Disp**
VB-34	Terra Influência (tendões)	Umidade Calor: eczema úmido	+ BP-6, BP-9, F-1, IG-4 **Disp**
VB-41	Abertura do Vaso de Ligação *Yang*	Umidade Calor, Vento Calor	+ TA-5, VB-24 **Disp**
VB-44	Poço, Metal	Vento Calor, Fogo em Fígado–Vesícula Biliar	+ TA-5, VB-38 **Disp**
R-1	Poço, Madeira	Fogo de Excesso do Rim, Fígado, Coração	+ BP-6, R-2, F-2, C-8 **Disp**
R-2	Nascente, Fogo	Fogo por Deficiência do Rim: prurido genital	+ VC-3 **Disp**; BP-6, R-10 **Ton**

Continua

TABELA 33.7 – Pontos para distúrbios cutâneos (*Continuação*)

Ponto	Tipo do ponto	Tipo do problema de pele	Combinação de pontos
R-6	Abertura do Vaso *Yin* do Calcanhar	Deficiência de *Yin* e Secura	+ VC-4, BP-6, BP-10 **Ton**
		Secura	+ R-6 **Ton**
R-10	Água	Fogo por Deficiência do Rim, como para R-2	+ TA-23, VB-1, TA-5 **H**
B-2		Vento Calor: coceira ao redor dos olhos	+ ID-3 **Disp**
B-10		Vento Calor: eczema no pescoço	
B-13	Transporte Dorsal (Pulmão)	Vento Calor	+ P-7 **Disp**
		Estagnação do *Qi* do Pulmão	+ P-7 **Disp**
		Secura	+ P-5, R-6 **Ton**
B-15	Transporte Dorsal (Coração)	Calor (acalma a mente)	+ C-7, BP-6, BP-10 **Disp**
B-16		Calor: psoríase	+ BP-6, BP-10, IG-4, IG-10 **Disp**
B-17	Influência (Sangue)	Calor, como para B-16	+ B-20, BP-6, BP-10 **Ton**
		Deficiência de Sangue	+ B-23, B-22, R-6 **Ton**
		Secura	+ BP-4, BP-8, F-3 **Disp**
		Estagnação de Sangue	+ VG-10, VG-12, B-16, B-40
		Fogo Perverso	B-18 Transporte Dorsal (Fígado)
		Calor no Fígado	+ R-1, F-3, BP-6 **Disp**
B-19	Transporte Dorsal (Vesícula Biliar)	Calor em Fígado–Vesícula Biliar	+ VB-41, TA-5 **Disp**
B-20	Transporte Dorsal (Baço)	Umidade	+ B-23, TA-6, E-40 **Disp**
		Deficiência de Sangue, como para B-17	
B-23	Transporte Dorsal (Rim)	Deficiência de *Yin* e Secura	+ R-6, BP-6, P-5 **Ton**
		Deficiência de *Yin* e Fogo por Deficiência	+ R-2 **Disp**; BP-6, C-3 **Ton**
B-25	Transporte Dorsal (Intestino Grosso)	Umidade Calor e Fogo Perverso	+ IG-4, IG-11, E-37 **Disp**
B-39	Mar Inferior (Triplo Aquecedor)	Umidade Calor: eczema na fossa poplítea	+ B-40, B-67 **Disp**
B-40	Terra	Umidade Calor, como para B-39	
		Vento Calor: urticária alérgica	+ IG-4, P-7, BP-6 **Disp**
		Calor do Verão: queimadura do sol	+ PC-9, PC-3, VG-14, IG-4 **Disp**
		Calor	+ IG-4, IG-11, BP-6, BP-10 **Disp**
B-43	Linha mais externa da Bexiga (Pericárdio)	Fogo Perverso	+ B-16, B-17, VG-10, VG-12 **Disp**
		Deficiência de Sangue: pele seca	+ B-20, IG-4, E-36 **Ton**
VC-2	Cruzamento (Fígado) Cruzamento (Fígado, Baço, Rim) Alarme (Bexiga)	Umidade Calor: prurido genital	+ F-1, BP-6, BP-9 ou + F-5, F-11
VC-6		Estagnação de *Qi* e Sangue	+ F-3, TA-6 **Disp**
VC-24	Cruzamento (Estômago, Intestino Grosso)	Calor e Fogo Perverso: acne	+ IG-4, IG-20, E-3, E-44
VG-10		Fogo Perverso	+ VG-12, B-40, IG-4 **Disp**
VG-12		Vento Calor, Fogo Perverso: furúnculos	+ B-17, IG-4, VB-21 **Disp**
VG-14		Vento Calor: urticária e eczema	+ IG-4, IG-11, P-7 **Disp**

Disp = Método de Dispersão; **Ton** = Método de Tonificação; **H** = Método de Harmonização; **S** = Sangria.

Síndromes psicológicas e associadas

■ Síndromes de depressão

Pode-se dizer que a depressão é uma experiência subjetiva de se sentir abatido, negativo, miserável, melancólico, de "baixo astral" e incapaz de enfrentar a vida.

DEPRESSÃO E QI

A depressão normalmente está associada com Deficiência, quando simplesmente não existe energia suficiente para sentimentos positivos, ou com Estagnação, quando existe energia, mas o fluxo de energia e das emoções está bloqueado. A Deficiência também pode estar associada com o Excesso, como na depressão maníaca, ou com a Irregularidade, como no caso da depressão acompanhada de ansiedade.

DEPRESSÃO E OS CINCO SISTEMAS DE ÓRGÃOS

A Tabela 4.2 resume os aspectos *Yin* e *Yang* de cada um dos cinco sistemas de órgãos. A depressão corresponde mais ao aspecto *Yin* e pode estar ligada com cada um dos cinco sistemas. Como a depressão pode ser decorrente da Deficiência ou da Estagnação, existem 10 possibilidades principais:

Deficiência

Deficiência do *Qi* e do *Yang* do Coraçao
Deficiência do *Qi* e do *Yang* do Baço
Deficiência do *Qi* e do *Yang* do Pulmão
Deficiência do *Qi* e do *Yang* do Rim
Deficiência do *Qi* e do *Yang* do Fígado

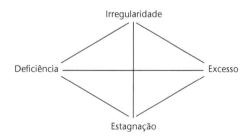

FIGURA 34.1 –

Estagnação

Estagnação do *Qi* do Coração
Estagnação do *Qi* do Baço
Estagnação do *Qi* do Pulmão
Estagnação do *Qi* do Rim
Estagnação do *Qi* do Fígado

Embora a depressão em si seja *Yin*, a depressão decorrente da Estagnação é *Yang* em relação à depressão decorrente da Deficiência, já que na Estagnação existe energia, porém bloqueada. Esses 10 tipos de depressão estão detalhados na Tabela 34.1.

DEPRESSÃO E DEFICIÊNCIA

SÍNDROMES SIMPLES

A depressão pode estar associada com uma única síndrome, como a depressão decorrente da Deficiência do *Qi* e do *Yang* do Rim. Nesses padrões, a depressão pode estar ligada a sinais como exaustão, frio, debilidade da região lombar, micção freqüente e impotência. O princípio do tratamento é tonificar a Deficiência.

COMBINAÇÃO DE DUAS SÍNDROMES

A depressão decorrente da Deficiência de dois ou mais sistemas de órgãos é um achado muito comum na prática clínica. Algumas combinações são mais freqüentes:

- Deficiência do Rim e do Fígado: falta de iniciativa, falta de afirmação, objetivos não muito definidos, incerteza sobre a identidade ou qual caminho seguir na vida.
- Deficiência do Rim e do Coração: apatia, falta de iniciativa, falta de energia, falta de interesse no trabalho e nas façanhas, na vida de forma geral e no sexo, nos relacionamentos em particular.
- Deficiência do Coração e do Baço: necessidade de calor e de cuidados, dificuldade em manter os relacionamentos em decorrência do sentimento da falta de amor e de solidez.

COMBINAÇÃO DE TRÊS SÍNDROMES

Algumas combinações mais comuns de três síndromes são:

- Deficiência do Rim, Coração e Baço: depressão associada com medo, preocupação e ansiedade por falta de força interior, falta de amor próprio e falta de solidez; necessidade de receber, incapacidade de demonstrar cordialidade e solicitude, em decorrência do medo e da insegurança.
- Deficiência do Coração, Baço e Pulmões: depressão associada com dificuldades nos relacionamentos em decorrência da falta de cordialidade, falta de capacidade de dar apoio consistente e solidariedade, e dificuldade de formar e manter vínculos.

DEPRESSÃO E ESTAGNAÇÃO

A depressão pode estar ligada à Estagnação em um ou mais sistemas de órgãos. O paciente pode se queixar de cansaço físico, mas esta é mais uma sensação que uma Deficiência real, o sentimento de cansaço e a depressão propriamente dita podem ser temporariamente aliviados pelo movimento físico. O princípio do tratamento não é tonificar e sim mover o *Qi*.

DEFICIÊNCIA E ESTAGNAÇÃO

As duas causas mais comuns de depressão podem se combinar, como:

TABELA 34.1 – Depressão, Deficiência e Estagnação

Sistema	Deficiência	Estagnação
Fogo Coração	Sentimento de solidão, falta de alegria, falta de interesse, falta de entusiasmo e afeição, falta de amor por si e pelos outros	Dificuldade de expressar as necessidades ou o afeto em relacionamentos íntimos, bloqueio do fluxo do afeto
Terra Baço	Depressão por preocupação e insegurança, perdido dentro de um mundo interno de pensamentos obsessivos, sem prazer no corpo físico ou no mundo externo	Dificuldade de expressar as necessidades ou o afeto em relacionamentos íntimos, bloqueio do fluxo do afeto
Metal Pulmões	Isolamento, falta de participação na vida por falta de capacidade em formar ou manter vínculos, ou por medo das perdas	Supressão do processo de pesar, resistência às separações ou em encarar a verdade, estagnação nos relacionamentos por medo das mudanças e medo das perdas
Água Rim	Sensação de desamparo ou impotência, sentimento de fracasso e de baixa auto-estima, falta de iniciativa, desiste da vida, facilmente desencorajado	Vontade forte, mas depressão por incapacidade de atingir os objetivos por falta de energia, objetivos inadequados ou fora da realidade
Madeira Fígado	Dúvidas sobre si mesmo, incerteza, falta de confiança, falta de auto-afirmação, dificuldade de impor limites, permitindo que os outros invadam ou dominem	Depressão, frustração, sensação de estar bloqueado na vida de maneira geral, e na auto-expressão e na criatividade em particular, pressão interna e desejo de agir, mas incerto sobre o caminho a tomar na vida

SÍNDROMES PSICOLÓGICAS E ASSOCIADAS

- Deficiência do *Qi* do Rim + Estagnação do *Qi* do Rim: pouca energia, de origem constitucional ou por uso excessivo, mas vontade forte e, por isso, depressão em não conseguir atingir os objetivos.
- Deficiência do *Qi* do Fígado + Estagnação do *Qi* do Fígado: falta de planejamento e decisões insensatas criam problemas e levam à depressão com sentimento de obstrução e incapacidade de vislumbrar uma maneira de sair das trapalhadas feitas.
- Deficiência do *Qi* do Coração + Estagnação do *Qi* do Coração: necessidade de calor humano e de afeto, mas tímido e constrangido, com dificuldade em se comunicar e em começar relacionamentos, por isso, sentimento intenso de estar encurralado.

ÊNFASE DO TRATAMENTO

A ênfase do tratamento vai depender da condição dominante, ou seja, Estagnação ou Deficiência. Por exemplo, um paciente que tenha depressão associada com Deficiência do *Qi* do Rim e do Coração e Estagnação do *Qi* do Coração. O paciente, em primeiro lugar, sente-se amedrontado, ansioso e tímido em decorrência da Deficiência e, em segundo lugar, inibido em decorrência da Estagnação do *Qi*. Uma combinação conveniente pode ser:

VC-4, R-3, C-7 **Ton**; R-1 **M**; VC-14 **H**; VC-17, PC-6 **Disp**

A ênfase é, portanto, em primeiro lugar, reduzir a inibição, tonificando o Coração e o Rim, acalmando o medo com VC-14, em segundo lugar, movendo a Estagnação do *Qi* do Coração.

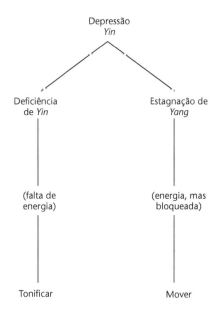

FIGURA 34.2 –

DEPRESSÃO E EXCESSO

DEPRESSÃO MANÍACA

A depressão maníaca pode ser vista como um exemplo de alternação entre Excesso + Irregularidade e Deficiência + Estagnação.

Excesso + **Irregularidade**	**Deficiência** + **Estagnação**
Fogo no Coração + Distúrbio do Espírito	Fogo por Deficiência do Coração + Estagnação do *Qi* do Coração
hiperatividade, mania com hiperexcitação, comportamento tolo	exaustão, sentimento de solidão, desgosto por si desespero, depressão

DEPRESSÃO E AGRESSIVIDADE

Outro exemplo de alternação de depressão com Excesso se encontra na alternação entre a depressão da Estagnação do *Qi* do Fígado, a raiva e a violência do Fogo do Fígado. É comum esse quadro ser uma alternação entre a repressão emocional e a expressão dos sentimentos.

Esta pode ser uma característica geral da Madeira, o tipo que pode ficar exacerbado por fatores como álcool ou menstruação.

DEPRESSÃO E ANSIEDADE

ANSIEDADE

A ansiedade, como será visto a seguir, na seção de Síndromes de Ansiedade, é o sentimento de apreensão, amiúde, acompanhado por sobressaltos, inquietação e insônia, associado com o Distúrbio do Espírito do Coração. A ansiedade normalmente está baseada na Deficiência do *Qi*, Sangue ou *Yin*, necessários para manter o Espírito do Coração estável. Três síndromes comuns de ansiedade são:

Deficiência do *Qi* do Coração e do Rim
Deficiência do *Yin* do Coração e do Rim
Deficiência do Sangue do Coração e do Baço

DUAS MANIFESTAÇÕES DE DEFICIÊNCIA

A Deficiência pode estar associada com depressão, redução do movimento emocional em decorrência da falta de energia, ou associada com a ansiedade, movimento emocional perturbado pela falta de *Qi*, Sangue ou *Yin* suficientes para estabilizar o Espírito do Coração. A diferença no princípio de tratamento é: para Deficiência com depressão, em primeiro lugar tonificar e em segundo lugar mover; para a Deficiência com ansiedade, tonificar e acalmar. A ênfase relativa em tonificar ou acalmar no caso da Deficiência com ansiedade vai depender da gravidade da agitação. Na agitação aguda, pode ser necessário, no começo, realçar o processo de acalmar.

DEFICIÊNCIA DE YANG E DEFICIÊNCIA DE YIN

Embora a Deficiência de *Qi* ou de Sangue possam estar associadas ou com depressão ou com ansiedade, a Deficiência de *Yang* tem mais probabilidade em associar-se com depressão em decorrência da falta de movimento emocional, a Deficiência de *Yin* com a ansiedade em decorrência de Calor e do movimento inquieto do Espírito.

Depressão: Deficiência do *Yang*
Ansiedade: Deficiência do *Yin*
Uma e Outra: Deficiência do *Qi* ou do Sangue

SÍNDROMES MISTAS DE DEPRESSÃO E ANSIEDADE

Três síndromes comuns podem dar origem a combinações de depressão e ansiedade, ou alternação entre as duas condições:

Deficiência de *Qi* e de Sangue
Deficiência do *Qi*, Sangue e do *Yin* do Coração
Deficiência do *Yang* do Coração/Deficiência do *Yin* do Coração

DEFICIÊNCIA DO *QI* E DO SANGUE

A Deficiência generalizada de *Qi* (Rim, Baço, Coração) e do Sangue (Baço, Fígado, Coração) podem dar origem à depressão com ansiedade, especialmente depois do parto, durante a menopausa ou na velhice.

DEFICIÊNCIA DO *QI*, DO SANGUE E DO *YIN* DO CORAÇÃO

Quando há Deficiência do Rim, Baço e Coração, o Coração pode sofrer de Deficiência do *Qi*, Sangue e *Yin*, com manifestação de depressão e de ansiedade. Este padrão pode ser tratado com BP-4 + PC-6, os Pontos de Abertura para a combinação do Vaso Penetrador + Vaso de Ligação *Yin*. Os pontos VC-4, VC-12 e VC-17 podem ser acrescentados para fortalecer os Rins, o Baço e o Coração.

DEFICIÊNCIA DO *YIN* DO CORAÇÃO/DEFICIÊNCIA DO *YANG* DO CORAÇÃO

A base desta oscilação é a Deficiência, normalmente do *Qi* dos Rins e do Coração. É uma síndrome muito comum na menopausa, mas pode ocorrer em outros períodos da vida. Nessa síndrome, a depressão proveniente da Deficiência de *Yang* se alterna com a ansiedade proveniente da Deficiência de *Yin*. Essa síndrome é baseada na Deficiência, por isso é menos extrema que a depressão maníaca, embora as duas síndromes possam se sobrepor. De forma geral, a ansiedade está mais relacionada com a Deficiência e a mania está mais relacionada com o Excesso.

SÍNDROMES

A Tabela 34.3 mostra as quinze principais síndromes de depressão:

Deficiência do *Qi* e do *Yang* do Coração
Deficiência do *Qi* e do *Yang* do Baço
Deficiência do *Qi* e do *Yang* do Pulmão
Deficiência do *Qi* e do *Yang* do Rim
Deficiência do *Qi* e do *Yang* do Fígado

Estagnação do *Qi* do Coração
Estagnação do *Qi* do Baço
Estagnação do *Qi* do Pulmão
Estagnação do *Qi* do Rim
Estagnação do *Qi* do Fígado
Estagnação do *Qi* do Fígado/Fogo do Fígado

Fogo por Deficiência do Coração/Fogo do Coração
Deficiência do *Yang* do Coração e do Rim/Deficiência do *Yin* do Coração e do Rim
Deficiência do *Qi*, Sangue e *Yin* do Coração
Deficiência de *Qi* e de Sangue

DEPRESSÃO E DISTÚRBIOS RELACIONADOS

A Tabela 34.2 dá a relação de distúrbios mais comuns relacionados com depressão

TABELA 34.2 – Alguns distúrbios depressivos mais comuns

Distúrbio	Síndromes
Depressão maníaca	Fogo por Deficiência do Coração/Fogo do Coração
Depressão e agressividade	Estagnação do *Qi* do Fígado/Fogo no Fígado
Depressão com ansiedade	Deficiência do *Qi*, Sangue e *Yin* do Coração
Depressão da menopausa	Deficiência do *Yang* do Coração e do Rim/Deficiência do *Yin* do Coração e do Rim
Depressão e labilidade emocional do período pré-menstrual	Estagnação do *Qi* do Fígado/Hiperatividade do *Yang* do Fígado
Depressão pós-natal	Deficiência do *Qi* e de Sangue
Depressão e impotência	Deficiência do *Yang* do Rim e Deficiência do Coração com Distúrbio do Espírito do Coração
Depressão e consumo excessivo de energia	Excesso de vontade do Rim e Deficiência do *Qi* do Rim

TABELA 34.3 – Síndromes de depressão

Síndromes	Sinais e sintomas	Pulso	Língua	Combinação de pontos
Deficiência do Yang do Coração	Falta de alegria, solidão, falta de interesse na vida, sensação de não ser amado e de não ser digno de ser amado	Vazio ou fino, profundo, lento	Pálida, flácida, talvez encovada na ponta	VC-4, VC-17, E-36, BP-6, C-7, C-8 **Ton** Moxa com cautela
Estagnação do Qi do Coração	Frustração nos relacionamentos por dificuldade em expressar cordialidade e os próprios sentimentos, com tristeza e imensa aflição	Retardado ou em corda, talvez áspero	Vários tipos, talvez violácea e pálida na ponta	VC-17, B-14, B-44, BP-4, PC-6, C-5 **Disp**
Deficiência do Qi do Baço	Preocupado com infinitos pensamentos, preocupação e questionamentos mentais, excesso de raciocínio sem ação suficiente	Vazio ou fino, talvez áspero e profundo	Pálida, talvez fina e seca	VG-20, yìn táng, VC-4, E-36, E-45, BP-1, BP-2 **Ton**
Estagnação do Qi do Baço	Pessoas isoladas, solitárias, que são evitadas por outras pessoas pelo comportamento possessivo e dependente, dominadores, que invadem e interferem na vida dos outros, sempre se queixando	Escorregadio, talvez cheio ou com fluxo abundante, com vazio de base	Pálida, flácida ou aumentada, talvez sulco profundo na área do Baço	VC-12, E-40, E-45, F-1, F-3, F-13 **H**
Deficiência do Qi do Pulmão	Recolhimento e falta de participação no presente, dificuldade ou medo de formar vínculos duradouros com os outros, vive das lembranças do passado	Vazio, profundo	Pálida, flácida, talvez encovada na área do Pulmão	VC-4, VC-17, E-36, R-3, P-1, P-9, P-10 **Ton M**
Estagnação do Qi do Pulmão	Pesar reprimido, resistência em se desprender dos relacionamentos antigos, dificuldade de lidar com a dor da perda	Retardado, talvez com fluxo abundante em nível profundo	Pálida ou violácea	CV-17, E-40, B-13, B-42 **Disp M**; P-1, P-7, PC-6 **Disp**
Deficiência do Yang e do Qi do Rim	Desmoronamento da personalidade, desistiu da vida, rendição completa de si mesmo, perda total do controle, falta de força de vontade, apático	Vazio ou fino, lento, profundo, áspero, talvez disperso	Pálida, flácida, úmida	VG-20, VC-4, R-2, R-7, E-36, C-8 **Ton M**; R-1 **M**
Excesso de vontade do Rim e Deficiência do Qi do Rim	Desapontamentos contínuos em decorrência da vontade ser mais forte que as reservas de energia, ou pelas ambições fora da realidade, talvez depleção das energias	Em corda, fino, áspero, variável, talvez com fluxo abundante	Pálida, flácida, talvez pontos vermelhos	VG-20, E-36, R-3, B-64 **Ton M**; B-2 **Ton**
Deficiência do Qi em Fígado–Vesícula Biliar	Dúvida sobre si mesmo, incerteza, insegurança, suscetibilidade e hipersensibilidade com depressão e um sentido muito limitado de si	Vazio ou fino, áspero, talvez variável ou retardado	Pálida, talvez fina, talvez pontos vermelhos nas bordas	VG-20, VC-4, VB-13, VB-40, TA-4, R-3 **Ton**
Estagnação do Qi do Fígado	Depressão e frustração, sente-se bloqueado pelas circunstâncias, gosto pelo movimento e aversão em ficar parado, talvez zangado ou irritável	Em corda, talvez lento ou rápido, cheio ou vazio	Violácea, talvez vermelha ou pontos vermelhos nas bordas	VC-6, VC-17, F-1, F-3, F-14, PC-1, PC 6 **Disp**
Estagnação do Qi do Fígado/Fogo no Fígado	Alternação entre depressão e agressividade e raiva, alternação de raiva reprimida com raiva expressa	Em corda, cheio ou com fluxo abundante, talvez rápido	Violácea, vermelha, talvez desviada ou trêmula	F-2, F-14, PC-8 **Disp**; VG-20, VC-6, BP-6 **H** + R-1 **Disp**; F-1 **S** para raiva
Fogo por Deficiência do Coração/Fogo do Coração	Depressão maníaca, alternação de hilaridade e sociabilidade com depressão que pode ser desesperada com tendência suicida	Rápido, cheio ou vazio, talvez irregular ou escorregadio	Vermelha, especialmente na ponta, talvez trêmula, talvez saburra gordurosa	VC-17, PC-6 **H**; BP-6, R-3 **Ton** + C-3, C-8 **H** para fase maníaca + VG-20, R-1 **Disp** para fase maníaca grave + E-36, C-7 **Ton** para fase depressiva + VC-4 **Ton**; R-1 **M** para fase depressiva grave
Deficiência do Yang do Coração e do Rim/Deficiência do Yin do Coração e do Rim	Cansaço com sensação de frio, alternando com ansiedade e inquietação, insônia e sensação de calor	Freqüência variável, fino ou vazio, talvez irregular	Pálida com ponta vermelha, talvez marcas dos dentes e trêmula	VC-4, VC-17, E-36, BP-6 **Ton** + VC-14, C-6 **H**; R-6 **Ton** para ansiedade + VG-20, R-4, C-8 **Ton** para depressão

Continua

TABELA 34.3 – Síndromes de depressão (*Continuação*)

Síndromes	Sinais e sintomas	Pulso	Língua	Combinação de pontos
Deficiência de *Qi*, Sangue e *Yin* do Coração	Ansiedade, depressão, labilidade emocional, fraqueza e nervosismo, facilmente se cansa e fica emocionalmente perturbado	Fino, áspero, talvez irregular, móvel ou variável	Pálida, fina ou flácida com ponta vermelha e forma irregular na ponta	VC-4, E-36 **Ton**; VC-14, VC-24, BP-4, PC-6 **H**
Deficiência de *Qi* e de Sangue	Ansiedade e depressão com exaustão, fraqueza e talvez tontura, por exemplo, após parto	Vazio, fino ou pequeno, áspero, profundo	Pálida, flácida, marcas dos dentes	VG-20, VC-4, VC-12, VC-17, E-36, BP-6, F-8, IG-4 **Ton** alternar VG-4, VG-20, B-15, B-20, B-23, BP-6, IG-4 **Ton** Moxa se não houver sinais de Calor

Ton = Método de Tonificação; **Disp** = Método de Dispersão; **H** = Método de Harmonização; **M** = Moxa.

■ Síndromes de cansaço e exaustão

Existe uma forte tendência na sociedade moderna de enfatizar excessivamente o aspecto *Yang*, a atividade, e deixar de lado a necessidade do aspecto *Yin*, o descanso. Como resultado disso, há um imenso número de pessoas que vivem num estado de cansaço beirando a exaustão. A auto-insatisfação que muitas pessoas sentem e com a vida que levam, também pode criar uma sensação de cansaço, mesmo que tenham energia suficiente. O cansaço, portanto, pode ser diferenciado em Deficiência, com uma genuína falta de energia, em Estagnação, na qual a energia está presente, mas bloqueada. Essa diferença foi discutida na seção anterior sobre Depressão.

A Medicina Chinesa pode ser eficaz nos casos de cansaço, mas muitos pacientes têm uma enorme probabilidade de reincidência do sintoma, a não ser que efetuem mudanças em suas personalidades que reflitam no estilo de vida que adotarem.

ETIOLOGIA

É especialmente útil, quando conveniente e adequado, que o acupunturista forneça aos seus pacientes uma explicação detalhada das origens do cansaço que sentem e que consigam ter uma percepção da natureza de suas personalidades e dos padrões gerais de suas vidas. Esses pacientes são suficientemente motivados e podem, então, aplicar medidas de auto-ajuda de forma mais eficiente.

Algumas das principais origens do cansaço são:

tipo constitucional
fatores climáticos
pressões do dia a dia
alterações hormonais e mudanças de vida
parto
distúrbios psicológicos
doença física
medicamentos
drogas
nutrição
exercícios
trabalho
falta de sono
sexo

TIPO CONSTITUCIONAL

O tipo constitucional físico ou psicológico de uma pessoa depende da interação entre sua constituição genética e o meio ambiente, a partir de sua concepção. Na Medicina Chinesa, a saúde precária dos pais durante a concepção ou durante a gravidez pode resultar numa criança dotada de constituição fraca. As pressões emocionais nos pais durante a gravidez, parto, infância e puberdade, podem afetar tanto a força física como a estrutura psicológica da criança.

Uma combinação clássica para essa fraqueza constitucional generalizada é:

VC-4, PC-6, BP-4, E-36 **Ton**

VC-12 pode ser acrescentado para Deficiência do Baço e VC-17 acrescentado para a Deficiência do Coração ou dos Pulmões. Esta combinação pode ser alternada com:

B-13, B-20, B-23, B-43 **Ton**

Moxa pode ser acrescentada às duas combinações, se não houver sinais de Calor.

FATORES CLIMÁTICOS

Os fatores climáticos, como habitar cômodos úmidos e frios ou trabalhar em ambientes úmidos e quentes, podem esgotar a força, da mesma forma que trabalhar em prédios de concreto com iluminação artificial e ar-condicionado central. É óbvio que o paciente precisa evitar ou tomar precauções contra o Fator Exterior. Além disso, se o Fator já invadiu o corpo, ou está se mantendo no organismo por um tempo maior que o esperado, ele precisa ser removido e, portanto, o corpo precisa ser tonificado para tratar o cansaço e evitar uma outra invasão.

Por exemplo, um estudante que vive num apartamento úmido e frio localizado no subsolo, vem apresentando repetidos resfriados que progridem para bronquite crônica com exaustão, precisa encontrar outro lugar para morar. Pontos como P-7, IG-4 e B-12 podem ser usados com método de Dispersão e Moxa, para dispersar o Vento Frio e a Umidade, depois, pontos como VC-17, P-9, P-1, B-13 e E-36 podem ser usados com Método de Tonificação e Moxa para fortalecer os Pulmões e tratar o cansaço.

PRESSÕES DO DIA A DIA

As pressões do dia a dia, como início das aulas, mudança de casa, dispensa de emprego, dificuldades num relacionamento, acidente de carro, privações, além de outras situações, podem esgotar e estagnar a energia, resultando em cansaço. A maneira com que uma pessoa reage ao estresse psicológico vai depender do tipo de sua personalidade.

Por exemplo, uma pessoa do tipo Terra pode sentir enormes insegurança e preocupação em perder o emprego, em ficar incapaz de pagar o financiamento da casa própria, ficar sem lar e sem um teto, sem saber de onde vai tirar o dinheiro para a próxima refeição – uma das maiores ameaças para as pessoas do tipo Terra. Os infinitos pensamentos de preocupação impedem o sono e, dessa forma, geram cansaço.

Pode ser útil a esses pacientes fazer afirmações detalhadas, para cada área de suas vidas e assim utilizar a capacidade analítica de que são dotados para ativar a mente de uma maneira positiva. Pontos como VG-20, *ān mián*, *yìn táng*, C-7, BP-1, BP-2 e E-45 podem ser usados com Método de Dispersão para acalmar a mente e reduzir a insônia. Pontos como VC-4, VC-12 e E-36 podem ser usados com Método de Tonificação para aumentar a energia.

ALTERAÇÕES HORMONAIS E MUDANÇAS DE VIDA

É comum haver cansaço após os principais estágios da vida, como puberdade, gravidez, parto e menopausa, não apenas pelas alterações hormonais desses períodos essenciais, mas também pelas dificuldades de adaptação aos novos papéis. Por exemplo, na menopausa, as mulheres com Deficiência de *Qi* e de Sangue podem sofrer tanto de cansaço quanto de depressão. Podem achar que estão ficando velhas e grisalhas e perdendo a atração física, e podem achar difícil se adaptar às mudanças internas e externas pelas quais estão passando.

Exercícios de meditação que desenvolvem um sentido de beleza e força interiores podem ser extremamente úteis, junto com sessões de acupuntura para tonificar o *Qi* e o Sangue do Baço e do Coração. Por exemplo, VG-20, VC-4, VC-17, C-7, IG-4, BP-6, BP-10, E-36 e R-6 com Método de Tonificação.

PARTO

O parto é seguido de um enorme cansaço e depressão, especialmente quando a mãe não se recuperou totalmente de um parto anterior e perdeu muitas noites de sono com o outro bebê. É importante a mãe ter uma dieta que a nutra adequadamente, da mesma forma que tenha períodos adequados de descanso, sono e ajuda com o bebê. Além disso, combinações de pontos de acupuntura como VG-20, VC-4, VC-17, PC-6, BP-4, E-28 e E-36 podem ser alternadas com B-15, B-17, B-20 e B-23, as duas combinações com Método de Tonificação e Moxa.

DISTÚRBIOS PSICOLÓGICOS

Todos temos desequilíbrios em potencial ou de menor importância em nossa constituição psicológica. Sob suficiente pressão, esses desequilíbrios podem se manifestar como distúrbios psicológicos, de menor ou maior importância, caracterizadas de acordo com o tipo da personalidade de cada um – ansiedade, depressão, depressão maníaca, esquizofrenia, além de outras. Esses distúrbios envolvem cansaço como componente principal.

Por exemplo, no caso de uma pessoa do tipo Madeira que se separa do companheiro, além do processo de pesar reprimido, pode também haver raiva, ressentimento e amargura. Essa pessoa, pode então se sentir deprimida e irritável e pode se beneficiar muito de uma combinação de pontos como VC-6, VC-17, P-7, F-3, F-14 com Método de Dispersão, que ajuda a desbloquear o fluxo das emoções reprimidas, liberando o pesar e a raiva e clareando os sentimentos de fadiga e depressão.

DOENÇA FÍSICA

Dor crônica, hipotireoidismo, diabetes, câncer e muitas outras condições físicas podem resultar num cansaço extremo. Um excelente exemplo são as erupções cutâneas graves do tipo Calor no Sangue, com lesões cutâneas quentes, vermelhas e doloridas, que resultam em esgotamento físico e mental. É essencial que uma pessoa nessas condições evite todos os alimentos e bebidas geradores de calor e evite estresses emocionais maiores, sempre que possível. Os tratamentos iniciais teriam como objetivo dispersar o Calor agudo, por meio de sangria em pontos como PC-3, PC-9, B-40 e F-1 e depois disso, na mesma sessão de tratamento, sedar *yìn táng*, *ān mián*, C-3, C-7, IG-4, IG-11, BP-6, BP-10 e talvez R-1, para esfriar a pele e ajudar o sono. Os tratamentos subseqüentes teriam como objetivo nutrir a pele e o sistema nervoso por meio de tonificação do *Yin* e do Sangue, com pontos como VG-20, VC-4, VC-14, C-3, C-6, BP-6, BP-10, R-6 e E-36 com Método de Tonificação.

MEDICAMENTOS

Várias drogas medicinais apresentam cansaço ou sonolência como efeitos colaterais: vários benzodiazepínicos, muitos analgésicos, anti-histamínicos e antibióticos. Muitos hipnóticos, também, se administrados por um período muito longo, causam cansaço crônico pela interferência no ritmo natural do sono. Por exemplo, muita gente que passa por um processo de consternação pela morte de um ente querido, toma calmantes benzodiazepínicos. Além de bloquear o processo natural do pesar, esses medicamentos podem ter efeitos colaterais de sonolência, cansaço e embotamento mental.

A não ser que haja problemas graves particulares, a acupuntura combinada com o aconselhamento de apoio, feito com gentileza e carinho, é preferível aos tranqüilizantes. Se o paciente estiver usando tranqüilizantes e desejar se livrar deles, esse processo pode ser gradual e assistido pela Auriculoterapia para diminuir o estresse durante a retirada do medicamento. Os pontos IG-1, E-8, E-45, F-1, VB-13 e VB-43 podem ser usados para remover os efeitos colaterais de sonolência e desorientação e congestionamento da mente.

DROGAS

Estimulantes como chá forte, café, anfetaminas e cocaína drenam a energia, além da possibilidade de interferirem com os padrões de sono. Algumas outras drogas, como álcool e maconha podem gerar cansaço, pela Estagnação do *Qi* e confusão da mente. Por exemplo, na opinião do autor, a maconha em excesso por um longo período pode levar à Estagnação do *Qi* do Fígado, com depressão e cansaço; Umidade Calor, com prurido na pele; à Estagnação do *Qi* do Coração, com má circulação; e à dispersão do Espírito, com falta de concentração e falta de noção da realidade.

Para ajudar a pessoa a se livrar do uso da maconha, especialmente se também existir o vício do cigarro, a Auriculoterapia pode ser útil. Depois, para o tratamento do cansaço e outros efeitos do uso prolongado, combinações como *yìn táng*, VC-6, TA-5, VB-13, VB-41, BP-6, BP-9 podem ser usadas com Método de Harmonização.

NUTRIÇÃO

A nutrição deficiente, por pobreza, ignorância ou hábitos alimentares irregulares, pode causar cansaço, já que o Baço não consegue produzir *Qi* e Sangue suficientes para o corpo usar ou para os Rins armazenarem. Por exemplo, muita gente se torna tão obcecada em perder peso que sua ingestão de proteínas, vitaminas e especialmente de ferro, fica tão baixa que causa cansaço extremo e falta de concentração. É óbvio que a adoção de um padrão nutricional que lhes dê todos os requisitos necessários, ao mesmo tempo em que ajuda à perda de peso, é essencial, caso queiram fazer isso. Exercícios físicos moderados, assim que a energia ficar restabelecida, também vão ajudar a perder peso.

Uma combinação adequada para esse problema pode ser VC-6, VC-12, IG-1, IG-10, E-8, E-25, E-36, BP-6 e BP-9, com Método de Harmonização, para fortalecer o *Qi*, reduzir a Umidade e a Fleuma e ajudar a concentração.

EXERCÍCIOS

A falta de exercícios físicos pode produzir sensação de cansaço e de depressão. Por exemplo, a falta de exercícios físicos, numa pessoa com tendência à Estagnação do *Qi* do Fígado com Deficiência do *Qi* do Baço e Umidade, pode levar a uma sensação de cansaço, letargia e falta de interesse, especialmente se a dieta contiver muitos alimentos geradores de Umidade e Fleuma, como excesso de carboidratos e produtos derivados do leite de vaca. Exercícios moderados vão mover a Estagnação, aumentar o metabolismo e ajudar a remover a Umidade e Fleuma acumuladas. Combinações como VC-6, VC-12, VC-17, TA-6, IG-10, E-40, BP-9 e F-3 com Método de Harmonização e Moxa complementam a ação dos exercícios físicos.

Exercícios excessivos podem resultar em exaustão devido à Deficiência do *Qi* e do *Yang* do Rim e do Coração. Exatamente o que se pode chamar de exercícios físicos excessivos depende da capacidade individual em um determinado período da vida. Um problema é que, para preservar a auto-imagem de "machão" ou para reduzir o peso, muitas pessoas relutam em reduzir a carga de exercícios físicos, mesmo quando se sentem esgotadas. Isso pode ser resolvido, às vezes, sugerindo a esses pacientes que menos exercícios vigorosos e mais exercícios dotados do poder de nutrir corpo e mente, como o *Qi Gong* ou Ioga, farão com que fiquem mais fortes, com aparência mais jovem e mais atraentes. Esses exercícios de natureza mais *Yin* podem ser combinados com exercícios de relaxamento e meditação que promovem bem-estar, independentemente da aparência que tenham, de modo que fiquem menos inclinados a perseguir uma auto-imagem ilusória.

Combinações como VG-20, VC-4, VC-17, C-7, PC-6, BP-4, BP-21 e E-36, com Método de Tonificação podem ser usadas para exaustão, desde que o paciente tenha reduzido a carga de exercícios extenuantes e tenha dado início às técnicas dos exercícios fortalecedores de energia do *Qi Gong*. Caso contrário, VC-4 não deve ser usado, já que os pacientes simplesmente vão extinguir suas últimas reservas de energia.

TRABALHO

Não é simplesmente a quantidade de trabalho que esgota, mas o grau de estresse com o qual o trabalho é realizado e o grau da insatisfação com a situação de trabalho. Desemprego, trabalhos repetitivos, aposentadoria, insegurança no trabalho em tempos de recessão, rotinas maçantes de trabalho sem desafios que estimulem a criatividade ou possibilidade de progresso, podem, todos esses fatores, levar à depressão e à sensação de cansaço. Entretanto, uma pessoa que tem um "bom" emprego pode se sentir da mesma forma, insatisfeita, deprimida e cansada, se o emprego não se encaixa com as suas habilidades e sua personalidade, ou se detesta seus colegas de trabalho, caso eles não demonstrem que valorizam seu esforço ou se a pessoa sente que não é capaz de expressar toda sua criatividade por meio daquele trabalho.

Por exemplo, para algumas pessoas, a aposentadoria constitui uma enorme mudança de vida. De repente se deparam fazendo menos exercícios físicos, tendo menos desafios intelectuais, menos estímulo social, menos sentido ou direção na vida e passando muito mais tempo na companhia do companheiro ou companheira, que pode não estar nada satisfeito com ele ou ela rodando o tempo todo pela casa. Além das sugestões óbvias de um trabalho de meio expediente, trabalho voluntário e outras saídas sociais, o aconselhamento pode ser útil para ajudar a nova compreensão do *self*, uma reavaliação do padrão de vida e dos novos objetivos.

A acupuntura pode ser útil para propiciar energia, para levantar os ânimos e para ajudar a pessoa a se desvencilhar dos padrões antigos e conseguir enxergar as novas possibilidades. Uma possível combinação pode ser *yìn táng*, VC-6, VC-17, P-1, P-7 e R-6 com método de Harmonização e moxa. Outra combinação é VG-23, VC-6, ID-3, B-2, B-62, R-6 com Método de Harmonização.

FALTA DE SONO

Uma das causas mais óbvias do cansaço é a falta de sono. Ou os pacientes não se permitem horas suficientes de sono, ou seus ritmos estão quebrados por horas irregulares de um trabalho feito por turnos, ou têm insônia – dificuldade de pegar no sono ou de permanecer dormindo. O uso de hipnóticos não é uma solução a longo prazo, como já discutido na seção anterior sobre insônia.

Por exemplo, as pessoas com Deficiência de *Qi* e de *Yin* do Coração e do Rim sentem-se cansadas e atraídas por estimulantes como café, que mobilizam a energia do Rim e estimulam o Espírito do Coração. Esse comportamento tende a criar um cansaço ainda mais grave, já que a energia do Rim se esgota, além de gerar inquietação e insônia em decorrência do distúrbio do Espírito do Coração. A insônia agrava ainda mais o cansaço, aumentando o desejo por café para "conseguir dar a partida" pela manhã e para "continuar funcionando" durante o dia.

Para os tipos Coração–Rim com insônia e exaustão, é essencial que parem de tomar café, ou se necessário providenciarem sua substituição por um drinque desprovido de cafeína de gosto amargo. Os chamados chá e café descafeinados não são aconselháveis, já que as quantidades residuais de cafeína que contêm são suficientes para afetar muitos dos que são sensíveis a essa substância química. As combinações de pontos têm que acalmar o Espírito do Coração e também nutrir o *Qi* e o *Yin* do Rim e do Coração. Por exemplo, VG-20, VC-14, *ān mián*, C-7, ID-3, com Método de Dispersão, mais VC-4, R-6, BP-6 e B-62 com Método de Tonificação.

Em casos extremos de inquietação com insônia, VG-20, C-8, BP-1, R-1 e R-2 com Método de Dispersão podem ser combinados com C-3 e R-10 com Método de Tonificação.

SEXO

Não é apenas a quantidade de sexo que é depauperante, mas o grau do estresse com o qual é realizado. Também a falta de satisfação e conclusão no sexo podem levar a uma enorme frustração e depressão, a uma sensação de cansaço e desalento. O sexo em excesso pode agravar o cansaço decorrente de Deficiência, mas os problemas sexuais podem dar origem ao sentimento de cansaço, associado com depressão e Estagnação. Uma combinação para impotência, cansaço e depressão pode ser VC-3, VC-6, VC-17, P-7, F-5, F-12, F-14, E-30 com Método de Harmonização e Moxa em VC-3, VC-6 e VC-17, a não ser que haja sinais de Calor.

SÍNDROMES DE CANSAÇO

Como ocorre com a depressão, existem 10 síndromes básicas de Deficiência e Estagnação:

Deficiência

Deficiência do *Qi* e do *Yang* do Coração
Deficiência do *Qi* e do *Yang* do Baço
Deficiência do *Qi* e do *Yang* do Pulmão
Deficiência do *Qi* e do *Yang* do Rim
Deficiência do *Qi* e do *Yang* do Fígado

Estagnação

Estagnação do *Qi* do Coração
Estagnação do *Qi* do Baço
Estagnação do *Qi* do Pulmão
Estagnação do *Qi* do Rim
Estagnação do *Qi* do Fígado

O princípio do tratamento é tonificar a Deficiência e mover a Estagnação. As combinações de pontos para essas síndromes estão na Tabela 34.3.

EXCESSO SE TORNA DEFICIÊNCIA

A razão pela qual alguns pacientes com Deficiência se tornam depauperados é um Excesso de atividade em suas vidas. Essa hiperatividade, independentemente de ser por trabalho, vida social, exercícios físicos ou sexo, pode esgotar a energia e, com o tempo, resultar em Deficiência.

ESGOTAMENTO TOTAL

O termo esgotamento total se refere à extinção total da energia e conseqüente exaustão que resulta da hiperatividade. A extinção da energia pode ocorrer até com uma constituição forte se o padrão da atividade excessiva e de descanso insuficiente perdurarem por longo tempo. Nas pessoas de constituição Deficiente, simplesmente essa extinção ocorre mais rapidamente. A probabilidade é maior de ocorrer nas pessoas com Deficiência de *Yin*, que nas pessoas com Deficiência de *Yang*. Isso é porque o tipo com Deficiência de *Yang* não tem energia *Yang* suficiente para ingressar numa situação de esgotamento total. Nos tipos com Deficiência de *Yin*, a energia *Yang* não está adequadamente controlada. Portanto, mesmo com o cansaço pela Deficiência, existe uma hiperatividade inquieta capaz de levar ao esgotamento total.

ESGOTAMENTO TOTAL E TIPO DE PERSONALIDADE

Dos 10 tipos de personalidade discutidos no Capítulo 4, três são particularmente atraídos às situações de esgotamento total, o *Yang* do Rim, o *Yang* do Fígado e o *Yang* do Coração.

YANG DO RIM

O tipo *Yang* do Rim tem uma firme força de vontade, determinação e impulso incessante para persistir no que deseja alcançar, em alguns casos, é impulsionado por medo e insegurança internos para dominar e obter poder sobre os outros, para controlar o ambiente que o cerca. Esse tipo pode ter pouca consideração pela própria saúde ou pela saúde dos outros. Estabelecendo objetivos fora da realidade para si mesmos, esgotam suas energias na tentativa de atingi-los e assim sentem um enorme desgosto por si mesmos pela suposta fraqueza e inadequação.

O resultado mais extremo de esgotamento total neste caso é a Deficiência do *Yang* do Rim, com exaustão completa, metabolismo diminuído, corpo e membros frios e depressão profunda pela perda da auto-imagem e sentimento de inutilidade. Se o esgotamento chega a ser grave dessa maneira, a convalescença pode durar anos. Em casos menos graves, há um padrão de Excesso de vontade do Rim e Deficiência do *Qi* do Rim. Nesse caso, a pessoa sente-se muito cansada, com poucas reservas de energia, mas sua vontade ainda é forte, em ocasiões, como após uma sessão de acupuntura, quando sentem que estão com mais energia, imediatamente começam a trabalhar em excesso novamente.

YANG DO FÍGADO

O tipo *Yang* do Fígado tem uma energia poderosa e impetuosa. Pessoas assim são rápidas para decidir, impacientes, intolerantes e críticas dos que são mais lentos ou menos perceptivos. Facilmente se frustram pelas aparentes obstruções em suas vidas e podem tomar decisões precipitadas que os levam a grandes dificuldades, agravadas pelo efeito de suas personalidades rudes e agressivas. A pressão do impulso inquieto e abrasivo interno contra esses obstáculos aparentes pode levar a um grave estado de estresse e com o tempo completa extinção de suas reservas de energia. Isso pode tomar forma de um afundamento na depressão, ou no conhecido padrão do colapso nervoso de raiva, lágrimas, sensação de tremor, fraqueza e de ser incapaz de agüentar mais a situação, seguido por recolhimento.

YANG DO CORAÇÃO

As pessoas do tipo *Yang* do Coração podem ser inspiradoras, líderes populares, inovadoras e artistas, mas numa situação extrema, o tipo *Yang* do Coração tende a apresentar uma hipomania clássica, com sentimento de excitação, entusiasmo, exaltação e hiperatividade apressada e incessante. As pessoas do tipo *Yang* do Coração tendem a trabalhar demais, se envolvendo com muitos projetos diferentes ao mesmo tempo. Começam muitas coisas nos rompantes iniciais de entusiasmo, mas se tornam facilmente deprimidas quando os outros desanimam e, então, eles próprios não têm energia suficiente para continuar com o projeto. O esgotamento total, nesse caso, pode resultar em exaustão e depressão e, em casos extremos, depressão maníaca com tendências suicidas.

No caso das três personalidades de *Yang* do Rim, do Fígado e do Coração, o esgotamento total surge como resultado da hiperatividade direcionada basicamente para fins egoístas. No caso do tipo *Yang* do Baço, a exaustão pelo excesso de trabalho pode surgir da atividade aparentemente altruísta de cuidar dos outros.

YANG DO BAÇO

Este tipo de personalidade pode gastar muita energia com a preocupação, o interesse e o cuidado com os outros e em lhes proporcionar nutrição e apoio. Na teoria chinesa, este é o elemento Terra, um aspecto mais feminino e mais relacionado com o papel da mãe, embora possa ser realizado por qualquer um dos pais, já que tanto homens quanto mulheres possuem o aspecto feminino.

A solicitude pode ser dirigida aos familiares ou às pessoas de fora da família por meio dos setores de medicina, educação ou trabalho social, por exemplo. Pode ser guiada por um sentimento de amor e compaixão pelos outros, pelo simples prazer em cuidar; pode ser compelida por um sentimento de dever e de obrigação; pode ser impulsionada por um sentimento de insegurança para assim manter as pessoas próximas ou dependentes, ou para controlar, neste caso, essa atitude pode ser vista como uma forma de invasão e de interferência pelos que recebem os cuidados, mesmo que estes dependam dessa ajuda.

Em muitos dos que se esgotam a si mesmos no cuidado com os outros, existe não apenas uma mistura de amor e sentido de dever, mas também, em vários graus, a adoção de um papel de mártir e de vítima.

YANG DO PULMÃO

A personalidade do tipo *Yang* do Baço pode estar ligada ao tipo *Yang* Metal naquelas pessoas que vivem as próprias mágoas de forma tão aguda que as aflições do mundo os incita a tomar atitudes de ajudar os outros em circunstâncias trágicas e desesperadas, de gente desabrigada, vítima de fome, doença e perseguição. Algumas pessoas que trabalham dessa forma são tão movidas pelos sentimentos de compaixão, mágoa, piedade e culpa, que se esgotam a si mesmas física e mentalmente pelos esforços que fazem.

TRATAMENTO DA EXAUSTÃO TOTAL

Um dos principais problemas do tratamento do esgotamento total é o apoio incontestável que o mundo moderno dá ao caráter distinto da atividade incessante. Os pacientes que se encontram depauperados têm dois enormes desafios: em primeiro lugar, descansar o suficiente para permitir que se recuperem, em segundo, mudar completamente os padrões de vida para melhorar o equilíbrio entre atividade e descanso. O princípio do tratamento com acupuntura não é meramente tonificar a Deficiência, mas tratar simultaneamente as causas da hiperatividade que produziu a Deficiência. Isso não pode ser feito sem a cooperação do paciente. O acupunturista precisa fornecer ao paciente uma perspectiva clara das origens da extinção de suas energias dentro de suas personalidades e a compreensão que a única maneira de melhorar é uma mudança pessoal. Cada tipo de personalidade tem uma lição de vida diferente a aprender da situação de esgotamento.

YANG DO RIM

O tipo do Rim precisa encontrar e desenvolver o sentimento interno e profundo da força, para mitigar o medo interior que o leva a tentar dominar, controlar e obter poder sobre os outros. Os sentimentos de força, fé em si mesmo e auto-estima vão permitir neste tipo de personalidade, a determinação de objetivos mais realistas, de forma que a pessoa não precise se esforçar tanto pela necessidade de provar que tem valor. Também permite que encontre um novo equilíbrio entre o fazer e o ser.

Na meditação e no *Qi Gong*, esses pacientes devem se concentrar no centro *Dan Tian*, para construir reservas de energia, superar o medo e harmonizar os desejos com suas reais necessidades, para, assim, criarem um equilíbrio entre o descanso e a atividade. Dois pontos devem ser usados com cautela para o tipo *Yang* do Rim, que são R-1 e VC-4.

R-1 provavelmente, mesmo com Método de Tonificação, vai relaxar a vontade de forma tão intensa que os pacientes vão poder perceber a exaustão subjacente a qual estão tentando superar ou esconder de si mesmos. É preferível usar combinações que relaxem suavemente a vontade e aumentem gradualmente a energia, como:

VG-20, VC-14, PC-6, BP-4, E-36, R-3 **Ton**

VC-4 deve ser evitado no início do tratamento até que o paciente tenha reduzido sua carga de trabalho e aumentado seus períodos de descanso. Não é prudente usar VC-4 para mobilizar as últimas reservas de energia do paciente, se forem usar esta energia em novas atividades espoliantes.

Assim que o paciente estiver com mais energia e tiver adotado um padrão conveniente de armazenamento de energia, então VC-4 e R-1 podem ser usados:

VG-20, VC-4, PC-6, BP-4, E-36, R-1, R-7 **Ton**

R-7 vai fortalecer o *Qi* do Rim e assim equilibrar o efeito relaxante de R-1. A combinação pode ser alternada com:

VG-4, VG-20, B-20, B-52 **Ton**

YANG DO FÍGADO

O tipo *Yang* do Fígado precisa encontrar a paz interna que vai lhe permitir projetá-la em todos os aspectos de sua vida, dando-lhe paciência para escutar a própria intuição e considerar a necessidade dos outros, de forma que possa viver em harmonia com o fluxo natural da vida ao invés de tentar forçar o próprio caminho.

Um enorme problema para o tipo *Yang* do Fígado é a impaciência com o ritmo de melhora pelo tratamento. Os pacientes com esse tipo de personalidade têm que aprender a fazer as coisas devagar. Devem aprender a diminuir o próprio ritmo o suficiente para perceberem a paz interior e agirem guiados por esse sentimento de paz e não movidos pela impaciência. Devem diminuir o ritmo o suficiente para permitir que os acontecimentos se desdobrem naturalmente de forma que sejam capazes de se harmonizarem com esses fatos. Isso vai reduzir o sentimento de obstrução e frustração que experimentam.

Na meditação e no *Qi Gong*, precisam, em primeiro lugar, se concentrar no centro *Dan Tian* para desenvolver o relaxamento e desenvolver a autodisciplina da paz interior. Podem, em seguida, usar exercícios para equilibrar os centros *Dan Tian*, do Coração e da Cabeça para harmonizar a vontade, a compaixão e a intuição.

As combinações de pontos de acupuntura têm como objetivo relaxar a tensão, mover a Estagnação e fortalecer o Sangue e o *Yin* para controlar a Hiperatividade do *Yang* do Fígado. Uma combinação inicial pode ser:

VG-20, VC-17, PC-6, F-3, F-14, BP-6, R-1 **H**

que pode ser alternada com:

VG-8, VG-20, B-47 **H**; B-20, B-23 **Ton**

Se houver Fogo do Fígado intenso, então F-1 e PC-9 podem ser submetidos à Sangria, e F-2 e PC-8 usados com Método de Dispersão.

YANG DO CORAÇÃO

O tipo *Yang* do Coração também precisa aprender a lição da paz interna, aprender que a alegria pode vir em paz e a força simplesmente pelo prazer de ser, não pela excitação inquieta e da busca desassossegada por situações estimulantes. Esses pacientes precisam aprender a agir a partir de um ponto de quietude, após contemplarem, com calma, as possíveis conseqüências de suas ações, ou, do contrário, estarão propensos a um comportamento impulsivo, tolo, irresponsável e inconseqüente.

A meditação e os exercícios de *Qi Gong* devem focalizar o centro *Dan Tian* e os centros ao redor de R-1 nas solas dos pés, para ajudar a basear suas alegrias e afetos na força, sobriedade e praticidade.

Os pontos de acupuntura são selecionados com o objetivo de remover o Fogo do Coração e acalmar o Espírito, tonificar o *Qi* e o *Yin* do Coração e do Rim para dar estabilidade:

VG-20, VC-14, C-8, R-2 **Disp**; VC-4, BP-6, R-10 **Ton**

que pode ser alternada com:

VG-20, R-1 **Disp**; B-23, B-44 **Ton**

YANG DO BAÇO

Se a pessoa estiver trabalhando demais cuidando dos outros, movida por um amor genuíno e pelo prazer em ajudar, então precisa aprender que não pode nutrir os outros sem também se nutrir. Pessoas assim precisam despender mais tempo consigo, cuidando de si mesmas, não apenas para recuperarem o que esgotaram, mas para impedir que se esgotem novamente. Essas pessoas devem organizar uma rotina diária bem planejada, a ser adotada como base para suas vidas.

Se estiverem trabalhando demais, movidas pelo sentido do dever, mais que pelo amor ou prazer em ajudar, podem se tornar cansadas e deprimidas pelo sentimento de estarem carregando um fardo inevitável e, assim, aquele que ajuda e aquele que recebe ajuda podem desenvolver um sentimento mútuo de ressentimento.

Se estiverem buscando um meio de compensação para as próprias inseguranças, evitando encarar os próprios problemas, se ocupando com os problemas dos outros, precisam desenvolver a própria força interior para superar suas inseguranças. Caso contrário, só estarão se esforçando porque criam uma situação na qual se tornam dependentes de ajudar os outros, que, por sua vez, se tornam seus dependentes.

Cada uma dessas três tendências do *Yang* do Baço pode se beneficiar da meditação e de exercícios de *Qi Gong* que focalizem o centro *Dan Tian*, para obter força e armazenamento de energia, no centro do Baço para obter nutrição. Além disso, os que são movidos pelo sentido do dever podem ser ajudados por exercícios focalizados no centro do Coração que ajudam a transformar uma carga onerosa em tarefa de amor.

As combinações de pontos vão variar de acordo com a situação. Por exemplo:

VG-20, *yìn táng* **H**; VC-4, VC-12, IG-4, BP-6, E-36

que pode ser alternada com:

VG-20, B-20, B-21, B-23, B-47 **Ton**

Pontos adicionais podem ser selecionados entre BP-3, BP-21, E-25, E-30, para fortalecer o Baço, e entre VC-17, VG-11, B-44, para mover a Estagnação do *Qi* do Coração.

YANG DO PULMÃO

As pessoas desse tipo costumam dizer que se pararem para descansar, mesmo por pouco tempo, vai ter gente que vai morrer ou ficar na miséria. A resposta a tal atitude é que se não derem um tempo, vão ficar tão esgotados que não vão ser capazes de trabalhar de jeito nenhum. O tratamento concentra-se em duas áreas, ou seja, na recuperação da força e no desenvolvimento das reservas de energia, na redução do sentimento de dor, mágoa e culpa pelo sofrimento dos outros. Esses sentimentos não ajudam os outros, simplesmente tornam o benfeitor estressado e infeliz, leva ao esgotamento total com o tempo.

Os exercícios de *Qi Gong* devem focalizar o centro *Dan Tian* para construir reservas de energia e no centro do Coração para aliviar os sentimentos de mágoa e aflição.

O tratamento com acupuntura pode ser:

VG-24, VC-4, P-7, R-6, VB-13 **H**

que podem ser alternados com:

VG-4, VG-11, B-23, B-44, B-42 **H**

TABELA 34.4 – Resumo das combinações para esgotamento total

Síndrome	Combinação de pontos
Yang do Rim	VG-20, VC-14, PC-6, BP-4, E-36, R-3 **Ton M** continuar com VG-20, VC-4, PC-6, BP-4, E-36, R-1, R-7 **Ton M**
Yang do Fígado	VG-20, VC-17, PC-6, F-3, F-14, BP-6, R-1 **H** alternar com VG-8, VG-20, B-47 **H**; B-20, B-23 **Ton**
Yang do Coração	VG-20, VC-14, C-8, R-2 **Disp**; VC-4, BP-6, R-10 **Ton** alternar com VG-20, R-1 **Disp**; B-23, B-44 **Ton**
Yang do Baço	VG-20, *yìn táng*, IG-4, BP-6 **Disp**; VC-4, VC-12, E-36 **Ton** alternar VG-6, VG-20, B-20, B-21, B-23 **H**
Yang do Pulmão	VG-24, P-7, VB-13 **Disp**; VC-4, R-6 **Ton** alternar VG-12, B-42, B-43 **H M**; VG-4, B-23 **Ton**

Ton = Método de Tonificação; **H** = Método de Harmonização; **Disp** = Método de Dispersão; **M** = Moxa.

ENCEFALITE MIÁLGICA

Também conhecida com EM, síndrome pós-viral ou doença crônica de Epstein-Barr, os aspectos característicos dessa doença são a exaustão, a memória fraca e a falta de concentração, dor muscular intensa, fadiga e uma sensação intermitente como se tivesse resfriado. São os sintomas de febre e dor muscular que distinguem a EM de outros padrões de cansaço com esgotamento.

Este padrão pode ocorrer gradualmente sem infecção óbvia anterior, ou surgir depois de uma infecção, daí o nome de síndrome pós-viral. Sua ocorrência sem uma infecção óbvia anterior pode ser explicada na medicina chinesa pelo conceito de Calor Latente. O Vento Exterior pode invadir o corpo sem que haja sintomas imediatos, se converter em Calor Latente e surgir mais tarde com sensações de fatiga, dores musculares e febre.

A recorrência dos sintomas de EM é explicada por Fatores Patogênicos Residuais que não foram completamente eliminados do corpo e são ativados sempre que a energia defensiva se tornar Deficiente ou que haja outra invasão de Vento. Por trás da invasão do corpo pelos Fatores Patogênicos, a retenção desses fatores no corpo, ou sua ativação, está uma Deficiência crônica do *Qi* Defensivo, amiúde ligada à Deficiência dos Rins.

TRATAMENTO DA ENCEFALITE MIÁLGICA

O tratamento da EM tem dois aspectos: o aspecto de dispersar o Calor Latente ou Fatores Patogênicos Residuais, o aspecto de tonificar os Rins e o *Qi* Defensivo.

Se o pulso for característico do tipo Excesso, ou seja, cheio, com fluxo abundante, em corda ou escorregadio, então, o princípio mais importante é usar Método de Dispersão para remover o Vento Calor, Calor ou Umidade Calor, usando pontos como:

Vento Calor: TA-5, IG-4
Calor: VG-14, IG-11
Umidade Calor: BP-6, BP-9

Se o pulso se caracterizar pela Deficiência, ou seja, fino, vazio, pequeno ou áspero, então o princípio mais importante de tratamento é o Método de Tonificação para tonificar o *Qi* Defensivo e o Rim Deficiente, usando pontos como:

Deficiência do *Qi* Defensivo: P-7, E-36, R-7 ou B-13, B-20, B-23
Deficiência do *Yin* do Rim: VC-4, VC-12, BP-6, R-6 ou B-20, B-23, B-52
Deficiência do *Yang* do Rim: VC-4, VC-12, VC-17, E-36, R-7 ou VG-4, VG-20, B-20, B-23

Se o paciente tiver uma infecção, como uma gripe, durante o curso do tratamento, ela deve ser tratada imediatamente, caso contrário o paciente pode sofrer uma reincidência que pode ser muito desestimulante, já que o progresso é lento em qualquer caso. Se o acupunturista estiver disponível, então pontos como IG-4, TA-5, P-7 e B-12 podem ser sedados. Normalmente é mais seguro dar ao paciente um suprimento de *Yin Qiao San*, em forma de pílulas ou pó, para ser tomado imediatamente, assim que houver sinais de infecção. Também é de extrema importância que descansem durante qualquer infecção.

ENCEFALITE MIÁLGICA E FATORES PSICOLÓGICOS

A EM é, em si, angustiante, já que pode levar a perda do emprego ou dificuldades num relacionamento, mas também pode ser precipitada ou agravada por fatores emocionais. Um padrão comum é a Deficiência do *Qi* e do *Yin* do Coração e do Rim, com ansiedade acompanhada de inquietação, insônia, labilidade emocional e reação exagerada a situações de estresse relativamente sem importância. Nesse caso, pontos como C-6 e R-2 com Método de Harmonização podem ser acrescentados ao tratamento para a Deficiência de *Yin*.

Com esta doença, é melhor usar um número mínimo de agulhas, obter apenas uma sensação branda pela inserção da agulha e adotar muita cautela com os Pontos de Transporte Dorsais, já que alguns pacientes que apresentam este padrão são muito sensíveis à acupuntura é podem ter reações adversas se não forem tomadas as devidas precauções.

Técnicas suaves de meditação usando visualizações dirigidas e o fortalecimento brando e gradual do centro *Dan Tian*, podem ajudar a diminuir o estresse e a labilidade emocional que normalmente estão associados com as sensações de febre ou frio. Em pacientes com esta labilidade, que é devida à Deficiência do *Qi* e do *Yin*, as técnicas de *Qi Gong* e de meditação voltadas para gerar Calor ou desatar os nós emocionais devem ser evitadas. As técnicas de meditação que aquecem podem ser usadas para pacientes com Deficiência de *Yang*, com depressão, desde que este padrão não se alterne com um padrão de Calor por Deficiência.

■ *Síndromes de insônia*

A insônia é o distúrbio do sono mais comum, definido aqui como a dificuldade de pegar no sono ou em permanecer dormindo, ou como o sono perturbado, inquieto ou de má qualidade.

A IMPORTÂNCIA DO SONO

O sono é vital para reabastecer o *Yin*. Não se trata meramente do descanso pela cessação da atividade, mas uma forma diferente de estar. É um ingresso no mundo *Yin*, o mundo dos sentimentos e da intuição, que dizem ser governado pelo lado direito do cérebro. O dia é um mundo sob o domínio da atividade física e da mente analítica, que dizem ser governado pelo lado esquerdo do cérebro.

DESEQUILÍBRIO YIN-YANG

No mundo moderno, existe uma enorme ênfase para o desenvolvimento da mente intelectual racional e uma pressão para manter a atividade estressante e incessante no mundo externo. É raro encontrar ambientes escuros sem iluminação artificial e é difícil para a maior parte das pessoas não levar para o mundo do sono a atividade mental diária. Tal comportamento cria um enorme desequilíbrio entre o *Yin* e o *Yang*, com o aspecto *Yang* normalmente aumentado e o aspecto *Yin* muito reduzido, com o mundo do dia invadindo com muita força o mundo da noite.

FUTURO DA INSÔNIA

Na opinião do autor, a prevalência da insônia em todo o planeta vai aumentar até que os indivíduos aprendam, em seus lares, escolas e na sociedade, a desenvolver a mente intuitiva no mesmo grau do desenvolvimento da mente analítica. Até que as pessoas aprendam a encontrar a paz profunda e a quietude dentro de si mesmos, que permeia tanto as atividades diárias como o sono.

DESLIGANDO O BOTÃO

Não se trata simplesmente de desligar a mente racional no final do dia, também é necessário nutrir e desenvolver a mente intuitiva e o reino da imaginação e dos sentimentos. Isso só pode ser feito quando a mente e o corpo estiverem quietos, por um ato de entrega, desvinculando-se do controle da mente analítica. É o primeiro estágio da meditação.

ETIOLOGIA

Na Medicina Chinesa, a insônia está relacionada com um distúrbio do Espírito do Coração e a etiologia e as síndromes da insônia são, portanto, semelhantes às síndromes de ansiedade e palpitação. As etiologias da insônia e da ansiedade estão resumidas na Figura 34.3. A insônia depende dos fatores relacionados da constituição, tipo de personalidade e estilo de vida. Qualquer fator que leve ao movimento irregular do Espírito do Coração pode agravar a insônia.

PRINCIPAIS ORIGENS DA INSÔNIA

As principais causas da insônia são tensão nervosa, ansiedade, preocupação e projeção das situações estressantes do dia a dia para o mundo do sono. Importante também é a depressão e, especialmente nas crianças, o medo: a insegurança, medo do escuro e terror noturno.

DOENÇA

Sintomas de dor, desconforto ou aflição associados com uma doença podem resultar em dificuldade para dormir. Por exemplo, a tosse noturna, a insuficiência pulmonar ou distúrbio cutâneo acompanhado de prurido. As duas coisas devem ser tratadas, ou seja, a doença e a insônia, dentro do contexto das necessidades do paciente.

MEDICAÇÃO PODE PERPETUAR A INSÔNIA

Em 1991, a venda mundial de hipnóticos alcançou 400 milhões de dólares. É de opinião geral que os hipnóticos, usados para tratar os problemas de sono, são excessivamente prescritos, não fazem nada para curar o problema básico, podem apresentar efeitos colaterais e gerar enormes problemas de dependência e vício. Alguns estudos mostraram que a qualidade do sono fica pior com o uso de hipnóticos que sem eles, quando os pacientes tentam interromper o uso desses medicamentos aumenta a dificuldade para dormir, com um grau de insônia ainda maior. Pode ser necessário tratar os problemas decorrentes da retirada da droga com Auriculoterapia e Eletroacupuntura, da mesma forma que se faz para o vício da heroína.

Em resumo, os hipnóticos devem apenas ser usados para insônia aguda grave, pelo menor tempo possível, o paciente deve ser alertado de todas as medidas possíveis de auto-ajuda.

ESTILO DE VIDA

Estimulantes como chá, café, cocaína e anfetaminas podem agravar ou causar insônia, especialmente nas pessoas com Deficiência do *Yin* do Rim e do Coração. O álcool, essa prescrição tão comum não oficial para insônia, pode ajudar o relaxamento e o sono em algumas pessoas, mas se tomado em excesso, a pessoa pode acordar durante a noite, à medida que o álcool começa a se manifestar na forma de Calor. É muito semelhante a uma pessoa que manifestasse Fogo do Coração, do Fígado ou do Estômago. Hábitos irregulares de alimentação, refeições feitas tarde da noite e consumo excessivo de alimentos gordurosos e condimentados podem agravar o Fogo do Estômago e impedir o sono. Entretanto, para algumas pessoas, pode ser impossível pegar no sono de estômago vazio, portanto o que se aconselha é a moderação.

Para os que têm Estagnação do *Qi* do Coração, Pulmões ou Fígado, exercícios moderados ao anoitecer podem dispersar a Estagnação e o Calor e ajudar o sono. Exercícios moderados também podem dispersar o Calor nos pacientes com Deficiência de *Yin* e Fogo por Deficiência, mas não devem ser feitos muito perto da hora de dormir, para permitir que o Calor liberado se disperse antes de dormir.

O estudo excessivo ou o trabalho mental, sem intervalos regulares convenientes, podem causar Estagnação do *Qi* do Baço e do Estômago e também Deficiência do Sangue do Coração e do Baço. O trabalho mental feito muito tarde da noite pode resultar na atividade da mente, impedindo ou perturbando o sono.

Relaxamento e exercícios de meditação no início ou no final do dia são talvez a maneira mais importante para prevenir a insônia.

SÍNDROMES

Fogo

Fogo no Coração e Deficiência do *Yin* do Coração e dos Rins
Fogo no Fígado e Hiperatividade do *Yang* do Fígado
Fogo no Estômago

Estagnação

Estagnação do *Qi* do Coração e Fleuma no Coração
Estagnação do *Qi* do Fígado
Estagnação do *Qi* do Pulmão

Deficiência

Deficiência do Sangue do Coração e do Baço
Deficiência do *Qi* do Rim e da Vesícula Biliar

TRATAMENTO

Uma série de pontos indicados para a insônia estão na Tabela 34.5. A Tabela 34.6 associa os centros de energia com as principais síndromes de insônia. As combinações de pontos para as síndromes de insônia estão resumidas na Tabela 34.7.

■ *Síndromes de ansiedade*

A ansiedade pode ser definida como um estado subjetivo desagradável e inquieto de tensão e apreensão, no qual é difícil relaxar ou encontrar calma e paz. A ansiedade pode ter causa aparente ou estar relacionada com uma situação específica que esteja acontecendo ou com alguma situação passada.

CAUSA DESCONHECIDA

Quando não existe uma causa aparente, os medos podem ser vagos e informes, ou claros e vívidos, embora imaginários. Muitas vezes, a ansiedade que aparentemente não tem uma causa conhecida está relacionada com um fato passado que a pessoa não deseja encarar ou se lembrar, como um caso de abuso sexual.

CAUSA CONHECIDA

A ansiedade pode ocorrer com a síndrome pós-concussão, pode se seguir a uma retirada de drogas ou medicamentos, pode ocorrer com drogas alucinógenas como o LSD, pode envolver a apreensão sobre um fato específico como um exame ou uma operação, certamente agravada por cansaço e estresse de forma geral.

A ansiedade pode surgir no dia a dia quando uma pessoa tem que realizar tarefas difíceis com urgência numa atmosfera de conflitos e incerteza. Uma pessoa pode se tornar ansiosa quando houver grande pressão para tomar uma decisão, seu futuro depende dessa decisão, mas não há certeza alguma sobre qual a melhor decisão a ser tomada.

Algumas pessoas são mais propensas a sentir ansiedade que outras, os diferentes tipos dos Cinco Elementos vão manifestar ansiedade de maneiras diferentes.

ANSIEDADE E AS CINCO EMOÇÕES

SIGNIFICADO BIOLÓGICO DE MEDO E ANSIEDADE

Para um animal sob ameaça, medo e ansiedade têm um enorme valor para a própria sobrevivência. A resposta a essas emoções, ou seja, o aumento do estado de alerta, a velocidade da respiração, a freqüência do batimento cardíaco e o tônus muscular, prepara o animal para uma

TABELA 34.5 – Pontos indicados para a insônia (**Nota:** todos esses pontos acalmam o Espírito do Coração)

Ponto	Síndromes
E-36	Estagnação do *Qi* do Estômago, Fogo no Estômago, Deficiência de Sangue
E-40	Estagnação do *Qi* do Estômago, Fleuma no Coração
E-45	Fogo no Estômago
BP-1	Estagnação do *Qi* do Estômago
BP-2	Fogo no Estômago
BP-4	Estagnação do *Qi* do Coração, Deficiência de Sangue
BP-6	Calor no Sangue, Deficiência de Sangue, Deficiência de *Yin*
C-3	Fogo no Coração, Deficiência de *Yin* do Coração
C-5	Fogo no Coração, Fleuma no Coração
C-6	Deficiência do *Yin* do Coração
C-7	Fogo no Coração, Fleuma no Coração, Deficiência do *Qi* e do Sangue do Coração
C-8	Fogo no Coração
ID-3	Fogo no Coração, Fleuma no Coração
B-1	Desequilíbrio *Yin-Yang*
B-13, 42	Estagnação do *Qi* do Pulmão, Fogo no Pulmão
B-15, 43, 44	Fogo no Coração, Fleuma no Coração, Estagnação do *Qi* do Coração, Deficiência do Sangue ou do *Yin* do Coração
B-18, 47	Fogo no Fígado, Estagnação do *Qi* do Fígado, Hiperatividade do *Yang* do Fígado, Deficiência do *Qi* do Fígado
B-19, 48	Fogo na Vesícula Biliar, Deficiência do *Qi* da Vesícula Biliar
B-20, 49	Deficiência de Sangue
B-23, 52	Deficiência de *Qi* e do *Yin* do Rim
B-62	Deficiência do *Yin* do Rim e do Coração, Fogo no Coração
R-1	Fogo no Rim, Fígado ou Coração
R-2	Fogo por Deficiência do Rim
R-3	Deficiência do *Qi* ou do *Yin* do Rim
R-6	Deficiência do *Yin* do Rim
PC-3-8	Fogo no Coração, Estagnação do *Qi* do Coração, Fleuma no Coração
VB-12	Fogo em Fígado–Vesícula Biliar ou no Coração
VB-20	Fogo em Fígado–Vesícula Biliar ou Hiperatividade do *Yang* do Fígado
VB-40	Deficiência do *Qi* de Fígado–Vesícula Biliar
VB-44	Fogo de Vesícula Biliar, Hiperatividade do *Yang* do Fígado
F-2	Fogo do Fígado
F-3	Estagnação do *Qi* do Fígado, Hiperatividade do *Yang* do Fígado
F-14	Estagnação do *Qi* do Fígado
VC-4	Deficiência de *Qi*, Sangue ou *Yin*
VC-6	Estagnação do *Qi*
VC-12	Fogo no Estômago, Estagnação do *Qi* do Estômago
VC-14, 15	Fogo no Coração, Fleuma no Coração, Fogo por Deficiência do Coração (insônia com medo e ansiedade)
VC-17	Fleuma no Coração, Estagnação do *Qi* do Coração, Estagnação do *Qi* do Pulmão
VC-24	Deficiência do *Yin* do Coração (insônia com ansiedade)
VG-11	como para B-15
VG-16	Deficiência do *Qi* do Rim (insônia com medo e depressão)
VG-20	Fogo do Coração e do Fígado, Hiperatividade do *Yang* do Fígado, Deficiência do *Qi* e do Sangue
yìn táng	Todas as formas de insônia

TABELA 34.6 – Principais centros de energia para a insônia

Centro	Ponto	Uso
Coronário	VG-20	Fogo do Coração e do Fígado, Hiperatividade do *Yang* do Fígado, Deficiência do Sangue do Coração e do Baço (equilibra o Excesso e a Deficiência da energia na cabeça)
Fronte	*yìn táng*	Todas as síndromes de insônia (acalma a tensão e a hiperatividade da mente)
Coração	VC-17	Estagnação do *Qi* do Coração ou do Pulmão, Fleuma no Coração (move a Estagnação e a depressão)
Plexo Solar	VC-14, VC-15	Fogo do Coração, Fleuma no Coração, Deficiência do *Yin* do Coração e do Rim (acalma o medo e a ansiedade)
Baço	VC-12	Fogo do Estômago, Estagnação do *Qi* do Estômago (harmoniza a digestão)
Dan Tian	VC-6, VC-4	Estagnação do *Qi* (move a Estagnação e a depressão) Deficiência do *Qi* do Rim, Vesícula Biliar ou Coração Deficiência do *Yin* do Rim e do Coração Deficiência de Sangue (tonifica a Deficiência, equilibra o *Yin-Yang*, estabiliza o Espírito para prevenir o medo e a ansiedade)

TABELA 34.7 – Síndromes de Insônia

Síndromes	Sinais e sintomas	Pulso	Língua	Combinação de pontos
Fogo				
Fogo do Coração e Deficiência do *Yin* do Coração e do Rim	Insônia com ansiedade, inquietação, sensação de calor especialmente no peito e na face, suores noturnos, talvez palpitações	Rápido, cheio ou fino, talvez irregular	Vermelha, seca, talvez com rachaduras	VG-20, VC-17, C-8, R-1 **Disp**; C-3, R-6, BP-6 **Ton**
Fogo em Fígado–Vesícula Biliar e Hiperatividade do *Yang* do Fígado	Insônia com irritabilidade, inquietação, sensação de calor especialmente na cabeça, talvez dor de cabeça	Rápido, em corda, cheio ou fino	Vermelha, especialmente nas bordas	VG-20, C-7, VB-12, VB-44, F-2, R-1 **Disp** R-6, BP-6 **Ton**
Fogo no Estômago e Estagnação do *Qi* do Estômago	Insônia com intensa preocupação e congestionamento mental, talvez gastrite com sensação de queimação	Rápido, cheio	Vermelha, saburra seca espessa e amarela	VC-12, PC-3, PC-6, BP-1, E-40, E-44 **Disp** C-6, BP-6 **Ton**
Estagnação				
Estagnação do *Qi* do Coração e Fleuma no Coração	Insônia com melancolia e depressão, talvez sensação de plenitude no peito, talvez confusão mental	Cheio, em corda ou retardado, talvez escorregadio	Talvez aumentada na área do Coração, ou saburra gordurosa	VG-20, VC-12, VC-17, PC-6, C-5, BP-4, E-40 **Disp**
Estagnação do *Qi* do Pulmão	Insônia após mágoa ou consternação pela perda de uma pessoa querida, talvez sensação de plenitude no peito, talvez choro	Cheio ou com fluxo abundante, em corda ou retardado, escorregadio	Saburra gordurosa	VC-17, VC-22, P-1, P-6, P-7, E-40 **Disp**
Estagnação do *Qi* do Fígado	Insônia com depressão, frustração, mágoa reprimida, talvez indigestão, talvez tensão muscular	Em corda, cheio	Talvez violácea	VC-6, VC-17, PC-6, C-6, F-1, F-3, F-14 **Disp**
Deficiência				
Deficiência do Sangue do Coração e do Baço	Insônia com preocupação, cansaço, talvez tontura, palpitações, memória fraca, que piora com excesso de estudo	Fino, áspero	Pálida, fina, seca	*yìn táng*, *ān mián*, C-7, BP-36, BP-6, BP-10 **Ton** ou se também houver Deficiência do *Yin* do Coração e do Rim: VG-20, VC-14, PC-6, BP-4 **Disp**; VC-4, E-36 **Ton**
Deficiência do *Qi* do Rim e Deficiência do *Qi* do Fígado–Vesícula Biliar	Insônia com sobressaltos, timidez, terror noturno, talvez ranger dos dentes durante o sono, talvez tensão muscular	Vazio ou fino, em corda	Talvez pálida	VG-20, C-7, VB-12, VB-13, VB-40, R-3, R-7 **Ton** alternar VG-4, VB-12, B-18, B-23
Deficiência do *Qi* do Rim e da Bexiga	Insônia com depressão, medo, pavor, ansiedade e desorientação, talvez dor de cabeça, torcicolo e rigidez dos músculos do ombro	Vazio, talvez em corda ou móvel	Talvez pálida	VG-16, VG-20, ID-3, C-6, B-10, B-62, R-6 **H**

Disp = Método de Dispersão; **Ton** = Método de Tonificação; **H** = Método de Harmonização.

fuga ou uma luta. Nos humanos, a ansiedade pode ser uma resposta saudável que faz com que a pessoa evite situações inconvenientes ou de perigo, ou consiga altos índices de desempenho. Entretanto, se o estado de ansiedade se tornar crônico ou fora de proporção em relação ao estímulo, esta resposta saudável pode se tornar patológica. O estado de alerta máximo pode evoluir para tensão, insônia e exaustão, aumento da freqüência respiratória que pode chegar à dispnéia ou a um ataque de pânico, elevação da velocidade do batimento cardíaco chegando a palpitações e aumento do tônus muscular que pode chegar à tensão, dores ou tremores musculares.

ANSIEDADE E SISTEMA DO CORAÇÃO

Na Medicina Chinesa, a ansiedade está ligada com os sistemas do Coração e do Rim. Pode estar associada com outras emoções do Coração, como agitação, pânico e histeria, mas a ansiedade difere da mania no sentido de a ansiedade ser um sentimento desagradável, ao passo que a mania pode estar associada com sentimentos de bem-estar e euforia. A ansiedade pode ocorrer com outros sinais do Coração como insônia, palpitações, hipertensão, dor na região cardíaca, palidez e extremidades frias.

TABELA 34.8 – Ansiedade e os cinco sistemas

Sistema	Emoção	Sinais típicos
Coração	Ansiedade	Palpitações, insônia
Baço	Preocupação	Gastrite, náusea
Pulmões	Medo das perdas	Dispnéia, asma
Rins	Medo e apreensão	Freqüência urinária, intestinos soltos
Fígado	Incerteza e irritabilidade	Tensão muscular, dor de cabeça

ANSIEDADE E SISTEMA DO RIM

A ansiedade do Coração está baseada no medo do Rim, com sentimentos característicos de apreensão, do medo de que algo terrível aconteça. A ansiedade pode então vir combinada com sobressaltos e receio, com sinais físicos como tremor, freqüência urinária ou intestinos soltos.

MEDO, RAIVA E ANSIEDADE

O medo pode fazer surgir ansiedade e raiva, envolvendo os sistemas do Rim, Coração e Fígado. Essas três emoções podem, cada uma delas, causar tensão mental, emocional e física, de forma que a pessoa sinta e pareça estressada e tensa. Se houver um envolvimento do Fígado–Vesícula Biliar, pode haver sentimentos adicionais de incerteza, indecisão, irritabilidade, suscetibilidade e hipersensibilidade, assim também como pode haver dores de cabeça e dor, rigidez ou tremores nos músculos da face, pescoço, ombros, costas e membros.

MEDO, ANSIEDADE E PREOCUPAÇÃO

Além da apreensão e do receio associados com o sistema do Rim, a ansiedade pode também estar ligada à preocupação pelo presente e pelo futuro e à antecipação de problemas que sequer chegam a acontecer. Em casos graves, o sentimento de insegurança pode ficar muito intenso e a pessoa pode se perder num mundo interno de medos, preocupações e pensamentos obsessivos, que nem de longe reflete os acontecimentos do mundo externo.

MEDO, ANSIEDADE E PESAR

O sistema do Pulmão pode estar envolvido com o Rim e com o Coração em situações em que há enorme insegurança e medo das perdas: o medo que tem um pai de que seu filho doente possa morrer, ou o medo de uma esposa, que seu marido possa abandoná-la por outra mulher.

TIPOS DE ANSIEDADE

Para a Medicina Chinesa, a ansiedade é uma manifestação do Distúrbio do Espírito do Coração. Este distúrbio, esta irregularidade de movimento, pode ter origem do Excesso, Deficiência ou Estagnação.

EXCESSO

A principal forma do Excesso que dá origem à Irregularidade é o Fogo. O Fogo no Coração faz com que o Espírito

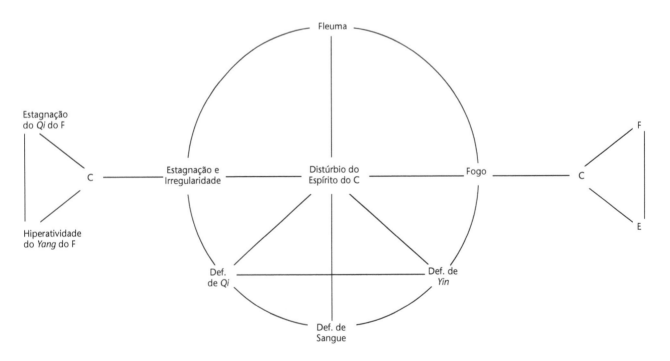

FIGURA 34.3 – Etiologia de ansiedade e insônia.

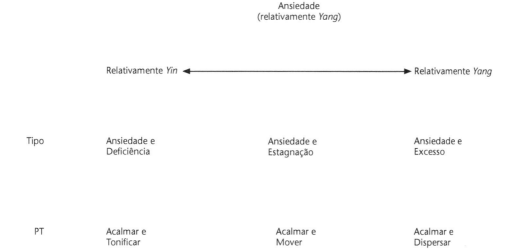

FIGURA 34.4 – Tipos de ansiedade e princípios de tratamento (PT).

fique mais intensamente e irregularmente ativo, resultando em ansiedade ou comportamento maníaco. O Fogo no Coração, com Fogo do Fígado e do Estômago, amiúde associados, podem surgir pela supressão das emoções ou pelo estilo de vida extremamente agitado, estressado e desassossegado.

O Fogo Fleuma do Coração é uma forma de Excesso que pode levar à ansiedade e à confusão de pensamento, linguagem e comportamento. Consiste, essencialmente, em Fleuma, decorrente da Deficiência e Estagnação do Baço, em combinação com o Fogo do Coração. Pode surgir de um estresse emocional ou excesso de fumo, álcool e alimentos gordurosos com falta de exercícios físicos.

ESTAGNAÇÃO

A Estagnação pode dar origem ao distúrbio do movimento. Por exemplo, a Estagnação do Qi do Coração e do Qi do Fígado, decorrentes da estagnação emocional, podem levar ao Distúrbio do Espírito do Coração e à Hiperatividade do Yang do Fígado, levando à ansiedade. A Estagnação do Qi pode resultar em acúmulo de Fleuma, que pode perturbar a livre circulação do Espírito, causando ansiedade.

DEFICIÊNCIA

A ansiedade aumenta quando a energia está reduzida, quando há Deficiência por falta de sono e descanso, excesso de trabalho, estresse, doença, nutrição deficiente, além de outros fatores. A Deficiência do Qi do Coração e do Rim, do Yin do Coração e do Rim, e do Sangue do Coração e do Baço, podem dar origem à ansiedade, já que o Qi, o Yin e o Sangue são necessários para manter o Espírito estável.

ANSIEDADE E DEPRESSÃO

Embora a Deficiência possa estar associada com a depressão e com o movimento mais lento do Espírito, pode também estar associada com a ansiedade e com o aumento do movimento irregular do Espírito, decorrente do controle reduzido do Espírito por Qi, Sangue e Yin. O princípio do tratamento é acalmar e tonificar.

Similarmente, embora a Estagnação possa estar associada com depressão e diminuição do fluxo do movimento do Espírito, também pode estar associada com a ansiedade quando a Estagnação e o bloqueio perturbam o movimento regular do Qi. A Estagnação do Qi também pode dar origem ao Excesso de Fogo, que perturba ainda mais o Espírito. O princípio do tratamento é acalmar, mover a Estagnação e dispersar a Fleuma, quando presente.

A ansiedade e a depressão se distinguem no fato de a depressão normalmente não estar associada com o Excesso de Fogo. A depressão maníaca e a depressão com agressividade são alternações entre a depressão e um estado mais ativo. Na ansiedade devido ao Excesso de Fogo, o Calor faz com que o movimento do Espírito fique aumentado, mais rápido e mais irregular. O princípio do tratamento é acalmar e dispersar o Excesso de Fogo.

SÍNDROMES

Excesso

Fogo do Coração + Fogo do Fígado
  + Fogo do Estômago
  + Fleuma no Coração

Estagnação

Estagnação do Qi do Coração + Estagnação do Qi do Fígado
+ Hiperatividade do Yang do Fígado
+ Fleuma no Coração

Deficiência

Deficiência do Qi do Coração + Deficiência do Qi do Rim
+ Deficiência do Qi do Baço
+ Deficiência do Qi do Fígado

Deficiência do Sangue do Coração + Deficiência do Sangue do Baço

Deficiência do Yin do Coração + Deficiência do Yin do Rim

TRATAMENTO

As combinações de pontos para a ansiedade estão na Tabela 34.9.

Exemplo 1

Uma mulher de 21 anos de idade, no final do ano escolar, na semana dos exames finais, procurou o tratamento com acupuntura para acalmar sua ansiedade e aumentar a concentração. O pulso estava vazio e áspero.

O diagnóstico foi Deficiência do Qi do Rim, Coração e Baço e Distúrbio do Espírito do Coração. A combinação de pontos foi a seguinte:

VG-20, *yìn táng*, PC-6, BP-4 **H**

TABELA 34.9 – Síndromes de ansiedade e palpitações (as palpitações podem ocorrer com qualquer uma das síndromes nesta tabela)

Síndromes	Sinais e sintomas	Pulso	Língua	Combinação de pontos
Fogo no Coração	Agitação, sentimentos de desespero, movimentos rápidos e inquietos, modo de falar nervoso, face vermelha, sensação de calor no corpo todo	Cheio, rápido	Vermelha ou vermelho-escura, talvez saburra seca amarela	VG-20, VC-17, C-8, PC-8, R-1 **Disp**; C-3, PC-3 **Ton** + F-2 **Disp**; F-1 **S** para Fogo no Fígado + E-44, E-45 **S** para Fogo no Estômago + PC-6, C-5 **Disp**; – PC-3, C-3 **Ton** para Fleuma no Coração
Estagnação do Qi do Coração	Sentimentos de ansiedade, depressão e irritabilidade, sensação de plenitude e desconforto no tórax e região epigástrica	Retardado, em corda, talvez cheio	Talvez normal ou levemente violácea	VC-6, VC-12, VC-17, PC-6, BP-4, BP-21 **H** ou **Disp** + F-3, F-14 **Ton** para Estagnação do Qi do Fígado + F-3, VB-34 **Disp** para Hiperatividade do Yang do Fígado + C-5, PC-4 **Disp** para Fleuma no Coração
Deficiência do Qi do Coração	Ansiedade e labilidade emocional, pior com cansaço, talvez palpitações e mãos e pés frios	Vazio	Pálida	VC-4, VC-17, C-7, E-36, R-3 **Ton M** alternar B-15, B-20, B-23, B-64, ID-3 **Ton M** + R-27 **Ton M** para Deficiência do Qi do Rim + BP-3 **Ton M** para Deficiência do Qi do Baço + VB-40 **Ton M** para Deficiência do Qi de Fígado–Vesícula Biliar
Deficiência do Sangue do Coração	Ansiedade, insônia e palpitações, talvez cansaço, tontura, memória fraca, sensação de vulnerabilidade e fraqueza	Fino, áspero	Pálida, fina, seca	VC-4, VC-12, VC-17, C-7, E-36, BP-6 **Ton** Alternar B-15, B-20, B-43 **Ton** + BP-10 **Ton** para Deficiência do Sangue do Baço
Deficiência do Yin do Coração	Cansaço, mas inquieto, ansiedade e insônia com sensação de calor, talvez suores noturnos	Fino, rápido, talvez irregular	Vermelha, sem saburra, talvez com rachaduras	VC-4, BP-6, R-6 **Ton**; VC-14, VC-17, C-7 **Disp** + VG-20, VC-24 **Disp** para ansiedade intensa C-8, R-2 **Disp** para Fogo por Deficiência do Rim e do Coração

Disp = Método de Dispersão; **Ton** = Método de Tonificação; **H** = Método de Harmonização; **M** = Moxa; **S** = Sangria.

Exemplo 2

Uma mulher de 65 anos de idade vivia em constante estado de preocupação e ansiedade, reagindo com excesso de suscetibilidade, até com problemas insignificantes, de forma que não tinha mais alegria ou prazer em viver. O pulso estava fino, rápido, áspero e levemente móvel. Sua língua era pálida e fina com alguns pontos vermelhos.

O diagnóstico foi de distúrbio extremo do Espírito do Coração por Deficiência de Sangue do Coração e Deficiência de *Yin* do Coração e do Rim. A combinação de pontos foi a seguinte:

VG-20, VC-14, VC-24, PC-6, C-6, R-1 **Disp**; VC-4, BP-4 **Ton**

■ Ataques de pânico

Os chamados ataques de pânico são uma forma específica de intensa ansiedade que ocorre subitamente em resposta a um estímulo específico: um encontro importante, ou uma situação fóbica como a de um espaço apertado ou um supermercado repleto de gente. O ataque pode surgir de repente sem qualquer sinal de aviso, especialmente se a situação que precipitou o ataque não era esperada, ou numa situação aguardada, quando houve um acúmulo de ansiedade antes do acontecimento.

Os sintomas incluem sensação crescente de ansiedade, que alcançam proporções de pânico, hiperventilação, palpitações, transpiração profusa, tontura e talvez desmaio. É comum haver um intenso desejo de sair daquela situação causadora, se a pessoa consegue isso, normalmente se sente melhor, embora a sensação de ansiedade e pânico possa perdurar por vários dias.

SÍNDROME DE ANSIEDADE FÓBICA

Isso pode ocorrer em pessoas obsessivas, após um susto muito grande ou um distúrbio emocional intenso. Pode haver sensação esmagadora de pavor, medos vagos e um sentimento extremamente desagradável de irrealidade. As pessoas que sentem isso podem desenvolver medo de sair de suas casas, de fato só saem acompanhadas com alguém familiar. Podem também desenvolver medo de dormirem, pela impressão de que vão morrer durante o sono.

ETIOLOGIA

O medo é a base dessas síndromes e pode se manifestar como ansiedade e preocupação e padrões de obsessão. Os sistemas de órgãos envolvidos são principalmente o Rim, o Coração e o Baço. Pode haver predisposição, mas, além disso, certos acontecimentos da infância emocionalmente influentes podem formar o núcleo de padrões fóbicos no futuro. Os ataques têm maior probabilidade de ocorrer em um ambiente de cansaço e estresse e por um sentimento geral de insegurança.

TRATAMENTO

O tratamento tem como objetivo, em primeiro lugar, acalmar o medo, a ansiedade, o pânico ou a preocupação e, em segundo lugar, tonificar a Deficiência de base.

PONTOS QUE ACALMAM

Às vezes, os melhores resultados são obtidos usando R-1 nos pés com agulha, moxa ou massagem, outras vezes os melhores resultados vêm usando principalmente pontos na cabeça como VG-18, VG-20, VG-24, VG-26, VC-24, B-2, B-7, B-9, VB-13, VB-20 ou *yìn táng*. Normalmente é aconselhável usar combinações de pontos na cabeça e nos pés, como VG-20 e R-1, ou B-2 e B-67, ou ainda VB-13 e VB-40. VC-14 é um ponto útil para acalmar o medo, mas deve ser usado suavemente no início e com Moxa, se o paciente sentir frio. Esse ponto combina bem com R-1 ou com BP-4 e PC-6.

Às vezes a melhora é produzida por pontos de ação tonificante, como VC-4 ou R-3 com Método de Tonificação, os quais acalmam o medo pela tonificação dos Rins. De forma geral, os Pontos de Transporte Dorsais têm efeito calmante menos imediato e o melhor emprego que se faz deles é tonificar a Deficiência de base, quando a ansiedade aguda já tiver sido reduzida.

COMBINAÇÕES COM OS CANAIS EXTRAORDINÁRIOS

A combinação BP-4 + PC-6 pode ser usada, especialmente se a palpitação for o sintoma principal e P-7 + R-6 pode ser usada, especialmente se um dos principais sintomas for a hiperventilação ou a asma. Por exemplo:

VC-14, PC-6, BP-4   ou   VC-17, P-7, R-6

Exemplo 1

Um homem de 50 anos de idade tinha ataques de pânico durante importantes encontros de negócios, especialmente quando devia apresentar seu próprio trabalho. Sua face se tornava extremamente vermelha e quente e tinha uma enorme dificuldade de controlar o temor de suas mãos e de sua voz. O pulso estava cheio, rápido, em corda e levemente irregular.

O diagnóstico foi Deficiência do *Yin* do Coração com Fogo no Coração. A combinação de pontos foi a seguinte:

sì shén cōng, VC-24, VC-14, PC-6, C-8, R-1 **Disp**; ápice da orelha, PC-9 **S**

Exemplo 2

Uma mulher de 35 anos de idade desenvolveu uma síndrome fóbica de ansiedade depois de uma crise emocional com seu companheiro. Sentiu-se extremamente ansiosa e deprimida, com sensação intensa de irrealidade e pensamentos constantes de que ia morrer. Seu pulso estava fino, áspero, retardado e levemente irregular.

O diagnóstico foi de Deficiência do *Qi* do Coração e do Rim e dispersão do Espírito do Coração. A combinação de pontos foi a seguinte:

VG-20, P-7, R-1, R-6, B-6, B-8, VB-13 **H**

■ *Labilidade emocional*

Na labilidade emocional, as respostas emocionais da pessoa estão exageradas e fora de proporção aos estímulos. O sujeito também se perturba mais que o normal com esses estímulos e leva tempo para se recuperar dos efeitos produzidos por eles.

ETIOLOGIA

Uma das funções do *Qi* é controlar as emoções e manter a estabilidade de seus movimentos, bem como mantê-las dentro de limites apropriados. Se o *Qi* se tornar Deficiente, as emoções se tornam perturbadas e exageradas. O *Qi* pode dar estabilidade e capacidade de adaptação em tempos de mudanças e de crises. Se o *Qi* estiver Deficiente, pode ocorrer labilidade emocional, especialmente em tempos de maior movimento dentro do organismo (antes da menstruação) ou em tempos de grandes mudanças na vida da pessoa (menopausa).

DEFICIÊNCIA

Se o *Qi*, o Sangue ou o *Yin* estiverem Deficientes, então vai haver menor controle do Espírito do Coração, resultando em distúrbio emocional. A labilidade emocional inclui ansiedade do tipo Deficiência, mas num sentido mais amplo, também abrange padrões de irritação, suscetibilidade, humor choroso e vulnerabilidade. A labilidade emocional consiste num padrão de Deficiência quando as respostas emocionais estão exageradas, não obstante a pessoa se sente fraca, trêmula, cansada e incapaz de enfrentar a vida. O princípio do tratamento é acalmar as emoções perturbadas e tonificar a Deficiência de base.

TRATAMENTO

Alguns exemplos de combinações de pontos estão na Tabela 34.10.

Exemplo

Uma mulher de 30 anos estava emocionalmente lábil, tornando-se facilmente irritada ou chorosa sob situações de estresse. Vinha trabalhando muito em muitos projetos e estava completamente esgotada. Seu pulso estava vazio na posição do Rim, vazio e em corda na posição da Vesícula Biliar e com fluxo abundante e vazio na posição do Pulmão.

O diagnóstico foi de Deficiência do *Qi* do Rim, Vesícula Biliar e Pulmão. A combinação de pontos foi:

VC-4, R-7, VB-40, E-36 **Ton**; P-7, VB-13 **H**

TABELA 34.10 – Combinações de pontos para labilidade emocional

Síndrome	Emoção	Combinação
Deficiência do *Qi* do Rim	Sobressaltos por um estado de temor	VC-4, R-7, E-36 **Ton**; VC-14 **Disp**
Deficiência do *Qi* da Vesícula Biliar	Suscetibilidade, incerteza	VC-4, R-3, VB-13, VB-40 **Ton**; VG-20 **Disp**
Deficiência do Sangue do Fígado	Vulnerabilidade	VC-4, F-8, BP-6, E-36 **Ton**; IG-4, F-3 **Disp**
Deficiência do *Yin* do Fígado	Irritabilidade	VC-4, BP-6, R-6 **Ton**; VG-20, F-2 **Disp**
Deficiência do *Qi* do Coração e Deficiência do Sangue do Coração	Ansiedade, hiperexcitação	VC-4, BP-4, E-36 **Ton**; PC-6, C-7 **Disp**
Deficiência do *Yin* do Coração		
Deficiência do *Qi* do Pulmão	Humor choroso	VC-4, R-6, E-36; VC-17, P-7 **Disp**

Disp = Método de Dispersão; **Ton** = Método de Tonificação.

Apêndice: qualidades do pulso

VARIÁVEL

O pulso está constantemente mudando em volume ou qualidade, por exemplo, de mais forte para mais fraco ou de mais duro para mais macio, de forma que fica difícil classificar com precisão a qualidade ou o volume do pulso. Isso normalmente significa Deficiência de *Qi*, insuficiência de *Qi* para manter a estabilidade do pulso. Não é a mesma coisa de mudanças rápidas na velocidade ou na qualidade, em decorrência do paciente se tornar emocionalmente transtornado ou excitado durante o momento da tomada do pulso, ou seja, se estiver falando sobre tópicos que lhe afetam emocionalmente. Parece que o pulso Variável alterna de um determinado volume ou qualidade para sua característica oposta e depois retorna ao estágio anterior novamente.

RETARDADO

Esse pulso deve ser claramente diferenciado dos pulsos em Corda e Áspero. É mais duro que o normal, mas não tão consistente e duro como o pulso em Corda. O pulso Retardado não flui regularmente e livremente, mas parecer ter algo que o impede ou faz com que seu movimento hesite por alguns segundos. É decorrente da supressão das emoções de raiva, excitação ou mágoa, de forma que a pessoa pensa, hesita ou volta atrás, ao invés de responder espontaneamente aos impulsos emocionais. A pessoa se encontra reprimida a um certo ponto.

Retardado
  relativamente *Yin*
  tende a não manifestar as emoções externamente
  personalidade menos convincente
  relativamente de Deficiência

Em Corda
  relativamente *Yang*
  pode explodir em raiva, etc.
  personalidade mais convincente
  relativamente de Excesso

O pulso Áspero tem todos os batimentos mais suaves que o normal e todos os batimentos mais fracos que o normal, enquanto o Retardado tem todos os batimentos mais duros que o normal e pode apresentar força normal ou maior que a normal.

PRÉ-IRREGULAR

Um pulso que realmente deixa escapar ou acrescenta um batimento é relativamente incomum na prática clínica da acupuntura e está normalmente associado com um problema cardíaco no nível físico, uma desarmonia da personalidade do tipo do Coração, ou ambas as situações. Pode não ser patológico, como resultado de um defeito congênito ou lesão do coração ainda nos primeiros estágios de vida, sem que haja qualquer sintoma. Entretanto, muitos pulsos quase deixam escapar um batimento, hesitam, mas realmente não falham em um batimento, normalmente associados com o estresse emocional do tipo do Coração. Podem evoluir para Irregular se os pacientes não forem tratados, ou se os pacientes não mudarem seu estilo de vida. É comum representarem Deficiência de *Qi*, Sangue ou *Yin* do Coração, talvez com Fogo por Deficiência do Coração e Distúrbio do Espírito.

Índice Remissivo

Abdome
   dor, 218
   edema, 218
   Estagnação do Qi, 218, 220
Aborto, 111
Abscesso das mamas, 273, 316, 421
Acidente vascular cerebral, 142, 159, 358
Acne, 66t, 68, 162, 185, 186, 310, 315, 319
Ações tônicas, 211t
Acuidade visual, 429
Acúmulo
   de catarro, 238
   de fleuma, 112
   de umidade, 174
Acupuntura no parto
   método de inserção de agulhas, 425
   seleção dos pontos, 425
Adormecimento dos dedos, 312
Afasia, 160
Agitação, 113, 139
   do feto, 194
   no peito, 173
Agorafobia, 302
Agressividade, 169
Água, 16t, 22t, 25t, 70t, 73t, 75, 76t, 78t
   natureza, 32
   tonificar, 38
Além da doença, 14
Alergia, 317
   alimentar, síndromes, 390
Alienação, 67
Aliviar a febre, 157
Alma Corpórea, respiração, 29
Alterações de humor, 336
Alucinações auditivas, 296
Amargura, 186
Amenorréia, 107, 111, 114, 116, 129, 132-134, 172, 218
Amor e medo, 362

Análise, 4
Anemia, 137, 185
Angina pectoris, 64, 66t, 283, 324, 325, 339
Anorexia, 240, 394
Ansiedade, 59, 66t, 67, 131, 133, 142, 173, 191t, 285, 327
   combinações de pontos, 466
   e as cinco emoções, 461
   e depressão, 465
   e medo, 461
   e os cinco sistemas, 464t
   e princípios de tratamento, 465f
   e sistema
      do Coração, 463
      do Rim, 464
   etiologia, 464
   intensa, 162
   medo, raiva, 464
Anuviamento mental, 266
Apatia, 140, 155, 170, 184, 286
Apendicite, 192, 237
Aperto e dor no peito, 92
Apetite, 240
Apoplexia, 159
Apreensão, 173
Aquecedor
   Inferior, 59, 238, 249
      Calor, 129, 138
         Umidade, 56
      Estagnação, 188
         de Frio Umidade, 135
         de Qi, 213, 254, 255, 340
      Umidade, 136
         Calor, 135, 193, 196, 255, 274
   e Médio
      tensão nervosa afetando, 155, 238
   e Superior, 155
   Frio Umidade, 137
   Superior, 238

Aquecedor
   Superior (*Cont.*)
      Deficiência do Qi, 140
      Estagnação, 140, 339
      e Médio, Estagnação do Qi, 327
Arritmia, 286, 321
Arteriosclerose, 324
Articulações
   enfraquecidas, 132
   intervertebrais, 67
Artrite, 66t, 73, 171, 196, 212, 293, 338
   aguda, 55
   cervical, 159
   da mandíbula, 341
   da mão, 313
   do joelho, 219
   do ombro, 312
   do pulso e da mão, 315
   dos dedos, 292, 336
   reumatóide, 58, 137, 217, 374, 378, 379
   têmporo-mandibular, 229t
Ascite, 256
Asma, 52, 64-67, 69, 73, 104t, 107, 111, 112, 114, 116t, 129, 130, 133, 141, 157, 158, 172, 174, 182-184, 190, 191t, 230, 237, 302, 389
Ataques
   apoplécticos, 196
   de pânico, 57, 112, 116t, 328
      com ansiedade, 66t
      confusão mental, 116t
      etiologia, 467
      tratamento, 467
   epiléticos, 151
Atrofia
   dos músculos, 188
   da perna, 269
   tratamento, 382

As páginas seguidas pelas letras *f* e *t* significam, respectivamente, figuras e tabelas.

Aumento dos gânglios linfáticos, 195, 215, 340
  e das glândulas salivares, 316
Auriculoterapia, 454
Ausência de sede, 137
Auto-ajuda, 19

Baço, 14, 34, 55, 56, 66, 99
  afundamento do Qi, 137, 161, 216, 236
  calor, 211
  centro de energia, 27, 30, 31, 136
  com outros órgãos, 206
  Deficiência, 36, 63, 136
    do Qi, 134, 137, 139, 188, 192, 214, 306
      com Umidade, 137
    do Yang, 153, 154, 188, 191, 211, 212
    e Estagnação do Qi, 191
    e Frio, 232
  desarmonias, 206t
  dos tipos Yin e Yang, 206t
  e Coração, 207
  e Fígado, 206
  e Pulmões, 207
  e Rins, 207
  Estagnação, 136
    do Qi, 154
  Fígado invadindo, 137
  Fleuma e Umidade, 239
  indivíduos do tipo, 27
  irregularidade, 136
  órgão, 27, 75
  ponto
    de Alarme, 136
    distal, 89
  sistema digestório, 206
  tonificar o Qi, 213, 220, 234
Base do peso corporal, 392
Ben, 49
Bexiga, 41, 68, 69, 73
  calor, 198, 292
  Canal, 66
  Deficiência do Qi, 192
  disúria, 192
  funções dos pontos, 178, 179
  Umidade Calor, 192-194, 196
Bloqueio no peito, 327
Bócio, 230, 316
Borborigmo, 136, 137, 191, 237, 257
Branqueamento dos cabelos, 236
Bronquiectasia, 184, 303
Bronquite, 62, 65, 66t, 141, 156, 158, 183, 184, 190, 251, 302, 303, 314, 323
  aguda, 55
  crônica, 62, 64
  por Deficiência do Pulmão, 74
Bursite, 317, 374

Câimbras, 160, 196
Calafrios, 266, 338
Cálculos
  biliares, 326
  da Vesícula Biliar, 236
  no trato urinário baixo, 132
  renais, 188, 236

Calor, 15, 44, 158, 330
  da menopausa, 128
  de verão, 15, 157, 158, 194, 325
  Deficiência, 19
  do peito, 134
  excesso, 19
  exterior, 15, 45
  interior, excesso, 45
  no Sangue, 69, 87, 194, 251, 325
  nos Pulmões, 300, 307
  Umidade, 44, 68
Canal
  da Bexiga, 62, 67, 68
    centros dorsais, 8
    combinações dos pontos, 203t, 276t
    comparações dos pontos, 275t
    conexões, 261
    Deficiência
      do Qi, 199
      e Estagnação do Qi, 273
    e centros de
      segmentos espinais e cinco sistemas de órgãos Yin, 178
      energia, 178
      da Vesícula Biliar, 269
    Estagnação do Qi, 201
    cruzamento, 177t, 195
    pontos dorsais, 9
      e do Sangue, 196
    pontos de cruzamento, 261t
    trajeto, 261
  de Conexão, 63
  divergentes
    da Bexiga, 177, 200
    do Fígado, 261
  do Baço
    comparação dos pontos, 221t
    Estagnação do Qi, 210
  do Baço-Pâncreas
    combinações dos pontos, 223t
    conexões e trajeto, 205
  do Coração
    comparação dos pontos, 288t
    conexões, 277
    Estagnação do Qi e do Sangue, 283
    pontos de cruzamento, 277
    trajeto, 277
  do Estômago, 102
    com o Yang brilhante, 226
    combinações dos pontos, 243t
    comparações dos pontos, 242t
    conexões e trajeto, 225
    Estagnação do Qi, 241
    pontos de cruzamento, 225t
  do Fígado
    combinações dos pontos, 259t, 260t
    combinações e comparações, 258t
    conexões e trajeto, 245
    e do Vaso Concepção, 246
    frio, 253, 255
    funções, 246, 247
  do Intestino
    Delgado
      Calor e Vento Calor, 292
      combinações dos pontos, 298t
      comparações dos pontos, 297t
      conexões, 289
      funções dos pontos, 290

Canal
  do Intestino
    Delgado (Cont.)
      pontos
        de cruzamento, 289t
        distais ou locais, 290
      trajeto, 289
    Grosso, 58
      comparações dos pontos, 319t
      conexões e trajeto, 309
      funções dos pontos, 310
      pontos de cruzamento, 309t
  do Pericárdio
    conexões e trajeto, 321
  do Pescoço, 67
  do Pulmão
    combinações dos pontos, 308t
    conexões e trajeto, 299
  do Rim, 102
    combinações e comparação dos pontos, 176t
    comparação dos pontos, 175t
    trajeto, 165
  do Triplo Aquecedor
    Calor e Vento Calor, 336
    conexões e trajeto, 333
    pontos de cruzamento, 333t
  Extraordinários, 40, 45, 51, 53, 54, 56-58, 64, 179, 198
    ajuda a circulação do Qi Defensivo, 104
    canais individuais, 115
    circulação de Jing e Qi, 103
    classificação das síndromes, 108
    comparação dos pares, 104t
    do Pericárdio, 327
    e as Seis Divisões, 102f
    e centros de energia, 107
    funções, 103t, 104, 106f
    pares especiais, 103t
    pontos
      de Abertura, 10, 40
      da linha mais externa, 195t
    principais utilidades dos pares, 108t
    regulam os ciclos de 7 a 8 anos, 103
    relacionamento, 108f
    reservatório de energia, 103
    resumo das síndromes, 116t
    Seis Divisões, 102
    tipos Yin e Yang dos pares, 105t
    uso clínico, 115
  principal do Intestino Delgado, 200
  Yang
    Brilhante, 358
    Maior, 52
    Menor, 52
  Yin
    e Yang, 63
    Cinco pontos de transporte, 69
    Terminal das Seis Divisões, 246

Cansaço, 55, 58, 66t, 67, 128, 133-135, 137, 139, 142, 154, 156, 161, 166t, 171
  alterações hormonais e mudanças de vida, 453
  crônico, 188
  distúrbios psicológicos, 453
  doença física, 453

Cansaço (*Cont.*)
  drogas, 454
  e desconforto na região epigástrica, 327
  exercícios, 454
  falta de sono, 455
  fatores climáticos, 452
  generalizado, 67
  medicamentos, 454
  nutrição, 454
  parto, 453
  pressões do dia a dia, 453
  sexo, 455
  tipo constitucional, 452
  trabalho, 454
Caroços duros, 195
Catarata, 180, 263
Caxumba, 307, 312
Cefaléia, 53, 57, 67
  frontal, 67
  occipital, 67
Centro de energia, 10, 53, 65, 67, 92, 115, 128
  coronário, 25, 160, 161
  da cabeça, 278, 362, 458
  da Fronte, 26, 30, 68
  da garganta, 30, 67, 141, 158, 159, 362
  da reprodução, 131, 174, 193
  Dan Tian, 26, 27, 32, 33, 47, 107, 174, 189, 262, 362, 370, 406, 457, 458
  do Baço, 9, 154, 187, 362, 458
  do Coração, 155, 277, 362, 458
  do corpo, 278
  do Metal, 30
  do peito, 300
  do Períneo, 151
  do Plexo Solar, 9, 30, 54, 68, 154, 185, 300, 323, 362, 386, 398
  do Rim, 32
  e doenças cardíacas, 362
  e síndromes digestivas, 399*t*
  e glândulas endócrinas, 10*t*
  funções, 8*t*
  no sistema Vaso Governador e Vaso Concepção, 108*f*
  principais, 7
  reprodutor, 9, 30
Chakras, 7, 65, 91, 160
Choque, 161, 327
Ciclo
  de controle, 27, 56, 82*f*, 85
    dos Cinco Elementos, 278
    excessivo, 83*f*, 84*f*
    insuficiente, 82, 83*f*
  de energia, 8*f*
    das faces dorsais e ventrais, 9*f*
  de promoção, 68, 75*f*, 76, 79, 81, 90
Cinco
  Elementos, 39, 57, 68, 71, 74
    definição, 88
    dez tipos de personalidades, 22*t*
    diferentes tipos, 21
    dominação, 27
    dos órgãos *Yin*, 78*f*
    e condições do exterior, 89
    e Deficiência, 90
    e Estagnação, 91, 92*f*
    e excesso, 90

Cinco
  Elementos (*Cont.*)
    e os 12 órgãos, 77*f*
    e problemas de canais, 89
    e Seis Divisões, 86
    lições de vida, 25*t*
    natureza, 22*t*
    para excesso e Deficiência, 91
    personalidade, 14, 15
    pontos, 74
    qualidade, órgãos *Yin*, 96
    quando usar, 92*t*
    sistema, 75, 88
    teoria, 45
  órgãos *Yin*, pontos, 66
  pontos, de Transporte, 69, 71
Ciclo
  de controle, 31, 52, 62
  de geração, 30
  de promoção, 52
Circulação, 114
  periférica, 216
Cistite, 62, 119, 131, 135, 170, 171, 172, 189, 192, 194, 196, 216, 283
Claustrofobia, 139, 302
Coceira na garganta, 183
Colapso do *Yang*, 170
Colecistite, 60, 62, 155, 186, 267, 293, 326
Cólica renal, 66*t*
Colite, 135
Combinações de pontos
  da Bexiga, 200
  do Vaso
    Concepção e Vaso Governador, 117
    da Cintura (*dai mai*)
      e do Vaso de Ligação, 121
    nas duas extremidades do Canal
    para a Estagnação, 253*f*
  para acalmar a mente, 215*t*
  para Deficiência do *Qi*, 306*t*
  para distúrbios
    do sistema reprodutor, 217*t*
    dos fluidos, 232*t*
    nasais, 318*t*
    psicológicos, 232*t*
  para dores de cabeça, 229*t*
  para estabilizar o *Yang* e o *Yin*, 190*t*
  para Fleuma e Umidade, 239*t*
  para problemas
    associados com dor ciática, 269*t*
    da boca, 229*t*
    digestórios, 217*t*
    emocionais, 304*t*
    psicológicos, 189*t*
Comparação
  das aplicações para distúrbios, 325
  dos sistemas Vaso Governador–Bexiga
    e Vaso Concepção–Rim, 178
  entre Controle insuficiente e Controle
    Excessivo, 84*f*
  para regular o Fogo, 287*t*
Compensações, 14
Comunicação, 282
Conceito de Calor Latente, 459
Condição crônica do Interior, 50
Cones de moxa, 57, 95

Confusão
  da fala, 110
  mental, 139, 156, 167, 185, 239, 255, 323
Congestão
  crônica do nariz, 318
  mental, 56
Congestionamento mental, 291, 310
Conjuntivite, 51, 60, 62, 63, 180, 201, 247, 262, 292, 312, 336, 337
  pela idade, 182
Constipação, 56, 66*t*, 68, 135, 271, 315, 396
  e diarréia, 192
  intestinal, 51, 69
Constituição, 13, 134, 137
  tipo de Deficiência de *Yin*, 402
Constrição no peito, 76, 140
Contratura de Dupuytren, 279, 286, 329
Convulsões, 71, 151, 152, 155, 156, 159, 270
Coqueluche, 302
Coração (*Xin*) 17, 25, 27, 30, 41, 45, 55, 56, 65, 66, 77
  centro de energia, 5, 25, 26, 27, 28, 30, 31, 67
  com outros
    órgãos, 278
    pontos, combinação, 288*t*
  Deficiência
    do *Qi*, 133, 184, 285, 306
    do Sangue, 184
    do *Yang*, 15, 153, 155, 158, 161, 184, 285-287
    do *Yin*, 184, 281, 285
  distúrbio do Espírito por Fogo, 156
  e centros de energia, 277
  e *Dan Tian*, 278
  e Intestino, 278
  e Pericárdio, 278
  e rins, 278
  Estagnação
    do *Qi*, 155, 185, 214, 254, 325, 327
    do Sangue, 66, 185, 254, 328
    e Deficiência do *Qi*, 135
  Estresse, 14
  Excesso de Calor Fogo, 158
  Fleuma, 184, 239, 328
    e Fogo, 139, 286
    obstruindo, 326
  Fogo, 45, 67, 139, 184, 282, 283, 330
    por Deficiência, 170, 174, 282, 286
    por Excesso, 282, 286, 287, 325
  funções dos pontos, 280
Coração–Pericárdio, 321
Coriza, 158
Cotovelo de tenista, 51
Crianças, tratamento, 54
Cura energética, 5

Dan Tian, 9, 10, 25, 53, 56, 61, 62, 115, 132, 134, 174, 189
Defecação
  dolorosa, 272
  irregular, 135, 137
Deficiência, 108, 109, 112, 114
  crônica, 55, 73
  de Água, 99
  de Vaso Concepção, 111

Deficiência (Cont.)
    de Yang, 190f
    de Yin, 190f
    do Baço, 187
    do Canal da Bexiga, 86
    do Coração, 78
    do Qi, 236
        e do Sangue, 216
    do Vaso Governador e Yang qiao mai, 109f
    do Yang
        do Baço (Afundamento do Qi), 134
        do Fígado, 59
    do Yin, 172
    nos Pulmões, 77
    nos Rins, 77
    ou Colapso do Yang, 160
Delírio, 110, 159, 328
Depressão, 41, 51, 52, 58, 62, 63, 65, 66t, 67, 99, 111, 113, 116t, 129, 131, 134, 135, 139, 140, 151-154, 158, 159, 162, 173, 184, 186, 191t, 193, 286, 323, 325, 327, 448-450
Dermatite seborréica, 194
Desânimo, 62
Desejo sexual, 195
Desespero, 182
Desmaio, 51, 137, 154, 156, 162, 170
Desorientação, 67, 181, 184
Dez
    desequilíbrios, 46t
    tipos de personalidade, 19
Diabetes, 293
Diarréia, 56, 68, 73, 136, 138, 154, 256
    aguda, 232
Dificuldade
    da fala, tratamento, 382
    de auto-expressão, 68
    de engolir, 68, 314
    de inalação, 133
Digestão, 114
    difícil, 116t
Disenteria, 136, 191
    aguda, 237
Dismenorréia, 58, 59, 64, 107, 112, 116t, 119, 129, 130, 135, 166t, 172, 173, 186, 193, 213, 218, 310, 314, 315
Dispnéia, 30, 67, 104t, 109, 112, 156, 184, 300, 302, 323
Distensão, 136
    abdominal, 63, 82, 134, 135, 139, 154, 188, 191
Distúrbio
    abdominal, 231
    circulatório, 217
    cutâneo, 186, 217, 305, 314, 315, 317, 325, 329, 440t, 443t
        do ponto de vista ocidental, 442
        etiologia, 439, 441f
        na Medicina Chinesa, 440
        ocidentais, 442t
    da alimentação, 392
    da boca, 229
    da cabeça e da face, 240
    da energia, 160
    da fala, 64
    da voz, 73
    das mamas, 231

Distúrbio (Cont.)
    de alimentação e de peso, 392, 394
    decorrentes de artrite, 217
    depressivos mais comuns, 450t
    digestivo, 217
    do Canal do Intestino Grosso, 314, 316
    do Coração, 159, 406
    do Espírito, 159, 162, 173, 255, 325, 328, 329
        do Coração, 68, 160, 161, 294
    do Estômago, 324
    do Intestino
        Delgado, 237, 240
        Grosso, 219, 237
    do pescoço e da garganta, 318
    do sistema reprodutor, 217
    dos Fluidos, 233
    dos Intestinos, 236
    emocional, 235t
    facial, 229
    gástrico, 387, 388t
    intestinal, 237
    mental, 264, 312
    metabólicos, 390
    nasal, 228, 314, 319
    nos órgãos, 58
    ocular, 228, 263t, 430, 431
    ótico, 264t, 296
    psicológico, 66, 67, 217, 231, 241, 265t, 270f, 315, 318
    respiratório, 190
    urinário, 62, 217
Disúria, 130, 131, 135, 136, 188, 189, 194, 218, 256
Doença
    cardíaca, 155, 216, 325
    da pele, 73, 194
    de Buerger, 118t, 213
    de Epstein-Barr, 459
    de Raynaud, 213
    ou problemas novos, 59
    reumática, 324
    sexualmente transmissível, 417
Dor, 68, 135, 136, 138, 139, 141, 155, 174, 182, 185, 186, 193, 199, 210, 257, 303, 305, 314, 327
    à micção, 153
    abdominal, 65, 131
    articular, 73
    cervical, 64
    choque e traumatismo, 328
    ciática, 60, 192, 256, 262
    crônica, 197
    da separação, 14
    de cabeça, 51, 53, 59, 63-66, 68, 83, 91, 105, 107, 110, 113, 116, 122, 134, 137, 139, 154, 156, 158, 159-161, 169, 180, 181, 184, 186, 229, 230, 251, 262, 263, 265, 287, 291, 304, 313, 315, 323, 325, 335, 336, 341
        após traumatismo, 359
        com hipertensão, 51
        crise aguda, 54
        Deficiência interior, 358
        etiologia, 357
        excesso interior, 358

Dor
    de cabeça (Cont.)
        frontal, 162
        função, 357
        intensa, 80
        lateral, 247, 263
        padrões do exterior, 358
        por extrema tensão nervosa, 55
        tipos psicológicos, 358
        unilateral, 58
    de dente, 89, 142, 229, 251
    de garganta, 158, 170, 172, 182, 215, 251, 292, 302, 307, 312, 338
    de ouvido, 229t
    e sensação de frio na região lombar, 80
    epigástrica, 63, 119, 136, 138, 211, 231, 234, 323
    genital, 247, 255
    intestinal, 68
    lombar, 136, 139, 142, 156, 171, 192, 196, 371
    muscular, 158
    na face, 304
    na garganta, 310
    na perna, 192
    na região
        cardíaca, 220, 321
        das costelas, 154
        dorsal, 52
    nas costas, 62, 131, 197, 315, 371
    no cotovelo, 58
    no escroto, 255
    no hipocôndrio, 62, 65, 107, 119, 122, 155, 256, 326
    no maléolo externo, 197
    no olho, 315
    no ombro, 64
    no peito, 89, 107, 117, 119, 140, 185, 238, 303, 307, 323, 324, 325, 327
    no pênis, 256
    no pescoço, 159, 160, 264, 310
    nos quadris e nas pernas, 273
    nos seios da face, 265
    periumbilical, 172
    pós-natal, 426
    renal, 217
    torácica, 52, 55, 64, 66t
    uterina, 55

Eczema, 60, 113, 158, 185, 186, 240, 305, 307, 315, 319, 339, 367, 368
Edema, 99, 104, 111, 112, 114, 116t, 129, 132, 134-137, 171, 174, 307, 340
Efeitos psicológicos, 71
Ejaculação precoce, 131
Elemento
    Água, 27, 32, 188, 422
    do Mesmo Canal, 79
    Fogo, 323, 421, 422
    Madeira, 15, 27, 34, 186, 422
    Mãe, 76
    Metal, 29, 34, 56, 302, 304, 420, 422
    Terra, 27, 187, 393, 420, 422, 456
Eletroacupuntura, 58, 437
Embaraço, 285
Embotamento mental, 137, 201
Emoções, 16t, 141, 172, 187, 240, 284, 406t

Empirismo, 4, 57
Encefalite miálgica, 459
Endometriose, 415, 416
Enfarte do miocárdio, 358, 364
Enjôo matinal, 328
    da gravidez, 425
Enterite, 192
Entorse aguda do tornozelo, 52, 55
Entre Elementos, 80
Enurese, 133
Envelhecimento, 40, 104t
    precoce, 132, 133, 153, 171
Enxaqueca, 51, 60, 113, 116t, 134, 341
    grave, 169
    intensa do lado direito, 57
Epilepsia, 152, 155, 159, 180, 251
Epistaxe, 181, 186, 201, 293
Equilíbrio
    de Yin-Yang, 162, 190
    emocional, 111, 114
    flutuante de Yin-Yang, 190
    Fogo e Água, 52, 55, 98
    psicológico, 318
    Yin-Yang, 40, 63, 168, 171, 262, 310
Eructações, 138, 139, 257
Erupções, 315
    agudas avermelhadas, 323
    cutâneas, 64, 73, 107, 137, 240, 256, 268, 317, 318
    genitais, 132
Ervas chinesas, tratamento incorreto, 19
Escara dolorosa, 51
Esclerose múltipla, 56, 104t, 110, 159, 181, 371, 382, 383
Esfíncter pilórico, 136
Esforço
    mental, 181
    ocular, 201
    visual, 187
Esgotamento
    mental, 181
    total, 45, 456, 459t
    tratamento, 457
Espasmo
    da laringe, 66t, 142
    da panturrilha, 247
    do colo, 237
    do músculo trapézio, 113, 262
    esofágico, 67, 141
    muscular, 155
    uterino, 197
Espermatorréia, 133
Espírito, 58
    acalmar, 39
    do Coração, 32, 45
    Etéreo (hun), 34, 252
Espirros, 158, 182
Espoliação futura, 41
Espondilite ancilosante, 153, 159, 181
Esquecimento, 153, 161
Esquizofrenia, 27, 161
Estágio do Yang
    Brilhante, 338, 377
    Maior, Vento Calor, 338
Estagnação, 109, 110, 112, 113, 114
    do Baço, 210
    do Coração, 210
    do Qi, 5, 30, 59, 173, 252, 267
    do Sangue, 59, 219

Estilo de vida, 14, 15, 17t, 18t
    mudanças, 59
Estômago (Wei), 17t, 55, 56, 65
    acalmar a Rebelião do Qi, 213
    Calor, 211, 232
    Deficiência do Qi, 137, 214
    distúrbios, 240
    Estagnação, 213, 231, 270, 316, 328
    Excesso, 63
    Fígado invade, 231
    Fleuma e Umidade, 239
    Fogo, 15, 138, 231t, 240
    ponto de Alarme, 56
    Qi, 235
    Yang, 51
Estresse, 59, 68, 110, 166t, 440
Estudo excessivo, 154
Exaustão, 59, 111, 119, 134, 161, 170, 188
    e má circulação periférica, 327
    mental, 285
    pós-gripe, 348
    pós-natal e depressão, 426
Excesso, 108, 110, 112-114
    de Calor–Febre Aguda, 158
    de estudo, 185
    de Fogo, 99
    no Fígado, 77
Excitabilidade, 325
Excitação maníaca, 139
Exercícios de Qi Gong, 130, 370, 406
Expelir cálculos, 236
Extremidades frias, 58

Face, 240, 319
Facilitar o parto, 310
Fadiga, 62
Falta
    de apetite, 134-139, 154, 161, 211, 212
    de clareza mental, 159, 160
    de confiança, 60, 62, 113
    de interesse sexual, 111
    de vontade, 133, 172
Fatores
    climáticos, 59
    do estilo de vida, 13
    patogênicos
        externos, 50, 62
            combinações de pontos, 16t
            ou fatores climáticos, 13
        Internos, 14
            ou fatores emocionais, 13
Febre, 55, 67, 71, 104t, 110, 151, 158, 292, 293, 312
Feto em posição inadequada, 425
Fezes soltas, 134, 137, 138, 139
Fígado (Gan), 17t, 27, 34, 36, 44, 45, 56, 65, 99, 187, 249, 273
    canais, 51
    com os órgãos, 246f
    Deficiência, 36
        de Sangue, 153, 186, 255
        do Fogo, 252
        do Qi, 186
        do Yang, 15
        do Yin, 256
        dor de cabeça, 256

Fígado (Gan) (Cont.)
    Estagnação
        do Qi, 33, 58, 154, 186, 250, 254, 256, 257, 267, 270, 328
        do Sangue, 254
    Fogo, 45, 67, 169, 249, 250, 256, 266, 317
    Hiperatividade do Yang, 45, 134, 154, 156, 160, 169, 252, 254, 266, 267, 270, 271, 310, 315, 317, 341
    Hipertensão, 315
    invadindo
        o Baço, 62, 130
        o Estômago, 267
    regula o Qi, 214
    relações orgânicas, 245
    síndromes, 248t
    Tonifica o Sangue, 252
    Umidade Calor, 186
    Vento, 266, 270
        Interno, 155
    Vesícula Biliar, 186
    Yang, Hiperatividade, 50
Fígado–Vesícula Biliar
    Elimina a Umidade Calor, 252
    Estagnação do Qi, 271, 338
    Fogo e Umidade Calor, 155
    Hiperatividade do Yang, 338
    Umidade Calor, 255, 257, 267, 270, 271, 335, 338
Firmeza de Jing, 255
Flatulência, 135
Fleuma, 238
Fluxo de energia, 8
Fobias, 67, 104t
Fogo, 16t, 22t, 25t, 70t, 72, 73, 75, 76t, 78t, 86, 151
    da Bexiga, 197
    Deficiência do Yang, 155
    do Coração, 240, 286
    do Estômago, 72, 240
    do Fígado, 251
    do Rim, 170, 197
    elemento, 26
    equilíbrio, 25
    natureza, 23
    no Coração, 251
    no Estômago, 251
    no Pulmão, 251
    Perverso, 194, 195, 286
    pontos, 41, 239
Fogo-Yang, 25, 26
Fogo-Yin, 25, 26
Fome, 138
Fonte, dispersar, 38
Força muscular, 114
Fotofobia, 58, 134, 255, 263
Fraqueza, 137
    muscular, 116t
    nas pernas, 191
Fratura, 328
Freqüência de micção, 192
Frio, 15, 41, 44, 99
    dispersar, 41
    e Umidade, 153
    Excesso, 45
    Exterior, 45

Frio (*Cont.*)
    Externo, 15
    Interior, 45
    Interno, 15
Frustração, 65-67, 185, 255
Fundamentos da Medicina Chinesa, 71
Furúnculos, 66*t*, 68, 185, 186, 315

Gagueira, 160, 285
Gan Qi (*Qi* do Fígado), 17*t*
Gan Yang (*Yang* do Fígado), 17*t*
Gan Yin (*Yin* do Fígado), 17*t*
Gânglios linfáticos, 236, 238
Garganta, 238, 318
    inflamada, 307
    seca, 170, 307
Gastrite, 58, 59, 60, 62, 63, 137, 138, 154, 211, 215*t*, 217, 231, 251, 293, 323, 339
Gastroenterite, 213, 325
Gastroptose, 161
Gengivite, 142
Ginecologia, 266
Glândulas salivares, 238
Glaucoma, 180, 263
Gosto amargo na boca, 339
Gotejamento ou incontinência urinária, 133
Grande Colateral do Baço, 205
Gripe, 62, 64, 104*t*, 110, 116*t*, 158, 159, 183, 312, 314, 338

Hálito fétido, 330
Harmonia, 56
Harmonização, 45
Hematúria, 196, 210, 240, 292
Hemiplegia, 54, 233, 283, 303, 315, 338, 381, 382
Hemoptise, 99, 170, 186, 286, 307
Hemorragia, 134, 137, 188, 210, 214, 396
    gástrica, 213
    gastrointestinal, 240
    retal, 191
    uterina anormal, 416, 417*t*
Hemorróidas, 64, 130, 151, 152, 166*t*, 191, 193, 196, 210, 216, 396
Hepatite, 155, 267
Hérnia, 233, 255, 256
Herpes-zóster, 51, 194, 337, 339
Hiperatividade, 158, 169, 174, 184
    do Fígado, 77
    do *Yang*, 151, 159, 181
        do Fígado, 58, 59
        do Rim, 196
Hiperentusiasmo, 158
Hipersalivação, 142, 229
Hipersensibilidade, 63, 113, 139, 217, 315
    emocional, 134, 286
Hipersonia, 180, 181
Hipertensão, 56, 68, 134, 139, 158, 160, 161, 184, 216, 217, 251, 287, 317, 327
    arterial, 113, 151
    etiologia, 357
    frustração e raiva, 237
Hipertireoidismo, 265, 266, 286, 326
Hipocôndrio, 113
Hipossonia, 180, 181
Histeria, 152, 159, 160, 162, 181, 329
Hun, Espírito Etéreo, 34, 252

Impaciência, 99, 252
Impotência, 62, 105, 112, 129, 132, 150, 153, 161, 166*t*, 170, 171, 193
Incapacidade
    de concentração, 236
    de demonstrar pesar, 66*t*
    de engolir, 141
    de expressar pesar, 318
Incerteza, 62, 139
Inchaço
    das mamas, 107
    do queixo, 292
Incontinência, 216
    fecal, 191
    urinária, 62, 111, 132, 153, 161, 171, 173
Indecisão, 59, 62, 186
Indigestão, 62, 63, 136, 139, 307
Infância, 40
Infarto do miocárdio, 40
Infecção
    fúngica, 330
    no ouvido, 336
    no trato urinário, 173, 192, 193, 194
    respiratória, 52, 236
Infertilidade, 41, 111, 114, 117, 129, 130, 132-134, 150, 153, 166*t*, 167, 171, 172, 193, 217, 233, 305
Inflamação
    da garganta, 181
    da vagina, 418
    das tonsilas, 340
    do maxilar, 296
    dos olhos, 113
        dos dentes ou da garganta, 315
        e do nariz, 110
    na articulação do quadril, 374
    ou dor anal ou genital, 130
    pélvica, 107
Inflexibilidade mental, 116
Inquietação, 134, 170, 173, 174
Insegurança, 134, 393
Insensatez, 60
Insolação, 158, 307, 315, 323
Insônia, 55, 62, 66*t*, 99, 128, 131, 134, 136, 139, 142, 155, 161, 169, 170-174, 184, 212, 215*t*, 217, 292, 307, 326, 327, 460-464
Instabilidade emocional, 133, 152
Intestino, 236
    Calor, 232
    constipação, 270, 232
    Deficiência
        do *Qi*, 220
        e Frio, 232
    Delgado, 65, 67-69, 73
        Calor, 192
        Deficiência e Frio, 192
        distensão abdominal, 192
        Dor, 192
        Estagnação do *Qi*, 192
    diarréia, 192
    Estagnação do *Qi*, 232, 316
    Grosso, 64, 68, 73
        alças, 69
        Calor, 136, 191, 192, 232
        constipação, 196
        Deficiência, 191

Intestino
    Grosso (*Cont.*)
        Diarréia, 193
        hemorróidas, 196
        Qi do Fígado estagnado invade, 135
        tenesmo, 193
        Umidade, 220
            Calor, 193, 196
Intuição, 4
Invasão, de Vento
    Calor, 158
    Exterior, 158, 159, 181, 182
Irritabilidade, 60, 63, 113, 134, 169, 325
Irritação
    genital, 262
    nos olhos, 286, 287
Isolamento, 315

Jing, 150, 190
    do Rim, 132, 272
Joelhos, 236

Labilidade emocional, 63, 159, 172, 184, 468
Lábios rachados, 319
Lactação
    excessiva, 231
    insuficiente, 236, 291
Laringite, 107, 230, 303
Lassidão, 137
Lentidão, 285
Lesões, 186, 328
Letargia, 83, 137, 188, 212, 236, 337
Leucorréia, 107, 113, 119, 131, 132, 137, 173, 174, 193, 417
Limpar o nariz, 318
Linfadenite, 233, 295

Má
    circulação, 52, 134, 214, 219, 306
    digestão, 116, 134, 214, 337
    posição do feto, 201
Madeira, 16*t*, 22*t*, 25*t*, 70*t*, 76*t*, 73, 75, 78*t*
    natureza, 34
Madeira–Terra, 34
Madeira–*Yang*, 15, 19, 34, 35
Madeira-*Yin*, 34, 35
Mágoa, 67, 156, 184, 302, 315
Malária, 73, 326
Mamas, 236
Manchas roxas, 180
Mania, 66*t*, 67, 158, 169, 323
Mãos frias, 211, 330
Massagem, 26
Massas
    abdominais, 185
    de tecidos, 317
    tumorais, 314, 316
Mastite, 141, 231, 254, 273, 291
Mau
    hálito, 136, 138, 231
    jeito, 51, 162, 230
Medicina Chinesa
    Ocidental, 4, 65
    Sistema de órgãos, 65
    Tradicional, 21

Medo, 59, 62, 63, 67, 68, 119, 133, 139, 142, 172, 191, 317, 325
　causa dano ao Coração, 167f
　do Rim invadindo o Coração, 57
　perturbando o Espírito, 199, 200
Meia-idade, 40
Melancolia, 62, 158, 161, 201, 220, 323
Melena, 286
Memória fraca, 128, 133, 154, 184, 212, 285
Meningite, 110
Menopausa, 139, 158, 421
　e alterações próprias da meia-idade, 424t
　e Canais Extraordinários, 422
Menorragia, 132, 135, 186, 192, 218, 286
Menstruação, 273
　irregular, 41, 107, 131, 135, 210, 213, 217, 233, 414f
Mente, 240, 284
　e emoções, 270
　estabilizar, 235
　racional, 27
Metabolismo da Água, 111
Metal, 16t, 22t, 25t, 70t, 73, 75, 76t, 78t
　cor associada, 5
　natureza, 29
Metal-Yang, 31
Metal-Yin, 30, 31
Método
　das Oito Agulhas, 85, 86f, 96
　das Quatro Agulhas, 80t, 82, 85, 95
　de Dispersão, 11, 19, 41, 49, 54-59, 69, 73, 87, 95, 110, 194, 197, 219, 280
　de Harmonização, 11, 30, 41, 54, 58, 59, 60, 89, 95
　de Sedação, 64, 72, 73, 76, 82
　de Tonificação, 27, 30, 41, 50, 54, 56, 58, 64, 69, 72, 76, 87, 89, 109, 110, 187, 194, 195, 219, 236, 280
Micção, 111, 133
Miocardite, 324
Mortificação, 140
Movimento do ombro, 295
Moxa, 19, 41, 50, 56, 58, 59, 71-73, 87, 89, 109, 110, 151, 187, 190t, 194, 195
Moxabustão, 63, 72
Músculo, 66t
　e tendões, 269
　gastrocnêmio, 196

Nan Jing, 132
Nariz, 318
Náusea, 67, 91, 109, 136, 138, 139, 155, 186, 323
Nefrite, 216, 267
Nervo trigêmeo, 437t
Nervosismo, 285, 286, 315, 329
Neuralgia
　do trigêmeo, 55, 162, 180, 314, 338, 437
　intercostal, 336
Neurose da menopausa, 107, 117
Nódulos, 173
　nas mamas, 419
　nas pregas vocais, 318
　no útero, 233
　uterinos, 213

Obesidade, 188, 236, 393
Obsessão, 139
Obstetrícia, 266
Obstrução
　dolorosa da garganta, 230
　e dor de garganta, 92
　nasal, 196, 201
　no peito, 221
Oito
　Agulhas para Controle Excessivo, 85
　Canais Extraordinários, 14, 101, 102t
　Pontos de Influência, 69
Olhos secos, 215t
Ombro congelado, 89
Ondas de calor, 169, 172, 317
Opressão, 139
Órgãos
　Água, 322f
　do Yin Terminal, 52
　Fogo, 322f
　Madeira, 322f
　Mãe, 79
　Metal, 394
　Rim, 68
　Yin, 52, 54
Orquite, 130, 135, 173
Ossos, 56, 73
Osteoartrite, 379
Osteoporose, 104t
Otite, 86, 186
　média, 116t, 262, 264, 292, 432, 433

Palpitações, 55, 58, 62, 66t, 119, 133, 134, 139, 142, 327
Pancreatite, 257
Pânico, 104t
Par
　Yang
　　Brilhante, 226, 314
　　Maior das Seis Divisões, 290
　　Menor das Seis Divisões, 334
　Yin
　　Menor das Seis Divisões, 279
　　Terminal, 321
　　das Seis Divisões, 323
　Yin-Yang, 62, 63, 93, 102, 178, 199
　　desequilíbrios, 93
Paralisia
　de Bell, 436
　facial, 55, 142, 181, 265, 341, 382, 436
Paranóia, 63, 68, 139
Parotidite, 295, 338, 341
Pavor, 161, 329
Pele, 240
　áspera, 256
　avermelhada, 194
　seca, 137, 170, 174, 212, 215t, 217
　e enrugada, 133
Perda
　da Consciência, 71, 161, 162, 166t, 287
　da voz, 318, 355
　de apetite, 83, 91
　de voz súbita, 341
　do sentido do paladar, 137
Pericárdio, 51, 55, 323
　Canal Divergente, 321
　e Coração, 322t
　Relações, 321

Personalidade, 14t, 453
　Água, 33
　Água–Yang, 32
　Água–Yin, 19, 32
　Água–Madeira, 430
　Coração, 422, 470
　Fígado, 422, 456
　Fogo, 294, 358
　hipomaníaca, 31
　Madeira, 246, 252, 268, 358, 453
　Metal, 31, 457
　Pulmão, 422
　Rim, 362, 422
　Terra, 28, 453
　Yang, 105
　　do Baço, 385, 422, 456, 457
　　do Coração, 456
　　do Fígado, 23, 358, 381, 456
　　do Pulmão, 457
　　do Rim, 370, 456
　　Madeira, 186
　　Terra, 187
　Yin, 105
　　do Fígado, 358, 381
　　do Rim, 370, 383
　　Madeira, 186, 247
　　Terra, 187
Pesar silencioso, 63, 67
Pescoço, 238, 318
　e garganta, 230
Pi (Baço), 17t
Pi Qi (Qi do Baço), 17t
Placenta retida, 197
Pleurisia, 312
Plexos, 9
　Solar, 10, 53, 110, 115, 138
Pneumonia, 303
Po, Alma Corpórea, 29
Polaridade
　de energia muda, 162
　Yin-Yang, 393
Pólipo nasal, 180
Ponto
　adjacente, 51
　Água, 72, 73, 74, 76, 173, 197, 199, 200, 202t, 218, 239, 240, 256, 274, 280, 281, 282, 291, 302, 312, 324, 336, 355
　do Canal do Coração, 280
　dos órgãos, 98
　Ah Shi (pontos dolorosos), 3, 17t, 18t, 50, 51, 58, 89, 90, 234, 360t, 376
　analgésico, 324
　Chave, 64
　chineses, funções, 53
　da Bexiga, 180, 201t
　da Vesícula Biliar, 59, 262, 263, 275
　de Abertura, 40, 53, 54, 56, 64, 68, 73, 74, 115, 116, 119, 450
　do Vaso
　　Concepção, 303
　　da Cintura, 273
　　de Ligação
　　　Yang, 273, 337, 338
　　　Yin, 326
　　Governador, 98, 373
　　Penetrador, 212
　Yang do Calcanhar, 180, 198, 202t
　Yin do Calcanhar, 172, 180

Ponto
  de Abertura (*Cont.*)
    dos Canais Extraordinários, 118*t*, 247
    dos Oito Canais Extraordinários, 94
    no Vaso Governador, 292
    para o Vaso
      Concepção, 305
      Governador, 290
      Penetrador, 220
      Yang do Calcanhar, 373
  de Acúmulo, 45, 55, 58, 64*t*, 93, 172, 218, 234, 280, 283, 294, 303, 316, 325, 340, 363, 375
    do Canal
      da Bexiga, 199
      do Coração, 283
    do Vaso
      de Ligação *Yin*, 173
      Yang do Calcanhar, 196, 373
      Yin do Calcanhar, 173
    do *Yang* do Calcanhar, 202*t*
  de Alarme, 52, 55, 64*t*, 65, 68, 94, 127*t*, 280, 300
    da Bexiga, 131
    da Vesícula Biliar, 267
    do Aquecedor Superior, 140
    do Baço, 256
    do Coração, 138
    do Estômago, 231
    do Fígado, 257
    do Intestino Delgado, 132
    do Pericárdio, 140
    dos Rins, 267
  de Coleta
    Anteriores, 64
    Frontal, 257
  de Conexão, 51, 54, 55, 63*t*, 64, 68, 71, 93, 127*t*, 172, 202*t*, 212, 238, 255, 271, 294, 303, 315, 326, 337, 356
    do Canal
      da Bexiga, 196
      do Coração, 282
      do Pulmão, 64
    do Vaso
      Concepção, 139
      Governador, 151
  de Controle, 83
  de Cruzamento, 56, 69, 70*t*, 180, 182, 183, 296, 324
      do Estômago, 265, 318
      do Intestino Grosso, 228, 263
    com o Vaso
      da Cintura, 268
      de Ligação *Yang*, 317
      Yang do Calcanhar, 317
    do Baço, 257
    do Vaso Governador, 161
    dos canais
      da Bexiga, 268
      da Vesícula Biliar, 229, 256, 341
      do Baço, 214
      Fígado, 214
      Rim, 214
    dos Pulmões e Baço, 300
    no Vaso Concepção, 127*t*

Ponto (*Cont.*)
  de Encontro, 265, 266, 295, 296, 317
  de Influência, 56, 272
  de Junção, 63
  de órgãos associados, 117
  de Sedação, 76*t*, 87-89, 168, 340
    do Fígado, 77
  de Tonificação, 76, 87*t*, 89, 211, 239, 256, 274, 305, 336
    da Bexiga, 200
    do Coração, 287
    do Pulmão, 77, 79
    dos Rins, 73
    e de Sedação, 86
  de Transporte, 56, 74
    Dorsal, 5, 26, 52, 55, 56, 62, 65*t*, 68, 93, 117, 119, 151, 178*t*, 183-188, 190-192, 201*t*, 202*t*, 246, 280, 334
    dos Canais
      da Vesícula Biliar, 262, 263
      Yang, 70*t*
      Yin, 51, 70*t*
  do Baço-Pâncreas, 207-209, 221
  do Coração, 280, 288
    funções, 279
    comparação das funções, 322*t*
  do Estômago, 228, 242
    funções, 226, 227
  do Fígado, 247, 258
  do Grande Colateral do Baço, 213, 220
  do Intestino
    Delgado, 291, 297, 298*t*, 335
    Grosso, 311, 319, 320*t*
  do Mar de Sangue, 69, 182, 237
  do Pericárdio, 323, 324, 331
  do Pulmão, 300, 308
  do Rim, 168
  do Triplo Aquecedor, 334, 335, 342, 343*t*
  do Vaso
    Concepção, 128, 129
    de Ligação
      Yang, 264
      Yin, 219
    Governador, 163
    Penetrador, 233
    Yang do Calcanhar, 228
  dos Cinco Elementos, 56
  dos Elementos, 96
  Elemento, 78-80, 82, 97, 117
  Fogo, 56, 63, 73, 74, 170, 190, 200, 202*t*, 211, 247, 250, 271, 280, 281, 286, 293, 302, 307, 315, 329, 339, 355, 373, 375
    do canal da Bexiga, 197
    dos órgãos *Yang*, 97
    dos Pulmões, 355
    e pontos Água, 99*t*
    dos cinco órgãos *Yin*, 97*t*
  Fonte, 45, 51, 55, 56, 58, 59, 61, 64, 71, 73, 93, 139, 170, 195, 197, 199, 202*t*, 211, 240, 247, 252, 253, 269, 272, 279, 282, 283, 284, 293, 305, 313, 329, 337, 374
  Horário, 74
  Janela do Céu, 56, 66-68, 93, 158, 181, 195, 295, 296, 302, 318, 324

Ponto (*Cont.*)
  Madeira, 74, 168, 209, 247, 273, 287, 307, 312, 330, 336
  Mar, 73, 127*t*, 149*t*, 173, 218, 256, 269, 302, 316
    da Medula, 150, 158, 160
    do Qi, 140, 156, 158, 230
    do Sangue, 201*t*
    hí, 71
    Inferior, 56, 62, 68, 73, 74, 188, 194, 202, 237, 289, 333
  Metal, 74, 172, 202*t*, 241, 291, 311, 325, 335
  Mu Frontais, 64
  Nascente, 56, 71, 98, 117, 199, 200, 202*t*, 211, 240, 250, 274, 280, 286, 291, 294, 307, 312, 329, 336, 355, 374, 443
  Poço, 56, 58, 59, 69, 71, 72, 93, 162, 168, 200, 202*t*, 209, 241, 247, 279, 280, 287, 291, 307, 311, 330, 335, 355, 443
  Riacho, 71, 73, 211, 252, 273, 305, 312
  Rio, 73, 239, 271, 315
  sacral, 68
  Shu Dorsais, 65
  Terra, 62, 74, 77, 194, 202*t*, 211, 234, 252, 269, 283, 294, 305, 316, 329, 340
  Tonificação do Fígado, 77
  Transporte, 75
  ventrais, 52
  Yin, 63
Prana, 29
Pregas vocais, 318
Preguiça mental, 236
Preocupação, 139, 154, 188, 327
Pressa, 60
Pressão
  arterial, 230, 236
  mental, 53
Problemas
  articulares, 272
  auditivos, 98, 229, 264, 265
  cardíacos, 324
  cerebrais, 180, 181
  cutâneos, 339, 340
  da audição, 132
  da boca e da face, 142
  da cabeça, 181, 304
  da constituição *Yang* Menor, 339
  da espinha dorsal, 152-158, 167
    artrite, 156
    dor, 152, 153, 157, 158
  da face, 162
  da fala, 159
  da garganta, 141, 183, 296, 340
  da mão, 286, 329
  da menopausa, 325
  da mente e do Espírito, 293
  da próstata, 130
  da região
    lombar, 57, 59, 162, 197
    genital, 233
    ventral, 52
  da virilha, 233
  da visão deficiente, 132

Problemas (*Cont.*)
   das costelas, 262
   das mamas, 291, 421
   de comunicação, 283
   de fertilidade, 105
   de fraqueza nos quadris e pernas, 106
   de lactação, 419
   de linguagem, 160
   de memória, 181
   de pele, 339
   digestivos, 65, 154
   do Aquecedor Médio, 293
   do Canal
      da Vesícula Biliar, 338, 339
      do Intestino
         Delgado, 290, 293
         Grosso, 304, 305
      do Triplo Aquecedor, 335-338
      Extraordinário, 328
   do cotovelo, 299, 340
   do diafragma, 186, 325
   do Estômago, 231
   do nariz, 162, 303
   do ombro, 262, 295, 299, 317, 318, 336, 340, 378
   do pescoço, 105, 159, 181, 182, 262, 292, 293, 295, 304, 318
   do Pulmão, 156, 183, 231
   do pulso, 294, 329
   do sistema nervoso, 180
   do Vaso Concepção, 305
   dos braços, 305
   dos joelhos, 234, 256
   dos olhos, 106, 113
   dos ossos e articulações, 183
   dos ouvidos, 106, 113, 262, 334
   dos seios da face, 266
   emocionais, 321
   endócrinos, 180
   espinais, 69
   esqueléticos, 182
   faciais, 180, 264
   gástricos, 73
   genitais, 64, 255
   ginecológicos e obstétricos, 267
   lombares, 193, 194
   menstruais, 65, 106, 132, 273, 328
   mentais, 65, 152, 162, 266
   musculares, 271, 272
   na cabeça, 266
   na região occipital, 197
   nas costas, 197, 369, 370
   nas mamas, 106, 107, 273
   nas pernas, 113, 197
   nas vértebras, 374
   nasais, 180, 183, 201, 304
   no Aquecedor Inferior, 250
   no Canal da Vesícula Biliar, 271
   no estômago, 73
   no ombro, 197
   no peito, 106
   no pescoço, 197, 266
   no quadril e na perna, 269
   nos ombros, 197, 266
   nos ouvidos, 292
   nos quadris, 113
   nos tornozelos, 197

Problemas (*Cont.*)
   obstétricos, 201
   oculares, 98, 162, 180-182, 201, 228, 263, 265, 271, 294, 317, 336, 341
   ósseos, 272
   óticos, 247, 272, 341
   pós-natais, 114
   psicológicos, 66, 181, 182, 189, 195t, 210, 212, 236, 238, 264, 271, 305, 317
   relacionados
      ao ânus, 152
      ao apetite, 211
      ao cóccix e à região sacral
         dor, 152
      às mamas, 254
   sexuais, 105, 255
   urinários, 57, 191, 256
   urogenitais, 131
   visuais, 56
Processo de envelhecimento, 190
Prolapso, 134, 137, 188
   do útero, 233, 256, 427
   retal, 161, 236, 396
   útero-vaginal, 161
Prostatite, 52, 65, 111, 112, 132, 166t, 192, 193, 217
Prurido, 107, 131, 135, 170, 198, 252, 286, 305, 418
Psoríase, 185, 186, 194, 217, 219, 315, 339
Pulmão, 30, 55, 56, 66, 76, 77, 99
   Acúmulo de Fleuma, 184
   Calor, 302
   Deficiência, 30, 61, 62, 133, 140, 156, 158, 170, 183, 302, 306, 307
   Estagnação do *Qi*, 29, 156, 184, 254, 302, 303, 328
   Fleuma Calor, 302
   funções, 299, 300
   medo, 302
   órgão físico, 29
   Rebelião do *Qi*, 328
   Retenção de Fleuma, 44, 66, 328
   tonificar o *Qi*, 306
   Vento Calor e Calor, 307, 312
Pulso, 16t, 469

Qi
   Afundamento, 153, 396
   Defensivo, 234, 347
   Deficiência, 14, 30, 49, 134
   Descensão, 54
   desequilíbrios, 41
   do corpo, estagnar, 29
   do Estômago, 59, 63
   do Fígado, Estagnação, 69
   do Pulmão, 45, 347
   do Tórax, 69
   Essencial, 62, 132
   Estagnação, 14, 106, 135
   fortalecimento, 38
   Gong, 5, 10, 11, 26, 28, 31, 32, 47, 53, 57, 132, 160, 458
   irregularidade, 44t
   movimento, 50
   Nutridor, harmonizar, 234
   principais desequilíbrios, 43f
   quatro desequilíbrios, 43, 44
   tonificando, 41, 50

Quatro
   Desarmonias, 41, 65t
   Desequilíbrios, 44t, 45, 47
   Portões, 314
Queda de cabelo, 133
Queimação, 138
   durante a micção, 256, 292
Queimadura pelo sol, 158, 194, 323

Raiva, 65, 139, 169
Ramos, 57
Ranger os dentes, 267
Reação alérgica, 185
Rebelião do *Qi*, 73, 325
Regra Mãe-Filho, 75, 76
Regurgitação ácida, 136, 138, 271
Relógio Chinês, 74
Reprodução, 111, 114
Resfriado, 159, 183, 314, 338
   comum, 49, 110
   e gripe, 348
   freqüente, 76
Respiração, 111, 133, 307
Ressaca, 241, 310
Retenção
   da placenta, 201
   de Água, 305
   de alimento no estômago, 136
   urinária, 68, 132, 134, 135, 136, 188
Rigidez
   da espinha dorsal, 160, 247, 295
   da língua, 336
   dos ombros, 160
   e dor no ombro, 302
   muscular, 59
Rim (*shen*), 10, 14, 17t, 27, 45, 47, 56, 58, 61, 65, 66, 187
   Deficiência, 30, 35
      do *Jing*, 133, 153, 171, 193
      do *Qi*, 30, 33, 35, 62, 133-135, 171, 192, 196, 199, 214, 307, 337
      do *Yang*, 15, 133, 134, 153, 161, 170, 171, 173, 198
      do *Yin*, 134, 170, 171, 173, 174
   e centros de energia inferiores, 166t
   energia armazenada, 32
   Fogo, 56, 63, 67, 170, 174
   Frio Interior, 134
   funções dos pontos, 166, 167
   ponto
      de Transporte Dorsal, 56
      Elemento, 83
      Fonte, 56
   síndromes, 167
   tonificar o *Qi*, 213
Rim-*Yang*, 35
Rinite, 51, 64, 159, 162, 180, 181, 389

Salpingite, 247, 255
Sangramento, 154, 240
   anormal na urina, 255
   do ânus, 152
   nas gengivas, 138
   vaginal, 161
Sangria, 71, 194, 437

Sangue (*xue*), 17*t*
    Calor, 186, 219
    Deficiência, 50, 53, 133, 134, 137, 185, 236
        do Coração, 58, 59
        do Fígado, 62, 69
    Estagnação, 185
    tonificar, 41, 235
Sarna, 329
Secreção
    nasal, 201
    vaginal, 217
Secura, 15, 44, 141
    Interior, 45
    vaginal, 174, 256, 418
Secura–Vento Exterior, 45
Sede, 138, 170, 174, 337
Seios da face, 73
Seis Divisões, 51, 52, 55, 199
Self, 7, 13, 14, 23, 31, 35, 38, 39, 186, 246, 277, 278, 392
Senescência, 190
Sensação
    de calor, 68
    de peso, 138, 188
Sentimento
    de isolamento, 67
    de solidão, 318
Seqüelas, 135
Shen Qi (*Qi* dos Rins), 17*t*
Shu, 65
Sinais de Calor, 396
Síndrome, 3, 238
    Bi, 378
    cutânea, 444*t*
    da asma, 349, 350, 351*t*
    da Bexiga, 180
    da circulação periférica, 366
    da mama, 419, 420*t*
    da menopausa, 217, 285, 421, 422, 424*t*
    da Vesícula Biliar, 248, 263
    de alergias aos alimentos, 389, 390*t*
    de amenorréia e infertilidade, 411, 412*t*, 413
    de ansiedade, 461, 466*t*, 467
    de artrite, 378, 379
    de cansaço, 452, 455
    de circulação periférica, 366*t*
    de constipação, 394, 396, 397*t*
    de Deficiência de Sangue do Baço, 69
    de depressão, 447, 451*t*
    de diarréia e disenteria, 396, 397*t*
    de dismenorréia, 414, 415, 416*t*
    de dor
        ciática, 374
        de cabeça e hipertensão, 357, 359*t*
        nas costas, 373*t*
        no peito, 361, 364*t*
        de garganta e perda da voz, 355
        no quadril, 374
    de edema, tratamento, 403, 404*t*
    de esgotamento e depressão pós-natais, 427*t*
    de Fogo do Coração, 324
    de hemorragia uterina anormal, 416
    de impotência, 407*t*
    de inflamação da vagina, 417-419

Síndrome (*Cont.*)
    de insônia, 460, 463*t*
    de Ménière, 433, 434
    de menstruação irregular, 413, 414*t*
    de órgãos, 45, 46*t*
    de palpitação, tratamento, 365
    de resfriados e gripes, 349*t*
    de rinite e sinusite, 353, 354*t*
    de tosse e bronquite, 352, 353*t*
    de Veias Varicosas, 367
    digestivas, 399
    do Baço, 209
    do colo irritável, 30, 155, 192, 237, 262, 396, 398
    do Coração, 279-281
    do Estômago, 227*t*, 383
    do Exterior, 93
    do Fígado, 247
    do Intestino
        Delgado, 291
        Grosso, 310
    do ombro, 377, 378*t*
    do Pericárdio, 324
    do pescoço, 375-377
    do Pulmão, 300, 301*t*
    do resfriado comum e da gripe, 347
    do Rim e da Bexiga, 168*t*, 169*t*
    do tipo Excesso, 409
    do túnel do carpo, 329
        do Vaso
            Concepção, 130
            Governador, 151
    dos Intestinos, 311*t*
    dos olhos, etiologia, 429
    dos *Zang Fu*, 110
    externa, 15
    facial, 436
    gástrica, 385, 386
    mista, 371, 450
    obstétrica, 425
    oculares, 431*t*
    ótica, 432, 435*t*
    pós-concussão, 180, 181
    pré-menstrual, 254, 328, 339, 409-411, 419
    sexual masculina, 405
    urinária, 401-403
Sinusite, 162, 180, 181
Sistema
    circulatório, 9, 216
    digestório, 216, 385
    dos Cinco Elementos, 95*t*
    dos Oito Canais Extraordinários, 150
    endócrino, 68
    reprodutor, 216
    Rim–*Dan Tian*, 107
    teórico, 4
    urinário, 216, 267
Soluços, 67, 138, 139, 141, 184
Sonhos assustadores, 133
Sono perturbado, 210
Sonolência, 153, 172
Suores noturnos, 55
Suprimento de *Yin Qiao San*, 459
Surdez, 159, 266, 291, 341, 434*t*, 436

Técnica
    da agulha longa, 436, 437
    de *Qi Gong*, 278
Tédio, 286
Tensão
    muscular, 52, 66*t*, 187, 247, 267, 313, 315
    nervosa, 55, 255
    no pescoço, 318
Teoria
    dos Cinco Elementos, 284
    segmentar ocidental, 52
Terra, 16*t*, 22*t*, 25*t*, 52, 53, 73, 70*t*, 75, 76*t*, 78*t*
    e Madeira, relação entre, 28
    e mãe, 27
    equilíbrio, 28
    natureza, 26
Terra-*Yang*, 15
Terra-*Yin*, 27
Timidez, 113, 153, 187
Tipo
    de pontos, 47*t*
    Deficiência, 197, 235
    Excesso, 197
    psicológico, 14
    Vento, 196, 338
Tiques, 55, 296
Tireóide, aumento de volume, 238
Tonsilite, 69, 142, 296, 302, 303, 307, 312, 315, 326, 336
Tonteira, 285, 293, 335, 336, 341
Tontura, 58, 66*t*, 67, 68, 69
Tórax, 135, 214, 220, 324
Torcicolo, 59, 66*t*, 86, 110, 267
Tornozelo, 239
Tosse, 64, 66*t*, 67, 69, 73, 76, 82, 99, 104*t*, 111, 112, 116*t*, 133, 140, 141, 156-158, 170, 174, 182, 184, 215*t*, 230, 302, 312
Trabalho
    de parto, 55, 193, 201
    energético, 5, 47
Transbordamento da Água, 134
Transpiração, 55, 133
    excessiva, 317
    noturna, 55, 170, 184, 283
Transtorno
    bipolar, 91
    dermatológico, 185
Tratamento
    com Elemento do Mesmo Canal, 77, 79
    das Cinco Emoções, 285*t*
    de acordo com
        as causas de base, 438
        o horário, 74*t*
    entre Elementos, 79
    harmonioso, 56
    nos braços e nas pernas, 86*f*
    pela acupuntura, 11
Traumatismo, 328
    abdominal, 213
Tremores, 155, 156, 293, 324
    musculares, 66*t*
Triplo Aquecedor, 58, 68, 86, 334

Trismo, 303
Tristeza, 140, 156, 158, 185, 327
Troncos, 57
Tuberculose, 183, 303

Úlceras, 55
    ao redor da boca, 319
    na boca e na língua, 142
    na língua, 192, 286
    varicosas, 51, 55
Unhas quebradiças, 186
Uretrite, 196, 247, 252
Urticária, 158, 185, 186, 305, 315, 339, 389
Útero, 197, 213, 233, 314, 317
    dor, 193, 315

Vaginite, 56, 60, 113, 174, 256
Vaso
    Concepção (*ren mai*), 5, 10, 45, 53, 56, 62, 63, 64, 67, 69, 90, 102, 103*t*, 120*t*, 127, 128-130, 144, 146, 148
        combinações dos pontos, 144*t*
        comparação dos pontos, 143*t*
        pontos, 47*t*, 94, 130
    da Cintura (*dai mai*), 60, 73, 102, 103*t*, 268
    de Ligação, 56
        Yang wei mai, 60, 103*t*, 199
        Yin wei mai, 103*t*
            no Canal do Fígado, 103*t*, 257
Governador (*du mai*), 5, 10, 41, 53, 57, 63, 64, 67, 73, 102, 103*t*, 120*t*, 149, 163*t*, 164*t*
    e centros de energia, 150
    funções dos pontos, 149-151
    pontos, 9, 26, 94, 149*t*
Penetrador (*chong mai*), 56, 67, 69, 102, 103*t*, 233
    pontos, 174
Yang do Calcanhar (*Yang qiao mai*), 57, 103*t*
Yin do Calcanhar (*Yin qiao mai*), 103*t*, 172
Vazio no estômago, 138
Veias varicosas, 185*t*, 216, 218, 306
Vento, 15, 37, 44
    Calor, 15, 62, 98, 183, 266, 338
    do Fígado, 252
    e Calor Exterior e Interior, 200
    Exterior, 44, 49, 181, 196, 303, 305
    Frio, 37, 50, 59, 62, 183, 266
    Interior, 44, 67, 151, 158, 159, 160
    no Fígado, 251, 255
    Secura, 15, 183
Ventosa, 110
Vermelhidão, 219
Vertigem, 69, 113, 128, 134, 139, 156, 159, 160, 161, 169, 181, 251, 336, 341
Vesícula Biliar (*dan*), 17*t*, 44, 62, 66, 86, 187
    com o Fígado, 262

Vesícula Biliar (*dan*) (*Cont.*)
    Deficiência, 187, 272, 273
    Estagnação do *Qi*, 254, 270, 326, 328
    Fogo, 272
Visão turva, 137, 171, 186, 196, 199, 212
Volume da tireóide, 230
Vômito, 67, 109, 136, 138, 139
Voz, 76, 140

Wei Qi (*Qi* do Estômago), 17*t*, 338

Xiao Chuan, 349

Yang, 37, 40, 41, 347
    Brilhante, 52
        do Canal do Intestino Grosso, 309
    do Fígado, Hiperatividade, 69
    Maior, 102
    Menor, 60, 102, 156, 262, 443
    órgãos, 41
Yin, 37, 38, 40, 41, 347
    do Baço, 51
    do Coração, Deficiência, 99
    Menor, 52, 60
Yin-Yang, 38, 51, 98, 129
Yuan Qi, 61, 132

Zong Qi, 140
Zumbidos nos ouvidos, 160, 161, 171, 191*t*, 251, 291, 335, 336

Índice de pontos

B-1 (*jing ming*), 11, 67, 68, 70, 72, 106, 110, 120, 172, 177-180, 200, 201, 228, 431

B-2 (*zan zhu*), 28, 110, 120, 179-182, 196, 201, 203, 263, 265, 287, 304, 341, 354, 431, 436, 455, 467

B-3 (*mei chong*), 162, 179

B-4 (*qu chai*), 162, 178, 179

B-5 (*wu chu*), 162, 179

B-6 (*cheng guang*), 72, 179

B-7 (*tong tian*), 41, 53, 179, 181, 201, 203, 354, 467

B-8 (*luo que*), 179, 371

B-9 (*yu zhen*), 67, 110, 120, 159, 179, 467

B-10 (*tian zhu*), 11, 56-58, 66-68, 107, 109, 110, 116, 120, 153, 158, 159, 177, 179, 181-183, 196, 198, 201, 203, 239, 266, 354, 432

B-11 (*da zhu*), 16, 56, 66, 67, 69, 70, 109, 110, 116, 117, 120, 133, 158, 177, 182, 183, 198, 201, 203, 266

B-12 (*feng men*), 70, 109, 110, 183, 203, 453

B-13 (*fei shu*), 16, 19, 25, 31, 32, 45, 46, 52, 62, 65-68, 87, 90, 93, 107, 110, 111, 115, 116, 119, 133, 141, 155, 156, 158, 167, 172, 183-185, 189, 190, 201, 203, 240, 266, 300, 304-306, 350, 355, 402, 433, 452, 453, 459

B-14 (*jue yin shu*), 52, 65, 66, 69, 363, 184

B-15 (*xin shu*), 11, 25, 31, 41, 52, 65, 66, 67, 87, 109, 114, 117, 119, 120, 155, 158, 171, 184-186, 189, 199, 201, 203, 251, 283, 284, 363, 390, 402, 426, 453

B-16 (*du shu*), 185, 219, 421

B-17 (*ge shu*), 25, 31, 50, 52, 64, 66, 69, 117, 119, 133, 137, 155, 185, 186, 188, 192, 201, 203, 219, 235, 240, 295, 314, 315, 318, 371, 415, 417, 432, 442, 453

B-18 (*gan shu*), 36, 53, 65, 66, 69, 87, 93, 95, 109, 116, 119, 120, 153-155, 185-187, 189, 190, 191, 192, 201, 203, 212, 235, 247, 251, 252, 371, 396, 415, 426, 432

B-19 (*dan shu*), 25, 35, 36, 65, 66, 87, 186, 187, 201, 203, 263

B-20 (*pi shu*), 16, 19, 25, 31, 36, 50, 52, 56, 65, 66, 69, 90, 114, 119, 134, 137, 154, 155, 161, 171, 183-192, 194, 202, 203, 208, 212, 214, 219, 235, 236, 239, 247, 285, 300, 334, 350, 371, 372, 396, 402, 415, 417, 426, 432, 433, 452, 453, 457, 458, 459

B-21 (*wei shu*), 65, 119, 136, 137, 186, 188, 202, 203, 372, 458

B-22 (*san jiao shu*), 5, 65, 68, 87, 134, 135, 136, 178, 180, 188, 194, 202, 267, 305, 334, 372, 426

B-23 (*shen shu*), 8, 9, 16, 19, 25, 26, 31, 33, 35, 36, 38, 46, 50, 52, 54, 56, 57, 59, 62, 65, 66, 68, 69, 87, 90, 93, 95, 109, 114, 116, 119, 120, 133, 134, 136, 137, 153, 155, 158, 161, 167, 171, 172, 178, 180, 182-184, 186-192, 194, 199, 202, 203, 218, 247, 263, 267, 273, 300, 305, 334, 350, 355, 371, 376, 402, 415, 426, 432, 433, 452, 453, 458, 459

B-24 (*qi hai shu*), 90, 119, 191, 193, 194, 202, 203, 425

B-25 (*da chang shu*), 59, 65, 66, 68, 153, 191-193, 202, 203, 396, 425, 191

B-26 (*guan yuan shu*), 59, 152, 191, 193, 194, 196, 202, 203, 425

B-27 (*xiao chang shu*), 65, 68, 192, 202, 203, 425, 426, 192

B-28 (*pang guang shu*), 62, 65, 68, 133, 192-194, 196, 202, 203, 402, 426, 192

B-29 (*zhong lu shu*), 426

B-30 (*bai huan shu*), 66, 193, 203, 396, 425, 426

B-31 (*shang liao*), 111, 119, 120, 130, 131, 161, 193, 196, 197, 202, 203, 218, 269, 315, 372, 396

B-32 (*ci liao*), 52, 57, 65, 68, 105, 119, 120, 131, 152, 192-194, 196, 197, 202, 203, 262, 372, 396, 402, 415

B-33 (*zhong liao*), 119, 120, 131, 161, 193, 197, 202, 203, 372, 376, 396

B-34 (*xia liao*), 120, 131, 193, 197, 202, 203, 372

B-35 (*hui yang*), 152, 193, 196, 202, 203, 396, 425, 426

B-36 (*cheng fu*), 194, 202, 203, 269, 193

B-37 (*yin men*), 194, 202, 193

B-39 (*wei yang*), 68, 134, 136, 180, 192-194, 202, 203, 256, 334, 375, 402

B-40 (*wei zhong*), 16, 69, 70, 73, 83, 85, 120, 153, 158, 194, 195, 197, 202, 203, 219, 240, 256, 269, 272, 314, 315, 323, 334, 372, 373, 375, 382, 442, 443, 453

B-41 (*fu fen*), 66, 375

B-42 (*po hu*), 25, 31, 94, 95, 156, 183, 189, 195, 201, 285, 304, 315, 318, 375

B-43 (*gao huang shu*), 50, 69, 119, 183, 185, 188, 195, 202, 235, 363, 375, 417, 452

B-44 (*shen tang*), 25, 26, 31, 66, 95, 107, 114, 133, 153, 155, 156, 161, 184, 185, 189, 195, 199, 201, 251, 284, 285, 363, 375, 458

B-46 (*ge guan*), 52, 152, 185, 187, 201, 328

B-47 (*hun men*), 53, 66, 154, 155, 186, 187, 189, 195, 201, 251, 267, 371, 375, 458

B-48 (*yang gang*), 25, 35, 36, 53, 62, 187, 202, 252, 263, 375

B-49 (*yi she*), 25, 36, 56, 114, 154, 187, 188, 189, 195, 202, 208, 285, 375

B-50 (*wei cang*), 153, 188, 202

B-51 (*huang men*), 5

B-52 (*zhi shi*), 8, 25, 33, 63, 66, 107, 114, 133, 153, 173, 178, 186, 187, 189, 193, 195, 199, 202, 203, 252, 263, 285, 371, 372, 375, 415, 457

B-54 (*zhi bian*), 66, 193, 194-196, 202, 372, 375, 396

B-56 (*cheng jin*), 196

B-57 (*cheng shan*), 152, 193, 196, 197, 202, 203, 269, 375, 382

B-58 (*fei yang*), 63, 64, 173, 177, 196, 202, 203, 247, 271

B-59 (*fu yang*), 64, 90, 120, 196, 197, 202, 372, 373, 375

B-60 (*kun lun*), 52, 59, 70, 71, 73, 88, 90, 99, 131, 133, 134, 152, 153, 158, 161, 171, 179, 192-194, 197, 198, 200, 201, 202, 203, 269, 273, 371, 372, 373, 375, 376

B-61 (*pu shen*), 177, 180

B-62 (shen mai), 11, 51, 56-59, 66, 67, 69, 88, 102, 105-107, 109-111, 116, 117, 119, 120, 122, 152, 153, 156, 158, 159, 161, 167, 172, 179, 180-184, 197, 198, 202, 203, 264, 266, 292, 293, 295, 296, 326, 337, 369, 371, 372, 373, 376, 422, 432, 437, 455
B-63 (ji men), 64, 177, 199, 432
B-64 (jing gu), 16, 18, 25, 33, 61, 62, 65, 87, 90, 133, 136, 167, 173, 179, 182, 184, 197, 199, 200, 202, 203, 269, 286, 371
B-65 (shu gu), 70, 76, 80, 85, 88, 98, 197
B-66 (zu tong gu), 70, 73, 74, 78-80, 85, 99, 182, 197, 200, 202, 250, 287, 199
B-67 (zhi yin), 28, 70-72, 76, 80, 85, 86, 87, 98, 154, 173, 177-182, 193, 200-203, 326, 354, 425, 432, 467, 200

BP-1 (yin bai), 16, 17, 18, 25, 28, 31, 39, 50, 51, 59, 70, 71, 72, 78, 83, 85, 91, 96, 98, 114, 115, 119, 121, 132, 135, 146, 185, 188, 192, 194, 196, 206-210, 213, 214, 219, 221, 237, 240, 241, 250, 264, 324, 367, 380, 426, 453, 455
BP-2 (da du), 25, 28, 39, 41, 50, 59, 70, 73, 76, 78, 80, 85-87, 91, 92, 96, 97, 99, 114, 146, 192, 206-208, 211, 221, 306, 367, 380, 453
BP-3 (tai bai), 17, 25, 28, 38, 52, 61, 62, 70, 74, 78-80, 84-87, 90, 96, 137, 140, 146, 184-186, 188, 206-208, 211, 214, 221, 270, 306, 363, 371, 372, 376, 386
BP-4 (gong sun), 5, 10, 11, 17, 18, 19, 25, 26, 46, 53, 55, 56, 57, 58, 59, 63, 64, 66, 67, 68, 69, 88, 89, 90, 102, 114, 115, 116, 117, 119, 129, 134, 135, 137, 138, 140, 141, 146, 154, 155, 158, 161, 167, 171, 173, 184, 185, 186, 188, 205, 206, 207, 212, 213, 214, 216, 221, 226, 234, 237, 283, 323, 324, 325, 327, 328, 363, 367, 386, 398, 415, 425, 450, 452, 454, 457, 467
BP-5 (shang qiu), 70, 71, 76, 78, 80, 82, 85, 88, 98, 121, 382
BP-6 (san yin jiao), 16-18, 25, 33, 35, 38, 41, 46, 51, 52, 54-58, 60, 68-70, 88, 90, 106, 107, 109, 113, 116, 117, 119, 121, 122, 130, 131-139, 146, 154, 155, 156, 159, 160, 161, 165, 167, 170-174, 183, 186, 191-194, 196, 205-208, 210, 214, 215, 217, 221, 226, 228, 230, 233-235, 238, 247, 251, 254-257, 265, 266, 267, 270, 271-273, 284, 285, 302, 310, 314, 315, 319, 328, 329, 334, 337-339, 363, 367, 371, 376, 378, 380, 390, 402, 415-418, 425-427, 432, 442, 453-455, 458, 459
BP-8 (di ji), 18, 64, 69, 121, 146, 185, 208, 213, 218, 221, 226, 314, 340, 363, 367, 415, 425, 442
BP-9 (yin ling quan), 16, 41, 68, 70, 73, 78, 90, 98, 99, 115, 117, 119, 121, 134, 135, 136, 137, 138, 146, 161, 191, 193, 194, 207, 208, 214, 218, 221, 232, 233, 255, 305, 314, 367, 376, 454, 459
BP-10 (xue hai), 17, 50, 51, 69, 119, 121, 132, 137, 146, 152, 158, 161, 184, 185, 208, 219, 221, 235, 247, 285, 310, 314, 339, 367, 380, 396, 415, 442, 453
BP-11 (ji men), 425
BP-12 (chong men), 70, 121, 146, 205

BP-13 (fu she), 70, 121, 205
BP-14 (fu jie), 205
BP-15 (da heng), 68, 69, 121, 135, 136, 138, 146, 192, 205, 206, 208, 218, 219, 221, 236, 237, 310
BP-16 (fuai), 205
BP-20 (zhou rong), 205
BP-21 (da bao), 16, 25, 31, 46, 63, 64, 66, 72, 89, 115, 117, 121, 140, 146, 205, 207, 208, 210, 214, 220, 221, 324, 328, 363, 454

C-3 (shao hai), 17, 49, 70, 72, 78, 83, 84, 85, 86, 89, 92, 93, 98, 99, 131, 134, 170, 172, 174, 184, 271, 279, 280, 282, 285, 287, 363, 390, 406, 453
C-4 (ling dao), 70, 78, 98, 363
C-5 (tong li), 63, 64, 68, 88, 92, 142, 153, 155, 160, 192, 210, 233, 240, 279, 282, 283, 284, 287, 318, 323, 325, 341, 356, 363, 432
C-6 (yin xi), 11, 16, 18, 25, 26, 38, 54, 55, 59, 64, 88, 89, 107, 110, 111, 115, 117, 119, 120, 122, 123, 139, 167, 171, 172, 173, 182, 184, 185, 215, 217, 238, 279, 282, 283, 284, 286, 287, 323, 325, 341, 363, 376, 390, 422
C-7 (shen men), 11, 17, 18, 19, 25, 26, 46, 55, 58, 59, 61, 62, 63, 66, 70, 76, 77, 78, 80, 84, 85, 86, 87, 88, 89, 91, 92, 94, 97, 109, 110, 117, 119, 131, 134, 139, 140, 142, 152, 155, 156, 158, 159, 160, 161, 166, 170, 171, 172, 184, 185, 199, 208, 216, 219, 238, 263, 272, 279, 282, 283, 284, 285, 286, 306, 329, 350, 363, 364, 402, 418, 449, 453, 454, 455
C-8 (shao fu), 16, 17, 18, 25, 26, 28, 31, 32, 33, 41, 46, 56, 59, 63, 66, 70, 72, 73, 74, 78, 79, 80, 85, 91, 95, 96, 97, 99, 111, 131, 161, 170, 174, 184, 185, 192, 215, 238, 251, 279, 280, 282, 283, 285, 286, 287, 323, 329, 363, 390, 406, 418, 455, 458
C-9 (shao chong), 16, 70, 71, 72, 76, 77, 78, 80, 84, 85, 86, 87, 89, 93, 98, 135, 158, 170, 282, 286, 287

E-1 (cheng qi), 127, 225, 228, 296, 431
E-2 (si bai), 180, 225, 226, 240, 265, 354, 431, 436
E-3 (ju liao), 55, 225, 228, 266, 354, 436
E-4 (di cang), 55, 70, 71, 72, 142, 146, 225, 228, 309, 310, 319, 341, 436
E-6 (jia che), 229, 436
E-7 (xia guan), 70, 225, 229, 341, 436, 437
E-8 (tou wei), 11, 17, 70, 137, 146, 212, 225, 229, 262, 323, 432, 454
E-9 (ren ying), 66, 68, 94, 230, 318, 355
E-12 (que pen), 230
E-13 (qi hu), 230
E-14 (ku fang), 230
E-15 (wu yi), 146, 230
E-16 (ying chuang), 52, 230, 236
E-17 (ru zhong), 230
E-18 (ru gen), 141, 146, 231, 236, 316, 328, 419, 421
E-20 (cheng man), 5
E-21 (liang men), 17, 51, 115, 121, 134, 136-138, 146, 211, 217, 226, 231, 251, 257, 323, 328, 340, 380, 390
E-25 (tian shu), 16, 51, 55, 56, 64, 65, 68, 87, 88, 121, 135, 136, 146, 218, 231, 236, 237, 309, 310, 398, 443, 454
E-27 (da ju), 68

E-28 (shui dao), 16, 68, 69, 112, 134, 135, 146, 174, 218, 232, 415
E-29 (gui lai), 18, 59, 68, 105, 115, 116, 121, 132, 146, 173, 174, 213, 217, 226, 232, 250, 310, 402, 415, 416, 426
E-30 (qi chong), 102, 121, 130, 133, 146, 174, 213, 218, 226, 233, 250, 255, 269, 324, 426, 427, 455, 232
E-31 (bi guan), 121, 213, 233, 234, 324, 375
E-32 (fu tu), 382
E-34 (liang qiu), 231, 234
E-35 (du bi), 51, 64, 212, 234
E-36 (zu san li), 11, 16-19, 25, 26, 28, 31-33, 35-38, 41, 45-47, 50-52, 54, 55, 57-59, 62, 66, 68-70, 73, 74, 78, 79, 80, 85, 87, 90, 91, 97, 107, 114-116, 119, 121, 131-140, 142, 146, 152-155, 158, 161, 166, 167, 170, 172, 173, 181-186, 188, 191, 192, 207, 208, 210, 211, 212, 214, 215, 218, 219, 226, 230, 234-236, 240, 250, 257, 265, 269-271, 283, 284, 285, 287, 299, 300, 306, 312, 314, 316, 319, 325, 328, 337, 339, 341, 354, 363, 364, 367, 371, 375, 382, 390, 398, 402, 417, 421, 425-427, 432-434, 437, 454, 457, 458, 459
E-37 (shang ju xu), 51, 56, 65, 66, 68, 69, 88, 135, 136, 146, 191, 193, 226, 237, 309, 310, 367, 378, 380, 396, 398, 443
E-38 (tiao kou), 89, 226, 237, 295, 317, 378
E-39 (xia ju xu), 68, 69, 88, 136, 146, 192, 213, 218, 231, 237, 283, 325
E-40 (feng long), 11, 16-18, 25, 31, 41, 46, 52, 54, 55, 63, 64, 68, 88, 115, 117, 119, 121, 135, 137-139, 141, 142, 146, 154, 157, 158, 160, 161, 180, 184-186, 188, 208, 212, 218, 226, 228, 238, 265, 266, 282, 283, 286, 300, 302, 318, 323, 326, 328, 340, 350, 354, 363, 367, 390, 432, 434, 454
E-41 (jie xi), 52, 70, 71, 76, 80, 85, 87, 99, 210, 213, 226, 227, 234, 239, 367, 375, 382
E-42 (chong yang), 61, 62, 226, 240
E-43 (xian gu), 55, 70, 83, 85, 98, 226
E-44 (nei ting), 16, 17, 51, 70, 73, 88, 98, 99, 138, 142, 146, 180, 211, 215, 217, 237, 240, 266, 310, 319, 323, 341, 354, 355, 367, 378, 380, 390, 432, 443
E-45 (li dui), 16, 17, 25, 28, 70, 71, 72, 76, 80, 85, 87, 88, 94, 98, 142, 146, 154, 160, 161, 188, 211, 212, 226, 238, 239, 240, 241, 266, 310, 312, 326, 354, 355, 390, 432, 437, 453, 454

F-1 (da dun), 16, 17, 25, 28, 31, 46, 51, 56, 58, 65, 70-72, 74, 78-80, 84-86, 91, 96, 98, 113, 119, 132, 148, 169, 185, 211, 238, 240, 247, 251, 252, 254, 257, 324, 325, 327, 367, 386, 390, 432, 437, 453, 454, 458
F-2 (xing jian), 16-19, 25, 35, 41, 46, 56, 60, 66, 70, 72, 73, 76-78, 80, 85-88, 90, 91, 93, 95, 97, 99, 111, 132, 148, 169, 215, 250-252, 254, 266, 267, 270, 280, 323, 354, 367, 380, 386, 390, 415, 432, 458
F-3 (tai chong), 17, 18, 46, 51, 52, 53, 55-59, 61-63, 68, 70, 78, 88, 91, 119, 130, 134, 135, 137, 139, 140-142, 148, 153, 155, 156, 159, 160, 171, 180, 181, 185, 186, 191, 192, 196, 208, 211, 217, 228, 230, 231, 236, 237, 238, 246, 247, 252-254, 257, 263, 265, 270, 271, 273, 283, 314, 315, 323-325, 327, 328, 339, 367, 371, 390, 398, 415, 421, 426, 432, 453, 454, 458

ÍNDICE DE PONTOS

F-4 (zhong feng), 19, 59, 70, 71, 78, 83, 85, 98, 382
F-5 (li gou), 56, 63, 64, 93, 113, 117, 119, 121, 130, 131, 148, 255, 286, 337, 341, 367, 415, 418, 426, 455
F-6 (zhong du), 64
F-7 (xi guan), 218, 256
F-8 (qu quan), 16, 18, 25, 35, 46, 70, 76-78, 80, 85, 87, 95, 98, 99, 110, 111, 113, 121, 148, 153, 208, 215, 247, 252, 256, 266, 280, 390, 415, 432
F-9 (yin bao), 256
F-10 (zu wu li), 256
F-11 (yin lian), 255, 256
F-12 (ji mai), 121, 130, 256, 455
F-13 (zhang men), 16-18, 25, 28, 64, 69, 70, 91, 113, 130, 135-137, 148, 192, 211, 231, 251, 256, 257, 262, 271, 327, 386, 390, 398
F-14 (qi men), 17, 25, 31, 46, 51, 64, 65, 70, 72, 96, 135, 140, 141, 148, 205, 238, 246, 251, 254, 255, 257, 267, 324, 327, 328, 421, 453, 455, 458

ID-1 (shao ze), 70, 71, 110, 141, 230, 236, 267, 286, 290-293, 295, 296, 316, 421
ID-2 (qian gu), 68, 70, 73, 83, 85, 99, 200, 290-293, 296, 355, 356
ID-3 (hou xi), 18, 51, 52, 56, 57, 66-70, 73, 76, 80, 85-87, 98, 102, 105, 106, 107, 109, 110, 111, 116, 117, 119, 120, 122, 152, 153, 156, 158, 159, 167, 172, 178, 179, 181, 182, 184, 196, 198, 199, 201, 266, 290-293, 295, 296, 313, 369, 371, 372, 376, 382, 422, 432, 436, 437, 455
ID-4 (wan gu), 61, 62, 197, 290, 293, 315, 337, 436
ID-5 (yang gu), 70, 71, 74, 78-80, 85, 99, 192, 195, 197, 200, 283, 286, 290, 292-296, 315, 337, 436
ID-6 (yang lao), 64, 197, 293, 294
ID-7 (zhi zheng), 63, 64, 173, 290, 292-294
ID-8 (xiao hai), 55, 70, 76, 80, 85, 88, 293, 294
ID-9 (jian zhen), 110, 120, 141, 291, 294, 295, 317, 341, 378, 436
ID-10 (nao shu), 110, 120, 289, 291, 293-295, 318
ID-11 (tian zong), 110, 120, 198, 295, 421
ID-12 (bing feng), 70, 110, 120, 262, 289, 291, 295, 309, 318
ID-13 (qu yuan), 110, 156, 295
ID-14 (jian wai shu), 110, 120, 295
ID-15 (jian zhong shu), 110, 120, 156, 159, 182, 198, 291, 293, 295
ID-16 (tian chuang), 66, 67, 94, 120, 195, 295, 296
ID-17 (tian rong), 66, 94, 120, 183, 230, 266, 290, 293, 296, 312, 318, 355, 356
ID-18 (quan liao), 67, 70, 289, 295, 296, 436
ID-19 (ting gong), 70, 289, 290, 296, 436

IG-1 (shang yang), 17, 18, 28, 70, 71, 73, 74, 78-80, 85, 87, 98, 111, 160, 211, 226, 228, 230, 241, 251, 266, 310, 311, 312, 313, 315, 317, 437, 443, 454
IG-2 (er jian), 70, 73, 76, 80, 85, 88, 99, 312, 313, 315
IG-3 (san jian), 66, 70, 73, 98, 312, 313, 382

IG-4 (he gu), 16-18, 25, 28, 31, 49, 50, 51, 52, 54-56, 58, 59, 61, 62, 64, 68, 69, 73, 87, 89, 90, 114, 133, 135-138, 142, 154, 158-160, 173, 180, 181, 182-185, 186, 188, 192-194, 200, 211, 212, 217-219, 226, 228-237, 239, 240, 253-255, 264-266, 270, 299, 300, 304, 305, 310, 312-319, 325, 334, 338, 339, 341, 354, 355, 369, 376, 378, 380, 382, 389, 415-417, 425, 426, 432, 433, 437, 442, 443, 453, 458, 459
IG-5 (yang xi), 52, 70, 71, 73, 83, 85, 99, 154, 157, 180, 195, 226, 313, 315
IG-6 (pian li), 63, 64, 315, 318
IG-7 (wen liu), 64, 316
IG-10 (shou san li), 54, 115, 138, 157, 191, 219, 226, 231, 236, 271, 299, 309, 310, 313, 316, 317, 340, 382, 421, 454
IG-11 (qu chi), 16, 17, 51, 55, 56, 68-70, 73, 76, 80, 85, 87, 88, 90, 97, 138, 142, 158, 186, 191, 194, 195, 230-232, 236, 237, 240, 255, 300, 310, 314, 316-319, 339, 376, 378, 380, 382, 442, 443, 453, 459
IG-12 (zhou liao), 316
IG-14 (bi nao), 51, 157, 183, 228, 299, 317, 318
IG-15 (jian yu), 51, 54, 230, 299, 317, 318, 382
IG-16 (ju gu), 157, 317, 318
IG-17 (tian ding), 58, 195, 313, 318
IG-18 (fu tu), 66, 68, 94, 195, 302, 313, 315, 318, 319, 355, 443
IG-19 (he liao), 89, 229
IG-20 (ying xiang), 51, 56, 70, 110, 142, 159, 180, 182, 184, 226, 239, 240, 266, 309, 318, 319, 341, 354

P-1 (zhong fu), 25, 31, 32, 46, 51, 52, 55, 64, 65, 66, 68, 70, 94, 107, 112, 115, 116, 117, 120, 135, 140, 141, 184, 238, 254, 299, 300, 302, 304, 307, 318, 350, 421, 453, 455
P-2 (yu men), 299, 303
P-3 (tian fu), 62, 66, 67, 68, 94, 95, 107, 112, 115, 120, 215, 302, 304
P-5 (chi ze), 16, 37, 38, 70, 76, 77, 78, 80, 85, 86, 87, 88, 91, 94, 95, 98, 99, 141, 170, 183, 251, 299, 300, 302, 303, 305, 307, 355, 380
P-6 (kong zui), 25, 31, 46, 51, 54, 55, 64-66, 88, 112, 115, 141, 158, 184, 238, 300, 302, 303, 307, 323, 350, 421
P-7 (lie que), 11, 16, 18, 25, 31, 32, 49-56, 59, 63-68, 88, 92, 102, 105, 107, 111, 112, 114-117, 119, 120, 122, 128, 129, 132, 133, 135, 140, 155-159, 167, 175, 179, 182-184, 238, 254, 266, 267, 278, 299, 300, 302-307, 310, 313, 315, 318, 323, 328, 340, 350, 354, 355, 389, 418, 421, 426, 433, 437, 453, 455, 459
P-8 (jing qu), 70, 74, 78-80, 85, 98
P-9 (tai yuan), 11, 19, 45, 50, 52, 61-63, 66, 69, 70, 76-80, 82, 85-87, 90, 93, 140, 172, 183, 184, 207, 236, 299, 300-307, 354, 355, 364, 453
P-10 (yu ji), 16, 25, 31, 32, 41, 56, 70, 73, 74, 78, 83, 85, 95, 97, 99, 170, 183, 184, 215, 217, 251, 300, 302, 303, 307, 315, 355
P-11 (shao shang), 70, 71, 78, 98, 296, 300, 302, 307, 355, 356

PC-1 (tian chi), 51, 66-68, 70, 72, 94, 115, 117, 121, 210, 246, 254, 323, 324, 328, 363, 421
PC-2 (tian guan), 283, 382, 363

PC-3 (qu ze), 70, 72, 73, 83, 85, 99, 158, 194, 211, 231, 240, 267, 323-325, 329, 363, 380, 390, 453
PC-4 (xi men), 51, 64, 66, 140, 185, 283, 314, 323-326, 363
PC-5 (jian shi), 70, 161, 210, 238, 252, 266, 323, 325, 326, 356, 363
PC-6 (nei guan), 5, 10, 11, 16-19, 25, 26, 33, 46, 51, 52, 55, 56-60, 63, 64, 66-69, 90, 91, 102, 114, 115, 116, 117, 119, 129, 131, 134-142, 155, 158, 161, 167, 171, 173, 175, 185, 186, 193, 194, 212, 213, 216, 218, 219, 226, 230, 231, 234, 236, 237, 239, 246, 254, 256, 267, 271, 283, 287, 295, 300, 310, 314, 323-329, 334, 341, 350, 363, 367, 380, 386, 390, 398, 421, 425, 426, 434, 449, 450, 452, 454, 457, 458, 467
PC-7 (da ling), 25, 26, 61, 63, 70, 76, 80, 85, 87, 88, 114, 155, 216, 251, 325, 329, 363, 382
PC-8 (lao gong), 16-18, 25, 26, 35, 41, 50, 59, 70, 73, 74, 78, 88, 99, 114, 121, 155, 211, 237, 252, 254, 255, 266, 286, 323, 329, 363, 390, 396, 443, 458
PC-9 (zhong chong), 16, 46, 66, 69, 70-72, 74, 76, 80, 85, 87, 88, 113-115, 119, 121, 132, 139, 158, 161, 194, 219, 240, 251, 252, 286, 323, 324, 325, 330, 336, 363, 367, 453, 458

R-1 (yong quan), 10, 16, 17, 19, 25, 26, 33, 35, 38, 39, 41, 46, 47, 51, 53, 55, 56, 58, 59, 67-72, 76-78, 80, 85, 87, 88, 96, 98, 107, 111-113, 116, 119, 120, 131, 134, 139, 144, 154, 158, 160, 166, 167-170, 175, 182, 184, 237, 238, 251, 252, 266, 270, 273, 282, 286, 287, 314, 325, 350, 371, 390, 398, 402, 432, 449, 453, 455, 457, 458, 467
R-2 (ran gu), 19, 38, 41, 56, 57, 59, 63, 66, 70, 72, 73, 78, 88, 97, 99, 130, 131, 132, 133, 134, 144, 153, 170, 171, 172, 173, 174, 175, 190, 192, 197, 215, 233, 256, 281, 285, 286, 300, 355, 371, 376, 378, 406, 455, 458
R-3 (tai xi), 11, 16-19, 25, 26, 33, 36, 38, 46, 47, 50, 52, 54-56, 58, 59, 61-63, 66, 69, 70, 78, 83, 85, 87, 90, 96, 97, 106, 110, 113, 116, 119, 121, 130, 131, 133, 134, 139, 140, 142, 144, 153, 155, 156, 158, 159, 160, 161, 166, 167, 170-175, 180, 181, 184, 187, 189, 190, 196, 197, 198, 199, 207, 208, 230, 250, 255, 266, 267, 269, 270-272, 282-286, 328, 336, 339, 341, 350, 355, 371, 372, 376, 386, 402, 432, 433, 449, 457
R-4 (da zhong), 63, 64, 141, 155, 165, 172, 185, 272, 328
R-5 (shui quan), 55, 64, 172
R-6 (zhao hai), 16-18, 25, 26, 31, 33, 35, 37, 38, 51, 53, 55, 57, 66, 67, 102, 105-107, 109-123, 128-130, 133-135, 138-141, 144, 152, 153, 155, 156, 167, 169, 170, 172, 174, 175, 179-184, 190, 215, 217, 219, 228, 230, 251, 256, 270, 271, 272, 278, 282, 286, 300, 302, 303, 305, 307, 328, 336-338, 340, 341, 355, 371, 372, 376, 378, 386, 390, 418, 422, 426, 427, 432, 437, 455, 459
R-7 (fu liu), 11, 16, 17, 19, 25, 33, 37, 41, 54, 55, 59, 70, 73, 76-78, 80, 85, 87, 90, 91, 95, 98, 109, 119, 131-134, 144, 153, 161, 166, 167, 170, 172-175, 186, 188, 190, 193-194, 237, 273, 283, 299, 313, 317, 354, 364, 371, 372, 376, 433, 457, 459

R-8 (*jiao xin*), 18, 51, 64, 112, 115, 117, 119, 120, 130, 132, 144, 165, 173-175, 180, 390, 415
R-9 (*zhu bin*), 64, 121, 144, 165, 172-175, 190
R-10 (*yin gu*), 38, 70, 74, 78-80, 83-86, 92, 93, 95, 98, 99, 131, 133, 144, 170-175, 184, 190, 197, 271, 272, 281, 282, 285, 390, 406, 458
R-11 (*heng gu*), 102, 165, 174, 232, 426
R-12 (*da he*), 144, 165, 174, 232, 415
R-13 (*qi xue*), 18, 51, 64, 112, 114, 115, 117, 120, 121, 144, 165, 167, 173-175, 232, 415
R-14 (*si man*), 120, 130, 144, 165
R-15 (*zhong zhu*), 165
R-16 (*huang shu*), 165
R-17 (*shang qu*), 165
R-18 (*shi guan*), 165
R-19 (*yin du*), 165
R-20 (*tang gu*), 165
R-21 (*you men*), 102, 165
R-22 (*bu lang*), 141, 231
R-23 (*shen feng*), 130, 324
R-24 (*ling xu*), 52, 112, 120, 144, 174, 324
R-25 (*shen cang*), 112, 120, 174
R-26 (*yu zhong*), 112, 174
R-27 (*shu fu*), 112, 120, 141, 144, 165, 175

TA-1 (*guan chong*), 70, 73, 335, 336, 437, 443
TA-2 (*ye men*), 70, 73, 83, 85, 99, 174, 336
TA-3 (*zhong zhu*), 70, 73, 76, 80, 85, 87, 98, 266, 271, 272, 334, 336, 338, 339, 432, 436
TA-4 (*yang chi*), 16, 17, 25, 35, 52, 55, 59, 61, 62, 73, 87, 136, 187, 240, 273, 334, 336, 337, 341, 426
TA-5 (*wai guan*), 16, 18, 54, 60, 63, 64, 68, 88, 102, 106, 107, 113, 116, 117, 119, 121, 122, 141, 264, 267, 268, 272, 273, 310, 334, 337-339, 354, 369, 376, 378, 382, 389, 426, 432, 433, 436, 443, 454, 459
TA-6 (*zhi gou*), 16, 52, 68, 70, 74, 78, 88, 99, 132, 155, 174, 186, 191, 194, 196, 212, 218, 232, 250, 254, 256, 268, 271, 273, 310, 316, 334, 339, 340, 341, 380, 402, 418, 421, 454
TA-7 (*hui zong*), 64, 340
TA-8 (*san yang luo*), 340, 341
TA-10 (*tian jing*), 70, 73, 76, 80, 85, 86, 88, 338, 340, 341, 443
TA-11 (*qing leng yuan*), 340
TA-14 (*jian liao*), 317, 318, 338, 340, 341, 382
TA-15 (*tian liao*), 94, 121, 318, 336, 340
TA-16 (*tian you*), 66, 68, 94, 113, 121, 141, 336
TA-17 (*yi feng*), 60, 68, 70, 113, 116, 121, 247, 266, 334, 337, 341, 433, 436
TA-18 (*qi mai*), 436
TA-19 (*lu xi*), 436
TA-20 (*jiao sun*), 70, 436
TA-21 (*er men*), 341, 436
TA-22 (*he liao*), 70, 436
TA-23 (*si zhu kong*), 113, 121, 247, 265, 334, 337, 341, 431, 436, 437

VB-1 (*tong zi liao*), 46, 51, 57-63, 70, 106, 113, 116, 121, 123, 180, 201, 247, 263, 271, 315, 334, 339, 431
VB-2 (*ting hui*), 60, 113, 116, 121, 247, 264, 334, 341, 433, 436
VB-3 (*shang guan*), 70, 337
VB-4 (*han yan*), 70
VB-5 (*xuan lu*), 264
VB-6 (*xuan li*), 70, 264, 436
VB-7 (*qu bin*), 70, 264, 436
VB-8 (*shuai gu*), 70, 264, 436
VB-9 (*tian chong*), 264, 436
VB-10 (*fu bai*), 70, 264, 436
VB-11 (*qiao yin*), 70, 264, 436
VB-12 (*wan gu*), 70, 264, 436
VB-13 (*ben shen*), 25, 35, 41, 53, 59, 121, 139, 153, 162, 250, 262, 264, 271, 272, 286, 312, 454, 467
VB-14 (*yang bai*), 51-53, 57, 63, 113, 116, 117, 121, 123, 134, 239, 247, 263, 265, 273, 432, 436
VB-15 (*ling qi*), 70, 162, 177
VB-20 (*feng chi*), 17, 36, 46, 50-53, 57-59, 63, 94, 110-113, 116, 117, 120, 121, 134, 154, 159, 167, 171, 180, 182, 196, 201, 217, 228, 238, 240, 255, 262, 265, 270, 273, 314, 334, 336-339, 341, 354, 389, 432, 436, 437, 443, 467
VB-21 (*jian jing*), 59, 69, 70, 94, 113, 121, 134, 154, 159, 182, 247, 254, 255, 262, 263, 266-269, 271, 273, 336, 339, 341, 371, 376, 382, 421, 426
VB-22 (*yuan ye*), 113, 121
VB-23 (*zhe jin*), 121
VB-24 (*ri yue*), 60, 64, 68, 113, 121, 205, 257, 262, 267, 271
VB-25 (*jing men*), 64-66, 121, 233, 236, 267, 273, 371, 425
VB-26 (*dai mai*), 60, 113, 121, 217, 268, 334, 418
VB-27 (*wu sha*), 69, 121, 268, 316, 418, 425
VB-28 (*wei dao*), 68, 69, 121, 237, 254, 268, 271, 418, 425, 427
VB-29 (*ju liao*), 113, 120, 121, 269, 374, 382
VB-30 (*huan tiao*), 70, 113, 120, 121, 177, 194, 196, 256, 262, 267, 268, 273, 339, 374, 382
VB-31 (*feng shi*), 113, 121, 269, 314, 340, 374, 382, 389
VB-32 (*zhong du*), 121, 374
VB-33 (*xi yang guan*), 121, 269, 272, 374
VB-34 (*yang ling quan*), 17, 50-52, 57-60, 62, 63, 66, 68-70, 73, 88, 97, 133, 138, 153, 154, 156, 159, 167, 191, 193, 194, 196, 217, 218, 247, 254, 255, 263, 266, 267, 269, 270-272, 286, 310, 314-316, 337, 339, 340, 341, 367, 371, 374, 376, 378, 380, 382, 436, 443
VB-35 (*yang jiao*), 64, 113, 121
VB-36, 64
VB-37 (*guang ming*), 58, 63, 64, 93, 171, 257, 265, 271, 337, 419, 432
VB-38 (*yang fu*), 18, 46, 70, 73, 76, 80, 85-88, 94, 97, 99, 120, 251, 252, 267, 270-272, 380
VB-39 (*xuan zhong*), 69, 133, 183, 218, 266, 272, 339, 367, 371, 374, 376, 382
VB-40 (*qiu xu*), 16, 17, 25, 35, 36, 52, 55, 59, 61-63, 87, 97, 139, 186, 187, 196, 247, 250, 269-273, 336, 337, 374, 467
VB-41 (*lin qi*), 54, 60, 70, 73, 74, 78-80, 85, 88, 98, 102, 106, 107, 113, 115-117, 119, 121, 122, 182, 231, 264, 267-269, 273, 334, 338, 339, 367, 374, 380, 419, 421, 432, 433, 443, 454
VB-43 (*xia xi*), 70, 73, 76, 80, 85, 87, 99, 180, 271, 272, 274, 334, 336, 378, 432, 436, 454
VB-44 (*zu qiao yin*), 51, 59, 70, 72, 83, 85, 250, 274, 341, 432, 437
VB-54, 269

VC-1 (*hui yin*), 8, 102, 118, 120, 121, 127-131, 143-146, 148-151, 160, 166, 255, 402, 418
VC-2 (*qu gu*), 8, 70, 112, 127-131, 143-146, 152, 170, 174, 193, 201, 217, 232, 233, 250, 286, 418, 426
VC-3 (*zhong ji*), 8, 18, 30, 41, 47, 52, 53, 56, 60, 64, 65, 68-70, 105, 112-121, 127-135, 143, 144, 146, 148, 152, 166, 170, 174, 191-193, 197, 205, 213, 217, 218, 232, 233, 240, 250, 252, 254-256, 283-286, 334, 402, 415, 416, 425, 426, 455
VC-4 (*guan yuan*), 5, 8-11, 16-19, 25-28, 30-33, 35, 36, 38, 41, 46, 47, 50, 54, 56, 59, 62, 64, 65, 70, 87, 90, 94, 103, 107, 111-118, 120, 121, 127-134, 136-139, 140, 142-144, 146, 148, 150, 152, 166, 167, 170-174, 178, 181, 188, 189, 193, 197, 199, 201, 205, 207, 210, 212, 214, 217, 218, 230, 232, 256, 272, 279, 283-286, 305, 306, 327, 329, 355, 371, 398, 402, 415, 425, 426, 432, 433, 449, 450, 452-454, 457-459
VC-5 (*shi men*), 8, 64, 127, 128, 130, 189
VC-6 (*qi hai*), 8, 16-18, 25, 26, 30, 31, 41, 46, 47, 51, 52, 58, 59, 68, 105, 112, 115, 116, 118, 120, 121, 127-137, 140, 143, 144, 146, 148, 174, 189, 192, 213, 218, 232, 234, 237, 254, 256, 271, 273, 283, 305, 310, 316, 327, 340, 389, 398, 402, 415, 427, 453-455
VC-7 (*yin jiao*), 102
VC-8 (*shen que*), 41, 51, 146, 232, 396
VC-9 (*shui fen*), 41, 111, 112, 115, 116, 118, 120, 129, 134-137, 143-148, 218, 305, 340
VC-10 (*xia wan*), 17, 55, 70, 127, 129, 136, 138, 143, 144, 146, 148, 205, 231
VC-12 (*zhong wan*), 8, 16-18, 25-28, 30, 31, 36, 41, 47, 59, 60, 62, 64, 69, 70, 87, 90, 91, 94, 114-116, 118, 121, 127-131, 134, 136-140, 143-148, 186-192, 207, 208, 211-214, 218, 219, 226, 231, 232, 235, 236, 238, 257, 270, 271, 279, 306, 327, 363, 386, 390, 398, 402, 425, 426, 434, 450-454, 458, 459
VC-13 (*shang wan*), 5, 17, 70, 118, 121, 127, 128, 136-138, 143-148, 323, 325, 425
VC-14 (*ju que*), 8, 10, 16-18, 25, 26, 30, 33, 35, 39, 41, 46, 47, 52-58, 64, 65, 68, 94, 112-121, 127-129, 136, 138-144, 146, 148, 154, 166, 173, 185, 186, 199, 214, 237, 256, 257, 278, 283-286, 325, 327, 328, 350, 363, 386, 398, 449, 455-458, 467
VC-15 (*jiu wei*), 8, 63, 64, 127-129, 138-141, 148, 154, 185, 254, 278, 363
VC-17 (*tan zhong*), 5, 8, 11, 16-19, 25-28, 30-33, 39, 41, 45-47, 50-53, 55, 58, 62-69, 90, 92, 94, 95, 107, 111, 112, 114-116, 118, 120, 121, 127-130, 133-136, 139-141, 143, 144, 146, 148, 153, 155, 158, 167, 171, 179, 199, 207, 210, 214, 216, 236, 238, 246, 251, 254, 256, 273, 278, 279, 283-285, 300, 304, 306, 316, 318, 323-325, 327-329, 350, 363, 390, 419, 421, 425, 426, 449, 450, 452, 453, 454, 455, 458, 459
VC-18 (*yu tang*), 52
VC-22 (*tian tu*), 8, 16, 30, 47, 51, 66-68, 95, 112, 115, 116, 118, 120, 121, 127-129, 135, 140-144, 146, 148, 183, 184, 230, 254, 318, 323, 328

VC-23 (*lian quan*), 5, 8, 18, 25, 26, 68, 92, 107, 118, 121, 127, 128, 141-144, 146, 148, 155, 230, 239, 278, 282, 318, 336, 355
VC-24 (*cheng jiang*), 8, 47, 52, 70, 115, 116, 118, 120, 121, 127-129, 138, 139, 142, 143, 144, 146, 148, 160, 229, 309, 319, 327, 328, 437, 443, 467

VG-1 (*chang qiang*), 41, 63, 64, 67, 107, 111, 120, 128, 150-153, 156, 160, 161, 165, 196, 371
VG-2 (*yao shu*), 33, 59, 151-153, 193, 371, 372
VG-3 (*yao yang guan*), 59, 150-153, 192, 193, 371, 372
VG-4 (*ming men*), 8, 16, 25, 26, 31, 33, 35, 41, 46, 59, 94, 105, 107, 111, 114, 116, 117, 120, 129, 133, 134, 150-154, 157, 158, 161, 173, 184, 189, 190, 193, 197, 199, 218, 285, 371, 372, 376, 402, 457, 459
VG-5 (*xuan shu*), 5, 372
VG-6 (*ji zhong*), 16, 56, 94, 114, 150, 154, 161, 187, 188
VG-7 (*zhong shu*), 185, 187
VG-8 (*jin suo*), 94, 120, 151-155, 186, 187, 371, 458
VG-9 (*zhi yang*), 41, 52, 69, 120, 150, 151, 154, 155, 185, 186, 247
VG-10 (*ling tai*), 240, 315
VG-11 (*shen dao*), 11, 25, 26, 41, 94, 111, 120, 133, 150-153, 155, 156, 157, 161, 199, 285
VG-12 (*shen zhu*), 25, 31, 59, 94, 117, 120, 149, 150, 156, 157, 314, 318

VG-13 (*tao dao*), 70, 110, 149, 151, 156, 158, 182
VG-14 (*da zhui*), 16, 41, 50, 67, 70, 110, 116, 117, 120, 134, 149, 150-159, 161, 183, 184, 194, 199, 200, 262, 285, 287, 292, 300, 309, 312, 314, 315, 338, 371, 459
VG-15 (*ya men*), 59, 67, 110, 120, 142, 149, 150, 151, 153, 156, 157-160, 185, 239, 282, 283, 318, 341
VG-16 (*feng fu*), 52, 66-68, 110, 111, 120, 149-151, 156-160, 200, 241, 247, 266
VG-17 (*nao hu*), 70, 149, 155, 159, 177
VG-18 (*qiang jian*), 467
VG-20 (*bai hui*), 8, 16-19, 25-28, 33, 35, 36, 39, 41, 46, 47, 50, 53-55, 58-60, 64, 67, 70, 107, 111, 113, 115, 116, 118, 120, 128, 131, 133, 134, 137, 139, 141, 142, 149, 151-154, 156-161, 166, 167, 169, 170, 173, 174, 177, 181, 182, 184, 185, 188, 191, 193, 211, 212, 214, 217, 230, 235-238, 246, 247, 250, 251, 252, 255, 264, 266, 270, 272, 278, 285-287, 314, 315, 325, 326, 328, 371, 380, 396, 402, 426, 427, 453, 454, 455, 457-459, 467
VG-21 (*qian ding*), 315
VG-23 (*shang xing*), 120, 161, 162, 182, 240, 354, 455
VG-24 (*shen ting*), 70, 120, 149, 151, 153, 161, 162, 177, 273, 278, 354, 467
VG-25 (*su liao*), 354
VG-26 (*ren zhong*), 8, 51, 70, 142, 149, 151, 161, 162, 229, 309, 319, 371, 372, 437, 467
VG-28 (*yin jiao*), 127, 149, 160, 192, 427

PONTOS EXTRAS

an mian, 17, 39
ba xie, 382
bi tong, 354
dan nang, 155, 236, 249, 257, 267
ding chuan, 52, 111, 133, 158, 172, 302, 350
hua tuo jia ji, 372, 376
huan zhong, 375
jia cheng jiang (*keliao*), 437
jia ji, 51, 52, 151, 153, 269, 370, 371, 373-376
jia ju, 373
jian nei ling, 317, 378
jiao ling (*chiao ling*), 425, 426
luo zhen, 375, 376
nao shang, 378
qiu hou, 228, 431
shi qi zhui xia, 372
shi xuan, 158, 293
si feng, 217, 219, 380
si shen cong, 57, 255, 467
tai yang, 431, 436, 437
wei mo, 426
xi yan, 218, 234
yao tong dian, 191, 372, 373, 375, 376
yao yao, 372
yi ming, 255, 432, 436
yin tang, 8, 11, 17, 18, 25, 27, 30, 35, 39, 41, 50, 59, 68, 95, 115, 118, 120, 121, 128, 133, 137-139, 150, 154, 160, 354, 406, 431, 453, 454-458, 467
yu yao, 431, 436
zhi long gu, 436
zi gong, 112, 114, 233, 238, 254, 255, 415
zuo gu, 268, 374, 375

Lista alfabética de pontos

an mian (extra)

ba xie (extra)
bai huan shu (B-30)
bai hui (VG-20)
ben shen (VB-13)
bi guan (E-31)
bi nao (IG-14)
bi tong (extra)
bing feng (ID-12)
bu lang (R-22)

chang qiang (VG-1)
cheng fu (B-36)
cheng guan (B-6)
cheng jiang (VC-24)
cheng jin (B-56)
cheng man (E-20)
cheng qi (E-1)
cheng shan (B-57)
chi ze (P-5)
chong men (BP-12)
chong yang (E-42)
ci liao (B-32)

da bao (BP-21)
da chang shu (B-25)
da du (BP-2)
da dun (F-1)
da he (R-12)
da heng (BP-15)
da ju (E-27)
da ling (PC-7)
da zhong (R-4)
da zhu (B-11)
da zhui (VG-14)
dai mai (VB-26)
dan shu (B-19)
di cang (E-4)
di ji (BP-8)
du bi (E-35)
du shu (B-16)

er jian (IG-2)
er men (TA-21)

fei shu (B-13)
fei yang (B-58)

feng chi (VB-20)
feng fu (VG-16)
feng long (E-40)
feng men (B-12)
feng shi (VB-31)
fu bai (VB-10)
fu fen (B-41)
fu jie (BP-14)
fu liu (R-7)
fu she (BP-13)
fu tu (E-32)
fu tu (IG-18)
fu yang (B-59)
fuai (BP-16)

gan shu (B-18)
gao huang shu (B-43)
ge guan (B-46)
ge shu (B-17)
gong sun (BP-4)
guan chong (TA-1)
guan yuan (VC-4)
guan yuan shu (B-26)
guang ming (VB-37)
gui lai (E-29)

han yan (VB-4)
he gu (IG-4)
he liao (IG-19)
he liao (TA-22)
heng gu (R-11)
hou xi (ID-3)
hua tuo jia hi (extra)
huan tiao (VB-30)
huan zhong (extra)
huang men (B-51)
huang shu (R-16)
hui yang (B-35)
hui yin (VC-1)
hui zong (TA-7)
hun men (B-47)

ji mai (IG-12)
ji men (B-63)
ji men (BP-11)
ji zhong (VG-6)
jia che (E-6)
jia cheng jiang (ke liao) (extra)
jian jing (VB-21)

jian liao (TA-14)
jian ne ling (extra)
jian shi (PC-5)
jian wai shu (ID-14)
jian yu (IG-15)
jian zhen (ID-9)
jian zhong shu (ID-15)
jiao ling (extra)
jiao sun (TA-20)
jiao xin (R-8)
jie xi (E-41)
jin suo (VG-8)
jing gu (B-64)
jing qu (P-8)
jing men (VB-25)
jing ming (B-1)
jiu wei (VC-15)
ju gu (IG-16)
ju liao (E-3)
ju liao (VB-29)
ju que (VC-14)
jue yin shu (B-14)

kong zui (P-6)
ku fang (E-14)
kun lun (B-60)

lao gong (PC-8)
li dui (E-45)
li qou (F-5)
lian quan (VC-23)
liang men (E-21)
liang qiu (E-34)
lie que (P-7)
lin qi (VB-15)
lin qi (VB-41)
ling dao (C-4)
ling tai (VG-10)
ling xu (R-24)
lu xi (TA-19)
luo que (B-8)
luo zhen (extra)

mei chong (B-3)
ming men (VG-4)

nao hu (VG-17)
nao shang (extra)
nao shu (ID-10)

nei guan (PC-6)
nei ting (E-44)

pang guang shu (B-28)
pi shu (B-20)
pian li (ig-6)
po hu (B-42)
pu shen (B-61)

qi chong (E-30)
qi hai (VC-6)
qi hai shu (B-24)
qi hu (E-13)
qi mai (TA-18)
qi men (F-14)
qi xue (R-13)
qian ding (VG-21)
qian gu (ID-2)
qiang jian (VG-18)
qiao yin (VB-11)
qing leng yuan (TA-11)
qiu hou (extra)
qiu xu (VB-40)
qu bin (VB-7)
qu chai (B-4)
qu chi (IG-11)
qu gu (VC-2)
qu quan (F-8)
qu yuan (ID-13)
qu ze (PC-3)
quan liao (ID-18)
que pen (E-12)

ran gu (R-2)
ren ying (E-9)
ren zhong (VG-26)
ri yue (VB-24)
ru gen (E-18)
ru zhong (E-17)

san jian (IG-3)
san jiao shu (B-22)
san yang luo (TA-8)
san yin jiao (BP-6)
shang guan (VB-3)
shang ju xu (E-37)
shang liao (B-31)
shang qiu (BP-5)
shang qu (R-17)
shang wan (VC-13)
shang xing (VG-23)
shang yang (IG-1)
shao chong (C-9)
shao fu (C-8)
shao hai (C-3)
shao shang (P-11)
shao ze (ID-1)
shen cang (R-25)
shen dao (VG-11)
shen feng (R-23)
shen mai (B-62)
shen men (C-7)
shen que (VC-8)
shen shu (B-23)
shen tang (B-44)
shen ting (VG-24)
shen zhu (VG-12)
shi guan (R-18)
shi men (VC-5)
shi qi zhui xia (extra)
shi xuan (extra)
shou san li (IG-10)
shu fu (R-27)
shu gu (B-65)
shuai gu (VB-8)

shuang men (B-51)
shui dao (E-28)
shui fen (VC-9)
shui quan (R-5)
si bai (E-2)
si shen cong (extra)
si man (R-14)
si zhu kong (TA-23)
su liao (VG-25)

tai bai (BP-3)
tai chong (F-3)
tai xi (R-3)
tai yang (extra)
tai yuan (P-9)
tan zhong (VC-17)
tang gu (R-20)
tao dao (VG-13)
tian chi (PC-1)
tian chong (VB-9)
tian chuang (ID-16)
tian ding (IG-17)
tian fu (P-3)
tian jing (TA-10)
tian liao (TA-15)
tian quan (PC-2)
tian rong (ID-17)
tian shu (E-25)
tian tu (VC-22)
tian you (TA-16)
tian zhu (B-10)
tian zong (ID-11)
tiao kou (E-38)
ting gong (ID-19)
ting hui (VB-2)
tong li (C-5)
tong tian (B-7)
tong zi liao (VB-1)
tou qiao yin (VB-11)
tou wei (E-8)

wai guan (TA-5)
wan gu (ID-4)
wan gu (VB-12)
wei cang (B-50)
wei dao (VB-28)
wei mo (extra)
wei shu (B-21)
wei yang (B-39)
wei zhong (B-40)
wen liu (IG-7)
wu chu (B-5)
wu sha (VB-27)
wu yi (E-15)

xi guan (F-7)
xi men (PC-4)
xi yang guan (VB-33)
xia guan (E-7)
xia ju xu (E-39)
xia liao (B-34)
xia wan (VC-10)
xia xi (VB-43)
xian gu (E-43)
xiao chang shu (B-27)
xiao hai (ID-8)
xin shu (B-15)
xing jian (F-2)
xuan (IG-6)
xuan li (VB-6)
xuan lu (P-5)
xuan lu (VB-5)
xuan shu (VG-5)
xuan zhong (VB-39)
xue hai (BP-10)

ya men (VG-15)
yang bai (VB-14)
yang chi (TA-4)
yang fu (VB-38)
yang gang (B-48)
yang gu (ID-5)
yang jiao (VB-35)
yang lao (ID-6)
yang ling quan (VB-34)
yang xi (IG-5)
yao shu (VG-2)
yao tong dian (extra)
yao yang guan (VG-3)
yao yao (extra)
ye men (TA-2)
yi feng (TA-17)
yi ming (extra)
yi she (B-49)
yian jiao (VG-28)
yin bai (BP-1)
yin bao (F-9)
yin du (R-19)
yin gu (R-10)
yin jiao (VG-28)
yin lian (F-11)
yin ling quan (BP-9)
yin men (B-37)
yin tang (extra)
yin xi (C-6)
ying chuang (E-16)
ying xiang (IG-20)
yong quan (R-1)
you men (R-21)
yu ji (P-10)
yu men (P-2)
yu tang (VC-18)
yu yao (extra)
yu zhen (B-9)
yu zhong (R-26)
yuan ye (VB-22)

zan zhu (B-2)
zhang men (F-13)
zhao hai (R-6)
zhe jin (VB-23)
zhi bian (B-54)
zhi gou (TA-6)
zhi long gou (extra)
zhi shi (B-52)
zhi yang (VG-9)
zhi yin (B-67)
zhi zheng (ID-7)
zhong chong (PC-9)
zhong du (F-6)
zhong du (VB-32)
zhong feng (F-4)
zhong fu (P-1)
zhong ji (VC-3)
zhong liao (B-33)
zhong lu shu (B-29)
zhong shu (VG-7)
zhong wan (VC-12)
zhong zhu (R-15)
zhong zhu (TA-3)
zhou liao (IG-12)
zhou rong (BP-20)
zhu bin (R-9)
zi gong (extra)
zu lin qi (VB-41)
zu qiao yin (VB-44)
zu san (E-36)
zu tong gu (B-66)
zu wu (F-10)
zuo gu (extra)